QUÉ PUEDES ESPERAR® EN EL PRIMER AÑO

The *What to Expect*® Family

What to Expect® Before You're Expecting

A step-by-step guide to making a baby, including prepping for conception, boosting your fertility, adjusting your lifestyle, timing sex for baby success, and more.

What to Expect® When You're Expecting

The pregnancy guide that reassuringly answers the questions of mothers- and fathers-to-be, from the planning stage through postpartum.

Qué Puedes Esperar Cuando Estás Esperando

The Spanish-language edition of *What to Expect® When You're Expecting*.

What to Expect® Eating Well When You're Expecting

Everything you need to know to nourish a healthy pregnancy, including 175 delicious recipes.

The What to Expect® Pregnancy Journal & Organizer

The all-in-one planner that helps an expectant mother keep track of every detail of pregnancy, from diet to checkups to shopping for baby's layette.

What to Expect® the First Year

The reassuring and comprehensive month-by-month guide to child care in the first year.

What to Expect® the Second Year

From the first birthday to the second, everything you need to know about caring for, nurturing, understanding, and keeping up with your incredible 1-year-old.

The What to Expect® Baby-Sitter's Handbook

Everything a baby-sitter needs to know about caring for a child, from newborn to preschooler.

Available at your local retailer or visit workman.com/whattoexpect
For more information, please contact:
WORKMAN PUBLISHING COMPANY, INC.
225 Varick Street, New York, NY 10014-4381
info@workman.com

QUÉ PUEDES ESPERAR® EN EL PRIMER AÑO

••••

Heidi Murkoff
con Sharon Mazel

Prólogo del Dr. Mark D. Widome, M.P.H.,
Profesor de Pediatría,
Hospital de Niños de Penn State, Hershey, Pensilvania

WORKMAN PUBLISHING • NUEVA YORK

PARA ERIK, MI TODO

PARA EMMA, WYATT, Y RUSSELL, MIS GRANDES ESPERANZAS

PARA ARLENE, CON MUCHO AMOR, POR SIEMPRE Y PARA SIEMPRE

PARA MI FAMILIA QUÉ PUEDES ESPERAR -Y LAS MAMÁS, PAPÁS,
BEBÉS Y NIÑOS PEQUEÑOS DE TODO EL MUNDO

Derechos de propiedad © 1989, 1996, 2003, 2010, 2013 por What to Expect LLC
Ilustraciones del libro © 2003 por Judy Francis
Derecho de propiedad del diseño © por Workman Publishing

What to Expect® es una marca registrada de What to Expect LLC

Ilustración de la portada: Tim O'Brien, basada en una fotografía de Melissa Lucier
Ilustración de la contraportada: Tim O'Brien, basada en una fotografía de Banana
Stock/Photolibrary
Fondo de la portada: Lynn Parmentier, Quilt Creations, quiltcreations.net
Fotografía de la portada: Davies + Starr

Datos del Catálogo de Publicaciones en la Biblioteca del Congreso disponibles a pedido.
ISBN: 978-0-7611-6790-7

Los libros de Workman están disponibles a precios especiales de descuento cuando se
adquieren al por mayor para premios y promociones de venta, como así también para
recaudaciones de fondos o uso educativo. Se pueden crear ediciones especiales o citar
pasajes del libro según especificaciones. Para los detalles, comuníquese con el director de
ventas especiales en la dirección que sigue o envíe un correo electrónico a
specialmarkets@workman.com.

Workman Publishing Company, Inc.
225 Varick Street
Nueva York, NY 10014-4381
workman.com

WORKMAN es una marca registrada de Workman Publishing Co., Inc.

Impreso en los Estados Unidos
Primera impresión enero 2013
10 9 8 7 6 5 4 3 2 1

NOTA: todos los niños son únicos y este libro no pretende sustituir los consejos del
pediatra o de otro médico que deba ser consultado en cuestiones de la infancia,
especialmente cuando un bebé muestra signos de enfermedad o comportamiento inusual.

UNA SEGUNDA RONDA DE AGRADECIMIENTOS

Si hay algo más difícil que escribir un libro, es reescribir un libro. Al igual que reinventar la rueda (¿cómo podríamos mejorarla?), requiere mucha reevaluación, relectura y conjeturas (¿qué es lo que está funcionando bien?, ¿qué solía funcionar, pero ya no da resultado?, ¿qué es lo que nunca funcionó bien?, ¿qué podría resultar... con un poquito de esfuerzo?). También requiere mucha ayuda de mucha gente. Desde amistades, colegas, académicos, profesionales de la salud... además de algunas personas especiales que forman parte de esas cuatro categorías a la vez; algunos que nos han apoyado desde el primer borrador de la primera edición, otros que se han unido al equipo recientemente; muchas más personas maravillosas que las que podemos enumerar aquí, es decir, sin pasarnos del número de páginas previstas para esta segunda edición que las que ya tenemos. Les agradecemos cordialmente a todos ustedes, incluyendo:

Suzanne Rafer, una maravillosa editora y una incluso mejor amiga, que ha navegado con determinación por miles y miles de páginas manuscritas de *Qué puedes esperar* a lo largo de los últimos veinte años, corrigiendo las oraciones descarriadas (y los juegos de palabras poco certeros), eliminando palabras hábilmente (es decir, las que estaban de más), esgrimiendo implacablemente las señales de alerta hasta que nos rindiésemos ante su juicio más acertado... por todo lo que haces y por estar siempre con nosotros.

Peter Workman, un editor de carácter, habilidad y, sobre todo, fe poco comunes (al menos para estos días); por

habernos respaldado desde los humildes comienzos de *Qué puedes esperar*. Compartimos cada éxito contigo y con...

Lisa Hollander, por hacer que todo libro luzca de lo mejor, y Barbara Balch, por darle una mano con esta edición; Tim O'Brien, por otra hermosa portada de bebé, y Judy Francis, por sus ilustraciones adorables... ¡y aclaratorias! Anne Cherry, por suavizar las asperezas en el manuscrito. Robyn Schwartz, por su buen humor y rápidos reflejos. Carolan Workman, Suzie Bolotin, David Schiller, Jenny Mandel, Sarah Edmond, Jim Eber, Kate Tyler, Bruce Harris, Pat Upton, Saundra Pearson, Beth Doty y todos los demás miembros maravillosos de la familia Workman (muchos besos y abrazos para todos y cada uno de ustedes, por su duro trabajo, apoyo y amor). Gracias también a todos los que trabajaron en la primera edición y que ya no están con nosotros.

Sharon Mazel, por absolutamente todo lo que haces (y por la velocidad asombrosa con que lo haces; probablemente te ayuda el hecho de que no duermes nunca): compañera favorita de correo electrónico ("tienes un email"... ¡otra vez!), investigadora incansable (que se toma seriamente su investigación –y tiene a Kira y Sophia para demostrarlo) y escritora, guardiana incansable del principio de TMI (demasiada información o *too much information*), eres la mitad de nuestro binomio y te valoro. Gracias, también, al Dr. Jay Mazel –no sólo por compartir a Sharon sino también por ofrecer incontables horas de consejos médicos– y a las cuatro (¿y seguimos contando?) niñas Mazel: Daniella, Arianne, Kira, y la especialmente oportuna Sophia. Agrade-cimientos especiales al pediatra de las niñas, el Dr. Jeffrey Bernstein, quien pacientemente respondió a las cientos de preguntas de *Qué puedes esperar en el primer año* que Sharon coló en las visitas pediátricas. Y a Aliza Graber, por organizarnos.

Dr. Mark Widome, profesor de Pediatría en el Hospital de Niños de Penn State y estrella tanto de la práctica pediátrica (¡envidiamos a esos niños a tu cuidado!) como del programa televisivo *Today Show*, y nuestro extraordinario asesor médico. No sólo por tu invalorable conocimiento, sabiduría y entendimiento, que nos hace lucir bien, sino también por tu humor, empatía y compasión, que nos hace sentir todavía mejor. Tu atención al detalle (en cada palabra y hasta la última página del manuscrito) siempre fue impecable, y no podemos agradecerte lo suficiente.

Lisa Bernstein, directora ejecutiva de la Fundación What to Expect, por tu decidida dedicación a la salud y bienestar de todos los bebés, y por tu amor, apoyo y amistad en todo momento (y por supuesto a Zoe, Teddy y Dan Dubno). Marc Chamlin, Ellen Goldsmith-Vein y Alan Nevins por protegerme, respaldarme y, sobre todo, por cuidar de mí. Medora Heibron, por sus ideas invalorables sobre adopción. Toda la gente dedicada y maravillosa de la Academia Americana de Pediatría (AAP), con quienes siempre podemos contar para tener la información y puntos de vista más actualizados (y equilibrados). Y a los incontables miembros de AAP que han respondido preguntas, ofrecido comentarios, y ayudado a hacer que este libro fuese el mejor posible.

Con amor a mi esposo, mejor amigo, compañero en la crianza, socio en los negocios y en la vida, Erik Murkoff, por hacer que todo fuese posible. No habría podido empezar a hacerlo sin ti y nunca lo hubiera intentado. Y a Emma y Wyatt, mi inspiración y mis conejillos de indias (en la vida real); los amo, chicos.

Y hablando de la familia que adoro: mi querida hermana y amiga, Sandee Hathaway; mi infinitamente adorable padre, Howard Eisenberg; mis preciados suegros, Abby y Norman Murkoff. Y Víctor Shargai, por su amor, apoyo, y ADN.

A Arlene Eisenberg, por todo; tu legado perdura en los corazones de muchos. Siempre te amaremos y te extrañaremos.

Con admiración, a todos los médicos, enfermeras pediátricas (PNP) y enfermeras de todo el mundo que cuidan de los bebés… y de sus padres nerviosos. Y a nuestros lectores: nuestra inspiración, nuestro recurso favorito y el motivo por el que hacemos lo que hacemos y lo seguimos haciendo (y rehaciendo).

—*Heidi Murkoff*

CONTENIDOS

Parte 1
EL PRIMER AÑO

Las ventajas de amamantar ♦ *Mitos sobre la lactancia* ♦ Las ventajas de alimentar con fórmula ♦ Los sentimientos cuentan ♦ Cuando no puedes o no debes amamantar ♦ *Adopción y lactancia*

Lidiando con la maternidad ♦ *El cuidado materno* ♦ Un nuevo estilo de vida ♦ *Este libro también es para ti* ♦ ¿Volver o no a trabajar? ♦ *Licencia: ya no es sólo para las madres* ♦ Los abuelos ♦ La ausencia de abuelos ♦ Una enfermera o doula ♦ Otras fuentes de ayuda ♦ Circuncisión ♦ Qué pañales usar ♦ Dejar de fumar ♦ Un nombre para el bebé ♦ Cómo preparar a la mascota de la casa ♦ Cómo preparar tus pechos para amamantar ♦ *Protectores de pezones* ♦ *No te extraigas leche... todavía*

Todo acerca de:

¿Pediatra o médico de familia? ♦ *Seguro de salud para una familia saludable* ♦ ¿Cuál es el tipo de consulta médica ideal? ♦ Cómo encontrar al doctor ideal ♦ Cómo asegurarte de que el doctor ideal es ideal para ti ♦ *Cuando no tienes la opción* ♦ La entrevista prenatal ♦ Tu sociedad con el doctor ideal

Qué medicamentos tomar ◆ Lo que deberías evitar ◆ *¿Debes despedirte del maní mientras amamantas?*

bebé ♦ Cómo limpiarle el pene ♦ Cómo elegir la posición para dormir ♦ *La documentación del bebé* ♦ Cómo arroparlo con una manta ♦ Cómo limpiarle el cordón umbilical

lectura ♦ Diestro o zurdo ♦ *La seguridad en la cuna ahora* ♦ Un hogar a prueba de niños

Todo acerca de:

Cambia tu comportamiento ♦ Cambia el entorno del bebé ♦ *Control de envenenamiento* ♦ *Equipo de seguridad* ♦ Cambios en tu bebé ♦ *Luz roja para las plantas*

Capítulo 13: El noveno mes 465

Darle de comer en la mesa ♦ Pérdida de interés en tomar el pecho ♦ *¿Leche de vaca? Todavía no* ♦ ¿Caprichos para comer? ♦ *¿Un poco de cereal con calabaza?* ♦ Autoalimentación ♦ Caquita extraña ♦ Cambios en las pautas de sueño ♦ Se pone de pie ♦ Pies planos ♦ ¿Demasiado pronto para caminar? ♦ Desarrollo lento ♦ Ansiedad ante los desconocidos ♦ Objetos de seguridad ♦ Sin dientes ♦ Todavía sin cabello

Todo acerca de:

Capítulo 14: El décimo mes 485

Una mesa revuelta ♦ Sacude, balancea y se golpea la cabeza ♦ Se tira el pelo ♦ Rechina los dientes ♦ *El círculo social del bebé* ♦ Mordiscos ♦ Parpadeo ♦ Contiene la respiración ♦ Clases para bebés ♦ Zapatos para caminar ♦ El cuidado del cabello ♦ Temores

boca a boca y compresión en el pecho ♦ Respiración artificial (reanimación boca a boca) ♦ Compresiones en el pecho (CPR): bebés menores de un año ♦ *CPR: la clase más importante que ojalá nunca tengas que necesitar* ♦ Compresiones en el pecho (CPR): niños mayores de un año

Parte 3
PARA LA FAMILIA

todo ♦ No te sientes en control ♦ No te sientes competente ♦ *Cuando estás sola* ♦ Hacer las cosas bien ♦ Molestias y dolores ♦ Retorno de la menstruación ♦ *¿Es el momento de abastecerte de tampones?* ♦ Incontinencia urinaria ♦ *Vuelve la hora de Kegel* ♦ Recuperar tu figura ♦ Volver a ponerte en forma ♦ *Ejercicio con el cochecito* ♦ El retorno de la vida sexual ♦ *Cómo reanudar la vida sexual con facilidad* ♦ *Alerta de sangrado vaginal leve* ♦ Estiramiento de la vagina ♦ La situación con tu romance ♦ Pensando en el próximo bebé ♦ *Planea con tiempo* ♦ Control de natalidad ♦ *Anticonceptivos hormonales: señales de advertencia* ♦ *Dispositivo intrauterino: señales de advertencia* ♦ *Método de barrera: señales de advertencia* ♦ *Temperatura corporal basal* ♦ El diagnóstico de un nuevo embarazo ♦ Transmisión de gérmenes al bebé ♦ Cómo encontrar tiempo para ti ♦ Busca otros intereses ♦ *Cuando el bebé te acompaña* ♦ Amistades ♦ Estilos diferentes de maternidad ♦ Celos de la habilidad de crianza de papá ♦ Celos de la atención del papá al bebé ♦ Momentos de calidad ♦ Dejar al bebé con una niñera

Todo acerca de:

Empresas orientadas a las necesidades de las familias ♦ Cuándo regresar al trabajo

Licencia por paternidad ♦ *Lee más allá de este capítulo* ♦ El papá se queda en casa ♦ La tristeza posparto de la esposa ♦ Tu depresión ♦ Sentimientos encontrados ♦ *No hay dos sin tres* ♦ Celos de la atención de la mamá al bebé ♦ Sentirse incompetente como padre ♦ *El toque paternal* ♦ *Los papás cuentan* ♦ *¿Una carga injusta?* ♦ *Un regalo para toda la vida* ♦ No hay suficiente tiempo para pasar con el bebé

Cómo preparar al hijo mayor ♦ *Busca ayuda en los libros* ♦ Hermanos presentes en el parto ♦ Separación y visitas en el hospital ♦ Para facilitar el regreso a casa ♦ Resentimiento ♦ Cómo explicar las diferencias genitales ♦ Amamantar delante de un hijo mayor ♦ El hijo mayor también quiere amamantarse ♦ Cómo

ayudar al hermanito mayor a soportar los cólicos del bebé ◆
Comportamiento regresivo ◆ El hijo mayor lastima al bebé ◆
¿Verde de envidia? ◆ *Los hermanos con mucha diferencia de edad* ◆
Cómo dividir el tiempo y la atención ◆ Apego entre los hermanos ◆
Hostilidad creciente

Parte 4
REFERENCIAS ÚTILES

UN LIBRO ÚNICO PARA MADRES Y PADRES

Cuando hace unos quince años los autores del popular predecesor de este libro, *Qué puedes esperar cuando estás esperando*, decidieron aventurarse más allá del embarazo y publicar un libro para los flamantes padres y madres, debían haber sabido que entraban en un territorio atestado y competitivo. Desde que Benjamin Spock publicó su primera edición de *Baby and Child Care* en 1946, muchos autores intentaron escribir un libro para ayudarnos a criar niños más felices y saludables. Entre los autores que siguieron los pasos del Dr. Spock no escaseaban los expertos: pediatras, sicólogos de niños, académicos y variados especialistas. Irónicamente, estos autores siguieron las huellas de una persona que repitió una y otra vez a los padres y madres que, al criar a sus hijos, no debían depender demasiado de los expertos, ya que a menudo es mejor confiar en los propios instintos.

Qué puedes esperar en el primer año fue diferente. Era un proyecto de alcance ambicioso y de perspectiva única. Prometía explicar "todo lo que los padres y madres necesitan saber sobre el primer año de vida". Y en vez de ser escrito por expertos, fue escrito por un equipo de consagrados autores cuya verdadera tarjeta de presentación era ser madres y padres como nosotros. Se propusieron entregar a otros padres y madres las respuestas a las preguntas que ellos mismos se habían hecho —o que podrían haberse hecho— respecto a la crianza de sus propios hijos.

Qué puedes esperar en el primer año ha sido muy bien recibido y extraordinariamente exitoso. Con más de 7 millones de ejemplares impresos, cumple con su promesa, y los lectores han avalado su enfoque centrado en los padres y madres. Pero su éxito —y el éxito de esta revisión— creo que se debe no sólo a su amplia cobertura y enfoque único, sino también a la cuidadosa investigación que han dedicado a cada tema, las discusiones sensatas y razonadas de los problemas cotidianos y una atención al detalle a menudo sobresaliente.

Escrito desde el punto de vista de padres y madres, *Qué puedes esperar en el primer año* ofrece el tipo de consejo que los padres y madres suelen apreciar, pero que los profesionales pocas veces incluyen. Heidi Murkoff, quien tuvo la idea de *Qué puedes esperar cuando estás esperando* cuando estaba embarazada de su hija Emma, sin duda gestó muchas de las ideas para este libro mientras se preguntaba cómo alimentar mejor a Emma y cómo lidiar con sus ataques de llanto, y mientras observaba y se maravillaba a medida que su hija crecía y progresaba en las etapas evolutivas del primer año. Si Heidi y sus coautores hubieran sido pediatras además de madres y padres, podrían haber aprovechado su experiencia y punto de vista clínicos, pero quizás a expensas de su experiencia y punto de vista como madres y padres. Tal vez igualmente habrían mencionado todas las ventajas de la lactancia y la razón de no comenzar con los alimentos para bebés hasta que éstos estén más desarrollados. ¿Pero habrían cubierto las ventajas de escoger un nombre de bebé que sea fácil de pronunciar y deletrear y evitar los nombres que estuviesen de moda o tuviesen connotaciones políticas? Seguramente habrían hablado de los alimentos que componen la "Docena Diaria para el Bebé" para garantizar una buena nutrición, pero ¿nos habrían aconsejado guardar los frascos vacíos de la comida de bebé para calentar y servir porciones pequeñas? Destacan la importancia de tomar la dosis completa de un medicamento recetado con la misma convicción del médico de tu niño, pero agregan que deberías considerar enfriar la medicina, un truco para hacerla más agradable sin que pierda su potencia. Y probar a usar una cuchara poco profunda para las medicinas... bueno, puedes leer por qué.

El alcance de *Qué puedes esperar en el primer año* lo posiciona casi en una categoría propia. Aunque algunos autores ofrecen muy buenos consejos médicos, escatiman el aspecto del desarrollo o no van más allá de los principios básicos de la nutrición. Otros que ponen énfasis en el desarrollo del niño son poco convincentes –y por lo tanto, nada reconfortantes– en cuestiones de salud física y prevención de enfermedades. Este libro abarca casi todo lo que un padre y madre podrían querer saber acerca de la crianza de un bebé. Ya sea que estés preparando fórmula, removiendo astillas, considerando las ventajas de enseñar a un bebé el lenguaje de signos o preguntándote si el sarpullido se debe a lo que se llama Quinta Enfermedad, este libro te servirá de ayuda. Tal vez no siempre reemplace a fuentes de información de mayor autoridad y especializadas, pero probablemente lo hará. Por lo general, *Qué puedes esperar en el primer año* ¡te mantendrá leyendo toda la noche!

Los lectores apreciarán su atención al detalle. Entre la lista de riesgos caseros se incluyen los poco mencionados juegos para coser y tejer, que son demasiado pequeños y puntiagudos como para ocupar sin riesgo el mismo espacio de un bebé de ocho meses activo y curioso. Si deseas saber sobre el acné del bebé, cómo y dónde encontrar a alguien que cuide de tu bebé en tu propio hogar, cuál es el pronóstico de un bebé prematuro con enfermedad pulmonar crónica o si sólo necesitas una tabla de dosis para los medicamentos comunes para la fiebre, lo encontrarás aquí. El ya probado enfoque mes a mes de los autores, incluyendo la sección "Lo que tu bebé podría estar haciendo", se mantiene en esta segunda edición. También hay secciones especiales sobre consejos adecuados para las distintas estaciones del año, sobre primeros auxilios, sobre bebés prematuros y bebés adoptados. Hay consejos especiales para los papás y los hermanitos. Y, al igual que en el pasado, se incluye una excelente sección de recetas, remedios caseros y enfermedades comunes.

Mientras se conserva la mayor parte de lo que tanto popularizó la primera edición de *Qué puedes esperar en el primer año*, muchas secciones se han actualizado. Esta segunda edición actualiza la información sobre los asientos de seguridad, las recomendaciones para la resucitación infantil, la información para los padres y madres de niños con necesidades especiales, incluyendo los bebés prematuros, y contiene información al día sobre vacunas y enfermedades comunes de la niñez. Capítulos como "Convertirse en padre", "El bebé adoptado" y "Para mamá: cómo disfrutar el primer año" siguen entregando a padres y madres el tipo de información práctica y reconfortante que ha mantenido a este libro como éxito de ventas año tras año.

Qué puedes esperar en el primer año no sólo ha envejecido bien, sino que ha mejorado. Por mucho tiempo, he aconsejado a los nuevos padres que tengan varios libros de referencia, de ser posible. Pero si tuvieran que elegir uno solo para tener a mano, sería precisamente éste. *Qué puedes esperar en el primer año* es tan bueno, si no mejor, que cualquier libro actual sobre el cuidado infantil.

—Doctor Mark D. Widome, M.P.H.
Profesor de Pediatría
Hospital de Niños de Penn State,
Hershey, Pensilvania

NACE UN SEGUNDO BEBÉ

El tiempo vuela cuando has estado criando niños y escribiendo libros. Aunque parece como si fuera ayer (bueno, quizás antes de ayer) que mi marido Erik y yo trajimos desde el hospital a casa a nuestro primer bebé, Emma, han pasado en realidad más de veinte años (dieciocho desde que trajimos a casa a su hermano Wyatt). Y aunque parece como si fuera ayer que mis coautoras y yo entregamos la primera edición de *Qué puedes esperar en el primer año*, realmente ha pasado casi una década y media.

¿Es hora de otro bebé? Creo que no (si bien reconozco que me tiento cuando veo un bebé tierno a corta distancia, me he encariñado demasiado con la posibilidad de poder dormir sin interrupciones). ¿Tiempo para otra edición de *Qué puedes esperar en el primer año*? Absolutamente.

Lo que me hace reflexionar sobre una pregunta que me hacen a menudo: ¿para qué necesitas escribir otra edición de *Qué puedes esperar en el primer año*? ¿Acaso los bebés han cambiado tanto en los últimos quince años?

Aunque es cierto que cada bebé es único (tal como los padres que tienen más hijos descubren rápidamente), como grupo los bebés no son tan diferentes de los nacidos cuando *Qué puedes esperar en el primer año* nació (aunque ahora son, en promedio, un poquito más grandes). Todavía pasan buena parte del tiempo comiendo, durmiendo y llorando. Todavía siguen careciendo de mucho cabello o muchos dientes. Todavía usan gran cantidad de pañales. Todavía siguen oliendo más dulces que cualquier perfume. Todavía son redonditos y suaves y (por falta de un término mejor), deliciosos. Todavía tienen las mismas necesidades básicas: alimento, bienestar y mucho amor. Y como todavía siguen viniendo al mundo sin un manual de instrucciones, siguen haciendo que sus padres y madres se planteen muchas preguntas (y recurran a libros como éste).

Pero aunque los bebés no han cambiado mucho, sí lo ha hecho la manera de cuidarlos. Desde el modo en que los ponemos a dormir (de espaldas, por favor, y no de barriga) hasta el modo en que los tranquilizamos (¿qué te parece un masaje, bebé?) hasta el modo en que nos comunicamos con ellos (no más balbuceo infantil, bienvenido lenguaje de signos). Desde las pautas sobre alimentación (amamantar más tiempo, empezar con los sólidos más tarde) hasta las pautas sobre inmunización (las vacunas combinadas ahorran lágrimas) hasta las normas sobre la seguridad de los asientos de seguridad para el auto (los bebés ahora miran hacia atrás hasta su primer cumpleaños, sin importar lo grandes que sean antes de ese momento). Sólo imagina la explosión de productos para bebés (desde almohadas para amamantar hasta sacaleches a manos libres; desde biberones en ángulo hasta tazas a prueba de derrames; desde monitores de bebé de alta tecnología hasta canguros de bebé de baja tecnología), y es evidente que es tiempo de una revisión.

¿Qué puedes esperar de esta segunda edición? Mucho de nuevo y mejorado; docenas de nuevas preguntas y respuestas, muchas de ellas inspiradas en cartas de lectoras; secciones ampliadas en una multitud de temas (desde cómo comprender a tu recién nacido hasta cómo estimular al bebé mayorcito; desde cómo equilibrar carrera y familia hasta cómo mediar en las disputas de los hermanitos); un nuevo capítulo dedicado a la lactancia; la información más actualizada, las últimas tendencias en todo lo relativo al bebé y nuevas ilustraciones.

Pero como ciertos aspectos relativos a los bebés nunca cambian, algunas características de *Qué puedes esperar en el primer año* tampoco han cambiado. Como, por ejemplo, el formato fácil de usar, la filosofía de que no hay preguntas tontas, los principios reconfortantes que ofrecen consuelo y, es de esperar, toda la ayuda que necesitarás para que tú y tu bebé estén felices y saludables en esos extraordinarios (y agotadores) primeros doce meses.

¡Te deseamos un maravilloso Primer Año!

—HEIDI MURKOFF

Parte 1

EL PRIMER AÑO

¡A sus marcas, listas... ya!

Después de casi nueve meses de espera, finalmente ya se ve la luz al final del túnel (quizás, incluso, dilatación al final del cuello uterino). Pero a pocas semanas del gran día, ¿ya has empezado a aceptar el hecho del nacimiento de tu bebé? ¿Estarás preparada para recibirlo cuando esté listo para llegar?

Aun las ex niñas exploradoras descubren que no hay manera de estar completamente preparada para el momento en que el bebé aumentará a tres (o más) el número familiar. Sin embargo, hay muchas medidas que se pueden tomar para facilitar la transición; desde seleccionar el nombre ideal para el bebé hasta elegir el médico adecuado; desde decidir entre pecho y biberón hasta decidir entre pañales de tela y pañales desechables; desde prepararte sicológicamente para los cambios que traerá el nuevo miembro familiar hasta preparar al perro de la familia. La agitada actividad que tendrás en el proceso de planificación podrá parecerte vertiginosa a veces, pero descubrirás que es una buena escuela para el ritmo todavía más agitado que te espera después del nacimiento del bebé.

La alimentación de tu bebé: Dar el pecho o fórmula, o ambos

Tal vez nunca te lo hayas preguntado. Cuando cierras los ojos y evocas una instantánea de lo que será la vida con el bebé, claramente te ves acogiendo a tu recién nacido en tu seno o, con la misma nitidez, acunándolo mientras toma su biberón. Sean cuales fueren tus razones –prácticas, emocionales o médicas– ya tomaste una decisión sobre cómo alimentar a tu bebé al inicio del embarazo o quizás incluso antes de la concepción.

O quizás esa instantánea no está tan bien enfocada. Tal vez no te imaginas amamantando, pero como siempre has oído decir que la leche materna es mejor para el bebé tampoco te puedes imaginar dándole el biberón. O quizás realmente te gustaría intentar darle el pecho, pero temes que no se podrá combinar bien con el trabajo, el sueño o el romance. O tal vez son las dudas de tu marido –o una amiga o tu madre– las que te hacen pensar dos veces.

Sin importar el motivo de tu indecisión o ambivalencia o confusión sobre el método adecuado para alimentar a tu bebé, el mejor modo de enfocar bien esa imagen borrosa es estudiar los hechos, como también tus sentimientos. En primer lugar, ¿cuáles son esos hechos?

LAS VENTAJAS DE AMAMANTAR

Independientemente de los progresos de la tecnología, siempre habrá ciertas tareas que la naturaleza hará mejor. Entre ellas: producir el mejor alimento y el mejor sistema de suministro de alimento para los bebés (un sistema que es a la vez positivo para las madres). Como Oliver Wendell Holmes padre dijo hace bastante más de un siglo: "En el arte de producir un fluido nutritivo para los bebés, un par de glándulas mamarias sustanciosas aventaja a dos hemisferios del cerebro del profesor más experto". Actualmente, los pediatras, obstetras, enfermeras-parteras y aun productores de fórmula infantil están de acuerdo: bajo la mayoría de las circunstancias, dar el pecho es lejos la mejor opción. Éstas son algunas de las razones:

Está hecha a medida. Producida a la medida de la necesidad de los seres humanos pequeños, la leche materna contiene por lo menos 100 ingredientes que no se encuentran en la leche de vaca y que no pueden ser sintetizados en el laboratorio. Además, al contrario de la fórmula, la composición de la leche materna cambia constantemente para adecuarse a las necesidades siempre cambiantes del bebé: es diferente por la mañana que al atardecer; diferente al comienzo de la alimentación que al final; diferente el primer mes que el séptimo; diferente para un bebé prematuro que para uno que nació en el plazo indicado. Los nutrientes en la leche materna están adecuados a las necesidades del bebé y a su habilidad para absorberlos. Por ejemplo, la leche materna contiene menos sodio que la fórmula con leche de vaca, lo que facilita que los riñones del bebé la puedan procesar.

Baja con facilidad. La leche materna está diseñada para el sistema digestivo delicado y todavía en desarrollo de un bebé humano, más que para un joven ternero. Su proteína (mayormente lactalbúmina) y su grasa son manejadas con mayor facilidad por el bebé que la proteína (mayormente caseinógeno) y grasa de la leche vacuna. Los bebés tienen también más facilidad para absorber los importantes micronutrientes de la leche materna que la de la vaca (en la que, una vez más, los nutrientes están diseñados para ser absorbidos por el ternero). Como resultado práctico, los lactantes tienen menores probabilidades de padecer de gases y de devolver la leche.

Es segura. Puedes estar segura de que la leche que sale de tus pechos no está preparada inadecuadamente, estropeada ni contaminada (siempre y cuando no tengas una enfermedad que haga insegura la lactancia para el bebé; pocas enfermedades presentan ese riesgo).

Mantiene las alergias a raya. Es muy difícil que un bebé sea alérgico a la leche materna. Aunque un niño podría ser sensible a un alimento que su madre ha comido y que ha pasado a su leche, la leche materna en sí casi siempre es tolerada. Por otra parte, más de uno de cada diez bebés, después de una exposición inicial, resultan alérgicos a la fórmula con leche vacuna (un cambio a una fórmula de soya o hidrolizada suele solucionar el problema, aunque dichas fórmulas se apartan todavía más de la composición de la leche humana que la fórmula de leche vacuna[1]). Algunos estudios demuestran también que los bebés alimentados con leche materna podrían tener menos probabilidad de contraer asma y eczema en la niñez que los alimentados con fórmula.

Alivia la barriga. Debido al efecto naturalmente laxante de la leche materna y a que es más fácil de digerir, los bebés que son amamantados casi nunca padecen estreñimiento. Además, aunque su caquita es normalmente poco firme, rara vez tienen diarrea. De hecho, la leche materna parece reducir el riesgo de malestar estomacal destruyendo los microorganismos peligrosos y estimulando el desarrollo de los más beneficiosos.

Previene el sarpullido del pañal. La caquita de olor dulce del bebé alimentado con leche materna los hace menos propensos al sarpullido del pañal, aunque esta ventaja (como también el olor menos desagradable) desaparece una vez que se introducen los sólidos a la alimentación.

Previene las infecciones. Desde el primer hasta el último momento en que los bebés succionan el seno materno, reciben una dosis saludable de anticuerpos para reforzar su inmunidad a las enfermedades. En general, contraerán menos resfríos, infecciones de oído, infecciones del aparato respiratorio inferior, infecciones urinarias y otras enfermedades que los bebés alimentados con biberón. Y cuando las contraen, por lo general se recuperan más rápido y con menos com-

plicaciones. La lactancia también mejora la respuesta inmunológica a la vacunación contra la mayoría de las enfermedades (como tétanos, difteria y polio). Además, podría ofrecer alguna protección contra el síndrome de muerte súbita infantil.

Aplasta la grasa. Los bebés amamantados suelen ser menos rollizos que sus pares alimentados a través del biberón. Esto se debe, en parte, a que el amamantamiento pone el apetito del bebé a cargo del consumo. Un bebé amamantado tiene mayor probabilidad de detenerse cuando está satisfecho, mientras que uno que se alimenta con biberón podría verse estimulado a seguir succionando hasta vaciarlo. Además, la leche materna tiene control de calorías. La leche final (la que el bebé recibe al final de una sesión de lactancia) es más rica en calorías que la leche del comienzo y tiende a saciar más al bebé, una señal para dejar de succionar. Aunque todavía no se han completado las investigaciones, también se ha sugerido que los beneficios de la lactancia contra la grasa continúan más adelante en la vida. Algunos estudios revelan que los niños que fueron alimentados principalmente con leche materna tienen menor probabilidad de estar excedidos de peso durante la adolescencia que los alimentados con fórmula y que, mientras más tiempo se hayan alimentado con leche materna, menor probabilidad tendrán de sufrir sobrepeso (aunque todavía se necesitan más estudios). Otra ventaja potencial para los que toman del pecho: la lactancia podría asociarse a menores niveles de colesterol y menor presión sanguínea más adelante en su vida.

Estimula el cerebro. Amamantar parece aumentar ligeramente el coeficiente intelectual (IQ) del niño, al menos hasta los quince años y probablemente hasta la adultez. Esto podría relacionarse no sólo

---

1. La leche de soya, sin embargo, no es nutricionalmente adecuada ni debería utilizarse para la alimentación infantil. Ni tampoco la leche vacuna; los bebés deberían ser alimentados solamente con fórmula.

con los ácidos grasos (DHA) presentes en la leche materna propicios para el desarrollo cerebral sino también a la cercanía y la interacción entre la madre y el bebé que implica el amamantamiento, que posiblemente impulsa el desarrollo cerebral.

Otorga mayor satisfacción al succionar. Un bebé puede seguir succionando un seno casi vacío después de completar su alimentación. Esta succión no nutritiva es especialmente útil si el bebé está intranquilo y necesita calmarse. Un biberón vacío no invita a seguir succionando.

Fortalece la boca. Los pezones maternos y la boca del bebé son la combinación perfecta (aunque a menudo no lo parezca la primera vez que madre e hijo tratan de trabajar juntos). Aun el pezón artificial de mejor diseño científico no ofrece a las mandíbulas, encías, dientes y paladar del bebé el ejercicio que le ofrece el seno materno, y que asegura un óptimo desarrollo oral y algunas ventajas para los futuros dientecitos. Los bebés amamantados tienen menor probabilidad de desarrollar caries más adelante durante la infancia.

Amamantar también trae beneficios para la madre (y el padre):

Conveniencia. La leche materna es el alimento más conveniente, ya que siempre está disponible, listo para usar, es limpio y mantiene siempre la temperatura perfecta. No hay fórmula que pueda acabarse, que haya que ir a comprar o llevar de un lado a otro; ni biberones que limpiar ni llenar, polvos que mezclar, alimentos que calentar. Dondequiera que estés –en la cama, en la carretera, en un restaurante, en la playa–, la nutrición que tu bebé necesita está siempre lista y al alcance. Si el bebé y la madre se separan durante la noche, el día o aun el fin de semana, la leche materna puede extraerse por anticipado y almacenarse en el refrigerador o el congelador para ser administrada a través del biberón.

Menor costo. La leche materna es gratis, mientras que la alimentación con fórmula puede ser una opción costosa. Si amamantas no necesitas comprar biberones ni fórmula; no quedan botellas por la mitad o latas abiertas de fórmula para botar. También hay un ahorro en el cuidado de la salud. Ya sea que tú o tu seguro de salud pague, el costo de tratar las enfermedades adicionales que tiene el bebé promedio alimentado con fórmula tiene más probabilidades de aumentar.

Una recuperación posparto más rápida. No todas tus motivaciones para amamantar tienen que ser desinteresadas. Como la lactancia es parte del ciclo natural de embarazo-natalidad-maternidad, está destinada a ser mejor no sólo para el bebé sino también para ti. Te ayudará a que el útero recupere su tamaño original más rápido (a eso se deben los calambres que probablemente sentirás durante los primeros días posparto a medida que tu bebé succione), lo que a su vez reducirá con mayor rapidez el flujo de loquios (la descarga posparto), lo que significa menor pérdida de sangre. Y te ayudará a eliminar las libras restantes del embarazo, quemando más de 500 calorías extra por día. Algunas de estas libras quedaron en forma de reservas de grasas, especialmente para ayudarte a producir leche; ésta es tu oportunidad de usarlas.

Cierta **protección para no quedar embarazada.** La ovulación y menstruación desaparecen en la mayoría de las madres que amamantan (aunque no en todas), al menos hasta que sus bebés empiezan a consumir suplementos alimenticios significativos (ya sea en forma de sólidos o fórmula), a menudo hasta el destete y, a veces, durante varios meses más adelante. Eso no significa que no

MITOS SOBRE LA LACTANCIA

MITO: no puedes amamantar si tienes pechos pequeños o pezones planos.
Realidad: de ninguna manera la apariencia exterior afecta la producción de leche ni la capacidad de la madre para dar el pecho. Los senos y los pezones de cualquier forma y tamaño pueden satisfacer a un bebé hambriento. Los pezones invertidos que no se levantan al ser estimulados ni siquiera suelen necesitar preparación especial para que funcionen plenamente; consulta la página 30.

MITO: amamantar conlleva muchos problemas.
Realidad: nunca te resultará tan fácil alimentar a tus niños (una vez que le tomes el ritmo). Los senos, al contrario que los biberones, están listos cuando el bebé lo está. No tienes que acordarte de llevarlos contigo cuando planeas un día en la playa, meterlos en el bolso del bebé, ni preocuparte si la leche en su interior se estropea con el calor del sol.

MITO: amamantar te esclaviza.
Realidad: es cierto que amamantar sienta mejor a las madres que planean estar con sus bebés la mayor parte del tiempo. Pero quienes están dispuestas a hacer el esfuerzo por extraer y almacenar su leche, o quienes prefieren suplementarla con fórmula, pueden satisfacer tanto su necesidad de trabajar –o de ver una película o asistir a un seminario de todo un día– como su deseo de amamantar. Y en lo que respecta a salir con el bebé, la mamá que da el pecho es la que tiene mayor movilidad, ya que siempre tiene un amplio suministro de alimento consigo, sin importar dónde vaya ni por cuánto tiempo.

MITO: amamantar te arruinará los pechos.
Realidad: para sorpresa de muchos, no es la lactancia lo que afecta la forma o tamaño de tus senos, sino el embarazo en sí. Durante el embarazo, tus pechos se preparan para la lactancia –incluso si terminas por no amamantar– y estos cambios suelen ser permanentes. Un aumento de peso excesivo durante el embarazo, factores hereditarios, la edad o escaso apoyo (no usar sostén), también pueden producir senos menos firmes. La lactancia no tiene la culpa.

MITO: si amamantar no funcionó la primera vez, no volverá a funcionar.
Realidad: aunque hayas tenido dificultades para dar el pecho a tu primer bebé, las investigaciones revelan que probablemente producirás más leche y tendrás menos problemas para amamantar la segunda vez. El lema "Si la primera vez no lo lograste, inténtalo de nuevo" se aplica sin ninguna duda a la lactancia.

MITO: amamantar excluye al papá.
Realidad: un padre que desea involucrarse en el cuidado de su bebé que toma el pecho puede encontrar amplias oportunidades: bañarlo, cambiarle el pañal, tomarlo en brazos, acunarlo, jugar con él, darle el biberón con leche extraída de la madre o con el suplemento de fórmula y, una vez que comiencen a alimentarlo con sólidos, conducir ese "trencito camino al túnel".

puedas quedar embarazada. Como la ovulación puede preceder inadvertidamente tu primer período posparto, nunca puedes estar segura cuándo concluirá la protección que has venido recibiendo por la lactancia (consulta la página 772 para leer más sobre el control de natalidad).

Beneficios para tu salud. Muchas ventajas en esta área: las mujeres que amamantan corren un riesgo ligeramente menor de desarrollar cáncer uterino, cáncer ovárico o cáncer de mama premenopáusico. También tienen menor probabilidad de padecer artritis reumatoide que las mujeres que no dan el pecho. Además, las mujeres que amamantan corren un riesgo menor de desarrollar osteoporosis más adelante en la vida que quienes nunca lo hicieron.

Períodos de descanso forzosos. Amamantar te asegura pausas frecuentes en tu jornada, especialmente al principio (a veces más frecuentes de lo que quisieras). Aunque no sientas que tengas el tiempo para relajarte, tu organismo posparto necesita el descanso a que te obliga el hecho de amamantar.

Alimentaciones nocturnas menos complicadas. Aun los padres a quienes parece no bastarles el tiempo durante el día para disfrutar de sus bebés adorables, no siempre están dispuestos a verlos a las dos de la mañana (o en cualquier otro momento entre la medianoche y el alba). La alimentación nocturna puede ser mucho más fácil de manejar cuando la comodidad está cerca de tus senos en vez de tan lejos como en el refrigerador, con la obligación de tener que llenar el biberón. (Es todavía más fácil para la mamá si el papá colabora llevando al bebé de la cuna al pecho y de regreso a la cuna).

Con el tiempo, facilidad para realizar tareas múltiples. Una vez que le hayas tomado el ritmo –y dominado la maniobra de hacerlo con un solo brazo– descubrirás que puedes amamantar y hacer al mismo tiempo casi cualquier otra actividad; hojear una revista, revisar tu correo electrónico o leer el libro favorito a tu bebé (sólo asegúrate de pasar mucho tiempo de la lactancia conectándote también con tu bebé).

Poderoso vínculo entre la madre y el bebé. Como te dirá casi toda madre que ha amamantado alguna vez, el beneficio de la lactancia que probablemente más atesorarás es el vínculo que se establece entre la madre y el hijo. Hay contacto de piel a piel y de mirada a mirada, además de la oportunidad de acunar, hablar y mimar durante la experiencia. Es cierto que puedes disfrutar de estos mismos placeres cuando das el biberón, pero requiere un esfuerzo más consciente (consulta la página 121), ya que te enfrentarás frecuentemente con la tentación de dejar la tarea a otros cuando estés cansada, por ejemplo, o poner un soporte al biberón cuando estés ocupada. Otro beneficio para las mamás que dan el pecho: las investigaciones sugieren que las mujeres que amamantan tienen menor probabilidad de padecer depresión posparto.

LAS VENTAJAS DE ALIMENTAR CON FÓRMULA

Si alimentar con biberón no ofreciera ninguna ventaja, nadie capaz de amamantar recurriría jamás a la fórmula. Pero ofrece algunas ventajas muy reales, y para algunas madres (y algunos padres) éstas resultan convincentes, pese a los muchos beneficios de amamantar:

Satisfacción más prolongada para el bebé. La fórmula infantil elaborada con leche vacuna es más difícil de digerir que la materna, y los grumos de leche que forma se quedan más tiempo en el estómago del bebé, lo que le proporciona un sentimiento de saciedad que puede durar varias horas, prolongando el período entre alimentaciones a tres o cuatro horas, incluso desde el principio. Como la leche materna se digiere con facilidad y rapidez, por otra parte, muchos recién nacidos amamantados se alimentan con tanta frecuencia que a veces pareciera como si estuvieran pegados al seno materno. Aunque esta frecuencia tiene un propósito práctico –estimula la producción de leche y mejora el suministro– puede consumirle tiempo a la mamá.

Facilidad para comprobar la cantidad que ingiere. Tú sabes exactamente cuánto consume un bebé alimentado con biberón. Como los senos no están calibrados para medir el consumo del bebé, una madre que amamanta podría preocuparse de que su recién nacido no se está alimentando lo suficiente (aunque rara vez sucede –especialmente desde que se establece el proceso– ya que los bebés amamantados tienden a consumir todo lo que necesitan). La madre que alimenta con biberón no tiene ese problema: un vistazo al biberón le dice exactamente lo que necesita saber (aunque esto podría ser una desventaja, si los padres ansiosos presionan a los bebés a consumir más de lo que quieren).

Mayor libertad. La alimentación con fórmula no ata a la madre al bebé día y noche. ¿Deseas una cena e ir a un espectáculo con tu marido? ¿O tal vez una escapada romántica de fin de semana? Una abuela o una niñera pueden hacerse cargo. ¿Quieres volver a trabajar cuando el bebé cumpla tres meses? No hará falta destetar ni extraerte leche; sólo un suministro diario de biberones y fórmula para que la persona a cargo alimente a tu bebé (por supuesto, estas opciones también están disponibles para las mamás que amamantan, pero que se extraen su propia leche o la suplementan con fórmula).

Menores demandas. La mujer agotada por un parto difícil podría sentirse agradecida de tener la opción de dormir durante las alimentaciones a la mitad de la noche o al romper el alba. El papá, la abuela (si viene a casa a quedarse), una enfermera pediátrica, una doula o alguien más puede cumplir con los honores. También hay menos exigencias físicas para las reservas de una madre que acaba de dar a luz, si no tiene que agregar la producción de leche a sus muchas exigencias diarias y nocturnas.

Más participación del padre. Los papás pueden compartir los placeres de alimentar al bebé cuando se les da el biberón de un modo que sería imposible con el bebé amamantado, a menos que te extraigas la leche regularmente o la suplementes con fórmula.

Mayor participación de los hermanos mayores. Un hermano o hermana mayor se sentirá partícipe en el cuidado de su "nuevo bebé" al darle el biberón (claro que esta opción también está disponible para las mamás que dan el pecho y que lo suplementan con leche extraída o fórmula).

No interfiere con la moda. Una mamá que alimenta con biberón puede vestirse como quiera. El guardarropa de la madre que amamanta no es tan limitado como cuando estaba embarazada, pero la mayor parte del tiempo no podrá anteponer la moda a lo práctico. Tendrá que olvidarse de los vestidos de una pieza que no tengan botones al frente (trata de acomodar a un bebé hambriento levantándote el vestido sobre la cintura y verás por qué).

Menos restricciones para los métodos de control de natalidad. La madre que amamanta tiene que limitar sus opciones de control de natalidad a los métodos que sean seguros durante la lactancia (aunque hay muchos; consulta la página 772). La madre que alimenta con fórmula no tiene esa restricción.

Menores demandas y restricciones de dieta. Una madre que alimenta al bebé con fórmula puede dejar de comer por dos. Al contrario de la mamá que da el pecho, puede abandonar las proteínas y calcio extra, y olvidarse de sus suplementos vitamínicos prenatales. Puede disfrutar de algunos tragos en una fiesta, tomar medicamentos recetados, comer todos los alimentos picantes y repollo que quiera (aunque muchos bebés no objetan estos gustos en la leche materna), sin preocuparse por los posibles efectos sobre su bebé. Después de las primeras seis semanas posparto (pero no antes, cuando su organismo todavía está en la fase de recuperación), puede hacer una dieta más estricta para quitarse de encima todo el peso sobrante del embarazo. Esto es algo que la mamá que amamanta no puede hacer hasta el destete, aunque debido a las calorías que requiere la producción de leche, es posible que no necesite de ninguna dieta para conseguir su objetivo.

Menos oportunidades para avergonzarse. Mientras la mamá que amamanta podría ser blanco de miradas curiosas (o lamentablemente, a veces miradas fijas) cuando decide amamantar en público, nadie mirará dos veces ni de reojo a una mujer que da el biberón a su bebé. Ni tampoco la madre que alimenta con biberón tiene que preocuparse sobre el proceso a veces incómodo de reacomodar su vestimenta después de amamantar (asegurar las tiras del sostén, volver a meterse la camisa, abotonarse). Estos inconvenientes, sin embargo, se superan muy pronto; muchas mujeres que optan por amamantar llegan a reacomodar su vestimenta con toda naturalidad, aun en restaurantes llenos de gente.

Potencialmente, más romance. Después de meses de hacer el amor en condiciones menos que ideales, muchas parejas esperan el momento de volver a intimar como antes de la concepción. Para algunas mujeres que amamantan, la vagina seca por los cambios hormonales de la lactancia, sumado a los pezones irritados y los senos goteantes, pueden imponer un desafío al romance. Pero para la madre que alimenta con biberón, una vez que se ha recuperado del parto, nada se interpone entre ella y su compañero (excepto un bebé lloroso que se despierta inesperadamente).

Los Sentimientos Cuentan

Tienes los hechos a la vista, los has leído y releído, considerado y reconsiderado. Y quizás, todavía estás indecisa. Eso se debe a que, al igual que con muchas otras decisiones que estás tomando en estos días, la decisión entre dar el pecho y la fórmula no depende sólo de los hechos. También depende de los sentimientos.

¿Sientes que realmente quieres amamantar, pero te parece que será impracticable porque planeas volver a trabajar pronto después del nacimiento de tu bebé? No dejes que las circunstancias los priven a ti y a tu bebé de la experiencia. Unas pocas semanas de lactancia son mejores que ninguna; los dos se beneficiarán aun con el encuentro más breve. Y con un poquito de dedicación y planificación (está bien, quizás con mucha dedicación y planificación), podrías ser capaz de establecer un sistema para seguir amamantando aun después de regresar al trabajo (consulta la página 278).

¿Te sientes fundamentalmente en contra de la lactancia, pero encuentras que los argumentos a favor son demasiado convincentes como para ignorarlos? Tal vez, podrías intentarlo. Si tus sentimientos no se inclinan positivamente, podrás dejarla. Por lo menos tu bebé habrá cosechado los beneficios de la lactancia por un breve período (que es mejor que nada), y tú sabrás que lo has intentado, despejando esas dudas persistentes. Aunque es mejor no renunciar antes de haberlo intentado realmente. Una prueba de verdad debería durar por lo menos un mes, o mejor, seis semanas, ya que algunas mujeres pueden tardar ese lapso en establecer una buena relación de lactancia aun en la mejor de las circunstancias.

¿Te sientes incómoda —o aun reacia— con la idea de amamantar? ¿O lo has hecho en el pasado y no lo disfrutaste? Aun en estas circunstancias, sería prudente considerar seriamente una prueba de seis semanas, que le dará a tu bebé algunos de los beneficios de la lactancia y a ti la oportunidad de poner tus sentimientos a prueba. Si después de este intento sigues pensando que amamantar no es para ti, puedes pasar a la fórmula sin arrepentimiento.

¿Temes que no puedas dar el pecho debido a un temperamento enérgico (no te puedes quedar quieta), pero reconoces que la leche materna es lo mejor para el bebé? De nuevo, intentarlo no te costará nada y tendrás mucho que ganar si tu personalidad resulta ser mucho más compatible con la lactancia de lo que pensabas. Pero no juzgues la situación demasiado pronto. Aun las mujeres dotadas de una tranquilidad de santa pueden sentir que las primeras semanas de la lactancia (o de la maternidad) son un período de mucha ansiedad. Muchas, sin embargo, se sorprenden al descubrir que una vez que este sistema de alimentación se establece, la lactancia es más relajante que irritante; las hormonas liberadas a medida que el bebé succiona favorecen la relajación, y la experiencia en sí es una de las rutas más saludables para aliviar la tensión. Al comienzo, tendrás mayores probabilidades de éxito si practicas algunas técnicas de relajación antes de dar el pecho a tu bebé. Ten en cuenta que siempre puedes optar por la fórmula más adelante, si tus instintos iniciales persisten.

Si el papá se siente celoso o inquieto con la idea de que vas a amamantar, haz que él también lea los hechos. Podrían persuadirlo de que su pérdida (que después de todo es sólo temporal) o su desagrado (que también será temporal; una vez que comienza el amamantamiento, la mayoría de los padres comprueba que

se quedan mirando maravillados) será para bien del bebé. También haz que lea la sección sobre la lactancia y los padres en el capítulo 24. Podría ser de ayuda que un pediatra, el médico de la familia o una asesora en lactancia reforzaran los hechos. Hablar con otros padres cuyos bebés se han amamantado también le ayudará a sentirse más cómodo, contribuyendo a la vez a tu caso de por sí convincente. Ten en cuenta que su apoyo es extremadamente importante y que vale la pena obtenerlo. Aunque por cierto podrías amamantar sin su apoyo, los estudios demuestran que las mujeres que han contado con el apoyo irrenunciable de sus compañeros durante la lactancia tienen mayor probabilidad de seguir amamantando.

Independientemente de los motivos por los que hayas decidido dar el pecho, la mayoría de las mujeres siente que es una experiencia muy positiva; gozosa, estimulante e incomparablemente satisfactoria (por lo menos después de que ellas y sus bebés le toman el ritmo). Aun las mujeres que empiezan a amamantar por el sentido del deber, a menudo siguen haciéndolo debido al placer que les proporciona. Muchas de las que, antes de la llegada del bebé, no concebían practicar ese acto íntimo en presencia de extraños, llegan a comerse sus palabras y a levantarse la camisa al primer asomo de llanto del bebé: en un avión, en un parque concurrido, en un restaurante.

Pero en definitiva, si optas por no amamantar (con o sin intentarlo), no te sientas culpable. Casi nada de lo que hagas por tu bebé será adecuado si no lo sientes adecuado para ti, y esto incluye la lactancia. Aun los bebés que nacieron ayer son suficientemente sensibles como para captar el sentimiento de inquietud de sus madres; un biberón ofrecido con amor puede ser mejor que un seno ofrecido a regañadientes.

CUANDO NO PUEDES O NO DEBES AMAMANTAR

Para algunas mujeres, los puntos a favor y en contra de amamantar o alimentar con fórmula son irrelevantes. No tienen la opción de dar el pecho a sus bebés, ya sea a causa de su propia salud o de la del bebé. Los factores maternos más comunes que *podrían* impedir o interferir con la lactancia incluyen:

◆ Enfermedades debilitantes serias (como una enfermedad cardíaca o renal, o anemia severa), o extrema delgadez (tu organismo necesita depósitos de grasa para producir leche). Sin embargo, algunas mujeres logran superar estos obstáculos y amamantar a sus bebés.

◆ Infecciones serias como tuberculosis activa y no tratada (después de dos semanas de tratamiento, es posible que puedas amamantar); o sida o infección VIH, que puede transmitirse por los fluidos corporales, incluyendo la leche materna. *Puedes* amamantar si estás infectada con hepatitis A (después de que el bebé reciba gammaglobulina) o hepatitis B (después de que el pequeño reciba gammaglobulina y la vacuna para la hepatitis B).[2]

◆ Una afección que requiere medicación regular que pase a la leche materna y pueda ser perjudicial para el bebé, como fármacos para el cáncer, o algunos para tiroides o hipertensión; litio, tranquilizantes o sedantes. Una necesidad temporal de medicinas, como penicilina, aun en momentos en que empiezas a ama-

mantar, no debería interferir con la lactancia. Las mujeres que necesitan antibióticos durante el parto o debido a una infección de mama (mastitis) pueden seguir dando el pecho mientras toman su medicación. Pero consulta siempre con el médico del bebé antes de comenzar a tomar una nueva medicina durante la lactancia.

◆ Abuso de drogas, incluyendo el uso de tranquilizantes, anfetaminas, barbitúricos u otras píldoras, heroína, metadona, cocaína, marihuana o abuso de alcohol (un trago ocasional no es perjudicial; consulta la página 105).

◆ La exposición a determinadas sustancias químicas tóxicas en el lugar de trabajo. Para determinar si has estado expuesta a sustancias químicas tóxicas en tu trabajo, consulta con la Administración de Seguridad y Salud Laboral (*Occupational Safety and Health Administration*, OSHA), 200 Constitution Avenue, NW, Washington, DC 20210; 1-800-321-6742, www.osha.gov.

◆ Tejido glandular inadecuado en los senos (esto no tiene nada que ver con

---

ADOPCIÓN Y LACTANCIA

Sólo porque no diste a luz a tu bebé no significa necesariamente que no puedas amamantarlo. Con una buena planificación y preparación por anticipado, las madres adoptivas pueden a veces amamantar exitosamente a sus bebés (aunque por lo general con suplementos) si comienzan unos días después del nacimiento. Consulta la página 732 para leer sobre cómo amamantar a un bebé adoptado.

---

2. Si desarrollas una infección mientras amamantas, el bebé ya ha estado expuesto en el momento en que te han hecho el diagnóstico. Sigue amamantando para que tu bebé reciba tus propios anticuerpos de tu leche.

el tamaño de tus senos) o daños en el suministro nervioso a los pezones (por lesión o por cirugía). En algunos casos podrías intentar dar el pecho, pero bajo cuidadosa supervisión médica para asegurarte de que tu bebé progrese. Si has tenido cirugía por cáncer de mama en un seno, pregúntale a tu médico si es posible amamantar con el otro.

Algunas afecciones en el recién nacido podrían dificultar, aunque no imposibilitar (con el apoyo médico adecuado), la lactancia. Éstas incluyen:

◆ Un trastorno metabólico, como fenilcetonuria (PKU) o intolerancia a la lactosa, que impide al bebé digerir tanto la leche humana como la vacuna. El tratamiento para los bebés con PKU incluye suplementos con una fórmula libre de fenilalanina. Las alimentaciones con fórmula pueden combinarse con la lactancia siempre que se vigilen minuciosamente los niveles sanguíneos y se controle la cantidad de leche materna. En el caso de intolerancia a la lactosa (lo cual es extremadamente raro en la infancia), la leche extraída de la madre puede tratarse con lactasa para hacerla digerible.

◆ Labio leporino y fisura del paladar que interfiere con la succión. En algunos casos, especialmente cuando sólo se da el labio leporino, es posible amamantar. El uso de un dispositivo bucal especial permite que el bebé con fisura del paladar se amamante. Consulta a una asesora en lactancia antes de tomar una decisión. También sería posible extraerte leche hasta después de la cirugía (por lo general, efectuada durante las primeras semanas de vida) y luego empezar a amamantar.

Si no puedes amamantar o si no lo deseas, ten la seguridad de que una fórmula comercial nutrirá de manera adecuada a tu bebé (las escasas excepciones incluyen a niños con alergias múltiples que requieren fórmulas especiales). Millones de bebés saludables y felices (posiblemente tú entre ellos) han sido criados tomando biberón, y también puede ser el caso de tu bebé.

Lo que podrías estar preguntándote

LIDIANDO CON LA MATERNIDAD

"Todo está listo para el bebé… menos yo. No me puedo imaginar como madre".

Aun esas mujeres que se imaginan madres desde el primer momento en que toman una muñeca en sus manos, suelen empezar a dudar de la validez de su vocación cuando amenaza en convertirse en realidad las 24 horas del día. Y las que de niñas despreciaron las muñecas para ensimismarse con camioncitos y pelotas de fútbol, que cortaban el césped en vez de trabajar cuidando niños y que rara vez dieron más que un vistazo a un cochecito de bebé (hasta el día en que su examen de embarazo dio positivo), podrían enfrentar el día del parto todavía con mayor inquietud.

Pero el desplome de la confianza en este noveno mes no sólo es normal,

EL CUIDADO MATERNO

Ya sea que todavía estés aguardando impaciente la llegada del bebé o que acabes de traerlo a casa, probablemente tienes casi tantas preguntas acerca de cómo cuidar de ti en el período posparto como de tu recién nacido. Busca información en el capítulo 23 sobre el primer año de posparto.

sino también saludable. Dar un paso hacia la maternidad (o la paternidad, claro está) con una serenidad despreocupada podría provocarte un brusco choque con la realidad cuando compruebes que la tarea resulta ser más abrumadora que lo que imaginabas, lo que resulta ser así casi siempre, al menos al principio.

Por eso, si no te sientes lista para la maternidad, no te preocupes. Pero prepárate. Lee por lo menos los primeros capítulos de este libro y todo lo demás que puedas sobre los recién nacidos y los bebés (recordando siempre que los bebés no siempre actúan "según el manual"). Si es posible, pasa algún tiempo con recién nacidos o bebés; tenlos en brazos y cámbiales los pañales mientras aprendes de sus padres sobre los placeres y desafíos del cuidado de un niño. Asistir a un curso de maternidad también te ayudará a prepararte para la tarea más difícil (pero la más satisfactoria) que en definitiva te encantará (todos estos consejos también se aplican a los futuros papás que se acercan a este nuevo papel con cierta inquietud).

Sobre todo, ten en cuenta que las madres (y padres) no nacen sino que se hacen. Una mujer que ha logrado cierta experiencia con los bebés de otras personas podría sentirse un poco más cómoda al principio que una completa novata, pero después de unas seis semanas será difícil distinguir entre una y otra.

Un Nuevo Estilo de Vida

"Realmente espero con ansias el momento en que nazca mi bebé, pero me preocupa que el estilo de vida al que nos hemos acostumbrado con mi marido cambie completamente".

No hay ninguna duda de que los pañales no será lo único que habrá que cambiar en casa una vez que llegue el bebé. Casi todo en tu estilo de vida –desde tus prioridades hasta tus actitudes, desde tus pautas de sueño hasta las de la comida, desde el modo en que pasas tus días y noches hasta la manera en que pasas los fines de semana, desde el romance hasta las finanzas– cambiará, al menos en cierto grado. Por ejemplo, todavía podrías almorzar y cenar afuera (especialmente si vuelves a trabajar), pero es más probable que esas comidas sean en restaurantes familiares con sillitas altas y una alta tolerancia a las arvejas y trocitos de zanahoria desparramados en el piso que en bistrós franceses a la luz de las velas. Las noches en casa probablemente reemplazarán a las noches afuera; el desayuno en la cama posiblemente tendrá un significado totalmente nuevo (una sesión de lactancia a las 5 de la mañana en vez de café, bollitos y el periódico dominical a las 11); el romance estará menos inspirado por la pasión y más bien programado para coincidir con la siesta del bebé (si es que está programada después de todo). Las blusas de seda y los pantalones de lana probablemente quedarán arrinconados en la parte trasera del armario para dar lugar a las prendas lavables que puedan sobrevivir a los encuentros con baba y pañales goteantes; verán más películas en DVD que en las salas de cine (y es probable que cuando vuelvas a ir a los cines regularmente, sea para ver el último estreno de dibujos animados).

En otras palabras, los bebés imponen una gran diferencia en el modo de vivir tu vida. Pero mientras las parejas descubren que su estilo de vida cambia una vez que son padres y madres, el grado en que cambiará el tuyo dependerá de ti, de tu marido y, sobre todo, de tu bebé. Algunos padres comprueban que no extrañan tanto su estilo de vida anterior; en general, disfrutar de la intimidad acogedora en trío les sienta bien. Otros descubren que no lo extrañan tanto como creían, aunque también anhelan un poquito de vida nocturna en su vida (en cuyo caso, las niñeras regulares los sábados por la noche pueden satisfacer ese anhelo). Algunos bebés resultan ser más adaptables (lo que significa que se les puede llevar fácilmente por las noches o a excursiones de fin de semana); otros resultan esclavos de su horario de alimentación (lo que significa que sus padres probablemente también lo serán).

Por eso, aunque conviene prepararse para los cambios en el estilo de vida –al menos emocionalmente–, hasta que no llegue el bebé a casa será difícil pronosticar cómo serán los tuyos y cómo te sentirás al respecto. Te ayudará tener en cuenta que el cambio, aunque siempre exigente, puede ser también emocionante. Aunque no hay duda de que tu vida será diferente, tampoco la hay de que será más rica y mejor que nunca en muchos sentidos. Sólo pregúntale a cualquier padre o madre.

¿VOLVER O NO A TRABAJAR?

"Cada vez que hablo con una amiga o leo un artículo sobre el tema, cambio de idea sobre si regresaré o no a trabajar poco después de que nazca mi bebé".

En la actualidad, la futura mamá que trabaja tiene mucho por delante: la satisfacción de una carrera enriquecedora, la alegría de criar una familia… y el sentimiento de culpa, la ansiedad y la confusión que implica decidir cuál de las dos tendrá prioridad en su vida después de dar a luz.

Aunque parece como si tuvieras que decidir ahora, realmente no tienes que hacerlo. Decidir si te quedarás en casa o si volverás a trabajar (y cuándo) después de que nazca el bebé mientras estás embarazada es como elegir entre un trabajo con el que estás familiarizada y otro del que no sabes nada. En cambio, suponiendo que tengas la opción, demora la decisión hasta después de haber pasado algún tiempo en casa con tu bebé. Podrías llegar a la conclusión de que

ESTE LIBRO TAMBIÉN ES PARA TI

A medida que leas *Qué puedes esperar en el primer año*, encontrarás muchas referencias a relaciones familiares tradicionales: "esposas", "maridos", "cónyuges". Estas referencias no se proponen excluir a las madres y padres solteros, a quienes tienen parejas del mismo sexo o que han optado por no casarse con sus compañeros, con quienes conviven. Estos términos son, en cambio, un modo de evitar frases que podrían resultar fastidiosas de leer (por ejemplo, "tu marido u otra persona significativa"). Elimina mentalmente la frase que no te represente y reemplázala por la que sea adecuada para ti y tu situación.

LICENCIA: YA NO ES SÓLO PARA LAS MADRES

Para los integrantes de una familia novata no hay mejor forma de conocerse mutuamente que pasar las primeras semanas en casa, sin perturbaciones del trabajo o distracciones de otras obligaciones. También es el mejor modo de que los flamantes padres y madres aprendan el ABC de la paternidad y maternidad. Y por ese motivo, cada vez más padres se unen a las filas de las madres que aprovechan las ventajas de la Ley de Licencia por Razones Médicas o Familiares (*Family Medical Leave Act*, FMLA). Esta ley permite a la madre y al padre pasar hasta doce semanas con sus recién nacidos sin tener que gastar días de vacaciones. La mala noticia es que no todos los empleados tienen derecho a beneficiarse de esta ley (y el tiempo que se toman por lo general es sin paga); la buena nueva es que algunas compañías de orientación familiar ofrecen planes todavía mejores a los nuevos padres. Consulta las condiciones de tu compañía y lee la página 797 para más detalles.

nada de lo que hayas hecho jamás –incluyendo tu trabajo– te había brindado tanta satisfacción como cuidar de tu recién nacido, y podrías postergar indefinidamente el regreso al trabajo. O quizás descubras que, aun con lo mucho que disfrutas ser madre, no estás hecha para serlo a tiempo completo, porque extrañas demasiado tu carrera. O tal vez concluyas que te gustaría combinar lo mejor de los dos mundos, tomando un cargo a tiempo parcial, compartiendo tareas con otra madre, o trabajando desde tu casa total o parcialmente. Ten en cuenta que no hay decisiones "correctas" en lo que respecta a esta cuestión tan personal: sólo la decisión que sea la adecuada para ti. Recuerda, además, que siempre puedes cambiar de idea si la decisión que tomaste resulta equivocada (consulta la página 792 para leer algunos consejos acerca de tomar la decisión una vez que el bebé aparece en escena).

LOS ABUELOS

"Mi madre ya hizo la maleta y está lista para venir 'a darme una mano' en el momento en que llegue el bebé. La idea me pone nerviosa porque mi madre tiende a controlarlo todo, pero no quiero herir sus sentimientos y decirle que no venga".

Ya sea cariñosa y cálida, distante y fría, o rondando en algún punto intermedio, la relación de una mujer con su madre (o su suegra) es una de las más complicadas en su vida. Y se vuelve todavía más cuando la hija se hace madre, y la madre abuela. Aunque podría haber cientos de veces en las dos próximas décadas en los que tus deseos entrarán en conflicto con los de tus padres, ésta podría ser la situación particular que siente precedente para el futuro.

En otras palabras, el momento de la primera visita de los abuelos es una de las primeras decisiones que ustedes tomarán como padres. Y al igual que la mayoría de las decisiones que tendrán que tomar como padres, deberían basarla en lo que sea conveniente para ti, tu pareja y para el recién llegado. Si sientes que el trío no se beneficiará de la compañía en este momento –particularmente el tipo de compañía que tiende a traer mucho equipaje (y no estamos hablando sólo de maletas)–, entonces tu decisión debería reflejarlo. Diles a tus padres (y también a tus suegros, de ser necesario) que tú y tu esposo necesitan pasar algún tiempo solos con el bebé antes de que te hagan su primera visita. Explícales que este período les permitirá sentirse más cómodos con sus nuevas funciones, adaptarse a la nueva vida y conectarse con el nuevo miembro de la familia. Asegúrales que su compañía y su ayuda con el bebé y en la casa serán muy bien acogidas en unas pocas semanas. Y recuerda también a tu madre que el bebé será más receptivo, más interesante, más despierto y más fotogénico para entonces (los bebés dormidos tienden a parecerse, de todos modos).

Tu madre podría sentirse un poco herida al principio, incluso rechazada o enojada, y puede que esgrima esa arma maternal no tan secreta: el sentimiento de culpa. Pero no te preocupes (y no cedas). Una vez que tenga a su nieto en brazos, es probable que olvide y perdone todo. Lo que no se olvidará es que tú y tu pareja son quienes establecen las reglas para tu familia, un concepto importante para transmitir a los padres y suegros desde el comienzo (particularmente para aquellos que tienden a ser dominantes).

Por otra parte, muchos nuevos papás y mamás sienten la necesidad de renovar o fortalecer los vínculos con sus propios padres durante el embarazo y más allá. Y algunos nuevos padres agradecen la experiencia, la ayuda extra, y quizás las cenas calientes y las alfombras limpias que trae la visita posparto de los abuelos. Al igual que quienes sienten la necesidad de decir "Madre, prefiero hacerlo sola" no deben sentir complejo de culpa, aquellas que sienten la necesidad de la ayuda tampoco deberían resistirse a decir "Prefiero *no* hacerlo sola". La decisión que está bien para ti, es la decisión correcta.

"Mis suegros opinan sobre todo lo que tiene que ver con nuestra hija y cómo *vamos a criarla, desde horarios de alimentación y sueño hasta si yo debería volver a trabajar. Los quiero, pero ¿cómo los puedo poner en su lugar?".*

No es un concepto fácil de asumir al principio (aunque ocurre a la larga, por lo general en la mitad de una alimentación a las 3 de la mañana o de un cólico de cuatro horas): tú y tu pareja son los padres ahora. Es una tarea que conlleva enormes placeres, pero también enormes responsabilidades. Y una de las primeras responsabilidades que tendrán es hacer saber a los suegros que tú y tu esposo son responsables por el cuidado, alimentación y crianza de tu nueva hija. Mientras más pronto transmitas este mensaje, más pronto todos podrán empezar a sentirse cómodos en su nuevo papel (ustedes como padres, tus suegros como abuelos).

Dilo pronto (y a menudo, si es necesario), dilo con firmeza, pero sobre todo dilo con cariño. Explica a tus bien intencionados, pero entrometidos suegros que han hecho un gran trabajo al criar a tu marido, pero que ahora es el turno de él y el tuyo de ser padres. Habrá momentos en que agradecerás su consejo (especialmente si la abuela ha atesorado en sus vastas reservas de experiencia algún truco seguro para calmar el llanto de un recién nacido), pero habrá otros en que prefieras aprender de tu pediatra, tus libros de referencia y tus propios errores (como probablemente aprendieron también ellos). Explica, además, que no sólo es importante para ti fijar las reglas (como ellos lo hicieron cuando fueron padres por primera vez), sino que muchas de las reglas han cambiado (a los bebés ya no se los pone a dormir de barriga ni se los alimenta siguiendo un horario) desde que ellos vivieron la experiencia y que por eso su manera de hacer las cosas podría no ser recomendable ahora. Pero no te olvides de decirlo con humor. Destaca que probablemente la situación volverá a cambiar cuando tu hija sea madre… y te acuse a ti de darle consejos anticuados.

Dicho esto, ten en cuenta dos puntos. Primero, la sabiduría que los abuelos traen consigo es invalorable. Ya sea que sientas que tus padres (o los de tu marido) hicieron un gran trabajo criándote o una tarea aceptable, siempre hay algo que aprender de su experiencia, aunque sólo sea para lo que no hay que hacer. Aunque inevitablemente es necesario afinar y adaptar, no tiene sentido volver a inventar la rueda –o las prácticas maternales– con cada generación. Y segundo, si la paternidad/maternidad es una responsabilidad, la condición de abuelos es la recompensa, que tú misma llegarás a disfrutar algún día. A medida que afiancen su independencia como padres, no priven a los suegros de su recompensa.

La Ausencia de Abuelos

"Los padres de mi marido fallecieron y los míos son ancianos y viven en otro estado. Siento que no tengo familia para hablar sobre mi embarazo y sobre el bebé. Y creo que será peor cuando nazca".

No estás sola en sentirte sola. Aunque en generaciones pasadas la familia numerosa rara vez traspasaba los límites del condado (y a menudo no más allá de la casa de al lado), millones de parejas en la sociedad móvil de hoy viven a cientos o miles de millas de los padres y la familia. Y esta separación se siente aún más –por ambas partes– cuando se suma una nueva generación.

Mantenerte en contacto con tus padres por teléfono, correo electrónico, videos, fotos y visitas regulares ayudará a zanjar la brecha entre las generaciones alejadas, y también ayudará a tu bebé a conocer a sus abuelos cuando crezca. Pero para el tipo de apoyo emocional y práctico que anhelas después del nacimiento del bebé, y que de otro modo recibirías de tus padres si viviesen cerca, deberás encontrar sustitutos. Los grupos de padres y madres que suelen generar las clases o ejercicios de educación para el nacimiento, o que se desarrollan espontáneamente entre conocidos casuales, pueden proporcionar ese tipo de apoyo (además de una cantidad de intercambios de consejos sobre el cuidado del bebé). Así también los lugares de culto, especialmente los que tienen un firme sentido comunitario y muchas familias jóvenes. También podrías considerar pasar tiempo con alguna persona de edad (o pareja de edad) en tu área que también esté lejos de su familia y extrañe la compañía de sus nietos tanto como tú la de un abuelo. Las visitas semanales y salidas juntos pueden darte a ti y a tu bebé un sentido de familia, dando a la vez a tus abuelos "adoptivos" la sensación de que son necesitados. Y de paso, llenar el vacío de todos.

Una Enfermera o Doula

"Algunas de mis amigas contrataron una enfermera cuando nacieron sus bebés. ¿Yo también necesito una?".

Si has decidido que tienes suficiente dinero en tu presupuesto para una enfermera a domicilio (no es un servicio barato), necesitarás considerar varios otros factores antes de decidirte a contratarla o no. Éstos son algunos motivos por los cuales podrías optar por su ayuda:

◆ Para recibir una capacitación práctica en el cuidado del bebé. Si no has tenido experiencia o no has tomado una clase de maternidad y sientes que preferirías no aprender de tus errores en el proceso y en tu bebé, una buena enfermera será capaz de instruirte en cuestiones básicas como bañar, hacer eructar, cambiar pañales y aun amamantar. Pero si éste es tu motivo para contratar una enfermera, asegúrate de que la persona que contrates esté tan interesada en enseñarte como tú en aprender. Algunas no tolerarán a madres novatas espiando sobre su hombro; una que tenga esa actitud dictatorial puede dejarte tan inexperta e insegura cuando se vaya como cuando llegó.

◆ Para evitar levantarte en la mitad de la noche para las alimentaciones. Si alimentas con fórmula y prefieres dormir toda la noche, por lo menos en las primeras semanas de la fatiga posparto, una enfermera de guardia veinticuatro horas al día o contratada sólo para las noches, puede hacerse cargo o compartir esta responsabilidad contigo y con tu marido.

◆ Para pasar más tiempo con un hijo mayor. Algunos padres contratan a una enfermera para dedicar más tiempo a sus hijos mayores, y con la esperanza de reducir los celos que suelen provocar los recién llegados. Podrías contratar a esa enfermera durante unas pocas horas al día durante el tiempo que quieras estar junto a tu hijo mayor. Si éste es tu principal motivo para contratar una enfermera, ten en cuenta que su presencia probablemente sólo servirá para postergar los sentimientos de celos entre hermanos. Consulta el capítulo 25 para leer sobre problemas de hermanos.

◆ Para darte la posibilidad de recuperarte después de una cesárea o de un parto vaginal difícil. Como probablemente no sabrás de antemano si será difícil, no es mala idea averiguar por anticipado sobre las enfermeras. Si tienes el nombre de una o dos candidatas o por lo menos has hablado con una agencia, puedes llamar poco después de dar a luz y conseguir la ayuda contratada antes de volver a casa.

Una enfermera podría no ser la mejor solución a tus necesidades posparto si:

◆ Estás amamantando. Como una enfermera no puede alimentar a un recién nacido, y su alimentación es una de las tareas que más tiempo consume en el cuidado de un bebé, podría no resultar de tanta ayuda. Para la madre que da el pecho, la ayuda doméstica –alguien que cocine, limpie y lave– probablemente será una mejor inversión, a menos que puedas encontrar una enfermera que haga todas estas tareas y también te ofrezca consejos para amamantar.

◆ No estás cómoda con una extraña viviendo en tu casa. Si la idea de tener alguien que no sea de la familia compartiendo tu baño, tu cocina y tu mesa veinticuatro horas al día te hace sentir inquieta, contrata una enfermera de tiempo parcial en vez de una de tiempo completo o si no, opta por una de las otras fuentes de ayuda descritas más abajo.

◆ Prefieres hacerlo tú. Si deseas ser la que le dé el primer baño, capte su primera sonrisa (aunque digan que sólo fue una "burbuja") y reconfortar a tu bebé en su primer arranque de llanto (aunque sea a las 2 de la mañana), no contrates a una enfermera, sino ayuda doméstica para permitirte divertirte con tu bebé.

◆ El papá también prefiere hacerlo. Si tú y tu esposo planean compartir el cuidado del bebé, la enfermera podría interferir. También podría no tener demasiado que hacer –excepto recoger su cheque– especialmente si el papá está todo el tiempo en la casa disfrutando de la licencia de paternidad. En ese caso, el dinero podría invertirse mejor en ayuda para la limpieza.

Si decides que contar con la ayuda de una enfermera es lo que necesitas, lo mejor es pedir recomendaciones a amigas que hayan contratado a una. Asegúrate de averiguar si la enfermera en cuestión tiene las calificaciones y cualidades que estás buscando. Algunas cocinan, otras no. Algunas hacen tareas domésticas ligeras y lavandería y otras no. Algunas son gentiles, mujeres maternales que nutrirán tu habilidad maternal innata y te dejarán más confiada; otras son mandonas, frías y condescendientes y te harán sentir totalmente incompetente. Muchas son enfermeras licenciadas; algunas han sido capacitadas específicamente para cuidar a la madre al igual que al bebé, en las relaciones madre-hijo y en la enseñanza de la lactancia y principios básicos para el cuidado del bebé. Una entrevista personal es extremadamente importante, ya que es el único modo de saber si vas a sentirte cómoda con una candidata en particular. Pero excelentes referencias (revísalas) son imprescindibles. Una enfermera contratada mediante una agencia debería estar acreditada. También es muy importante que una enfermera –o quien sea que contrates para estar en contacto con el bebé– se haya hecho un examen de tuberculosis. También debería estar capacitada en resucitación cardiopulmonar (CPR) y seguridad infantil, como también estar al día en las prácticas del cuidado del bebé (ponerlo a dormir boca arriba; mantener los juguetes, almohadas y mantas fuera de la cuna, etc.).

También podrías considerar una doula posparto. Al igual que una enfermera, la doula ayuda a la madre con el bebé. Y al contrario que la mayoría de las enfermeras, también se hará cargo del cuidado de la casa. Ella arreglará el cuarto del bebé, dará consejos sobre el cuidado del bebé, cocinará, limpiará, hará mandados, ayudará a cuidar de un niño mayor (o pasará tiempo cuidando del recién nacido para que tú tengas más tiempo con tu hijo mayor) y otras tareas, dependiendo de tus necesidades. También será probablemente una buena fuente de consejos para amamantar y cuidará de ti (en gran medida tal como lo hace una doula durante el parto), de modo que tú puedas cuidar mejor a tu bebé. En otras palabras, una doula cuida de la madre, suministrando un oído atento y sirviendo de antídoto al aislamiento que experimentan muchas madres nuevas. Las doulas posparto, por lo general, cobran por hora (a diferencia de las enfermeras que suelen cobrar por semana) y por eso podrían resultar costosas. Pero si usas su tiempo efectivamente, una doula bien podría valer el precio.

Para mayor información sobre las doulas o para localizar una en tu área, toma contacto con *Doulas of North America*: 888-788-3662, www.dona.org; la *Childbirth and Postpartum Professional Association*, www.cappa.net, 888-MY-CAPPA; busca en "doula" en las Páginas Amarillas de tu guía telefónica local, o pide una recomendación a tu médico o en tu hospital.

OTRAS FUENTES DE AYUDA

"Con la pérdida de mi ingreso, sencillamente no podemos pagar una enfermera. Y como tal vez necesite una cesárea –mi bebé está en posición de nalgas– me pregunto si podré manejarme sin ayuda".

Sólo por el hecho de que no puedas –o no quieras– contratar una enfermera no significa que tengas que arreglártelas sola. De hecho, la mayoría de las mujeres depende de otras fuentes de ayuda, al menos una que probablemente tengas disponible:

El nuevo padre. Si tu marido puede arreglar sus horarios de modo de acompañarlos a ambos en las primeras semanas (o si puede aprovechar la Ley de Licencia por Razones Médicas o Familiares), probablemente será tu mejor ayudante. Juntos y sin asistencia ni interferencia exterior, ambos aprenderán más sobre el bebé y su cuidado que de cualquier otro modo. No se necesita experiencia previa; ambos se pondrán pronto al día. Tomen juntos una clase sobre el cuidado del bebé en un hospital o un centro comunitario (también hay clases sólo para los papás), y lean uno o dos libros sobre el tema antes de que llegue el bebé, para aprender de antemano algunos de los principios básicos. Considera la posibilidad de acudir a familiares, amistades, el pediatra, el personal de enfermeras del hospital, La Leche League y otras fuentes de información y consejos para despejar las dudas. Tu socio en esta aventura también debería estar preparado para cumplir con creces su cuota de tareas domésticas durante esas seis semanas posparto, cuando todavía te estarás recuperando, independientemente de cómo hayas dado a luz.

Una abuela. Si tienes una madre o una suegra con la que te podrías sentir cómoda conviviendo o viniendo diariamente durante las primeras semanas (y que pienses que puede "ayudar" sin "controlar", una línea muy tenue que a algunos abuelos les resulta difícil no traspasar), ésta podría ser otra buena solución. Las abuelas (y muchos abuelos) tienen por lo menos 101 usos: pueden acunar a un bebé lloroso, cocinar una cena espléndida, lavar y doblar la ropa lavada, hacer las compras y mucho, mucho más. Este tipo de arreglo funciona particularmente bien si puedes manejar con buena disposición un poquito de interferencia bien intencionada. Por supuesto, si la abuela en cuestión lleva una vida ocupada y no está interesada en volver a visitar la mesa de los pañales, no será una opción.

Si eres afortunada, una doula. Algunos hospitales y centros de natalidad ofrecen los servicios de una doula, sin cargo y durante un tiempo breve (pero invalorable) como parte de su programa de parto. Consulta para saber si tu hospital o centro tiene un programa semejante.

Tu congelador. No serás capaz de congelar a tu bebé cuando estés cansada, pero podrás sacar comidas del congelador si has preparado algunas durante las últimas semanas del embarazo cuando, si no estabas trabajando, podrías haber tenido mucho tiempo en tus manos. Unos cuantos guisados nutritivos, un pollo asado listo para recalentar o una salsa de pasta preparada te aliviará las presiones de tener que alimentarte a ti y a la familia todas las noches. Entonces podrás concentrarte más en alimentar al bebé (lo que podrías sentir como una tarea de tiempo completo durante un tiempo, si es que estás amamantando). No dudes en aprovisionarte también de vegetales congelados; requieren poca preparación y además son nutritivos.

Tu restaurante favorito con comidas para llevar. Si no tienes el tiempo ni la oportunidad (o la energía o la ambición) para preparar comidas por anticipado, de todos modos no tendrás que cocinar en esos ocupados días de posparto. Casi todo vecindario tiene uno o más negocios donde puedes comprar carne, pollo, a veces pescado y platos de acompañamiento listos para calentar y comer (y cada vez más ensaladas frescas que sólo requieren de un tenedor y apetito). Incluye los números de esos restaurantes en el discado rápido de tu teléfono.

Cartón y plástico. Una vez terminada la cena, ya sea preparada en casa o comprada, siempre quedan platos que lavar... a menos que dependas de platos de cartón, cubiertos de plástico y copas desechables. También te resultarán prácticos para servir bocadillos a los visitantes que vengan a admirar al bebé (pero mantén esas invitaciones al mínimo si quieres sobrevivir el período posparto).

Ayuda con la limpieza. Si hay una tarea que los nuevos padres y madres ceden encantados, es la limpieza. Cédela tú también, a un servicio de limpieza, a una persona de limpieza, a alguien que hayas tenido antes o a alguna nueva (alguien que pueda pasar la aspiradora y el plumero, limpiar pisos y fregar baños, de modo que tú y tu marido puedan tener más tiempo y energías para dedicar al bebé, a otros hijos mayores, a ustedes mismos y el uno al otro). Ésta es una buena opción para los padres que quieren encargarse al máximo del cuidado del recién nacido, pero que no quieren sacrificar su salud, sanidad o la condición de su hogar en el proceso.

Recuerda que aunque contrates ayuda, y especialmente si no lo haces, inevitablemente habrá tareas que no se cumplirán durante esas primeras semanas. Mientras el cuidado de tu bebé y tu descanso no estén entre esas omisiones, no te preocupes, pero acostúmbrate. Aunque una pequeña medida de orden será restablecida en tu hogar a la larga, la vida con niños casi siempre incluirá

vivir con algunas tareas incumplidas, ni que mencionar algunos pocos platos sucios en el lavaplatos... una pizca de polvo debajo de la mesa de centro... algunas cargas de ropa lavada que aún hay que doblar...

CIRCUNCISIÓN

"Pensé que la circuncisión era un procedimiento de rutina hoy en día, pero el futuro pediatra de mi bebé me dijo que realmente no es necesaria".

La circuncisión es probablemente el procedimiento médico más antiguo que todavía se sigue practicando. Aunque el antecedente histórico más conocido de esa práctica está en el Antiguo Testamento, cuando Abraham circuncidó a Isaac, sus orígenes se pierden en la antigüedad, probablemente antes del uso de las herramientas de metal. Practicado por musulmanes y judíos a lo largo de la mayor parte de la historia como signo de su alianza con Dios, la práctica de la circuncisión se generalizó en los Estados Unidos a fines del siglo diecinueve, cuando en ese momento se conjeturó que la remoción del prepucio le restaba sensibilidad al pene (no lo hace) y, por ende, hacía menos tentadora la masturbación (no es así). En los años subsiguientes, se han propuesto muchas otras justificaciones médicas para hacer de la circuncisión una rutina –entre otras, que podría prevenir o curar la epilepsia, la sífilis, el asma, los trastornos mentales y la tuberculosis–, ninguna de las cuales resultó cierta.

La circuncisión reduce el riesgo de infección del pene, pero una limpieza cuidadosa debajo del prepucio una vez que puede retraerse (por lo general alrededor del segundo cumpleaños) lo hace con igual efectividad. También elimina el riesgo de fimosis, una afección en la que el prepucio permanece rígido a medida que el niño crece y no puede retraerse como ocurre normalmente con los niñitos mayores. La fimosis puede ser muy dolorosa y a veces interfiere en la erección. Se calcula que entre el 5% y el 10% de los varones no circuncidados tiene que someterse a una incómoda circuncisión en algún momento después de la infancia debido a infección, fimosis u otros problemas.

Según la Academia Americana de Pediatría (*American Academy of Pediatrics*, AAP), aunque hay evidencias científicas que demuestran los beneficios médicos de la circuncisión en recién nacidos (incluso una ligera reducción en el riesgo de contraer sida y otras enfermedades de transmisión sexual), estos beneficios médicos no son suficientemente significativos como para recomendar la circuncisión como procedimiento de rutina. Aunque algunos estudios indican que el riesgo de contraer una infección urinaria en el primer año de vida es mayor en los niños no circuncidados, la AAP concluyó que el riesgo real de que éstos desarrollen una infección urinaria es muy bajo, aproximadamente 1%. También concluyeron que aunque los riesgos de desarrollar cáncer de pene o de contraer enfermedades de transmisión sexual, inclusive sida, podrían aumentar ligeramente en un varón sin circuncidar, estos riesgos también son extremadamente bajos y podrían no ser atractivos frente al deseo de los padres de dejar intacto el prepucio de su hijo o frente al riesgo –igualmente remoto– de complicaciones durante o después de la circuncisión. Las complicaciones de la circuncisión, aunque poco frecuentes, pueden incluir sangrado intenso, infección (tratable con antibióticos) y un prepucio que quedó demasiado corto o demasiado largo o que cicatriza de manera inadecuada (muy rara vez,

podría necesitarse una segunda operación para corregir dicho problema).

La circuncisión sigue siendo controversial, con informaciones y evidencias que apoyan escuelas de pensamiento a favor y en contra. La AAP recomienda que los padres conozcan los riesgos y beneficios potenciales de la circuncisión y que, en definitiva, decidan lo que consideren beneficioso para su niño. Teniendo eso en cuenta, deberías tomar tu propia decisión junto con el médico de tu bebé, y en base a una consideración rigurosa sobre los beneficios y riesgos, como también factores estéticos, sociales, culturales y religiosos. Y, lo más importante, lo que sientas que es lo correcto para ti. Si decides circuncidar a tu hijo, la AAP recomienda que se use un analgésico (un anestésico local).

Actualmente, más de la mitad de los varones en los Estados Unidos son circuncidados, en comparación con más del 80% a principios de los años ochenta. Los motivos más comunes que esgrimen los padres para optar por la circuncisión, además de "sentir que debe hacerse", incluyen:

◆ Observancia religiosa. Las leyes religiosas del islam y el judaísmo requieren que los varones recién nacidos sean circuncidados.

◆ Higiene. Como resulta más fácil mantener limpio el pene circuncidado, la higiene sigue a la religión como motivo para circuncidar en los Estados Unidos.

◆ El síndrome del vestuario. Los padres que no quieren que sus hijos se sientan diferentes de sus amigos o de su padre o hermanos, a menudo escogen la circuncisión (esto sería menos que una consideración debido a que ahora se circuncida a menos niños).

◆ Apariencia. Algunos consideran que la remoción del prepucio hace el pene más atractivo.

◆ Salud. La esperanza de reducir el riesgo de infección, cáncer u otros problemas futuros (inclusive una circuncisión más adelante) hace que muchos opten por practicar la cirugía inmediatamente después del nacimiento.

Los motivos por los que cada vez más padres deciden no circuncidar a sus hijos incluyen:

◆ La falta de necesidad médica. Muchos se preguntan qué sentido tiene remover parte del cuerpo de un bebé sin una causa razonable.

◆ Temor al sangrado e infecciones. Aunque son poco frecuentes las complicaciones, particularmente cuando el procedimiento lo efectúa un médico experimentado o un experto en la práctica ritual con capacitación médica, muchos padres se inquietan ante esa posibilidad.

◆ Preocupación por el dolor. Las evidencias demuestran que los recién nacidos circuncidados sin anestesia experimentan dolor y estrés, medidos por los cambios en el ritmo cardíaco, la presión sanguínea y los niveles de cortisol. La política de la AAP establece que la anestesia (como crema tópica EMLA, bloqueador del nervio dorsal del pene o el anillo subcutáneo) es segura y efectiva para reducir el dolor asociado a la circuncisión.

◆ El deseo de que el hijo sea igual a su padre no circuncidado. Otra versión de la creencia de que "de tal palo, tal astilla".

◆ La creencia en los derechos de los niños. Algunos padres quieren dejar la decisión al niño en el futuro.

◆ Permitir un pleno disfrute sexual. Hay quienes todavía creen que el pene no circuncidado es más sensible, aunque no hay pruebas científicas de que sea así.

◆ Menor riesgo de irritación por el pañal. Se ha sugerido que el prepucio intacto podría proteger del sarpullido del pañal en el pene.

Aunque los riesgos de la circuncisión son mínimos, pueden ocurrir complicaciones. Para reducir el riesgo, asegúrate de que la persona que efectúe el procedimiento tenga experiencia y, que si es un experto en la práctica ritual, que esté bien capacitado y altamente recomendado. También asegúrate de que la cirugía no se lleve a cabo en la sala de parto sino una vez que tu bebé esté estabilizado, por lo general, después de por lo menos doce a veinticuatro horas. Y no permitas la cauterización con una pinza metálica, que puede causar quemaduras graves.

Si sigues indecisa sobre la circuncisión a medida que se acerca el día de dar a luz, lee sobre el cuidado tras la circuncisión en la página 220, y discute el tema con el médico que has elegido para tu bebé y, posiblemente, con amistades que hayan pasado por el mismo dilema.

Qué Pañales Usar

"Todas mis amigas usan pañales desechables que parecen ser mucho menos complicados que los de tela. ¿Pero son igualmente buenos para el bebé?".

Desde Eva en adelante, las madres y padres han enfrentado el problema del modo de cubrir la colita de su bebé. A lo largo de los milenios se han ido desarrollando algunas soluciones ingeniosas, aunque no necesariamente convenientes. Por ejemplo, las madres indígenas americanas al parecer mantenían secos y cómodos a sus bebés (y sus propias espaldas) rellenando las mochilas para cargar al bebé con la parte suave de la planta herbácea conocida como anea.

Afortunadamente, como madre del siglo veintiuno, no tendrás que internarte diariamente en los pantanos para escoger las hojas más suaves y absorbentes para acolchar el canguro con el que cargas a tu bebé. Pero deberás elegir entre una vasta gama de posibilidades que van desde varios tipos de pañales de género (ya sea que los laves tú o los encargues a un servicio de pañales) hasta una desconcertante y siempre cambiante variedad de desechables.

Lo que elijas y que consideres adecuado para ti y para tu bebé podría ser diferente a lo que es adecuado para tus vecinos y sus pequeños. Los factores personales tendrán particular importancia ya que, desde el punto de vista científico y económico, no hay ningún claro ganador en la carrera de los pañales. Considera lo siguiente para tomar tu decisión:

Pañales desechables. Favoritos de los padres, lejos, los desechables suelen ser elegidos por su conveniencia. Y para los padres y madres muy ocupados (¿hay quienes no lo sean?) es una ventaja decisiva. No hay pañales sucios que recoger, acarrear y apilar para la recolección semanal o para lavar. Los desechables también ahorran cierto tiempo y esfuerzo; se colocan y se sacan con mayor facilidad y rapidez (especialmente importante si tu bebé es muy inquieto). Los nuevos estilos (y más costosos) son cada vez más absorbentes y teóricamente tienen menos probabilidades de causar sarpullido. Son más estilizados, se ajustan mejor e impiden filtraciones.

Estas características convenientes también representan una clara desventaja: como los desechables absorben tanta orina y a menudo se "sienten" secos cuando no lo están en absoluto, es menos probable que los padres cambien los pañales con la frecuencia suficiente, lo que puede conducir al sarpullido del pañal. La súper absorbencia de estos pañales también dificulta saber cuánto orina el recién nacido, para así controlar si su consumo de leche es suficiente. Además, los nuevos pañales hacen sentir a los bebés tan cómodos cuando están mojados, que podría resultar más difícil enseñarles a usar el inodoro. Otra desventaja es el efecto que los pañales de papel ejercen sobre el ambiente a medida que son descargados en los vertederos (aunque los pañales de tela también tienen su incidencia sobre la madre naturaleza en términos de uso de energía y agua, como también residuos jabonosos). Tener que ir a comprar y almacenar los pañales en casa también es una desventaja, comparada con la conveniencia de un servicio de pañales, pero esta incomodidad puede evitarse si los ordenas por teléfono o por Internet.

Pañales de tela entregados a domicilio. Para quienes se resisten a envolver la colita de su bebé en papel y plástico, los pañales de algodón suaves, cómodos, esterilizados y posiblemente amables con el ambiente, resultan mucho más atractivos, en especial cuando se los entregan en la puerta semanalmente. Algunos estudios (que los servicios de entrega de pañales se complacen en citar) revelan una menor incidencia de sarpullido con este tipo de pañales; otros (citados por los fabricantes de pañales desechables) revelan que los desechables súper absorbentes provocan menos sarpullido. Si los pañales de tela se siguen usando hasta que el bebé comienza a dar sus primeros pasos (muchos padres cambian a los desechables antes de esta etapa), el entrenamiento del inodoro podría ser más fácil de lograr debido a que el contacto directo entre el pañal de tela mojado y la piel incomoda mucho al pequeño y, con un poco de suerte, lo puede inspirar a usar el inodoro.

Sin embargo, hay desventajas. Por lo general, se necesitan protectores impermeables de pañal para evitar tener que cambiar al bebé, la cuna y, a menudo, la ropa de los padres cada vez que el bebé se moja (aunque hay prendas "todo en uno", pañales de tela con la cubierta impermeable cosida). Estos protectores impermeables de pañal aumentan el riesgo del sarpullido, ya que mantienen el aire afuera y la humedad adentro, aunque los confeccionados con algodón o lana (a veces con revestimiento de malla y/o espuma absorbente) pueden reducir o, incluso, eliminar este problema. Debido a que hay más jugueteo y resistencia, los cambios de pañal de tela son por lo general más complicados, particularmente a medida que el bebé aprende a retorcerse con mayor facilidad (aunque los progresos técnicos en el terreno del algodón –como los pañales moldeados y los cierres más sencillos– siguen reduciendo considerablemente esta desventaja). Como absorben menos, por lo general se necesitan pañales dobles por la noche y, para algunos bebés que se mojan mucho, también durante el día. Los varones, que concentran la orina en el frente, podrían necesitar pañales desechables con revestimiento. Y también están las bolsas de pañales sucios que hay que llevar a casa después de las salidas y la pila eterna de pañales sucios, que nunca está totalmente libre de olores (aunque se puede decir lo mismo de los desechables, si se mantienen durante mucho tiempo en un cubo de pañales).

Finalmente, aunque los pañales de tela no terminen en vertederos, su lavado tiene un impacto negativo sobre el ambiente, aunque es discutible determinar si es tan significativo como el impacto de los desechables.

Pañales de tela lavados en casa. Estos podrían ser los claros perdedores, comparados con las otras dos opciones. Como no pueden ser higienizados adecuadamente, los pañales lavados en casa presentan más probabilidades de producir sarpullido, según los estudios. Y aunque parecen ser mucho menos costosos que las otras dos opciones, sólo lo son por escasa diferencia, si consideras el costo de jabón, agua y energía utilizados. Además, exigen mucho más tiempo y esfuerzo: remojar, lavar, secar y doblar entre usos.

Algunos padres deciden usar pañales de tela en los primeros meses, un período en el que el bebé suele pasar más tiempo en casa que afuera, y después pasan a los desechables cuando la logística de llevar tela de un lado a otro se convierte en trabajo pesado. Pero a menudo usan desechables en las salidas y, a veces, por la noche (debido a que su mayor absorbencia permite que el bebé duerma más tiempo cómodo y podría asegurar un mejor sueño) desde el comienzo.

Sea cual sea el pañal por el que te decidas, tal vez comprobarás más adelante que tu bebé desarrolla sarpullido con frecuencia. Esto podría significar una sensibilidad al tipo de pañal que escogiste. Si esto ocurre, no te resistas, y cambia. Prueba con un tipo diferente de pañal (cambia de tela a desechable o viceversa) o a una marca diferente de desechable. Además, lee los consejos para prevenir y tratar el sarpullido del pañal en la página 299.

DEJAR DE FUMAR

"Con la excepción de los primeros meses del embarazo, cuando no podía fumar porque me daba náuseas, nunca logré abandonar el hábito por completo… ni tampoco mi marido. ¿De qué modo afectará a mi hija fumar delante de ella?".

Nada que puedas comprar en la sección de prendas para el bebé, en una juguetería o invertir en un fondo fiduciario puede equiparar el regalo para tu recién nacido de crecer en un ambiente libre de humo. El tabaquismo de los padres ha sido asociado a un mayor riesgo del síndrome de muerte súbita infantil, de más enfermedades respiratorias (resfríos, gripe, bronquitis, asma) e infecciones auditivas durante el primer año, como también un deterioro de la función pulmonar y menor capacidad pulmonar, además de un mayor riesgo de deterioro dental más adelante en la infancia. Los hijos de los fumadores no sólo se enferman más a menudo que los de los no fumadores, sino también sus enfermedades se prolongan por más tiempo. Asimismo, es más probable que sean hospitalizados en los primeros tres años de vida. Mientras más fumadores haya en la casa, más graves serán los efectos negativos, ya que la cantidad de humo que el niño inhala se relaciona con el número de fumadores a los que está expuesto regularmente. Y los riesgos no se eliminan ni siquiera cuando los padres salen de la casa para fumar. Las investigaciones han arrojado que los niños en hogares con padres que fuman solamente fuera de la casa, *de todos modos* están expuestos a un 70% más de partículas dañinas para los pulmones que los de casas sin fumadores.

Quizás lo peor de todo es que los hijos de fumadores tienen más probabilidad de convertirse en fumadores que los hijos de quienes no lo son. Por eso, abandonar el cigarrillo no sólo mantendrá a tu niña más saludable sino que también podría, al disminuir la posibilidad de que ella misma fume más adelante en su vida, permitirle vivir más y mejor. Y si ésta no es motivación suficiente, ten también en cuenta que al dejar de fumar le estarás dando a tu bebé el regalo de tener padres más saludables.

Si no has podido abandonar el cigarrillo hasta ahora, evidentemente no te resultará fácil. Al igual que con cualquier adicción a las drogas (particularmente una tan poderosa), tu cuerpo y tu mente se resistirán. Pero si estás dispuesta a luchar –por tu bien y el de tu bebé– puedes triunfar sobre ambos. Y el mejor momento para hacerlo es ahora, antes de que nazca el bebé. Abandonar el cigarrillo antes de dar a luz aumentará el oxígeno disponible para tu bebé durante su nacimiento. Y tu recién nacida llegará a casa desde el hospital a un ambiente limpio y respirable y, si la amamantas, será con leche libre de nicotina. Si todavía estás en los primeros meses del embarazo, abandonar el cigarrillo ahora reducirá el riesgo de parto prematuro y de tener un bebé con bajo peso. Pero cualquier momento es bueno para dejarlo, especialmente cuando hay un nuevo par de pulmones en la casa. Si no lo logras antes de dar a luz, redobla tus esfuerzos una vez que tu bebé comparta el aire en tu hogar.

UN NOMBRE PARA EL BEBÉ

"Nunca me gustó mi nombre. ¿Cómo puedo estar segura de que nuestro hijo no estará disconforme con el nombre que le elegimos?".

¿Qué encierra un nombre? Para un recién nacido, no mucho. Aliméntalo, vístelo, confórtalo y entretenlo y le puedes dar el nombre que quieras, que no se inmutará. Pero una vez que los amiguitos y el mundo exterior empiecen a desempeñar un papel más importante en la vida de tu hijo (por lo general, al comienzo de la escuela primaria), podría desarrollar antipatía al nombre que le elegiste. Aunque no hay modo de garantizar que tu bebé amará durante toda su vida el nombre que le diste, una selección cuidadosa y sensible reducirá la oportunidad de que éste pase a ser problemático. Aquí encontrarás algunas pistas para tener en cuenta cuando elijas el nombre de tu bebé:

◆ Es importante que tanto a ti como a tu marido les guste el nombre, cómo suena, luce y las connotaciones que conlleva. Pregúntense "¿Me gustaría si fuese mi nombre?".

◆ Elige un nombre significativo. Nombra a tu hijo por algún familiar querido, algún personaje histórico o bíblico o algún personaje favorito de la literatura. Un nombre de este tipo le dará al niño un sentido de pertenencia, una sensación de ser parte de una familia más extensa o de un mundo mayor.

◆ Elige un nombre que pegue bien. Melanie, por ejemplo, que significa "negra" u "oscura", podría sentar bien a una niña de cabello oscuro; Dustin, "combatiente", podría ser adecuado para un niño que pasó por un parto difícil. O algún nombre que te satisfaga espiritualmente, que simbolice quizás una cualidad que deseas para él o ella como Hope, o Faith, o Christian. O que refleje tus sentimientos hacia el nacimiento: Joy, por ejemplo, o Ian ("placentero regalo de Dios"). Un nombre adecuado puede hacer sentir a un niño sumamente especial, aunque para asignarle uno así tendrás que postergar la decisión hasta después del nacimiento.

◆ ¿Cómo sonará el nombre a los demás? ¿Hay algunos posibles significados ocultos o palabras parecidas que puedan algún día hacer que tu hijo se avergüence de su nombre? Ten en cuenta las iniciales; ¿forman algo que pueda hacer de tu hijo el blanco de bromas o de burlas? El nombre Anna Samantha Smith, por ejemplo, podría ser la fuente de tormentos escolares para una niña. ¿Y qué hay de los posibles sobrenombres? ¿Podrían provocar insultos infantiles? Si es un nombre extremadamente inusual o muy étnico, considera si le resultará difícil aceptarlo más adelante en su vida.

◆ Incluye un segundo nombre para que, si llega a sentirse insatisfecho con el primero, pueda sustituirlo por el segundo.

◆ Elige un nombre que sea fácil de decir y deletrear. Un nombre muy inusual, que los maestros pronuncien o escriban mal, podría ser una carga, no solamente en la escuela sino más adelante en su vida. Por otra parte, algunos niños (y más adelante adultos) disfrutan de tener un nombre inusual, porque los distingue del resto.

◆ Evita la moda de turno o la política. No cargues a tu hijo con el nombre de moda de este año (por un astro de la televisión o del cine que aparece en todas las portadas de las revistas). Cuando el famoso de ese nombre resulte ser una moda pasajera o algo peor, el nombre podría quedar pasado de moda o poner a tu hijo en una posición incómoda.

◆ Usa un nombre real en vez de un diminutivo (Robert y no Bob; Elizabeth y no Liz). Puedes usar el diminutivo durante la infancia, pero tu niño tendrá la opción de usar la versión más formal cuando se aventure en la vida adulta.

◆ Si no quieres que tus bebés sean en el futuro una de las seis Emily o uno de los siete Sam en la sala de clase, evita escoger un nombre que esté en la lista de los diez más populares del año.

Muchas revistas y sitios web para padres publican un artículo anual sobre los nombres más populares. Puedes consultar en Internet los ganadores de este año. También puedes tantear cuáles son los nombres más populares en tu vecindario, leyendo los anuncios de nacimientos o dando un paseo por la plaza para escuchar los nombres con que padres y madres llaman a sus hijos.

◆ Ten en cuenta los sentimientos familiares, pero no dejes que te dominen. Si hay un nombre familiar que no te convence, pero que tus padres quisieran ver perpetuado por tradición o por razones sentimentales, prueba a usarlo como segundo nombre, altéralo a tu gusto, escoge otra variante del mismo nombre (la mayoría de los nombres tiene varias formas) o elige un nombre con el mismo significado. Un buen libro con nombres para bebés te puede resultar útil. Pero recuerda que cualquiera sea el nombre que elijas, tus padres y abuelos amarán a los niños, aunque al principio no estén muy felices con sus nombres.

◆ Cuida de que el nombre o nombres suenen bien con el apellido y entre sí. Una regla general útil: un apellido corto va bien con un primer nombre largo (Abigail Jones) y viceversa (James Martínez), mientras que los nombres de dos sílabas generalmente complementan los apellidos de dos sílabas (Hannah Kramer).

CÓMO PREPARAR A LA MASCOTA DE LA CASA

"Nuestro perro es muy celoso de mis afectos. Siempre trata de interponerse entre mi marido y yo cuando nos abrazamos. Me preocupa cómo reaccionará cuando llegue el nuevo bebé".

Para un perro que siempre ha sido tratado como un bebé, es difícil pasar a desempeñar su papel de animal cuando aparece un bebé de verdad en escena. Pero eso es exactamente lo que deberá hacer cuando su lugar en tu corazón deba ser compartido por ese diminuto, pero amenazante nuevo ser humano que pronto traerás a casa desde el hospital. Aunque será inevitable un grado de desánimo inicial, tendrás que hacer todo lo posible para prevenir celos excesivos y, por supuesto, cualquier reacción agresiva. Empieza ahora.

◆ Invierte en un programa de entrenamiento de obediencia si es que tu perro no está entrenado, y aun si nunca antes sentiste que era necesario. Un cachorrito juguetón no suele ser un problema en un hogar sin niños, pero sí podría serlo con un nuevo bebé. Como el comportamiento del bebé no será controlable ni previsible, sí debe serlo el de tu perro. El entrenamiento de obediencia no le quitará el espíritu a tu mascota, sino que la hará más estable y, por lo tanto, será menos probable que lastime a tu bebé.

◆ Acostumbra a tu perro a los bebés ahora, de ser posible. Invita a tu casa a amistades con bebés o deja que tu perro (con cuidadosa supervisión, y si los padres lo permiten) olfatee de cerca a un bebé en el parque o reciba cariños de un niño, para que se familiarice con sus olores y sus movimientos.

◆ Haz que tu perro se acostumbre a la vida con un bebé en la casa. Usa una muñeca del tamaño de un bebé para su entrenamiento (también será útil para el tuyo). Cámbiale pañales a la muñeca, llévala en brazos, cántale y mécela, acuéstala en la cuna, llévala a dar un paseo en el cochecito (si no te preocupa que los vecinos te vean). De vez en cuando, pon una grabación de un llanto de bebé.

◆ Acostumbra a tu perro a dormir solo, si ése será el arreglo posparto, para que el cambio no resulte sorpresivo. Colócale una cama cómoda para perros en un rincón, junto a su almohada o manta favoritas. Considera tenerlo en una zona libre de bebés; la invasión de un bebé gateando en su lugar de dormir puede provocar una reacción agresiva en el perro más amistoso.

◆ Lleva a tu perro a un control médico completo. Debe tener al día la vacuna antirrábica y estar libre de pulgas (consulta a tu veterinario si puedes usar una píldora u otro método que sea efectivo para estas plagas, pero seguro para usar ante la presencia de tu bebé). También asegúrate de que lo examinen por si tiene gusanos de cualquier tipo.

◆ Si tu bebé tendrá un cuarto separado, entrena a tu perro para que no entre en él cuando tú no estás. Un portón para bloquear la entrada ayudará a desalentar las visitas no deseadas. Si la cuna del bebé estará en tu dormitorio o en un rincón de la sala, entrena a tu perro a no pasar por debajo de la cuna, ya que podría destrabar accidentalmente la rejilla lateral haciéndola caer.

◆ Si el lugar donde se alimenta tu perro está en un sitio al que más adelante tu bebé podrá llegar fácilmente, múdalo al sótano, garaje u otro lugar que no atraiga a un niño curioso, porque el perro más amistoso puede volverse agresivo cuando ve amenazada su comida. Si vives en un departamento pequeño, establece una rutina de alimentación nocturna para el perro y retira su plato durante el día. No dejes su comida suelta cuando el perro esté afuera, porque esos trocitos de pollo no sólo saben bien para los caninos, sino que a muchos bebés les encanta probarlos y corren el riesgo de atragantarse. Usa un recipiente pequeño de agua, que no pueda volcarse, a menos que no te importe fregar el piso frecuentemente.

◆ Después de dar a luz, pero mientras todavía estás en el hospital o centro de natalidad, haz que tu marido lleve a casa una prenda que haya usado tu recién nacido para que tu perro se familiarice con su olor. Cuando llegues a la casa, deja que tu pareja sostenga al bebé mientras tú saludas al perro. Después, para satisfacer su curiosidad, deja que olfatee al bebé, que debería estar bien envuelto, con la cabeza y la cara protegidas por tus brazos. Una vez que el bebé esté acomodado en la cuna, dale algo especial a tu perro y pasa un momento a solas con él.

◆ Atiende a tu nuevo bebé, por supuesto, pero no actúes de manera sobreprotectora en presencia de tu perro. Esto sólo lo pondrá más celoso e inseguro. En cambio, tal como lo harías con un hermanito (aunque a un nivel diferente, por supuesto), trata de que tu mascota se conecte con el bebé y hazle saber que sigue siendo un miembro querido de la familia. Acarícialo mientras amamantas, llévalo contigo cuando saques a pasear al bebé en el cochecito, déjalo entrar en la habitación del bebé cuando tú estés presente. Trata de dedicarle al menos cinco minutos diarios a solas con él. Pero si detectas el menor signo de agresividad hacia el bebé, repréndelo inmediatamente.

◆ Si, pese a tus esfuerzos por prepararlo y confortarlo, tu perro se muestra hostil con el bebé, mantenlo atado y lejos de él hasta asegurarte de que se haya acostumbrado. Sólo por el hecho de que un perro nunca haya mordido a nadie, no significa que no sea capaz de hacerlo bajo presión. Si atarlo sólo lo pone más hostil, tal vez tendrás que considerar la posibilidad de buscarle un nuevo hogar (en el caso de los perros machos, castrarlos podría reducir la agresividad).

"Me preocupa que nuestro gato, que siempre durmió con nosotros, pueda estar celoso del nuevo bebé".

Hasta los gatos amistosos pueden experimentar cambios de personalidad con la llegada de un bebé. Y como los gatos son tan capaces de lastimar a un bebé como los perros, con sus garras además de sus dientes, es igualmente importante que estén bien preparados para la expansión familiar. La mayoría de los consejos anteriores para preparar a un perro puede funcionar también en un gato. Demuéstrale a tu gato que sigue siendo un favorito de la familia, prestándole mucha atención. Y como a los gatos por lo general les encanta acurrucarse junto a un cuerpo tibio y pueden escalar fácilmente los costados de una cuna, coloca una malla protectora encima para impedir que se acueste a dormir con tu bebé, un gesto amistoso que podría terminar en tragedia. Y no permitas que los gatos (y los perros) laman la cara de tu bebé o cualquier herida en la piel.

CÓMO PREPARAR TUS PECHOS PARA AMAMANTAR

"Tengo una amiga que dice que debo fortalecer los pezones como preparación para amamantar. ¿Es una buena idea?".

Los pezones femeninos están diseñados para amamantar. Y, con muy pocas excepciones, llegan a esa tarea bien calificados, sin la necesidad de una preparación previa. De hecho, en algunos casos los procedimientos que solían recomendarse para preparar los pezones para amamantar pueden ser más dañinos que útiles. Por ejemplo, aplicarles alcohol, agua de hamamelis o tintura de benzoína puede secar los pezones y dejarlos más propensos –no menos– a resquebrajaduras y fisuras; hasta el jabón puede ser secante, y debe evitarse su uso en los pezones durante el último trimestre del embarazo y durante la lactancia. Lo mismo puede decirse con respecto a usar un cepillo en los pezones, que puede irritar los tejidos delicados aumentando –y no disminuyendo– la posibilidad de que se agrieten con la presión de la lactancia. Masajear o usar un extractor para preparar los pezones no sólo es contraproducente, sino también puede ser peligroso. Esas manipulaciones pueden estimular contracciones y, ocasionalmente, hasta desencadenar una infección mamaria.

Aunque la gran mayoría de los pezones no necesita ningún tipo de preparación para amamantar, un examen realizado por el médico antes del parto puede detectar ciertas características anatómicas que podrían ser problemáticas una vez que empieces a dar el pecho, como un tejido glandular subdesarrollado o pezones invertidos.

Si tienes pezones invertidos (éstos se retraen dentro del tejido del seno en vez de sobresalir cuando tienes frío o cuando oprimes tu seno con los dedos en el

PROTECTORES DE PEZONES

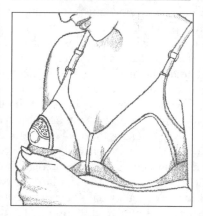

Los protectores de pezones ejercen constante presión, pero sin provocar dolor, la que ayuda a corregir los pezones invertidos o planos.

NO TE EXTRAIGAS LECHE... TODAVÍA

Podría parecerte tentador extraerte el calostro en el período prenatal para ver si está allí... pero no lo hagas. Esa manipulación de los pezones no sólo podría causarte contracciones uterinas, sino también la pérdida de algunos de los elementos valiosos de esta sustancia. Para saber más sobre el calostro, consulta la página 84.

extremo de la areola), pregunta a tu médico si necesitarán alguna preparación para amamantar. Aunque las investigaciones demuestran que dicha preparación no suele ser necesaria (una vez que comienza la lactancia, la mayoría de los pezones invertidos cumple con su tarea tan bien como los demás), algunos médicos siguen recomendando el uso de protectores de pezones. Estos dispositivos de plástico extraen los pezones planos o invertidos (mira la ilustración), ejerciendo presión

indolora sobre los senos. La desventaja es que los protectores pueden resultar embarazosamente visibles y también pueden causar transpiración y sarpullidos.

Más importante que preparar tus senos para amamantar es prepararte mentalmente. Aprende todo lo que puedas sobre la lactancia: asiste a un curso prenatal, si es posible; lee el capítulo 3 y libros sobre el tema; ponte en contacto con tu filial local de La Leche League (una fuente invalorable de consejos y apoyo) o consulta su web en www.lllusa.org o *"Choose a Country"* (Escoge un país) bajo el enlace *"Find local support"* (Encuentra apoyo local) en www.llli.org; selecciona un pediatra que apoye con entusiasmo la lactancia; escucha consejos y comentarios de amigas que amamanten, y considera consultar a una asesora en lactancia.

Todo acerca de:
CÓMO ELEGIR EL MÉDICO ADECUADO

Cuando empezaste a buscar un médico para que asistiera el parto de tu bebé, era difícil imaginar que realmente iba a haber un bebé que traer al mundo. Ahora, con los diminutos pero poderosos puños, pies y rodillas que te usan regularmente como una bolsa de boxeo, ya no tienes ninguna duda. No sólo hay un bebé allí dentro, sino que está ansioso por salir. Y antes de que lo haga, te conviene empezar a buscar al médico que lo cuidará. Demorar tu decisión podría significar dejar que un médico a quien no conoces atienda a tu bebé si das a luz antes de la fecha prevista; nadie a quien hacerle preguntas importantes durante esos primeros días confusos, y ninguna cara familiar en caso de que haya un problema con tu recién nacido.

Suponiendo que permanezcas en la comunidad y que estés relativamente satisfecha con su atención, el médico que elijas podría ver a tu bebé –y a ti– durante unos dieciocho años de narices acatarradas, dolores de oído, irritaciones de garganta, fiebre, indigestiones, chichones y moretones, y quizás fracturas de huesos; durante dramáticos hitos físicos y sicológicos que te emocionarán tanto como te desconcertarán; y en momentos que ahora ni siquiera puedes imaginar. No vivirás con el médico de tu bebé durante esos años (aunque habrá momentos, particularmente en las noches y los fines de semana, en que así lo desearías), pero de todos modos querrás a alguien con quien te sientas cómoda y compatible. Alguien a quien no dudarías en despertar a las 2 de la mañana cuando la fiebre de tu bebé de nueve meses se está disparando, alguien a quien no te avergonzarías de preguntar por la súbita fascinación de tu bebé de seis meses por sus genitales, alguien a quien le cuestionarías con toda confianza si tienes dudas sobre el antibiótico que te ha recetado.

Antes de empezar a anotar nombres, necesitas tomar algunas decisiones básicas sobre el tipo de médico que quieres para cuidar a tu bebé.

¿PEDIATRA O MÉDICO DE FAMILIA?

Cuando a los bebés de generaciones pasadas les goteaba la nariz o pade-

cían de un molesto sarpullido del pañal, los padres no los llevaban al pediatra. Lo más probable es que los llevaran al mismo médico que los había traído al mundo, el mismo que había tratado la bursitis del papá y la artritis de la abuela, el que removió los cálculos renales al tío y las amígdalas a la prima: el médico que atendía a la familia, un médico general, que comenzó a trabajar después de cursar la carrera y tras sólo un año de internado. Hoy esa clase de médico prácticamente se ha extinguido, y la mayoría de las narices congestionadas y colitas irritadas son atendidas por el pediatra, un especialista en el cuidado infantil, o por el sucesor de alta tecnología del médico general: el médico de familia. Decidir qué tipo de médico es para ti es tu primer paso en la búsqueda del Doctor Ideal.[3]

El pediatra. Los bebés, los niños y a veces los adolescentes son sus pacientes, sus únicos pacientes. Además de cuatro años de la carrera de medicina, los pediatras han cumplido tres años de capacitación especial en pediatría. Si cuentan con una certificación del colegio médico, también han aprobado un exigente examen de calificación. La principal ventaja de elegir a un pediatra para tu bebé es evidente, ya que como solamente atiende a niños, y a muchos, está más familiarizado que otros médicos con lo que es y no es normal en los pacientes jóvenes. También tiene más experiencia en la atención de niños enfermos. Y, quizás lo más importante, es más probable que tenga las respuestas a las preguntas que acosan a los padres novatos (ya que se las han hecho cientos de veces), desde "¿Por qué quiere mamar todo el tiempo?" hasta "¿Por qué

---

3. Si el diagnóstico prenatal o los antecedentes familiares sugieren que podrías tener un bebé con un problema de salud específico (síndrome de Down, alergias, asma), deberías considerar elegir a un pediatra o médico de familia especializado en el cuidado de niños con ese tipo de problema.

SEGURO DE SALUD PARA UNA FAMILIA SALUDABLE

Escoger un plan de seguro de salud es suficientemente complicado cuando no se tiene hijos. Pero una vez que te has convertido en madre, tienes que considerar más allá de ti y de tu esposo. Necesitas escoger un plan (suponiendo que tengas la opción de elegir) que sea adecuado para tus necesidades *familiares*, considerando en particular lo que ofrece a los niños. Cuando busques un plan de salud, averigua:

◆ Qué servicios cubre.

◆ Qué límites tiene, si es que los tiene, en el número de visitas del niño sano o enfermo.

◆ En qué gastos deberás incurrir, como pagos adicionales , deducibles o pagos mensuales.

◆ Qué nivel de atención médica cubrirá en caso de una emergencia o necesidades a largo plazo.

También deberías enterarte sobre los servicios especiales que incluyen los planes que estás estudiando. Deberían incluir lo siguiente:

◆ Cuidado preventivo y atención primaria (incluyendo controles de rutina, vacunaciones; visitas por enfermedad; exámenes de habla, audición y visión; servicios de laboratorio y radiografía; medicinas recetadas).

◆ Servicios médicos para casos de importancia (incluyendo consultas con especialistas, hospitalización, servicios de ambulancia).

◆ Atención especial (incluyendo terapia de rehabilitación física, del habla, ocupacional u otras; cobertura de hospitalización domiciliaria o de atención a largo plazo en instalaciones; cuidado para enfermos terminales).

También deberías familiarizarte con los tipos de planes de seguro médico disponibles en la actualidad. La mayoría solía recibir su seguro por medio de los planes tradicionales de cuotas por servicios, en los que la compañía aseguradora pagaba todo o parte de la cuenta de cualquier médico. Hoy, la mayoría de la gente que recibe seguro médico de su empleador está en un plan de seguro dirigido. Estos tipos de planes incluyen:

◆ *Health Manteinance Organization* (HMO), que ofrece una lista de servicios de salud y profesionales de la medicina por una cuota mensual fija. Los servicios están disponibles sólo si consultas a un médico dentro del sistema HMO.

◆ *Preferred Provider Organization* (PPO), que tiene contrato con médicos y hospitales seleccionados. Los pacientes tienen la opción de consultar a estos médicos o de pagar un poco más para aventurarse fuera de la red.

◆ *Point of Service Plan* (POS), en el cual los pacientes tienen un médico primario dentro de la red, pero pueden acudir a otros profesionales fuera de ésta para otros servicios pagando una porción mayor del costo.

no duerme más?", pasando por "¿Por qué llora tanto?".

Un buen pediatra tendrá en cuenta todo el cuadro familiar y es de esperar que reconozca cuando el problema de un niño tiene que ver con lo que pasa en su vida, ya sea física o emocionalmente, con uno de los padres u otro miembro de la familia. La desventaja de elegir a un pediatra es que si toda la familia contrae una enfermedad que necesite tratamiento médico (como estreptococos), podría ser necesario requerir los servicios de dos médicos.

El médico de familia. Como el pediatra, el médico de familia suele cursar tres años de capacitación especial después de la carrera de medicina. Pero su programa de residencia es mucho más amplio que el pediátrico, ya que abarca medicina interna, siquiatría y obstetricia y ginecología, además de pediatría. La ventaja de elegir a un médico de familia es que el mismo médico puede atender a todo el grupo familiar, alguien que los conoce como personas y como pacientes y que puede usar csa información para diagnóstico y tratamiento. Si ya has estado viendo a un médico de familia, agregar a tu bebé a la lista de pacientes tendrá la ventaja adicional de llevar al nuevo miembro del clan a la consulta de un viejo amigo. Una posible desventaja: como ha tenido menos capacitación y experiencia en pediatría que un pediatra, podría estar menos acostumbrado al tipo de preguntas que podrías plantearle sobre el bienestar del bebé, como también podría ser menos agudo para establecer un diagnóstico. Para reducir esta desventaja, busca un médico de familia que atienda a muchos bebés, y no sólo a niños mayores. Muchos lo hacen. Otra posible desventaja: el médico de familia podría estar menos dispuesto o menos calificado para atender a tu niño durante una hospitalización.

¿CÚAL ES EL TIPO DE CONSULTA MÉDICA IDEAL?

Para algunos padres y madres, el tipo de práctica médica podría ser casi tan importante como el tipo de médico. Hay varias opciones; la que más te interese dependerá de tus prioridades y preferencias personales.

Consulta médica individual. El médico trabaja solo, empleando otro médico que lo reemplace cuando está afuera o no está disponible. La mayor ventaja es que el profesional tiene la oportunidad de establecer relaciones estrechas con cada uno de sus pacientes. Pero también presenta una desventaja: no es probable que los médicos que atienden individualmente estén disponibles las veinticuatro horas del día durante todo el año. Estarán presentes para las citas programadas (a menos que los llamen para una emergencia) y de guardia la mayor parte del tiempo, pero se tomarán vacaciones y ocasionales noches y fines de semana libres, dejando a los pacientes que requieran atención o consultas de emergencia con un médico reemplazante que podría no resultarles familiar. Si eliges a un médico que atiende individualmente, pregúntale quién lo reemplazará en determinados momentos, y asegúrate de que en una emergencia, los antecedentes médicos de tu hijo estarán disponibles incluso cuando él no lo esté.

La sociedad. A veces dos médicos son mejores que uno solo. Si uno no está de guardia, el otro lo estará casi siempre. Si los ves en rotación, tú y tu niño podrán establecer buenas relaciones con ambos, gracias a las frecuentes visitas en el primer año de vida. Aunque los socios probablemente estarán de acuerdo en la mayoría de las cuestiones más importante y compartan ideas similares en cuanto a práctica médica, a veces podrían ofrecer opiniones diferentes. Tener más de una opinión podría ser confuso en algunos casos, pero escuchar dos enfoques de un problema particularmente desconcertante puede ser útil (si uno no parece resolver los problemas de sueño de tu bebé, quizás el otro pueda).

Una importante pregunta que hacer antes de decidirte por una sociedad de médicos: ¿puedes concertar citas con el médico de tu preferencia? De no ser así, y si descubres que uno te agrada y el otro no, podrías pasar la mitad de tus visitas con el que no te sientes cómoda. Aunque puedas elegir al médico preferido para los controles de rutina, cuando los niños se enferman deben ser atendidos por el médico que esté disponible en el momento.

Consulta de grupo. Si la consulta de dos médicos es una buena opción, ¿la de tres o más será mejor? En algunos sentidos probablemente sí, pero en otros posiblemente no. Un grupo tiene mayor posibilidad de ofrecer atención las veinticuatro horas al día con médicos de guardia, pero es menos probable que se establezcan relaciones más estrechas entre médico y paciente, a menos, nuevamente, que puedas elegir al mismo médico (o dos) para los controles regulares. Mientras más sean los médicos a los que esté expuesto un niño en controles rutinarios o por enfermedad, mayor podría ser el tiempo que tome en lograr sentirse cómodo con cada uno de ellos, aunque esto no será problema si todos los médicos son profesionales cálidos y comprensivos. Y también otro factor: si rotas de médico, los consejos contradictorios podrían aclararte o confundirte. A la larga, lo más importante no es el número de médicos en un consultorio sino la confianza que tengas en ellos individualmente y como grupo.

Un consultorio que tiene una enfermera pediátrica o un médico asistente. Cualquiera de los consultorios mencionados anteriormente podría incluir en sus filas una o más enfermeras pediátricas (PNP, por sus siglas en inglés), el equivalente a la enfermera-partera en el consultorio del obstetra o asistentes médicos pediátricos (PA, por sus siglas en inglés). La enfermera pediátrica es licenciada en ciencias de enfermería o enfermera certificada con capacitación

adicional (generalmente al nivel de maestría) en el área de su especialidad; el PA pediátrico es un profesional de la salud licenciado, que trabaja con supervisión médica. Usualmente las PNP y los PA atienden los controles de rutina de los niños y, a menudo, también los tratamientos de enfermedades menores, en consulta con sus colegas del consultorio si es necesario. Los problemas más allá de su área de competencia son referidos a uno de los doctores del consultorio. Al igual que la partera, frecuentemente los PNP o PA pasarán más tiempo con los pacientes en cada visita, dedicando tanta atención a las preguntas sobre estilos de vida como a las cuestiones médicas. Pero como el nivel de capacitación no es el mismo que el del médico, podrías tener menos confianza en la atención que recibe tu bebé. Esto, sin embargo, no es necesariamente una preocupación válida, ya que muchos estudios han demostrado que las enfermeras pediátricas y los asistentes médicos son, en promedio, tanto o a veces más exitosos que los médicos para diagnosticar y tratar enfermedades menores. También ayudan a reducir costos y tiempo de espera.

CÓMO ENCONTRAR AL DOCTOR IDEAL

Para cada paciente hay un Doctor Ideal. Una vez que sepas qué tipo de médico y de consulta estás buscando, estarás lista para empezar a rastrear el tuyo. Algunas comunidades tienen un servicio en línea para establecer contacto entre médicos y pacientes; si la tuya no lo tiene, deberás depender de fuentes más tradicionales, pero por lo general confiables:

Tu obstetra o partera. Los médicos generalmente recomiendan a otros médicos cuyo estilo y filosofía son similares a los suyos, con cuyo trabajo están familiarizados y a quienes respetan. Por eso, si estás satisfecha con el médico que atendió tu embarazo, pídele sugerencias. Por el contrario, si no has quedado satisfecha, busca recomendación por otro lado.

Una enfermera obstétrica o pediátrica. Si conoces a una enfermera que trabaje con pediatras, ya sea en un consultorio o un hospital, seguramente será buena fuente de información acerca de qué médicos son competentes, serios, preocupados y que se relacionan bien con padres e hijos. Si no conoces a una enfermera, considera la posibilidad de pedir recomendaciones en la oficina de enfermeras en el área pediátrica o en la sala de enfermeras del hospital donde vas a dar a luz.

Padres. Nadie puede conocer mejor el estilo de un médico que sus pacientes (satisfechos o insatisfechos) o, en este caso, los padres de pacientes. Las recomendaciones son mejores cuando provienen de personas amigas o conocidas que se asemejan a ti en temperamento y filosofía de crianza. De otro modo, las mismas cualidades que les hacen tenerle una fe ciega a su pediatra podrían provocar en ti la reacción opuesta.

La sociedad médica local. Si bien estas organizaciones no recomendarán a un médico más que a otro, podrán darte una lista de pediatras reputados en tu área, de la que puedas escoger.

Hospital u otros servicios de recomendaciones. Algunos hospitales, grupos médicos y empresarios han montado servicios de referencias para suministrar los nombres de médicos en determinadas especialidades. Los hospitales recomiendan médicos que tienen privilegios en su propia institución; un servicio de recomendaciones podría suministrar, además de información sobre la especialidad, capacitación y certificación de un médico, informaciones acerca de si ha sido demandado o no por negligencia médica.

Directorios médicos en línea. La página web de la Asociación Médica Estadounidense (www.ama-assn.org), en el enlace *"Doctor Finder"*, entrega información profesional básica como credenciales, especialidad, ubicación y formación de la mayoría de los médicos acreditados en los Estados Unidos. Las páginas web médicas suelen ofrecer directorios médicos, al igual que la mayoría de las asociaciones de especialidades médicas, como la Academia Estadounidense de Médicos de Familia (*American Academy of Family Physicians*, www.familydoctor.org).

La Leche League. Si amamantar es una prioridad, la sucursal local de La Leche (búscala en la guía telefónica o visita www.lllusa.org) puede darte nombres de pediatras particularmente partidarios y entendidos en lactancia.

Proveedor de seguro de salud. Tu HMO o proveedor de seguro de salud probablemente te dará una lista de médicos disponibles según tu plan de seguro.

Las Páginas Amarillas. Como último recurso, busca en la guía telefónica bajo las categorías *Pediatrics* (Pediatría) o *Family Practice* (Práctica familiar) en el *Grouped by Practice Guide* (Guía por especialidades), dentro del rubro *Physicians* (Médicos). Pero ten en cuenta que estas listas son incompletas; muchos médicos, en particular quienes tienen consultorios exitosos, optan por no anunciarse en las Páginas Amarillas.

CÓMO ASEGURARTE DE QUE EL DOCTOR IDEAL ES IDEAL PARA TI

Conseguir una lista de nombres de cualquiera de las fuentes citadas es un buen comienzo en tu búsqueda del

Doctor Ideal. Pero reducirla a una lista menor de candidatos ideales y, finalmente, al médico de tus sueños, tomará un poquito más de investigación telefónica y trabajo preliminar, además de entrevistas personales con los finalistas.

Afiliación a hospitales. Es una clara ventaja que el médico que elijas esté afiliado a un hospital cercano, como para tener fácil acceso a un tratamiento de emergencia. Y es positivo que el médico tenga privilegios en el hospital donde planeas dar a luz para que pueda examinar a tu bebé antes de que le den el alta. Pero no elimines de la lista a algún buen candidato que no tenga dicha afiliación. Un médico del hospital puede efectuar el examen hospitalario y disponer el alta, y después de salir del hospital puedes llevar el bebé a ver al médico elegido.

Credenciales. Un diploma de Harvard luce espléndido en la pared de la oficina, pero es aún más importante una residencia en pediatría o medicina familiar y una certificación, ya sea de la *American Board of Pediatrics* (ABP) o de la *American Board of Family Practice* (ABFP).

Algunos médicos cobran una tarifa por consulta y otros no. Durante tu séptimo u octavo mes de embarazo, fija citas con los finalistas y llega preparada para evaluar al potencial médico de tu bebé, teniendo en cuenta lo siguiente:

Ubicación de la consulta. Llevar una barriga talla 42 de un lado a otro te hace moverte con dificultad en este momento, pero es un viaje liviano en comparación con lo que tendrás que transportar después de dar a luz. Transitar distancias que no puedas recorrer a pie requerirá más planificación que subirte a un autobús o al metro o a un auto, y mientras más lejos tengas que ir, especialmente con mal tiempo, más complicadas serán

tus salidas. Cuando estás lidiando con un niño enfermo o lastimado, un consultorio cercano no es sólo una conveniencia, sino también puede significar una atención y tratamiento más rápidos. Pero cuando tomes tu decisión, ten en cuenta que por un médico ideal bien vale la pena un viaje más largo.

Horas de consulta. La conveniencia de las horas de consulta dependerá de tus propios horarios. Si uno o ustedes dos tienen trabajos de 9 a 5, podrías necesitar disponibilidad de horarios muy temprano en la mañana, al atardecer o los fines de semana.

Ambiente. Puedes saber mucho acerca del ambiente de un consultorio aun antes de verlo. Si te tratan fríamente por teléfono, lo más probable es que la experiencia en el consultorio no sea mucho más agradable. Por otra parte, si te atiende una voz jovial y acogedora, probablemente serás recibida con interés y amabilidad cuando llegues con un niño enfermo, lastimado o ansioso. Puedes ampliar tu impresión cuando hagas tu primera visita al consultorio para tener una entrevista con el médico. ¿Es la recepcionista amistosa o tiene modales bruscos y cortantes? ¿El personal es receptivo y paciente con sus clientes pequeños o su comunicación se limita a decir "bájate de ahí", "no toques eso" o "quédate quieto"?

Decorado. Un médico de niños necesita más que un par de revistas sobre la mesa y algunas pocas reproducciones expresionistas en la pared para dar la impresión "ideal" en la sala de espera. En tu visita de reconocimiento, busca detalles que harán de la sala de espera un lugar más acogedor para ti y tus niños: un área cómoda de juegos para los bebés como también un área para los niños mayores (si el espacio lo permite); una selección de juguetes y libros limpios y bien mantenidos, adecuados para distintas edades; sillas bajas u otros asientos diseñados para los pequeños. El empapelado de las paredes en colores audaces y diseños fascinantes (canguros anaranjados y tigres amarillos en vez de tonos tierra discretos) y figuras brillantes (tanto en la sala de espera como en las salas de atención) también darán a las mentes inquietas algo en qué entretenerse mientras esperan o experimentan los pinchazos de una revisión (pero recuerda que no todo buen médico es un aficionado a Disney). Una saludable adición en el consultorio del médico familiar: salas de espera separadas para adultos y para adultos con niños.

Tiempo de espera. Una espera de cuarenta y cinco minutos cuando estás lidiando con un bebé irritable o tratando de distraer a un pequeño inquieto con un libro más de dibujos, puede ser una experiencia exigente para todos. Pero esas esperas no son infrecuentes en los consultorios con muchos pacientes. Para algunos padres, una larga espera es un mero inconveniente; para otros es algo que sus horarios sencillamente no permitirán.

Al tratar de calcular el tiempo de espera en un consultorio particular, no te guíes por el tiempo que te hacen esperar *a ti* para tu consulta. Esas visitas son de cortesía y no responden a una necesidad médica; los niños chillones o los enfermitos tendrán prioridad (como debe ser). En cambio, pregunta a la recepcionista, y si su respuesta es imprecisa o si no quiere comprometerse, pregúntales a algunos de los padres y madres en la sala de espera.

Una larga espera en promedio puede ser un indicio de desorganización en el consultorio, de exceso de citas o de que el médico tiene más pacientes de los que puede atender. Pero eso no te dice mucho sobre la calidad de la atención médica. Algunos médicos muy buenos

no son buenos administradores. Podrían pasar más tiempo con cada paciente de lo asignado (algo que apreciarás en la sala de atención, pero no en la sala de espera). O bien podrían no querer rechazar pedidos de admitir algunos niños enfermos en una agenda completa (algo que tú también apreciarás cuando sea tu hijo quien esté enfermo).

No toda espera se hace en la sala de espera. La más incómoda suele ser en la sala de atención, cuando sostienes a un bebé descontento sin ropa y sin espacio para moverse o bien tratando de distraer a un niño asustado, sin la ventaja de la colección de juguetes de la sala de espera. Aunque las esperas prolongadas en este lugar podrían no ser un motivo en sí suficiente para rechazar a un médico, si resultan ser un problema, no dudes en decirle a la enfermera que preferirías aguardar todo lo posible en la sala de espera.

Visitas a domicilio. Sí, algunos pediatras y médicos de familia todavía las hacen. Pero la mayor parte del tiempo, como tu médico probablemente te explicará, las visitas a domicilio no sólo son innecesarias sino que tampoco son lo mejor para tu bebé. En el consultorio, el médico puede usar equipos y efectuar exámenes que no caben en un pequeño maletín negro. De todos modos, habrá ocasiones en las que apreciarás al médico que esté dispuesto a movilizarse hasta el lecho de su pequeño paciente, como cuando tu niñito volvió de la guardería infantil con una severa gripe estomacal o está postrado con fiebre alta y tos bronquial, y tú estás sola de guardia en casa en medio de una tormenta de nieve.

Protocolo para recibir consultas telefónicas. Si los padres primerizos salieran corriendo al consultorio médico cada vez que tienen preguntas sobre la salud o el desarrollo de sus bebés, sus cuentas médicas se irían a las nubes y los consultorios estarían repletos día y noche. Por eso es que la mayoría de las consultas se formulan y las preocupaciones se disipan por teléfono. Y también por eso te interesará saber cómo maneja dichos llamados el potencial médico de tu bebé. Algunos padres prefieren las horas fijas: se establece un horario determinado cada día para que el médico atienda consultas telefónicas. No ve a ningún paciente durante ese lapso y las distracciones son mínimas. Esto asegura un acceso casi inmediato a tu médico, aunque en algunas ocasiones encontrarás el teléfono ocupado o tendrás que esperar brevemente para que él te responda la llamada. Otros padres consideran difícil restringir sus preocupaciones entre las 7 y las 8 de la mañana o de 11 al mediodía o, lo que es peor, tener que esperar hasta el día siguiente para aliviar sus preocupaciones inmediatas. Prefieren el sistema en que el médico responde a medida que puede: el paciente llama cuando tiene un problema o una pregunta y el médico lo llama a su vez con su respuesta cuando encuentra un momento libre entre pacientes. Y aunque el llamado se demore durante algunas horas (por supuesto, cuando no se trate de una emergencia), los padres pueden al menos descargar su preocupación –y a veces recibir respuestas reconfortantes o consejo– de quien recibe el llamado. Y también tienen el consuelo de saber que hablarán con el médico al final del día. Otra opción que utilizan algunos pediatras es un servicio de consultas a la enfermera. Con este sistema, las enfermeras de turno responden las preguntas a problemas comunes e imparten consejo médico, pasando la consulta al médico sólo en situaciones urgentes o complicadas. Y otra opción más, pero menos común, es a través del correo electrónico.

En caso de emergencia. En caso de accidentes –que ocurrirán– la manera en que tu médico maneje las emergencias será importante. Algunos instruyen a los pacientes que se dirijan directamente a la sala de emergencia del hospital local, donde el personal puede ofrecer tratamiento (algunos planes de seguro requieren que los pacientes llamen a su médico antes de dirigirse a la sala de emergencia). Otros te pedirán que llames primero a su consultorio y, dependiendo de la naturaleza de la enfermedad o la lesión, verán a tu bebé en el consultorio o en la sala de emergencia. Algunos médicos están disponibles para emergencias (a menos que no estén en la ciudad) días, noches y fines de semana. Otros tienen colegas o socios que los reemplazan fuera de horario.

Hospitalización. Afortunadamente, la mayoría de los niños nunca son hospitalizados. Pero en el caso improbable de que tu hijito tenga que ser internado, tendrás que saber cuál es el hospital al que está afiliado el médico de tu elección. Algunos están mejor equipados que otros para atender a niños enfermos (los hospitales de niños suelen ser los mejores, pero no están en todos los vecindarios). También querrás saber quién cuidará de tu niño en el hospital: ¿el médico que elegiste o un profesional del hospital?

Consideraciones financieras. Para todos, excepto para los muy adinerados y para los que tienen un seguro médico generoso, las consideraciones financieras son de primera importancia. Algunos consultorios requieren el pago en el momento de la visita (a menos que se hagan otros arreglos por anticipado); otros, envían las facturas. Algunos consultorios ofrecen un acuerdo para la atención del primer año que abarca un número no específico de visitas. Aunque un acuerdo de estas características cuesta más que la suma de los exámenes previstos durante el año, suele ser una

CUANDO NO TIENES LA OPCIÓN

A medida que proliferan las organizaciones para el mantenimiento de la salud (HMO) y otros planes de seguro prepagos, cada vez más familias están perdiendo el derecho a escoger su médico. En sus vecindarios o en la "lista" podría haber un solo pediatra u obstetra o médico familiar. Si te encuentras en esa posición y no estás satisfecha con la atención que te presta el profesional asignado, comunícalo a tu empleador (o al de tu marido) y al director del plan de salud. Sé específica en tus quejas, pero no polémica. Tu objetivo debería ser mejorar la calidad de la atención de la salud ofrecida por el plan y, por lo tanto, el cuidado que reciba tu bebé. Si tu queja no produce un cambio, quizás puedas persuadir al empleador de cambiar a un plan diferente.

opción conveniente: cubrirás el costo con dos o tres visitas por enfermedad y ahorrarás si son más. El reembolso del seguro de las visitas por enfermedad, sean o no parte del paquete, dependerá de las disposiciones de tu seguro.

Algunos consultorios ofrecen planes de pago, ya sea de rutina o en circunstancias especiales, como en el caso de dificultades financieras. Si crees que necesitarás ese tipo de acuerdo, plantéalo a la persona encargada.

Si tus finanzas son precarias, pregunta si el trabajo de laboratorio de rutina se hace en el consultorio; de ser así, probablemente te costará menos que los exámenes que son enviados a laboratorios externos.

Estilo. Al igual que cuando quieres comprar muebles para el bebé, el estilo que te convenga dependerá de tu propio estilo. ¿Prefieres un médico que sea relajado e informal, formal y de actitud profesional, o alguien a mitad de camino? ¿Estás más cómoda con una figura paternal (o maternal), o con un médico que te trate como a una socia en el cuidado de tu hijo? ¿Quieres un médico que dé la impresión de saber todas las respuestas o alguien que esté dispuesto a admitir "No lo sé, pero lo averiguaré"?

Así como hay ciertas características que los padres buscan en una cuna o un cochecito (calidad, confección, precio), también hay ciertos atributos que ellos esperan del potencial doctor de su bebé: la capacidad para escuchar (sin mirar de reojo el nombre del próximo paciente en el libro de citas); sinceridad frente a las preguntas y buena disposición para responderlas completa y claramente (sin ponerse a la defensiva o sentirse amenazado); y, lo más importante, que sienta un cariño genuino por los niños.

Filosofía. Aun en el mejor de los matrimonios, los cónyuges no siempre están de acuerdo, y así también aun en la mejor de las relaciones entre médico y paciente habrá puntos de diferencia. Pero, al igual que en los matrimonios, las relaciones entre médico y paciente cuentan con más probabilidades de tener éxito si ambos coinciden en la mayoría de las cuestiones principales. Y el momento ideal de descubrir si tanto tu filosofía como la del potencial pediatra de tu bebé coinciden, es en la entrevista de consulta, antes de la elección definitiva.

Pregúntale cuál es su posición en cualquiera de los siguientes temas que consideres importantes:

◆ Lactancia. Si estás dispuesta a amamantar, un médico que no esté muy entusiasmado con la lactancia o que confiese pocos conocimientos sobre el tema podría no proporcionarte el apoyo y asistencia que necesitan las primerizas.

◆ **Alta rápida del hospital.** Si preferirías irte a tu casa lo más pronto posible, desearás un médico que sea favorable a tus deseos y que firme el alta de tu bebé junto contigo, suponiendo que todo esté bien (pero no alguien que preste tanta atención a tus deseos que los anteponga al mejor interés del bebé).

◆ **Circuncisión.** Hayas decidido a favor o en contra, desearás un médico que respete tu elección.

◆ **Vegetarianismo.** Si tú y tu familia no comen carne o pescado, es útil tener un médico que no sólo acepte sino que sepa cómo satisfacer las necesidades nutritivas de un niño en crecimiento con una dieta vegetariana o vegetariana estricta.

◆ **Medicina preventiva.** Si crees que es mejor prevenir que curar, es buena idea elegir a un médico que comparta esa filosofía y que ponga énfasis en el bienestar del cuidado del bebé (buena nutrición, actividad física y vacunas, entre otros).

◆ **Antibióticos.** Es buena idea elegir a un médico que esté al día con las últimas recomendaciones de cuándo y qué tan seguido administrar antibióticos. Las investigaciones revelan que muchos médicos recetan antibióticos con demasiada frecuencia, a menudo cuando la situación no lo requiere (por lo general, a pedido de los padres).

◆ **Medicina complementaria y alternativa.** Si para ti es importante un enfoque más holístico de la salud de tu familia, busca un médico que esté familiarizado con la medicina alternativa y complementaria y abierto a incorporar terapias no convencionales que sean seguras y efectivas en el cuidado de tu hijo.

LA ENTREVISTA PRENATAL

Una vez que hayas elegido a un médico para tu bebé, probablemente habrá varios asuntos –muchos de los cuales son examinados en este capítulo y en el próximo– que querrás discutir en una consulta, entre ellos:

Tus antecedentes obstétricos y antecedentes familiares de salud. ¿Qué impacto tendrán éstos en el inminente nacimiento y en la salud de tu bebé?

Procedimientos del hospital. ¿Qué medicamentos se usarán en los ojos del bebé para prevenir una infección? ¿Qué exámenes son rutinarios después del nacimiento? ¿Cómo se manejará la ictericia? ¿Cuáles son los criterios para darte de alta pronto?

Circuncisión. ¿Cuáles son los pros y los contras? ¿Quién efectuará el procedimiento y cuándo, si es que optas por hacerlo? ¿Se usará anestesia local?

Lactancia. ¿De qué modo el médico de tu bebé te puede ayudar a que empiece bien? ¿Se asegurará de que puedas amamantar en la sala de parto? ¿Puede dar órdenes para prohibir el uso de chupetes y biberones complementarios en la sala de recién nacidos y facilitar la alimentación a pedido si no has optado por tener al bebé en tu cuarto? ¿Puedes concertar una visita extra al consultorio en una o dos semanas posparto si tienes dificultades para amamantar o si quieres evaluar tu progreso?

Alimentación con biberón. ¿Qué tipo de biberones, tetinas y fórmula recomienda el médico?

Suministros y equipo para el bebé. Pídele recomendaciones sobre suministros de salud como acetaminofeno, termómetros y ungüento para el sarpullido del pañal, y equipo como sillas para el auto.

Lecturas sugeridas. ¿Hay algún libro y/o video que al médico le gustaría recomendarte específicamente o sugerirte que no leas ni veas?

Protocolo en el consultorio. ¿Qué debes saber sobre la manera en que opera el médico; por ejemplo, las horas en que recibe llamados o cómo maneja las emergencias?

Tu Sociedad con el Doctor Ideal

Una vez que hayas elegido al Doctor Ideal, no puedes limitarte a dejar el cuidado de tu bebé en sus manos, sentarte a leer una revista en la sala de espera y quedarte tranquila y confiada en los resultados. Como padres, tú y tu pareja, y no el médico, tendrán el impacto más significativo sobre la salud del bebé. Si no cumplen con su parte en la sociedad, aun el mejor de los médicos no será capaz de entregar el mejor cuidado para tu bebé. Para ser los padres ideales del paciente del Doctor Ideal, tendrán una larga lista de responsabilidades.

Respeta el protocolo del consultorio. Llega a tiempo a las citas o, si el consultorio siempre está atrasado, llama media hora antes de una cita prevista y pregunta qué margen tienes para llegar más tarde; trata de avisar por lo menos con veinticuatro horas de anticipación si necesitas cancelar una cita, y cumple con los arreglos de los pagos acordados. Recuerda que los pacientes (o, en este caso, los padres de los pacientes) son parcialmente responsables del funcionamiento adecuado del consultorio médico.

Practica la prevención. Aunque es prudente escoger a un pediatra que crea en la medicina preventiva y se concentre en el cuidado del bienestar del bebé, la responsabilidad de mantener al bebé saludable dependerá mucho más de ti que del médico. Eres tú quien debe asegurarse de que el bebé reciba una nutrición adecuada, disfrute de una proporción equilibrada entre descanso y juego activo, no esté expuesto innecesariamente a infecciones o humo de cigarrillo y esté a salvo en todo lo posible de lesiones accidentales. Eres tú quien debe ayudar a que tu bebé desarrolle buenos hábitos de salud y seguridad que puedan perdurar y beneficiarlo durante toda su vida.

Escribe tus preocupaciones. Muchas de las preguntas que te harás entre controles son dignas de preocupación sin que merezcan un llamado telefónico especial ("¿por qué no le ha salido ningún diente todavía?" o "¿cómo puedo hacer para que disfrute del baño?"). Anota estas preguntas a medida que se te ocurran, antes de que se te olviden durante el transcurso de un día típicamente ocupado con el bebé. Y hazlas en tu próxima visita.

Toma notas. El médico te da instrucciones sobre lo que tienes que hacer si tu bebé presenta una reacción a sus primeras vacunas. Vuelves a casa, el bebé tiene fiebre y eres presa del pánico. ¿Qué es lo que te dijo? No es de sorprender que se te haya olvidado: el bebé lloraba después de la vacuna y apenas pudiste oír las instrucciones cuando te esforzabas por vestirlo, y mucho menos recordarlas. El remedio para la pérdida de memoria maternal: lleva siempre a las consultas

médicas un lápiz y una libreta para anotar y escribe diagnósticos, instrucciones y
cualquier otra información que quieras
preguntar más adelante. Tal vez no te
resulte fácil mientras equilibras a tu bebé
en la falda (es por eso que lo ideal es que
vayan los dos padres), pero valen la pena
las contorsiones. O, si no, pregunta al
médico o la enfermera si pueden ano-
tarte algunas de esas informaciones.

También toma notas durante las
"visitas" telefónicas. Aunque estés
segura de que recordarás el nombre del
ungüento que el médico te recomendará
sin receta para el sarpullido del bebé, o
la dosis de acetaminofeno recetada para
el dolor de dientes, estos detalles se te
pueden escapar fácilmente cuando cuelgues el teléfono y veas que tu bebé está
cubriendo la pared de la cocina con
puré de batata.

Toma el teléfono. Gracias a Alexander
Graham Bell, el alivio a tus preocupaciones sólo requiere de un llamado telefónico. Pero no uses al médico de tu
bebé como una referencia disponible;
antes de hacer un llamado, trata de conseguir las respuestas a tus preguntas en
éste u otro libro sobre bebés que tengas
en el estante. De todos modos, si no te
da resultado, no vaciles en llamar por
temor a abusar de tus privilegios telefónicos. En los primeros meses, los médicos de bebés están preparados para recibir muchos llamados telefónicos,
especialmente de los padres primerizos.
Pero no llames sin estar preparada.
Aprovecha al máximo la conversación,
revisando antes la lista de la sección
Antes de llamar al médico en la página
593, y llama preparada.

Sigue el consejo del médico. En toda
buena sociedad, ambas partes contribuyen con lo que saben o hacen mejor. En
esta sociedad, el médico de tu bebé contribuirá con años de capacitación y
experiencia. Para aprovechar al máximo

el beneficio de dichas contribuciones,
tiene sentido que sigas el consejo del
médico cuando sea factible, y que le
informes cuando no te propongas
hacerlo o cuando no puedas por algún
motivo. Esto es particularmente importante en las situaciones médicas.
Digamos que te han recetado un antibiótico para el dolor de oído del bebé. El
bebé lo escupe y no tolera otra gota más.
Como el dolor de oído parece estar
cediendo, abandonas la lucha para
hacérselo tragar y no te molestas en
informárselo al médico. Dos días más
tarde, al bebé le sube la temperatura. Lo
que el médico debió haberte dicho, si tú
lo hubieras llamado, es que una vez que
empieza la medicación el bebé podría
empezar a mejorar, pero que a menos
que se complete el curso del tratamiento, la enfermedad puede retornar
con mayor fuerza. También podría
haberte aconsejado sobre una mejor
manera de hacer tragar la medicación o
modos alternativos de medicación.

Abre la boca. Decir que es importante
seguir el consejo del médico no quiere
decir que la madre o el padre no sepan
decidir solos, incluso, mejor que el
médico. A veces, los instintos paterno-
maternales son tan precisos para detectar
síntomas de enfermedad como cualquier
instrumento en el maletín negro del doctor. Si tienes la impresión de que el diagnóstico o tratamiento del médico no es
adecuado, díselo (con calma y racionalmente, no de modo desafiante). Podrían
aprender mutuamente uno del otro.

Habla también si has oído acerca de
algún nuevo tratamiento para narices
que gotean o cualquier otro que creas
pueda beneficiar a tu bebé. Si es algo que
has leído, lleva la fuente cuando te sea
posible. Quizás el médico haya oído algo
al respecto y puede darte información
adicional a favor o en contra. Si el
médico no está familiarizado con el tema,

quizás quiera consultar más antes de darte una opinión. Sin embargo, ten en cuenta que las informaciones médicas (especialmente en Internet) pueden ser irregulares. Con la ayuda de tu médico, podrías distinguir lo útil de lo inútil.

Pon fin a una relación poco provechosa. No existe ningún médico perfecto (como tampoco los padres perfectos). Y, una vez más, aun en la mejor de las sociedades habrá algún desacuerdo. Pero si te parece que hay más discordia que armonía, trata de solucionar la situación con el médico antes de considerar poner fin a la relación. Tal vez descubras que se trata más bien de un malentendido que de diferencias filosóficas serias, en cuyo caso podrías marcar un nuevo comienzo con el mismo profesional. Pero si el médico que elegiste resulta ser realmente el Doctor Equivocado, iniciarás la búsqueda de un nuevo médico con mucho mayor conocimiento y, es de esperar, con mejores resultados. Para asegurarte de no dejar a tu bebé sin un médico mientras buscas uno nuevo, evita terminar tu relación actual hasta encontrar al reemplazante. Una vez que lo hagas, asegúrate de que los registros médicos de tu bebé sean rápidamente transferidos.

◆ ◆ ◆

Las compras para el bebé

Has resistido la tentación por meses. Has pasado por la sección de ropa de bebé sin atreverte a tocar siquiera los vestiditos de encaje o los suéteres tejidos a mano, limitándote a no dar más que un vistazo a los móviles musicales y los ositos de peluche. Pero ahora, por fin, a sólo semanas de dar a luz, no sólo está bien que dejes de resistirte y empieces a comprar, sino que es absolutamente necesario.

Sin embargo, resiste el impulso de acomodar tu barriga frente al mostrador y ponerte en manos de la vendedora con apariencia de abuelita que está esperando venderte todo lo que tiene en existencia, además de varios otros productos que está lista para encargar a la simple vista de una tarjeta de crédito. Su "voz de la experiencia" como argumento de venta podría hacerte olvidar que recibirás algunas prendas heredadas de tu cuñada, que llegarán docenas de regalos y que tendrás que lavar ropa con frecuencia. Y podrías terminar cargada de bolsas de compras con más enteritos, juguetes y artículos de los que tu bebé podrá usar antes de que crezca demasiado.

En cambio, prepárate antes de salir de compras. Calcula tus necesidades básicas (siempre podrás suplir lo que falta más adelante), usando la lista de compras que comienza en la página 48 y enfrenta a la vendedora teniendo en cuenta las siguientes indicaciones:

♦ No compres un ajuar completo tal como se exhibe en la tienda o en el catálogo. Usa los catálogos sólo como una guía de referencia. Al igual que cada bebé es diferente, las necesidades de cada bebé (y de sus padres) también lo son.

♦ Ten en cuenta cuántas veces por semana lavarás la ropa (o si alguien más lo hará). Si estarás lavando casi todos los días, compra el menor número sugerido de los artículos del catálogo; si tendrás que llevar numerosas cargas a la lavandería y sólo podrás hacerlo los fines de semana, entonces compra un mayor número de prendas.

♦ Acepta agradecida toda ropa de bebé heredada de familiares o amigas. Es probable que tu bebé necesite dos o tres mudas de ropa diarias en los primeros meses. A ese ritmo, tus finanzas se resentirán si tratas de mantenerte al día con sus necesidades de vestuario. Aunque no toda la ropa de segunda mano que te regalen sea exactamente de tu estilo, será agradable tenerla para esos días en los que no puedas lavar (otra vez). Revisa las prendas que te hayan prestado o regalado antes de completar tu lista de compras.

◆ Si amigas y familiares te preguntan qué necesitas, no te avergüences de decírselo. Realmente preferirían comprar algo que tu bebé pueda usar, en vez de algo que terminarás por devolver y cambiar en la tienda. Sugiéreles un par de artículos en varias gamas de precios para darles libertad de elección, pero no pidas los mismos artículos a distintas personas. Lo mejor es registrarte en una tienda, para hacer más fácil y eficiente el proceso de dar y recibir (consulta el recuadro en la página siguiente).

◆ No compres artículos que no necesitarás inmediatamente (una sillita alta, un asiento de bebé para la bañera, juguetes demasiado avanzados) ni aquellos que podrías terminar no necesitando (la cuota completa de pijamas, toallas y camisas) hasta haber recibido todos tus regalos. Cuando el camión de reparto termine de entregarte tus paquetes, vuelve a calcular tus necesidades y enfila una vez más hacia las tiendas.

◆ Compra principalmente prendas de la talla seis a nueve meses. Puede que necesites un par de camisas para tres meses y quizás un enterito o dos de vestir que calcen justos, pero por lo general es más práctico enrollar las mangas y llevar una apariencia un poco abultada durante unas pocas semanas hasta que el bebé empiece a llenar las medidas más grandes (algo que aparentemente ocurre de la noche a la mañana). Y aunque te resulte irresistible desempaquetar tus compras para colgarlas en el flamante armario del bebé, resiste. Guarda toda la ropa del bebé etiquetada o en sus paquetes originales (aun el juego con que planeas traerlo a casa). De ese modo, si el bebé pesa 10 libras y 6 onzas, tu marido, tu madre o una amiga podrá cambiar por lo menos algunas de esas prendas diminutas por otras para seis meses mientras todavía estás en el hospital o centro de natalidad, y cambiar las demás poco después. Igualmente, si tu bebé nace antes de tiempo, con sólo 5 libras de peso, podrás cambiar algunas de las prendas de mayor tamaño.

En general, compra por lo menos una talla más (la mayoría de los bebés de seis meses usa tallas nueve o doce meses; algunos incluso llenarán las de dieciocho meses), pero fíjate antes de comprar porque algunos estilos (particularmente los importados) pueden ser mucho más grandes o pequeños que el promedio. Ante la duda, compra tallas grandes, teniendo en mente que los niños crecen y la ropa (si es de algodón) encoge.

◆ Cuando hagas tus compras ten en cuenta la temporada del año. Si esperas el bebé en la mitad de una temporada, compra sólo unas cuantas prendas pequeñas para esa estación y tallas más grandes para el clima que se espera en los meses siguientes. Sigue considerando las estaciones a medida que crezca el bebé. Ese adorable trajecito de playa perfecto para agosto, a mitad de precio, podría ser difícil de resistir, pero si la talla es para doce meses y tu bebé cumplirá el año en mayo, es una compra que eventualmente lamentarás.

◆ Cuando elijas ropa de bebé, considera primero la conveniencia y comodidad, y después la moda. Los botoncitos diminutos en el cuello del bebé podrían ser adorables, pero la lucha para abotonarlo mientras patalea sobre el cambiador no será agradable. Un vestidito de fiesta de organdí

REGISTRA LO QUE NECESITA TU BEBÉ

Seguramente pensarás que en cuestión de regalos la intención es lo que vale... hasta que terminas recibiendo tres bañeras de bebés, veintisiete enteritos para los tres meses y cuatro canguros idénticos en tu *baby shower*. Como quienes regalan están tan ansiosos por darte lo que deseas como tú lo estás por recibirlo, ayúdales a ellos y a ti inscribiéndote en un registro de regalos. Los registros para bebés están disponibles en la mayoría de las tiendas de bebés (y en línea) y permiten que los futuros padres y madres registren su lista de deseos antes del parto, al igual que las parejas que se comprometen registran su lista de deseos antes de su boda. Registrarte te ayudará a recibir lo que deseas, evitar recibir lo que no deseas o no necesitas (el mismo artículo repetido, por ejemplo), y no tener que gastar tus días posparto corriendo de una tienda a otra devolviendo y cambiando.

puede lucir atractivo en el armario, pero podría tener que quedarse allí si irrita la delicada piel del bebé. Un trajecito importado de marinero puede lucir encantador, hasta que tengas que cambiar al bebé y no encuentres acceso al pañal. Un cuello de encaje puede ser hermoso, pero cubierto con la baba de tu bebé será más que complicado lavarlo.

Siempre busca las prendas confeccionadas con telas suaves y fáciles de lavar, con broches en vez de botones (inconvenientes y peligrosos, si el bebé logra morderlos o sacarlos), aberturas en la cabeza que sean espaciosas (o que tengan broches en el cuello), y aberturas convenientes en la parte inferior para cambiar el pañal. Deja de lado los cordeles o las cintas largas, que son potencialmente peligrosos (no deberían medir más de 6 pulgadas) y las costuras ásperas, que pueden incomodar al bebé. El margen de crecimiento es otra característica importante: tiras ajustables para los hombros, telas elásticas, cintura sin marcar en los enteritos, cinturas elásticas, doble hilera de broches en la ropa de dormir, pantalones que se puedan arremangar, dobladillos anchos que puedan desdoblarse, ple-garse o plisarse. Los pijamas con "pies" deberían tener el largo adecuado, o elasticidad en el área de los tobillos para mantenerlos en posición.

♦ Si no te has enterado del sexo de tu bebé en los exámenes prenatales, no compres todo de color amarillo o verde (a menos que te enloquezcan esos colores), particularmente porque muchos recién nacidos no tienen la tez para lucir esos tonos. Tanto niños como niñas pueden usar rojo, azul, azul marino, blanco y crema. Si esperas para hacer algunas de tus compras hasta que nazca el bebé, podrás complacerte con algunos delicados rosas para tu niña o estilos más varoniles para tu hijo. En algunas tiendas puedes encargar un ajuar y no ir a recogerlo hasta que nazca el bebé, en cuyo momento podrás especificar el color. Esto sólo podrá funcionar si el papá, la abuelita o alguna amiga pueden recoger tu encargo mientras estás en el hospital o centro de natalidad o si te lo pueden enviar antes de que llegues a casa.

♦ Cuando compres muebles infantiles, deberás anteponer su uso práctico y seguridad sobre el estilo. Una cuna antigua, ya sea comprada o heredada, puede darle un toque de reliquia familiar al cuarto del bebé, pero también podrías arriesgarte a que éste se caiga si el fondo no resulta suficientemente firme como para soportar su peso o a que quede expuesto a una sobredosis de plomo si la pintura también es antigua. Si tienes un perro, una cuna antigua podría quedar demasiado cerca del piso. Ten en cuenta también que muchas de esas cunas heredadas no cumplen con las normas actuales de seguridad. El Rolls Royce de los cochecitos de bebés podría provocar muchas sonrisas al caminar por la calle, pero también muchos ceños fruncidos cuando obstaculices la fila para subir al autobús y te esfuerces por plegarlo, mientras cargas al bebé y el bolso del bebé. Para informarte sobre otras características a considerar en la compra de muebles para bebés, consulta la página 54.

◆ Cuando compres productos de limpieza para el bebé, elige sólo lo que necesites (consulta la lista en la página 50), en vez de todo lo que veas. Cuando compares productos, elige los que no tengan alcohol, ya que secan la piel del bebé, y los que contengan la menor cantidad de colores artificiales, preservantes y otros aditivos químicos.

◆ Cuando aprovisiones el botiquín, sin embargo, peca de exceso y llénalo, por si acaso, con todo lo que pudieras necesitar en una emergencia (y con la esperanza de que no los tendrás que usar nunca). De otro modo, podrías sentirte indefensa cuando tu bebé se despierte en la mitad de la noche, ardiendo de fiebre, y no tengas medicamentos a mano para bajársela. O cuando la nariz congestionada del bebé le impida dormir (y a ti también), y te des cuenta en ese momento de que nunca compraste un aspirador nasal.

LA ROPA DEL BEBÉ

Lo que te resultará más divertido mientras te preparas para recibir al bebé será comprarle esa ropa diminuta y adorable. De hecho, podrías necesitar mucha fuerza de voluntad para evitar llenar el armario del bebé con demasiada vestimenta encantadora (particularmente aquella que es tan poco práctica como irresistible). Aquí encontrarás algunas pautas generales; tal vez *necesites* un poco más o menos de lo aquí mencionado, pero cuántos *querrás* es otra historia completamente distinta:

De tres a diez camisetas/enteritos. Para tu recién nacido, lo mejor son las camisetas que se abren en el frente, con broches en los costados. Son más fáciles de poner en las primeras semanas, y mientras el bebé siga teniendo parte del cordón umbilical, es mejor que no use ropa ajustada rozando su piel. Una vez que se desprenda, puedes cambiar al enterito estilo jersey, que es más suave y más cómodo para el bebé. Estos enteritos se abrochan abajo y no se suben, manteniendo las barriguitas cubiertas cuando hace frío.

De cuatro a siete prendas elásticas con pies, para el otoño o invierno, pero sólo tres o cuatro para finales de la primavera o llegada del verano. Las prendas con pies mantienen los piececitos calientes sin calcetines, lo que las hace muy prácticas (como comprobarás pronto, los calcetines y los zapatitos rara vez se mantienen mucho tiempo en su lugar). Escoge los que tengan broches (o cierre) en la entrepierna, porque permiten fácil acceso a la colita del bebé, la que tendrás que revisar con frecuencia. De otra manera, tendrás que vestirlo y desvestirlo con cada cambio de pañal.

Prendas de dos piezas. Como son menos prácticas, trata de limitarte a sólo una o dos (¡te costará!). Compra las que se abrochan en la cintura, para que los pantalones no se caigan y la camisa no se suba.

Tres a seis mamelucos (prendas de una pieza, con mangas cortas, broches en la entrepierna sin piernas) para fines de la primavera o el verano.

Tres a seis camisones con ruedo elástico. Aunque las prendas elásticas también se pueden usar como ropa de dormir, algunos padres prefieren camisones para sus bebés, especialmente en las primeras semanas, ya que facilita los cambios de pañal. Los camisones que se cierran en la parte de abajo con cintas (la mayoría tiene elástico) no deberían usarse una vez que el bebé se vuelve más activo (remover las cintas elimina el riesgo de asfixia o estrangulación, pero si lo haces, el camisón se subirá por la noche). La ropa de dormir para niños debe cumplir con las normas federales de resistencia al fuego; por lo general, la prenda tendrá una etiqueta indicando a los padres si cumple o no con las normas de seguridad.

Dos a tres pijamas acolchados, para fines del otoño o invierno. Estas prendas mantienen al bebé cálidamente abrigado, sin necesidad de una frazada o manta (que debería evitarse debido al riesgo de sofocación o síndrome de muerte súbita infantil; consulta la página 288). Los sacos de dormir no deberían usarse pasados los cinco meses.

Uno a tres suéteres. Un suéter ligero es suficiente para el verano; necesitarás otros más abrigados para el frío. Escoge los que se puedan lavar y secar a máquina, así como también los que sean fáciles de poner y sacar.

Uno a tres gorritos. En el verano, los bebés necesitan por lo menos un gorrito ligero con ala (para protegerse del sol). En el invierno, necesitan uno o más gorros que abriguen (gran parte del calor corporal se escapa por la cabeza, y como la cabeza del bebé es desproporcionadamente grande, hay mucha posibilidad de pérdida de calor). Los gorritos deberían estar diseñados como para cubrir las orejas cómodamente, y no apretarlas demasiado.

Un traje de nieve con guantes añadidos, para fines del otoño o el invierno. Si lo compras, escoge el que tenga una ranura en la parte inferior para la correa de la silla del auto, y facilitar así un amarre seguro.

Dos o tres pares de escarpines o calcetines. Como descubrirás pronto, éstos suelen salir volando poco después de que se los pones al bebé (algo que no notarás hasta que hayas recorrido media cuadra o cuando estés en el otro extremo del centro comercial), por lo tanto busca estilos que prometan mantenerse firmes.

Tres baberos lavables. Aun antes de traer a la mesa el puré de arvejas y la papilla de zanahorias, los necesitarás para proteger la ropa de la baba.

Tres o cuatro calzones de hule, cubrepañales o cubiertas de pañal, si planeas usar pañales de tela. Si usas desechables, podrías considerar un par para ocasiones especiales (aunque probablemente sólo si es niña y si usará vestidos).

LA ROPA DE CAMA PARA EL BEBÉ

Independientemente de los colores y estilos que elijas, en lo que respecta a la ropa de cama, el tamaño importa. Las sábanas y cubiertas acolchadas deben ajustarse *firmemente* al colchón para que no se salgan. De ese modo, no se aflojarán ni se convertirán en un riesgo para la seguridad del bebé.

De tres a cuatro sábanas para la cuna, el moisés y/o el cochecito. Todas las sábanas deben ajustarse *muy firmemente* para que no se puedan sacar a la fuerza. También podrías considerar comprar medias sábanas que se atan o abrochan a las barras de la cuna y se colocan arriba de la sábana que va sobre el colchón. Si tu bebé babea mucho, será más fácil cambiar sólo la media sábana en vez de retirar la sábana que va ajustada al colchón. Comprueba que las medias sábanas estén bien aseguradas.

De dos a seis acolchados impermeables para proteger la cuna, el cochecito, los muebles y las rodillas.

Dos acolchados para la cuna (a fin de proteger el colchón). Deben quedar muy bien ajustados.

Dos mantas lavables para la cuna o el moisés (opcional). Es una buena opción para usar en el cochecito o en la silla del auto (o en un bebé que esté bien vigilado). Pero las mantas deben evitarse para dormir (especialmente después del primer mes), porque representan un factor de riesgo de muerte súbita infantil. Es mucho más seguro vestir a tu bebé con pijamas acolchados u otras prendas abrigadas para dormir. Si eliges una manta, debe ser liviana y no de tejido denso, sin flecos largos ni con un tejido flojo que se pueda desovillar; debe quedar ajustada debajo del colchón y llegar sólo hasta debajo de los brazos del bebé. Una vez que el bebé sea capaz de moverse más (a veces después del primer mes, aunque posiblemente antes o después), no deberías ponerle nunca una manta para dormir.

Una o dos mantas para el cochecito. Sólo una manta ligera para el verano.

Dos o tres toallas. Las toallas con capucha son las mejores, ya que mantienen abrigada la cabecita del bebé después de un baño.

Dos o tres toallitas suaves de baño.

Una docena de pañales de tela, para protegerte los hombros cuando el bebé eructa, para proteger las sábanas cuando se babea, para usarlos como baberos de emergencia y mucho más.

De dos a cinco mantitas para envolver al bebé. A los recién nacidos les gusta que los envuelvan, y estas mantitas son útiles cuando tratas de hacer que tu bebé se sienta cómodo y calentito. Consulta la página 166 donde encontrarás consejos para envolver a tu bebé con seguridad.

Pañales. Si usas desechables, compra uno o dos paquetes para recién nacidos y después espera a que nazca (y así sabrás su tamaño) antes de comprar varias docenas de pañales del tamaño adecuado. Si usarás pañales de tela y planeas lavarlos tú misma, compra de dos a cinco docenas pre-doblados, además de dos docenas de desechables (luego de que sepas el tamaño del bebé) para usarlos en salidas y emergencias. Si planeas usar un servicio de pañales, inscríbete cuando estés en el octavo mes y estarán listos para enviártelos en cuanto los necesites. También podrías comprar algunos apósitos de pañal (*diaper liners*, en inglés) para reforzar el frente del pañal si esperas un varoncito (el flujo concentrado del varón tiene más probabilidades de filtrarse) o sólo para protección nocturna extra.

LAS NECESIDADES DE ASEO DEL BEBÉ

Los bebés huelen muy bien naturalmente, y en cuanto a sus necesidades de aseo se refiere, mientras menos mejor. Por eso compra productos que tengan

LEE LAS ETIQUETAS

Cuando compres lociones para tu bebé, lee cuidadosamente las etiquetas y no compres las que contengan aceite de cacahuate o maní. Ciertas investigaciones han descubierto que los bebés (particularmente los que tienen afecciones en la piel) que usan ese tipo de cremas podrían correr mayor riesgo de desarrollar alergia al cacahuate alrededor de los dos años. Por suerte, la mayoría de las lociones para bebés producidas en los Estados Unidos no contiene aceite de cacahuate, pero algunos productos importados sí lo con-

tienen, como también algunas cremas de producción nacional no comercializadas específicamente para niños. Los ftalatos, sustancias químicas que contienen algunos champús y lociones, podrían tener efectos sobre los sistemas endocrino y reproductivo de los bebés, aunque todavía no se sabe con certeza. Si te parece, busca productos libres de dichas sustancias, pero no te obsesiones. No todos en la comunidad médica están convencidos de que una exposición tan mínima pueda causar daño.

la menor cantidad posible de aditivos y fragancias (recuerda que la piel del bebé es muy tierna) y ten en cuenta que muchos productos dirigidos a los padres de bebés no son ni siquiera necesarios. Incluso algunos de los que se mencionan a continuación son opcionales. Los artículos necesarios para los cambios de pañal deberían guardarse en un estante lo suficientemente alto por encima del cambiador para que el bebé no los tome, pero no tanto como para que no los puedas alcanzar con facilidad.

Jabón para bebé o líquido de baño o espuma para ser usados con moderación. Busca una fórmula que sea suave.

Champú sin lágrimas para bebés. Para niños pequeños, el baño o espuma sin lágrimas para bebés (es más fácil de controlar porque se mantiene en su lugar) podría utilizarse en vez de champú.

Aceite para bebé. Resulta útil si necesitas limpiar con suavidad una colita irritada después de una caquita pegajosa. También se receta a menudo para la seborrea.

Polvos para bebé, opcionales. Contra-

riamente a la creencia popular, los bebés no necesitan polvos (aunque un poquito sienta bien en un clima caluroso). Pero si decides usarlos, elige un producto en base a harina fina de maíz en vez de talco.

Ungüento o crema para el sarpullido del pañal.

Vaselina, para lubricar los termómetros rectales. No la uses para tratar el sarpullido del pañal.

Toallitas humedecidas. Para cambios de pañal o para limpiarte las manos, para limpiar la baba o las filtraciones de pañales y docenas de otros usos.

Bolitas de algodón esterilizado, para limpiar los ojos del bebé, para los cambios de pañal en las primeras semanas y para cuando el bebé tiene sarpullido del pañal.

Tijeritas de uñas o cortaúñas para bebés. No uses nunca las tijeras afiladas para adultos; los bebés son inquietos y se pueden lastimar fácilmente.

Cepillo y peine de bebé, que los pequeños sin cabello no necesitarán al menos durante unos meses. Si el tuyo termina por tener mucho cabello, usa sólo un peine con dientes espaciados para el pelo mojado y enredado.

Ocho alfileres de pañal, si es que los usarás. Los de metal son mejores que los de plástico.

EL BOTIQUÍN DEL BEBÉ

Ten a mano los siguientes productos en vez de esperar a comprarlos cuando los necesites (por lo general, a medianoche y/o en la mitad de una tormenta de nieve). Pide al médico de tu bebé recomendaciones sobre marcas y dosis. Y, lo más importante, guárdalos fuera del alcance de bebés y niños.

Un sustituto líquido de la aspirina, como Tylenol para niños (acetaminofeno).

Ungüento o crema antibiótica, como bacitracina o neomicina, para cortes menores y raspaduras.

Agua oxigenada, para limpiar cortaduras. Un rociador que no produzca ardor y que limpie a la vez que alivie el dolor puede facilitar más la tarea.

Loción de calamina o crema hidrocortisona (0,5%), para picaduras de mosquitos y sarpullidos que provocan picazón.

Líquido rehidratante (como Pedialyte), si el médico del bebé lo recomienda para el tratamiento de la diarrea.

Bloqueador solar, recomendado incluso para bebés menores de seis meses cuando es imposible protegerlos del sol de otro modo. Busca una fórmula suave para bebés.

Alcohol de fricción, para limpiar el muñón del cordón umbilical o para limpiar los termómetros, pero no para masajes.

Cuchara calibrada, cuentagotas y/o jeringa oral, para la administración de medicinas (cuando sea posible, usa el/la que viene con el medicamento).

Vendas estériles y almohadillas de gasa, en una variedad de tamaños y formas.

Cinta adhesiva para asegurar las almohadillas de gasa.

Pinzas para extraer astillas.

Aspirador nasal, una pera de goma para destapar una nariz congestionada (consulta la página 610).

Aspirador para el oído, a fin de remover acumulación de cera, si lo recomienda el médico del bebé.

Humidificador de vapor frío. Si optas por comprar un humidificador te conviene el de vapor frío (el humidificador de vapor tibio o vaporizador puede provocar quemaduras), pero ten en cuenta que debes limpiarlo minuciosamente y seguir las instrucciones del fabricante para evitar la acumulación de moho y bacterias.

Un termómetro digital. La Academia Americana de Pediatría (AAP) recomienda a los padres que dejen de usar los termómetros de vidrio a mercurio, debido a los peligros de la exposición a este elemento químico. Los termómetros timpánicos (de oído) son menos confiables para los bebés que los rectales o los que se utilizan en la axila. Los nuevos termómetros que toman la temperatura en la frente han demostrado ser muy precisos; podrían llegar a ser más accesibles y a estar más disponibles (consulta la página 630 para leer más sobre los termómetros).

Linterna de bolsillo para revisar la garganta por posible inflamación o las pupilas después de una lesión en la cabeza (consulta la página 648).

Depresor de lengua para examinar la garganta.

Almohadilla térmica y/o bolsa de agua caliente, para aliviar una barriga con cólicos o músculos doloridos.

SUMINISTROS PARA LA ALIMENTACIÓN DEL BEBÉ

Si lo alimentarás con biberón, ya sea exclusivamente o en combinación con el pecho materno, deberás aprovisionarte con una mayor cantidad de estos suministros. Pero aun las madres que sólo amamantan deberán invertir en algunos de los siguientes artículos, aunque sea sólo como respaldo.

Cuatro biberones de 4 onzas y diez a doce de 8 onzas, con tetinas y anillos, si le darás el biberón; de cuatro a seis biberones de 8 onzas con tetinas y anillos si estás suplementando; un biberón de 8 onzas con tetina y anillos para alimentación suplementaria de emergencia en caso de que sólo amamantes. Si es posible, elige biberones libres de bisfenol A o BPA (consulta la página 378). Los biberones vienen en tres tipos: los biberones *tradicionales* tienen el cuello y el cuerpo rectos; los biberones con *cuello en ángulo* están diseñados para reducir la ingestión de aire, manteniendo la tetina llena de líquido (menos aire significa menos gas; algunos dicen que el ángulo podría reducir la incidencia de infecciones de oído, ya que mantienen al bebé en una posición más erguida durante su alimentación); los sistemas *desechables* consisten en un recipiente reutilizable con revestimiento o bolsas de plástico desechables, que se botan después de usar y que también minimizan la ingestión de aire.

Las tetinas vienen en varias formas (incluyendo las que tienen un diseño ortodóntico y aquellas con una base ancha para imitar el pezón materno) y con orificios de diferentes tamaños (más pequeños para los bebés más chicos, más grandes para los de mayor edad). Las tetinas de silicona no tienen olor ni gusto, no se vuelven pegajosas, se pueden lavar en el lavavajillas sin problemas y son transparentes (de modo que puedes comprobar si están limpias). Podrías probar varios tipos para ver cuál se adapta mejor a tu bebé.

Utensilios para preparar la fórmula, si estás alimentando con biberón. Los productos que necesites dependerán del tipo de fórmula que pienses usar, pero la lista de compras usualmente incluirá un cepillo especial para limpiar el biberón y la tetina, una jarra de medidas, una taza de medidas, posiblemente un abrelatas, una cuchara de mango largo para mezclar, y una canasta para el lavaplatos para impedir que las tetinas y los anillos se desplacen en su interior.

Un sacaleches, si estás amamantando y quieres extraerte leche para que otra persona alimente al bebé cuando estés en el trabajo o te ausentes durante algunas horas. Consulta la página 173 para encontrar información sobre los tipos de sacaleches disponibles y consejos para elegir el más indicado.

Un chupete, si decides usar uno. Técnicamente no es un suministro para la alimentación, pero satisfará las necesidades orales de tu bebé cuando quiera succionar, pero no esté hambriento. Busca los de construcción sólida y con orificios de ventilación. Al igual que en el caso de las tetinas, hay chupetes de silicona, lo que los hace más fáciles de limpiar. Nunca le agregues al chupete un cordón o una cinta que tenga más de 6 pulgadas de largo.

Los artículos necesarios y las sutilezas en el cuarto del bebé

Las necesidades de un bebé son básicas: un par de brazos para ser acunado con amor, un par de pechos (o un biberón) para alimentarse, y un ambiente seguro y protector. De hecho, gran parte de la inmensidad de productos, muebles y accesorios comercializados para el cuarto del bebé ni siquiera son necesarios. De todos modos, harás numerosas compras para preparar su cuarto. La decoración no le importará demasiado al residente (por lo menos al principio). Aunque probablemente pasarás horas pensándolo, a tu recién nacido le dará lo mismo si la colcha tiene diseños de conejitos saltarines o estrellas fugaces o si el empapelado combina con las sábanas. Lo que importa, sin embargo, es que el cuarto proporcione el ambiente seguro que tu bebé necesita. Lo que significa, entre otras cosas, una cuna que cumpla con las normas vigentes de seguridad, un acolchado protector que se ajuste bien, un cambiador que no tambalee, y pintura sin plomo por todas partes. Como habrás notado en tus primeras incursiones en el centro comercial, en lo que se refiere a muebles para el cuarto del bebé hay interminables estilos, colores, terminaciones y características para escoger. Aunque por cierto podrás elegir guiándote por el estilo (y por el presupuesto, obviamente), tu prioridad deberá ser elegir los productos más seguros y prácticos.

En general, busca los artículos que sólo tengan pintura sin plomo; una construcción sólida para que no se vuelque; bordes suaves y aristas redondeadas; y correas de seguridad en la entrepierna y la cintura, cuando corresponda. Y aunque la mayoría de los fabricantes cumple con las normas de seguridad, cuando te decidas a comprar deberías evitar los objetos que tengan bordes ásperos, puntas afiladas o partes pequeñas que pudieran romperse; bisagras o resortes a la vista; o que tengan adosados cuerdas, cordeles o cintas. Asegúrate de seguir las instrucciones del fabricante para el uso y mantenimiento de todos los productos y de revisar regularmente la cuna del bebé, la silla infantil y otros equipos en busca de tuercas sueltas, correas desgastadas, soportes vencidos y otros signos de desgaste. Además, envía siempre la tarjeta de registro de un producto para que te notifiquen en caso de que éste sea retirado del mercado.

Cuna. La cuna de tu bebé es una de las piezas del mobiliario más importantes que comprarás. Querrás que sea segura, cómoda, práctica y duradera (para que no sólo sobreviva los dos o tres años que tu bebé dormirá en ella, sino también para volver a usarla en caso de un futuro hermanito). Hay dos tipos básicos de cunas: *estándar*, que pueden tener un costado con bisagra, lo que hace más fácil poder sacar al bebé de la cuna (no te confundas con las cunas con baranda móvil, que la mayoría de los fabricantes ha dejado de producir) y que a veces tienen un cajón en la parte inferior. Una cuna *convertible* teóricamente puede servir desde la etapa de bebé hasta la adolescencia (si dura lo suficiente), convirtiéndola de cuna a cama de niño y después a cama de tamaño completo.

Cuando elijas una cuna busca la etiqueta que confirme que cumple las normas de la Asociación de Fabricantes de Productos Juveniles (JPMA, por sus siglas en inglés); los barrotes no deben tener una separación mayor de 2 ⅜ pulgadas entre sí (menos que el diámetro de una lata de gaseosa), sin astillas ni grietas en la madera; la baranda debe tener una altura mínima de 26 pulgadas cuando el colchón está en su posición más baja; entre el soporte del colchón y la parte superior del costado más bajo debe haber por lo menos 9 pulgadas; y no debe tener pintura descascarada, esquinas ásperas o postes o perillas protuberantes. Es preferible una cuna que tenga un colchón con soporte metálico (que aguantará mejor a un bebé saltarín que la madera), una altura ajustable del colchón para que pueda ir bajándose a medida que el bebé crezca, rueditas (con un seguro) para movilidad, y una cubierta de plástico para las barandas (para que el bebé no muerda la madera).

No uses antigüedades o cunas de más de diez años. Las cunas antiguas (especialmente las fabricadas antes de 1973, pero incluso algunas hechas entre los años ochenta y principios de 2000) pueden ser encantadoras o tener un valor sentimental, pero no cumplen con los requisitos actuales de seguridad. Es posible que tengan barrotes demasiado separados, plomo en la pintura, madera astillada o rajada y otros peligros, además de la posibilidad de que hayan sido retiradas del mercado por los fabricantes (particularmente las cunas con baranda móvil).

El colchón de la cuna. Como tu bebé probablemente pasará de doce a dieciséis horas (o más) por día durmiendo sobre él, el colchón que elijas no sólo debe ser seguro y cómodo, sino también de alta calidad. Hay dos tipos de colchones para cuna: de *resorte* y de *espuma*. El colchón de resorte es más pesado que el de espuma y por lo general dura más y conserva mejor la forma, ofreciendo mejor apoyo. También es más caro que el de

---

espuma. Una regla de oro (aunque no absoluta) es elegir un colchón de resorte con un gran número de resortes de espiral. Mientras más tenga (por lo general 150 o más), más firme, seguro y de mejor calidad será. Un colchón de espuma, confeccionado con poliéster, pesa menos que el de resorte (lo que facilita el frecuente cambio de sábanas). Si compras un colchón de este tipo, elige uno con alta densidad de espuma, lo que significa mayor apoyo y seguridad para tu bebé. También puedes comprar un colchón con un ventilador incorporado, que permite la circulación de aire purificado. Más allá del tipo de colchón que elijas, lo importante es que sea firme y que se ajuste bien en la cuna, sin que quepan más de dos dedos de adulto de ancho entre la cuna y el colchón.

Protector de cuna. Con todas las posibilidades de diseño ofrecidas, los padres hoy día no tienen problemas en encontrar protectores de cuna que se acomoden a su gusto y al estilo de la habitación del bebé. Aunque apreciarás el protector acolchado por el atractivo del diseño, no es estrictamente una necesidad (el bebé no se lastimará si sus brazos o piernas se atascan momentáneamente entre los barrotes de la cuna) ni tampoco es siempre seguro (aunque hay acolchados de malla que disminuyen el riesgo de sofocación en caso de que el bebé presione la carita contra él). Si optas por usar un protector de cuna, asegúrate de que se ajuste firmemente alrededor de todo el perímetro de la cuna. También debería tener por lo menos seis cintas o juegos de broches para ajustarlo a las barandas de la cuna. Las cintas no deberían sobrepasar las 6 pulgadas de largo, para mayor seguridad.

En la mayoría de las tiendas para bebés, los protectores se venden como parte del juego de cama; el protector, las sábanas y el cobertor de cuna vienen en un paquete. Aunque podría parecer que todo está perfectamente coordinado, usar el cobertor de la cuna como manta para tu bebé no es buena idea. Para reducir el riesgo de sofocación o síndrome de muerte súbita infantil, la ropa de cama suave, como almohadas, mantas o cobertores afelpados o esponjosos *nunca* deberían usarse en la cuna de tu bebé (consulta la página 290). Usa el cobertor y la almohada como parte de la decoración en algún otro sitio del cuarto o guárdalos hasta que tu bebé se gradúe de la cuna a la cama.

Moisés o cuna mecedora. Como realmente no necesitas un moisés o una cuna mecedora (sólo pueden usarse durante los cuatro primeros meses de vida; por eso puedes pasarlos por alto e ir directamente a una cuna), no entran en la categoría de artículos "necesarios". Sin embargo, podría ser agradable tenerlos en las primeras semanas, cuando el bebé puede disfrutar de su espacio acogedor y tú disfrutar de su conveniencia. Otra ventaja del moisés o cuna mecedora es que su altura se aproxima bastante a la de tu cama, permitiéndote alcanzarlos fácilmente y consolar (o levantar) a tu bebé en la mitad de la noche, sin levantarte siquiera de la cama. El moisés también es liviano y puede transportarse de una habitación a otra. Algunos se pueden plegar, lo que los hace ideales para un viaje. La cuna mecedora tiene menor movilidad, pero permitirá el movimiento calmante que les encanta a los bebés (aunque la mayoría de los expertos coin-

cide en que el movimiento más efectivo es en dirección de pies a cabeza de la silla mecedora y no el de lado a lado de la cuna mecedora). Algunos moisés vienen con un vibrador a baterías para adormecer a los bebés. Busca el que tenga un seguro para impedir que se mueva cuando el bebé duerme.

Cuando busques un moisés o una cuna mecedora, resiste comprar antigüedades o reliquias, ya que pueden ser inseguras. Debe tener una base estable y firme, con un tamaño adecuado para sostener a tu bebé, además de un colchón firme que se ajuste bien, con costados rígidos (no flexibles) y que cumpla con todas las normas de seguridad actuales. Los costados del moisés deberían tener por lo menos 8 pulgadas de alto (medidas desde el colchón hasta la parte superior). Si quieres un moisés con ruedas, elige el que tenga también trabas para ellas. Si es un modelo plegable, aprende a asegurar las patas; si tiene toldo, asegúrate de que se pliegue (para que puedas acostar fácilmente al bebé dormido). También hay algunos modelos convertibles que pueden servir de cuna (lee más abajo).

Moisés convertible. Aunque es otro artículo que no entra en la categoría de "necesario", es agradable tenerlo si quieres dormir junto a tu bebé, si amamantas o si sencillamente quieres darle algunas palmaditas reconfortantes durante la noche. Este tipo de moisés tiene un borde alto acolchado en tres costados y otro costado abierto que se coloca junto a tu colchón de la cama, a la misma altura de la cama de un adulto, lo que facilita el acceso a tu bebé.

Cambiador. Cuando tu bebé llegue a su primer cumpleaños, es probable que hayas cambiado unos 2.500 pañales (sin que esa cifra sea reconocida siquiera por el Libro Guinness de récords). Con esa cifra asombrosa en mente, querrás tener un lugar cómodo para cambiar al bebé, que sea también conveniente, seguro y fácil de limpiar. Aunque es agradable tener una mesa diseñada especialmente para el cambio de pañales, realmente no es necesaria. De hecho, puedes transformar una cómoda o mesa en cambiador de pañales. Si es así, deberás comprar un acolchado grueso con una correa de seguridad para asegurar la cómoda y mantener al bebé seguro y cómodo. Fíjate también que la altura del mueble te resulte cómoda (a ti y a quien se encargue de esa tarea) y que el acolchado no se deslice de la cómoda cuando estés cambiando a un bebé inquieto.

Si planeas comprar un cambiador de pañales, tendrás dos opciones: un cambiador *sencillo* (elige uno que sea resistente y que tenga patas sólidas, un protector de baranda, correas de seguridad, acolchado lavable, estantes o cajones para pañales a tu alcance, y cajones para los artículos de aseo fuera del radio del bebé), o una *combinación* de armario/mesa cambiador, que cuenta con una tabla de gran tamaño o una tapa que se abre con una superficie acolchada. Si usas este último tipo de cambiador, no coloques el peso del bebé sobre el borde exterior, ya que el mueble podría desestabilizarse y caer. En cuanto al cambiador sencillo, busca uno que sea sólido y tenga correas de seguridad, un acolchado lavable y espacio adecuado para guardar pañales, toallitas húmedas, cremas y otros artículos.

Si optas por el estilo del cambiador sencillo, asegúrate de comprar (o de tener a mano) una cómoda con cajones u otro tipo de mueble para guardar la ropa del bebé.

Cesto de pañales. Seguro que la colita de tu bebé es dulce y adorable, pero lo que sale de ella probablemente no lo es. Por suerte, los pañales están allí para atraparlo todo. Pero para apilar todos esos pañales sucios necesitarás un cesto destinado a remover y almacenar la evidencia (y el olor). Si usas pañales desechables, puedes escoger un cesto elegante que los envuelva herméticamente dentro de un forro de plástico para contener el olor. O busca uno que use bolsas de basura ordinarias (debido a que los forros especiales pueden ser costosos). Cualquiera que sea el tipo que uses, recuerda vaciarlo a menudo (pero no respires por la nariz cuando lo hagas, porque el hedor de los pañales almacenados puede pegarte fuerte).

Si usas pañales de tela, escoge un cesto que sea fácil de lavar y tenga una tapa hermética que un bebé o un niño no pueda abrir. Si usas un servicio de pañales, probablemente te darán un cesto especial y se llevarán semanalmente su oloroso contenido.

Bañera de bebé. Los bebés son resbaladizos cuando están mojados, además de inquietos, lo que puede contribuir a poner nerviosos incluso a los padres más confiados cuando llega el momento del primer baño. Para que el baño sea una experiencia segura y divertida, compra o toma prestada una bañera de bebé. La mayoría está diseñada para amoldarse a los contornos de un recién nacido y ofrece apoyo, impidiendo que se resbale debajo del agua. Vienen en una variedad de estilos: plástico, espuma, malla de seguridad y más. Algunas "crecen" con tu bebé y pueden usarse durante los años de infancia (poniéndolas en una bañera regular).

Cuando compres una bañera para bebé, elige una que tenga un fondo no deslizable y bordes redondeados que mantengan su forma cuando estén llenos de agua (y del bebé). Además, que sea fácil de lavar y cargar, con un sistema de desagüe rápido, que tenga un tamaño conveniente (suficientemente grande para cuando tu bebé tenga cuatro o cinco meses, al igual que ahora), apoyo para la cabeza y hombros del bebé, y un acolchado de espuma resistente al moho (si corresponde). Otra opción es una esponja espesa, diseñada especialmente para poner al bebé en un lavamanos o una bañera.

Asiento infantil. Los asientos rebotadores, las sillas mecedoras o los asientos de actividad infantil (diseñados para los niños desde el nacimiento hasta los ocho o nueve meses) pueden ser de gran utilidad para los papás y mamás, no sólo porque pueden tranquilizar a un bebé inquieto, sino también porque dan descanso a los brazos de los padres. Un asiento infantil te permitirá tener a tu bebé seguro cerca de ti (pero no en el hombro) mientras cocinas, doblas la ropa, usas la computadora, te das una ducha o realizas otra actividad. Y como son livianos y ocupan poco espacio, pueden ser trasladados de la cocina al baño y al dormitorio con mucha facilidad. Y tu bebé apreciará estar recostado, con una ligera inclinación que le permite verte (su entretenimiento favorito) mientras cumples tu rutina diaria.

Hay dos tipos básicos de asiento infantil: el asiento liviano *con armazón* (conocido también como asiento rebotador), que tiene un armazón flexible cubierto con un asiento de tela que rebota o se mece de atrás para adelante, usando el peso y movimiento del bebé, y el asiento infantil rígido *operado a pilas* que, al presionar un interruptor, se mece o vibra. Los dos tipos de asientos infantiles vienen por lo general con una sombrilla (útil si lo usarás en exteriores) y una bandeja de juguetes removible para el entretenimiento de tu bebé. Algunos modelos tienen sonido y música. Incluso hay asientos infantiles que se transforman en moisés para viaje, mientras otros pueden transformarse en un asiento para cuando tu bebé crezca.

Cuando compres un asiento para bebé, elige uno que tenga una base ancha, firme y estable; un fondo antideslizante; sujetadores de seguridad alrededor de la cintura y entre las piernas del bebé; un acolchado cómodo, y una pieza acolchada removible para que el recién nacido lo pueda usar más adelante, cuando sea más grande. Escoge un modelo que sea liviano y portátil y, si es a pilas, que tenga velocidad graduable. Para mayor seguridad, nunca dejes a un bebé, ni siquiera a uno muy pequeño, en un asiento infantil al borde de una mesa o mostrador o cerca de una pared, por ejemplo, de la que se pueda alejar empujándose. Asegúrate de que tu bebé esté siempre bien amarrado en su silla. No transportes el asiento con tu bebé en él y nunca uses un asiento infantil para el auto.

Silla mecedora (*glider*). La tradicional silla mecedora que ha perdurado durante mucho tiempo (es probable que en tu familia haya pasado una de mano en mano), ha sido superada en popularidad en los últimos años por la silla mecedora glider, que los mece a ti y a tu bebé en un gentil movimiento horizontal. Éstas son más seguras en el cuarto del bebé que la mecedora tradicional, porque no tienen balancines debajo de los cuales los pequeños pueden quedar atrapados. Aunque este tipo de silla es opcional, a muchas madres les encanta para alimentar y tranquilizar al bebé. Muchas vienen con otomanas que hacen juego, de modo que puedes apoyar sobre ellas tus pies cansados mientras te meces con el bebé. Una de sus ventajas es que se trata de una compra que seguirás usando a medida que crezca el bebé (podrás leerle historias en ella, usarla mientras ves televisión y más).

Hay muchos diseños para elegir; la mayoría tiene almohadones de asiento y de respaldo; algunas tienen brazos acolchados (que tus brazos cansados sabrán apreciar). Mécete antes de comprarla y prueba varias sillas en la tienda hasta encontrar la que te resulte más cómoda.

Monitores. Un monitor permite a los padres mantener vigilado a un bebé dormido sin tener que montar guardia junto a la cuna (aunque, seamos realistas, eso es lo que harás en las primeras semanas). Es ideal si el cuarto del bebé está a una suficiente distancia de tu dormitorio o de otras partes de la casa como para que no puedas oírlo. Durante el día, el monitor te da la libertad de hacer tareas en la casa mientras tu bebé duerme la siesta; por la noche puedes dormir en otra habitación, pero oírlo cuando se despierta hambriento.

Hay dos tipos de monitores: audio y audio-video. El monitor de *audio* básico transmite sólo sonidos. El transmisor se deja en el cuarto del bebé y el receptor va contigo dondequiera que vayas (operado a pilas y abrochado a la ropa) o permanece en el cuarto donde estés. Algunos monitores tienen dos receptores, para que ambos padres puedan escuchar (o puedes mantener uno en tu dormitorio y el otro en la cocina, por ejemplo). Otro dispositivo del monitor de audio es la opción de "sonido y luz", con una pantalla especial que te permite "ver" el nivel de sonido que emite tu bebé. El modelo de *audio-video* te permite ver y oír a tu bebé en una pantalla de televisión, por medio de una cámara diminuta instalada cerca de la cuna. Los modelos más modernos tienen tecnología infrarroja para que puedas ver al bebé incluso en la oscuridad.

Al elegir un monitor deberás determinar si necesitas uno con frecuencia de corto alcance (49 MHz) o de largo alcance (900 MHz). Si vives en un edificio de gran altura o en un área densamente poblada, es probable que experimentes interferencia de otras fuentes como teléfonos celulares, teléfonos inalámbricos o radios, si es que has escogido el de baja frecuencia. Por eso opta por el de 900 MHz (o el más nuevo de 2.4 GHz para mayor claridad), y por el que te ofrezca más de un canal (para que puedas cambiar de canales si escuchas la conversación telefónica de tu vecina en vez de los llantos de tu bebé, aun con lo interesante que pueda resultar). Busca también los modelos que puedan usar pilas y adaptadores de A/C, que tengan un indicador de que la pila se está agotando, control de volumen (para decidir si quieres escuchar cada jadeo de tu bebé o solamente su llanto), que sean de tamaño compacto y seguros (sin partes expuestas que puedan causar una descarga eléctrica). Recuerda mantener tanto el transmisor como el receptor fuera del alcance del bebé (y de otros niños).

Columpio de bebé. Si haces una encuesta entre los padres sobre cuál es el mejor producto que han comprado para el bebé, lo más probable es que la mayoría te dé como respuesta el columpio. Éstos pueden ser prácticamente milagrosos para tranquilizar a un bebé inquieto; también pueden dar a los padres el necesario tiempo libre sin tener que mecer al bebé en los brazos (a algunos bebés les disgusta el columpio y no se tranquilizan con él, por lo tanto antes de comprar uno, haz que lo pruebe en la casa de una amiga o en la tienda). Los columpios tienen un mecanismo a cuerda o también operan a pilas (algo que por cierto apreciarás si a tu bebé le encanta usarlo). También hay columpios portátiles livianos y fáciles de transportar (en caso de que pienses que tu bebé lo necesitará mientras visitan a la abuela).

Cuando elijas un columpio, busca el que tenga un armazón sólido, una base ancha, correas de seguridad, superficies suaves sin bordes agudos y sin bisagras que puedan apretar deditos ni partes pequeñas que puedan romperse. Además, escoge uno que tenga un asiento reclinable, una bandeja de actividades para diversión, velocidad ajustable, motor o manivela silenciosos y de acceso fácil. Escoge un columpio que sea seguro para bebés de menos de seis semanas (algunos no lo son), y deja de usarlo cuando tu bebé alcance de 15 a 20 libras (revisa las recomendaciones de peso del fabricante). Nunca uses el columpio como sustituto de la vigilancia; úsalo sólo cuando el bebé esté en el mismo cuarto que tú. Además, limita el tiempo que tu bebé pase en él, especialmente a velocidades rápidas, ya que algunos bebés pueden marearse si se columpian demasiado.

Luz nocturna. Cuando tambalees al salir de la cama para volver a alimentar a tu bebé en la mitad de la noche, agradecerás que haya una luz nocturna (o una lámpara con regulador de voltaje) en el cuarto del pequeño. No sólo te impedirá tropezar con esa jirafa de peluche que dejaste en la mitad del piso, sino también evitará que tengas que encender una luz brillante (lo que molestará tanto a tu bebé como a ti, además de perturbar la penumbra y dificultar el proceso de volver a dormir). Busca un modelo que pueda dejarse enchufado sin riesgos, y recuerda ponerlo en un tomacorrientes que el bebé no pueda alcanzar.

Cuna portátil. Si planeas viajar a menudo a sitios donde este tipo de artículos no estén disponibles (o no se ajusten a las normas de seguridad), deberías considerar una cuna portátil. Éstas son más pequeñas, se pliegan fácilmente, caben en el baúl del auto y están disponibles en madera, plástico o con laterales de malla. Si la compras, elige una que se pliegue y se guarde fácilmente y sea fácil de llevar. Consulta Corral en la página 71, para más detalles de seguridad.

Equipo para las salidas

Como no querrás ser *literalmente* una madre 100% casera –incluso si no vuelves al trabajo–, deberás prepararte para sacar a tu bebé de la casa consiguiendo (por lo menos) un cochecito y una silla de auto. Al igual que con los muebles del cuarto del bebé, entre los artículos para las excursiones hay estilos, colores, terminaciones y características interminables para elegir. Una vez más, tu misión es elegir pensando en la seguridad, la comodidad y tu presupuesto. También querrás tener en cuenta tu estilo de vida antes de equiparte con lo necesario para salir (¿te subes y bajas del auto a menudo? ¿Vas caminando al almacén de la esquina para hacer las compras? ¿Tomarás el autobús diariamente con tu bebé?).

Busca productos que cumplan con las normas federales de seguridad y que tengan correas de seguridad en la entrepierna y la cintura, en los casos que corresponda. Evita los artículos que tengan bordes ásperos, puntas afiladas o partes pequeñas que puedan romperse; bisagras o resortes expuestos; o cuerdas, cordeles o cintas. Asegúrate de seguir las instrucciones del fabricante para el uso y mantenimiento de todos los productos y de revisar regularmente el cochecito, la silla de auto y otros equipos en busca de tuercas sueltas, correas gastadas, soportes vencidos y otros signos de desgaste. Y no te olvides de enviar siempre la tarjeta de registro de un producto para recibir notificación en el caso de que lo retiren del mercado.

Cochecito. La elección del cochecito (o cochecitos) correcto puede hacer tu vida cotidiana con el bebé –desde el tradicional paseo por el parque hasta la visita al centro comercial– mucho más manejable y menos agotadora. Pero escoger entre las docenas de opciones (y precios) en la tienda puede ser abrumador por decir lo menos. Como hay tantos tipos de cochecitos, como *Travel System*, para trotar, clásico y otra serie de combinaciones disponibles, tendrás que pensar en tu estilo de vida para elegir el (o los) que te convenga. ¿Darás largos paseos apacibles con tu bebé en calles suburbanas tranquilas (o en el parque)? ¿O saldrás a trotar con él? ¿Pasas mucho tiempo subiéndote y bajándote del auto? ¿O más tiempo trepándote al autobús o al metro? ¿Darás principalmente paseos cortos al almacén de la esquina o además harás largos viajes con el bebé en aviones o trenes? ¿Tienes un bebé en casa a quien todavía le agrada salir en cochecito? ¿Eres (o tu marido o quien cuida del bebé) muy alta o muy baja? ¿Vives en un departamento pequeño en que hay que subir escaleras, un edificio con ascensor o en una casa con muchos escalones en la puerta del frente? Una vez que hayas respondido estas preguntas, tendrás suficiente información como para decidir. Y, dependiendo de tu presupuesto, podrías considerar la posibilidad de comprar más de uno para tener mayor flexibilidad. Los cochecitos básicos incluyen:

◆ *Cochecito clásico:* considerado la "limosina" de los cochecitos de bebé, el cochecito de estilo inglés o *pram* es similar al tipo que la abuela solía usar. Suelen ser muy resistentes, tienen ruedas grandes en posición fija (no giratoria) para una marcha suave, suspensión con amortiguadores y elegantes toldos y telas. En la mayoría, el moisés se ajusta al chasis (y puede usarse como moisés de viaje) y el bebé mira a la madre. Son grandes, pesados (unas 40 libras), sumamente duraderos (pueden ser heredados de uno a otro hijo) y, por lo general, caros. Son una excelente opción si darás largos paseos con el bebé, pero sin tener que subir o bajar escaleras al entrar o salir de tu casa.

◆ *Cochecito convertible:* como sólo los cochecitos con superficie plana o los que se reclinan son adecuados para los bebés menores de tres meses, un cochecito convertible puede ser una buena compra para los padres que quieran la resistencia y la comodidad del primero, pero también la conveniencia y maniobrabilidad del segundo. Los modelos convertibles se reclinan totalmente hasta alcanzar una superficie plana, permitiendo a los padres mirar al recién nacido. Una vez que el bebé crece un poquito (de cuatro a seis meses), el mango se pliega, el asiento trasero se alza, y así sin más tienes un cochecito que mira hacia delante. La mayoría de los modelos se pliega a una forma bastante compacta, y aunque son más pesados y difíciles de manejar que los cochecitos medianos (lee más abajo), también son duraderos y te acompañarán por muchos años (y servirán para muchos bebés).

◆ *Cochecito estándar de tamaño mediano:* estos modelos están diseñados para ser portátiles y plegarse de manera compacta. Suelen ser de aluminio (por lo general, pesan poco más de 15 libras), son resistentes y fáciles de plegar; tienen un asiento reclinable y permiten una marcha suave. Aunque son más pesados y difíciles de maniobrar cuando viajas (o cuando subes y bajas del autobús y del metro) que los cochecitos sombrilla (lee más abajo), son una buena compra para los padres que buscan durabilidad y comodidad.

◆ *Cochecito sombrilla (livianos):* llamados así debido a sus mangos curvos, son muy livianos (por lo general de 5 a 15 libras) y excepcionalmente fáciles de plegar. Una vez plegados, son extremadamente compactos para llevarlos y guardarlos con facilidad. Como la mayoría no se reclina ni ofrece suficiente acolchado o apoyo, este tipo de cochecito no debe usarse para bebés pequeños, pero es ideal para niños más grandes, especialmente para viajar, usar el transporte público o subir y bajar de un auto con frecuencia. Quizás prefieras esperar a comprar este tipo de cochecito hasta que tu bebé sea suficientemente grande como para usarlo (un soporte estabilizador es una gran adición, ya que puede impedir que el cochecito cargado de bolsas se caiga hacia atrás cuando levantas al bebé).

◆ *Cochecito Travel System:* los "todo en uno" son una opción conveniente, ya que combinan silla de auto y cochecito en un solo paquete. La base es un cochecito estándar que permite ajustar una silla de auto en él. Para los padres resulta muy conveniente, porque pueden pasar a un bebé dormido del auto al cochecito sin despertarlo. Y una vez que el bebé es demasiado grande para la silla de auto, pueden usar la parte inferior como un cochecito independiente, similar al de tamaño mediano descrito antes. Los cochecitos *Travel System* suelen ser más pesados que los están-

dar (aunque la base no suele ser tan sólida como la de los estándar), pero son una buena opción para quienes buscan conveniencia en el auto. También hay *armazones* livianos para cochecitos que permiten insertar cualquier tipo de silla de auto, proporcionando las mismas ventajas que las de los sistemas de cochecitos más grandes, aunque cuando el bebé ya es demasiado grande para la silla de auto, no puede usarse el armazón como un cochecito.

◆ *Cochecito para trotar:* ¿buscas un medio para volver a ponerte en forma y llevar al bebé contigo? Si te encanta trotar o disfrutas de largas caminatas por el campo, el cochecito *jogger* podría ser el ideal para ti. Están provistos de tres grandes ruedas y una gran suspensión, proporcionan una marcha suave en todo terreno y son livianos. Muchos tienen un sistema de freno, vienen con correas para las muñecas y una bolsa o canasta, y son fáciles de manejar (aunque deberían usarse sólo en terreno parejo). La mayoría no está diseñada para recién nacidos, de modo que si buscas salir a trotar muy pronto, busca uno que traiga un asiento infantil adosado para que el bebé pueda reclinarse con comodidad y seguridad, mientras tú pierdes esas libritas de más a punta de sudor.

◆ *Cochecito doble (o triple):* si estás esperando al bebé número dos y tienes un niño en casa o si esperas mellizos, necesitarás un cochecito doble (o triple si esperas trillizos, si tienes un niño y mellizos recién nacidos, o si tienes mellizos y un nuevo bebé). Los cochecitos dobles ofrecen la conveniencia de empujar a dos pequeños (casi) tan cómodamente como si fuese uno solo. Hay dos tipos de cochecitos dobles: lado a lado y tándem (un asiento delante del otro). Si compras un modelo lado a lado, elige el que tenga asientos reclinables y pueda pasar por los marcos de las puertas y los pasillos (la mayoría pasa, pero algunos son demasiado anchos para pasadizos estrechos). Un tándem es ideal para un recién nacido y un niño, pero puede resultar pesado de empujar, y cuando el bebé crezca tus niños podrían pelearse por el "asiento de adelante". Otra opción si tienes otro niño mayor: un cochecito que tenga un asiento suplementario y plegable o una plataforma para pararse adelante o atrás y así empujar a los dos niños a la vez.

Independientemente del tipo de cochecito que compres, asegúrate de que cumpla con las normas de seguridad actuales. Busca uno que tenga una base de ruedas ancha y ruedas giratorias (de ser aplicable) para mayor maniobrabilidad, y buenos frenos para las rueditas. Ten en cuenta que las ruedas de nailon o metal de mayor calidad (y por lo tanto, más caras) durarán mucho más, son más fáciles de manejar y tienen una marcha más suave que las de plástico. Una buena marca también tendrá correas fáciles de abrochar y desabrochar para ti (pero no para tu ingenioso bebé). Éstas deberían ajustarse firmemente alrededor de la cintura y la entrepierna del bebé, ser regulables y cómodas. Un cochecito para correr debe tener un arnés de cinco puntos (con correas de hombros) para mayor seguridad. Los cochecitos de plástico son livianos y fáciles de transportar, pero no tan sólidos (ni duran tanto) como los de aluminio. Los de acero son sólidos, pero pueden ser bastante pesados. Los de telas y acolchados lavable y removible son muy convenientes, como descubrirás la primera vez que se filtre la orina del pañal o se vierta el jugo.

Cada tipo de cochecito viene con su propio juego de adornos y accesorios. De entre todas las opciones, decide por las que consideres imprescindibles, las que te parezcan útiles y las que probablemente no necesitarás para nada: una canasta grande o un área para colocar bolsas de pañales, compras del supermercado o juguetes (no recargues los mangos con bolsas u otros objetos, ya que el peso podría hacer volcar el cochecito con el bebé incluido); altura ajustable de los mangos si quien empujará el cochecito es muy alto; protector para la lluvia; bandeja para la alimentación del bebé; bandeja con portavasos (para tu *latte*); ganchos para las bolsas de pañales; protector removible para el frío; toldo o sombrilla para el sol; toldo con techo corredizo; reposapiés ajustable; y que sea plegable y manejable con una sola mano.

Los cochecitos con asientos reclinables son necesarios para bebés pequeños y ventajosos para cuando se duermen. Si plegarás frecuentemente el cochecito (para guardarlo en casa, en el auto o para subir al autobús) opta por uno que tenga un fácil mecanismo para abrir y cerrar, y que puedas plegar y desplegar mientras sostienes al bebé.

Finalmente, antes de comprar un cochecito, pruébalo en la tienda para comprobar si es fácil de manejar, de plegar y desplegar y si es cómodo para ti y tu bebé.

Silla de seguridad para el auto. Las sillas infantiles de auto no son sólo para tu tranquilidad y la seguridad de tu bebé, sino también son obligatorias por ley. De hecho, la mayoría de los hospitales no te dejará siquiera llevarte a tu bebé a casa a menos que tengas una silla infantil ajustada al asiento trasero de tu auto. Aunque no tengas auto, necesitarás una silla infantil si planeas subirte a un taxi, andar en el auto de otra persona o alquilar uno. Más que cualquier otro artículo en tu lista de

A ABROCHARSE EL CINTURÓN

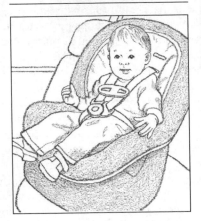

El arnés de cinco puntos tiene cinco correas: dos en los hombros, dos en las caderas y uno entre las piernas. Los expertos consideran que este tipo de arnés es el más seguro, porque ofrece más puntos de protección. Busca este tipo de arnés si deseas una silla convertible de bebé para el auto, ya que es el que se ajusta mejor a un recién nacido.

compras, éste es el que necesitarás tener antes de sentir la primera contracción.

Cuando elijas una silla de auto, asegúrate de que cumpla con las Normas Federales de Seguridad para Vehículos Motorizados (FMVSS, por sus siglas en inglés). Nunca uses una silla vieja prestada o una que haya estado en un accidente. Además, envía la tarjeta de registro para que el fabricante te notifique en caso de que el producto sea retirado del mercado. Consulta la página 152 para encontrar información sobre su correcta instalación y otros consejos de seguridad.

Hay muchos tipos de sillas disponibles. El tipo adecuado dependerá de la edad, tamaño y peso de tu bebé. Las características dentro de cada categoría varían de fabricante en fabricante, de modo que decide qué modelo es mejor para tu situación, y después elige una silla que sea fácil de usar y que se ajuste bien a tu vehículo.

◆ *Sillas infantiles que miran hacia atrás:* estas sillas, diseñadas para apoyar la cabeza, cuello y espalda del bebé, están instaladas mirando hacia atrás (hacia la ventanilla trasera de tu vehículo) en el asiento posterior y se reclinan a un ángulo de 45 grados. Puedes escoger un sistema de arneses de tres a cinco puntos de sujeción, aunque el de cinco puntos da mejor protección y es recomendado por los expertos en seguridad. Muchos modelos tienen una base desmontable que se deja en el auto, lo que permite una rápida instalación y fácil remoción. Después de abrochar a tu bebé en el asiento, sencillamente lo enganchas en la base (este tipo de silla también resulta útil si usas un cochecito *Travel System*: consulta la página 62). Estos asientos también pueden usarse sin la base. Los asientos que miran hacia atrás usualmente tienen mangos portátiles que varían en estilo y facilidad de uso. Los indicadores de ángulo, los ajustes de ángulo incorporados y los sistemas de apoyo delantero son estándar en la mayoría de las sillas de auto. Las sillas que miran hacia atrás deben usarse hasta que el bebé tenga *por lo menos* un año de edad *y* pese 20 libras. Los niños que alcanzan las 20 libras antes de su primer año (muchos bebés llegan a ese peso hacia los nueve meses o aun antes) o que son demasiado altos para la silla infantil (si miden 27 pulgadas y/o su cabeza ha alcanzado el tope del asiento trasero) todavía deben permanecer en esa posición hasta cumplir el año. Algunas sillas que miran hacia atrás pueden usarse con bebés de hasta 30 a 35 libras, lo

SILLA INFANTIL PARA EL AUTO QUE MIRA HACIA ATRÁS

*La silla para el auto que mira hacia atrás debe usarse hasta que el bebé tenga por lo menos un año de edad y pese 20 libras. Las ranuras del arnés deberían estar a la altura de los hombros del bebé o más abajo; la prensa del arnés en el pecho debería estar a nivel de las axilas del bebé. Revisa las instrucciones para conocer el modo en que debería instalarse durante el viaje. **Nunca** instales un asiento infantil que mira hacia atrás en el asiento delantero de un auto, especialmente si tiene bolsas de aire.*

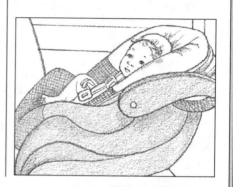

que facilita mantener a un bebé grande mirando hacia atrás durante todo el año o bien puedes cambiar a una convertible (usándola mirando hacia atrás) cuando el bebé haya crecido demasiado para la silla infantil.

◆ *Sillas convertibles para bebé-niño:* estas sillas pueden usarse mirando hacia atrás para los bebés de menos de un año y 20 libras, y mirando hacia adelante para los niños de hasta 40 libras (alrededor de los cuatro años; las especificaciones de peso varían de un modelo a otro, de modo que lee cuidadosamente la información al comprarla). Una ventaja de este tipo de silla es que tu bebé puede usarla desde el nacimiento hasta los primeros años de la infancia. Otra ventaja es que puede acomodar a los bebés demasiado altos o pesados para la mayoría de las sillas infantiles, manteniéndolos en la posición recomendada mirando hacia atrás hasta por lo menos el primer año. La desventaja es que no fija con la misma seguridad al recién nacido que la silla infantil que mira hacia atrás. Si eliges una silla convertible, asegúrate de que

tu bebé pueda reclinarse cómodamente en el asiento en la posición mirando hacia atrás.

◆ *Sillas para niño sólo mirando hacia adelante:* estas sillas se usan para los niños de *por lo menos* un año *y* más de 20 libras y pueden usarse, dependiendo del modelo, hasta que tu bebé pese de 40 a 60 libras. Suelen estar disponibles con el arnés de cinco puntos (que es considerado el más seguro) y el escudo protector de la cabeza *(T-shield)*. Algunos modelos se convierten en asientos elevados cuando tu niño pasa de las 40 libras.

◆ *Asientos elevados:* el cinturón de seguridad de los adultos no se ajusta bien (y por lo tanto, no es seguro) hasta que los niños tienen al menos 8 años y miden unas 57 pulgadas de alto. Por eso, desde que tu pequeño pese 40 libras y sea demasiado grande para la silla infantil (o convertible) hasta que sea lo suficientemente alto y maduro como para abrocharse sin riesgos el cinturón de seguridad para adultos, deberás usar un asiento elevado. Éste se usa con los cinturones de adultos para la falda y los hom-

EL SISTEMA LATCH

Este sistema de seguridad de ajuste del asiento, desarrollado por la Administración Nacional de Seguridad de Tráfico en Carreteras (NHTSA, por sus siglas en inglés), facilita el uso de los asientos de seguridad infantil y los hace más seguros que nunca. El sistema, llamado sistema de anclajes inferiores y correas de anclajes para niños (LATCH, por sus siglas in inglés), hace mucho menos complicada la correcta instalación del asiento, porque no necesitas usar los cinturones de seguridad para asegurarlo.

NHTSA requiere que todos los asientos infantiles nuevos que miran hacia adelante estén equipados con correas de anclajes. Las correas ajustables estabilizan mejor el asiento y reducen la posibilidad de que la cabeza de tu niño sea impulsada hacia adelante en la eventualidad de un choque. Las correas se ajustan a la parte trasera superior del asiento del niño y se enganchan en la parte posterior del vehículo, el techo o el piso. Todos los autos, minicamionetas y camiones ligeros construidos después del año modelo 2000 pueden acomodar las correas de anclajes; también hay juegos de correas disponibles para la mayoría de los asientos de automóvil de modelos anteriores.

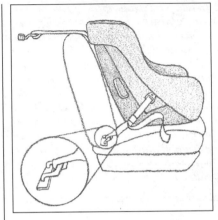

Los vehículos fabricados después del año modelo 2002 también tienen anclajes inferiores situados entre el asiento del vehículo y el respaldo, lo que permite enganchar firmemente el broche de la silla del bebé (construida después de 2002). Juntos, los anclajes inferiores y las correas superiores componen el sistema LATCH. Recuerda que si tienes una silla de auto y/o un automóvil anterior al año modelo 2002, *debes* usar los cinturones de seguridad de tu vehículo para asegurar la silla infantil.

bros, asegurando que su torso y cabeza estén protegidos en el caso de un choque (la silla con *shield booster*, un modelo más antiguo diseñado para ser usado sólo con un cinturón de seguridad de cintura, no entrega suficiente protección al torso, según la mayoría de los expertos, y ya no tiene la certificación para su uso en niños que pesan más de 40 libras).

Tu niño debería seguir usando un asiento elevado hasta que pueda sentarse en el asiento trasero del auto con las rodillas dobladas cómodamente al borde del almohadón del asiento; la parte del cinturón que va sobre la falda debería ajustarse sobre la parte superior de los muslos (y no sobre la barriga), mientras que la porción de los hombros debiera sujetar firmemente los hombros (y no darle en el cuello o la cara). No necesitarás un asiento elevado hasta que tu hijo haya dejado atrás la silla infantil o convertible y, como los modelos varían de año en año, es mejor esperar para comprarlo (para más información sobre los asientos elevados y la seguridad, lee *What to Expect the Second Year*).

SILLA CONVERTIBLE / MIRANDO HACIA ADELANTE

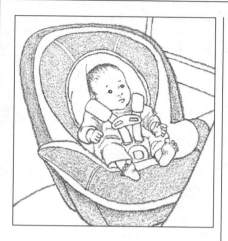 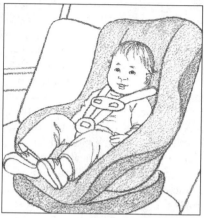

Diseñada para niños desde el nacimiento hasta que alcanzan las 40 libras, esta unidad mira hacia atrás en una posición semirreclinada y, después, cuando el bebé crece, puede cambiarse a una posición más erguida y mirando hacia el frente. Cuando se coloca en esta posición, la silla (al igual que una silla de bebé que mira única-mente hacia adelante) debe estar en posición erguida, y las correas de los hombros deben moverse hacia las ranuras por encima de los hombros del niño. El seguro pectoral del arnés debe estar a la altura de las axilas del pequeño. Coloca esta silla (y a todos los menores de trece años) en el asiento de atrás del vehículo.

◆ *Sillas de seguridad integradas:* algunos vehículos en el mercado ofrecen asientos de seguridad infantiles que miran hacia adelante, que están incorporados o integrados al mismo asiento del automóvil y pueden acomodar a un niño hasta las 60 o 65 libras. Son muy convenientes ya que eliminan la necesidad de instalar y retirar la silla de seguridad (y la posibilidad de instalarla incorrectamente). Ten en cuenta, sin embargo, que de todos modos necesitarás una silla de seguridad que mire hacia atrás para tu bebé y un asiento elevado para cuando crezca.

Portabebés o canguro. Los marsupiales (como los canguros) y muchas culturas humanas conocen desde hace milenios los beneficios de "portar" a los bebés: conveniencia (por no tener que empujar un cochecito), eficiencia (manos libres para una multitud de tareas, desde encargarse del lavado de la ropa hasta revisar el correo electrónico, o desde transportar las compras del mercado hasta cenar), mayor comodidad para el bebé (los bebés lloran menos) y mayor placer para los padres (la agradable sensación de tener a un bebé dulce y cálido contra tu pecho es imbatible). Por éstos y otras docenas de motivos, la mayoría de los padres apreciará tener un portabebés o canguro a mano en el primer año de vida y más allá. Hay tantos estilos de portabébss y canguros para escoger como motivos para comprar o tomar uno prestado:

Los *portabebés delanteros* consisten en un compartimiento de tela sostenido por dos correas en los hombros. Están diseñados para que tu bebé pueda mirar tanto hacia adentro (especialmente útil cuando duerme o para un recién nacido que no tiene buen control de su cabeza), como hacia adelante (para que pueda disfrutar de las mismas vistas que tú). Tienen correas ajustables que pueden distribuir el peso de manera equilibrada, de modo que tu espalda y hombros compartan la carga. La mayoría puede acomodar a un niño de hasta 30 libras, aunque muchos padres comprueban que una mochila en la espalda es más práctica después de que el bebé pasa de los seis meses. Algunos portabebés delanteros se convierten en mochilas.

Cuando compres un portabebés delantero, elige uno que sea fácil de enganchar y desenganchar sin ayuda y que no requiera que despiertes a tu bebé para ponerlo o retirarlo; con correas ajustables y acolchadas que no te lastimen los hombros; de fácil lavado; con tela respirable (para que el bebé no se acalore); con apoyo para la cabeza y los hombros del bebé y un fondo amplio que soporte la cola y los muslos.

Un *canguro* es una tira grande de tela que se envuelve alrededor de tu cuerpo, sostenida por una correa en el hombro. Los bebés pueden acostarse cómodamente en ellos o mirar hacia fuera. Un bebé de mayor edad puede montarse sobre tu cadera sostenido por la tela. Una ventaja adicional para las madres que amamantan: los canguros permiten dar el pecho de manera discreta y conveniente. Busca uno que sea lavable, con tela respirable, y con una correa bien acolchada, cómoda y estilizada (que no sea abultada con tela de más).

Un *portabebés con armazón* es un armazón de mochila de metal o plástico con un asiento de tela. Al contrario que los portabebés delanteros, que distribu-yen el peso del bebé en tus hombros y cuello, el portabebés mochila coloca el peso sobre tu espalda y cintura. Este tipo de portabebés no se recomienda para menores de seis meses, pero puede usarse para los niños de hasta 40 libras y tres años (dependiendo del modelo). Cuando compres uno, considera los modelos que tengan un pedestal incorporado, que ayuda a cargar y descargar; que sean resistentes a la humedad, con tela que se pueda limpiar; que sean ajustables, con correas de seguridad o arnés para impedir que el pequeño se trepe y se salga, con correa del hombro firme y acolchada, con apoyo lumbar para ayudar a distribuir el peso en las caderas, y bolsillos para los artículos del bebé (de modo que no tengas que cargar también un bolso del bebé en el hombro). Una mochila resistente es necesaria para las caminatas largas mientras que un modelo liviano es ideal para los encargos cotidianos. Una mochila que se convierte en cochecito puede ser muy conveniente.

Los portabebés no deben usarse cuando manejas, corres, haces ejercicios o cocinas. Dobla siempre las rodillas para recoger algo cuando cargues al bebé (para que no se caiga) y no te acerques a banquetas y escaleras. *Nunca* uses un portabebés en vez de una silla de auto ni jamás dejes a un niño sin vigilancia y colocado en una mochila de espalda. Ni siquiera por un instante.

Bolso del bebé. Tienes un recién nacido y puedes viajar... pero no llegarás lejos sin un bolso para guardar los artículos del bebé. Para la mayoría de los padres, el bolso del bebé resulta un artículo del que no pueden prescindir al salir de casa... jamás. Pero con tantos en el mercado, ¿cuál elegir? Es sencillo: el mejor bolso para ti es el que más se adecua a tus necesidades. Por ejemplo, si alimentas al bebé con biberón, querrás una que tenga un área separada y aislada para guardar la botella. También ten en cuenta el tamaño y la comodidad para llevarlo. No querrás uno que no pueda acomodar más de un solo pañal y un biberón; por otra parte, uno demasiado grande será incómodo de llevar de un lado a otro. Busca uno fabricado con material resistente a la humedad como nailon o vinilo, con muchos compartimientos espaciosos (para poder guardar pañales, especialmente los sucios, lejos de los biberones y los alimentos). Además, que tenga una correa de hombro o estilo mochila; un cierre para el compartimiento central; una almohadilla de cambiar desmontable; y estilo, si es importante para ti (algunos padres prefieren el tipo de bolso de pañales elegante y sofisticado que parece un bolso de mano grande; otros prefieren el que anuncia al bebé a la distancia, con patitos colores pastel o bloques de letras, mientras otros buscan un bolso que haga juego con el cochecito o la manta del bebé). También puedes adaptar cualquier otro bolso (bolsón de gimnasia, mochila o bolso de mano grande) para llevar los artículos del bebé.

Cuando el bebé crece

¿Ya te sientes abrumada por la larga y costosa lista de compras? Aquí encontrarás buenas noticias: no necesitarás los siguientes artículos hasta que el bebé sea mayor, lo que significa que puedes esperar hasta entonces. Sin embargo, podrías incorporarlos en el registro de regalos en el caso de que alguna amistad o familiar (o un grupo de amigos y familiares) decidan comprártelos ahora:

Sillita alta. No necesitarás una silla alta hasta que tu bebé se alimente con sólidos (por lo general, alrededor de los seis meses; y los que empiezan con los sólidos antes pueden alimentarse en un asiento infantil). De todos modos, además de la cuna y la silla de auto, ésta es parte del mobiliario indispensable para el bebé. También en este rubro te encontrarás con una gran cantidad de modelos entre los cuales escoger, con una variedad de características; algunos tienen altura ajustable, otros se reclinan (lo que es ideal para alimentar a menores de seis meses), mientras que otros se pliegan para guardar.

Debe contar con la certificación de la Asociación de Fabricantes de Productos Juveniles (JPMA), y tener una base ancha, firme y estable; una bandeja que pueda removerse fácilmente o asegurarse en su lugar con una sola mano; un borde ancho para atrapar lo que pueda volcarse; un respaldo suficientemente alto como para apoyar la cabeza del bebé; acolchado cómodo; correas de seguridad; un soporte en la entrepierna para impedir que el bebé se resbale; ruedas que se bloqueen; un mecanismo de cerrojo seguro si pliegas la silla, y sin bordes afilados. También importante: asegúrate de que sea fácil de limpiar (asiento de plástico o vinilo y bandeja de plástico).

Hay numerosas sillas altas de madera pintadas a mano (de alto costo), para los padres interesados en el estilo. Sin embargo, a menudo resultan poco prácticas una vez que los bebés, menos preocupados por el estilo, empiezan a ensuciarlas con puré de manzana y de banana.

Silla portátil de comer. También llamados *asientos elevados*, son de gran utilidad cuando visitas a amistades o familiares o cenas en restaurantes que no las tienen; de otro modo tu bebé tendría que cenar en tu falda. También son prácticas

PENSANDO EN EL FUTURO DEL BEBÉ

Ahora que has comprado (con creces) la cantidad de productos de bebé que necesitarás para el primer año, es hora de pensar en el tipo de planificación que no se compra en ninguna tienda: planificar lo que protegerá el futuro de tu bebé.

Prepara un testamento. Casi tres cuartas partes de los estadounidenses no tienen testamento. No tenerlo es siempre riesgoso, pero puede resultar especialmente desafortunado en el caso de las familias jóvenes, cuyos hijos podrían quedar desprotegidos si fallecen sus padres. Incluso si no tienes demasiados bienes, deberás nombrar al menos un tutor que sea capaz de criar a tu hijo (o hijos) si tú y tu esposo mueren antes de que ellos cumplan los dieciocho años. Si no dejas un testamento en que aclares tus preferencias, los tribunales determinarán quién tendrá la custodia de tus hijos.

Empieza a ahorrar. Aun si haces un cálculo minucioso de lo que piensas te costará criar un hijo, probablemente el monto será mucho más alto. Mientras más pronto empieces a ahorrar dinero para los gastos futuros de tu hijo (especialmente su educación) mejor, porque tu inversión inicial, aun pequeña, tendrá más tiempo para crecer. Empieza ahora, con tu próximo cheque de salario. Dentro de dieciocho años te alegrarás de haberlo hecho.

Compra un seguro de vida para ti (no para el bebé). Pero asegúrate de que sea el adecuado. Los planificadores financieros aconsejan que los padres compren un seguro de vida para proteger al resto de la familia en caso de su fallecimiento. Ese seguro entrega un beneficio en el caso de muerte sin ninguna acumulación de dinero en efectivo. También deberías considerar un seguro de incapacitación, ya que los adultos jóvenes tienen más probabilidades de quedar incapacitados (y por lo tanto, incapaces de recibir suficiente ingreso) que de morir prematuramente.

---

cuando tu pequeño está listo para acompañarlos en la mesa, pero todavía no está preparado para sentarse como los demás. Una vez que empiezan a caminar –y a veces antes–, los niños se impacientan al verse confinados a espacios reducidos, como las sillitas altas, y aprecian la libertad relativa de un asiento elevado. Éste es un asiento de plástico que puede ajustarse a una silla regular. Muchas tienen niveles ajustables y algunas vienen con bandejas incorporables.

Otra opción es el asiento elevado que se asegura directamente a la mesa, aunque algunos dudan de la seguridad de estos modelos, ya que existe el riesgo de que el pequeño desenganche la silla, empujándose hacia atrás con sus pies. Y no todas las mesas pueden acomodar estos modelos. Cuando compres una silla portátil de comer, elige una con asiento cómodo; diseño resistente; correas de seguridad para impedir que el bebé se resbale; portátil; con una bandeja removible; y un mecanismo de seguridad para impedir caídas. Consulta la página 371 para consejos de seguridad.

Asiento para la bañera. Una vez que el pequeño crece demasiado para usar la bañera de bebé, pero antes de ser suficientemente grande como para sentarse en la tina, resulta útil el asiento para la bañera. La Comisión de Seguridad de los Productos para el Consumidor (CPSC, por sus siglas en inglés) ha dictado normas voluntarias de seguridad para este tipo de producto, pero algunos promotores de la seguridad todavía manifiestan preocupación por los diseños actuales. Si decides comprar uno, no lo uses si tu bañera tiene un fondo con textura o no resbaladizo. Y muy importante, nunca dejes a tu niño solo en un asiento de bañera, y tenlo siempre al alcance de tus brazos. Un bebé puede resbalarse bajo el agua y ahogarse en el momento en que tardas en alcanzar una toalla o responder un llamado telefónico.

Corral. También llamados *playpen* en inglés (aunque este término es considerado políticamente poco correcto debido a su connotación de encarcelación), los corrales suelen ser rectangulares, con piso, costados de malla y barandas que se enganchan y desenganchan (pero con seguridad) para plegarse fácilmente. La mayoría se pliega formando un rectángulo grande y viene con una valija para su fácil transporte. Algunos tienen ruedas; otros tienen cambiadores acolchados removibles que se ajustan en la parte superior, moisés incorporado para recién nacidos, áreas laterales para guardar objetos e, incluso, un toldo para proteger del sol (útil si lo sacas a exteriores). Los corrales también pueden usarse como cunas portátiles cuando viajas. Cuando elijas un corral, considera que tenga la certificación de la JPMA, una malla fina que no enganche deditos o botones; sábanas removibles para un fácil lavado; acolchado resistente que no se desgaste fácilmente; bisagras de metal acolchadas; un mecanismo a prueba de bebés para que no se vuelque; y que sea rápido de armar, fácil de plegar y portátil.

Cerca de seguridad. En cuanto el bebé empieza a gatear (o empieza a movilizarse de otra manera, como arrastrándose, por ejemplo), deberías instalar cercas de seguridad donde haya peligros potenciales (las entradas a habitaciones inseguras para el bebé; el tope y el comienzo de las escaleras). Las cercas *montadas a presión* consisten en dos paneles deslizables que se ajustan al tamaño del marco de la puerta y después se aseguran en su lugar, presionando contra los costados. Este modelo no debería instalarse en las escaleras.

Otra opción es la cerca *montada en la pared*, que se ajusta directamente a la pared, utilizando tuercas y que puede aguantar mucha más fuerza que la de presión. Por lo general, este tipo de cerca tiene una puerta oscilante además de un cerrojo. Debe tener la certificación de la JPMA y, de preferencia, que pueda expandirse (para ajustarse a marcos de puertas y escaleras de cualquier tamaño) y que sea resistente. Además, que tenga barrotes (si los tiene) a una distancia no mayor de 2 ⅜ pulgadas uno del otro, un cerrojo que sea fácil de abrir y cerrar (o podrías descuidarte de cerrarlo bien), preferiblemente que se pueda manejar con una sola mano. No uses una cerca de estilo acordeón, ya que no es segura.

Centro estacionario de entretenimiento (o *ExerSaucer*). Los andadores ya no se recomiendan y, de hecho, la Academia Americana de Pediatría ha solicitado prohibir su fabricación y venta debido al alto riesgo de lesiones e, incluso, de muerte. En cambio, los padres tienen la opción de comprar un centro estacionario de entretenimiento (comúnmente conocido en inglés como *ExerSaucer*) que le permite al bebé rebotar, saltar, girar y jugar mientras permanece a salvo en un solo sitio. Elige uno que tenga ajuste de altura (para que pueda crecer con el bebé), un asiento acolchado y lavable que gire en círculo de 360 grados, una base fija sólida y una amplia selección de actividades y juguetes incorporados. Si te decides por un *ExerSaucer*, no dejes a tu bebé en él durante períodos prolongados (consulta la página 370 para saber por qué).

◆ ◆ ◆

El abecé de la lactancia

Muchas de las madres que has visto amamantar lo hacen parecer muy fácil. Sin interrumpir un solo instante su conversación o su bocado de ensalada, se levantan la blusa y comienzan a amamantar. Y lo hacen con destreza y tranquilidad, como si fuera lo más natural del mundo.

Si bien la fuente puede ser natural, la comodidad y la técnica para amamantar no suelen serlo, especialmente en el caso de las madres primerizas. A veces, ciertos factores físicos son los que frustran esos primeros intentos y en otras ocasiones es sencillamente la falta de experiencia de ambos participantes.

Es posible que tu primera experiencia lactante sea fantástica, si tienes la suerte de que el bebé se enganche rápidamente y succione hasta quedar satisfecho. O lo más probable es que te suceda algo por el estilo: a pesar de tus esfuerzos no logras que el bebé se enganche a tu pezón, y menos todavía que succione. El bebé está mañoso, tú estás frustrada... muy pronto los dos están llorando.

Si este segundo escenario es el que ha caracterizado tu relación con el bebé al empezar a darle el pecho, no abandones la lucha. No estás fracasando, sino simplemente empezando. La lactancia, como la mayoría de los fundamentos de la maternidad, es un proceso que se aprende y no es instintivo. Después de un corto tiempo y un poquito de instrucción, no tardarás en lograr una perfecta sincronía entre tus senos y tu bebé. Algunas de las relaciones de lactancia más satisfactorias para ambas partes empiezan con varios días o aun semanas de fracasos, esfuerzos fallidos y lágrimas de los dos protagonistas. Pero antes de que te des cuenta, lo harás parecer fácil... y también natural.

Cómo empezar a amamantar

No hay fórmulas mágicas para asegurar una lactancia exitosa. Sin embargo, hay muchos pasos que puedes dar al inicio para que tú y tu bebé tengan un comienzo prometedor:

Empieza pronto. Las mujeres que empiezan antes tienden a entrar en sintonía con más rapidez y a hacerlo mejor. Si tú y tu bebé están dispuestos, amamanta lo antes posible después de dar a luz (lo ideal es en la misma sala de parto). Los bebés muestran deseo y disposición para succionar durante las dos primeras horas después del nacimiento, y el reflejo de succión más poderoso se manifiesta unos treinta minutos después del parto. Pero no te preocupes si tú y el bebé no lo logran enseguida. Tratar de forzar la alimentación cuando ambos están agotados por un parto difícil es la receta para una experiencia decepcionante. Acercar al bebé al pecho y abrazarlo puede ser tan satisfactorio como amamantarlo en los primeros instantes de su vida. Si no consigues alimentarlo enseguida después del parto, pide que te lleven al bebé a tu cuarto para darle el pecho lo más pronto posible después de que se completen los procedimientos necesarios. Ten en cuenta que ni siquiera un pronto comienzo garantiza un éxito instantáneo. Independientemente de qué tan pronto comiences, es probable que necesites mucha práctica antes de que los dos hagan una pareja perfecta.

Anticípate al sistema. Muchos hospitales y la mayoría de los centros de natalidad reconocen la importancia de que la madre y el bebé comiencen exitosamente el proceso de amamantamiento. Pero aun los hospitales más avanzados suelen anteponer el bienestar común, lo que a veces no coincide con las necesidades de la madre que amamanta y del bebé. Para no frustrarte por regulaciones arbitrarias, pide *por anticipado* a tu médico que comunique tus preferencias (lactancia a pedido, nada de biberones ni chupetes) al personal o explícaselas tú misma a las enfermeras.

Pasa tiempo con el bebé. Asegurarte de que tú y tu bebé estén juntos la mayor parte del tiempo puede dar a la lactancia temprana una mejor oportunidad de éxito. En ese sentido, alojar al bebé en tu habitación es la opción ideal. Si estás cansada debido a un parto difícil o si todavía no te sientes lo suficientemente confiada como para lidiar con el bebé las veinticuatro horas, podrías optar por un alojamiento parcial (días, pero no noches, por ejemplo). Con este sistema tendrás a tu bebé todo el día para alimentarlo cuando te lo pida, y la enfermera te lo traerá cuando se despierte para las sesiones nocturnas, permitiéndote conseguir ese descanso reparador que tanto necesitas.

Si la opción de tener al bebé las veinticuatro horas no está disponible (algunos hospitales sólo lo permiten en cuartos privados o cuando las dos mujeres en una habitación compartida quieren tener a sus bebés con ellas), o si no te atrae la idea, puedes pedir que te lleven al bebé cuando esté despierto y hambriento o por lo menos cada dos a tres horas.

Prohíbe el biberón. Asegúrate de que no saboteen el apetito y el instinto de succión del bebé. En algunos hospitales todavía se intenta tranquilizar a un bebé lloroso entre alimentaciones con un biberón con agua azucarada. Sólo unos pocos sorbos de agua azucarada satisfarán el apetito del bebé y sus primeras necesidades de succionar, dejándolo más somnoliento que hambriento cuando te lo lleven a la habitación más tarde. También podrías notar que tu bebé se resiste a lidiar con tu pezón después de unos pocos encuentros con un pezón artificial, que le da mejor resultado con mucho menor esfuerzo. Y lo peor es que si tus senos no son estimulados para producir suficiente leche, se da inicio a un círculo vicioso que interfiere con el establecimiento de un buen sistema de oferta y demanda.

El uso de chupetes y las alimentaciones con fórmula también pueden interferir con la lactancia. Por eso da órdenes estrictas por medio del médico de tu bebé para que, tal como recomienda la Academia Americana de Pediatría, no den a tu bebé alimentaciones suplementarias ni le ofrezcan un chupete, a menos que haya una necesidad médica. Incluso podrías poner una nota en el moisés del bebé que diga "Sólo lactancia, nada de biberones por favor".

Amamanta a pedido. La lactancia a pedido, es decir, cuando el bebé está hambriento y no cuando un programa establecido lo dicta, suele ser la mejor receta para el éxito del proceso. Pero en los primeros días, cuando el bebé tiene más sueño que hambre, es posible que no exista mucha demanda, y tú tendrás que iniciar la mayoría de las sesiones de alimentación. Intenta por lo menos de ocho a doce alimentaciones por día, incluso si la demanda todavía no está a ese nivel. Esta práctica no sólo mantendrá feliz a tu bebé sino también aumentará tu suministro de leche para satisfacer la demanda a medida que crezca. Imponer un programa de alimentaciones cada cuatro horas, por otra parte, puede empeorar la congestión mamaria desde temprano y derivar en una mala alimentación del bebé más adelante.

No dejes que sólo duerma. Especialmente en los primeros días de su vida, algunos bebés se interesan mucho más en dormir que en alimentarse y es posible que no se despierten para amamantar con la frecuencia suficiente. Aunque los recién nacidos no necesitan tanta leche (o calostro) en sus primeros días, tus senos necesitarán toda la estimulación posible para que cuando tu bebé de una semana de vida se despierte para alimentarse tengas leche suficiente para saciar su hambre (consulta la página 134 para conocer las técnicas para despertar a un bebé).

Reconoce las señales. Idealmente, deberías poder alimentar a tu bebé desde el momento en que revela las primeras señales de hambre o interés en succionar, que pueden incluir chuparse las manos o buscar el pezón o estar particularmente alerta. El llanto no es necesa-

riamente una señal para alimentarlo, y por eso no esperes a que empiece a hacerlo frenéticamente, ya que es sólo un indicio de hambre tardío. Pero si ha empezado a llorar, mécelo y tranquilízalo antes de intentar darle el pecho. O puedes ofrecerle tu dedo para que chupe hasta que se tranquilice. Después de todo, ya es difícil para el bebé inexperto encontrar el pezón cuando está tranquilo, por lo tanto, cuando llora sin consuelo podría resultarle imposible.

Practica, practica, practica. Considera las sesiones previas a la salida de leche como "ensayos en seco" y no te preocupes de que el bebé esté recibiendo muy poco en términos de nutrición. Tu suministro de leche está diseñado para satisfacer las necesidades de tu lactante. Ahora mismo sus necesidades son mínimas. De hecho, el estómago del recién nacido no puede tolerar demasiado alimento, y la cantidad minúscula de calostro que estás produciendo es suficiente. Usa esas sesiones alimenticias iniciales para practicar tu técnica de amamantar en vez de llenar la barriga del bebé, teniendo la tranquilidad de saber que no está pasando hambre mientras los dos aprenden.

Dale tiempo. Ninguna relación de lactancia exitosa se ha logrado en un día. El bebé recién salido del útero es por cierto inexperto, y tú también, si es tu primera vez. Ambos tienen mucho que aprender y tendrán que ser pacientes durante el aprendizaje. Habrá muchos intentos y aun más errores antes de que la oferta y la demanda trabajen en concierto. Incluso si antes has amamantado exitosamente a otro bebé, cada recién nacido es diferente, y esta vez el camino a la armonía podría seguir rumbos distintos.

Ten en cuenta que el proceso podría ser aún más lento si uno de los dos o ambos tuvieron alguna dificultad durante el parto y el alumbramiento o si

DÓNDE OBTENER AYUDA

Hay muchas fuentes de información para la mamá que da el pecho. Éstas son algunas organizaciones que puedes contactar para buscar ayuda y más información:

◆ *La Leche League International*
P.O. Box 4079
Schaumburg, IL 60168-4079
800-525-3243
www.llli.org (Internacional) o
www.lllusa.org (EE.UU.)

◆ *Nursing Mothers Counsel, Inc.*
P.O. Box 5024
San Mateo, CA 94402-0024
650-327-6455
www.nursingmothers.org

◆ *International Lactation Consultant Association*
2501 Aerial Center Parkway, Suite 103
Morrisville, NC 27560
919-861-5577
www.ilca.org

◆ *National Women's Health Information Center Breastfeeding Helpline*
800-994-9662 ext. 2

◆ *Breastfeeding National Network*
(via Medela, Inc.)
800-435-8316
www.medelabreastfeedingus.com
Haz clic en "Where to Buy/Rent (BNN)"

recibiste anestesia. Las madres somnolientas y los recién nacidos perezosos podrían no estar todavía preparados para amamantar. Duerme (y deja que el bebé también lo haga) antes de dedicarte seriamente a la tarea que les espera.

No lo hagas sola. Consigue ayuda profesional, si puedes. Lo ideal es que una especialista en lactancia te acompañe durante por lo menos un par de sesiones de alimentación para darte instrucciones prácticas, recomendaciones útiles y material de lectura, como es común en algunos hospitales y en la mayoría de los centros de natalidad. Si no te ofrecen este servicio, pregunta si hay alguna asesora o enfermera experta en lactancia que pueda observar tu técnica y orientarte en caso de que tú y tu bebé no estén en sintonía. Si sales del hospital o centro de natalidad antes de recibir ayuda, alguien experimentado en el área –ya sea el médico del bebé, una enfermera a domicilio, una doula o una asesora en lactancia externa– podría evaluar tu técnica en unos pocos días (busca una asesora en lactancia que haya aprobado un examen que da la

International Board of Lactation Consultant Examiners, IBLCE; consulta el recuadro arriba).

También puedes encontrar empatía y asesoría llamando a tu sucursal local de La Leche League. Las voluntarias de La Leche son madres con experiencia en lactancia, entrenadas para ser líderes acreditadas. Realizan reuniones frecuentes y están disponibles para consultas telefónicas. O consigue la ayuda de amigas, familiares y otras personas que han amamantado con éxito.

Mantén la calma. No es fácil lograrlo cuando eres una madre primeriza, pero es vital para amamantar exitosamente. La tensión puede impedir que la leche baje, lo que significa que aunque la estés produciendo, es posible que no se la puedas dar al bebé hasta que te relajes. Si te sientes nerviosa, prohíbe las visitas a la habitación hasta que termines de amamantar. Haz ejercicios de relajación si sientes que te pueden ayudar, lee un libro o una revista o sencillamente cierra los ojos y escucha música suave durante algunos minutos.

Curso básico de lactancia

Establecer una relación de lactancia exitosa con tu bebé dependerá de la técnica y conocimiento adecuados. Comprender el funcionamiento de la lactancia, aprender a colocar adecuadamente al bebé en el seno, asegurarte de que succiona correctamente y saber cuándo la alimentación ha terminado o cuándo el bebé necesita más, aumentarán tu confianza y tranquilidad de que "lo estás haciendo bien". Para mejorar tus perspectivas de éxito, profundiza tus conocimientos sobre la materia antes de comenzar a dar el pecho, tomando este minicurso primero.

Cómo Funciona la Lactancia

La lactancia o amamantamiento es la conclusión natural del ciclo reproductivo. Así funciona:

◆ Cómo se hace. El proceso de producción de leche se inicia automáticamente en el instante en que expulsas la placenta, cuando tu organismo, que ha pasado nueve meses alimentando al bebé en tu interior, se prepara activamente para los cambios hormonales que te permitirán alimentar al bebé desde el exterior. Los niveles de las hormonas estrógeno y progesterona disminuyen dramáticamente luego del parto, y el nivel de la prolactina (una de las hormonas responsables de la lactancia) aumenta notablemente, activando las células productoras de leche en los senos. Pero si bien las hormonas desencadenan el comienzo de la lactancia, no pueden posibilitar que la producción de leche proceda sin ayuda… y la ayuda llega en la forma de una boquita diminuta, es decir, tu bebé. Cuando esa boquita succiona tu seno, el nivel de prolactina aumenta, acelerando la producción de leche. E, igualmente importante, comienza un ciclo, que asegura la continuación de la producción estable de leche: tu bebé extrae leche de tus senos (creando demanda), tus senos producen leche (creando oferta). Mientras más demanda, mayor la oferta. Todo lo que impida a tu bebé extraer leche de tus senos, inhibirá el suministro. Alimentaciones infrecuentes o demasiado breves o una succión inefectiva pueden disminuir rápidamente la producción de leche. Piénsalo de este modo: mientras más leche tome el bebé, más leche producirán los senos.

◆ Cómo circula. No es suficiente sólo producir leche. Si no se extrae desde el lugar donde ésta se elabora, el bebé no se alimenta y la producción se suprime. Por eso, la función individual más importante que afecta el éxito de la lactancia es el reflejo de eyección (o bajada de la leche), que permite que la leche circule. La leche baja cuando tu bebé succiona, activando la liberación de la hormona oxitocina, que a su vez estimula el flujo de leche. Más adelante, cuando tus senos se acostumbren, la leche podría bajar cuando la succión parezca inminente (o cuando al menos así le parezca a tu organismo), como cuando llega el momento de una alimentación o, incluso, cuando estás pensando en tu bebé.

◆ Cómo cambia. La leche que recibe tu bebé no es un líquido uniforme como es el caso de la fórmula. La composición de tu leche cambia de una alimentación a otra e, incluso, durante una misma sesión alimenticia. Cuando el bebé comienza a succionar, la primera leche que éste recibe se conoce como *foremilk* o primera leche, que se ha calificado como "la leche que apaga la sed", porque es diluida y baja en grasas. A medida que avanza la sesión, tu seno produce y segrega la leche final (*hindmilk*), una leche rica en proteínas, grasa y calorías. Si interrumpes una sesión alimenticia, tu bebé sólo consumirá la primera leche y no la leche final, que es más grasosa y nutritiva, lo que hará que pronto vuelva a tener hambre e, incluso, inhiba su aumento de peso. Asegúrate de que por lo menos uno de tus senos se vacíe bien en cada sesión, para garantizar que tu bebé reciba la leche final. Podrás darte cuenta de si el bebé lo ha vaciado suficientemente, si lo sientes mucho más blando al terminar la sesión que al comienzo (ten en cuenta, eso sí, que un seno lactante nunca está totalmente vacío, ya que siempre queda leche disponible y siempre está produciendo más leche). También notarás que el flujo de leche se ha reducido a unas gotitas y que tu bebé traga con menor frecuencia que cuando tenías el pecho lleno.

CÓMO EMPEZAR A DAR EL PECHO

Algunos consejos para que la leche llegue a destino:

- Busca un poco de paz y tranquilidad. Hasta que amamantar les resulte totalmente natural a ti y al bebé (¡y así será!), tendrás que concentrarte en la tarea. Para hacerlo, busca un lugar con pocas distracciones y un bajo nivel de ruido. A medida que te vayas acostumbrando a amamantar, puedes tener un libro o revista a mano para distraerte durante las largas sesiones alimenticias (pero no te olvides de dejar el material de lectura de tanto en tanto para conectarte con tu bebé; esa conexión no es sólo un aspecto agradable del proceso, sino también un beneficio para el menor). Hablar por teléfono puede provocar demasiada distracción en las primeras semanas, de modo que baja el tono del teléfono y deja que la contestadora automática reciba los mensajes. También es aconsejable evitar ver televisión durante las sesiones de alimentación hasta que el proceso se vuelva más natural.

- Ponte cómoda. Busca una posición que resulte cómoda para ambos. Siéntate en el sofá de la sala (mientras no sea demasiado profundo), en una mecedora en el cuarto del bebé, en un sillón en el estudio o sobre la cama. Incluso puedes amamantar tendida en la cama. Si estás sentada, una almohada sobre la falda te permitirá elevar el bebé a una altura cómoda. Además, si has tenido una cesárea, la almohada impedirá que el bebé ejerza presión sobre tu herida. Descansa los brazos sobre una almohada o en los brazos del sillón, ya que si intentas sostener de 6 a 9 libras sin apoyo puedes experimentar calambres y dolores en los brazos. Eleva también las piernas, si puedes. Experimenta hasta encontrar la posición que te resulte más cómoda, preferiblemente una que puedas mantener durante un largo tiempo sin sentirte tensa o rígida.

- Apaga tu propia sed. Ten un vaso de leche, jugo o agua a tu lado para reponer líquidos a medida que amamantas. Evita las bebidas calientes (que podrían quemar a tu bebé si se vuelcan). Si no quieres una bebida fría, opta por algo tibio. Y agrega algún bocadillo saludable si ha pasado mucho tiempo desde tu última comida. Mientras más alimentada estés, mejor alimentado estará el bebé.

POSICIONES PARA AMAMANTAR

Hay muchas posiciones que tú y tu bebé pueden explorar mientras das el pecho. Pero la más importante que debes conocer es la posición "básica", aquella de la que parten casi todas las demás: coloca a tu bebé de costado, mirando hacia el pezón. El cuerpo del bebé debe estar de frente a ti –de barriga a barriga– con su oreja, hombro y cadera en línea recta. No dejes que la cabeza del bebé gire hacia el costado, sino mantenla en línea recta con su cuerpo (imagina lo difícil que sería para ti beber y tragar con la cabeza hacia un lado. Es lo mismo para tu bebé).

Los especialistas en lactancia recomiendan dos posiciones durante las primeras semanas: la posición de cuna cruzada y la de fútbol americano. Una vez que estés más cómoda amamantando,

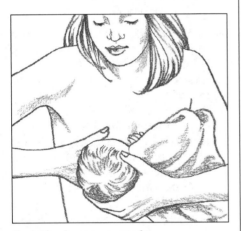

Posición de cuna cruzada

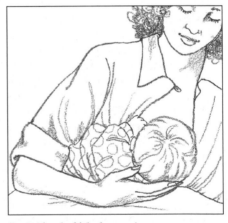

Posición de fútbol americano

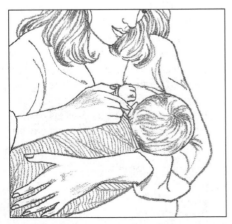

Posición de cuna

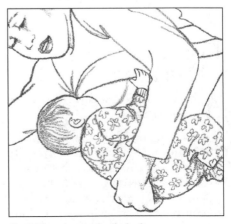

Posición recostada de lado

puedes agregar la posición de cuna y la posición recostada de lado. Colócate en tu posición inicial e intenta:

- *Posición de cuna cruzada:* sujeta la cabeza de tu bebé con la mano opuesta al seno con que estás amamantando (con la mano izquierda si le das el pecho derecho). Tu muñeca debería descansar sobre los omóplatos del bebé, tu pulgar debajo de una orejita, y tus otros dedos detrás de la otra oreja. Usando la mano derecha, sostén tu seno poniendo el pulgar por encima del pezón y la areola en el lugar donde la nariz de tu bebé tocará tu seno. Tu dedo índice debería estar en el lugar donde el mentón del pequeño tocará el seno. Aprieta *suavemente* el seno, dándole una forma que se ajustará mejor a la boquita del bebé. Ahora estás lista para que el bebé se enganche a tu pezón.

- *Posición de fútbol americano (o de agarre):* esta posición es especialmente útil si has tenido una cesárea y quieres evitar colocar al bebé sobre tu abdomen, si tus senos son grandes, si tu bebé es pequeño o prematuro o si amamantas a mellizos. No necesitas experiencia previa en "el campo deportivo". Sólo aferra a tu bebé debajo del brazo como si fuese una pelota de fútbol americano: coloca al bebé a tu lado en posición semisentado de frente a ti, con sus piernas bajo tu brazo (tu brazo derecho si le das el seno derecho). Usa almohadas para elevar al bebé al nivel de tu pezón. Sostén la cabeza de tu bebé con la mano derecha y sostén el seno como si lo hicieras para la posición de cuna cruzada.

- *Posición de cuna:* en esta posición clásica, la cabeza del bebé se apoya en la parte interior del codo y tu mano sostiene los muslos o la colita. El brazo

inferior del bebé (si amamantas del seno derecho será el bracito izquierdo) queda oculto debajo de tu brazo y alrededor de tu cintura. Toma tu seno con la mano izquierda (si amamantas con el pecho derecho) como en la posición de cuna cruzada.

- *Posición recostada de lado:* esta posición es conveniente cuando das el pecho en la mitad de la noche o cuando necesitas algún descanso (o, más bien, cuando puedas tener algún descanso; siempre lo necesitarás). Recuéstate de costado, apoyando la cabeza en una almohada. Coloca a tu bebé de costado, de frente a ti, barriga a barriga. Su boca debe estar alineada al pezón. Sostén el pecho con la mano como en las otras posiciones. Podrías poner una almohada pequeña detrás de la espalda de tu bebé para mantenerlo cerca.

Sea cual sea la posición que escojas, asegúrate de acercar al bebé al pecho, y no al revés. Muchos problemas de enganche ocurren porque la mamá está inclinada sobre el bebé, tratando de ponerle el seno en la boca. En cambio, mantén la espalda derecha y acerca a tu bebé al pecho.

UN ENGANCHE ADECUADO

Una posición adecuada es un gran paso para un buen comienzo. Pero para que la lactancia tenga éxito, el enganche —es decir, que el bebé y el seno se acoplen correctamente— es una habilidad que deberás dominar. A algunas madres y lactantes no les significa un esfuerzo, pero para otros requiere mucha práctica.

- Cómo luce un buen enganche: un enganche adecuado abarca tanto el pezón como la areola (el área oscura que rodea el pezón). Las encías del bebé deben comprimir la areola y los senos lactíferos (las terminaciones de los conductos que llevan la leche) ubicados debajo de ésta para que comience el flujo. Si succiona sólo el pezón, tu bebé quedará con hambre (debido a que las glándulas que segregan la leche no son comprimidas) y además dejará tus pezones irritados e, incluso, agrietados. Asegúrate también de que tu bebé no haya errado el blanco, succionando en otra parte del seno. Los recién nacidos están deseosos de succionar aunque no salga leche, y pueden causar una contusión dolorosa si lo hacen en los tejidos sensibles del pecho.

◆ Prepárate para un buen enganche: una vez que tú y tu bebé estén en una posición cómoda, toca suavemente los labios del bebé con tu pezón hasta que abra bien la boca, como en un bostezo. Algunos especialistas en lactancia aconsejan dirigir el pezón hacia la nariz del bebé y después hacia el labio superior para hacer que abra completamente la boca. Esto impide que el labio inferior se meta hacia

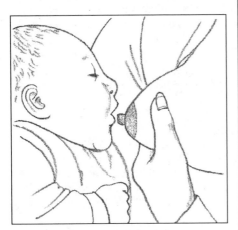

Tanteando los labios del bebé

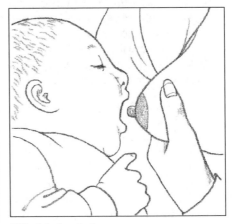

El bebé abre la boca

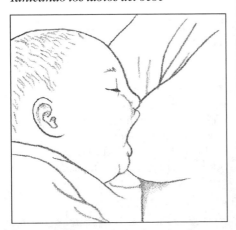

El enganche

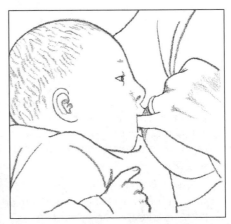

Cortando la succión

adentro al succionar. Si tu bebé no abre la boca, podrías tratar de exprimir un poco de calostro (y más adelante, leche) en sus labios para estimularlo a que se enganche.

Si tu bebé da vuelta la cara, gentilmente palmea su otra mejilla en el costado más cerca de ti. El reflejo de búsqueda hará que el bebé gire la cabeza hacia tu seno (no presiones ambas mejillas para que abra la boca, ya que eso sólo causará confusión). Una vez que el bebé le tome el ritmo al proceso, sólo al sentir la cercanía del seno, y a veces incluso el olor de la leche, hará que se dirija hacia tu pezón.

◆ Cierra el trato: una vez que tenga abierta su boquita, acércalo. No muevas tu pecho hacia tu bebé ni empujes su cabeza hacia tu pecho. Y no trates de introducir el pezón en una boca que se resiste, sino que deja que tu bebé tome la iniciativa. Podría tardar un par de intentos antes de abrir la boca lo suficiente como para engancharse correctamente. Recuerda sostener el pecho hasta que el bebé se haya prendido firmemente y esté succionando bien y no lo sueltes demasiado rápido.

◆ Revisa el enganche: sabrás que tu bebé está bien enganchado cuando el mentón y la punta de la nariz tocan tu pecho. A medida que tu bebé se amamante, tu pezón será atraído hacia la parte posterior de la garganta, y esas encías diminutas te presionarán la areola. Los labios del bebé deben salir hacia fuera, como labios de pez, en vez de estar encogidos hacia adentro. Fíjate además que el bebé no esté succionando su propio labio inferior (los recién nacidos chuparán cualquier cosa) o la lengua (en el caso de que el pezón esté colocado debajo de la len-

gua en vez de encima). Puedes controlarlo empujando el labio inferior hacia abajo. Si te parece que lo que está succionando es su propia lengua, corta la succión con tu dedo, retira el pezón y asegúrate de que la lengüita del bebé esté baja antes de empezar de nuevo. Si es el labio, retíraselo gentilmente mientras succiona.

La lactancia no será dolorosa si el bebé se engancha adecuadamente (a menos, por supuesto, que tengas un pezón agrietado o una infección de seno; consulta las páginas 90 y 96). Si sientes dolor en el pezón mientras amamantas, es probable que tu bebé lo esté mordiendo en vez de estar succionando el pezón y la areola en conjunto. Retira al bebé de tu pecho (lee más abajo) y vuelve a engancharlo. Otra señal de que tu bebé no está enganchado correctamente es cuando oyes sonidos de chasquidos.

◆ Dale un margen para respirar: si tu seno bloquea la nariz del bebé una vez que está enganchado, oprime *ligeramente* el seno con el dedo.

SUCCIONAR VERSUS CHUPAR

Es una distinción sutil que puede significar una gran diferencia para el éxito de la lactancia. Para asegurarte de que tu bebé succione (es decir, que extraiga leche de tu seno), y no sólo chupe (adhiriéndose a tu seno sin resultados), busca una pauta firme y estable de succionar-tragar-respirar. Notarás un movimiento rítmico en la mejilla, mandíbula y oreja del bebé. Más adelante, cuando llegue tu leche, pon atención al ruido que haga al tragar, lo que te permitirá comprobar que la succión marcha bien.

Elevar un poquito a tu bebé también podría darle espacio para respirar. Pero mientras maniobras, asegúrate de no perder ese enganche por el que los dos han trabajado tanto.

◆ Desengancha con cuidado: si tu bebé ha terminado de succionar pero todavía sigue aferrado al seno, no lo retires abruptamente porque puedes dañar el pezón. En cambio, corta la succión colocando primero tu dedo en la comisura de los labios del bebé para dejar entrar un poco de aire e introduciendo gentilmente tu dedo entre sus encías hasta que sientas que se aleja del pezón.

CUÁNTO TIEMPO DEBE DURAR LA SESIÓN

Antiguamente se creía que si las primeras alimentaciones eran breves (cinco minutos en cada pecho) se evitaba la irritación de los pezones, permitiéndoles fortalecerse gradualmente. Sin embargo, la irritación de los pezones se debe a una posición incorrecta del bebé en el seno y tiene poco que ver con la duración de la sesión. Mientras la posición sea correcta, no hay necesidad de limitar el tiempo en que das el pecho. Deja que tu bebé sea tu guía. Todos los pequeños establecen sus propias pautas de lactancia, y seguir esa pauta garantizará que tanto el bebé como los senos estén satisfechos. Ten en cuenta que las primeras sesiones serán maratónicas. Algunos bebés tardan hasta cuarenta y cinco minutos en completar una sesión (aunque el promedio es de veinte a treinta minutos). Por eso no lo retires sólo porque se ha alimentado durante quince minutos en el seno número uno. Espera hasta que parezca listo para terminar y entonces ofrécele el segundo pecho, pero sin forzarlo.

Idealmente, por lo menos un pecho debería vaciarse en cada alimentación (aunque, una vez más, los senos nunca estarán completamente "vacíos", sólo bien drenados). Esto es más importante que asegurarte de que tome de los dos pechos. Entonces podrás estar segura de que tu bebé recibirá la leche final (rica en grasa) que llega al término de una alimentación, y no sólo la primera leche del comienzo (consulta la página 76).

El mejor modo de poner fin a una alimentación es esperar a que el bebé suelte el pezón. Si no lo hace (los bebés a menudo se duermen en el proceso), sabrás ponerle fin cuando el ritmo de succionar-tragar se haya reducido a cuatro succiones por un trago. A menudo, tu bebé se dormirá al terminar el primer seno y se despertará para alimentarse del segundo (después de un buen eructo; consulta la página 154) o se dormirá hasta la siguiente alimentación. Empieza esa siguiente alimentación con el seno del que no se alimentó o que no vació demasiado. Para no olvidarte, puedes prender un alfiler de gancho en el costado del sostén con el que empezaste en la sesión anterior o puedes colocar un protector mamario o un pañuelo desechable en la copa del sostén. El protector también absorberá las filtraciones del seno con el que no estés alimentando (que empezará a soltar leche con anticipación).

CON QUÉ FRECUENCIA AMAMANTAR

Al comienzo, deberás amamantar a menudo, *por lo menos* de ocho a doce veces en veinticuatro horas (a veces más, si el bebé lo exige), vaciando al menos un pecho en cada sesión. Si haces el cálculo, significa que estarás amamantando cada dos a tres horas (contando desde el comienzo de cada sesión alimenticia). Sin embargo, no te guíes

¿QUÉ TIPO DE LACTANTE ES TU BEBÉ?

Al igual que cada bebé tiene una personalidad única, cada uno tiene su propio estilo de succionar. Tu bebé podría caer dentro de algunas de las siguientes categorías, clasificadas por los investigadores. O tal vez tu bebé ha desarrollado un estilo completamente propio.

Barracuda: así se conoce al estilo en el que el bebé se prende al pecho con tenacidad y succiona vorazmente por diez a veinte minutos. Un bebé barracuda no tiene tiempo para distracciones: la alimentación es un asunto serio y exclusivo. Ocasionalmente, la succión de un bebé barracuda es tan enérgica que, incluso, puede causar dolor al principio. Si tus pezones son víctimas de la succión de tu bebé barracuda, no te preocupes: se fortalecerán rápidamente en cuanto se acostumbren a alimentar al pequeño tiburón (consulta los consejos para aliviar los pezones irritados en la página 90).

Excitado: si tu bebé se siente tan preso del entusiasmo cuando le presentas un seno que lo aprieta y suelta alternadamente –y después grita y llora en señal de frustración–, es probable que tengas en tus manos a un lactante excitado. Como madre de este tipo de lactante deberás tener una dosis extra de paciencia, ya que necesitarás tranquilizarlo antes de volver a ponerlo en posición. Por lo general, este tipo de lactante se vuelve menos excitado y más efectivo cuando comienza a tomarle el ritmo al proceso, en cuya etapa podrá aferrarse al premio sin incidentes.

Desinteresado: este tipo de lactante pospone el proceso de alimentarse. Estos bebés no muestran interés ni habilidad en succionar sino hasta el cuarto o quinto día, cuando baja la leche. No es productivo que lo obligues a alimentarse antes de que esté dispuesto (al igual que fracasará el intento de obligar a un niño a hacer su tarea en el último minuto, pero eso lo descubrirás más adelante). Por el contrario, la espera parece ser el mejor camino para el bebé; los desinteresados tienden a dedicarse a la tarea de alimentarse cuando están listos para hacerlo.

Gourmet: si a tu bebé le agrada jugar con tu pezón, saborearlo, probar un sorbito de leche, chasquear los labios y después saborear lentamente cada sorbo como si estuviera preparando una reseña para la guía culinaria Zagat, es probablemente un gourmet. Para este tipo de lactante la leche materna no es comida rápida. No trates de apresurar al gourmet durante su alimentación, porque se pondrá realmente furioso. Deja que se tome el tiempo necesario para disfrutar de la experiencia de alimentarse.

Perezoso: a este tipo de lactantes les gusta succionar durante unos minutos y luego descansar otro tanto. Algunos incluso prefieren la práctica de sorber y soñar: succionar durante quince minutos, dormirse durante otros quince minutos, para despertarse y seguir con su alimentación. Alimentar a este tipo de bebé tomará tiempo y paciencia, y al igual que a un gourmet, intentar apresurar a un perezoso durante su práctica no dará resultado.

por el reloj, sino que déjate guiar por tu bebé (a menos que no se despierte para sus alimentaciones), teniendo en cuenta que las pautas de lactancia varían mucho de un bebé a otro. Algunos recién nacidos necesitarán alimentarse con mayor frecuencia (cada hora y media a dos horas), y otros con una frecuencia ligeramente menor (cada tres horas). Si tienes un lactante frecuente, podrías pasar de una sesión a otra con poco más de una hora de intervalo, lo que no dará mucho descanso a tus exigidos senos. Pero no te preocupes. Esta frecuencia es sólo temporal, y a medida que tu suministro de leche aumenta y el bebé crece, las pausas entre una alimentación y otra se alargarán.

Las pausas entre alimentaciones de tu bebé también pueden variar de las del bebé de la vecina. Algunos lactantes considerados se alimentan cada hora y media durante el día, pero alargan la pausa entre alimentaciones nocturnas a tres o cuatro horas. Considérate afortunada si tu bebé entra en esta categoría; sólo lleva la cuenta de los pañales mojados para asegurarte de que, con todas esas horas de sueño, está consumiendo suficiente leche (consulta la página 185). Otros bebés podrían operar como relojes suizos, despertándose cada dos horas y media para alimentarse, ya sea a media mañana o en la mitad de la noche. Incluso estos bebés se ajustarán a una pauta más civilizada en los meses siguientes. A medida que empiezan a diferenciar entre día y noche, sus agradecidos padres saludarán las pausas cada vez mayores entre las alimentaciones nocturnas.

Pero aunque al principio te sientas tentada de estirar las pausas entre alimentaciones, resiste. La producción de leche se ve influida por la frecuencia, intensidad y duración de las succiones, especialmente en las primeras semanas de vida. Reducir esa demanda necesariamente frecuente –o acortar las sesiones alimenticias– saboteará con rapidez tu suministro. Lo mismo ocurrirá si dejas dormir al bebé durante las sesiones cuando debería estar alimentándose; si han pasado tres horas desde la última alimentación de tu recién nacido, es hora de que lo despiertes (consulta la página 134 para conocer las técnicas para despertarlo).

Lo que podrías estar preguntándote

CALOSTRO

"Acabo de dar a luz, estoy rendida y mi hijita duerme profundamente. ¿Necesito alimentarla de inmediato? Ni siquiera tengo leche todavía".

Mientras más pronto amamantes, más pronto tendrás leche, debido a que el suministro de leche depende de la demanda de ésta. Pero alimentar desde temprano y con frecuencia no sólo asegura que estarás produciendo leche en los días venideros, sino también que tu bebé recibirá su cuota completa de calostro, el alimento ideal para sus primeros días de vida. Este líquido amarillo (o a veces claro), apodado "oro líquido" por su fórmula poderosa, es rico en anticuerpos y glóbulos blancos que pueden defenderlo de bacterias y virus poderosos e, incluso, según las investigaciones, estimular la producción de anticuerpos en su propio sistema inmunológico. El calostro también cubre el interior de los intestinos del bebé, impidiendo efectivamente que las bacterias dañinas invadan su sistema digestivo inmaduro, y protegiéndolo de alergias y problemas estomacales. Y como si eso fuera poco, el calostro estimula la primera caquita de tu bebé (meconio; consulta la página 144) y ayuda a eliminar la bilirrubina, reduciendo la posibilidad de ictericia (consulta la página 142).

Un poquito de calostro rinde mucho. En total, tu bebé extraerá el equivalente a unas pocas cucharaditas, pero sorprendentemente es todo lo que necesita. Y como el calostro es fácil de digerir –es rico en proteínas, vitaminas y minerales, y bajo en grasa y azúcar– sirve como el aperitivo perfecto para las aventuras alimenticias que se avecinan.

Succionar el calostro durante unos pocos días satisface el tierno apetito de tu bebé, mientras le ayuda a tener un comienzo más saludable en la vida. El calostro también estimula la producción del siguiente plato: la leche de transición. Esta leche, que tus senos producen entre el calostro y la leche madura, suele parecerse a la leche mezclada con jugo de naranja (afortunadamente a los recién nacidos les sabe mucho mejor que eso) y es la que aparece cuando tu leche "llega". Contiene niveles más bajos de inmunoglobulinas y proteína que el calostro, pero tiene más lactosa, grasa y calorías. La leche madura, que aparece entre el décimo día y la segunda semana posparto, es poco espesa y blanca (a veces con una apariencia ligeramente azulada). Aunque parece crema aguada, es poderosa por su contenido de grasa y otros nutrientes que necesitan los bebés en crecimiento.

CONGESTIÓN MAMARIA

"Desde que hoy me salió la leche, mis pechos están el triple de hinchados que lo normal, además de duros. Siento tanto dolor que apenas puedo aguantar. ¿Cómo puedo amamantar así?".

Te crecen y crecen durante los nueve meses del embarazo, y justo cuando pensabas que no podían crecer más (al menos sin cirugía plástica), eso es exactamente lo que ocurre en la primera semana posparto. Y duelen bastante, de modo que ponerte el sostén puede ser una agonía. Lo que es peor, ahora que finalmente ha llegado la leche, amamantar puede ser más difícil que lo que era antes, no sólo porque tus senos están dolorosamente sensibles, sino porque están tan duros e hinchados que los pezones podrían estar planos haciendo más difícil la tarea para tu bebé.

La congestión que acompaña la llegada de la leche materna (y que puede empeorar cuando la lactancia empieza con lentitud) se produce súbita y dramáticamente, en cuestión de unas pocas horas. Ocurre más a menudo en el tercer o cuarto día posparto, aunque ocasionalmente tan pronto como en el segundo día o tan tarde como en el séptimo día. Aunque la congestión es un indicio de que tus senos empiezan a llenarse de leche, el dolor y la hinchazón también se deben a que la sangre fluye por ellos, asegurando que la fábrica de leche comience a producir a todo vapor.

La congestión es más incómoda para algunas mujeres que para otras, típicamente es más pronunciada con el primer bebé y también ocurre más tarde en estos casos que con los subsiguientes bebés. Algunas mujeres afortunadas (por lo general, las que tienen su segundo o tercer bebé), producen su leche sin pagar el precio de la congestión, especialmente si amamantan regularmente desde el comienzo.

Afortunadamente, la congestión mamaria es temporal y disminuye gradualmente a medida que se establece un sistema bien coordinado de oferta y demanda de leche. Para la mayoría de las mujeres, la hinchazón y dolor no duran más de veinticuatro a cuarenta y ocho horas, aunque para algunas el período se extiende por una semana.

Hasta entonces, hay algunas medidas que puedes tomar para reducir la incomodidad:

◆ Usa calor *brevemente* para suavizar la areola y estimular el descenso de leche al *comienzo* de una sesión alimenticia. Aplica una tela húmeda remojada en agua tibia, no caliente, justo en la areola o inclínate hacia un recipiente con agua tibia. También puedes estimular el flujo de leche masajeando *suavemente* el pecho del que toma tu bebé.

◆ Usa bolsas de hielo *después* de amamantar para reducir la congestión. Y aunque podría parecer un poco extraño y lucir aún más extravagante, las hojas de repollo frías también pueden ser *sorprendentemente* calmantes (usa las hojas grandes del exterior, enjuaga y seca bien y haz un orificio en el centro de cada una para tu pezón). O usa lo que se conoce en inglés como *cooling bra inserts*, especialmente diseñados.

◆ Usa día y noche un sostén de lactancia que te quede bien (con tiras anchas y sin revestimiento de plástico). Sin embargo, la presión sobre tus senos doloridos y congestionados puede provocarte aun más dolor; por lo tanto no lo uses demasiado ajustado. Y usa ropa suelta que no roce tus senos.

◆ El mejor tratamiento para la congestión es amamantar con frecuencia; y por lo tanto, no te tientes con dejar pasar una sesión de alimentación debido al dolor. Mientras menos succione el bebé, más congestionados estarán tus senos y mayor será el dolor que soportar. Por otra parte, mientras más alimentes a tu recién nacido, más rápido cederá la congestión. Si tu bebé no succiona enérgicamente como para aliviar la congestión en ambos senos en cada alimentación, usa un sacaleches para hacerlo tú misma. Pero no bombees demasiado,

sólo lo suficiente como para aliviar la congestión. De otro modo, tus senos producirán más leche de la que toma el bebé, lo que desequilibrará el sistema de oferta y demanda y producirá más congestión.

◆ Extrae a mano un poquito de leche de cada seno antes de amamantar para aliviar la congestión. Esto facilitará que la leche fluya y suavizará el pezón, permitiendo que tu bebé se enganche mejor.

◆ Cambia la posición de tu bebé entre una alimentación y otra (prueba la posición de fútbol americano en una, y la de cuna en otra; consulta la página 79). Esto asegurará que todos los conductos lácteos se vacíen y ayuden a aliviar el dolor de la congestión.

◆ En caso de dolor agudo, considera tomar acetaminofeno u otro analgésico suave recetado por tu médico. Si tomas uno, asegúrate de que sea inmediatamente después de amamantar.

"Acabo de tener a mi segundo bebé y mis senos están mucho menos congestionados que con el primero. ¿Esto significa que voy a tener menos leche?".

No, significa que vas a tener menos dolor y menos dificultad para amamantar, una buena noticia por donde se la mire. Aunque algunas mamás veteranas tienen la mala suerte de experimentar el mismo nivel de hinchazón u ocasionalmente más con el segundo bebé que con el primero, la congestión mamaria es menos común en el segundo y subsiguientes embarazos. Quizás se debe a que tus senos, que ya lo experimentaron antes, tienen menor dificultad para adaptarse a la afluencia de leche. O tal vez se debe a que tu experiencia te ha permitido amamantar con mayor eficiencia justo desde el comienzo. Después de todo, mientras más rápido el bebé empiece a succionar correctamente, menor congestión sufrirán tus senos.

Muy rara vez, la falta de congestión y de la sensación de que baja la leche indican una producción inadecuada de leche, pero sólo en las mamás primerizas. Y aun la mayoría de las novatas que no experimenta congestión, tiene un suministro abundante de leche. De hecho, no hay motivo para preocuparse de que tu suministro de leche será insuficiente a menos de que el bebé no progrese (consulta la página 182).

SOBREABUNDANCIA DE LECHE

"Pese a que mis senos ya no están congestionados, tengo tanta leche que mi bebé se atraganta cada vez que se alimenta. ¿Es posible que tenga demasiada?".

Aunque ahora pueda parecer que tienes leche suficiente como para alimentar a todo el vecindario –o por lo menos a una pequeña guardería infantil– ten la seguridad de que pronto tendrás la cantidad adecuada para alimentar a un bebé hambriento, específicamente el tuyo. Muchas mujeres comprueban que tienen demasiada leche en las primeras semanas de lactancia, con frecuencia tanta, que sus bebés tienen dificultades para seguir el ritmo del flujo y terminan resollando, salivando y atragantándose a medida que intentan tomar todo lo que sale. También podrías comprobar que el exceso de leche causa filtraciones, lo que puede resultar incómodo y vergonzoso (sobre todo cuando ocurre en público). Es posible que estés produciendo más leche de la que el bebé necesita ahora, o tal vez que la estés liberando con mayor rapidez de la que tu bebé puede tolerar. De un modo u otro, tu sistema de oferta y demanda se irá

ajustando más o menos en el siguiente mes, sintonizándose con los requerimientos de tu bebé, lo que significa que la sobreabundancia cesará. Hasta entonces, ten una toalla a mano para secarte a ti y al bebé durante sus alimentaciones, y prueba estas técnicas para reducir el flujo:

◆ Si tu bebé traga frenéticamente y resuella justo después de que te baja la leche, intenta retirarlo del pecho por un momento mientras sale la leche. Una vez que el flujo se reduzca a un chorrito estable que el bebé pueda manejar, dale nuevamente el pecho.

◆ Amamanta de un solo pecho durante una sesión. De esta manera, tu seno se vaciará completamente y tu bebé se verá inundado sólo una vez en la sesión, en vez de dos.

◆ Presiona suavemente la areola mientras das el pecho, para contener el flujo de leche cuando baja.

◆ Reacomoda a tu bebé ligeramente para que esté más sentado. Algunos bebés dejarán que el exceso caiga de su boca para aliviar el problema.

◆ Prueba a amamantar contra la gravedad, sentándote ligeramente hacia atrás o, incluso, de espaldas con tu bebé sobre tu pecho (aunque podría resultar incómodo hacerlo con frecuencia).

◆ Extrae leche antes de cada sesión alimenticia justo hasta que haya disminuido el chorro inicial. Después puedes darle el pecho al bebé, evitando que se inunde de leche.

◆ No disminuyas el consumo de líquidos. Ni aumentar ni disminuir la cantidad de líquidos tiene relación con la producción de leche. Beber menos líquidos no hará que produzcas menos leche, pero te puede provocar problemas de salud.

Algunas mujeres siguen siendo productoras prodigiosas de leche durante toda la lactancia. Si ése resulta ser tu caso, no te preocupes. A medida que tu bebé se vuelva más grande, más hambriento y más eficiente para succionar, es probable que termine acostumbrándose a seguir la corriente.

FILTRACIONES

"Siento que me sale leche de los senos todo el tiempo. ¿Es normal? ¿Va a durar mucho?".

No hay competencia posible en lo que respecta a camisetas mojadas (y sudaderas mojadas, suéteres mojados, camisones mojados, sostenes mojados y aun almohadas mojadas): las mamás que amamantan por primera vez ganan con toda facilidad. Las primeras semanas de lactancia son casi siempre muy húmedas, con frecuentes filtraciones, goteos o chorros de leche. Las filtraciones aparecen en cualquier momento, en cualquier lugar y, por lo general, sin mucha advertencia. De pronto, sentirás ese cosquilleo revelador, y antes de que puedas alcanzar un protector mamario para contener el flujo, o una toalla o suéter para ocultarlo, comprobarás que tienes otra vez un círculo húmedo en uno o los dos senos.

Como el descenso es un proceso físico que tiene una poderosa conexión mental, probablemente filtrarás leche cuando estés pensando en tu bebé, hablando de él o cuando lo escuches llorar. A veces una ducha tibia también puede estimularlo. O podrías filtrar espontáneamente al azar, en momentos en los que el bebé es lo último que tienes en mente (como cuando estás durmiendo o pagando cuentas) y en lugares que no podrían ser más públicos o menos oportunos (como cuando estás esperando en la fila de la oficina de correos o cuando estás por dar una presentación en el trabajo o en medio de una relación sexual). Podrías liberar leche si te demoraste en alimentar al bebé o en anticipación al momento de hacerlo (especialmente si el bebé se ha acostumbrado a un ritmo regular de alimentaciones), o te podría salir de un seno mientras amamantas con el otro.

Experimentar filtraciones en los senos no es divertido y puede ser incómodo, desagradable y vergonzoso, pero este efecto secundario de la lactancia es completamente normal, sobre todo al principio (no filtrar o hacerlo sólo un poco también es normal y, de hecho, muchas madres podrían notar que con su segundo bebé sus senos filtran menos que la primera vez). Con el tiempo, a medida que la demanda de leche empieza a satisfacer la oferta, y a medida que el proceso se regula mejor, los senos empiezan a filtrar considerablemente menos. Mientras esperas ansiosa ese día más seco, intenta seguir estos consejos:

◆ Ten una provisión de protectores mamarios. Pueden salvar la vida (o al menos la blusa) a las mujeres que filtran leche. Ten suministros de estos protectores en el bolso del bebé, en tu cartera y junto a tu cama, y reemplázalos en cuanto se mojen, que podría ser cada vez que amamantas y, a veces, todavía con mayor frecuencia. No uses protectores con forro de plástico o impermeables. Éstos atrapan la humedad en vez de absorberla, y pueden provocar irritación en los pezones. Experimenta hasta encontrar la variedad que más te acomode; algunas mujeres prefieren los desechables, mientras otras prefieren el tacto de los protectores lavables de algodón.

◆ No mojes la cama. Si filtras mucha leche por la noche, forra tu sostén con protectores mamarios extra antes de irte a la cama o pon una toalla grande debajo mientras duermes. Lo último que querrás hacer ahora es cambiar las sábanas todos los días o, peor aún, comprar un colchón nuevo.

◆ Opta por los estampados, especialmente oscuros. Pronto descubrirás que este tipo de diseños de ropa disimulan mejor las manchas de leche. Y si estás buscando otro motivo para usar ropa que se puede lavar en casa cuando tienes un recién nacido, las filtraciones de leche podrían ser el argumento decisivo.

◆ No te extraigas leche para impedir filtraciones. El bombeo no sólo no las detendrá sino que, por el contrario, las estimulará. Después de todo, mientras más estimules tus senos, más leche producirán.

◆ Aplica presión. Cuando la lactancia esté bien establecida y tu producción de leche se haya estabilizado (pero no antes), puedes tratar de contener la filtración nada más la sientas venir, presionándote los pezones (probablemente no sea una buena idea hacerlo en público) o cruzando los brazos fuertemente contra tus senos. Pero no lo hagas con frecuencia en las primeras semanas, porque podría inhibir el descenso de la leche y conducir a la obstrucción de los conductos lácteos.

DESCENSO

"Cada vez que acerco al bebé al pecho siento una extraña sensación, como si la leche empezara a salir. ¿Es normal?".

La sensación que estás describiendo es lo que se conoce en el negocio de la lactancia como descenso o eyección. No solamente es normal, sino también una parte necesaria del proceso de amamantamiento, una señal de que la leche es liberada desde los conductos que la producen. El descenso puede experimentarse como un hormigueo, como pinchazos (a veces incómodamente agudos) y a menudo como un sentimiento de plenitud o calidez. Suele ser más intenso en los primeros meses de la lactancia (y en el comienzo de una alimentación, aunque podrían ocurrir varios descensos cada vez que amamantas) y podría ser menos notorio a medida que tu bebé crece. El descenso también puede ocurrir en un seno mientras tu bebé succiona el otro, en anticipo a una sesión alimenticia, y a veces ni siquiera cuando es hora de dar el pecho (consulta la pregunta anterior).

El descenso puede tomar unos cuantos minutos (desde la primera succión hasta la primera gota) en las primeras semanas de la lactancia. Una vez que el seno y el bebé entran en sintonía, el descenso suele ocurrir en unos pocos segundos. Más adelante, cuando la producción de leche disminuye (cuando introduces sólidos o fórmula, por ejemplo), el descenso podría volver a tomar más tiempo.

El estrés, la ansiedad, la fatiga, una enfermedad o una distracción pueden inhibir el reflejo del descenso o eyección, como también grandes cantidades de alcohol. Por eso, si compruebas que tu reflejo no es óptimo o demora mucho tiempo, prueba algunas técnicas de relajación antes de darle el pecho al bebé, escogiendo un lugar tranquilo para las sesiones de alimentación y limitándote a sólo un trago de alcohol ocasional. Masajear suavemente el pecho antes de amamantar también podría estimular el flujo. Pero no te preocupes por el descenso de leche, ya que los verdaderos problemas en esta materia son extremadamente raros.

Un dolor profundo y punzante en los senos después de una sesión es un indicio de que empiezan a llenarse de leche nuevamente, pero por lo general esos dolores posteriores a la sesión no siguen después de las primeras semanas. Un dolor punzante o ardor *durante* la alimentación podría estar vinculado con las aftas (una infección que pasa de la boca del bebé al pezón; consulta la página 141). El dolor en los pezones cuando das el pecho podría atribuirse a un enganche incorrecto (consulta la página 80).

PERÍODO DE ALIMENTACIONES FRECUENTES

"Mi bebé de dos semanas se había estado alimentando con regularidad, cada dos a tres horas. Pero ahora, repentinamente, exige mamar cada hora. ¿Quiere decir que no está recibiendo lo suficiente?".

Todo parece indicar que tienes un bebé hambriento en tus manos... o mejor dicho en tus pechos. Es posible que esté experimentando un crecimiento acelerado (más común a las tres semanas y después a las seis), o tal vez necesita más leche para mantenerse satisfecho. De un modo u otro, lo que está haciendo para asegurarse de beber esa leche se conoce como "período de alimentaciones frecuentes". Sus instintos le dicen que alimentarse durante veinte minutos cada hora es un modo más eficiente de estimular tus senos a que produzcan la leche extra que necesita, que amamantar durante treinta minutos cada dos a tres horas. Y por eso te trata como una cafetería en vez de como un restaurante. En cuanto termina satisfecho una alimentación, ya está buscando algo para comer. Ponlo nuevamente al pecho y volverá a alimentarse.

Esas sesiones maratónicas son agotadoras y podrías empezar a sentir que tu bebé está permanentemente pegado a tu seno. Pero la buena noticia es que este período suele durar sólo uno o dos días, el tiempo que tu suministro de leche necesita para satisfacer la demanda creciente del bebé, y después probablemente volverá a un patrón de lactancia más consistente y civilizado. Mientras tanto, alimenta a tu pequeño barril sin fondo cuantas veces lo reclame.

PEZONES IRRITADOS

"Amamantar es algo que siempre quise hacer, pero como tengo los pezones terriblemente irritados no estoy segura de poder seguir amamantando a mi hijita".

Al principio te preguntas si tu recién nacida se adaptará alguna vez a amamantar; después, sin siquiera darte cuenta, comienza a succionar con tanta fuerza que se te irritan los pezones y hasta te duelen. Y esos pezones sensibles pueden hacer de la lactancia una experiencia miserable y frustrante. Por fortuna, la mayoría de las mujeres no sufre demasiado tiempo, ya que los pezones se fortalecen pronto y la lactancia deja de ser un dolor para pasar a ser un placer. Pero algunas mujeres, particularmente aquellas cuyos bebés no están en una posición correcta, y aquellas que tienen un "bebé barracuda" (con una succión muy enérgica; consulta la página 83) tienen continuas dificultades, con pezones irritados y agrietados que les provocan tanto dolor que llegan a temer cada sesión. Sin embargo, hay maneras de aliviar los pezones irritados:

◆ Asegúrate de que tu bebé esté en la posición correcta, de cara a tu seno, succionando toda la areola y no sólo el pezón. Si sólo chupa el pezón, además de dejarte los pezones irritados

¿OBSTÁCULOS EN LA RUTA DEL ÉXITO?

Aunque probablemente tuviste acceso a una especialista en lactancia en el hospital justo después de dar a luz, es posible que hayas salido del hospital dos días después del parto (a menos que hayas tenido una cesárea) y antes de que la lactancia estuviera bien establecida (incluso antes de que te saliera leche). Lamentablemente, la mayoría de los problemas de la lactancia no se presenta cuando tienes ayuda presionando simplemente un botón al lado de la cama del hospital. Los problemas aparecen cuando estás en casa, por lo general en la primera o segunda semana posparto. Si compruebas que la ruta del éxito de amamantar tiene más baches que los que anticipabas, no cedas. Por el contrario, llama por teléfono a una asesora en lactancia y solicita una visita a domicilio. Para muchas madres primerizas que experimentan dificultades al amamantar, esas visitas resultan muy beneficiosas, ya que las vuelven a encaminar hacia la ruta del éxito y les entregan mejores herramientas para enfrentar los baches en el camino. No esperes a que la situación mejore por sí sola; mientras más rápido resuelvas los problemas de lactancia, menos probable será que se conviertan en una situación inmanejable (como insuficiente producción de leche o que el bebé no reciba la dosis adecuada), y menores las posibilidades de que tengas que abandonar la lactancia antes de tiempo. Por eso busca ayuda antes de pensar en tirar la toalla. Tú y tu bebé lo merecen.

---

tu bebé quedará con una sensación de frustración, ya que no recibirá suficiente leche. Si la congestión mamaria le dificulta abarcar la areola completa, extrae un poquito de leche manualmente o con un sacaleches antes de amamantar, para reducir la hinchazón y facilitarle al bebé el enganche.

- Deja expuestos los pezones irritados o agrietados después de cada alimentación. Protégelos de la ropa y otros factores de irritación con un colchón de aire usando protectores de seno (no de pezones). Cambia los protectores mamarios con frecuencia si la filtración de leche los deja mojados. También asegúrate de que no tengan revestimiento de plástico, que sólo atrapará la humedad y aumentará la irritación.

- Si vives en un clima húmedo, usa un secador eléctrico de cabello, en el nivel tibio, y dirige el calor al seno (de 6 a 8 pulgadas de distancia) durante dos o tres minutos (no más). En un clima seco, la humedad será más beneficiosa: deja toda la leche que haya quedado en el seno después de una alimentación, para que se seque ahí mismo. O extrae algunas gotas de leche al final de una sesión y frótala sobre los pezones, asegurándote de que éstos estén secos antes de volver a ponerte el sostén.

- Los pezones están naturalmente protegidos y lubricados por glándulas sudoríparas y aceites en la piel. Pero el uso de una preparación comercial de lanolina modificada puede prevenir y/o curar las grietas en los pezones. Después de dar el pecho, usa lanolina ultra purificada de aplicación médica como Lansinoh, pero evita los productos en base a petróleo y la Vaselina en sí, como también otros productos aceitosos. Lava los pezones sólo con agua, estén o no irritados. Nunca uses jabón, alcohol, tintura de benzoína o toallitas húmedas. Tu bebé ya está protegido de tus gérmenes, y la leche en sí es limpia.

◆ Moja bolsitas de té en agua fría y colócalas sobre tus pezones irritados. Las propiedades del té ayudarán a aliviarlos y curarlos.

◆ Cambia la posición de amamantar para que una parte diferente del pezón sea comprimida en cada alimentación, pero mantén siempre al bebé de frente hacia tus pechos.

◆ No favorezcas un seno porque esté menos irritado o porque el pezón no esté agrietado. Intenta dar ambos pechos en cada sesión, aunque sea por unos pocos minutos, pero dale primero el que esté menos irritado ya que el bebé succionará con más energía cuando esté hambriento. Si los dos senos están igualmente irritados (o sin signos de irritación alguna), comienza la sesión con el último seno con el que lo alimentaste la vez anterior y que no se vació adecuadamente.

◆ Relájate durante unos quince minutos antes de amamantar. La relajación favorecerá el descenso de la leche (lo que significa que el bebé no tendrá que succionar con tanta fuerza), mientras que la tensión lo inhibirá. Si el dolor es severo, pregúntale al médico si puedes tomar algún remedio sin receta para aliviarlo.

◆ Si tus pezones están agrietados, vigila posibles signos de infección que pueden ocurrir cuando los gérmenes penetran a un conducto lácteo a través de una grieta en el pezón. Consulta las páginas 95 y 96 para información sobre conductos obstruidos y mastitis.

TIEMPO DEDICADO A AMAMANTAR

"¿Por qué nadie me dijo que estaría amamantando a mi bebé veinticuatro horas al día?".

Quizás porque no lo habrías creído. O porque nadie quería desalentarte. De un modo u otro, ahora lo sabes. Para muchas mujeres, amamantar es un trabajo de tiempo completo durante las primeras semanas. Pero arriba el ánimo: a medida que pase el tiempo, pasarás menos horas cautiva de tu insaciable pequeño. Cuando la lactancia se establece sólidamente, el número de sesiones empieza a disminuir. Para el momento en que tu bebé duerma durante toda la noche, probablemente habrás disminuido a cinco o seis alimentaciones, que te tomarán de sólo tres a cuatro horas de tu día.

Mientras tanto, despreocúpate de todo lo demás; relájate y saborea esos momentos especiales que sólo tú puedes compartir con tu bebé. Aprovéchalos por partida doble escribiendo un diario sobre el bebé, leyendo un libro o programando tu jornada en el papel. Es probable que después del destete, recuerdes con nostalgia esas muchas horas que dedicaste a dar el pecho.

MODA PARA LA LACTANCIA

"Cuando estaba embarazada esperaba con ansia el momento de volver a ponerme mi ropa de siempre, pero ahora que estoy amamantando me doy cuenta de que sigo limitada en lo que puedo usar".

No parece justo. Ahora que finalmente volviste a tener algo que se parece a una cintura (más o menos), qué tipo de ropa usar sigue teniendo sus complicaciones. Por suerte, tus opciones de moda son mucho menos limitadas cuando amamantas que cuando estabas esperando. Es cierto que tu vestuario necesitará algún ajuste, especialmente de la cintura para arriba; pero sin perder el sentido práctico, es posible que satisfagas con el mismo ajuar tanto el apetito de leche de tu bebé como tu apetito de estilo.

El sostén adecuado. No es de sorprender que el artículo más importante de tu vestuario de lactancia sea el único que tú, tu bebé y tu marido verán: un buen sostén de lactancia o, más probablemente, varios. Idealmente, deberías comprar por lo menos uno antes del nacimiento de tu bebé para que puedas usarlo inmediatamente en el hospital. Sin embargo, algunas madres comprueban que su talla de sostén aumenta tanto una vez que empieza a salir la leche, que no resulta conveniente comprar uno con anterioridad.

Hay muchos estilos de sostenes de lactancia disponibles; con o sin armazón metálico, con o sin adornos extras (aunque probablemente nada muy subido de tono), con copas que se desenganchan en los hombros o en el centro del sostén, o que se abren hacia un lado. Prueba una variedad antes de tomar tu decisión, pensando en la comodidad y la conveniencia, y teniendo en cuenta que deberás desengancharte el sostén con una sola mano mientras sostengas en la otra a un bebé hambriento y que llora. Sea cual sea el estilo que elijas, asegúrate de que el sostén esté confeccionado con algodón resistente y respirable, y con margen para crecer a medida que crezcan tus senos. Un sostén demasiado ajustado puede obstruir los conductos lácteos, sin mencionar la incomodidad cuando tus senos estén hinchados y tus pezones irritados.

Prendas de dos piezas. El traje de dos piezas es la declaración de moda cuando estás amamantando, especialmente cuando puedes levantarte la parte superior para dar el pecho (pero evita los protectores de seno ajustados). Las blusas o vestidos abotonados o con cierre en el frente también pueden resultar útiles (aunque te expondrás más de lo que quisieras en público si necesitas abrir el cierre de arriba hacia abajo, para que el bebé dé en el blanco; desabotonarte desde abajo suele ser una mejor apuesta). También podrías buscar vestidos y *tops* de lactancia diseñados con pliegues ocultos para facilitar una lactancia discreta y el acceso para extraerte leche. Esas prendas para amamantar también están diseñadas para acomodarse a un tamaño de busto mayor, lo que es una gran ventaja.

No elijas colores sólidos. Los colores sólidos, blancos y todo lo que sea claro revelará las manchas de la leche con mayor notoriedad que los diseños oscuros, que no sólo ocultarán tus filtraciones indiscretas sino también los bultos de los protectores en tus senos.

Usa ropa que se pueda lavar en casa. Entre las filtraciones de leche y la baba del bebé, el personal de la tintorería de la esquina estará tan feliz como tú de que tengas un flamante bebé en casa… a menos que uses ropa que puedas meter en la lavadora y en la secadora. Y después de unos pocos incidentes con tus blusas de seda, es probable que sólo uses ropa que se pueda lavar en casa.

No te olvides de acolchar el sostén. Los accesorios más importantes de una madre que amamanta son los protectores mamarios. Independientemente de lo que uses, siempre lleva uno o dos dentro del sostén (consulta la página 88 para más detalles).

AMAMANTAR EN PÚBLICO

"Planeo amamantar a mi pequeña por lo menos durante seis meses, y sé que no puedo quedarme dentro de la casa todo el tiempo, pero tampoco estoy tan segura de amamantar en público".

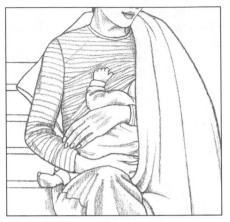

Uso de una manta para amamantar en público

En la mayoría de los lugares del mundo, una madre que amamanta a su bebé no atrae más atención que una madre que le da el biberón. Sin embargo, en los Estados Unidos la lactancia en público ha tardado en ser aceptada. Irónicamente, aunque los senos son celebrados en el cine, las revistas y las pasarelas, todavía es difícil de aceptar el hecho de que un bebé se alimente de ellos.

Por fortuna, amamantar en público ha llegado a tener mayor aceptación, y es más fácil hacerlo en más y más sitios. De hecho, muchos estados tienen leyes que garantizan el derecho de una madre a amamantar a su hijo en público, como también obligan a que existan áreas especiales para amamantar y extraerse leche en los lugares de trabajo. Sólo porque estés amamantando no significa que tengas que encerrarte para hacerlo. Con un poquito de práctica, aprenderás a amamantar con tanta discreción que sólo tu hijita y tú sabrán que está almorzando. Para alimentar en público de manera más privada:

- ◆ Vístete para la ocasión. Con la prenda adecuada (lee la pregunta anterior) podrás alimentar a tu bebé frente a una multitud, sin siquiera exponer una pulgada de piel. Desabotónate la blusa desde abajo o levántala un poquito. La cabeza de tu bebé cubrirá la parte de tu seno que pueda quedar expuesta.

- ◆ Practica frente a un espejo antes de hacerlo en público. Verás que, con una posición estratégica, quedarás completamente cubierta. O pide a tu marido (o una amiga) que te observe cuando alimentes al bebé en público las primeras veces y que te alerte ante cualquier indiscreción.

- ◆ Colócate una manta o chal o cubierta de lactancia (como *Hooter Hider*) sobre los hombros (mira la ilustración) para formar una carpa sobre tu bebé. Pero ten cuidado de no cubrir completamente a tu bebé. Ella necesitará respirar; por lo tanto, asegúrate de que la carpa esté bien ventilada. Cuando tu bebé y tú salgan a comer juntas, también puedes usar una servilleta grande.

- ◆ Porta a tu bebé. Un canguro permite amamantar en público con mucha discreción; portando a tu bebé de este modo podrás comer, ver películas e, incluso, caminar mientras amamantas. La gente supondrá que tu bebé está durmiendo.

- ◆ Crea tu propia zona de privacidad. Encuentra un banco debajo de un árbol, busca un rincón con alguna silla espaciosa en una librería, o elige un apartado en un restaurante. Da la espalda a la gente cuando tu bebé se esté enganchando al seno, para volverte una vez que esté bien posicionado.

◆ **Busca sitios especiales.** Muchos comercios grandes, centros comerciales, aeropuertos e, incluso, parques de diversiones, tienen cuartos separados para las madres que amamantan, equipados con cómodas mecedoras y cambiadores. O busca un baño con un cuarto separado para que tu bebé pueda cenar. Si ninguna de estas opciones está disponible donde vayas, y prefieres amamantar sin una multitud, dale el pecho dentro de tu auto estacionado antes de dirigirte a tu destino, si la temperatura lo permite.

◆ **Amamanta antes del frenesí.** No esperes hasta que tu hijita se ponga histérica para empezar a darle el pecho. Un bebé chillón sólo atraerá la atención que no deseas cuando amamantas en público. En cambio, ten presentes las señales que te advierten que tu bebé tiene hambre y, cuando te sea posible, prevé el llanto alimentándola.

◆ **Conoce tus derechos y disfruta ejercitándolos.** En más de veinte estados se han aprobado leyes que estipulan que las mujeres tienen derecho a amamantar en público, y que exponer un seno no es un acto indecente ni un delito. En 1999, una ley federal aprobó el derecho de la mujer a amamantar en cualquier sitio dentro de una propiedad federal. Incluso si vives en un estado que todavía no aprueba esa ley, tienes todo el derecho a amamantar a tu pequeña cuando esté hambrienta, ya que amamantar no es ilegal *en ningún sitio* (excepto en un auto en marcha, donde incluso un bebé hambriento debe estar asegurado en el asiento infantil).

◆ Haz lo que te parezca natural. Si alimentar a tu bebé en público te parece bien, hazlo. Si te incomoda, aun después de cierta práctica, busca la privacidad cada vez que puedas.

Un Bulto en el Pecho

"De un día para otro descubrí que tenía un bulto en el pecho. Es suave y un poco rojizo. ¿Puede estar relacionado con la lactancia... o es algo grave?".

Descubrir un bulto en el seno es motivo de preocupación para toda mujer. Pero por suerte, lo que describes seguramente tiene que ver con la lactancia. Es posible que un conducto lácteo esté obstruido, haciendo que la leche se bloquee. Por lo general, el área obstruida aparece como un bulto rojo y suave. Aunque no es serio en sí, un conducto obstruido puede derivar en una infección de seno, por lo tanto no debes descuidarlo. La base del tratamiento consiste en hacer fluir la leche:

◆ Vacía el seno afectado minuciosamente en cada alimentación. Ofréceselo al bebé primero, y estimúlalo a tomar toda la leche que pueda. Si aún parece quedar una cantidad significativa de leche después de amamantar (si puedes extraer un chorrito en vez de unas pocas gotas), extrae el resto de leche a mano o con un sacaleches.

◆ Quita presión del conducto obstruido. Asegúrate de que tu sostén o tu ropa no estén demasiado ajustados. Rota las posiciones de amamantar en cada alimentación para aplicar presión en diferentes conductos.

◆ Recluta a tu bebé para que colabore con un masaje. Mientras succiona, el mentón de tu bebé puede actuar masajeando en el conducto obstruido y puede ayudar a despejarlo.

- ◆ Aplica compresas tibias sobre el conducto obstruido antes de cada sesión. Masajea con suavidad el conducto antes y durante la alimentación.

- ◆ Asegúrate de que la leche seca no bloquee el pezón. Límpialo con agua tibia.

- ◆ No dejes de amamantar. Ahora no es el momento para el destete o para reducir la lactancia. Esto sólo agravaría el problema.

- ◆ Pese a tus mejores esfuerzos, ocasionalmente podrías desarrollar una infección. Si la zona sensible empieza a dolerte cada vez más y se endurece y se pone roja y/o tienes fiebre, llama a tu médico (lee la siguiente pregunta).

MASTITIS

"Mi bebé es un lactante entusiasta, y aunque mis pezones estaban un poco agrietados e irritados, pensé que todo iba bien. Pero ahora, de pronto, tengo un seno muy sensible y duro, peor que cuando me salió la leche por primera vez".

Después de un comienzo incierto, para la mayoría de las mujeres la lactancia pasa a ser un proceso relativamente tranquilo. Pero para algunas pocas –y parece que eres una de ellas– la mastitis (inflamación del seno) viene a complicar las cosas. Esta infección puede ocurrir en cualquier momento durante la lactancia, pero es más común entre la segunda y sexta semanas posparto.

La mastitis suele ser causada por la entrada de gérmenes, frecuentemente de la boca del bebé, a un conducto lácteo, a través de una grieta en la piel del pezón.

Como los pezones agrietados son más frecuentes entre quienes amamantan por primera vez, cuyos pezones no están acostumbrados a los rigores de la succión infantil, la mastitis ataca principalmente a las madres primerizas. Los síntomas de la mastitis incluyen severa irritación, dureza, enrojecimiento, ardor e hinchazón sobre el conducto afectado, con escalofríos generalizados y usualmente fiebre de 101ºF a 102ºF, aunque ocasionalmente los únicos síntomas son fiebre y fatiga. Es importante que el médico te atienda enseguida y por eso debes llamarlo inmediatamente. La terapia que te recete incluirá antibióticos y posiblemente reposo en cama, analgésicos y aplicaciones de calor.

Aunque amamantar con el seno afectado puede resultar doloroso, no debes evitarlo. De hecho, deberías dejar que tu bebé se amamante con frecuencia para mantener el flujo de leche e impedir la obstrucción. Vacía minuciosamente el seno a mano o con un sacaleches después de cada alimentación, si tu bebé no completa esa tarea. No te preocupes de transmitir la infección a tu bebé, ya que los gérmenes que la causaron probablemente vinieron de su boca.

Demorar el tratamiento de la mastitis podría conducir al desarrollo de un absceso en el seno, cuyos síntomas son un dolor palpitante insoportable, hinchazón, sensibilidad y calor en la zona afectada, además de variaciones de temperatura entre 100ºF y 103º. El tratamiento incluye antibióticos y, con frecuencia, un drenaje quirúrgico con anestesia local. Si desarrollas un absceso, la lactancia a través del seno afectado debe cesar temporalmente, aunque deberías seguir vaciándolo con un sacaleches hasta que cicatrice completamente y puedas continuar la lactancia. Mientras tanto, el bebé puede seguir alimentándose del seno no afectado.

LACTANCIA DURANTE UNA ENFERMEDAD

"Acabo de contraer gripe. ¿Puedo seguir dando el pecho a mi bebé sin que se enferme?".

Amamantar a tu bebé es el mejor modo de fortalecer su resistencia a tus gérmenes (y de otros a su alrededor) y de mantenerlo saludable. Tu bebé no puede recibir gérmenes del resfriado por medio de la leche materna, aunque se puede infectar por medio de otro tipo de contacto contigo. Para reducir la propagación de la infección, lávate siempre las manos antes de sostener a tu bebé o de tocar sus pertenencias, y también antes de amamantar. Si se enferma pese a tus precauciones, sigue los consejos para su tratamiento a partir de la página 606.

Para acelerar tu propia recuperación, como también para mantener tu suministro de leche y tus fuerzas mientras tienes un resfrío o gripe, bebe mucho líquido (una taza de agua, jugo, sopa o té descafeinado cada una hora mientras estás despierta), toma tu suplemento vitamínico y consume la dieta más equilibrada que puedas bajo las circunstancias. Consulta con tu médico si necesitas tomar algún remedio, pero no lo hagas sin aprobación médica.

Si te da un "virus estomacal" o gastroenteritis, debes volver a tomar precauciones para no infectar a tu bebé, aunque el riesgo es pequeño, ya que los lactantes parecen estar protegidos de este tipo de infecciones. Lávate las manos, especialmente después de ir al baño, antes de tocar a tu bebé o cualquier cosa que pueda llevarse a su boquita. Bebe muchos líquidos (como jugos de frutas diluidos o té descafeinado) para reemplazar los que pierdes como consecuencia de la diarrea o los vómitos.

LACTANCIA DURANTE LA MENSTRUACIÓN

"Aunque estoy amamantando, mi período volvió pronto. ¿Eso afectará mi producción de leche? ¿Puedo seguir amamantando a mi bebé?".

Si bien es cierto que muchas mujeres que amamantan exclusivamente no empiezan a menstruar hasta el destete (o un destete parcial), a otras mujeres, como tú, les vuelve el período tan pronto como tres o seis meses después del parto.

El retorno de la menstruación no significa el fin de la lactancia. Puedes, y deberías, seguir dando el pecho a tu bebé aunque hayas empezado a menstruar e, incluso, mientras tienes el período. Sin embargo, podrías experimentar una disminución temporal en tu suministro de leche, probablemente debido a los cambios hormonales que ocurren durante la menstruación. Seguir amamantando a tu bebé con frecuencia, especialmente en el comienzo de tu ciclo, puede ayudar, aunque esta reducción temporal podría estar a la par del curso de la menstrua-

CONTROL DE NATALIDAD Y LACTANCIA

En el pasado, las madres que amamantaban tenían que depender de un método anticonceptivo de barrera como el diafragma o el condón. Actualmente, las mujeres que amamantan tienen la opción de tomar la "minipíldora" –una versión de la píldora sólo de progestina– como también otros métodos hormonales que son seguros durante la lactancia. Para leer más sobre el control de natalidad posparto mientras amamantas, consulta la página 772.

ción. Tu suministro volverá en unos pocos días, una vez que tus niveles hormonales retornen a la normalidad. El sabor de tu leche también podría variar ligeramente, justo antes o durante tu período, debido también a los cambios hormonales. Tu bebé podría no verse afectado (algunos son menos mañosos que otros), o quizás se alimente con menor frecuencia o menor entusiasmo, rechace un seno o los dos o se muestre más irritable que de costumbre. Otra forma en que tu ciclo podría afectar la lactancia: tus pezones pueden volverse más sensibles durante la ovulación, durante los días anteriores a tu período o en ambos momentos.

LACTANCIA Y EJERCICIOS

"Ahora que mi bebé tiene seis semanas, me gustaría reanudar mi rutina de ejercicios. Pero he oído que los ejercicios podrían darle un gusto agrio a mi leche".

Lo que has oído sobre la relación entre los ejercicios y la leche materna (que el aumento de los niveles de ácido láctico después de hacer ejercicios pueden agriar la leche) es noticia vieja. Por suerte, las investigaciones recientes indican que los ejercicios moderados a intensos (como una rutina aeróbica cuatro a cinco veces por semana) no vuelven la leche agria. Y un reciente estudio reveló que el ejercicio moderado tampoco disminuye la cantidad de ácidos grasos vitales en la leche materna.

Por eso, no dudes en ejercitarte (ya sea corriendo, con máquinas o nadando, entre otros). Sólo cuídate de no excederte (ejercitarte al punto del agotamiento, realmente podría aumentar los niveles de ácido láctico como para agriarte la leche). Como medida de precaución, trata de programar tus ejerci-

cios inmediatamente después de amamantar, para que en el caso muy improbable de que los niveles de ácido láctico lleguen al extremo de agriar la leche, no afecten la próxima alimentación de tu bebé. Otra ventaja de ejercitarte enseguida después de dar el pecho es que tus senos no estarán incómodamente llenos. Si por algún motivo no puedes amamantar antes de una sesión de ejercicios muy exigente, trata de extraer y almacenar tu leche con anticipación, y luego dásela al bebé en un biberón cuando esté listo. Y como la leche salada no sabe mejor que la leche agria, si estás dando el pecho después de hacer ejercicios, dúchate primero (o por lo menos lava los restos de sudor salado de tus senos).

Ten en cuenta que si te ejercitas *excesivamente* de manera regular, es posible que experimentes dificultades para mantener tu suministro de leche. Esto podría estar más relacionado con el movimiento persistente de los senos y con la fricción excesiva de la ropa contra los pezones que con los ejercicios en sí. Usa un sostén deportivo de algodón firme cada vez que te ejercites. Y además, como los ejercicios agotadores de brazos pueden obstruir los conductos lácteos en algunas mujeres, levanta pesas con prudencia.

Finalmente, recuerda beber un vaso de agua (u otro líquido) antes y después de una rutina de ejercicios para reemplazar los líquidos que hayas perdido durante la sesión, en especial cuando hace calor.

COMBINACIÓN DEL PECHO Y EL BIBERÓN

"Estoy consciente de los beneficios de amamantar, pero no estoy segura de que quiero dar exclusivamente el pecho a mi pequeña. ¿Es posible combinar la lactancia con la alimentación con fórmula?".

Aunque todos coinciden en que amamantar exclusivamente es lejos lo mejor para el bebé, algunas mujeres comprueban que es incompatible con su estilo de vida (demasiados viajes de negocios lejos de casa), que es muy difícil (se les irritan o agrietan los pezones, o padecen múltiples infecciones de seno o escasez crónica de leche), que les consume demasiado tiempo (entre el trabajo y otras obligaciones) o que simplemente les resulta agotador. Para estas mujeres, combinar la lactancia con la fórmula podría ser la mejor opción. Aunque no es una opción que se ponga a menudo sobre el tapete (las mujeres tienden a suponer que la alternativa es sólo dar el pecho o la fórmula), es la que puede ofrecer lo mejor de ambas alimentaciones en algunas circunstancias. Ten en cuenta que *cualquier* dosis de leche materna es mejor para el bebé que ninguna.

Sin embargo, hay principios importantes que recordar si vas a optar por esta combinación:

Posterga el biberón. Trata de postergar la alimentación con fórmula hasta que la lactancia esté establecida, al menos por dos o tres semanas. De este modo tu suministro de leche se activará y tu bebé estará acostumbrado a amamantar (que requiere más esfuerzo) antes de darle el biberón (que requiere menos esfuerzo).

No te apures. No cambies abruptamente al biberón, sino que haz la transición lentamente. Introduce el primer biberón con fórmula una hora o dos después de una sesión de pecho (cuando el

¿LA CONFUSIÓN DEL PEZÓN TE CONFUNDE?

Quizás te agradaría probar la combinación de pecho y biberón. O tal vez preferirías presentarle el biberón a tu bebé, para tener la opción de recostarte de vez en cuando. Pero has escuchado que presentarles el biberón demasiado pronto o del modo inadecuado puede causar "confusión del pezón" y ahora no estás segura de qué hacer. Aunque muchas asesoras en lactancia advierten a las madres primerizas sobre los peligros de la confusión del pezón, argumentando que empezar con el biberón antes de que el bebé haya llegado a dominar la técnica de la lactancia podría sabotear el amamantamiento (aunque otros expertos sostienen que la confusión del pezón no existe), casi todos los bebés son capaces de combinar sin esfuerzo el seno materno y el biberón.

Hacerlo oportunamente es la clave (si le das el biberón demasiado pronto el bebé podría resistirse al pecho, porque le parece demasiado trabajo; si se lo das muy tarde, podría estar demasiado apegado al pezón materno como para intentar probar un sistema alternativo). Pero la personalidad también desempeña un papel importante (algunos bebés son más abiertos a experiencias nuevas, y otros son obstinadas criaturas de hábito). Lo más importante, sin embargo, es la perseverancia (tuya y del bebé). Aunque al principio tu bebé parezca confundido con el biberón, e incluso rechace los primeros intentos, es probable que pronto se acostumbre a la combinación del pecho y el biberón. Ten presente, eso sí, que algunos bebés desarrollan una preferencia inflexible por un método de alimentación sobre otro y se resisten a combinarlos. Para más información sobre cuándo comenzar a darle el biberón, consulta la página 239.

bebé tenga hambre pero no esté famélico). Aumenta gradualmente la frecuencia de biberones y disminuye las sesiones de lactancia, preferiblemente con unos días de diferencia entre cada nueva adición del biberón hasta que se lo ofrezcas en vez del pecho cada alimentación por medio (o con la frecuencia que prefieras). Avanzar lentamente para eliminar el amamantamiento exclusivo evita conductos obstruidos e infecciones del seno.

Vigila el suministro. Cuando empieces a suplementar, la disminución en la demanda de la leche materna podría reducir rápidamente tu suministro. Necesitarás amamantar lo suficiente para que tu suministro lácteo no disminuya demasiado (para la mayoría de las mujeres, seis alimentaciones completas en un período de veinticuatro horas bastan para mantener una producción de leche suficiente para un recién nacido). Tal vez también necesitarás extraerte leche ocasionalmente para mantener tu suministro. Si tu bebé no se alimenta lo suficiente (o si no te estás extrayendo leche para compensar esas sesiones en que no das el pecho), podrías comprobar que no tienes suficiente leche como para amamantar, y la combinación podría resultar contraproducente.

Escoge el pezón adecuado. Tienes el pezón adecuado para amamantar, ahora tienes que escoger el adecuado para el biberón. Escoge uno que se parezca a los creados por la naturaleza, con una base ancha y un flujo lento. Esta forma le permite al bebé sellar firmemente los labios en torno a la base en vez de succionar sólo de la punta. Y el flujo lento asegura que tu bebé tiene que trabajar para extraer la leche, tal como debe hacerlo cuando le das el pecho.

RELACTANCIA

"Desde su nacimiento, he estado alimentando a mi bebé de diez días con fórmula y pecho, pero ahora quiero amamantarlo exclusivamente. ¿Es posible?".

No será fácil –porque aun un período breve de suplementos alimenticios ha disminuido tu suministro–, pero decididamente es posible. Con tiempo, dedicación, paciencia –y la cooperación de un bebé hambriento– podrás pronto hacer la transición de la combinación al seno exclusivamente. La clave para hacer que tu bebé deje la fórmula será producir suficiente leche como para compensar la diferencia. Así es como puedes aumentar tu suministro de leche y hacer una transición exitosa de una lactancia parcial a una total:

◆ Trata de vaciar. Como la estimulación frecuente y regular de tus senos es fundamental para la producción de leche (mientras más uses más producirás), necesitarás vaciar los senos (ya sea amamantando o extrayéndote leche) *al menos* cada dos horas y media durante el día y cada tres a cuatro horas por la noche.

◆ Bombea al final. Termina cada sesión de lactancia con cinco a diez minutos de bombeo para asegurarte de que tus senos estén bien vaciados, estimulando aún más la producción de leche. Puedes congelar la leche extraída para usar más adelante (consulta la página 179) o dársela a tu bebé junto con un suplemento de fórmula.

◆ Disminuye gradualmente la fórmula. No le quites la fórmula de golpe. Tu bebé necesitará alimentación suplementaria hasta que se haya establecido plenamente tu producción de leche, pero ofrécele el biberón solamente después de una sesión de pecho. A medida que tu producción láctea aumente, ve poniendo menos fórmula en cada biberón. Si anotas la cantidad de fórmula que tu bebé toma diariamente, deberías notar una lenta disminución en esa cantidad a medida que aumente tu propio suministro.

- Considera un Sistema de Nutrición Suplementaria. Si usas un Sistema de Nutrición Suplementaria (SNS) como *Medela Supplemental Nursing System* o *Lact-Aid Nursing Training System* puedes facilitar la transición de pecho y biberón a sólo pecho. Este sistema te permite alimentar con fórmula a tu bebé mientras succiona el pecho (consulta la página 185). De esta manera, tus senos reciben la estimulación que necesitan y tu bebé todo el alimento que precisa.

- Cuenta los pañales. Recuerda llevar la cuenta de los pañales mojados y de los con caquita para asegurarte de que tu bebé está recibiendo suficiente alimento (consulta la página 182). Además, mantente en contacto con el médico de tu bebé y haz que lo pesen con frecuencia para comprobar que está recibiendo suficiente alimento durante la transición.

- Si es posible, prueba con medicación. Hay opciones herbarias (algunas asesoras en lactancia aconsejan fenogreco en pequeñas cantidades para estimular la producción de leche) e, incluso, un medicamento tradicional (llamado Reglan, que a veces se usa para estimular la producción de leche)[1]. Pero, al igual que con todas las hierbas y medicamentos, no tomes ninguno para estimular tu producción de leche sin el conocimiento y dirección de tu médico, el pediatra de tu bebé y/o una asesora certificada en lactancia familiarizada con tu situación particular. Y ni siquiera consideres tomarlos, a menos que realmente necesites aumentar tu producción de leche.

- Ten paciencia. La relactancia es un proceso que lleva tiempo, y tu éxito depende de un buen sistema de apoyo. Recluta la ayuda de tu marido, familia y amistades, si es posible. Recibe apoyo y consejos de una asesora en lactancia, que puedes encontrar por medio del hospital, de tu médico, una partera o tomando contacto con tu filial local de La Leche League.

Este proceso exigirá un esfuerzo permanente de tu parte desde por lo menos unos pocos días hasta incluso algunas semanas. Aunque a veces podría parecer frustrante, es probable que en definitiva sea una experiencia gratificante. Sin embargo, y aun con los mejores esfuerzos, de vez en cuando la relactancia no tiene éxito. Si éste es tu caso y tienes que alimentar a tu bebé con biberón parcial o completamente, no te sientas culpable. Tus esfuerzos por amamantar deberían hacerte sentir orgullosa. Y recuerda que la lactancia –aunque sea por un período breve– proporciona grandes beneficios a tu bebé.

---

1. Aunque Reglan no está aprobado por la FDA para el propósito de estimular la producción de leche materna, varios estudios han demostrado que el fármaco aumenta su suministro. Sin embargo, hay efectos secundarios para la madre y el bebé, de modo que consulta a tu médico antes de probar cualquier medicamento.

Todo acerca de:
CÓMO MANTENER TU LECHE SALUDABLE Y SEGURA

Alimentar a tu bebé fuera del útero no requiere el mismo grado de dieta o vigilancia que como lo hacías cuando estaba en tu interior. Pero mientras amamantes, deberás prestar atención a lo que consumes para que todo lo que reciba tu bebé sea saludable y seguro.

LO QUE COMES

¿Estás cansada de vigilar tu dieta como un halcón al acecho? Aquí encontrarás algunas noticias que te encantará escuchar: en comparación con el embarazo, la lactancia impone mínimas demandas a tu dieta. La composición básica de la leche humana de grasa-proteínas-carbohidratos no depende directamente de lo que consume la madre. De hecho, las mujeres en todo el mundo producen leche adecuada y abundante con dietas inadecuadas. Eso se debe a que si la madre no consume suficientes calorías y proteínas para producir leche, su propio organismo recurrirá a sus reservas de nutrientes para impulsar la producción (eso, hasta que esas reservas se agoten).

Pero sólo porque puedas producir leche con una dieta inadecuada, no quiere decir que debas tenerla. Claramente, más allá de la cantidad de nutrientes que tu cuerpo pueda tener en reserva, el objetivo mientras amamantas nunca debe ser agotar estas reservas, ya que es demasiado riesgoso y te hace vulnerable a una serie de problemas de salud, incluso la posibilidad de padecer osteoporosis más adelante en tu vida. Por

eso asegúrate de comer (no importa lo desesperada que estés por bajar de peso) y de comer bien (consulta La dieta posparto, página 741). Pero consuélate con el hecho de que las madres que amamantan –al contrario de las embarazadas– no tienen que tener tanto cuidado con lo que comen y con lo que no comen (sin embargo, hay ciertas restricciones por seguridad; léelas en la página 105).

De hecho, comer una amplia variedad de alimentos parece ser beneficioso para el bebé que se amamanta, y no sólo desde un punto de vista nutricional. Como lo que comes afecta el sabor y el olor de tu leche, tu lactante está expuesto a diferentes sabores mucho antes de sentarse a la mesa a comer, lo que podría ayudarlo a formar sus hábitos alimenticios futuros. Los primeros sabores que experimenta el lactante podrían proporcionarle la base de sus preferencias culturales y étnicas culinarias. Un niño indio, por ejemplo, por lo general no tiene problemas en comer alimentos con curry, probablemente porque ha estado expuesto a él desde que era un feto (por medio del líquido amniótico) y después a través del pecho. Por el mismo motivo, un niño mexicano podría estar más acostumbrado al olor y sabor de las salsas picantes. Por otra parte, el niño de una madre que siguió una dieta suave durante el embarazo y la lactancia podría tener más probabilidades de apartar de sí un plato de chile picante una vez que llega la hora de los sólidos.

Ocasionalmente, un bebé con un paladar muy selectivo podría rechazar la leche materna después de que la madre

¿ALIMENTOS QUE PRODUCEN LECHE?

Toda madre que da el pecho lo ha oído al menos una vez: hay alimentos, bebidas y pócimas herbarias que tienen la supuesta facultad de aumentar la producción de leche materna. Abarcan todo el espectro: desde leche y cerveza hasta té elaborado con hinojos, cardo santo, anís, ortiga y alfalfa; desde garbanzos y regaliz hasta papas, aceitunas y zanahorias. Aunque algunas madres aseguran la eficacia de estas tradiciones culturales y cuentos de abuelas, algunos expertos sostienen que los efectos de esas "pócimas que producen leche" son principalmente sicológicos. Si una madre cree que lo que come o bebe producirá leche, se relajará. Si está tranquila, la leche le bajará bien. Si su reflejo de bajar la leche es bueno, lo interpretará como una señal de que tiene más leche, y que la pócima ejerció su magia después de todo. Recuerda: el mejor modo de aumentar tu suministro de leche –y el único comprobado–, es amamantar a tu bebé con frecuencia.

haya comido alimentos con un sabor particular, como ajo (posiblemente porque el sabor no le resulta familiar). Otros, quizás debido a que se acostumbraron a una infusión de ajo durante su estada en el útero, podrían disfrutar más de la leche materna cuando mamá ha estado disfrutando del pesto y los camarones. Y si quieres interesar a tu bebé en los vegetales, aquí tienes un dato para considerar: según un estudio, los bebés cuyas madres tomaron jugo de zanahorias durante el embarazo y la lactancia, consumieron con más entusiasmo el cereal mezclado con jugo de zanahorias que los niños cuyas madres se abstuvieron de las zanahorias. Esto evidencia que lo que comes ahora puede tener un efecto positivo en los futuros hábitos alimenticios de tu lactante, otro buen motivo para que consumas vegetales. Otro punto a favor: tu bebé que se amamanta podría tener ventaja sobre sus coetáneos alimentados con fórmula cuando llegue el momento de sentarse a la mesa en la sillita elevada. Se ha demostrado que los lactantes experimentan la transición hacia los alimentos sólidos con mayor facilidad, probablemente porque ya están aclimatados a diferentes sabores al beber la leche materna.

Pero es probable que no todo lo que comas tenga un final feliz en la barriga de tu bebé. Después de comer alimentos como repollo, brócoli, cebollas, coliflor o col de Bruselas, algunas madres comprueban que sus lactantes experimentan gases (aunque los estudios científicos no han comprobado esta evidencia anecdótica). El malestar estomacal en algunos bebés se ha asociado a productos lácteos, cafeína, cebollas, repollo o frijoles en la dieta materna. Una dieta materna que incluye muchos melones, duraznos y otras frutas puede causar diarrea en algunos bebés mientras que el pimiento rojo puede causar un sarpullido en algunos lactantes. Otros bebés son alérgicos a algunos alimentos en la dieta de sus madres, siendo los más comunes la leche de vaca, huevos, frutas cítricas, nueces o trigo (consulta la página 197 para informarte más sobre las alergias en los lactantes). Lo que comes también puede cambiar el color de tu leche e, incluso, el color de la orina de tu bebé. Por ejemplo, una madre que bebe gaseosa de naranja podría notar una coloración rosa-naranja en su leche y un rosa brillante en la orina de su bebé (inofensivo, pero decididamente motivo de inquietud). El alga (*kelp*), alga marina (en versión tableta) y otras vitaminas naturales de alimentos saludables han sido asociados a una leche materna de coloración verdusca (oportuno para el Día de San Patricio, pero probablemente algo que no querrás ver regularmente).

Entre que consumes un determinado alimento hasta que afecta el sabor y olor de tu leche transcurren de dos a seis horas. Por eso, si notas que tu bebé tiene gases, devuelve la leche, rechaza el pecho o está inquieto después de unas pocas horas de que has comido cierto alimento, trata de eliminarlo de tu dieta durante unos días para comprobar si los síntomas de tu bebé o su rechazo a tomar el pecho desaparecen.

Lo Que Bebes

¿Cuánto tienes que beber para asegurarte de que tu bebé reciba suficiente leche? En realidad, no más de lo que tienes que beber en cualquier otro momento de tu vida adulta. Las madres que dan el pecho no tienen que beber más que esos ocho vasos diarios –de agua, leche u otros líquidos– para asegurar un buen suministro lácteo. De hecho, beber demasiado líquido podría disminuir la cantidad de leche que produces.

Sin embargo, la mayoría de los adultos no bebe la cuota diaria necesaria, y las madres que dan el pecho no son la excepción. Una manera de asegurarte de beber tu cuota es mantener una botella o vaso de agua cerca cuando estés amamantando (que al principio será al menos ocho veces por día); cuando beba tu bebé, tú también hazlo. Si no bebes lo suficiente, tu suministro de leche no te lo hará saber (no disminuirá, a menos que estés seriamente deshidratada), pero tu orina sí te lo hará notar, ya que se volverá más oscura y escasa. Como regla general, esperar hasta estar sedienta para beber significa que has pasado demasiado tiempo sin líquidos (podrías sentirte más sedienta de lo habitual después de dar a luz, debido a la pérdida de líquidos y a una inadecuada ingestión de líquidos durante el parto, y reponer esos fluidos es importante para tu salud).

Hay algunas bebidas que deberías evitar, o por lo menos limitar, cuando amamantas. Consulta la página 105.

Qué Medicamentos Tomar

La mayoría de los medicamentos –con o sin receta médica– no tiene efecto sobre la cantidad de leche que produce una madre que da el pecho ni sobre el bienestar del bebé. Si bien es cierto que lo que entra en tu organismo va a dar hasta tu suministro de leche, la cantidad que finalmente llega a lo que consume tu bebé es una fracción mínima de lo que tú consumiste. Muchos fármacos no parecen surtir ningún efecto sobre el lactante, otros tienen un efecto leve y pasajero y muy pocos pueden provocar un efecto decididamente perjudicial. Pero como no se sabe demasiado sobre las consecuencias a largo plazo que los medicamentos pueden tener sobre el lactante, debes ser prudente cuando tomes remedios genéricos o recetados mientras estés amamantando.

Los medicamentos que imponen un riesgo teórico al lactante llevan una advertencia; en la etiqueta, en el envase o en ambos. Cuando los beneficios superan los posibles riesgos, tu médico probablemente aprobará el uso ocasional de determinados remedios sin consulta médica (ciertos medicamentos para resfríos y analgésicos leves, por ejemplo), y te recetará otros cuando tu salud lo requiera. Al igual que la embarazada, la madre que da el pecho no le hace ningún favor al bebé ni a sí misma si se niega a tomar medicamentos recetados en esas circunstancias. Asegúrate, desde ya, de que cualquier médico que te recete un medicamento sepa que estás amamantando.

Para conocer la información más actualizada sobre los medicamentos que se consideran seguros durante la lactancia y los que no, consulta con el pediatra de tu bebé o con tu sucursal local de *March of Dimes*, o visita su página web en www.modimes.org. Las investigaciones más recientes indican que muchos medicamentos (incluyendo acetaminofeno, ibuprofeno, la mayoría de los sedantes, antihistamínicos, descongestionantes, algunos antibióticos, antihipertensivos y antitiroideos e, incluso, algunos antidepresivos) son compatibles con la lactancia. Algunos, sin embargo, incluidos los utilizados para el cáncer, el litio y algunos remedios como los derivados del ergot (para el tratamiento de migrañas) son claramente perjudiciales. Otros son sospechosos. En algunos casos, una medicación se puede discontinuar durante el período de la lactancia; en otros, es posible encontrar un sustituto más seguro. Cuando se necesita a corto plazo una medicación no compatible con la lactancia, ésta última puede interrumpirse temporalmente (extrayendo y desechando la leche). O bien puede ajustarse la dosis para tomar justo después de amamantar o antes del período de sueño más prolongado del bebé. Como siempre, toma los medicamentos –incluso hierbas y suplementos– sólo con la aprobación de tu médico.

LO QUE DEBERÍAS EVITAR

Aunque las madres que amamantan tienen considerablemente más libertad de acción en lo que respecta a su dieta y su estilo de vida que las embarazadas, de todos modos hay una variedad de sustancias que conviene evitar –o por lo menos reducir– mientras das el pecho. Muchas de ellas son algunas de las que probablemente dejaste al prepararte para –o durante– el embarazo.

Nicotina. Muchas de las sustancias tóxicas en el tabaco entran en el flujo sanguíneo y, en definitiva, en la leche. Fumar en exceso (más de un paquete diario) disminuye la producción de leche y puede causar vómitos, diarrea, aceleración del ritmo cardíaco e inquietud en los bebés. Aunque no se conocen a ciencia cierta los efectos a largo plazo de estos venenos en tu bebé, se puede especular con certeza que no son positivos. Como si fuera poco, se sabe que el humo de segunda mano de los padres y madres que fuman puede causar una serie de problemas de salud en los hijos, incluyendo cólicos, infecciones respiratorias y un aumento en el riesgo de síndrome de muerte súbita infantil (consulta la página 288). Si no puedes dejar de fumar, de todos modos tu bebé estará mejor amamantado que alimentado con el biberón. Sin embargo, trata de reducir el número de cigarrillos por día y no fumes justo antes de dar el pecho.

Alcohol. El alcohol llega hasta la leche materna, aunque la cantidad que recibe tu bebé es considerablemente menor de la que tú bebes. Si bien probablemente no es perjudicial tomar unas pocas copas por semana (aunque no más de una en un solo día), en general deberías tratar de limitar tu consumo de bebidas alcohólicas mientras das el pecho.

Beber mucho también ocasiona otros problemas. En grandes dosis, el alcohol puede hacer que el bebé se sienta adormecido, torpe, no reactivo e incapaz de alimentarse bien. En dosis muy grandes, puede interferir con su respiración. Demasiadas copas también pueden afectar tu propio funcionamiento (estés amamantando o no), lo que te hará

¿DEBES DESPEDIRTE DEL MANÍ MIENTRAS AMAMANTAS?

Si tienes antecedentes familiares de alergias al maní o cacahuate –u otros alimentos– es prudente que lo evites en todas sus formas mientras amamantas. Las investigaciones han concluido que los alérgenos del maní pueden transmitirse al bebé a través de la leche materna. Se ha especulado que esta exposición temprana a los alérgenos del maní hace que el bebé se sensibilice a ellos, lo que puede conducir a alergias potencialmente severas más adelante en la infancia. Si tienes alergia o existen antecedentes familiares en ese sentido, consulta a tu médico o tu alergista para determinar qué alimentos deberías evitar mientras amamantas.

menos capaz de cuidar, proteger y nutrir a tu bebé, y más susceptible a la depresión, fatiga y a cometer errores de juicio. Asimismo, puede debilitar tu reflejo de descenso o eyección de leche. Si decides tomar una copa ocasionalmente, hazlo inmediatamente después de dar el pecho, y no antes, para permitir que el alcohol se asimile después de un par de horas.

Cafeína. Una o dos tazas de café, té o cola con cafeína por día no les afectará a tu bebé ni a ti, y durante esas semanas posparto privada de sueño un empujoncito del café de la esquina podría ser justo lo que necesitas para seguir adelante. Más cafeína probablemente no es buena idea; demasiadas tazas podrían volverlos a los dos, o a uno de ustedes, nervioso, irritable e insomne (algo que decididamente no querrás). La cafeína también ha sido asociada al reflujo en algunos bebés. Ten en cuenta que los lactantes no pueden deshacerse de la cafe-

ína con la misma eficiencia que los adultos y, por lo tanto, puede acumularse en sus sistemas. Por eso limita la cafeína mientras amamantas o cambia o supleméntala con bebidas libres de cafeína.

Hierbas. Aunque las hierbas son naturales, no son siempre seguras, especialmente para las madres que dan el pecho. Pueden ser tan poderosas –y tan tóxicas– como algunos fármacos. Como éstos, los ingredientes químicos de las hierbas llegan hasta la leche materna. Incluso, hierbas como el fenogreco (que se ha utilizado durante siglos para aumentar el suministro de leche materna y que a veces es recomendada en pequeñas dosis por asesoras en lactancia, a pesar de que los estudios científicos han arrojado resultados mixtos), pueden tener un efecto muy potente en la presión sanguínea y en el ritmo cardíaco si se toman en grandes dosis. En general, es poco lo que se sabe sobre los efectos que las hierbas pueden tener en los lactantes, debido a que no se han realizado suficientes estudios. No existen reglas sobre la distribución de hierbas, y la FDA no ejerce regulación sobre ellas. Para actuar con prudencia, consulta con tu doctor antes de tomar cualquier tipo de remedio herbal. Y piensa dos veces antes de tomar un té de hierbas, considerando que la FDA ha aconsejado precaución en su consumo hasta que se tenga más información. Por ahora, limítate a los tipos de té de hierbas confiables que se consideran seguros durante la lactancia (entre ellos, *orange spice*, menta, frambuesa, *rooibos* y escaramujo), lee detenidamente las etiquetas para asegurarte de que no se han añadido otras hierbas a la infusión, y bébelas sólo con moderación.

Sustancias químicas. Consumir una dieta rica en aditivos químicos nunca es buena idea y durante la lactancia como en el embarazo puede ser particularmente una mala opción. Aunque no es necesario obsesionarse leyendo las etiquetas, un poco de prudencia es aconsejable. Recuerda que muchas de las sustancias que se añaden a tus alimentos también se añadirán, a través de ti, a tu bebé. Como regla general, trata de evitar los alimentos procesados que contengan largas listas de aditivos e intenta seguir los siguientes consejos para comer saludablemente:

◆ Endulza sin riesgos. Aspartamo es probablemente una mejor opción que la sacarina (sólo ínfimas cantidades de aspartamo pasan a la leche materna), pero como todavía no se conocen las consecuencias a largo plazo de estos edulcorantes sobre la salud, lo mejor es evitar los excesos (no uses aspartamo bajo ninguna circunstancia si tú o tu bebé padece PKU –fenilcetonuria). Sin embargo, la sucralosa (Splenda) está elaborada con azúcar y se considera segura y un buen sustituto del azúcar libre de calorías.

◆ Busca lo orgánico. Las frutas y verduras orgánicas certificadas están ahora disponibles en los supermercados, como también productos lácteos, aves, carne y huevos orgánicos. Pero no pierdas la cabeza ni recorras toda la ciudad para proteger de pesticidas la leche de tu bebé. Haz lo que puedas para evitar los pesticidas incidentales (y elegir alimentos orgánicos es el mejor modo de hacerlo), pero ten en cuenta que pese a tus mejores esfuerzos una determinada cantidad terminará en tu dieta y, por lo tanto, en tu leche, y que esas cantidades no serán perjudiciales. Cuando no encuentres

disponibles productos orgánicos o sencillamente no quieras pagar un mayor precio, pela o friega bien la cáscara de frutas y verduras.

◆ Mantente baja en grasas. Al igual que durante el embarazo, es prudente que elijas productos libres o bajos en grasa, como también carne magra y aves sin la piel, por dos motivos. En primer lugar, una dieta baja en grasas te facilitará deshacerte del peso que ganaste durante el embarazo. Segundo, los pesticidas y otras sustancias químicas consumidos por los animales se almacenan en la grasa (y en sus órganos, como el hígado, los riñones y el cerebro, y por eso sólo deberías comer estas carnes muy rara vez cuando estás amamantando). Los productos lácteos y carnes orgánicas, por supuesto, no presentan el mismo riesgo potencial, una buena razón para escogerlos cuando estén a tu alcance.

◆ Pesca selectivamente. Las mismas normas de la EPA sobre seguridad en los pescados que se aplican a las embarazadas, cuentan también para las mujeres que dan el pecho. Para reducir tu exposición al mercurio (y la de tu bebé), evita comer carne de tiburón, pez espada, caballa y lofolátilo, y limita tu consumo de atún a 6 onzas por semana (el atún en trocitos contiene menos mercurio que los filetes de atún y el atún albacora en lata) y a 12 onzas (en total) por semana de salmón, róbalo, rodaballo, lenguado, abadejo, bacalao, atún (en lata es más seguro que fresco) y truchas de criaderos, entre otros.

◆ ◆ ◆

CAPÍTULO 4

Tu recién nacido

La espera ha terminado. Tu bebé —esa pequeña persona que estuviste esperando ansiosamente durante nueve meses–, finalmente está aquí. Y mientras sostienes ese cuerpo delicado y tibio por primera vez, te sentirás inundada de mil y una emociones, pasando por una confusa gama que irá desde el entusiasmo y la euforia hasta el temor y la falta de confianza en ti misma. Y, especialmente si eres madre primeriza, es posible que también te sientas abrumada por (al menos) mil y una preguntas. ¿Por qué su cabecita tiene una forma tan curiosa? ¿Por qué ya tiene acné? ¿Por qué no puedo lograr que se mantenga despierto para amamantarlo? ¿Por qué no para de llorar?

Mientras buscas el manual de instrucciones (¿por qué los bebés no lo traerán?) hay algo que deberías saber: aunque tienes mucho que aprender (después de todo, nadie nace sabiendo las técnicas para lidiar con el resto del cordón umbilical o dar masajes a un conducto lagrimal obstruido), date tiempo y te sorprenderás al descubrir que la experiencia de criar a un bebé llega de manera natural (incluyendo la instrucción del manual más importante: ama a tu bebé). Busca las respuestas a tus preguntas en los capítulos siguientes, pero mientras lo haces, no te olvides de recurrir al recurso más valioso: tus propios instintos.

Lo que tu bebé podría estar haciendo

Después de unos pocos días de nacer, tu bebé probablemente podrá:

◆ Levantar la cabeza brevemente mientras está boca abajo (posición en la que sólo debería estar cuando está vigilado).

◆ Mover los brazos y las piernas a ambos lados del cuerpo igualmente bien.

◆ Fijar su atención en objetos entre 8 y 15 pulgadas de distancia (¡especialmente tu rostro!).

Qué puedes esperar en el control médico en el hospital

El primer examen de tu bebé tendrá lugar minutos después de su nacimiento, en la sala de parto o de alumbramiento. Aquí, o más adelante en la sala neonatal, es probable que un médico o una enfermera haga todo o parte de lo siguiente:

◆ Despejar el conducto respiratorio del bebé, succionando su nariz (lo podrían hacer en cuanto aparezca la cabeza o después de que salga el resto del cuerpo).

◆ Aplicar una pinza al cordón umbilical en dos lugares para luego cortar en el medio, aunque el papá podría tener el honor de cortarlo (podrían aplicar un ungüento antibiótico o antiséptico en el muñón del cordón y, por lo general, la pinza se deja durante al menos veinticuatro horas).

◆ Asignar al bebé un puntaje Apgar (una calificación sobre la condición del bebé al minuto y luego a los cinco minutos de nacer; consulta la página 113).

EXÁMENES DE SANGRE

Unas pocas gotas de sangre pueden aportar mucha información. Esas gotas, que se extraen de rutina de los talones de los bebés después de nacer, se usan para analizar la presencia de 21 (o más) trastornos genéticos, metabólicos, hormonales y funcionales serios, incluyendo PKU, hipotiroidismo, hiperplasia adrenal congénita, deficiencia de biotinidasa, enfermedad de la orina de jarabe de arce, galactosemia, homocistinuria, deficiencia de la enzima acil-CoA-deshidrogenasa de la cadena media y anemia de las células falciformes. Aunque la mayoría de estas enfermedades son muy poco comunes, pueden poner en riesgo la vida del bebé si no se detectan ni se tratan. Los exámenes para detectar éstos y otros trastornos metabólicos no son costosos, y en el caso muy improbable de que tu bebé dé positivo a cualquiera de ellos, tu pediatra puede verificar los resultados y comenzar el tratamiento inmediatamente, lo que podría significar una enorme diferencia en el pronóstico.

Desde 2009, los 50 estados y el Distrito de Columbia exigen que los recién nacidos sean sometidos a exámenes exploratorios de por lo menos 21 trastornos y la mitad de los estados practica todas las pruebas a los recién nacidos para determinar la presencia de los 29 trastornos que el *American College of Medical Genetics* (ACMG) recomienda examinar. Averigua con tu médico o la junta de salud local qué exámenes se realizan en tu estado. También puedes consultar los requisitos de cada estado en la página electrónica de *The National Newborn Screening & Genetic Resource Center* (NNSGRC), en http://genes-r-us.uthscsa.edu. Si tu hospital no realiza automáticamente estos 29 exámenes, puedes pedirle a tu médico que él los practique. Para mayor información sobre los exámenes a los recién nacidos, contacta a *March of Dimes*: www.marchofdimes.com, 914-997-4488.

EXÁMENES AUDITIVOS

Los bebés aprenden todo sobre el ambiente que los rodea por medio de sus sentidos: desde la vista del rostro sonriente del papá hasta la calidez de la piel de los brazos que los mecen con amor; desde el olor de una flor hasta el sonido de la voz de mamá cuando los arrulla. Pero cerca de 2 a 4 por cada 1.000 bebés en los Estados Unidos nacen con el sentido de la audición dañado (sentido que es vital para el desarrollo del habla y el lenguaje).

Hasta hace poco, la pérdida auditiva solía pasar inadvertida en los pequeños hasta que se detectaban atrasos en dichas habilidades, con frecuencia en los años preescolares y, a veces, más tarde. Hoy, sin embargo, tanto la Academia Americana de Pediatría como el Centro para el Control de las Enfermedades respaldan la realización de una prueba universal de la audición. Y, de hecho, casi dos tercios de los estados exigen que los recién nacidos sean examinados en el hospital para detectar defectos de audición.

Actualmente, los exámenes exploratorios son muy efectivos. Uno de ellos, llamado emisiones otoacústicas (OAE, por sus siglas en inglés), mide la respuesta del oído al sonido utilizando una sonda diminuta insertada en el canal auditivo del bebé. En los bebés con audición normal, la sonda registra ruidos apenas perceptibles que vienen del oído del bebé en respuesta a la estimulación auditiva. Esta prueba puede hacerse mientras el bebé duerme, se completa en unos pocos minutos y no es dolorosa ni incómoda. Un segundo método, llamado respuesta auditiva del tronco cerebral (ABR, por sus siglas en inglés), usa electrodos aplicados al cuero cabelludo para detectar la respuesta del cerebro a chasquidos emitidos en el oído del bebé. Para realizar este examen el bebé debe estar despierto y tranquilo, pero es rápido y tampoco causa dolor. Si tu bebé no aprueba el examen inicial, se repetirá la prueba para evitar resultados positivos falsos.

Si tu estado no está entre los que exigen exámenes auditivos en los recién nacidos, pide que le practiquen uno antes de que salga del hospital. Aunque la pérdida de audición puede afectar a cualquier persona, los factores de riesgo incluyen admisión en la Unidad de Terapia Intensiva Neonatal (NICU) por dos días o más: los síndromes conocidos que incluyen pérdida del oído, como el síndrome de Usher o el de Waardenburg; antecedentes familiares de pérdida de audición durante la infancia; y también infecciones congénitas como toxoplasmosis, sífilis, rubéola, citomegalovirus y herpes.

- ◆ Administrar un ungüento antibiótico en los ojos (consulta la página 129) para prevenir infecciones gonocócicas o clamidiales.

- ◆ Pesar al bebé (el peso promedio es de 7½ libras; el 95% de los bebés a término pesa entre 5½ y 10 libras).

- ◆ Medir la altura del bebé (la altura promedio es de 20 pulgadas; el 95% de los recién nacidos mide entre 18 y 22 pulgadas).

- ◆ Medir la circunferencia de la cabeza (el promedio es de 13.8 pulgadas; el rango normal es de 12.9 a 14.7 pulgadas).

- ◆ Contar los dedos de manos y pies y observar si las partes y características perceptibles del bebé parecen normales.

- ◆ Evaluar la edad gestacional (el tiempo que ha pasado en el útero) en los bebés nacidos antes de término.

RETRATO DE UN RECIÉN NACIDO

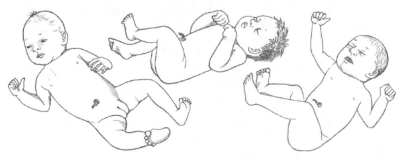

Pese a los ¡oh! que producen como respuesta de familiares y amigos entusiasmados, los recién nacidos no se parecen exactamente a los adorables bebés de la publicidad que los padres primerizos esperaban recibir en sus brazos. ¿Adorables?, sí. ¿Listos para una foto en primer plano?… generalmente no.

Para empezar, el recién nacido promedio tiene una cabeza que parece demasiado grande para su cuerpo (equivale aproximadamente a una cuarta parte de su extensión total) y unas piernas flacas y huesudas como las de un pollo en vez de las redondeadas que se esperan de un bebé. Si tuvo que atravesar un canal de parto particularmente estrecho, su cabecita podría parecer un poco moldeada, a veces hasta en forma de cono. Además, se le pudo haber formado un moretón en el cuero cabelludo durante el parto.

El cabello del recién nacido puede ser prácticamente inexistente, limitado a unas simples pelusitas, o ser tan espeso como para que parezca que necesita una sesión con el peluquero (podría ser liso o estar parado en puntas). Cuando el cabello es fino, los vasos sanguíneos podrían parecer como un mapa de carretera azul a través del cuero cabelludo del bebé, y el pulso podría ser visible en los espacios membranosos (o fontanela), en la parte superior del cráneo.

Después de un parto vaginal, muchos recién nacidos (al igual que sus madres) parecen haber pasado por unos cuantos asaltos en el cuadrilátero (los bebés que nacen por cesárea suelen tener una ventaja decisiva en su apariencia, especialmente si no tuvieron que pasar antes por la compresión del parto). Sus ojos podrían parecer bizcos debido a los pliegues en las comisuras de los párpados, a la hinchazón por el esfuerzo realizado durante el parto y, posiblemente, al ungüento protector contra infecciones que se les aplica en los ojos al nacer. Sus ojos también podrían parecer inyectados de sangre por la presión del parto (con frecuencia, también se da en el caso de la mamá). Es posible que su nariz esté achatada y el mentón asimétrico o presionado hacia adentro por haber atravesado la estrechez de la pelvis, lo que aporta a su apariencia de pequeño boxeador.

Debido a que la piel del recién nacido es muy fina, suele tener un tono rosado pálido (aun en los bebés no caucásicos), debido a los vasos sanguíneos a flor de piel. Justo después del parto, la piel suele estar cubierta con los restos de la vérnix caseosa, una sustancia sebácea que protege al feto durante el tiempo que pasa inmerso en el líquido amniótico (mientras más prematuro sea el bebé, más vérnix tendrá en la piel). Los bebés que nacen después de la fecha pronosticada podrían presentar una piel arrugada o descamada (porque no tienen vérnix como protección o es muy escasa). Los bebés que nacen más allá de la fecha prevista también tienen menor probabilidad de estar cubiertos de lanugo, un vello sedoso prenatal que puede aparecer en los hombros, cabeza, frente y mejillas y que desaparece en las primeras semanas de vida.

Finalmente, debido a una infusión de hormonas femeninas de la placenta justo antes del nacimiento, muchos bebés, tanto niños como niñas, tienen pechos y/o genitales hinchados. Incluso, podrían experimentar una descarga lechosa de los pechos y, las niñas, una descarga vaginal (a veces con sangre).

Captura rápidamente esas características de tu recién nacido con la cámara (¡como si te tuvieran que recordar que tomes la cámara!), ya que son temporales. La mayoría desaparece en pocos días y el resto en unas pocas semanas, dando paso a una belleza fotogénica en su lugar.

◆ Entregarte al bebé para que lo amamantes y/o sostengas.

◆ Colocar cintas de identificación al bebé, la mamá y el papá antes de que el bebé salga de la sala de parto o alumbramiento. También podría tomar las huellas plantares del bebé y las huellas digitales de la mamá para propósitos de identificación (la tinta se lava de los pies del bebé, y el residuo que puedas notar es sólo temporal).

El médico del bebé, por lo general de tu elección, realizará un examen más completo en las veinticuatro horas siguientes al parto. Si quieres estar presente, es un buen momento para empezar a formular los miles de preguntas que seguramente tendrás. El médico examinará lo siguiente:

◆ El peso (probablemente habrá bajado desde el nacimiento, y bajará un poquito más en los próximos dos días), la circunferencia de la cabeza (podría ser mayor de lo que era el principio, a medida que la cabeza empieza a redondearse), y la altura (que realmente no habrá cambiado, pero que podría parecerlo, porque medir a un bebé –que no puede pararse ni cooperar– es un procedimiento bastante inexacto).

◆ Sonidos del corazón y respiración.

◆ Órganos internos, como riñones, hígado y bazo, palpándolos (por medio del tacto, por fuera).

◆ Reflejos del recién nacido.

◆ Caderas, por posible dislocación.

◆ Manos, pics, brazos, piernas, genitales.

◆ El muñón del cordón.

Durante la permanencia de tu bebé en el hospital, las enfermeras y/o médicos harán lo siguiente:

◆ Examinarán la apertura o falta de apertura del pasaje para la orina y/o deposiciones (para descartar todo problema en el "departamento de eliminaciones").

◆ Administrarán una inyección de vitamina K para aumentar la capacidad de coagulación sanguínea del bebé.

◆ Extraerán sangre del talón del bebé (con un rápido pinchazo) que será examinada para detectar la presencia de fenilcetonuria (PKU) e hipotiroidismo. La sangre también se examina para ciertos trastornos metabólicos; algunos estados exigen exámenes para unos pocos trastornos, pero tú puedes coordinar que un laboratorio privado realice un chequeo para detectar o descartar la presencia de veintinueve trastornos metabólicos (consulta recuadro, página 109).

◆ Administrarán la primera dosis de la vacuna de hepatitis B poco antes de darle de alta del hospital. Si la madre da positivo para la hepatitis B, se le aplicará la vacuna dentro de las doce horas de nacer (la segunda dosis se aplicará en cualquier momento durante los primeros dos meses; la tercera dosis debería aplicarse no más allá de las veinticuatro semanas). Para obtener un programa completo y actualizado de inmunizaciones, además de noticias sobre vacunas, consulta la página electrónica del *Childhood Immunization Support Program* de la Academia Americana de Pediatría, www.cispimmunize.org (consulta también el recuadro en la página 255).

◆ Realizarán un examen de audición (consulta el recuadro en la página 110).

EL EXAMEN APGAR

El primer examen que le toman a la mayoría de los bebés –y que casi todos aprueban con buenas calificaciones– es el Apgar, creado por la anestesióloga Virginia Apgar. Los puntajes, registrados al minuto y nuevamente a los cinco minutos de nacer, reflejan la condición general del recién nacido y se basan en observaciones hechas en cinco categorías. Los bebés que reciben entre 7 y 10 puntos están en una condición de buena a excelente y, por lo general, sólo necesitan una revisión de rutina después de nacer; los que obtienen entre 4 y 6, en condición aceptable, podrían requerir algunas medidas de resucitación; y los que reciben menos de 4 puntos, en estado deficiente, requerirán esfuerzos inmediatos e intensos para salvarles la vida. Las investigaciones demuestran que aun los bebés cuyo puntaje sigue bajo a los cinco minutos, por lo general, terminan siendo completamente normales y saludables.

TABLA APGAR

SIGNO	PUNTOS		
	0	1	2
Apariencia (color)	Pálido o azul	Cuerpo rosa, extremidades azules	Rosa
Pulso (frecuencia cardíaca)	No detectable	Por debajo de 100	Más de 100
Gesticulación (reflejo de irritabilidad)	Cero respuesta al estímulo	Gesticulación o mueca	Mucha actividad
Actividad (tono muscular)	Flácida (débil o ausencia de actividad)	Cierto movimiento de las extremidades	Mucha actividad
Respiración	Nula	Lenta e irregular	Positiva (llanto)

Los Reflejos de tu Bebé

Cuando se trata de los recién nacidos, la madre naturaleza utiliza todos los recursos disponibles, dotándolos de una serie de reflejos innatos diseñados para proteger a estas criaturas particularmente vulnerables y asegurar su cuidado (aunque los instintos de los nuevos padres aún no se hayan activado).

Algunos de estos comportamientos primitivos son espontáneos, mientras que otros son respuestas a determinadas acciones. Algunos parecen dirigidos a proteger a un bebé del peligro (como cuando un bebé da un manotazo a algo que le cubre la cara, un reflejo que tiende a evitar la sofocación). Otros parecen garantizar que el bebé recibirá alimentación (como cuando el bebé busca el pezón). Y aunque muchos de los reflejos tienen un evidente valor como mecanismos de supervivencia, las intenciones de la naturaleza son mucho más sutiles en otros. Por ejemplo, el reflejo de esgrima. Aunque pocos recién nacidos son retados a duelo, algunos conjeturan que asumen esa posición defensiva cuando están de espaldas para evitar alejarse rodando de sus mamás.

Reflejo Moro o de sobresalto. Cuando se sobresalta por un ruido repentino o fuerte o cuando siente como si se estuviera cayendo, el reflejo Moro hará que el bebé extienda las piernas, brazos y dedos, arquee la espalda, incline la cabeza hacia atrás y retraiga los brazos contra el pecho con los puños cerrados.
Duración: cuatro a seis meses.

Reflejo Babinski o plantar. Al dar unos suaves golpecitos en la planta del pie, desde el talón hasta el dedo gordo, el bebé levantará y abrirá los deditos del pie y doblará los pies hacia adentro.

Duración: entre seis meses y dos años, después de lo cual los deditos se doblan hacia abajo.

Reflejo de búsqueda. Al darle un suave toque en la mejilla, el recién nacido girará en dirección del estímulo, con la boca abierta y dispuesto a succionar. Este reflejo le ayuda a localizar el seno o el biberón para asegurarse la alimentación.
Duración: tres a cuatro meses, aunque podría persistir mientras duerme.

Reflejo de caminar o dar pasitos. Cuando se le sostiene por debajo de los brazos erguido sobre una mesa u otra superficie plana, el recién nacido podría levantar una pierna y después la otra, dando lo que parecen "pasos". Este reflejo de "práctica de caminata" funciona mejor después del cuarto día de vida.
Duración: variable, pero típicamente unos dos meses (este reflejo no pronostica que caminará antes).

Reflejo de succión. Un recién nacido activará el reflejo de succión cuando se le toca la parte superior de la boca, como sucede cuando se le coloca el pezón en la boca.
Duración: presente al nacer y dura hasta los dos o cuatro meses, cuando empieza a succionar voluntariamente.

Reflejo de prensión. Toca la palma de la mano de tu bebé y sus deditos se doblarán y se aferrarán a tu dedo (o a cualquier objeto). Un detalle curioso: la fuerza del agarre del recién nacido podría ser suficientemente poderosa como para aguantar el peso de todo su cuerpo; pero no lo pruebes en casa (ni en ningún otro sitio en realidad). Otro detalle interesante: este reflejo también hará que los deditos de los pies se doblen cuando se los tocan.
Duración: tres a seis meses.

Reflejo tónico del cuello o de esgrima. Si se le coloca de espaldas, el bebé asumirá la "posición de esgrima", con la

PROCEDIMIENTOS HOSPITALARIOS
PARA LOS BEBÉS NACIDOS EN EL HOGAR

Si decides tener a tu bebé en el hogar, tendrás mayor control sobre el nacimiento –además de que no tendrás que hacer maletas–, pero también implica más responsabilidades después del parto. Algunos procedimientos de rutina en los hospitales y centros de natalidad pueden ser meros formulismos burocráticos de los que tú y tu bebé pueden prescindir fácilmente, pero hay otros necesarios para la salud y futuro bienestar de tu bebé. Y otros son, incluso, exigidos por ley. Si das a luz en un hospital, los siguientes pasos serán dados automáticamente, pero si das a luz en tu casa, tendrás que:

◆ Tener en cuenta el ungüento para los ojos. Algunas parteras permiten que los padres de un recién nacido den su consentimiento para no administrar ungüento antibiótico ocular inmediatamente después del parto (que protege a los bebés de infecciones si su madre tiene una enfermedad venérea). Aunque el ungüento utilizado ya no irrita los ojos del bebé, puede nublar la visión, haciendo que ese primer contacto visual en los brazos de mamá y papá sea borroso. Conversa sobre esta opción con tu médico antes de dar a luz.

◆ Planear vacunas y exámenes de rutina.

Muchos bebés nacidos en un hospital reciben su primera dosis de vacunas para la hepatitis B, y a todos se les da una dosis de vitamina K (para mejorar la coagulación sanguínea) después del parto. También les dan un pinchazo en el talón para detectar la presencia de PKU e hipotiroidismo, y en algunos hospitales o a pedido de los padres, para detectar una variedad de otras enfermedades (consulta el recuadro en la página 109). Pregúntale al médico de tu bebé cuándo podrá practicar estos procedimientos a tu recién nacido. También es buena idea pedir al pediatra que disponga un examen de audición, que típicamente se realiza a los recién nacidos antes de salir del hospital (consulta la página 110).

◆ Ocuparte del papeleo. En el hospital, el personal suele encargarse de llenar la partida de nacimiento. Si planeas dar a luz en casa, tú (o tu asistente) serán responsables de ese trámite. Llama a la *Office of Vital Records and Statistics* de tu estado para informarte de los procedimientos para obtener una partida de nacimiento.

◆ Contacta al pediatra inmediatamente después del parto, para concertar una cita para tu bebé lo antes posible.

cabeza hacia un lado, el brazo y pierna de ese mismo lado extendidos y los otros miembros flexionados. ¡En guardia!

Duración: varía mucho. Podría estar presente al nacimiento o no aparecer durante por lo menos dos meses, y desaparecer a los cuatro o seis meses (o antes o después).

Por diversión o curiosidad, podrías tratar de comprobar estos reflejos en tu bebé, pero ten en cuenta que tus resulta-

dos serán probablemente menos confiables que los de un médico o un examinador capacitado. Los reflejos del bebé podrían ser también menos pronunciados si tiene hambre o está cansado. Por eso, intenta de nuevo otro día, y si aun así no puedes observar los reflejos, menciónaselo al pediatra, que probablemente ha examinado con éxito todos los reflejos del recién nacido y se complacerá en repetir las demostraciones para ti en la próxima visita al consultorio.

La alimentación de tu bebé:
CÓMO EMPEZAR LA ALIMENTACIÓN
CON FÓRMULA

Curiosamente, el proceso de alimentar a un bebé con biberón suele ocurrir con mayor naturalidad –o al menos con más facilidad– que el de amamantar. Los bebés no tienen mayores problemas para aprender a succionar de un pezón artificial, y los padres tienen pocas dificultades para dárselo (es por eso que las mujeres que eligen la "combinación" deberían abstenerse de dar el biberón hasta que la rutina del pecho esté bien establecida entre ellas y sus bebés). Sin embargo, la alimentación podría requerir un poquito más de esfuerzo y conocimiento. Después de todo, mientras la leche del pecho está lista para servir, la fórmula debe ser seleccionada, comprada, a veces preparada y a menudo almacenada. Ya sea que alimentes exclusivamente con fórmula o sólo se la des como suplemento, deberás saber el modo de prepararla (consulta la página 53 donde encontrarás consejos para elegir tetinas y biberones).

CÓMO SELECCIONAR LA FÓRMULA

Las fórmulas no pueden reproducir con exactitud la receta de la naturaleza de la leche materna (por ejemplo, no pueden transmitir anticuerpos), pero se aproximan más que nunca al patrón de oro de la alimentación del bebé. De hecho, todas las fórmulas actuales son elaboradas con tipos y proporciones de proteínas, grasas, carbohidratos, sodio, vitaminas, minerales, agua y otros nutrientes similares a los de la leche materna, y deben cumplir con los requisitos de la Administración de Medicamentos y Alimentos (FDA, por sus siglas en inglés). Por eso, prácticamente cualquier fórmula que contenga hierro será nutritivamente adecuada para tu bebé. De todos modos, la gran selección de fórmulas en tu supermercado o farmacia podrían marearte y, más bien, confundirte. Antes de considerar cualquier opción, considera la siguiente información relativa a la fórmula:

◆ El médico de tu bebé sabe unas cuantas cosas sobre la fórmula. En tu búsqueda de la fórmula perfecta para tu bebé, comienza con un llamado al pediatra para que te ayude a escoger la que más se aproxime a la leche humana en su composición, como también la que sea más adecuada a las necesidades de tu bebé.

◆ Las vacas producen la mejor fórmula para la mayoría de los bebés humanos. Por eso, la mayoría de las fórmulas está elaborada con leche vacuna modificada para satisfacer las necesidades nutricionales de los bebés humanos (no le des leche regular de vaca hasta que cumpla un año

---

¿NECESITAS AYUDA PARA DAR EL PECHO?

Si estás amamantando –ya sea exclusivamente o en combinación con el biberón– encontrarás todo lo que necesitas saber en el capítulo 3, a partir de la página 72.

DHA: ¿LA ELECCIÓN MÁS ACERTADA EN FÓRMULAS PARA BEBÉS?

Justo cuando las compañías productoras de fórmula pensaban que se habían acercado lo más posible en su intento por imitar la composición de la leche humana, un nuevo descubrimiento sobre los beneficios de la leche las envía de vuelta a los laboratorios. El más reciente es el que destaca la importancia de los ácidos grasos omega-3, que se encuentran naturalmente en la leche materna: DHA (ácido docosahexaenoico) y ARA (ácido araquidónico). Estos nutrientes han sido reconocidos por los científicos como factores que fortalecen el desarrollo mental y visual en los bebés, y desempeñan un papel decisivo en la función cerebral.

Las investigaciones han arrojado que los bebés acumulan DHA/ARA en el cerebro y retina con mayor rapidez entre el tercer trimestre del embarazo (cuando reciben un suministro del ácido graso por gentileza de la placenta) y los 18 meses de edad, período que no por coincidencia es el de mayor crecimiento en los cerebros jóvenes. Hasta ahora, las investigaciones han demostrado que los bebés se benefician significativamente con un consumo adecuado de DHA/ARA, aunque todavía no se ha establecido del todo un vínculo directo con un mejor coeficiente intelectual (IQ) y otras ventajas para el desarrollo.

Aun sin estos suplementos, los bebés nacidos a pleno término ya tienen almacenada una dosis de estos valiosos ácidos grasos tras su permanencia en el útero. También parecen capaces de producir cierto DHA y ARA de otros aceites ya incluidos en la fórmula (aunque algunos estudios sugieren que la cantidad que producen no es suficiente para promover el desarrollo óptimo del cerebro y la vista). Los bebés prematuros, que se perdieron todo o parte del tercer trimestre, están en clara desventaja en lo que respecta a los ácidos grasos, ya que no tienen reservas a las que recurrir.

Para garantizar que los bebés puedan recibir los niveles de DHA y ARA que necesitan, la FDA optó por permitir que los productores de fórmula enriquecieran sus productos con estos ácidos grasos. El fallo llegó un poco tarde, ya que la Organización Mundial de la Salud comenzó a recomendar las fórmulas suplementadas con DHA y ARA en 1994, y los padres en más de sesenta naciones en Europa y otras partes del mundo han podido alimentar a sus bebés con fórmula enriquecida con ácidos grasos desde hace años. Ahora, los padres en los Estados Unidos también pueden tener esa opción, que posiblemente es la más acertada para tu bebé.

de edad, ya que no se digiere ni se absorbe tan fácilmente como la fórmula ni proporciona los elementos nutritivos que necesita un bebé en desarrollo). En las fórmulas para bebés, las proteínas de la leche vacuna son elaboradas de modo que resulten más digeribles, se les añade más lactosa (para que se acerquen más a la composición de la leche materna) y la grasa de la leche es reemplazada por aceites vegetales.

◆ Las fórmulas a base de soya deberían usarse sólo en determinadas circunstancias. En estas fórmulas, la soya es modificada con vitaminas, minerales y nutrientes para aproximarlas a la leche materna. Como se diferencian más de la leche humana que las fórmulas de leche vacuna, y como las investigaciones indican que los bebés alimentados con fórmulas a base de soya tienen más probabilidades en el futuro de desarrollar alergia al maní,

¿CUÁNTA FÓRMULA SE CONVIERTE EN BANQUETE?

¿Cuánta fórmula necesita tu bebé? Mucho depende de su peso y edad y, una vez que comience con los sólidos, de la cantidad que coma. Como regla general, los menores de seis meses (que no reciben suplementos sólidos) deberían tomar de 2 a 2 ½ onzas de fórmula por libra de peso corporal durante un período de veinticuatro horas. Es decir, si tu bebé pesa 10 libras, eso se traduciría en 20 a 25 onzas diarias de fórmula. En un período de veinticuatro horas, estarás alimentando a tu bebé alrededor de 3 a 4 onzas cada cuatro horas.

Pero como éstos son cálculos aproximados y como cada bebé es diferente (incluso las necesidades del mismo pequeño varían de un día a otro), no debes esperar que el tuyo siga esta fórmula (por así decirlo) con precisión matemática. La cantidad que necesite consumir puede variar de un día a otro, de una alimentación a otra y podría diferenciarse significativamente de las necesidades de sus pares.

Ten en cuenta también que el consumo de tu bebé no sólo dependerá de su peso sino también de su edad. Un recién nacido grande, por ejemplo, probable-mente no podrá beber tanto como un bebé pequeño de tres meses, aunque pesen lo mismo. Por eso, empieza lenta-mente con tu recién nacido, dándole una o dos onzas en cada sesión durante la primera semana, cada tres a cuatro horas (o a pedido). Aumenta gradualmente las onzas, a medida que aumente la demanda, pero nunca presiones al bebé para que tome más de lo que desea. Después de todo, el estómago de tu bebé es del tamaño de su puño (no del tuyo). Si lo llenas demasiado corre el riesgo de desbor-darse, lo que podría provocar que comience a devolver en exceso.

Recuerda que los bebés alimentados con biberón, al igual que los que se ama-mantan, saben cuándo han tomado sufi-ciente, y para un bebé, suficiente equivale a un banquete. Guíate por su hambre y tendrás la seguridad de encontrar la fór-mula perfecta para alimentarlo. Mientras tu bebé aumente suficientemente de peso, moje y ensucie la cantidad necesaria de pañales, y esté feliz y saludable (consulta la página 182), ten la seguridad de que esta-rás bien encaminada. Para mayor tran-quilidad, consulta con el pediatra acerca del consumo de fórmula.

---

la AAP no las recomienda a menos que existan consideraciones especia-les de salud en el bebé, como alergia a la leche de vaca. Las vegetarianas estrictas podrían elegir las fórmulas a base de soya desde el comienzo, sin indicaciones médicas.

◆ Las fórmulas especiales son mejores para algunos bebés especiales. Hay fórmulas disponibles para bebés pre-maturos, para los que resulten alérgi-cos a la leche de vaca y la soya, y para los que presenten trastornos metabó-licos como PKU. También hay fór-mulas libres de lactosa, como también fórmulas hipoalergénicas elaboradas para desencadenar menos alergias en los bebés propensos a ellas. Para algu-nos bebés, estas fórmulas son más fáciles de digerir que las regulares y no es de sorprender que sean mucho más caras. No necesitas usarlas a menos que el pediatra te las reco-miende. También hay fórmulas orgá-nicas que son elaboradas con produc-tos lácteos totalmente libres de hormonas para el crecimiento, anti-bióticos o pesticidas.

◆ Las fórmulas de seguimiento o conti-nuación no suelen ser las mejores.

Estas fórmulas están destinadas a los bebés mayores de cuatro meses que también están comiendo alimentos sólidos. Consulta con el pediatra antes de usar fórmula de seguimiento o continuación, ya que algunos médicos no las recomiendan.

◆ Las fórmulas fortalecidas con hierro son las mejores. Aunque las hay escasas en hierro, no son consideradas una opción saludable. La AAP y la mayoría de los pediatras recomiendan que los bebés reciban fórmula fortalecida con hierro desde el nacimiento hasta el año.

◆ Para mejores resultados, observa a tu bebé. Diferentes fórmulas funcionan mejor para diferentes bebés en diferentes momentos. Junto con el consejo del pediatra, la reacción de tu bebé a la fórmula que le estés dando te ayudará a decidir la mejor opción.

Una vez que hayas reducido tu selección a un tipo general, también necesitarás elegir entre las diferentes formas disponibles:

Lista para usar. La fórmula premezclada lista para usar viene en biberones de 4 y 8 onzas para un solo uso y sólo debes agregar la tetina para que el bebé la tome. Es la opción más fácil de usar, aunque hay alternativas menos costosas (lee las opciones abajo) y menos perjudiciales para el ambiente (con esta variedad estarás botando o reciclando varias botellas durante el próximo año).

Lista para servir. Disponible en latas o envases de plástico de varios tamaños, esta fórmula líquida sólo necesita que la viertas en el biberón para que esté lista para servir. Es menos costosa que las fórmulas con biberones de un solo uso, pero la fórmula que queda en el envase debe ser almacenada adecuadamente. También pagarás más por la conveniencia de las fórmulas listas para servir que las que necesitan ser mezcladas.

Líquido concentrado. Aunque esta alternativa es menos cara que la fórmula lista para servir, exige más tiempo para preparar, ya que el líquido concentrado se diluye con partes iguales de agua.

Polvo. La fórmula en polvo, la opción menos costosa pero la que exige más trabajo y la que puede resultar más engorrosa, se prepara con una cantidad indicada de agua. Está disponible en potes o en paquetes de una sola porción. Además del bajo costo, otro motivo poderoso para optar por esta alternativa (al menos cuando estás de un lado para otro con el bebé) es que no necesita refrigerarse hasta que sea mezclada. Para mezclarla, es mejor usar agua libre de fluoruro.

ALIMENTACIÓN SEGURA CON EL BIBERÓN

La alimentación a través del biberón nunca ha sido más segura… siempre y cuando tomes algunas precauciones:

◆ Revisa siempre la fecha de expiración de la fórmula (no compres ni uses ninguna que ya haya expirado). No compres ni uses latas o envases abollados, con filtraciones o que presenten otro tipo de deterioro.

◆ Lávate cuidadosamente las manos antes de preparar la fórmula.

◆ Antes de abrir la fórmula, lava la parte superior del envase con detergente y agua caliente, enjuaga bien y seca. Agítala, si así lo indica la etiqueta.

◆ Usa un abridor limpio para abrir los envases de fórmula líquida, haciéndoles dos agujeros –uno grande, otro pequeño– en lados opuestos para verter fácilmente su contenido. Lava el abridor después de cada uso. La mayoría de los envases con fórmula en polvo trae una argolla para destapar en la parte superior, lo que hace innecesario el abridor. Si usas una botella de una sola porción, debes oír un sonido ("pop") cuando la abras.

◆ No necesitas hervir el agua para esterilizarla antes de usarla en la fórmula. Si no estás segura de la calidad del agua de la cañería de tu hogar, o si usas agua de pozo que no ha sido purificada, haz examinar tu suministro y, de ser necesario, haz que lo purifiquen. O sencillamente, usa agua embotellada (no destilada).

◆ Aquí encontrarás otro paso que puedes evitar: los biberones y sus tetinas no necesitan ser esterilizados con equipo especial. Los lavavajillas (o usar el lavaplatos con detergente y agua caliente) los limpian suficientemente bien. Algunos médicos recomiendan sumergir los biberones y las tetinas en una olla de agua hirviendo durante algunos minutos antes del primer uso.

◆ Éste es un paso que nunca deberías dejar de hacer: sigue exactamente las instrucciones del fabricante para mezclar la fórmula. Revisa *siempre* los envases para comprobar si la fórmula necesita ser diluida: diluir una fórmula que no debe ser diluida o no diluir una que debe serlo, puede ser peligroso. Una fórmula demasiado débil puede impedir el crecimiento mientras que una demasiado fuerte puede conducir a la deshidratación.

◆ Calentar el biberón es cuestión de gusto, específicamente del bebé. No hay motivos de salud para calentar la fórmula antes de servirla, aunque algunos bebés la prefieren así, especialmente si se han acostumbrado. De hecho, podrías empezar a dar a tu bebé una fórmula mezclada con agua a temperatura ambiente o, incluso, un biberón recién sacado del refrigerador; si se acostumbra, puedes ahorrarte el tiempo y el trabajo de calentar los biberones (algo que apreciarás especialmente en la mitad de la noche o cuando tu bebé esté impaciente por comer). Si planeas servir la leche tibia, coloca el biberón en una olla o bol de agua caliente o deja correr el agua caliente sobre la botella. Controla frecuentemente la temperatura de la fórmula vertiendo unas gotitas en la parte interna de tu muñeca… estará lista para el bebé cuando no la sientas fría al tacto (no necesita estar muy caliente, sino sólo a temperatura corporal). Una vez que la entibies úsala inmediatamente, ya que las bacterias se multiplican con mayor rapidez a temperaturas cálidas. Nunca calientes la fórmula en el microondas, ya que una parte del líquido podría calentarse más que otra o el recipiente podría permanecer frío mientras la fórmula se ha calentado demasiado como para quemar la boca o garganta del bebé.

◆ Bota la fórmula que queda en el biberón después de que le des de comer al bebé. Aunque la refrigeres, es un caldo de cultivo potencial para bacterias, y nunca debería volver a usarse, por muy tentador que eso parezca.

◆ Enjuaga las botellas y las tetinas inmediatamente después de usar, para facilitar su limpieza.

◆ Cubre firmemente los envases o biberones de fórmula líquida y guárdalos en el refrigerador por *no más allá del* tiempo especificado en la etiqueta, por lo general cuarenta y ocho horas. Los envases abiertos de fórmula en polvo deben cubrirse y guardarse en un lugar fresco y seco para usar dentro del mes.

◆ Guarda los envases o botellas de fórmula líquida sin abrir a temperaturas de 55°F a 75°F. No uses el líquido de un envase no abierto durante largos períodos a temperaturas de 32°F o menos, o en calor directo por encima de 95°F. Tampoco uses fórmula que haya sido congelada (los productos de soya se congelan más rápido) o que muestre partículas o rayas blancas aun después de agitar.

◆ Mantén las botellas de fórmula refrigeradas hasta que estén listas para usar. Si estás viajando lejos de casa, guarda las botellas previamente preparadas en un contenedor aislante o en una bolsa plástica con un envase pequeño de líquido refrigerante o con una bolsa con una docena de cubitos de hielo (la fórmula se mantendrá fresca mientras la mayor parte del hielo siga congelado); o guarda las botellas junto con una pequeña caja o lata de jugo que hayas precongelado (no sólo la fórmula se mantendrá fresca, sino que además tendrás un líquido fresco a mano para ti). No uses fórmula que ya no esté fría al tacto (a menos, por supuesto, que sea la fórmula lista para servir y que no haya sido abierta todavía, o si es fórmula en polvo que acaba de ser mezclada con agua tibia o a temperatura ambiente). También puedes llevar contigo fórmula embotellada lista para usar o botellas de agua para mezclar con paquetes de fórmula de una sola porción.

DAR EL BIBERÓN CON AMOR

Ya sea que hayas decidido alimentar a tu bebé exclusivamente con fórmula o combinarla con el pecho, el ingrediente más importante en toda sesión alimenticia es el amor. Aunque siempre sentirás ese amor, también es esencial que se lo transmitas al bebé. El contacto visual y de piel a piel vinculado a un desarrollo óptimo del cerebro y a la conexión con el bebé, es una característica inherente de la lactancia. Por el contrario, a través del biberón ese contacto requiere un esfuerzo consciente, y muchos padres y madres bien intencionados, pero atareados a veces, ceden a la tentación de apresurar las sesiones de alimentación, privilegiando la conveniencia por sobre el vínculo de cercanía. Para mantenerte en contacto con tu bebé mientras lo alimentas con biberón, ten en cuenta los siguientes consejos:

No acomodes el biberón para que se sostenga solo. Para un bebé hambriento de gratificación emocional (en la forma de brazos maternos y paternos) como de gratificación oral (en la forma de alimento), esta técnica resulta bastante insatisfactoria. Y aparte de los contratiempos emocionales, también hay otros físicos. Para empezar, el riesgo de asfixia está siempre presente cuando acomodas el biberón, aunque tu bebé esté en una silla alta reclinable o en un asiento infantil. Si lo haces con el bebé acostado, también podría ser más susceptible a sufrir infecciones de oído. Una vez que le salen los dientes, dejar a un bebé dormido con el biberón en la boca (que no sucederá si tú se lo estás dando) puede incentivar el surgimiento de caries, ya que la fórmula se puede acumular en la boca. Por eso evita la tentación de acomodar el biberón para que el bebé se alimente solo, aunque eso signifique que tengas que dejar de hacer el millón y medio de tareas pendientes.

Busca el contacto de piel a piel, cada vez que sea posible. Un aluvión de investigaciones demuestra los beneficios de un contacto regular y estrecho con un recién nacido. Pero ninguna investigación es tan convincente como la satisfacción que tú y tu bebé sentirán al compartir la calidez e intimidad del contacto de piel a piel. Por eso, cuando sea posible (no funcionará en público, pero sí en privado), ábrete la blusa y acurruca al bebé contra ti cuando le des el biberón. Los senos tampoco son imprescindibles para lograr el efecto deseado: los papás pueden sostener a sus bebés colocando la mejilla del pequeño contra su pecho descubierto con la misma efectividad.

Cambia de brazo. Amamantar también conlleva esta característica (alternar pechos significa alternar brazos); si alimentas con biberón, deberás acordarte de alternar los brazos. Un cambio a mitad de una sesión cumple con dos propósitos: primero, le da a tu bebé la oportunidad de ver el mundo desde diferentes perspectivas. Segundo, te da a ti la oportunidad de aliviar la incomodidad que puede producirte permanecer en una misma posición durante tanto tiempo.

Deja que el bebé decida cuándo terminar. En lo que respecta a las sesiones de alimentación, tu bebé manda. Si ves que sólo ha vaciado 3 onzas cuando su alimentación habitual es de 4, no insistas en darle el resto. Un bebé saludable sabe en qué momento parar. Y es este tipo de insistencias el que suele llevar a los bebés que toman biberón a ponerse demasiado rollizos, mucho más a menudo que los que se alimentan del pecho, que comen hasta saciar su apetito.

Tómate tu tiempo. El bebé que se amamanta puede seguir succionando el pecho después de haberlo vaciado, sólo por comodidad y por la satisfacción de chupar. El bebé no puede hacer lo mismo con un biberón vacío, pero hay maneras de proporcionarle algunas de las mismas satisfacciones. Prolonga el placer de la sesión alimenticia socializando una vez que el biberón se vacía, siempre y cuando el bebé no se haya quedado dormido. Si tu bebé no parece satisfecho con la cantidad de leche que obtiene en cada sesión, intenta usar tetinas con agujeros más pequeños, lo que asegurará que tenga que succionar más tiempo por la misma cantidad de comida. O concluye la alimentación ofreciéndole un chupete brevemente. Si tu bebé parece insistir en querer más al final de cada sesión, comprueba si le estás dando suficiente fórmula. Aumenta la cantidad en una o dos onzas, para saber si realmente es hambre lo que tiene inquieto al bebé.

No te sientas mal por darle el biberón. Si estabas deseosa de darle el pecho y por algún motivo no pudiste hacerlo –o no pudiste mantener el ritmo demandante– no te sientas culpable ni frustrada. Esos sentimientos negativos se los puedes transmitir involuntariamente al bebé mientras lo alimentas, impidiendo a ambos disfrutar de lo que debería ser un valioso ritual. Recuerda que el biberón, con la cantidad de fórmula adecuada y ofrecido del modo correcto, puede usarse para proporcionar simultáneamente una buena nutrición y mucho amor.

DAR EL BIBERÓN SIN COMPLICACIONES

Si has tenido la experiencia de dar el biberón a un bebé –ya sea a un hermanito, a un niño a tu cuidado como niñera o al bebé de una amiga–, lo más probable es que recuerdes la técnica correcta (como andar en bicicleta) prácticamente en el mismo momento que tengas a tu bebé en tus brazos. Si lo haces por primera vez –o si sólo deseas ponerte al día en los conceptos básicos– los siguientes consejos paso a paso te pueden ayudar:

◆ **Da un preaviso.** Haz saber al bebé que "aquí está la fórmula", tocando suavemente su mejilla con tu dedo o con la punta de la tetina del biberón. Esto despertará su reflejo de búsqueda, y lo hará volverse en dirección al estímulo. Luego coloca cuidadosamente la tetina entre sus labios y, con suerte, empezará a succionar. Si el bebé no reacciona, una gota de fórmula en los labios debería darle una pista.

◆ **Combate el aire.** Inclina el biberón de modo que la fórmula llene completamente la tetina. Si no lo haces, y se filtra aire en la tetina, el bebé tragará fórmula junto con aire, una receta infalible para los gases, lo que representará una incomodidad tanto para él como para ti. Sin embargo, tomar este tipo de precauciones no es necesario si usas bolsas desechables preesterilizadas para el biberón, que se contraen automáticamente (evitando la entrada de aire) o si usas biberones en ángulo, que mantienen la fórmula acumulada cerca de la tetina.

◆ **Empieza lentamente.** No te preocupes si tu bebé no parece tomar mucha fórmula al principio. Las necesidades nutritivas del recién nacido son mínimas durante unos pocos días después de nacer; un bebé que se amamanta, siguiendo las órdenes de la madre naturaleza, sólo recibe una cucharadita de calostro en cada alimentación durante este período. Si estás en el hospital, es posible que te den biberones llenos de 4 onzas, pero no esperes que se vacíen.

Un bebé que se duerme después de tomar alrededor de media onza, probablemente te está diciendo "ya he tenido suficiente". Por el contrario, si el bebé no se duerme sino que aparta la cara del biberón con desagrado después de succionar unos pocos minutos, es probable que se deba más bien a los gases que al exceso de fórmula. En ese caso, no cedas antes de hacerlo eructar. Si después de un buen eructo (consulta la página 154) sigue rechazando la tetina, considéralo una señal de que ha terminado de comer (consulta la página 118 para conocer más detalles sobre la cantidad ideal que debes darle).

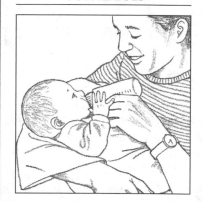

DEL BIBERÓN, CON AMOR

Alimentar con biberón da al papá y a otros miembros de la familia la oportunidad de conectarse con el bebé. Usa ese momento para acunarlo e interactuar con él: la alimentación no necesita del pecho para llegar llena de amor.

◆ Controla la velocidad. Asegúrate de que la fórmula no salga de la tetina muy rápida o muy lentamente. Hay tetinas de diferentes medidas para bebés de distintos tamaños y edades; una tetina para recién nacido deja salir la leche lentamente, lo que suele ser ideal para un bebé que recién le está tomando el ritmo a la succión (y cuyo apetito todavía es delicado). Puedes controlar la velocidad de las tetinas que estás usando, poniendo el biberón boca abajo y agitándolo con rapidez. Si la leche fluye o cae en chorro, quiere decir que está saliendo muy rápido; si solamente se escapan una o dos gotas, está saliendo muy lento. Si sale un leve rociado y después unas gotitas, significa que el flujo de líquido es más o menos adecuado. Pero el mejor modo de comprobar el flujo es observando la pequeña boca de tu bebé. Si resuella y saliva, y la leche siempre se sale de las comisuras de su boca, el flujo es demasiado rápido. Pero si el bebé parece esforzarse demasiado al succionar durante unos momentos y después se muestra frustrado (soltando la boquilla para quejarse), el flujo es demasiado lento. A veces, el problema del flujo está relacionado con la manera en que está ajustada la tapa más que con la tetina. Una tapa demasiado ajustada inhibe el flujo creando un vacío parcial; aflojarla un poquito podría hacer que la fórmula fluya mejor.

◆ Disminuye las complicaciones nocturnas. Facilita las alimentaciones nocturnas invirtiendo en un portabotellas (*bedside bottle holder*, en inglés), que mantiene el biberón adecuadamente enfriado hasta que está listo para usar y luego lo calienta a temperatura ambiente en cuestión de minutos. O mantén un biberón en hielo, al estilo de la champaña, en el cuarto del bebé (o junto a tu cama) listo para servir frío o para entibiar con el agua del grifo del baño, cuando el bebé empiece a reclamar su comida.

Lo que podrías estar preguntándote

EL PESO AL NACER

"Todas mis amigas han tenido bebés de 8 a 9 libras al nacer. La mía pesó un poquito más de 6 ½ libras a pleno término. Está saludable, pero parece muy pequeñita".

Al igual que los adultos saludables, los bebés saludables vienen en distintos tamaños: largos y larguiruchos, grandes y gorditos, livianos y delgados. Y, con frecuencia, el bebé debe su tamaño al nacer a los adultos de su familia; por lo general, la ley de la genética determina que los padres y madres grandes tienen hijos grandes, y los padres y madres pequeños tienen hijos pequeños (aunque cuando el papá es grande y la mamá pequeña, la prole tiende a seguir los pasos de la mamá, al menos al nacer). El propio peso de la mamá al nacer también puede influir sobre su descendencia. Otro factor es el sexo del bebé: las niñas tienden a pesar y medir menos que los niños. Y aunque hay una larga lista de factores que pueden afectar el tamaño del bebé al nacer –como lo que la mamá comió durante su embarazo y cuánto peso aumentó–, el único factor que importa ahora es que tu bebé esté completamente saludable. Y, de hecho, una pequeñita de 6 ½ libras puede ser tan fuerte y sana como un bebé rollizo de 8 o 9 libras.

Ten en cuenta, además, que algunos bebés que nacen pequeños sobrepasan rápidamente a sus pares en las tablas de crecimiento cuando comienzan a desarrollar su potencial genético (para más detalles al respecto, consulta la página 337). Mientras tanto, disfruta de tu bebita saludable mientras sigue siendo pequeñita. No pasará mucho tiempo antes de que con sólo oír a tu preescolar decir "¡tómame en brazos!", te dolerá la espalda.

VÍNCULO EMOCIONAL

"Tuve una cesárea de emergencia y se llevaron a mi bebé a la Unidad de Terapia Intensiva antes de tener la oportunidad de conectarme con ella. ¿Esto podría afectar nuestra relación?".

Conectarte con tu bebé al nacer es una idea a la que le ha llegado su tiempo… pero también se le ha pasado. Eso se debe a que la teoría, sugerida por primera vez en los años setenta, de que la relación entre la madre y el bebé sería mejor si los dos pasaran dieciséis de las primeras veinticutro horas de vida en estrecho contacto amoroso, no se ha confirmado en las investigaciones ni tampoco en la práctica.

Sin duda, la teoría de establecer un vínculo temprano ha dado buenos resultados. A causa de ella, hoy los hospitales alientan a los padres y madres flamantes a sostener a sus bebés momentos después del nacimiento, y acunarlos y alimentarlos desde diez minutos hasta una hora o más, en vez de enviar al recién nacido a la sala neonatal en el instante en que se corta el cordón umbilical. Este encuentro les da a los padres y al bebé la oportunidad de establecer un contacto temprano visual y de piel a piel, lo que decididamente representa un cambio positivo. Por otra parte, el concepto deja a muchos padres y madres que no pudieron acunar a sus bebés inmediatamente después del nacimiento (ya sea porque tuvieron partos con cirugía de emergencia o partos vaginales traumáticos, o debido a que los bebés necesitaron de atención especializada) con la sensación de que se perdieron una ocasión única de establecer una estrecha relación con su pequeño.

Sin embargo, no sólo muchos expertos creen que el vínculo no tiene por qué establecerse con firmeza inmediatamente después del nacimiento, sino que la mayoría lo cuestiona. Los recién nacidos vienen equipados con todos sus sentidos; son capaces de establecer contacto visual e, incluso, de reconocer la voz de su madre (aunque no reconocerán su cara hasta alrededor de los tres meses). También están alertas en la hora siguiente a su nacimiento, lo que lo hace el momento ideal para ese primer contacto con sus padres. Pero como no son capaces de retener estas experiencias –con todo lo maravillosas que son–, esos primeros momentos no pueden ser decisivos para las relaciones futuras. Una madre recordará esa primera reunión especial, pero podría no sentir un vínculo inmediato con su bebé por una variedad de motivos: agotamiento después de un largo parto y alumbramiento, mareo por la medicación, dolor debido a calambres o a una incisión, sensación de agobio por la enorme responsabilidad que le acaba de recaer o, sencillamente, falta de preparación para cuidar de un recién nacido.

Los primeros momentos que los padres y el bebé pasan juntos después del nacimiento son importantes, pero no más que las horas, días, semanas y años que vienen por delante. Sólo marcan el comienzo del largo y complicado proceso de conocerse y amarse mutuamente. Y este comienzo puede empezar tanto horas después del nacimiento en la cama de un hospital como a través de las ventanillas de una incubadora o, incluso, semanas más tarde en la casa. Cuando tus padres y tus abuelos nacieron, probablemente vieron muy poco a sus madres y aun menos a sus padres hasta llegar a casa (por lo general, diez días después del nacimiento), y la enorme mayoría de esa generación se crió con vínculos familiares firmes y afectuosos. Las madres que tienen la oportunidad de conectarse enseguida después del nacimiento con un hijo y luego no tienen esa oportunidad con otro hijo, por lo general no presentan diferencias en sus sentimientos hacia ellos. Y los padres adoptivos, que a menudo no conocen a sus bebés hasta después de que éstos salen del hospital (o incluso mucho más tarde), pueden establecer vínculos tan firmes como los de los padres de sangre que conocen a sus hijos momentos después del parto.

El tipo de amor que dura toda una vida no puede desarrollarse como por arte de magia en unas pocas horas o ni siquiera en unos pocos días. De hecho, los expertos creen que no se arraiga sino hasta alrededor de la segunda mitad del primer año del bebé. Los primeros momentos después del nacimiento podrían despertar un recuerdo apreciado para algunos, pero para otros podría ser apenas un recuerdo borroso. De un modo u otro, estos momentos no tiñen para siempre el carácter ni la calidad de tu futura relación.

El complicado proceso de establecer un vínculo con el bebé en realidad comienza para los padres durante el embarazo, cuando empiezan a desarrollarse los sentimientos hacia el bebé. La relación sigue evolucionando y cambiando durante toda la infancia y adolescencia e, incluso, en la edad adulta. Por eso, no debes preocuparte. Hay mucho tiempo para establecer esos vínculos duraderos.

"Me han dicho que el vínculo al nacer acerca más a una madre y su bebé. Sostuve a mi hijita durante casi una hora justo después del parto, pero me pareció una extraña en ese momento y todavía me lo sigue pareciendo tres días después".

El amor a primera vista es un concepto que florece en las novelas y en las películas, pero que rara vez se materializa en la vida real. El tipo de amor que dura toda la vida requiere tiempo, cuidado y mucha paciencia para desarrollarse y profundizarse. Y eso es tan cierto para el amor paternal-maternal como para el amor romántico.

La cercanía física entre padres e hijos inmediatamente después del nacimiento no garantiza una cercanía emocional instantánea. Esos primeros momentos posparto no se iluminan automáticamente con el resplandor deslumbrante del amor maternal (o paternal).

SÓLO PARA PAPÁS: EMBELESAMIENTO

Aunque el vínculo emocional es un proceso que involucra al padre y a la madre, al parecer los papás tienen su propia manera de acercarse a sus bebés e, incluso, los investigadores le han dado un nombre propio: embelesamiento. Y no sólo se aplica a lo que un padre hace por su bebé (como sostenerlo, consolarlo, mecerlo) y al modo único con que lo hace (los padres tienen un toque diferente al de la madre, una diferencia a la que los menores también responden), sino también a lo que el bebé hace por su padre (como realzar su faceta sensible y paternal). Para saber más sobre el papel del padre, consulta el capítulo 24.

De hecho, la primera sensación que la mujer experimenta después del nacimiento probablemente será tanto de alivio como de amor; alivio de que el bebé nació normal y, especialmente si su parto fue difícil, de que la odisea haya terminado. No es inusual considerar como una extraña a esa pequeña llorona y huraña tan poco parecida a la imagen idealizada del bebé adorable que tuviste durante nueve meses, y a sentirte más bien neutral hacia ella. Un estudio arrojó que las madres tardaban un promedio superior a las dos semanas (y a menudo hasta nueve semanas) para empezar a albergar sentimientos positivos hacia sus recién nacidos.

La reacción que tiene una mujer con su recién nacido en su primer encuentro puede depender de muchos factores: la duración e intensidad del parto; si recibió o no medicación; su experiencia (o falta de experiencia) previa con bebés; sus sentimientos acerca de tener un hijo; su relación con su pareja; preocupaciones ajenas que pueda tener; su salud general y, probablemente el factor más determinante de todos, su personalidad.

Tu reacción es normal para ti. Y mientras percibas un sentimiento creciente de comodidad y apego a medida que pasen los días, puedes tranquilizarte. Algunas de las mejores relaciones parten de los comienzos más lentos. Date a ti –y a tu bebé– la oportunidad de apreciarse mutuamente, y deja que el amor crezca pausadamente.

Pero si después de algunas semanas no sientes una cercanía creciente o si sientes antipatía por tu bebé, habla con tu médico. Es posible que sufras de depresión posparto, especialmente si estás experimentando otros síntomas de esa condición. Si es así, el tratamiento es importante no sólo para tu salud sino también para el bienestar de tu bebé y tu relación con ella. Consulta la página 749 para más detalles.

PÉRDIDA DE PESO

"Esperaba que mi bebé experimentara una pérdida de peso en el hospital, pero bajó de 7 ½ libras a 6 libras 14 onzas. ¿No es demasiado?".

Los nuevos padres, ansiosos por empezar a emitir informes sobre el progreso de su recién nacido respecto al peso, suelen decepcionarse cuando sus bebés salen del hospital pesando considerablemente menos que cuando llegaron. Pero casi todos los recién nacidos están destinados a perder parte de su peso de nacimiento (por lo general, entre 5 y 10%) en los primeros cinco días de vida. Esta baja no es el resultado de un capricho dietético de la sala neonatal, sino que se produce debido a una pérdida normal de fluidos después del nacimiento, que no se recupera inmediatamente ya que los bebés necesitan y consumen muy poco alimento en esta etapa. Los bebés amamantados, que consumen sólo una pocas cucharaditas a la vez de pre-leche o calostro, por lo general pierden más peso que los bebés alimentados con biberón. La mayoría de los recién nacidos deja de perder peso hacia el quinto día y para los diez a catorce días han recuperado o sobrepasado su peso al nacer. Es entonces cuando puedes empezar a transmitir los boletines oficiales sobre el peso del bebé.

LA APARIENCIA DEL BEBÉ

"La gente me pregunta si el bebé se parece a mí o a mi marido. Ninguno de los dos tiene la cabeza puntiaguda, los ojos saltones, una oreja inclinada hacia adelante o una nariz achatada. ¿Cuándo empezará a lucir mejor?".

Hay una buena razón por la que el cine y los comerciales de televisión seleccionan a bebés de dos y tres meses para representar a los recién nacidos: la mayoría de ellos no es exactamente fotogénico. Y aunque el amor paterno-materno es el más ciego de todos, incluso los padres y madres perdidamente enamorados de sus bebés no pueden dejar de notar las imperfecciones en la apariencia de sus recién nacidos. Afortunadamente, casi todas esas características que impedirán a tu bebé coprotagonizar películas y vender pañales en la televisión son temporales.

Las características que describes no fueron heredadas de ningún antepasado distante con cabeza puntiaguda, ojos saltones y orejas caídas. Por el contrario, fueron adquiridas durante la permanencia de tu bebé en la estrechez del útero, durante el pasaje dificultoso a través de la pelvis ósea en preparación para el nacimiento, y durante su traumático viaje final por los confines estrechos del canal del parto durante el alumbramiento.

Si no fuese por el diseño milagroso de la cabeza fetal –con los huesos del cráneo no fusionados del todo, lo que les permite ser presionados y moldeados durante el descenso del bebé– habría muchos más nacimientos quirúrgicos. Por eso, agradece la cabecita puntiaguda que apareció tras tu parto vaginal, y ten la seguridad de que en unos pocos días el cráneo volverá, milagrosamente, a su redondez angelical.

La hinchazón alrededor de los ojos del bebé también se debe, en parte, a la paliza que recibió en su viaje fantástico hacia el mundo (otro factor podría ser el ungüento antibiótico que le aplicaron en los ojitos para prevenir la infección gonocócica o clamidial). Algunos sostienen que esta hinchazón sirve como protección natural a los recién nacidos, cuyos ojos se ven expuestos a la luz por primera vez. La preocupación de que la inflamación pueda impedirle ver a mamá y papá, imposibilitando ese primer contacto visual mutuo, es infundada. Aunque no puede distinguir a uno de otro, un recién nacido puede divisar rostros borrosos al nacer, aun a través de los párpados inflamados.

La oreja doblada es probablemente otro resultado de la estrechez que tu bebé experimentó en el útero. A medida que el feto crece y queda más ceñido en el acogedor saco amniótico de la madre, una oreja que pudo haber sido inclinada hacia delante puede quedar así incluso después del nacimiento. Pero es sólo temporal. Pegarla con cinta adhesiva para que vuelva a su lugar no es opción, dicen los expertos, y la cinta podría causar irritación. Pero tú puedes acelerar el retorno de la oreja a su posición normal, asegurándote de que ésta quede contra la cabeza cuando coloques al bebé de costado para jugar (pero siempre supervisado). Algunas orejas, por supuesto, están destinadas genéticamente a inclinarse hacia fuera, pero si ése es el caso, por lo general ambas lucen igual desde el comienzo.

La nariz achatada es probablemente resultado de la estrechez durante el parto y el alumbramiento, y debería volver a la normalidad naturalmente. Pero como las narices de los bebés son tan diferentes de la variedad de los adultos (el puente es ancho, casi inexistente y, a veces, sin forma), podría pasar un tiempo antes de que puedas determinar qué nariz tiene tu bebé.

COLOR DE OJOS

"Esperaba que mi bebé tuviera los ojos verdes como mi marido, pero los suyos parecen ser de un color gris oscuro. ¿Hay alguna posibilidad de que cambien?".

La adivinanza favorita del embarazo –¿será niño o niña?– es reemplazada por otra en los primeros meses de vida del bebé: "¿de qué color serán sus ojos?".

Decididamente, es demasiado pronto para saberlo. La mayoría de los bebés caucásicos nace con ojos de color azul oscuro o azul pizarra; la mayoría de los bebés de piel oscura nace con ojos oscuros, generalmente marrones. En este último caso los ojos se mantendrán oscuros, pero el color de ojos de los bebés caucásicos podría experimentar numerosos cambios (aumentando la intriga de las apuestas) antes de definirse, más o menos, entre los tres o seis meses o, incluso, más tarde. Y como la pigmentación del iris podría seguir aumentando durante todo el primer año, el matiz del color podría no ser evidente hasta aproximadamente el primer cumpleaños del bebé.

OJOS SANGUINOLENTOS

"Los ojos de mi recién nacido parecen sanguinolentos. ¿Tiene una infección?".

No son las trasnochadas las que dan a los recién nacidos ese aspecto sanguinolento (no, eso sería más bien la razón de por qué tus ojos se verán tan rojos durante los próximos meses). En cambio, se trata de una condición inofensiva que ocurre cuando hay un trauma en el globo ocular –a menudo en forma de vasos sanguíneos rotos– durante un parto vaginal (en realidad, muchas madres primerizas que se esfuerzan mucho durante el parto rompen vasos sanguíneos en sus propios ojos). Al igual que un moretón en la piel, la decoloración desaparece en unos pocos días y no indica que haya habido ningún daño en los ojos de tu bebé.

UNGÜENTO OCULAR

"¿Por qué mi recién nacido tiene ungüento en los ojos, y por cuánto tiempo mantendrá su visión borrosa?".

Muchos factores se interponen entre un recién nacido y una vista clara de su entorno: el hecho de que sus ojos estén hinchados por el parto; que estén ajustándose todavía a las luces brillantes del mundo exterior, después de pasar nueve meses en la oscuridad del útero; que sea naturalmente corto de vista, y finalmente, como has notado, que los ojos están pegajosos debido al ungüento. Pero el ungüento tiene una importante función que hace que valga la pena que tenga la visión borrosa: se aplica (según recomienda la AAP y lo exige la mayoría de los estados) para prevenir una infección gonocócica o clamidial. Aunque en otro tiempo eran causa importante de ceguera, estas infecciones prácticamente han sido eliminadas gracias a este tratamiento preventivo. El ungüento antibiótico, por lo general eritromicina, es leve y no es tan irritante para los ojos como las gotas de nitrato de plata que solían ser el tratamiento más usado (y que todavía usan unos pocos hospitales). Los médicos comprobaron que las gotas de nitrato de plata causaban coloración roja e inflamación, como también una propensión en los bebés a desarrollar una conjuntivitis química, caracterizada por hinchazón y una descarga amarillenta.

La ligera hinchazón y visión borrosa de los ojitos de tu recién nacido sólo durarán uno o dos días. El lagrimeo, hinchazón o infección que comienzan a continuación podrían ser causados por un conducto lagrimal obstruido (consulta la página 230).

COMPAÑEROS DE CUARTO

"La idea de tener al bebé en mi cuarto me parecía celestial antes de dar a luz, pero ahora me parece más bien infernal. No puedo lograr que deje de llorar, ¿pero qué tipo de madre sería si le pidiera a la enfermera que se la lleve de vuelta a la sala neonatal?".

Pues serías una madre muy humana (a lo que, dicho sea de paso, tendrás que acostumbrarte). Considerando el desafío que acabas de pasar (dar a luz) y el que vas a enfrentar (maternidad), no es de sorprender que tengas más ánimo para dormir que para atender a un bebé lloroso. Y no hay razón para sentirte culpable por ello (recuerda, sólo eres humana).

Sin duda, algunas mujeres pueden lidiar sin problemas con tener al bebé todo el día a su lado, desde la primera noche. Es posible que hayan tenido partos que las dejaran llenas de júbilo en vez de exhaustas. O quizás hayan tenido experiencia previa cuidando de recién nacidos, propios o ajenos. Para estas mujeres, un bebé desconsolado a las 3 de la mañana no representa una alegría, pero tampoco una pesadilla. Sin embargo, para una mujer que ha estado privada de sueño durante cuarenta y ocho horas, cuyo organismo ha quedado debilitado por un parto extenuante, y que nunca ha estado más cerca de un bebé que de un aviso publicitario de pañales, esas exigencias en la madrugada pueden hacer que se pregunte con lágrimas en los ojos: ¿por qué decidí ser madre?

Jugar a la mártir podría despertar resentimientos maternales, sentimientos que el bebé probablemente captará. En cambio, si el bebé es llevado de vuelta a la sala neonatal entre alimentaciones nocturnas, tanto madre e hijo, ambos bien descansados, podrían reconectarse con más facilidad al llegar la mañana. Y la mañana es el mejor momento para aprovechar una de las mayores ventajas de tener a tu bebé en tu cuarto: la oportunidad de aprender a cuidarlo cuando todavía tienes ayuda experimentada en el pasillo, si la necesitas. Recuerda que aun si optaste por tener a tu bebé contigo durante el día, deberías sentirte libre de llamar al personal neonatal para que te dé una mano. Para eso están allí.

Cuando llegue la noche y si te sientes suficientemente descansada, intenta mantener al bebé contigo y comprueba si las cosas van mejor. Ella podría sorprenderte durmiendo más que llorando, y tú podrías sorprenderte a ti misma sintiéndote más cómoda con ella. O si la segunda noche resulta una repetición de la primera, o si todavía no estás como para trabajar en el turno nocturno, no vaciles en aprovechar nuevamente la

---

¿HAS OÍDO QUE…?

Todavía no han pasado cuarenta y ocho horas desde que debutaste como madre y ya has recibido una catarata de consejos contradictorios, que realmente te marean (desde el cuidado del muñón del cordón umbilical hasta la alimentación). El personal del hospital te dice una cosa, tu hermana (veterana de dos niños) tiene una opinión completamente diferente, y ambas recomendaciones parecen discrepar con lo que crees recordar que te dijo tu pediatra.

El hecho es que la información sobre el cuidado de los bebés (por lo menos, la más actualizada) no es fácil de digerir, especialmente cuando todos (y sus madres) te dicen algo diferente. Cuando esos consejos contradictorios te confundan sobre cualquier aspecto del cuidado infantil (o cuando necesites un voto decisivo con el que puedas contar), tu mejor apuesta es seguir el consejo del médico.

Por supuesto, al escuchar a otros, no te olvides de que tienes otro recurso valioso en el que puedes confiar: tus propios instintos. A menudo los padres, incluso los que están muy verdes todavía, saben más que nadie y, por lo general, mucho más de lo que creen.

ayuda de la sala neonatal. Tener al bebé todo el día en el cuarto es una opción maravillosa, pero no es para todas las mujeres. No serás un fracaso como madre si no disfrutas de tener a tu bebé todo el día contigo o si estás demasiado agotada para ello. No te sientas presionada a hacerlo si te parece que no quieres, y una vez que te hayas decidido, no sientas que no puedes cambiar de opinión para tenerla contigo a tiempo parcial.

Sé flexible. Concéntrate en la calidad del tiempo que pasas con tu bebé en el hospital y no en la cantidad. Dentro de poco la tendrás todo el día en casa. Para entonces, si ahora no te excedes, deberías estar emocional y físicamente preparada para lidiar con ella.

ANALGÉSICOS

"La incisión de la cesárea me ha provocado mucho dolor. Mi obstetra me recetó un analgésico, pero me preocupa que el remedio se traspase a la leche".

No necesitas sufrir para mantener a tu bebé seguro. De hecho, no tomar medicinas para el dolor podría ser más perjudicial que beneficioso para los dos. La tensión y agotamiento que pueden resultar de un dolor no atendido después de una cesárea (o un parto vaginal), sólo interferirá con tu capacidad para establecer una buena relación lactante con tu bebé (necesitas estar relajada) y un buen suministro de leche (necesitas estar descansada). Además, la medicación sólo aparecerá en cantidades minúsculas en tu calostro y para el momento en que te baje la leche, probablemente ya no necesitarás analgésicos. Y si tu bebé recibe una pequeña dosis de medicación, se dormirá fácilmente sin ningún tipo de efectos secundarios.

Si tu dolor no es extremadamente fuerte –o una vez que empieza a disminuir– podrías pedirle a la enfermera acetaminofeno (Tylenol) extra fuerte, el analgésico de preferencia durante la lactancia.

SOMNOLENCIA DEL BEBÉ

"Mi bebé parecía muy alerta cuando nació, pero desde entonces ha dormido tan profundamente que apenas puedo despertarlo para comer, y mucho menos socializar".

Esperaste nueve largos meses para conocer a tu bebé, y ahora que está aquí lo único que hace es dormir. No te preocupes, porque esta somnolencia crónica no es reflejo de tus habilidades para alimentarlo o para socializar con él, sino sencillamente un signo de que el bebé sigue su instinto natural. La vigilia durante más o menos la primera hora de vida seguida de un largo período –a menudo veinticuatro horas– de somnolencia pronunciada, es la pauta normal del recién nacido (aunque no dormirá las veinticuatro horas seguidas). Es una pauta probablemente diseñada para dar a los bebés la oportunidad de reponerse del trabajo agotador de haber nacido, y a sus madres la oportunidad de reponerse de haber dado a luz. (Sin embargo, deberás asegurarte de que tu bebé acomode sus sesiones de alimentación dentro de su pauta de sueño; consulta la página 134 para aprender algunas técnicas para despertarlo).

Tampoco esperes que tu recién nacido sea una compañía mucho más estimulante después de esas veinticuatro horas de modorra. Esto es más o menos lo que puedes esperar: en las primeras semanas de vida, sus períodos de dos a cuatro horas de sueño concluirán abruptamente con llantos. Se despertará a medias en una semi vigilia para alimentarse, probablemente dormitando de tanto en tanto mientras se alimenta (si agitas el pezón dentro de su boca comenzará a succio-

EL ESTADO DE CONCIENCIA DEL RECIÉN NACIDO

Para un observador casual –o para los flamantes padres– podría parecer que los recién nacidos sólo piensan en tres cosas: comer, dormir y llorar (no necesariamente en ese orden). Sin embargo, las investigaciones han demostrado que el comportamiento del bebé es por lo menos el doble de complejo y que puede clasificarse en seis estados de conciencia. Aprende a observar y comprender esos estados y podrás descifrar los mensajes que tu bebé te envía e, incluso, darte cuenta de lo que desea.

Alerta tranquilo. En este estado el bebé es como un agente secreto. Cuando los bebés están en este estado, se suprime su actividad motriz y, por eso, rara vez se mueven. En cambio, invierten toda su energía observando (con los ojos bien abiertos, por lo general, mirando directamente a alguien) y escuchando atentamente. Éste es el momento ideal para acercarte e interactuar con el bebé. Los recién nacidos, al final de su primer mes, suelen pasar generalmente dos horas y media por día en este estado.

Alerta activo. El motor está en marcha cuando los bebés están en el estado de alerta activo, moviendo los brazos y piernas. Incluso, podrían emitir algunos sonidos suaves. Aunque en este estado mirarán para todos lados, es más probable que se concentren en objetos que en personas, indicándote que están más interesados en observar el panorama general que en relacionarse seriamente. Los bebés suelen estar en este estado antes de alimentarse o cuando están al borde del fastidio. Tal vez seas capaz de evitar una rabieta hacia el final de un período de alerta activo, alimentándolo o meciéndolo para tranquilizarlo.

Llorón. Éste es, por supuesto, el estado con el que más se asocia a los recién nacidos. El llanto ocurre cuando los bebés están hambrientos, incómodos, aburridos (por no recibir suficiente atención) o, sencillamente, tristes. Cuando lloran, los bebés contraen el rostro, mueven brazos y piernas con energía y cierran los ojos con fuerza.

Somnolencia. No es de sorprender que los bebés estén en este estado al despertarse o cuando cabecean antes de dormirse. Harán algunos movimientos (como estirarse al despertar) y una variedad de gestos faciales adorables y extraños (que pueden abarcar toda la gama desde fruncir el ceño hasta los gestos de euforia pasando por la sorpresa), pero con los párpados pesados y los ojos sin brillo, vidriosos y desenfocados.

Sueño pasivo. En este estado, el rostro del bebé está relajado y los párpados están cerrados e inmóviles. Los movimientos corporales son escasos, con ocasionales sobresaltos o movimientos de labios, y la respiración es muy regular. El sueño pasivo alterna cada treinta minutos con el sueño activo.

Sueño activo. La mitad del tiempo que el bebé duerme, está en estado de sueño activo. En este estado de sueño agitado (que para el bebé es realmente mucho más descansado de lo que parece), los ojos, aunque cerrados, pueden verse a menudo moviéndose debajo de los párpados (de ahí el nombre de la fase del sueño de movimiento ocular rápido, REM). La respiración no es regular, podrían mover la boca como para succionar o masticar o, incluso, sonreír, y los brazos y piernas también podrían moverse bastante.

nar nuevamente cuando se empiece a quedar dormido en mitad de su alimentación). Una vez saciado, se volverá a dormir profundamente, listo para otra siesta.

Al principio, tu pequeño dormilón estará verdaderamente alerta durante apenas unos tres minutos cada hora durante el día, y menos (ojalá) por la noche, una pauta que permitirá un total aproximado de una hora diaria para una socialización activa. Aunque eso podría ser frustrante para ti (después de todo, ¿cuánto tiempo has esperado para hacerle juegos?), es justamente lo que la madre naturaleza ordenó para tu bebé. Él no está suficientemente maduro para beneficiarse de largos períodos de vigilia, y estos períodos de sueño –particularmente de movimiento ocular rápido (o estado de sueño)– aparentemente contribuyen a su desarrollo.

Gradualmente, los períodos de vigilia de tu bebé aumentarán. Para fines del primer mes, muchos bebés están alerta durante unas dos a tres horas por día, la mayor parte en un tramo relativamente largo, por lo general al caer la tarde (en esos momentos puedes empezar a probar el material de entretenimiento que tengas para él). Y algunas de sus "siestas" nocturnas, en vez de durar de dos a tres horas, podrían prolongarse hasta seis o seis horas y media.

Mientras tanto, podrías seguir con una sensación de frustración en tus intentos por conocer a tu bebé. Pero en vez de pararte junto a la cuna esperando a que se despierte para una sesión de juegos, aprovecha su sueño y tú también trata de dormir. Lo necesitarás para los días (y noches) que se avecinan, cuando probablemente estará más despierto de lo que quisieras.

PECHOS VACÍOS

"Hace dos días di a luz, y no me sale nada de los pechos cuando los exprimo, ni siquiera calostro. Me preocupa que mi hija pase hambre".

Tu recién nacida no sólo no pasará hambre sino que ni siquiera tiene hambre todavía. Los bebés no nacen con apetito, ni siquiera con necesidades nutricionales inmediatas. Y para el momento en que tu niña empiece a tener hambre de un pecho lleno de leche, por lo general alrededor del tercer a cuarto día posparto, es casi seguro que estarás lista para brindárselo.

Eso no significa que tus pechos estén vacíos ahora. El calostro (que suministra nutrición a tu bebé y anticuerpos importantes que su propio organismo no puede producir todavía y que también ayuda a vaciar su sistema digestivo de meconio y exceso de mucosidad) es casi seguro que está presente, aunque en cantidades mínimas (las primeras alimentaciones promedian menos de media cucharadita; para el tercer día, menos de tres cucharadas por alimentación a lo largo de diez alimentaciones). Pero el calostro no es muy fácil de extraer manualmente. Aun un bebé de un día de vida, sin experiencia previa, está mejor equipado que tú para extraer esta pre-leche.

ARCADAS Y ATRAGANTAMIENTO

"Cuando me trajeron a mi bebé esta mañana, pareció atorarse y atragantarse y después botó algo líquido. No lo he amamantado todavía, por lo tanto, no pudo haber devuelto leche. ¿Le pasa algo malo?".

Tu bebé pasó los últimos nueve meses, más o menos, viviendo en un ambiente líquido. No respiró aire, pero sí succionó mucho líquido. Aunque una enfermera o un médico probablemente le despejaron las vías respiratorias al nacer, puede haber tenido mucosa y líquido adicionales en los pulmones, y estas arcadas y atragantamiento son el medio que tiene para deshacerse de lo que queda. Es perfectamente normal y no hay razón para preocuparse.

DESPERTARLO DURANTE LAS COMIDAS

"El médico me dice que debería alimentar a mi bebé cada dos a tres horas, pero a veces no lo siento durante cinco o seis horas. ¿Debo despertarlo para alimentarlo?".

Algunos bebés se sienten perfectamente felices de dormir durante las comidas, sobre todo en los primeros días de vida. Pero dejar que un bebé duerma mientras le das de comer significa que no se alimentará lo suficiente y, si estás amamantando, que tu suministro de leche no recibirá el estímulo que necesita. Si tu bebé es un dormilón, intenta las siguientes técnicas a la hora de comer:

◆ Elige el sueño más adecuado para despertarlo. Lo podrás despertar con mucha más facilidad durante el sueño activo o REM. Sabrás que está en este ciclo ligero de sueño (abarca un 50% del tiempo que dedica a dormir) cuando empieza a mover brazos y piernas, a cambiar sus expresiones faciales y a agitar los párpados.

◆ Desabrígalo. A veces, sólo el hecho de desabrigarlo lo despertará. Si no es así, desvístelo hasta dejarlo en pañales (si lo permite la temperatura ambiente) e intenta un contacto de piel a piel.

◆ Cámbialo. Aunque el pañal todavía no esté tan mojado, cambiárselo podría ser suficiente como para despertarlo a fin de que coma.

◆ Baja la potencia de las luces. Aunque parezca que encender las luces más intensas es el mejor modo de despertarlo de su sueño, podría tener precisamente el efecto contrario. Los ojos del recién nacido son sensibles a la luz; si la habitación está muy iluminada, tu bebé podría sentirse más cómodo cerrando fuertemente los ojitos. Pero no apagues las luces del todo. Una habitación demasiado oscura sólo volverá a sumergirlo en el reino de los sueños.

◆ Intenta la técnica de "ojos de muñeca". Sostener al bebé erguido logrará, por lo general, que abra los ojos (al igual que una muñeca). Ponlo delicadamente en posición erguida o sentada y dale suaves palmadas en la espalda. Ten cuidado de no doblarlo hacia adelante.

◆ Sé sociable. Cántale una canción animada. Háblale y, una vez que tenga los ojitos abiertos, míralo a los ojos. Una pequeña estimulación social podría mantenerlo despierto.

◆ Frótalo con suavidad. Dale suaves toques en las palmas de las manos y las plantas de los pies; dale masajes en los brazos, espalda y hombros. O hazle practicar gimnasia aeróbica infantil: mueve sus brazos e impulsa sus piernas simulando el movimiento de la bicicleta.

◆ Si el dormilón todavía no se despierta, ponle un paño fresco (no frío) en la frente o frótale suavemente la cara con el paño.

Por supuesto, despertar al bebé no significa que serás capaz de mantenerlo despierto, sobre todo después de unos sorbos de leche que, precisamente, induce al sueño. Un bebé todavía somnoliento podría aferrarse al pezón, succionar brevemente y volver a dormirse mucho antes de completar una alimentación. Cuando esto suceda, intenta:

CÓMO DESCIFRAR EL LLANTO

El llanto es la única forma de comunicación que tiene el bebé, pero eso no significa que siempre sabrás exactamente lo que trata de decirte. Pero no te preocupes. Estas claves te pueden ayudar a descifrar lo que realmente significan esos gimoteos, lamentos y chillidos:

"Tengo hambre". Un llanto breve y de tono grave que aumenta y disminuye rítmicamente y tiene un tono como de súplica (como si dijera "¡Por favor, por favor, dame de comer!") suele significar que el bebé está listo para comer. Este tipo de llanto suele ser precedido de indicios de hambre, como chasquear los labios, buscar el pezón o chuparse los dedos. Si logras interpretar esos indicios, es posible que evites las lágrimas.

"Me duele". Este llanto empieza repentinamente (por lo general en respuesta a un estímulo como, por ejemplo, el pinchazo de la aguja a la hora de las vacunas) y es ensordecedor (como cuando le perforan las orejas), atemorizado e intenso (cada lamento se prolonga algunos segundos), dejando al bebé sin aliento. Es seguido por una larga pausa (el bebé trata de recuperar el aliento para seguir llorando) y luego por repetidos chillidos agudos.

"Estoy aburrido". Este llanto comienza como arrullos (cuando el bebé trata de conseguir una buena interacción), después se convierte en protesta (cuando no recibe la atención que busca), para pasar a estallidos de llanto indignado ("¿por qué me ignoran?"), matizado con quejidos ("¿qué tiene que hacer un bebé para que lo mimen un poquito?"). El llanto de aburrimiento se detiene en cuanto lo tomas en brazos.

"Estoy muy cansado o incómodo". Un llanto quejoso, nasal y continuo que aumenta en intensidad, suele ser el modo que tiene el bebé de decir que ya está harto (como "¡la siesta, por favor!" o "¡pronto, necesito que me cambien el pañal!" o "¿no te das cuenta de que ya me cansé de esta silla infantil?").

"Estoy enfermo". Este llanto suele ser débil y de resonancia nasal, con un tono más bajo que el de "dolor" o "muy cansado", como si el bebé no tuviera las energías para aumentar el volumen. Suele estar acompañado de otras señales de enfermedad y cambios en el comportamiento del bebé (por ejemplo, apatía, negativa a alimentarse, fiebre y/o diarrea). No hay llanto más triste en el repertorio del bebé que el del "enfermito" ni que acongoje más el corazón de papá y mamá.

◆ Un eructo –aunque no lo necesite, el empujoncito podría despertarlo de nuevo.

◆ Un cambio –esta vez, en la posición en la que lo estás alimentando. Ya sea que le estés dando el pecho o el biberón, cambia de la posición de cuna a la posición de fútbol americano (en que los bebés tienen menos probabilidad de dormir).

◆ Unas gotitas –si le dejas caer unas gotas de leche del pecho o biberón en los labios, podrías abrirle el apetito para su segundo plato.

◆ Un suave movimiento –mover un poquito el pecho o el biberón en su boca o darle un suave toque en la mejilla, podría estimularlo a succionar otra vez.

◆ Y repite –algunos bebés alternan la succión y el sueño desde el comienzo hasta el final de la sesión alimenticia. Si es el caso de tu bebé, podrías verte en la necesidad de hacerlo eructar,

CONSEJOS PARA
UNA ALIMENTACIÓN EXITOSA

Ya sea que amamantes al bebé o le des el biberón, los siguientes consejos podrían ayudarte a facilitar el proceso:

Reduce el caos. Mientras los dos estén aprendiendo durante el proceso, tu bebé y tú deberán concentrarse en la alimentación, y mientras menos distracciones tengan, mejor será. Apaga la televisión (escuchar música suave ayuda), y deja que el contestador automático responda los llamados telefónicos. Retírate al dormitorio para alimentar al bebé cuando tienes visitas o cuando el ambiente de la sala se parece al de un circo (que en muchas casas es el caso las veinticuatro horas). Si tienes más hijos, es probable que ya tengas bastante práctica con la alimentación, pero el desafío será mantener felices al mismo tiempo al bebé y a los más grandecitos. Trata de entretenerlos con alguna actividad tranquila como, por ejemplo, que coloreen para que se queden quietos a tu lado, o aprovecha la oportunidad para leerles un cuento.

Cámbialo. Si tu bebé está tranquilo, tienes tiempo para cambiarlo. Un pañal limpio permitirá una alimentación más cómoda y reducirá la necesidad de cambiarlo después, lo que es decididamente una ventaja si tu bebé se ha dormido y preferirías que no se despertase por un buen rato. Pero no lo cambies antes de alimentarlo a mitad de la noche si sólo está húmedo (si está empapado es otra cuestión), ya que esa interrupción dificultará que se vuelva a dormir, especialmente en el caso de los bebés que todavía no tienen una rutina nocturna.

Lávate las manos. Aunque no serás tú quien coma, debes lavarte las manos con agua y jabón antes de alimentar a tu bebé.

Ponte cómoda. Los achaques y dolores son un gaje del oficio de los nuevos padres y madres que activan músculos poco acostumbrados al llevar en brazos a los bebés de un sitio a otro. Alimentar al bebé en una posición incómoda sólo agravará el problema. Por eso, antes de darle el pecho o el biberón, ponte cómoda, con un respaldo adecuado tanto para tu espalda como para el brazo que sostendrá al bebé.

Aligéralo de ropa. Si tu bebé está usando ropa muy ajustada, "desenvuélvelo" para que lo puedas acurrucar mientras lo alimentas.

Tranquilízalo. Un bebé enojado tendrá dificultades para tranquilizarse y concentrarse en su alimentación, y todavía más para digerir. Prueba con una canción que lo relaje o mécelo un poquito.

Toque de diana. Algunos bebés están somnolientos a la hora de alimentarse, especialmente en sus primeros días de vida, y hace falta un esfuerzo concertado para despertarlos a fin de darles el pecho o el biberón. Si tu bebé es de los que se duermen a la hora de la cena, intenta usar las técnicas para despertarlo descritas en la página 134.

Haz una pausa para que eructe. En la mitad de cada alimentación, acostúmbrate a hacer una pausa para que pueda eructar. Hazlo eructar también cada vez que el bebé parezca querer abandonar antes de tiempo su alimentación o cuando empiece a mostrarse molesto con el pezón, ya que podrían ser gases, y no la leche, lo que está llenando su barriga. Haz que expulse la burbuja para seguir con la tarea.

Haz contacto. Abraza y mima a tu bebé con las manos, los ojos y la voz. Recuerda que las alimentaciones deben satisfacer las necesidades diarias de tu bebé no sólo de nutrientes sino también de amor maternal.

cambiarlo de posición, darle unas gotitas y un suave movimiento en repetidas ocasiones para completar una alimentación.

Está bien dejar que se duerma ocasionalmente cuando se ha sumido en la somnolencia después de un breve aperitivo y si fallan todos tus esfuerzos por tentarlo a seguir con el segundo plato. Pero por ahora, no dejes que pase más de tres horas sin una comida completa, si es que lo amamantas, o cuatro horas si se alimenta con fórmula. Tampoco es buena idea dejar que tu bebé dormite a intervalos de quince a treinta minutos durante todo el día. Si ése es el caso, no cedas en tus intentos por despertarlo cuando se duerma durante una alimentación.

Si el sueño crónico interfiere tanto con la alimentación que tu bebé no progresa (consulta la página 182 en busca de signos), comunícaselo al médico.

ALIMENTACIÓN SIN PAUSA

"Me temo que mi pequeña va a engordar como un dirigible. Casi inmediatamente después de acostarla, se despierta y llora para volver a comer".

En efecto, tu hijita podría estar destinada a unirse a la flota del dirigible de Goodyear si le das de comer inmediatamente después de haberle dado una alimentación completa. Los bebés lloran por otros motivos además de hambre, y es posible que estés malinterpretando las señales que te envía (consulta el recuadro en la página 135). A veces, llorar es el modo que tiene el bebé de relajarse durante unos minutos antes de dormirse. Si la acercas de nuevo a tu pecho, no sólo estarás sobrealimentándola sino también interrumpiendo sus esfuerzos por iniciar una siesta. A veces, llorar después de la comida podría ser un reclamo de compañía, una señal de que el bebé está de ánimo para socializar y no para comer. A veces, el llanto significa que tiene problemas para tranquilizarse, en cuyo caso puede que se calme si la meces un poquito y le cantas algunas canciones de cuna. Y, otras veces, se trata sencillamente de gases (que sólo se agravarían con más leche o fórmula). O tal vez hacerla eructar podría darle la tranquilidad que busca.

Si has descartado todas las posibilidades anteriores –además de revisarla para comprobar si tiene el pañal sucio o mojado–, y si sigue llorando, entonces recién considera la posibilidad de que tal vez no ha recibido suficiente comida. Es posible que un aumento repentino en su crecimiento pueda acelerar temporalmente su apetito. Pero ten en cuenta que ofrecerle comida cada vez que llora después de comer, no sólo la hará engordar como un pequeño barril sino que también caerá en el hábito de bocadillo-siesta del que le resultará difícil liberarse más adelante.

Lo más importante es que tu pequeña esté aumentando de peso a un ritmo adecuado. De no ser así, es posible que realmente llore porque sufre hambre crónica, lo que a su vez podría ser una señal de que no estás produciendo suficiente leche (consulta las páginas 182-186 si tu pequeña no parece progresar).

MENTÓN TEMBLOROSO

"A veces, especialmente cuando ha estado llorando, a mi bebé le tiembla el mentón".

Aunque el mentón de tu bebé parezca una más de sus ingeniosas tretas para ganarse tu corazón, es realmente un signo de que su sistema nervioso, al igual que el de sus pares recién nacidos, todavía no se ha desarrollado totalmente. Dale el cariño que parece anhelar y disfruta del mentón tembloroso mientras dura, que no será por mucho tiempo.

SOBRESALTOS

"Me preocupa el sistema nervioso de mi hija. Aun cuando duerme, de pronto parece saltar sobresaltada".

Suponiendo que tu hijita no haya estado abusando del café cargado, ese nerviosismo que notas se debe a su reflejo de sobresalto, uno de los tantos reflejos normales (aunque peculiar) con los que nacen los bebés. También conocido como el reflejo Moro, ocurre con mayor frecuencia en algunos bebés que en otros, a veces sin motivo aparente, pero a menudo en reacción a un ruido intenso, una sacudida o la sensación de que se van a caer, como cuando el pequeño es levantado o recostado sin el apoyo adecuado. Al igual que muchos otros reflejos, éste es probablemente un mecanismo de supervivencia destinado a proteger al vulnerable recién nacido; en este caso, se trata quizás de un intento primitivo de reincorporarse ante la impresión de pérdida de equilibrio. Ante este reflejo, el bebé típicamente pone el cuerpo rígido, levanta sus brazos simétricamente, abre bien sus puños (que habitualmente tiene cerrados con fuerza), levanta las rodillas y finalmente vuelve a llevar sus brazos contra su cuerpo con los puños nuevamente cerrados en un gesto de abrazo, todo en cuestión de segundos. También podría ponerse a llorar.

Aunque ver al bebé sobresaltado también sobresalta a sus padres, es más probable que el médico se preocupe si el bebé no manifiesta este reflejo. A los recién nacidos se les hace un examen de rutina para comprobar la presencia del reflejo de sobresalto, y si lo tienen es considerado como un signo tranquilizador de que el sistema neurológico funciona bien. Comprobarás que tu pequeña se

sobresaltará cada vez menos y con menor intensidad, y que el reflejo desaparecerá totalmente entre los cuatro y seis meses (tu hija podría sobresaltarse ocasionalmente, por supuesto, a cualquier edad –al igual que ocurre con los adultos– pero no con la misma pauta de reacciones).

MARCAS DE NACIMIENTO

"Acabo de notar una mancha de tono rojo brillante en la barriga de mi hijita. ¿Es una marca de nacimiento? ¿Llegará a desaparecer alguna vez?".

Mucho antes de que tu hija empiece a pedir permiso para usar su primer bikini, esa marca de nacimiento en forma de fresa –al igual que la mayoría de las marcas de nacimiento– será parte de su pasado infantil, dejando su vientre listo (aunque sus padres todavía no lo estén) para lucirlo en la playa. Por supuesto, cuando miras una marca de nacimiento en un recién nacido –que puede ser muy grande e intensa– te parecerá difícil de creer que algún día desaparecerá. La marca (que a menudo no aparece al momento de nacer sino en las primeras semanas de vida), a veces crece un poco antes de desaparecer. Y cuando empieza a achicarse o desvanecerse, es difícil notar los cambios de un día para otro. Por este motivo, muchos médicos documentan los cambios en las marcas de nacimiento fotografiándolas y midiéndolas periódicamente. Si el médico de tu bebé no lo hace, puedes hacerlo tú misma para mayor tranquilidad.

Las marcas de nacimiento vienen en una variedad de formas, colores y texturas y suelen clasificarse de la siguiente manera:

Hemangioma fresa. Esta marca suave, protuberante, en forma de fresa y de color rojo, pequeña como una peca o grande como un posavasos, está compuesta por venas y vasos capilares inmaduros que se desprendieron del sistema circulatorio durante el desarrollo fetal. Puede que sea poco visible en los días posteriores al nacimiento, pero suele aparecer repentinamente durante las primeras semanas de vida, y es tan común que uno de cada diez bebés probablemente tendrá una. Este tipo de marca crece durante un tiempo, pero a la larga empieza a desvanecerse hasta adquirir un tono gris perlado y casi siempre desaparece por completo, a veces entre los cinco y diez años. Aunque los padres podrían sentirse tentados a buscar tratamiento para una marca muy evidente, particularmente en la cara, suele ser mejor no tratarlas a menos que sigan creciendo, sangren con frecuencia, se infecten o interfieran con alguna función, como la visión. Al parecer, el tratamiento puede conducir a más complicaciones que simplemente esperar a que desaparezcan.

Si el pediatra considera aconsejable un tratamiento, hay varias opciones. Las más simples son compresión y masaje, que parecen acelerar su desaparición. Las formas de terapia más agresivas para los hemangiomas fresa incluyen la administración de esteroides, cirugía, terapia de láser, crioterapia (congelación con hielo seco) e inyecciones como las que se usan para tratar las várices. Muchos expertos creen que muy pocas de estas marcas necesitan este tipo de terapias (aunque si se decide remover una marca de fresa, será más fácil tratarla cuando es pequeña). Cuando la marca, reducida por el tratamiento o por el paso del tiempo, deja una cicatriz o algún tejido residual, por lo general, la cirugía plástica puede eliminarla.

Ocasionalmente, una marca de fresa puede sangrar, ya sea espontáneamente o debido a un golpe o a un rasguño. La aplicación de presión contendrá el flujo de sangre.

Mucho menos comunes son los hemangiomas cavernosos o venosos (sólo uno o dos de cada cien bebés tienen uno). A menudo combinados con el tipo de fresa, estas marcas tienden a ser más profundas y grandes, y presentan una coloración de azul claro a azul oscuro. Desaparecen con mayor lentitud –y no siempre del todo– que los hemangiomas fresa, y es más probable que requieran tratamiento.

Parches salmón o nevus simplex ("picotazos de cigüeña"). Estas manchas de color salmón pueden aparecer en la frente, los párpados superiores y alrededor de la nariz y la boca, pero se ven con más frecuencia en la nuca (donde la cigüeña de la fábula sostiene al bebé, de allí el sobrenombre de "picotazos de cigüeña"). Se van atenuando durante los dos primeros años de vida, y sólo son visibles cuando el niño llora o hace un gran esfuerzo. Como más del 95% de las lesiones en el rostro se desvanece completamente, éstas causan menos preocupación estética que otras marcas de nacimiento.

Manchas de vino de Oporto o nevus flammeus. Estas marcas de nacimiento de color rojo púrpura, que pueden aparecer en cualquier parte del cuerpo, están compuestas por capilares maduros dilatados. Por lo general, aparecen como lesiones planas o ligeras protuberancias de color rosa o rojizo púrpura. Aunque pueden cambiar de coloración, no se decoloran visiblemente con el tiempo y pueden considerarse permanentes, aunque un tratamiento con láser de colorante pulsado realizado en cualquier momento desde la infancia hasta la edad adulta, puede mejorar la apariencia.

Manchas de color café con leche. Estas manchas planas en la piel, que pueden tener coloración desde canela (café con mucha leche) hasta marrón claro (café con un toque de leche), pueden aparecer en cualquier parte del cuerpo. Son muy comunes, evidentes al nacer o en los primeros años de vida, y no desaparecen. Si tu niño tiene muchas manchas café con leche (seis o más) comunícaselo al pediatra.

Manchas mongólicas. De color azul a gris pizarra, con apariencia de moretones, las manchas mongólicas pueden aparecer en las nalgas o la espalda, y a veces en las piernas y hombros, en nueve de cada diez niños de ascendencia africana, asiática o india. Estas manchas poco definidas también son muy comunes en bebés de ascendencia mediterránea, pero son raras en los pequeños de cabello rubio y ojos azules. Aunque la mayoría aparece en el nacimiento y se va en el primer año, ocasionalmente no aparecen hasta más tarde y/o persisten hasta la adultez.

Nevus pigmentados congénitos. Estos lunares varían en color de marrón claro a negruzco y podrían tener vello. Los pequeños son muy comunes; los más grandes, "nevus pigmentados gigantes", son raros, pero tienen mayor potencial de volverse malignos. Por lo general, se recomienda que los más grandes, además de los pequeños que parezcan sospechosos, sean removidos si esto puede hacerse fácilmente, y los que no se extirpen deben ser vigilados cuidadosamente por un dermatólogo.

Problemas de Cutis

"Mi bebé parece tener granitos blancos en toda la cara. Si se los froto, ¿se los podré sacar?".

No es necesario que saques el Clearasil del botiquín todavía. Aunque los padres y madres podrían desalentarse al encontrar un brote de pequeñas manchitas blancas en la carita de su recién nacido (especialmente alrededor de la nariz y el mentón, a veces en el tronco o las extremidades o, incluso, en el pene), estas imperfecciones son temporales y no una señal de problemas de cutis. El mejor tratamiento para estos granitos, causados por la obstrucción de las glándulas sebáceas inmaduras del recién nacido, es no tratarlos en absoluto. Aunque te tiente apretarlos, frotarlos o tratarlos, no lo hagas. Desaparecerán espontáneamente, por lo general, en unas pocas semanas, dejando la piel de tu bebé clara y suave… al menos hasta la secundaria.

"Mi bebé tiene manchas rojas con puntitos blancos en el centro, tanto en la cara como en el cuerpo. ¿Debo preocuparme?".

Es raro el bebé que escape al período de recién nacido con la piel ilesa. La imperfección manifestada en el cutis de tu bebé es también una de las más comunes: eritema tóxico. Pese a su nombre amenazante y a su apariencia alarmante –zona de manchas rojizas con centro blancuzco de formas irregulares– el eritema tóxico es completamente inofensivo y de corta duración. Luce como una colección de picaduras de insectos y desaparecerá sin tratamiento.

Quistes o Nódulos en la Boca

"Cuando mi bebé comenzó a llorar con la boca bien abierta, noté que tenía unos bultitos blancos en las encías. ¿Ya le están saliendo los dientes?".

No alertes a la prensa (ni a los abuelos) todavía. Aunque ocasionalmente algún bebé lucirá un par de diminutos incisivos unos seis meses más o menos antes de tiempo, es mucho más probable que los bultitos en las encías sean pequeñas pápulas o quistes. Estos quistes inofensivos son comunes en los recién nacidos y desaparecen pronto, dejando las encías despejadas con tiempo de sobra para esa primera sonrisa desdentada.

Algunos bebés también podrían nacer con nódulos blancos de tinte amarillento en el paladar. Al igual que los quistes, son muy comunes en los recién nacidos y completamente inofensivos. Conocidos como "perlas de Epstein", desaparecerán sin necesidad de tratamiento.

LOS PRIMEROS DIENTES

"Me sorprendió mucho que mi bebé naciera con dos dientes frontales. El médico dice que es necesario removérselos. ¿Por qué?".

De vez en cuando, un recién nacido llega a este mundo con uno o dos dientes. Y aunque estas perlitas podrían

ser adorables –y divertidas de lucir– es posible que tengan que ser removidas si no están bien afianzadas a las encías, para impedir que el bebé se atragante o las trague. Esos dientes prematuros podrían ser supernumerarios, y después de ser removidos serán reemplazados por los dientes primarios a su debido tiempo. Pero con mayor frecuencia se trata de dientes primarios y, si hay que extraerlos, podría ser necesaria una dentadura temporal en su lugar hasta que lleguen sus sucesores secundarios.

AFTAS

"Mi bebé parece tener un grumo blanco en la boca. Pensé que era leche que había devuelto, pero su boquita empezó a sangrar cuando traté de limpiársela".

Eso se debe a la presencia de un hongo. Aunque este tipo de infección, conocida como afta, causa problemas en la boca de tu bebé, es probable que haya comenzado en el canal de parto como una infección por cándida, y es allí donde fue transmitida a tu bebé. El organismo causante se llama *Candida albicans*, que es un habitante habitual de la boca y la vagina. Si otros microorganismos la mantienen a raya, por lo general no causa problemas. Pero si este equilibrio se ve perturbado –por enfermedad, el uso de antibióticos o cambios hormonales (como en el embarazo)– las condiciones favorecen el crecimiento del hongo y causan síntomas de infección.

El afta aparece como una protuberancia blanca que luce como un grumo de leche o requesón en el interior de las mejillas del bebé y, a veces, en la lengua, paladar y encías. Si se frota, queda expuesta una zona sensible rojiza que podría provocar sangrado. El afta es más común en los recién nacidos, aunque ocasionalmente un bebé más grandecito

¿CREES QUE NO PUEDES PAGAR UN SEGURO PARA TU BEBÉ?

¿El seguro de salud de tu bebé no está cubierto por el de tu trabajo? ¿Crees que no serás capaz de pagarlo por ti misma? Aquí encontrarás buenas noticias: puedes conseguir ayuda con un solo llamado telefónico gratuito. Una cobertura de bajo costo (o gratuita) te puede dar acceso a una atención médica regular (incluyendo revisiones y vacunas), desde el nacimiento hasta los diecinueve años. Muchos niños reúnen los requisitos necesarios, incluso en aquellos casos en que ambos padres trabajan. Para mayor información, y para saber si tu familia reúne los requisitos para recibir cobertura de salud de bajo costo o gratuita, llama a 877-KIDS-NOW o consulta en www.insurekidsnow.gov.

podría infectarse, en particular si recibe antibióticos. Llama al médico si sospechas que se trata de un afta.

Una madre que amamanta también puede desarrollar aftas en los pezones con coloración rosa, picazón, escamas, costras o sensación de ardor y, si el afta no se trata con agentes anti-hongos, el bebé y la mamá podrían seguir reinfectándose mutuamente. No hay necesidad de interrumpir la lactancia si el bebé o la mamá han sido diagnosticados con afta (aunque como es dolorosa, la afección puede interferir con la alimentación del bebé si no se trata). Los dos serán tratados a la vez durante una o dos semanas hasta que desaparezcan los síntomas.

ICTERICIA

"El médico dice que mi hija tiene ictericia y que tendrá que someterse a fototerapia antes de poder ir a casa. Dice que no es grave, pero si eso impide que me la pueda llevar a casa me parece serio".

Si visitas cualquier sala neonatal, comprobarás que más de la mitad de los bebés han adoptado una coloración amarillenta al segundo o tercer día, y no por la edad, precisamente, sino por la ictericia del recién nacido. Esta coloración amarillenta, que comienza en la cabeza y sigue hasta los dedos de los pies, tiñendo incluso el blanco del ojo, se debe a un exceso de bilirrubina en la sangre (el proceso es igual en los bebés de piel negra o marrón, pero la coloración amarillenta sólo podría ser visible en las palmas de las manos, las plantas de los pies y el blanco de los ojos).

La bilirrubina, una sustancia química formada durante la descomposición normal de los glóbulos rojos, suele ser despedida de la sangre por el hígado. Sin embargo, los recién nacidos a menudo producen más bilirrubina que lo que sus jóvenes hígados pueden manejar. Como consecuencia, se acumula bilirrubina en la sangre, causando el tono amarillento y lo que se conoce como ictericia normal o fisiológica del recién nacido.

En la ictericia fisiológica, la coloración amarillenta suele comenzar en el segundo o tercer día de vida, aumenta al quinto día y disminuye sustancialmente cuando el bebé tiene una semana o diez días. Aparece un poquito después (más o menos en el tercer o cuarto día) y dura más (a menudo catorce días o más) en los bebés prematuros debido a sus hígados extremadamente jóvenes. La ictericia es más probable en los bebés que pierden mucho peso justo después de nacer, en los hijos de madres diabéticas, y en los que nacen por parto inducido.

Por lo general, la ictericia fisiológica leve a moderada no necesita tratamiento. Es normal que el médico mantenga al bebé en el hospital durante unos pocos días para su observación y fototerapia bajo luces fluorescentes, también conocida como luminoterapia. La luz altera la bilirrubina y permite que el hígado del bebé pueda deshacerse de ella. Durante el tratamiento, los bebés están desnudos excepto por los pañales, y se les cubren los ojos para protegerlos de la luz. También se les dan fluidos extra para compensar la pérdida de agua por la piel, y podrían quedar recluidos en la sala neonatal, excepto para alimentarse. Las mantas portátiles de fibra óptica alrededor del bebé dan más flexibilidad y, a menudo, permiten que se vaya a casa con mamá.

En casi todos los casos, los niveles de bilirrubina (determinados por exámenes de sangre) disminuyen gradualmente gracias al tratamiento, y el bebé puede irse a casa gozando de buena salud.

Rara vez, la bilirrubina aumenta de intensidad o lo hace más rápido de lo esperado, sugiriendo que no se trata de una ictericia fisiológica. Por lo general, este tipo de ictericia comienza antes o después de la ictericia fisiológica, y presenta mayores niveles de bilirrubina. Es importante realizar un tratamiento para reducir los niveles anormalmente elevados de bilirrubina para impedir un aumento de esta sustancia en el cerebro, una afección conocida como kernicterus. Los signos de kernicterus son un llanto débil, reflejos imprecisos y succión floja en un bebé con altos grados de ictericia (un bebé tratado con fototerapia también podría parecer perezoso, pero se debe a la temperatura cálida y a la falta de estímulos y no a la presencia de kernicterus). Si no se trata, puede producir daño cerebral permanente o, incluso, la muerte. Algunos hospitales están tomando medidas para vigilar el nivel de bilirrubina en la sangre del bebé por medio de exámenes de sangre y visitas de seguimiento para asegurarse de no pasar por alto estos casos extremadamente raros de kernicterus. La organización de acreditación de hospitales recomienda que todos los hospitales establezcan procedimientos de vigilancia similares. El pediatra también vigilará el color del bebé en la primera visita para determinar la presencia de una ictericia no fisiológica.

El tratamiento de la ictericia no fisiológica dependerá de la causa, pero podría incluir fototerapia, transfusiones de sangre o cirugía. Pocas veces se aplica terapia con fármacos, y los tratamientos de fototerapia en casa ya no son considerados un procedimiento estándar.

SEGURIDAD PARA EL RECIÉN NACIDO

Para asegurarte de que te vas desde el hospital a tu casa con tu bebé y no con otro, el personal del hospital comparará tu brazalete de identificación con el de tu hijo (los que colocaron inmediatamente después del nacimiento) cada vez que lo saques de la sala neonatal o del hospital. Algunos establecimientos entregan insignias con códigos en colores sólo a los miembros de la familia que han sido autorizados a visitar al bebé. Y otros colocan detectores especiales en el bebé, que activarán una alarma si éste es retirado sin permiso de la sala de maternidad.

"He escuchado que amamantar puede causar ictericia. Mi bebé tiene una coloración amarillenta, ¿debo dejar de darle el pecho?".

Los niveles de bilirrubina en la sangre son, en promedio, mayores en los bebés que se amamantan que en los bebés alimentados con biberón, y podrían mantenerse elevados por más tiempo (tanto como seis semanas). Esta ictericia fisiológica exagerada no sólo no es motivo para preocuparse, sino tampoco una razón para considerar el destete. De hecho, interrumpir la lactancia y/o alimentar con agua con glucosa parece aumentar en vez de disminuir los niveles de bilirrubina, y también puede interferir con el establecimiento de la lactancia. Se ha sugerido que amamantar en la primera hora después del nacimiento puede reducir los niveles de bilirrubina en los bebés que toman el pecho.

Se sospecha de una verdadera ictericia de leche materna cuando los niveles de bilirrubina suben rápidamente tarde en la primera semana de vida y después de que se ha descartado la ictericia no fisiológica. Se cree que es causada por una sustancia en la leche materna de algunas mujeres que interfiere con la descomposición de la bilirrubina, y se calcula que ocurre en un 2% de los bebés que se amamantan. En la mayoría de los casos, desaparece en unas pocas semanas sin ningún tratamiento y sin interrumpir la lactancia. En los casos más graves, cuando los niveles son extremadamente altos, algunos médicos podrían aconsejar suplementos de fórmula (o, incluso, interrumpir la lactancia por un día, mientras la mamá se extrae leche para mantener su suministro) y/o aplicar fototerapia.

EL COLOR DE LAS DEPOSICIONES

"Cuando le cambié el pañal a mi bebé por primera vez, me sorprendió ver su caquita de color negro verdoso".

Éste es apenas el primero de los muchos descubrimientos sorprendentes que harás en los pañales de tu bebé durante más o menos el primer año. Y en la mayoría de los casos, lo que des-

---

PISTAS OLOROSAS...

¿Así que pensabas que si habías visto un pañal sucio, ya los habías visto todos? Nada menos cierto. Aunque lo que entra en la barriga de tu bebé a esta altura es decididamente una de dos alternativas (leche materna o fórmula), lo que sale puede ser una de varias alternativas. De hecho, el color y la textura de la caquita de tu bebé pueden variar de un día a otro –y de una deposición a otra– causando preocupación incluso a la mamá más experimentada. Aquí encontrarás ciertas pistas sobre lo que puede significar el contenido del pañal:

Pegajosa, alquitranada; de color negro o verde oscuro. Meconio, las primeras deposiciones del recién nacido.

Granulosa; color amarillo verdoso o marrón. Deposiciones de transición, que empiezan a aparecer en el tercer o cuarto día después del nacimiento.

Cuajada, cremosa o grumosa; de color amarillo claro hasta mostaza o verde brillante. Normal en un bebé que se amamanta.

Ligeramente formada; marrón claro a amarillo brillante a verde oscuro. Normal en un bebé alimentado con fórmula.

Frecuente, aguada; más verde de lo habitual. Diarrea.

Dura, con bolitas; manchada de mucosa o sangre. Estreñimiento.

Negra. Suplemento de hierro.

Manchada de rojo. Fisuras rectales o alergia a la leche.

Mucosa; de color verde o amarillo claro. Un virus como un resfrío o malestar estomacal.

cubras será completamente normal (aunque ocasionalmente inquietante). Lo que has encontrado esta vez es meconio, la sustancia negro verdosa alquitranada que gradualmente llenó los intestinos de tu bebé durante su estancia en el útero. Que el meconio esté ahora en el pañal en vez de sus intestinos es un buen indicio (una señal de que sus intestinos no están obstruidos).

A veces, después de las primeras veinticuatro horas, cuando todo el meconio ha sido expulsado, verás deposiciones de transición, que son de un color amarillento verdoso oscuro y consistencia ligera, a veces de textura "granulosa" (particularmente en los bebés amamantados), y ocasionalmente podrían contener mucosa. Incluso, podrían presentar rastros de sangre, probablemente debido a que el bebé ha tragado algo de la sangre de la madre al nacer (para estar segura, guarda los pañales que contengan sangre para mostrarlos a una enfermera o al médico).

Después de tres o cuatro días de deposiciones de transición, lo que tu bebé empiece a expulsar dependerá de su alimentación. Si es leche materna, las deposiciones tendrán a menudo color y consistencia de mostaza, a veces poco compactas, incluso aguadas, algunas veces granulosas, blandas o cuajadas. Si es fórmula, las deposiciones serán blandas, pero mejor formadas que la del bebé lactante, y de coloración entre amarillo

EL REGRESO A CASA

En los años treinta, los recién nacidos salían del hospital después de diez días; en los cincuenta, después de cuatro días; y en los ochenta, después de dos días. Y en la década de los noventa, en un esfuerzo por reducir costos, las compañías de seguros comenzaron a limitar la estadía en el hospital a sólo horas. Para proteger de esos partos "al paso", el gobierno federal aprobó la Ley para la Protección de la Salud de los Recién Nacidos y las Madres en 1996. La ley exige que las compañías de seguros paguen por una estadía de cuarenta y ocho horas en el hospital después de un parto vaginal y de noventa y seis horas después de una cesárea, aunque algunos médicos y familias podrían optar por una estadía menor si el bebé está saludable y la mamá quiere irse más pronto a casa. Es mejor tomar la decisión considerando caso por caso, con la opinión del médico. El alta temprana es más segura cuando el bebé nace en pleno término, si tiene el peso adecuado, si ha empezado a alimentarse bien, si va a casa con una madre (o padres) que cuenta con los conocimientos básicos y los elementos para cuidarlo, y si será examinado por un profesional (médico, enfermera practicante o enfermera visitante) dentro de los dos días después del alta. Si por algún motivo te preocupa que te den el alta anticipadamente, habla con el médico de tu bebé.

Si tu bebé y tú son dados de alta antes de tiempo, deberías programar la visita de un profesional dentro de las cuarenta y ocho horas siguientes. También presta atención a posibles problemas del recién nacido como, por ejemplo, si la piel* y la esclerótica (el blanco del ojo) toman una coloración amarillenta (un indicio de ictericia), negativa a alimentarse, deshidratación (menos de seis pañales mojados en veinticuatro horas u orina de color amarillo oscuro), llanto constante o gemidos en vez de llanto, fiebre, puntitos rojos o púrpura en cualquier parte de la piel.

*Para detectar la ictericia en los bebés de piel clara, presiona el brazo o muslo de tu recién nacido con el pulgar. Si la zona presionada se vuelve amarillenta en vez de blanca, podría tratarse de ictericia.

pálido a amarillo marrón, marrón claro o marrón verdoso. El hierro en la dieta del bebé (ya sea de fórmula o gotas de vitamina), también puede dar un tono negro o verde oscuro a las deposiciones.

Hagas lo que hagas, no compares los pañales de tu bebé con los del ocupante de la cuna de al lado. Al igual que las huellas digitales, no hay dos deposiciones exactamente iguales. Y al contrario que las huellas digitales, no sólo se diferencian de un bebé a otro, sino también de un día a otro (aun de una caquita a otra) en el mismo bebé. Los cambios, como verás cuando el bebé empiece a alimentarse con sólidos, serán más pronunciados a medida que varíe su dieta.

USO DEL CHUPETE

"Nunca me ha gustado ver a los niños con chupete, y me temo que mi hijita se acostumbre si le dan uno en la sala neonatal".

Que la tranquilicen con el chupete durante los pocos días que tu pequeña pasará en la sala neonatal del hospital no hará que se acostumbre, ya que es demasiado pequeña como para que se le cree el hábito. Sin embargo, hay algunos motivos poderosos por los que podrías preferir que las enfermeras

encontraran otros medios de tranquilizarla para evitar el chupete por ahora:

◆ Si estás amamantando, el uso del chupete podría causar confusión del pezón (succionar la tetina que imita el pezón implica un movimiento diferente al que hace el bebé cuando succiona el pecho) e interferir con el establecimiento de la lactancia.

◆ Ya sea que estés amamantando o alimentando con biberón, el chupete podría darle suficiente satisfacción como para negarse a succionar a la hora de alimentarse.

◆ Tu pequeña estará mejor atendida si la alimentan, la alzan, la mecen o le cambian el pañal cuando llore en vez de que recurran al chupete.

Si prefieres que las enfermeras no le den el chupete a tu hija, infórmaselo. Si no está contigo en tu cuarto, pídeles que te la traigan para alimentarla cuando llore (o, si acaba de alimentarse, para intentar otros modos de tranquilizarla). O pide que te la lleven a tu cuarto permanentemente. Si una vez que estás en casa tu pequeña parece necesitar más succión entre alimentaciones, y consideres el uso del chupete, consulta la página 213.

Todo acerca de:
MANUAL PARA EL CUIDADO DEL BEBÉ

¿Le pusiste el pañal al revés? ¿Te tomó cinco minutos colocar al bebé en la posición correcta para que pudiera eructar? ¿Te olvidaste de lavarle las axilas durante el baño? No te preocupes. Los bebés no sólo saben perdonar… sino que ni siquiera se dan cuenta. De todos modos, cada madre desea

hacer todo bien o, al menos, lo mejor posible. Este manual para el cuidado del bebé te ayudará a guiarte hacia ese objetivo. Pero recuerda que sólo son sugerencias para cuidar del bebé. Es posible que a ti se te ocurran mejores ideas. Mientras sea seguro y con amor, haz lo que funcione para ti.

Cómo Bañar al Bebé

Hasta que el bebé empieza a gatear y ensuciarse, no es necesario que lo bañes todos los días. Mientras lo limpies adecuadamente durante los cambios de pañal y después de comer, un baño dos o tres veces por semana antes de que comience a gatear será suficiente para mantenerlo con una fragancia fresca y presentable. Ese programa esporádico de baños puede ser especialmente conveniente en las primeras semanas cuando el ritual es motivo de temor tanto para el que baña como para el bañado. Los bebés que no se entusiasman pronto con las sesiones de baño (a muchos les llega a encantar) pueden seguir tomando baños dos o tres veces por semana, aun cuando empiece a acumularse la suciedad. Una limpieza diaria con esponja en lugares críticos como la cara, el cuello, las manos y la colita puede bastar entre baños completos (consulta la página 397, donde encontrarás consejos para reducir el temor a las sesiones de baño). En cambio, para los bebés que lo consideran una fiesta, el baño diario se convierte en un preciado ritual.

Prácticamente cualquier momento del día puede ser adecuado para bañar al recién nacido, aunque hacerlo justo antes de acostarlo le ayudará a relajarse y a conciliar el sueño (una vez que el bebé pase los días ensuciándose, los baños nocturnos tendrán más sentido en todos los frentes… y las retaguardias). Evita los baños justo antes o después de comer, ya que una barriguita llena podría hacer que el bebé devuelva la leche y una barriguita vacía podría hacer que no colabore. Dedícale mucho tiempo exclusivo al baño para que no sea apresurado y no te sientas tentada a dejar al bebé sin atender siquiera por un segundo para realizar otra actividad. Deja que la contestadora responda los llamados telefónicos durante el baño.

Si usas una bañera portátil puedes bañarlo en cualquier habitación de la casa, aunque como es seguro que salpicarás agua a tu alrededor, la cocina o el cuarto de baño serán los ambientes más adecuados. Tu superficie de trabajo debe estar a un nivel en que te resulte fácil maniobrar y ser suficientemente espaciosa para todos los artículos que tengas que usar. Para comodidad del bebé, sobre todo en los primeros meses, apaga los ventiladores y acondicionadores de aire hasta que termine el baño, y asegúrate de que el cuarto que elijas esté templado (de 75°F a 80°F de ser posible) y libre de corrientes de aire. Si te resulta difícil conseguir esa temperatura, trata de calentar primero el baño con el vapor de la ducha.

El baño con esponja. Hasta que el cordón umbilical y la circuncisión, si ése es el caso, cicatricen (un par de semanas, más o menos), no podrás bañar al bebé en la bañera, y un paño será la única vía para limpiarlo. Para un cuidadoso baño de esponja, sigue estos pasos:

1. Determina el lugar del baño. El cambiador, el mostrador de la cocina, tu cama o la cuna del bebé (si el colchón es lo suficientemente alto) son lugares adecuados para un baño con esponja (sencillamente cubre tu cama o la cuna con una cubierta impermeable o el mostrador con una toalla gruesa o una almohadilla).

2. Ten los siguientes artículos listos *antes* de desvestir al bebé:

- Jabón y champú para bebé, si lo usas.

- Dos paños (uno será suficiente si usas tu mano para enjabonarlo).

- Bolitas de algodón esterilizadas para limpiar los ojos.

- Toalla, preferiblemente con una capucha.

◆ Pañal y ropa limpia.

◆ Ungüento o crema para el sarpullido del pañal, si hace falta.

◆ Alcohol de fricción y copos de algodón o gasas con alcohol para el cordón umbilical (si son recomendadas,
consulta la página 167).

◆ Agua tibia, si no estarás al alcance
del lavamanos o fregadero.

3. Prepara al bebé. Si el cuarto está
cálido, puedes desvestirlo completamente antes de comenzar, cubriéndolo
más o menos con una toalla mientras lo
haces (a la mayoría de los bebés no les
gusta estar totalmente desnudos); si está
fresco, desviste cada parte del cuerpo
que estés lista para lavar. Independientemente de la temperatura del cuarto, no le
quites el pañal hasta que llegue el
momento de lavarle la colita; un bebé sin
pañal (especialmente un varoncito) siempre debe ser considerado como un personaje armado y peligroso.

4. Empieza a lavarlo, comenzando
por las partes más limpias del cuerpo y
avanzando hacia las más sucias, para que
el paño y el agua que uses se mantengan
limpios. Enjabónalo con tus manos o
con un paño, pero usa un paño limpio
para el enjuague. El siguiente orden de
operación suele dar buen resultado:

◆ Cabeza. Una o dos veces por semana,
usa jabón o champú para bebé laván-
dolo cuidadosamente. El resto de los
días, sólo usa agua. Sostenerlo suavemente (mira la ilustración en la
página 149) en el borde de la pileta
puede ser el modo más fácil y
cómodo de enjuagar la cabeza del
bebé. Sécale suavemente el cabello
con una toalla (para la mayoría de los
bebés sólo toma unos pocos segundos) antes de actuar.

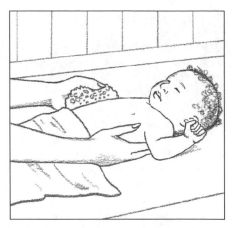

*Si cubres la parte inferior del bebé mien-
tras lavas el área superior, lo mantendrás
abrigado y cómodo mientras realizas la
tarea. Además, si se trata de un niño, te
protegerá de un chorrito repentino.*

◆ Cara. Primero, límpiale los ojos
usando una bolita de algodón esterilizada humedecida en agua tibia, pasándosela suavemente desde la nariz
hacia fuera. Usa una bolita de algodón limpia para cada ojo. No hace
falta usar jabón para la cara. Limpia
alrededor de las orejas pero no adentro. Seca todas las partes de la cara.

◆ Cuello y pecho. No hace falta jabón a
menos que el bebé esté muy sudoroso
o sucio. Limpia bien esos abundantes
pliegues y dobleces, donde la suciedad tiende a acumularse. Luego, seca.

◆ Brazos. Extiéndele los brazos para llegar hasta los pliegues de los codos y
presiónale las palmas para que abra el
puño. Las manos necesitarán un
poquito de jabón, pero intenta enjuagarlas bien antes de que vuelvan a la
boca del bebé. Luego, seca.

◆ Espalda. Pon al bebé de barriga con la
cabeza mirando de lado y lávale la
espalda, sin pasar por alto los pliegues
de la nuca. Como no se acumula

demasiada suciedad en esa zona, probablemente no necesitará jabón. Seca y viste la parte superior del cuerpo antes de continuar, si el cuarto está frío.

◆ Piernas. Extiende sus piernas para limpiarle la parte posterior de las rodillas, aunque el bebé probablemente se resistirá. Luego, seca.

◆ Zona del pañal. Sigue las instrucciones para el cuidado del pene circuncidado (consulta la página 164) o el pene no circuncidado (consulta la página 164) y, si te lo recomiendan, el muñón umbilical (consulta la página 167) hasta que cicatrice. Si es niña, límpiala de adelante hacia atrás, abriendo los labios mayores y limpiándola con agua y jabón. Las secreciones vaginales blancas son normales; no trates de frotarlas. Usa una sección limpia del paño o vierte agua fresca de una taza para enjuagar la vagina. Si es niño, limpia cuidadosamente los pliegues con agua y jabón, pero no trates de levantar el prepucio de un bebé no circuncidado. Seca bien la zona del pañal y aplica ungüento o crema, de ser necesario.

5. Ponle el pañal y vístelo.

El baño en la bañera de bebé. El bebé está listo para el baño en la bañera en cuanto cicatrizan el muñón del cordón umbilical y la circuncisión, si éste es el caso. Si al bebé parece no gustarle estar en el agua, vuelve a los baños con esponja durante unos cuantos días antes de intentarlo de nuevo. La temperatura del agua debe ser agradable y el bebé debe sentirse firme entre tus brazos para impedir cualquier reflejo temeroso de caída.

1. Elige un lugar para la bañera portátil de bebé. El fregadero de la cocina, el lavatorio del baño, el mostrador de la cocina o la bañera grande (aunque la maniobra que implica bañar a un bebé diminuto mientras te agachas y estiras sobre una bañera puede ser complicada) son buenas alternativas. Debes estar cómoda y tener mucho espacio para los artículos de baño. En los primeros intentos de baños podrías evitar el jabón: los bebés mojados son siempre resbalosos, pero mucho más cuando están enjabonados.

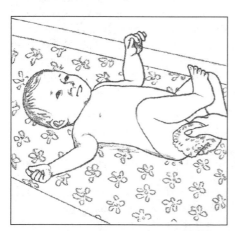

Limpiar el área del pañal necesita de un esfuerzo concentrado, y deberás dejarlo para el final para que los gérmenes de la zona no se propaguen a otras partes del cuerpo.

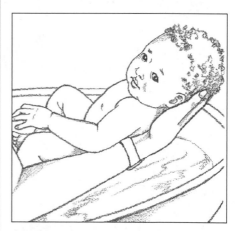

Muchos bebés se sienten inseguros, aun llorosos, en sus primeras experiencias en la bañera. Por eso, haz todo lo que puedas para tranquilizarlo, con palabras suaves y un agarre firme y fuerte.

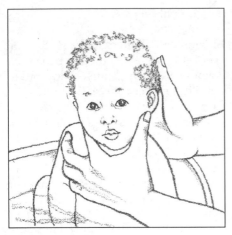

Hasta que el cuello del bebé logre mayor control sobre la cabeza, deberás sostenerlo firmemente con una mano mientras usas la otra para lavarle la espalda.

2. Ten a mano lo siguiente *antes* de desvestir al bebé y llenar la bañera:

◆ Bañera, lavatorio o fregadero limpios y listos para llenar.

◆ Jabón y champú para bebé, si lo usas.

◆ Dos paños (uno será suficiente si usas tu mano para enjabonarlo).

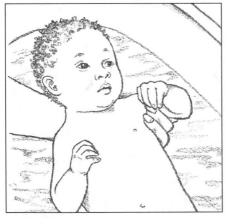

Si la bañera no te ofrece el apoyo adecuado para el cuerpo resbaloso de tu bebé y su cabecita floja, tú tendrás que dárselo. Dáselo con suavidad y firmeza a la vez.

◆ Bolitas de algodón esterilizadas para limpiar los ojos.

◆ Toalla, preferiblemente con una capucha.

◆ Pañal y ropa limpia.

◆ Ungüento o crema para el sarpullido del pañal, si hace falta.

3. Deja correr el agua en la bañera del bebé (lo suficiente como para que parte de su cuerpo esté dentro del agua, pero no demasiado); prueba con el codo para ver si está agradablemente tibia. Nunca hagas correr el agua con el bebé en la bañera, porque podría ocurrir un cambio repentino de temperatura. No añadas al agua jabón de bebé ni burbujas de baño porque pueden secar su piel.

4. Desviste completamente al bebé.

5. Ponlo gradualmente en el agua, hablándole con un tono tranquilizador y suave para reducir la sensación de temor, y sosteniéndolo con firmeza para impedir reflejos de sobresalto. Sostenle el cuello y la cabeza con una mano a menos que la bañera tenga un soporte incorporado, o si tu bebé prefiere tus brazos al soporte de la bañera, hasta que desarrolle un buen control de la cabeza. Sostenlo firmemente en posición semirreclinada, ya que si se resbala hacia abajo será motivo de un gran susto.

6. Con tu mano libre lava al bebé, empezando por las partes más limpias del cuerpo avanzando hacia las más sucias. Primero, límpiale los ojos usando una bolita de algodón esterilizada y humedecida en agua tibia, pasándosela suavemente desde la nariz hacia fuera. Usa una bolita de algodón limpia para cada ojo. Después lávale la cara, la parte externa de las orejas y el cuello. Aunque, por lo general, el jabón no será necesario todos los días en otras partes del cuerpo (a menos que tu bebé tienda a tener "accidentes"), úsalo diariamente en las manos y en la zona del pañal. Úsalo día por medio en los brazos, cuello, piernas y abdomen siempre que la piel del bebé no parezca seca, y con menos frecuencia si así lo parece. Aplica el jabón con la mano o con un paño. Cuando hayas terminado, dale vuelta con el brazo para lavarle la espalda y la colita.

7. Enjuágalo bien con un paño limpio.

8. Una o dos veces por semana lávale el cuero cabelludo, usando un jabón suave para bebé o champú para bebé. Enjuaga bien y sécalo suavemente con la toalla.

9. Arropa al bebé en una toalla, sécalo dándole palmaditas sobre la toalla y vístelo.

CÓMO APLICARLE EL CHAMPÚ

Éste es un proceso bastante sencillo con un bebé pequeño. Pero para prevenir futuras fobias al champú, evita desde el principio que le caigan gotas en los ojos, incluso de jabón o champú "sin lagrimitas". Sólo usa el champú una o dos veces por semana, a menos que la presencia de costra láctea o un cuero cabelludo particularmente aceitoso requiera una limpieza más frecuente.

1. Humedece el cabello del bebé con un rociado suave de la llave del lavamanos o fregadero o vertiéndole un poquito de agua con una taza. Añade sólo una gota de champú para bebé o jabón para bebé (si le pones más será difícil enjuagar), y frótalo ligeramente para producir espuma. Un producto de espuma podría ser más fácil de controlar.

2. Sostén la cabeza del bebé (bien firme) y enjuágala bien, rociándolo sua-

vemente o utilizando dos o tres tazas llenas de agua limpia.

Una vez que el bebé se haya graduado a la bañera grande, puedes tratar de aplicarle el champú al final del baño, en la misma bañera. Como a la mayoría de los bebés (y niños pequeños) no les gusta echar atrás la cabeza para el champú –los hace sentir demasiado vulnerables y a menudo les provoca lágrimas y, más adelante, rabietas– usa una boquilla rociadora si tu bañera tiene una, y si a tu pequeño no le asusta demasiado. Un visor de champú especialmente diseñado (disponible en tiendas de muebles para pequeños y jugueterías y en catálogos por correo o en línea) que protege los ojos del agua y el jabón, pero que deja la cabeza expuesta para el lavado, es ideal si tu pequeño acepta usarlo… algunos no lo harán. Si tu bebé se resiste tanto al rociador como al visor, puedes seguir aplicándole champú (o al menos enjuagándolo, después de producir la espuma en la bañera) sobre el lavatorio o fregadero hasta que se muestre más colaborador en la bañera. Aunque el proceso no es perfecto (y puede hacerse más complicado a medida que el bebé

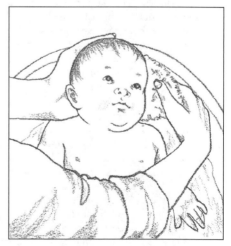

A veces, la mejor técnica para enjuagar el champú es pasarle suavemente un paño húmedo.

ASIENTO SEGURO

Los flamantes padres que sacan por primera vez a sus bebés siempre tienen cuidado de abrigarlos bien (a veces excesivamente) para protegerlos, temerosos de las consecuencias de una ráfaga de viento repentina o una llovizna. Sin embargo, muchos de estos mismos padres no protegen suficientemente bien a sus hijos donde realmente cuenta: en el auto. Aunque un poco de mal tiempo probablemente no perjudicará a un recién nacido, viajar sin la protección de un asiento de seguridad o en uno que no está bien asegurado, sí puede hacerlo. Los choques automovilísticos hieren y matan a más niños por año que todas las principales enfermedades infantiles combinadas.

Los asientos de seguridad, al igual que los cinturones de seguridad, son exigidos por ley. De modo que para ese primer viaje a casa desde el hospital –y todos los viajes siguientes– tu auto debe tener instalado correctamente un asiento infantil y tu bebé debe estar adecuadamente asegurado en él. Incluso si sólo te diriges a unas pocas cuadras de distancia (la mayoría de los accidentes ocurren dentro de las veinticinco millas de casa y no en las carreteras, como se cree a menudo). Incluso si manejas lentamente (un choque a treinta millas por hora produce tanta fuerza como una caída desde la ventana de un tercer piso). Incluso si tú tienes puesto el cinturón de seguridad y sostienes firmemente a tu bebé (en un choque, el bebé podría ser aplastado por tu propio cuerpo o escapársete de tus brazos, posiblemente al atravesar el parabrisas). Incluso si manejas con extremo cuidado (no hace falta chocar para que se produzcan heridas graves; muchas ocurren cuando un auto se detiene bruscamente o vira de pronto para evitar un accidente). Cada vez que el auto está en movimiento –ya sea para un viaje por el campo o de un espacio a otro en la misma playa de estacionamiento– tu bebé necesita estar firmemente asegurado.

Acostumbrar a tu bebé al asiento de seguridad desde el primer viaje facilitará que lo acepte más adelante, casi automáticamente. Y los niños que viajan regularmente bien asegurados no sólo están más seguros sino que además se comportan mejor durante los viajes, algo que apreciarás cuando sea más grande.

Además de revisar que el asiento cumpla con los requisitos federales de seguridad, asegúrate de que sea apropiado para la edad y peso de tu bebé y que lo instales y uses correctamente.

◆ Sigue las instrucciones del fabricante para la instalación del asiento de auto y para asegurar a tu bebé. Revisa antes de cada viaje que el asiento esté bien asegurado y que los cinturones o sistema de anclaje LATCH (consulta la página 66) que lo sostienen estén bien ajustados. Usa broches para fijar el cinturón de seguridad, disponibles con la mayoría de los asientos, para asegurar los cinturones de falda/hombros que no queden bien ajustados (necesarios principalmente en vehículos fabricados antes de 1996). El asiento del niño no debe tambalearse, girar, desplazarse hacia los costados, darse vuelta ni moverse más de una pulgada cuando lo empujas de adelante hacia atrás o de un costado a otro. Por el contrario, cuando está instalado adecuadamente debería quedar firme (te darás cuenta cuando el respaldo se mantiene firmemente en su lugar en el mismo ángulo, al sostener el borde superior del asiento y al tratar de empujarlo hacia abajo). Para asegurarte de que lo has instalado correctamente, fíjate en las numerosas instrucciones de seguridad para los asientos de autos en cuarteles de bomberos, estaciones de policía, hospitales, concesionarias de automóviles o comercios de venta de artículos para bebés.

◆ Los bebés deben viajar en un asiento que mire hacia atrás (reclinado en un ángulo de 45 grados) hasta que alcancen las 20 libras de peso y tengan por lo menos un año. Aun los que superan las 20 libras antes de su primer año de vida (les sucede a muchos) o a quienes el asiento les ha quedado chico por altura (miden 27 pulgadas y/o su cabeza alcanza la misma altura que la parte superior del asiento del auto) deben viajar en un asiento infantil mirando hacia atrás hasta cumplir el año de edad. Antes de esa etapa, la espina dorsal y el cuello del bebé no son lo suficientemente firmes como para soportar un movimiento fuerte de atrás hacia delante (como en un choque). Si al bebé le ha quedado chico el asiento infantil, pero todavía no está listo para sentarse mirando hacia adelante, usa un asiento convertible, que puede acomodar a bebés más grandes (de hasta 30 a 35 libras y más altos de 27 pulgadas) que mire hacia atrás. Después de que tu bebé haya cumplido un año (y pese 20 libras), puedes cambiar el asiento convertible a la posición que mira hacia el frente o comprar un asiento para niño pequeño.

- Coloca la silla de seguridad infantil, de ser posible, en la mitad del asiento trasero, ya que es el lugar más seguro en el auto. Nunca instales una silla infantil que mira hacia atrás en el asiento delantero de un auto equipado con bolsas de aire. Si la bolsa de aire se infla (que puede suceder incluso a velocidades bajas en una colisión menor), la fuerza puede herir gravemente o matar a un bebé. De hecho, el lugar más seguro para los menores de trece años es el asiento trasero; los niños mayores deberían viajar adelante sólo cuando fuese absolutamente necesario y estando bien asegurados y sentados lo más lejos posible de la bolsa de aire lateral. Ahora se están comercializando nuevos asientos para autos, compatibles con las bolsas de aire para usar en el asiento delantero cuando no hay asiento trasero disponible, como en una camioneta o en un auto deportivo para dos. Sin embargo, incluso estos asientos para auto son mucho más seguros en un asiento trasero.

- Ajusta el arnés del hombro para asegurar a tu bebé. Las ranuras del arnés en un asiento de seguridad que mira hacia atrás deben estar a la altura de los hombros del bebé o más abajo; la prensa del arnés en el pecho debe estar al nivel de las axilas. Las correas deben estar derechas y no torcidas, con suficiente firmeza como para que no puedas meter más de dos dedos entre el arnés y la clavícula de tu bebé. Revisa las instrucciones para colocar el mango para transportarlo durante el viaje, si es que lo tiene.

- Viste a tu bebé con ropa que permita que las correas pasen entre sus piernas. En clima frío, coloca mantas encima del bebé (después de ajustar firmemente las correas del arnés), en vez de vestir al bebé con un overol para la nieve. Este tipo de ropa podría impedir que el bebé quede adecuadamente ajustado.

- La mayoría de los asientos para auto viene con acolchados laterales para impedir que la cabeza de un bebé muy pequeño se mueva de un lado a otro. De no ser así, acolcha los costados del asiento infantil y el área en torno de la cabeza y cuello con una manta enrollada.

- Los objetos grandes o pesados, como maletas, deben estar firmemente asegurados para que no se conviertan en objetos voladores peligrosos en una frenada brusca o en un choque.

- Para los bebés mayores, fija juguetes livianos al asiento con sujetadores de plástico o cuerdas muy cortas. Los juguetes sueltos tienden a moverse o caerse durante el movimiento del auto, contrariando al bebé y distrayendo al conductor. O lleva juguetes diseñados específicamente para ser usados en el asiento infantil.

◆ Muchos asientos para autos pueden instalarse en carritos de compras, lo que puede ser conveniente pero a la vez potencialmente peligroso. El peso del bebé y el asiento infantil hacen que el carrito soporte más peso en la parte superior y por eso es más probable que se vuelque. Ten mucho cuidado cuando coloques el asiento infantil de tu bebé en un carrito de compras o, tal como recomienda la AAP, para mayor seguridad, usa un canguro o un cochecito cuando salgas de compras.

◆ La Administración Federal de Aviación (FAA) recomienda que, al viajar en avión, los niños sean asegurados firmemente en los asientos infantiles (utilizando el cinturón de seguridad del avión) hasta los cuatro años de edad. Muchos de los asientos infantiles, convertibles y que miran hacia delante, están certificados para su uso en los aviones.

◆ Consulta el capítulo 2 para leer más acerca de los asientos de seguridad infantil, los tipos de arneses disponibles e información adicional sobre seguridad. Para información específica sobre la manera correcta de instalar el asiento infantil en el auto, para saber si tu modelo ha sido retirado del mercado, y para más información sobre seguridad, consulta con la Administración Nacional de Seguridad de Tráfico en Carrctcras, 888-DASH-2-DOT (888-327-4236) o www.nhtsa.dot.gov.

◆ La regla de seguridad más importante para el asiento infantil de auto es: nunca hagas una excepción. Una vez que el auto se pone en marcha, todos los pasajeros deben tener bien puesto su cinturón dc scguridad.

---

crezca), es rápido y, por lo tanto, reduce el período de sufrimiento para ambos.

CÓMO HACERLO ERUCTAR

La leche no es lo único que traga el bebé cuando succiona el pezón. Junto con ese fluido nutritivo entra aire no nutritivo, que puede provocarle incomodidad mucho antes de haber completado una comida. Por eso, una parte muy importante del proceso de alimentación es hacer eructar al bebé para eliminar el exceso de aire acumulado, cada par de onzas si le das el biberón y entre un pecho y otro si lo amamantas (o a mitad del pecho, si sólo toma de uno a la vez). Esto suele hacerse de tres maneras: sobre tu hombro, sentado cabeza abajo sobre

tu falda, o sentado, y es buena idea que pruebes las tres posiciones para descu-

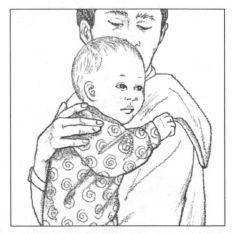

Un eructo sobre el hombro rinde los mejores resultados para muchos bebés, pero no te olvides de proteger tu ropa.

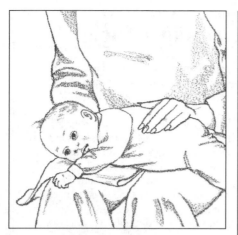

La posición para eructar sobre la falda tiene el beneficio adicional de tranquilizar a algunos bebés con cólicos.

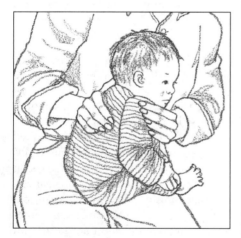

Aun un recién nacido puede sentarse para eructar, pero asegúrate de que la cabeza reciba suficiente apoyo.

brir cuál les resulta más eficiente a los dos. Aunque frotar o dar una suave palmada puede hacer eructar a la mayoría de los bebés, algunos necesitan una mano un poquito más firme.

Sobre tu hombro. Sostenlo firmemente contra tu hombro, sujetando las nalgas con una mano y dándole palmaditas o frotándole la espalda con la otra.

Boca abajo sobre tu falda. Dalo vuelta para que quede boca abajo sobre tu falda, con el estómago sobre una de tus piernas y la cabeza apoyada en la otra. Sostenlo firmemente con una mano y dale palmaditas o frótalo con la otra.

Sentado. Siéntalo sobre tu falda, con la cabeza inclinada hacia delante y el pecho apoyado en tu brazo mientras lo sostienes por debajo del mentón. Dale palmaditas o frótalo, sin dejar que la cabecita se le vaya hacia atrás.

CÓMO CAMBIARLE EL PAÑAL

Sobre todo en los primeros meses, el momento de cambiar el pañal puede darse con una gran frecuencia, a veces cada hora cuando el bebé está despierto. Y aunque sea una tarea tediosa tanto para el bebé como para ti, los cambios frecuentes (por lo menos, antes o después de cada alimentación durante el día y luego de cada caquita) son el mejor modo de evitar irritación y sarpullido del pañal en esa colita sensible. Es más fácil darte cuenta cuándo es hora de un cambio si usas pañales de tela, ya que notarás cuando estén mojados. Pero si usas pañales desechables, probablemente tendrás que dar un vistazo más de cerca (y oler) para comprobar si están mojados; como son mucho más absorbentes, tienden a no sentirse mojados hasta estar saturados. Casi nunca es necesario despertar al bebé para cambiar el pañal y, a menos que el bebé esté muy mojado e incómodo o en su pañal haya caquita, no necesitarás cambiar pañales durante las alimentaciones nocturnas, ya que la actividad y la luz que requiere pueden dificultar que el bebé vuelva a dormirse.

Para sacarle el mayor provecho al cambio de pañal:

¿SEGURIDAD DESDE LOS CUATRO COSTADOS?

El lugar más seguro en cualquier vehículo es la mitad del asiento trasero, y es ahí donde debería ir sentado tu bebé cuando tengas la opción. Pero si ese sitio no siempre está disponible (porque tienes más de un bebé, por ejemplo), o si tu auto no tiene un asiento en el medio (porque tiene asientos de capitán), la siguiente opción más segura es el asiento en cualquiera de los dos costados de la parte trasera (en un asiento infantil correctamente instalado).

¿Pero qué ocurre si tu auto viene equipado con bolsas de aire laterales, como sucede con cada vez más vehículos? Aunque todavía no hay datos disponibles como para demostrar que las bolsas de aire laterales infladas pueden lastimar a los más pequeños, las pruebas de choques indican que podrían hacerlo. Para mayor precaución –la única manera de actuar cuando hay un bebé a bordo– pide a tu concesionario que desactive las bolsas laterales (las bolsas de aire laterales que se despliegan como cortinas, sin embargo, no parecen imponer un riesgo a los pequeños).

1. Antes de empezar a cambiar el pañal, ten todo a mano, ya sea sobre el cambiador o, si estás lejos de la casa, en tu bolso del bebé. De no ser así, podrías sacar el pañal sucio para descubrir que no tienes nada a mano con que limpiar. Necesitarás todo o parte de lo siguiente:

◆ Un pañal limpio.

◆ Bolitas de algodón y agua tibia para bebés menores de un mes (o que tengan sarpullido del pañal) y una toallita o un paño seco para secar; toallitas humedecidas para el resto de los bebés.

◆ Un cambio de ropa si se ha filtrado el pañal (ocurre con los mejores); si usas pañales de tela, limpia los cubrepañales de hule.

◆ Ungüento o crema, de ser necesario, para el sarpullido del pañal, mientras que lociones y talcos son innecesarios. Ten cuidado con las cremas para el pañal, porque si cae algo sobre las cintas adhesivas del pañal desechable puede restarles adhesividad (esto, por supuesto, no es problema si usas pañales con cintas de velcro).

2. Lávate y sécate las manos antes de empezar, si es posible, o usa una toallita húmeda para bebé.

3. Ten a mano algo para entretener al bebé. Las "funciones" en vivo (gestos, caritas, canciones) pueden estar a cargo de quien cambia el pañal o de los hermanitos, padres o amigos. La diversión también puede venir en forma de un móvil colgante sobre el cambiador, uno o dos juguetes de peluche en el rango de visión del bebé (y más adelante, a su alcance), una cajita musical, un juguete mecánico o cualquier juguete que mantenga su interés el tiempo suficiente para sacarle un pañal y ponerle otro. Pero no uses como distracción objetos como frascos de talco o loción, ya que un bebé mayorcito podría tomarlos, metérselos en la boca o darlos vuelta.

4. Extiende una tela protectora si lo estás cambiando en cualquier sitio que no sea un cambiador. Sea cual sea el lugar elegido, nunca dejes al bebé sin atender, ni siquiera por un instante. Aun amarrado a un cambiador, tu bebé nunca debe quedar fuera de tu alcance.

5. Desprende el pañal, pero todavía

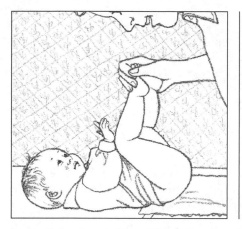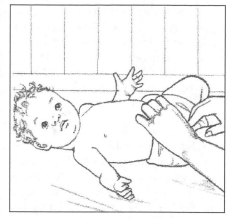

Los pañales desechables aceleran la tarea de cambiar al bebé. Una vez que esté en posición, sencillamente coloca el frente del pañal a través de las piernas del bebé y ajústalo, asegurándote de presionar firmemente las cintas adhesivas.

no lo saques. Primero examina la situación. Si hay caquita, usa el mismo pañal para limpiar todo lo que puedas, manteniendo el frente del pañal sobre el pene mientras lo limpias, si se trata de un varoncito. Ahora dobla el pañal debajo del bebé, con la parte limpia para arriba para que actúe como superficie protectora, y limpia cuidadosamente el frente del bebé con agua tibia o una toallita húmeda, asegurándote de asear cada pliegue. Después, levántale las dos piernas, limpia la colita y retira el pañal sucio para colocarle otro limpio antes de soltarle las piernas (como autodefensa, mantén un pañal limpio sobre el pene durante todo el tiempo que puedas. Los niños suelen tener erecciones mientras se les cambia el pañal, lo que es perfectamente normal y no un indicio de que estén siendo sobrestimulados). Sécalo dándole suaves palmadas si has usado agua. Sécale muy bien la colita antes de ponerle el pañal o cualquier ungüento o crema. Si notas cualquier irritación o sarpullido, consulta la página 299 para consejos de tratamientos.

6. Si estás usando pañales de tela, probablemente ya vienen doblados y lis-

tos para usar. Pero podrías tener que doblarlos más hasta que tu bebé sea un poquito más grande. La tela extra debería estar en el frente en los niños y atrás en las niñas. Para evitar pinchar al bebé cuando uses alfileres (hay alfileres fabricados especialmente para reducir esta posibilidad), mantén tus dedos debajo de las capas del pañal cuando insertas el alfiler. Si pinchas los alfileres en una barra de jabón mientras lo estás cambiando penetrarán con mayor facilidad en la tela. Cuando un alfiler queda sin punta, descártalo. O, mejor, busca pañales o cubiertas de pañal con velcro. Consulta la página 25 para conocer más opciones.

Si estás usando pañales de papel con cintas adhesivas ten cuidado de que la cinta no se adhiera a la piel del bebé. O busca en cambio los pañales con velcro para poder abrirlos y cerrarlos fácilmente.

Los pañales y cubrepañales deben quedar bien ajustados para reducir las filtraciones, pero no demasiado para que no froten o irriten la piel delicada del bebé. Las marcas reveladoras te advertirán si el pañal está demasiado ajustado.

Al ponerle el pañal a un niño, coloca el pene hacia abajo y habrá menos probabilidades de que la orina suba hasta mojar la camiseta. Si todavía tiene el muñón umbilical, dobla el pañal hacia abajo para exponer el área sensible al aire y evitar que se moje.

7. Bota los pañales de manera higiénica. En el caso de los pañales desechables usados, puedes doblarlos firmemente y botarlos en un cubo de pañales o en el cesto de basura. Los pañales de tela usados debes mantenerlos en un cubo de pañales herméticamente cubierto (uno propio o el que te suministre el servicio de pañales) hasta el día de recolección o de lavado. Si estás fuera de casa, puedes mantenerlos en una bolsa de plástico hasta tu regreso.

8. Cambia la ropa y/o ropa de cama del bebé según sea necesario.

9. Lávate las manos con agua y jabón o límpialas cuidadosamente con una toallita húmeda.

Cómo Vestirlo

Con bracitos caídos, piernas tenazmente encogidas, una cabeza que invariablemente parece más grande que las aberturas de la mayoría de las prendas para bebés y un disgusto patente a estar desnudo, vestir y desvestir a un bebé puede constituir un desafío. Pero hay modos de hacer que esta tarea diaria sea menos complicada para los dos:

1. Elige prendas teniendo en cuenta su conveniencia para ponerlas y sacarlas. Las mejores opciones son las aberturas grandes para el cuello o los cuellos con broches de presión. Los broches o un cierre en la entrepierna facilitan la tarea de vestirlo y cambiarle el pañal. Las mangas deben ser bastante holgadas y

sólo con un mínimo de sujeción (particularmente arriba en la espalda). La ropa confeccionada con telas elásticas o de tejido suelen ser más fáciles de poner que las prendas rígidas con menos margen.

2. Cámbialo de ropa sólo cuando sea necesario. Si te molesta el olor de la baba frecuente, límpiala con una toallita húmeda en vez de cambiarle la prenda cada vez que el bebé eructa y devuelve la leche. O trata de prevenir tales incidentes, poniéndole un babero grande durante y después de comer.

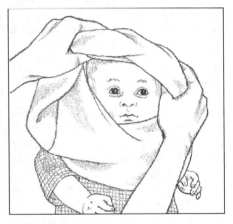

Cómo poner la ropa sobre la cabeza del bebé.

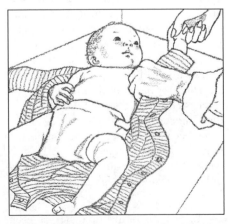

Cómo pasar los bracitos por las mangas.

3. Viste a tu bebé sobre una superficie plana, como un cambiador, una cama o un colchón de cuna. Y ten a mano algo con qué entretenerlo.

4. Considera el momento de vestirlo como una ocasión de contacto social. Una conversación ligera y alegre (narrar lo que vas haciendo, por ejemplo) puede ayudar a distraer al bebé de la incomodidad e indignidad de ser vestido, y hacer que colabore más. Si transformas las sesiones de sacar cada prenda en un juego de aprendizaje, combinarás distracción con estimulación. Y si acentúas tu comentario con besos sonoros (uno para cada mano y pie adorables a medida que aparezcan en las mangas o las piernas del pantalón) será más divertido para ambos.

5. Estira con tus manos la abertura del cuello de la prenda antes de intentar ponérsela al bebé. Aflójala, en vez de tirar de ella, para ponerla y quitarla, manteniendo la abertura lo más ancha posible y tratando de evitar enganchar las orejas y la nariz. Convierte esa fracción de segundo en que el bebé tendrá la cabeza cubierta –que podría asustarlo o incomodarlo– en un juego de escondidas ("¿dónde está la mamá?, ¡aquí está!" y más adelante, cuando sea más grande para que se dé cuenta de que es igualmente invisible para ti, "¿dónde está Danielita?, ¡aquí está!").

6. Mete el brazo en las mangas y tira suavemente las manitos del bebé en vez de tratar de empujar los bracitos en cilindros de ropa. Aquí también puedes jugar para distraer y educar cuando sus manos desaparezcan momentáneamente ("¿dónde está la mano de Pedrito?, ¡aquí está!").

7. Cuando subas o bajes un cierre, aleja la prenda del cuerpo del bebé para evitar pellizcar su tierna piel.

CÓMO LIMPIARLE LOS OÍDOS

Actualmente, los médicos coinciden en que es peligroso poner cualquier objeto pequeño en el oído –ya sea una moneda introducida por un bebé curioso o una bolita de algodón insertada por una mamá o un papá bien intencionados. Limpia la parte exterior de la oreja del bebé con un paño húmedo o una bola de algodón, pero no trates de penetrar en el canal auditivo con copos de algodón, los dedos o cualquier otro medio. El oído se limpia naturalmente, y tratar de remover cera sólo logrará introducirla más profundamente. Si te parece que la cera se va acumulando, díselo al médico en la siguiente visita.

CÓMO TOMARLO Y CARGARLO EN BRAZOS

Para quienes nunca han tomado en brazos a un bebé diminuto, al principio la experiencia puede ser bastante inquietante. Y también puede serlo para el bebé. Después de meses de ser movido con suavidad y seguridad dentro del estrecho útero, ser levantado, elevado en el aire y descendido puede ser toda una conmoción. En especial si no le das suficiente soporte para la cabeza y el cuello, puedes provocar en el bebé la temerosa sensación de que se caerá y, en consecuencia, generar una reacción de sobresalto. Por eso, una buena técnica para transportar al bebé supone no sólo hacerlo con seguridad sino también de modo que el bebé se *sienta* seguro.

Con el tiempo, desarrollarás técnicas para tener en brazos a tu bebé que serán cómodas para los dos, y transportarlo llegará a ser una experiencia completamente natural. Mientras sacas la ropa de la secadora, usas la computadora o lees

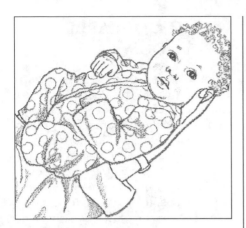

Cuando levantes a un bebé que está tendido boca arriba, sostén firmemente su cuello y espalda con tu brazo.

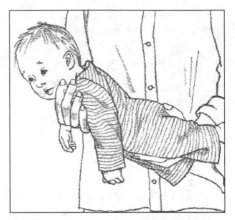

Para levantar a un bebé tendido boca abajo, pon una mano debajo del mentón y el cuello y la otra en la entrepierna.

las etiquetas de los productos en el supermercado, tendrás al bebé apoyado naturalmente sobre tu hombro o debajo del brazo, sintiéndose tan seguro como cuando estaba en el útero. Pero hasta que llegue ese momento, los siguientes consejos te ayudarán:

Cómo alzar al bebé. Antes de tocar siquiera a tu bebé, comunícale tu presencia con la voz o mirándolo a los ojos. Ser levantado repentinamente por manos invisibles hacia un destino incierto puede resultar alarmante.

Deja que el bebé se adapte al cambio del apoyo sobre el colchón (u otra superficie) a los brazos, pasándole los brazos por debajo (uno debajo de la cabeza y el cuello, y el otro debajo de la colita) dejándoselos allí unos instantes antes de levantarlo.

Desliza la mano que tienes debajo de la cabecita del bebé hacia la espalda para que tu brazo actúe como sostén de cabeza y cuello y la mano sostenga las nalgas. Usa la otra mano para sostener las piernas y levanta al bebé suavemente hacia tu cuerpo, mimándolo mientras tanto. Al agacharte para acercarle tu cuerpo, acortarás la distancia que tu

bebé tendrá que viajar en el aire y también la incomodidad que eso implica.

Cómo tenerlo en brazos cómodamente. Un bebé pequeño puede ser sostenido con un solo brazo cómodamente (con tu mano sosteniendo la colita y tu antebrazo sosteniendo la espalda, el cuello y la cabeza) si es que sientes que es seguro.

Con un bebé más grande, los dos podrían estar más cómodos si mantienes una mano debajo de las piernas y las nalgas y con la otra sostienes la espalda, el cuello y la cabeza (con tu mano rodeando el brazo del bebé y tu muñeca debajo de su cabecita).

Algunos bebés prefieren ser llevados en el hombro siempre o la mayoría de las veces. Te será más fácil hacerlo si lo levantas suavemente con una mano en las nalgas y la otra debajo de la cabeza y el cuello. Hasta que el bebé pueda sostener su cabecita por sí solo, tú tendrás que darle apoyo. Pero esto lo puedes hacer incluso con una mano, si pones su colita en la parte interior del codo y subes tu brazo por su espalda para que tu mano sostenga su cabeza y cuello.

Aun los bebés muy pequeñitos disfrutan que los lleven mirando hacia

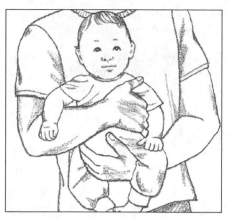

A los bebés les encanta que los carguen mirando hacia delante, ya que les permite tener una visión del mundo que los rodea.

delante para ver lo que sucede, y muchos bebés mayores lo prefieren. Tómalo mirando hacia el frente, cruzándole el pecho con uno de tus brazos y su espalda pegada a tu cuerpo, y el otro sosteniendo su colita.

El sostén de cadera te permite tener una mano disponible mientras transportas a tu bebé mayorcito apoyado en tu cadera (evita esta posición si tienes problemas de espalda a la altura de la cin-

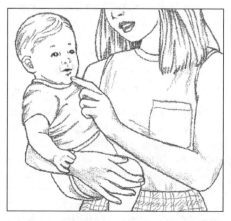

Cuando el bebé crece y puede mantener bien su propio peso, cargarlo apoyándolo sobre tu cadera te permitirá disponer de una mano libre.

tura). Sostén al bebé firmemente contra tu cuerpo con un brazo y apoya su colita sobre tu cadera.

Cómo volver a acostarlo. Sostén al bebé cerca de tu cuerpo mientras te inclinas hacia la cuna o cochecito (nuevamente para limitar su desplazamiento en el aire), con una mano sosteniéndole la colita, y otra sosteniéndole la espalda, cuello y cabeza. Mantén tus manos en posición durante unos instantes, hasta que el bebé sienta la comodidad y seguridad del colchón y luego saca tus brazos. Con unas palmaditas o una presión suave de manos (dependiendo de lo que le guste más) y unas pocas palabras de despedida si el bebé está despierto, estarás lista para alejarte (si quieres más consejos sobre técnicas para acostar a un bebé dormido sin despertarle, consulta la página 205).

CÓMO CORTARLE LAS UÑAS

Aunque cortar las uñas diminutas de un recién nacido puede poner nerviosos a sus padres, es una tarea que deben hacer. Las manos con poco control y las uñas largas pueden causar mucho daño, por lo general, en forma de rasguños en su carita.

Las uñas de un bebé suelen estar muy largas al nacer (¡es difícil conseguir cortarlas en el útero!) y tan suaves que cortarlas es casi tan fácil como cortar papel. Sin embargo, lo difícil es hacer que tu bebé se quede quieto. Cortarle las uñas mientras duerme puede funcionar si tiene el sueño profundo o si no te importa que se pueda despertar. Cuando está despierto, es mejor cortarle las uñas con la ayuda de otra persona que le sostenga las manos mientras tú lo haces. Usa siempre una tijera especial o un cortaúñas para bebés con extremos redondeados, de modo que si el bebé empieza a sacudirse en el momento inadecuado, nadie se lastimará con un extremo puntiagudo. Para evitar pellizcar la piel mientras cortas las uñas, presiona el dedito hacia abajo y fuera de las tijeras mientras cortas. Pero aun con esta precaución, es posible que lo hagas sangrar; les pasa a la mayoría de los padres en un momento u otro. Si te ocurre, presiona la herida con una almohadilla de gasa esterilizada hasta que cese la sangre. Probablemente no necesitarás ponerle una curita.

Cómo Limpiarle la Nariz

Al igual que con el interior de las orejas, el interior de la nariz se limpia solo y no necesita ningún cuidado especial. Si tiene mocos, limpia el exterior pero no uses bolitas de algodón, papel de seda enrollado o tus uñas para tratar de quitarle lo que tenga dentro de la nariz, ya que sólo lograrás empujarlo más o, incluso, rasguñar sus membranas delicadas. Si el bebé tiene mucha mucosidad debido a un resfrío, succiónasela con un aspirador nasal para niños (consulta la página 610).

Cómo Prepararte para Salir con el Bebé

Nunca volverás a salir de tu casa con las manos vacías… al menos cuando lleves al bebé contigo. Por lo general, cuando salgan juntos necesitarás todo o parte de lo siguiente:

Un bolso del bebé. No salgas de casa sin él. Mantén el bolso lleno y listo, reabasteciéndolo regularmente, para estar siempre preparada para salir (consulta la página 68 donde encontrarás consejos para elegir el bolso del bebé).

Un cambiador portátil. Si tu bolso del bebé no tiene un cambiador portátil, compra uno impermeable. Puedes usar una toalla o un pañal de tela en caso de apuro, pero no protegerán adecuadamente las alfombras, camas o muebles cuando estés cambiando al bebé durante una visita.

Pañales. El número dependerá de cuánto tiempo estés afuera. Siempre lleva, por lo menos, uno más de los que creas necesarios. Probablemente lo necesitarás si no lo llevas.

Toallitas húmedas. Es más fácil transportar un pequeño envase que una caja entera, pero debe reponerse frecuentemente. O puedes usar una bolsa de plástico con cierre hermético como las que se usan para sándwiches para llevar algunos repuestos. Las toallitas húmedas son convenientes también para lavarte las manos antes de alimentar al bebé y antes y después de cambiarlo, como también para limpiar la baba y manchas de alimento del bebé en la ropa o muebles.

Bolsas de plástico con cierre hermético. Las necesitarás para botar los pañales desechables sucios, especialmente cuando no hay ningún cesto de basura al alcance, como también para llevar a casa la ropa mojada y sucia del bebé.

Fórmula. Si vas a estar afuera de casa a la hora de la próxima alimentación y le das el biberón a tu bebé, tendrás que llevar la comida contigo. No necesitarás refrigeración si llevas una botella sin abrir de fórmula lista para usar o un biberón con agua al que le puedas agregar fórmula en polvo. Sin embargo, si la llevas preparada de casa, tendrás que guardarla en un contenedor aislado, junto con una bolsita con hielo o cubitos de hielo.

Pañales para los hombros. A tus amistades podría agradarles sostener a tu bebé... pero no oler la leche que devuelve. Un oportuno pañal de tela impedirá momentos embarazosos y hombros olorosos.

Una muda de ropa para el bebé. Camino a una especial reunión familiar, el bebé luce un conjunto impecable. Cuando llegas y levantas a tu angelito del asiento del auto, te das cuenta de que el pañal se ha filtrado con sólidos, lo que le ha dado un "toque especial" a su ropa. Ése es sólo un motivo por el que necesitas llevar un conjunto de repuesto, o dos si la salida es prolongada. Y muchas toallitas húmedas.

Una manta o suéter extra. Particularmente en las temporadas de transición, cuando las temperaturas pueden cambiar de manera imprevista, el abrigo extra resultará muy conveniente.

Chupete, si el bebé lo usa. Llévalo en una bolsa de plástico limpia.

Entretenimiento. Algo para proporcionar estímulo visual es adecuado para los bebés muy pequeños, especialmente para el asiento infantil del auto o el cochecito. Para los bebés más grandes, los juguetes livianos que puedan aporrear, golpear o llevarse a la boca serán suficientes.

Bloqueador de sol. Si no hay suficiente sombra, aplícale una pequeña cantidad de bloqueador solar especial para bebés, en su cara, manos y cuerpo (ahora incluso recomendado para bebés menores de seis meses) durante todo el año (en el invierno, la nieve y el sol pueden combinarse para causar quemaduras graves).

Un bocadillo para mamá. Si estás amamantando o estarás afuera durante largo tiempo y quizás no puedas encontrar fácilmente un bocadillo nutritivo, lleva uno contigo: un trozo de fruta, un poco de queso, galletas o pan de grano integral o una bolsa de frutas secas. Un contenedor o lata de jugo de frutas o un termo con alguna bebida caliente o fría es una buena opción si vas a ir a un parque donde no hay a mano refrescos líquidos.

Un bocadillo (o dos o tres) para el bebé. Una vez que empiece a comer alimentos sólidos, lleva frascos de alimento para bebés (no hace falta refrigerarlos antes de abrirlos ni tampoco calentarlos antes de servir) si vas a estar afuera a la hora de alimentarlo, además de una cuchara en una bolsa de plástico (guarda la bolsa para llevar de regreso la cuchara sucia), un babero y muchas toallitas de papel. Más adelante, una selección de alimentos que se puedan comer con los dedos (no perecederos si vas a estar en un clima caluroso) como frutas frescas o galletas de avena podrán prevenir el hambre entre comidas, dándole a la vez al bebé una actividad satisfactoria durante el paseo. Pero no uses los bocadillos para neutralizar el aburrimiento o para impedir que llore, ya que la costumbre de comer por motivos equivocados puede continuar más adelante en su vida como un hábito indeseable.

Artículos misceláneos y de primeros auxilios. Dependiendo de cualquier necesidad de salud particular que pueda tener tu bebé y teniendo en cuenta el sitio donde vayas, también podrías querer llevar: ungüento o crema para el sarpullido del pañal; curitas y ungüento antibiótico (especialmente una vez que el bebé ha empezado a gatear o caminar); cualquier medicamento que esté tomando (si es que estarás afuera cuando le corresponda la siguiente dosis. Si necesita refrigeración, envuélvelo con una bolsita de hielo dentro de un envase aislado).

Cómo Limpiarle el Pene

Al nacer, el prepucio (la capa de piel que cubre el pene) está firmemente adosado al glande (el extremo redondeado del pene). Con el tiempo, en un pene no circuncidado, el prepucio y el glande empiezan a separarse, a medida que se desprenden células de la superficie de cada capa. Las células desechadas, que son reemplazadas a lo largo de toda la vida, se acumulan como "perlas" blancuzcas y caseosas (como queso) que gradualmente van saliendo por el extremo del prepucio.

Por lo general, para el final del segundo año, en nueve de cada diez niños no circuncidados –aunque a veces no hasta que tienen cinco, diez o más años– el prepucio y el glande se separan totalmente. A esta altura la separación es suficientemente grande como para que el prepucio pueda ser empujado hacia atrás para descubrir el glande.

El cuidado del pene no circuncidado. Contrariamente a lo que se suponía en el pasado, no se necesita ningún cuidado especial para el pene que no se ha circuncidado en la infancia; agua y jabón, aplicados externamente, cuando se lave el resto del cuerpo, son suficientes para mantenerlo limpio. No sólo es innecesario tratar de retraer a la fuerza el prepucio o limpiarlo por debajo con bolitas de algodón, irrigación o antisépticos, sino que además puede llegar a ser perjudicial. Una vez que el prepucio se haya separado claramente, puedes retraerlo en ocasiones y limpiarlo por debajo. Durante la pubertad, la mayoría de los prepucios se pueden levantar y en ese momento el niño puede aprender a limpiarlo sin tu ayuda.

El cuidado del pene circuncidado. El único cuidado que el pene circuncidado requerirá, una vez que cicatrice la incisión, será lavarlo regularmente con agua y jabón. Para el cuidado del pene durante el período de recuperación, consulta la página 220.

Cómo Elegir la Posición para Dormir

La posición más segura para poner a dormir a tu bebé es de espaldas. Los bebés colocados boca abajo corren un mayor riesgo del síndrome de muerte súbita infantil. La incidencia es mayor en los primeros seis meses, aunque la recomendación de "dormir de espaldas" se aplica durante todo el primer año (pero una vez que el bebé empiece a girar sobre sí, podría preferir dormir boca abajo. De todos modos, sigue poniéndolo de espaldas y deja que el bebé decida si quiere darse vuelta). Asimismo, nunca debes dejar al bebé sobre un colchón flojo (sólo sobre colchones firmes sin almohada incorporada o *pillow-top*, en inglés), o en una cuna (o

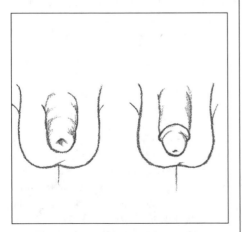

Ni el pene no circuncidado (izquierda) ni el circuncidado, al que se le ha removido el prepucio, necesita cuidado especial en la infancia.

LA DOCUMENTACIÓN DEL BEBÉ

Es difícil de creer que un recién nacido tendrá alguna vez un negocio de que ocuparse (además de comer, dormir, llorar y crecer). Pero hay dos documentos muy importantes que tu bebé necesitará permanentemente a lo largo de su vida, y que debería obtener desde ya.

El primero es una partida de nacimiento, que necesitará como prueba de nacimiento y ciudadanía cuando lo inscribas para ir a la escuela y para cuando solicite licencia de conducir, pasaporte, licencia matrimonial o beneficios de seguridad social (todo lo que llegará más pronto de lo que piensas). Por lo general, el hospital se ocupa de la inscripción del nacimiento de tu bebé, y posteriormente tú recibes la notificación oficial. Si no recibes la notificación y una copia de la partida de nacimiento en un par de meses, consulta al hospital, al departamento de salud local o al departamento de salud estatal para conocer el motivo de la demora (si diste a luz en tu casa, tú o tu asistente de parto tendrán que solicitar el documento). Cuando recibas la partida de nacimiento, examínala cuidadosamente para estar segura de que los datos son correctos, ya que a veces ocurren errores. Si los hay, o si antes de salir del hospital todavía no has elegido un nombre para tu bebé y deseas agregarlo (deberías poder hacerlo), pide al departamento de salud las instrucciones para hacer las correcciones o adiciones necesarias. Una vez que tengas la partida de nacimiento correcta, haz unas pocas copias y guárdalas en un lugar seguro.

El segundo documento que tu bebé necesitará es una tarjeta del seguro social. Aunque no es probable que tu recién nacido comience a trabajar inmediatamente, necesitarás el número por otros motivos como, por ejemplo, abrir una cuenta bancaria, depositar regalos en efectivo, obtener seguro médico o, incluso, comprar bonos nacionales de ahorro. Sin embargo, el principal motivo para conseguir un número de seguro social es para presentar a tu bebé como dependiente en tu declaración de impuestos. Si depositas los ahorros para el bebé con tu propio nombre en vez del suyo, deberás pagar los impuestos a tu tasa de interés en vez de la más reducida del bebé.

Puedes pedir el número de seguridad social durante el proceso de solicitud de la partida de nacimiento en el hospital. Sólo llena un recuadro en la solicitud donde se pregunta si deseas que se asigne un número de seguridad social al recién nacido. El hospital remite esta información a la Administración de Seguridad Social, que a su vez asigna el número y te envía la tarjeta directamente. La firma de los padres en la solicitud de registro de nacimiento y la marca en el recuadro constituyen una solicitud válida.

O también puedes solicitar un número de seguridad social para tu bebé en tu oficina local de Seguridad Social, en persona o por correo (tendrás que pedir primero una solicitud), presentar una copia de la partida de nacimiento (¿ves?, ya la necesitas), además de una prueba de tu propia identidad, como una licencia de conducir o pasaporte, y los números de seguridad social de ambos padres. Es buena idea llamar antes para saber si necesitas presentar otros documentos (si decides que tu bebé no necesita un número de seguridad social ahora, ten en cuenta que la ley exige que tenga uno a partir de los cinco años). Los números de seguridad social son gratuitos, por lo tanto, nunca pagues a nadie para conseguir una tarjeta o un número.

en la cama de los padres) con almohadas, frazadas o mantas afelpadas o juguetes de peluche debido al riesgo de asfixia. Consulta la página 288 para leer más sobre el síndrome de muerte súbita infantil.

Cómo Arroparlo con una Manta

Algunos recién nacidos se tranquilizan y podrían llorar menos cuando están arropados con una manta, especialmente durante períodos de cólicos; a otros les disgusta la falta de libertad de una manta ajustada. Arroparlos con una manta no aumenta el riesgo de síndrome de muerte súbita infantil, siempre que el bebé esté colocado de espaldas para dormir y no esté sobrecalentado. De

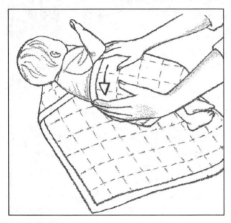

Dobla la esquina de la manta por debajo de la espalda del bebé.

hecho, algunas investigaciones han demostrado que estar arropados podría incluso reducir el riesgo de síndrome de muerte súbita, siempre y cuando se los mantenga durmiendo de espaldas (y como muchos bebés están más cómodos de espaldas cuando están envueltos, otro agradable resultado podría ser que lloren menos en esa posición). Aquí hay algunas técnicas para arroparlos con una manta:

1. Extiende una manta sobre la cuna, la cama o un cambiador, con una esquina doblada hacia abajo unas seis pulgadas. Coloca al bebé sobre la manta en forma diagonal, con la cabeza encima de la esquina plegada.

2. Toma la esquina cerca del brazo izquierdo del bebé y levántala sobre el brazo y cruzando el cuerpo del bebé. Levántale el brazo derecho y coloca la esquina de la manta por debajo del bebé sobre la derecha (si tienes una manta con velcro no hace falta ajustar la manta hacia adentro).

3. Toma la esquina de abajo y levántala por sobre el cuerpo del bebé, metiéndola en el primer envoltorio.

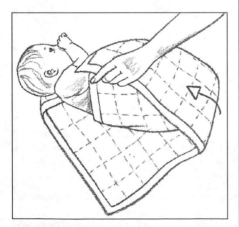

Levanta la esquina inferior de la manta por sobre el cuerpo del bebé.

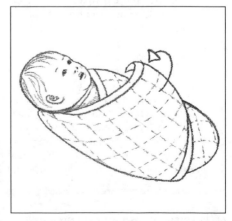

Levanta la última esquina de la manta por sobre el cuerpo del bebé.

4. Levanta la última esquina, súbela por sobre el brazo derecho del bebé y métela debajo de la espalda sobre el costado izquierdo.

Si tu bebé prefiere mayor movilidad de brazos, arrópalo por debajo de éstos, dejándole las manos libres. Cuando se vuelva más activo deja de arroparlo con una manta porque podría interferir con el desarrollo a medida que crece, además de convertirse en un riesgo mientras está en la cuna.

CÓMO LIMPIARLE EL CORDÓN UMBILICAL

El último vestigio del estrecho contacto entre el bebé y la mamá en el útero es el muñón del cordón umbilical. Se vuelve negro unos días después del nacimiento y puede caerse después de una a cuatro semanas. Puedes acelerar la cicatrización y prevenir una infección, manteniendo el área seca y expuesta al aire. Los siguientes pasos te ayudarán a lograrlo:

1. Cuando le pongas el pañal, dobla el frente por debajo del ombligo para mantener la orina a raya y permitir la entrada del aire. Dobla la camisa hacia arriba.

2. No lo bañes en la bañera y evita mojar el ombligo al pasarle la esponja, hasta que se caiga el cordón.

3. Aunque es común que el muñón se limpie con alcohol una vez que el bebé llega a casa, estudios recientes han demostrado que la cicatrización es más rápida sin un uso continuo de alcohol y que no hay mayor riesgo de infección. Pide una recomendación a tu médico. Si aplicas alcohol, el uso de una bolita de algodón prevendrá la irritación de la piel sensible alrededor.

4. Si el área en torno del ombligo se vuelve roja o supura o despide mal olor, llama al médico.

◆ ◆ ◆

CAPÍTULO 5

El primer mes

Ya has traído al bebé a casa y estás dedicada ciento por ciento a la maternidad. Pero, al mismo tiempo, no puedes dejar de preguntarte si lo que estás haciendo es suficiente. Después de todo, tu programa de tareas (y tu vida, tal como la conoces) está "patas arriba"; sostienes a tu bebé como si fuera de cristal, y ni siquiera te acuerdas cuándo fue la última vez que te duchaste o que dormiste más de dos horas seguidas.

A medida que tu bebé pasa de ser un recién nacido adorable, pero por lo general indiferente, a un niño encantador más grande, tus noches sin dormir y tus días agitados probablemente no sólo estarán llenos de dicha sino también de agotamiento. Sin mencionar nuevas preguntas y preocupaciones: ¿mi bebé está recibiendo suficiente alimento?, ¿por qué devuelve tanto la leche?, ¿estos arranques de llanto serán cólicos?, ¿dormirá alguna vez toda la noche?, ¿cuántas veces por día puedo llamar al pediatra? No te preocupes. Lo creas o no, para fin de mes te habrás acostumbrado a una cómoda rutina con el bebé, que seguirá siendo agotadora, pero que te resultará mucho más manejable. También te sentirás como una profesional experimentada en el cuidado del bebé (al menos, comparado con lo que sientes hoy): alimentarás, harás eructar, bañarás y tomarás en brazos a tu bebé con relativa facilidad.

Lo que tu bebé podría estar haciendo

Todos los bebés van cumpliendo hitos según su propio ritmo de desarrollo. Si tu bebé no ha alcanzado uno o más de estos hitos, ten la seguridad de que lo hará muy pronto. El ritmo de desarrollo de tu bebé es casi seguro normal para él. Además, ten en cuenta que las habilidades que los bebés manifiestan acostados boca abajo, sólo pueden dominarse si tienen la oportunidad de practicar. Por eso, haz que tu bebé pase períodos de juego supervisados boca abajo. Si algo te preocupa respecto a su desarrollo, habla con el médico. Por lo general, los bebés prematuros alcanzan esos hitos más tarde que otros de la

LO QUE TU BEBÉ PODRÍA ESTAR HACIENDO ESTE MES

Todos los padres y madres desean saber si sus bebés se están desarrollando normalmente. El problema es que cuando los comparan con el bebé "promedio" de la misma edad, descubren que su propio hijo está adelantado o atrasado… pocos están exactamente en el promedio.

Para ayudarte a determinar si el desarrollo de tu bebé va acorde con la amplia gama del desarrollo normal en vez del rango limitado del "promedio", hemos elaborado una escala mensual de logros en la que caen prácticamente todos los bebés, basada en el Test de Denver (*Denver Developmental Screening Test*) y en la *Clinical Linguistic and Auditory Milestone Scale* (CLAMS). En un mes dado, un 90% de los bebés habrá dominado los logros de la primera categoría "lo que tu bebé debería ser capaz de hacer". Un 75% habrá dominado los de la segunda categoría "lo que tu bebé probablemente será capaz de hacer". Aproximadamente la mitad habrá cumplido los logros de la tercera categoría "lo que tu bebé tal vez podría ser capaz de hacer". Y un 25% habrá alcanzado los de la última categoría "lo que tu bebé incluso podría ser capaz de hacer".

La mayoría de los padres comprobará que sus bebés van cumpliendo logros en varias categorías, en cualquier momento determinado. Algunos pocos podrían encontrar a los suyos constantemente dentro de la misma categoría. Y otros incluso podrían descubrir que el desarrollo de su bebé es desigual: escaso un mes para dar un gran salto al siguiente. Todos pueden tener la tranquilidad de saber que sus bebés son perfectamente normales.

Los padres sólo deben preocuparse y consultar al médico cuando un bebé no logra lo que un pequeño de la misma edad "debería ser capaz de hacer" de manera sistemática. Aun en ese caso, es posible que no existan problemas, ya que el bebé podría estar marchando (o girando o saltando) a un ritmo diferente.

Si te parece, usa las secciones Lo que tu bebé podría estar haciendo para controlar el progreso mensual. Pero no lo uses para evaluar las habilidades de tu bebé ni ahora ni en el futuro. Están muy lejos de ser predictivas. Si comparar los logros de tu bebé con esas listas te pone nerviosa en vez de tranquilizarte, ignóralas de plano. Tu bebé se desarrollará perfectamente bien si nunca las lees… y tal vez tú estarás mucho más feliz.

misma edad y, a menudo, lo logran cuando se aproximan a su edad ajustada (la edad que tendrían si hubiesen nacido a término) y, a veces, más tarde.

Al mes de vida, tu bebé… debería ser capaz de:

◆ levantar la cabeza brevemente, estando boca abajo sobre una superficie plana

◆ concentrarse en un rostro

…probablemente será capaz de:

◆ responder de algún modo a una campanilla, por ejemplo, a través de

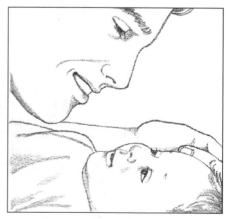

Hacia el final del mes, el bebé debería ser capaz de fijar su atención en una cara.

un sobresalto, llanto o quedándose tranquilo

...tal vez podría ser capaz de:

◆ levantar la cabeza 45 grados, estando boca abajo

◆ vocalizar por otros medios además del llanto (por ejemplo, arrullos)

◆ sonreír en respuesta a tu sonrisa

...incluso podría ser capaz de:

◆ levantar la cabeza 90 grados, estando boca abajo

◆ mantener la cabeza estable cuando está derecho

◆ juntar las dos manos

◆ sonreír espontáneamente

Qué puedes esperar en el control médico de este mes

Las revisiones periódicas del bebé serán acontecimientos que esperarás con interés, no sólo como una oportunidad para saber cuánto ha crecido, sino también para formular las docenas de preguntas que te han surgido desde la última visita, pero que no merecían una llamada alarmada al médico (también habrá muchas de ésas). Anota las preguntas y lleva la lista cuando visites al doctor.

Cada médico tendrá su propio enfoque para los exámenes de rutina del bebé. Tanto la organización del examen físico como el número y tipo de técnicas de evaluación y procedimientos aplicados, variarán según las necesidades individuales del bebé. Pero, en general, puedes esperar lo siguiente en una visita cuando tu bebé tenga de una a cuatro semanas de vida (la primera visita podría ocurrir un poco antes, o quizás haya más de una visita en el primer mes bajo circunstancias especiales, como cuando un recién nacido tiene ictericia, es prematuro o cuando se presenta un problema con la lactancia).

◆ Preguntas acerca de cómo está la situación en casa con el bebé, contigo y con la familia, y sobre la alimentación, sueño, deposiciones y progreso general del bebé.

◆ Medida del peso, estatura y circunferencia de la cabeza, y los progresos desde el nacimiento.

◆ Evaluación de la visión y audición.

◆ Un informe sobre los resultados de los exámenes neonatales (de PKU, hipotiroidismo y otros problemas congénitos del metabolismo), si no te los dieron antes. Si el médico no menciona estos exámenes, es probable que los resultados hayan sido normales, pero pídeselos para tu propio registro. Si tu bebé fue dado de alta del hospital antes de que le realizaran estas pruebas o si se las hicieron antes de las setenta y dos horas de vida, probablemente se las tomarán o repetirán esta vez.

◆ Un examen físico. El médico o enfermera practicante examinará todo o la mayor parte de lo siguiente; algunas evaluaciones serán hechas por el ojo o mano experimentados, sin ningún tipo de comentarios:

  ❖ el sonido del corazón con un

estetoscopio y examen visual del ritmo cardíaco, por medio de la cavidad del pecho

❖ el abdomen, por tacto, en busca de cualquier masa anormal

❖ las caderas, en busca de dislocación, rotando las piernas

❖ las manos y los brazos, los pies y las piernas, para el desarrollo y movimiento normales

❖ la espalda y espina dorsal, por cualquier anormalidad

❖ los ojos, con un oftalmoscopio y/o una linterna de bolsillo, en busca de reflejos y concentración visual normales, y para comprobar el funcionamiento de los conductos lacrimales

❖ los oídos, con un otoscopio, para examinar el color, fluido y movimiento

❖ la nariz, con otoscopio, para comprobar el color y condición de las membranas mucosas

❖ la boca y garganta, usando un depresor de lengua, de madera, para analizar color y determinar la presencia de llagas y/o protuberancias

❖ el cuello, para comprobar su movimiento normal, tamaño de glándula tiroidea y linfática (las glándulas linfáticas se sienten más fácilmente en los bebés, y esto es normal)

❖ las axilas, en busca de glándulas linfáticas inflamadas

❖ las fontanelas (los espacios membranosos en la cabeza), examinándolas con las manos

❖ la respiración y función respiratoria, mediante observación, y a veces, con estetoscopio y/o ligeros golpecitos en el pecho y la espalda

❖ los genitales, por si hay anormalidades, como hernias o testículos no descendidos; el ano, por si hay grietas o fisuras; el pulso femoral en la ingle, en busca de un pulso firme y estable

❖ la cicatrización del cordón umbilical y la circuncisión (si es el caso)

❖ la piel, para examinar color, tono, sarpullidos y lesiones, como marcas de nacimiento

❖ los reflejos específicos para la edad del bebé

❖ el movimiento y comportamiento general, y la capacidad para relacionarse con otros

◆ Orientación sobre lo que puedes esperar en el siguiente mes con respecto a la alimentación, el sueño, el desarrollo y la seguridad infantil.

◆ Posiblemente, la segunda dosis de la vacuna para la hepatitis B, en el caso de que el bebé no reciba la vacuna combinada DTaP-hepB-IPV (Pediarix) a partir de los dos meses.

Antes de que termine la visita, asegúrate de:

◆ Preguntar por el procedimiento a seguir cuando el bebé esté enfermo (¿qué justifica un llamado en la mitad de la noche?, ¿cómo puedes contactar al médico fuera de su horario de atención regular?).

◆ Expresar cualquier preocupación que pueda haber surgido en el último mes, sobre la salud, comportamiento, sueño, alimentación y otros aspectos del bebé.

◆ Anotar la información y las instrucciones del médico para no olvidarlas.

Cuando llegues a casa, registra la información pertinente en un archivo permanente de salud (como peso del bebé, estatura, circunferencia de la cabeza, tipo de sangre, resultados de los exámenes, marcas de nacimiento).

La alimentación de tu bebé: LA EXTRACCIÓN DE LECHE MATERNA[1]

Aunque a estas alturas probablemente tu bebé y tú no se han separado por más de una o dos horas (si acaso), llega un momento en la vida de toda madre que amamanta en que necesita, o desea, más flexibilidad que la que le permite la lactancia las veinticuatro horas. Cuando no puede dar el pecho a su bebé –porque está trabajando, viajando o simplemente ha salido a comer afuera–, pero de todos modos desea alimentar al bebé con leche materna, aparece en escena la leche extraída.

POR QUÉ LAS MADRES SE EXTRAEN LECHE

Más que una ley de la física, es una ley de la maternidad: no siempre tu bebé y tus pechos estarán en el mismo lugar al mismo tiempo. Pero hay un modo de alimentar a tu bebé con leche materna (y mantener tu suministro), aunque tu bebé y tú estén a millas de distancia uno del otro: extrayéndote leche.

Hay muchas situaciones (a corto o largo plazo, de manera regular o sólo ocasional) en que una madre podría necesitar o desear extraerse leche, por lo

general, con un sacaleches. Los motivos más comunes por los que las mujeres lo hacen son:

◆ Aliviar la congestión en los pechos cuando llega la leche

◆ Recolectar leche para las alimentaciones cuando están trabajando

◆ Suministrar biberones de ayuda o de apoyo cuando están lejos de casa

◆ Aumentar o mantener el suministro de leche

◆ Almacenar leche en el congelador en caso de emergencias

◆ Prevenir la congestión y mantener el suministro de leche cuando la lactancia es interrumpida temporalmente, debido a una enfermedad (de la madre o del bebé)

◆ Mantener el suministro de leche si hay que interrumpir temporalmente el amamantamiento, debido a que la madre está tomando una medicación incompatible con la lactancia

◆ Proporcionar leche materna a un bebé hospitalizado enfermo o prematuro

◆ Suministrar leche para alimentar con biberón o tubo cuando un bebé (prematuro o no) está demasiado débil para tomar el pecho o tiene un

---

1. Si estás amamantando. La información con respecto a la alimentación con biberón la encontrarás a partir de la página 116.

defecto oral que obstaculiza la lactancia

◆ Estimular la relactancia, si una madre cambia de idea acerca de dar el pecho o si el bebé resulta ser alérgico a la leche de vaca después de un destete temprano

◆ Inducir la lactancia en una madre adoptiva o en una madre biológica cuya leche tarda en bajar

Cómo Elegir un Sacaleches

Había una época en que la única manera de extraerse leche era a mano, un proceso largo, tedioso y que a menudo no solía producir cantidades significativas de leche (y, francamente, dolía mucho). Hoy, estimulados por el resurgimiento de la lactancia, los fabricantes están comercializando una variedad de sacaleches –que van desde modelos sencillos operados a mano, que cuestan unos pocos dólares, hasta costosos aparatos eléctricos de nivel hospitalario (que ahora son más accesibles para uso casero)– para hacer la extracción más conveniente y fácil. Aunque todavía hay algunas madres que se extraen a mano, por lo menos para aliviar la congestión de los pechos, la mayoría invierte en un sacaleches eléctrico, operado a pilas o uno manual.

Antes de decidir qué tipo de sacaleches te conviene, tendrás que considerar algunos puntos:

◆ Ten en cuenta tus necesidades. ¿Te sacarás leche regularmente debido a que volverás a trabajar o porque estarás fuera de casa todos los días? ¿Te sacarás leche sólo de vez en cuando para suministrar un biberón de ayuda? ¿O lo harás diariamente para nutrir a tu bebé enfermo o prema-turo, que podría estar en el hospital durante semanas o meses?

◆ Considera tus opciones. Si te extraerás varias veces al día durante un período prolongado (como cuando trabajas o para alimentar a un bebé prematuro), probablemente un sacaleches eléctrico doble será lo más conveniente. Si necesitas extraerte leche sólo para salidas ocasionales, un sacaleches para un solo pecho, eléctrico, a pila o uno manual, será suficiente para tus necesidades (y para esos pocos biberones). Si planeas extraerte sólo cuando tienes los pechos congestionados o para alimentar a tu bebé una que otra vez con biberón, probablemente podrás extraerte leche a mano (aunque un sacaleches manual barato podría ayudar; hay que exprimir mucho a mano para llenar un solo biberón).

◆ Averigua. Habla con amigas que usen sacaleches para conocer sus preferencias. No todos son iguales, ni siquiera los eléctricos. Algunos sacaleches eléctricos pueden ser incómodos de usar y algunos manuales terriblemente lentos (y a veces sencillamente dolorosos) para exprimir grandes cantidades de leche. Asimismo, consulta las opciones con una asesora en lactancia o con tu médico. Averigua los tipos de sacaleches disponibles (llama a los fabricantes, revisa sus páginas electrónicas), y ten en cuenta tu presupuesto como también las características de los modelos antes de elegir uno.

Todo sobre los Sacaleches

Todos los sacaleches poseen un dispositivo o copa que se coloca sobre

HECHOS FASCINANTES

Es normal que la leche humana tenga coloración azulada o amarillenta. La leche extraída se separará en leche y crema, lo que también es normal. Sólo debes agitarla suavemente para mezclarla antes de dársela al bebé.

el pecho y se centra sobre tu pezón y aréola. Ya sea que estés usando uno eléctrico o manual, la succión se produce cuando comienza el bombeo que imita la succión del bebé. Dependiendo del sacaleches que uses (y la velocidad con que salga la leche), bombear los dos pechos puede tardar de diez a cuarenta y cinco minutos. El proceso no debería doler; si lo hace, asegúrate de estar bombeando correctamente. Si lo estás, y te sigue doliendo, la falla puede estar en el sacaleches y, en ese caso, considera cambiarlo.

Sacaleches eléctrico. Poderoso, rápido y fácil de usar (por lo general), un sacaleches eléctrico automático imita fielmente la succión rítmica de un bebé que se amamanta. Muchos sacaleches eléctricos permiten doble bombeo, una ventaja muy conveniente si te extraes leche a menudo. El bombeo simultáneo de los dos pechos no sólo reduce el tiempo del proceso a la mitad, sino que además estimula el aumento de la prolactina, lo que significa que producirás más leche con mayor rapidez. Por lo general, los sacaleches eléctricos de nivel hospitalario son costosos, con precios que van desde unos cientos de dólares a poco más de mil dólares, pero si el tiempo es una consideración importante, puede ser una inversión conveniente (además, cuando lo comparas con el costo de la fórmula, podría ser igual o posiblemente menor).

Muchas mujeres alquilan sacaleches de nivel hospitalario en hospitales, farmacias o grupos de La Leche; algunas los compran o alquilan en conjunto con otras mujeres o los compran, los usan y después los venden (o prestan). Los sacaleches eléctricos también vienen en modelos portátiles que son muy discretos (las bolsas para cargarlos están diseñadas para lucir como mochilas o bolsos al hombro) y son también menos costosos, más pequeños y tan eficientes como los de nivel hospitalario. Algunos también traen un adaptador para el auto y/o batería para no tener que enchufarlos.

Sacaleches a pila. Menos poderosos que los sacaleches eléctricos y más caros que los manuales, los que utilizan pilas ofrecen facilidad para portarlos y una eficiente operación, aunque no todos los modelos cumplen lo que prometen. Por lo general, tienen precios moderados, pero la velocidad con que algunos consumen las pilas los encarece y ponen en duda su utilidad.

A otro nivel de conveniencia, se encuentran los sacaleches a manos libres. Estos sacaleches a pilas vienen con dispositivos o copas suaves del tamaño de una rosquilla que se colocan dentro del

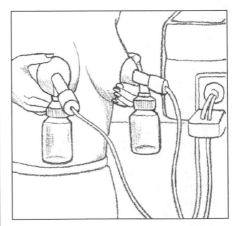

La extracción con un sacaleches doble es rápida, eficiente y cómoda.

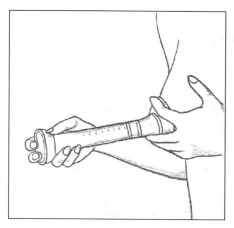

Aunque es incómodo para el brazo que bombea, el sacaleches a jeringa es un modo conveniente de extraer leche.

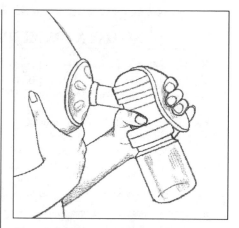

Un sacaleches a presión puede estimular eficientemente el flujo de leche, facilitando la tarea de extraerla.

sostén y unas bolsitas especiales pegadas al cuerpo, donde se va acumulando la leche. Como el sistema es muy discreto, puedes usarlo en la oficina para bombear leche mientras trabajas, sin que nadie se entere. Y como deja las manos libres, es el sueño hecho realidad de la aficionada a las tareas múltiples; puedes extraerte leche mientras escribes en la computadora, hablas por teléfono e, incluso, preparas la cena. Consulta con tu sucursal local de La Leche League para las últimas novedades en este campo.

Sacaleches manual. Vienen en varios estilos, y algunos son mejores que otros:

◆ Un *sacaleches a jeringa* está compuesto por dos cilindros, uno dentro del otro. El cilindro interior se coloca sobre el pezón, mientras que el exterior, cuando se mueve hacia adentro y hacia afuera, crea una succión que atrae la leche.

◆ Un *sacaleches a presión* crea succión cada vez que presionas el mango. Un modelo popular incluye un dispositivo o copa con diseño de pétalos, diseñado para simular la forma de

succionar del bebé sobre la aréola, que estimula la salida de leche.

◆ Un *sacaleches perilla o "bocina de bicicleta"*, que succiona leche de los pechos cada vez que aprietas la perilla, no es recomendado porque es muy ineficiente, incómodo y extremadamente poco sanitario (cría bacterias que pueden contaminar la leche materna). También puede irritar los pezones y dañar los tejidos de los pechos.

Tanto el sacaleches a jeringa como el de presión son populares, porque son muy sencillos de usar, de precio razonable, fáciles de limpiar, portátiles y también pueden usarse como biberones.

CÓMO PREPARARTE PARA EXTRAER LECHE

Cada vez que te extraigas leche (no importa qué tipo de sacaleches uses), debes seguir ciertos pasos básicos para garantizar una sesión fácil y segura:

◆ Elige el momento oportuno. Escoge un momento del día en que tus

NO HAY NADA MEJOR QUE LA PRÁCTICA

Independientemente del método que emplees para extraerte leche, las primeras veces podría parecer difícil obtener una buena cantidad. Considera que esas sesiones iniciales de bombeo equivalen a un período de práctica: tu objetivo debería ser descifrar el funcionamiento del sacaleches, y no necesariamente extraer grandes cantidades de leche. De todos modos, lo más probable es que la leche no salga en abundancia durante las primeras sesiones, por dos motivos: primero, todavía no estás produciendo demasiada leche (si tu bebé todavía tiene menos de uno o dos meses); segundo, un sacaleches (especialmente en manos de una novata) es mucho menos efectivo para extraer leche que un bebé. Pero con perseverancia (y práctica, práctica, práctica), te convertirás en una experta muy pronto.

---

pechos estén llenos. Si te extraes leche porque estás lejos de tu bebé y perdiendo alimentaciones, trata de hacerlo a las mismas horas en que normalmente darías el pecho, cada tres horas más o menos. Si estás en tu casa y deseas llenar el congelador con leche materna para emergencias o biberones de ayuda, extráete leche una hora después de la primera alimentación matutina del bebé, ya que la mayoría de las mujeres tiene más leche en las mañanas (al final de la tarde o al anochecer, cuando las mujeres suelen tener menos leche debido al agotamiento y a la tensión del final de la jornada, los intentos suelen ser poco productivos). O bombea de un pecho mientras das del otro a tu bebé; la salida natural de la leche que tu organismo produce para el bebé que se amamanta, también ayudará a estimular el flujo de leche en el pecho que estás bombeando (pero no lo intentes hasta que tengas práctica tanto para amamantar como para extraerte, ya que podría ser una maniobra complicada para una principiante).

◆ Limpia bien. Lávate las manos y mantén el equipo siempre limpio. Si lavas el sacaleches inmediatamente después de cada uso con agua caliente y jabonosa, te facilitará la tarea de mantenerlo limpio. Si usas el sacaleches lejos de casa, lleva contigo un cepillo, detergente y toallas de papel para limpiar.

◆ Busca tranquilidad. Elige un ambiente tranquilo y cómodo para sacarte leche, donde los llamados telefónicos o timbres no te interrumpan, y donde tengas cierta privacidad. En el trabajo, una oficina privada, una sala de reuniones desocupada o la antesala del baño de mujeres puede servirte como base de operaciones. Si estás en casa, espera hasta la hora de la siesta

INDICIOS REVELADORES DE LA OTRA MITAD

Si no estás utilizando un sacaleches doble, el pecho que no estés bombeando entrará en acción antes de tiempo y, en consecuencia, goteará. Para evitar un desastre, cúbrelo con discos absorbentes (especialmente si tienes que regresar a tu escritorio después de extraerte leche) o aprovecha cada gota de leche y recoge lo que filtres en un biberón o en una taza o vaso limpio.

del bebé o haz que otra persona se ocupe del bebé para tener la libertad de concentrarte (a menos, claro está, que te extraigas leche al mismo tiempo que amamantas).

◆ Ponte cómoda. Busca una posición confortable, con los pies elevados si es posible. Relájate por algunos minutos antes de comenzar. Usa la meditación u otras técnicas de relajación, escucha música, ve televisión o realiza otra actividad que te ayude a relajarte.

◆ Hidrátate. Bebe agua, jugo, leche, té o café descafeinados o un caldo justo antes de empezar.

◆ Estimula el flujo de leche. Piensa en tu bebé, mira su foto y/o imagínate amamantando para estimular el flujo de leche. Si estás en tu casa, hacerle unos mimos al bebé justo antes de empezar a extraerte leche puede surtir efecto. Si estás usando un sacaleches manual o eléctrico que te deje las manos libres (usando un sostén especial, diseñado para mantener el sacaleches en su lugar), puedes incluso tener en brazos al bebé, aunque muchos se resisten a estar tan cerca y a la vez tan lejos de la fuente de su alimentación ("¡eh!, ¿qué es esa máquina que acapara toda la diversión?"). Aplicar paños calientes en los pezones y pechos durante cinco o diez minutos, darte una ducha caliente, darte masajes en los senos, o inclinarte hacia adelante y agitar los pechos son otros medios para estimular el flujo.

CÓMO EXTRAER LECHE DE LOS PECHOS

Aunque el principio básico de la extracción de la leche es el mismo para cualquier sacaleches que utilices (la estimulación y compresión de la aréola extraen leche de los conductos lácteos por medio de los pezones), hay sutiles diferencias de técnicas dependiendo del tipo de sacaleches (o, en el caso de extracción manual, del "no sacaleches") que estés usando.

Para extraer leche a mano. Para empezar, coloca tu mano sobre un pecho, con el pulgar e índice opuestos el uno del otro, alrededor del borde de la aréola. Presiona tu mano hacia el pecho, presionando suavemente el pulgar y el índice al mismo tiempo mientras los deslizas ligeramente hacia delante (no dejes que tus dedos se resbalen hacia el pezón). Repite rítmicamente para que la leche comience a fluir, rotando la posición de la mano para abarcar todos los conductos lácteos. Repite la técnica con el otro pecho, masajeando entre extracciones, según sea necesario. Vuelve al primer pecho y después continua nuevamente con el segundo.

Si deseas guardar la leche extraída, usa una taza ancha y limpia debajo del pecho del que te estás extrayendo.

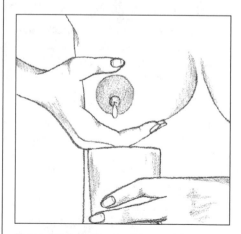

Extraerte la leche a mano es un proceso lento. Este método es conveniente sólo para extraerte pequeñas cantidades, como cuando el pecho está demasiado congestionado para que el bebé reciba la leche cómodamente.

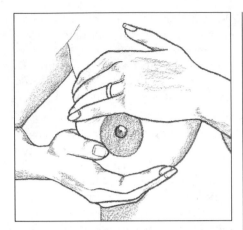

Para dar un masaje, coloca una mano por debajo del pecho y la otra arriba. Desliza suavemente la palma de una mano, o de las dos, hacia el pezón y aplica una leve presión. Rota las manos alrededor del pecho, y repite para alcanzar todos los conductos lácteos.

Puedes recolectar lo que gotee del otro pecho, colocando un protector de pezones[2] encima de él y debajo de tu sostén. Esa leche debería ser vertida en botellas o bolsas de almacenaje y refrigerada lo antes posible (consulta la página 179).

Para extraer leche con un sacaleches manual. Sigue las instrucciones del sacaleches que estás usando. Si humedeces el borde de la copa del sacaleches que recubre el pezón con agua o leche del pecho, asegurarás una buena succión, aunque no es un paso necesario. La copa debería rodear el pezón y la aréola, con todo el pezón y parte de la aréola dentro de ella. Da impulsos rápidos y breves al comienzo de la sesión de bombeo, para imitar lo

más posible la acción de succión. Una vez que comience a salir la leche, puedes cambiar a presiones más largas y estables. Si deseas usar un sacaleches manual en un pecho mientras amamantas con el otro, acomoda al bebé en tu pecho sobre una almohada (asegúrate de que no se caiga de tu regazo).

Para extraer leche con un sacaleches eléctrico. Sigue las instrucciones del sacaleches que estás usando. El doble bombeo es ideal, porque ahorra tiempo y aumenta el volumen de leche. Podrías humedecer el borde de la copa del sacaleches con agua o leche del seno para asegurar una buena succión. Comienza con una succión mínima y aumenta a medida que la leche empieza a fluir, de ser necesario. Si tienes los pezones irritados, mantén el bombeo al menor ritmo posible. Tal vez descubrirás que te sale más leche de un pecho que del otro

---

2. Los protectores de pezones tienen el propósito de corregir los pezones invertidos. Sin embargo, también pueden usarse durante las sesiones de alimentación para recoger y recolectar la leche que se filtra de un pecho mientras el bebé se alimenta del otro o mientras te extraes leche. Coloca el protector de pezón dentro del sostén, en el pecho del que no te estás extrayendo leche.

¿ADÓNDE VA LA LECHE?

Muchos sacaleches vienen con contenedores que pueden usarse para almacenar y como biberones; otros te permiten usar un biberón estándar para recoger la leche. Las bolsas especiales para almacenar la leche materna son convenientes para congelar la leche (las bolsas desechables preesterilizadas para biberones se fabrican con un plástico más delgado que las bolsas para almacenar leche y pueden romperse con más facilidad). Algunos sacaleches te permiten recolectar la leche extraída directamente en las bolsas de almacenamiento, para que puedas obviar el siguiente paso de transferir la leche de la botella a la bolsa antes de guardarla. Después de que termines, lava muy bien los contenedores o botellas usados en agua jabonosa caliente o en un lavaplatos.

cuando bombeas por partida doble, lo que es normal, porque cada uno funciona de manera independiente.

Cómo Almacenar la Leche Materna

Conserva la leche extraída fresca y segura, teniendo en cuenta las siguientes pautas:

◆ Refrigera la leche extraída tan pronto como puedas. Si eso no es posible, la leche materna se mantendrá fresca a temperatura ambiente (pero lejos de radiadores, el sol u otras fuentes de calor), por un período de seis horas.

◆ Almacena la leche materna hasta por 96 horas en el refrigerador (aunque, idealmente, es mejor usar la leche dentro de los dos a tres días de ser extraída). Si planeas congelarla, primero enfríala durante treinta minutos en el refrigerador y después ponla en el congelador.

◆ La leche materna se mantendrá fresca en el congelador desde una semana o dos, en un refrigerador de una sola puerta; hasta unos tres meses, en un modelo libre de escarcha de dos puertas que conserva los alimentos congelados sólidos; y hasta seis meses, en un congelador que mantiene una temperatura de 0°F.

◆ Congela la leche en pequeñas cantidades, de 3 a 4 onzas por vez, para evitar que la leche se desperdicie y permitir un descongelado más fácil.

◆ Para descongelar la leche materna, agita la botella o bolsa bajo agua tibia del grifo y luego úsala dentro de treinta minutos. O descongela en el refrigerador y úsala dentro de veinticuatro horas. No descongeles en un horno microondas ni en el calentador de la cocina ni a temperatura ambiente, y tampoco vuelvas a congelarla.

Cuando tu bebé haya terminado de alimentarse con un biberón, bota los restos de leche. También deshazte de la leche que haya sido almacenada durante períodos superiores a los recomendados más arriba.

UN DATO AL VUELO

Llena los contenedores o bolsas de leche que vas a guardar en el congelador, con sólo tres cuartos de su capacidad para darles margen de expansión. Y ponles una etiqueta con la fecha (siempre usa primero la leche más vieja).

Lo que podrías estar preguntándote

Sensación de Que el Bebé se Va a "Romper"

"Me da mucho miedo mover al bebé, porque es tan pequeño y de aspecto tan frágil".

Los recién nacidos pueden parecer tan frágiles como muñecas de porcelana, pero no lo son. De hecho, son bastante resistentes. Mientras tengan un buen apoyo en la cabeza, no pueden ser lastimados con un movimiento normal, aunque éste sea un poquito torpe y tentativo, como suele ocurrir cuando se trata de un padre y una madre primerizos. Poco a poco, aprenderás lo que resulta cómodo para tu bebé y para ti, ya que los estilos de tratar al bebé varían mucho de un padre a otro. Pronto estarás cargando a tu bebé con la misma naturalidad con la que cargas la bolsa de las compras… y a menudo, con la bolsa de las compras. Para conocer las técnicas para tomarlo en brazos y transportarlo, consulta las páginas 159-161.

LAS FONTANELAS

"Me pone muy nerviosa tocar la parte suave de la cabecita de mi bebé, porque parece muy vulnerable. A veces parece latir, lo que realmente me pone nerviosa".

Esa "parte suave" –realmente son dos y se les llama fontanelas– es más resistente de lo que parece. La firme membrana que cubre las fontanelas, es capaz de proteger al recién nacido de los dedos exploradores del más curioso de sus hermanitos (aunque decididamente no es algo que querrás estimular) y, por cierto, de la manipulación diaria.

Esas aberturas en el cráneo, donde los huesos todavía no se han solidificado, no están allí para poner nerviosos a los flamantes padres (aunque ése suele ser el resultado) sino, en cambio, por dos motivos muy importantes. Durante el nacimiento, permiten que la cabeza fetal se moldee para acomodarse dentro del canal de parto, algo que un cráneo solidificado no podría lograr. Más adelante, permiten el gran crecimiento que experimenta el cerebro en el primer año.

La mayor de las dos aberturas, la fontanela anterior, está en la parte superior de la cabeza del recién nacido; tiene forma de diamante y podría tener hasta dos pulgadas de ancho. Empieza a cerrarse cuando el bebé tiene seis meses

y, por lo general, se cierra totalmente a los dieciocho meses.

La fontanela suele parecer plana, aunque podría abultarse un poquito cuando el bebé llora y, si el cabello es escaso y claro, el pulso cerebral podría hacerse visible (lo que es completamente normal y nada de qué preocuparse). Una fontanela anterior que parezca significativamente hundida suele ser indicio de deshidratación, una advertencia de que el bebé necesita recibir líquidos de inmediato (llama al médico del bebé en seguida para reportar este síntoma). Una fontanela que se abulta persistentemente (en contraposición con un pequeño bultito cuando llora) podría indicar un aumento de presión dentro de la cabeza y también requiere inmediata atención médica.

La fontanela posterior, una abertura triangular más pequeña en la parte de atrás de la cabeza, con un diámetro inferior a media pulgada, es mucho menos visible y podrías tener dificultad para localizarla. Por lo general, se cierra totalmente al tercer mes. Las fontanelas que se cierran prematuramente (rara vez sucede), pueden producir una deformación en la cabeza y requieren atención médica.

UN BEBÉ FLAQUITO

"Mi bebé ya tiene tres semanas y parece más flaquito que cuando nació. ¿Pasa algo malo?".

A veces, un bebé que ha experimentado mucha hinchazón en la cara al nacer empieza a parecer más delgado a medida que ésta empieza a bajar. Sin embargo, casi todos empiezan a subir de peso hacia las tres semanas, luciendo cada vez menos como pollitos huesudos y más como bebés rellenitos. En la mayoría de los casos, los bebés que son amamantados recuperan su peso del nacimiento alrededor de las dos semanas y después aumentan de 6 a 8 onzas por semana durante los siguientes dos meses. Pero tus ojos no son necesariamente un indicador confiable del peso ganado de tu bebé (a veces, quienes ven al bebé durante todo el día notan menos su crecimiento que quienes lo ven con menor frecuencia). Si tienes alguna duda acerca de si tu bebé está progresando en ese sentido, llama al consultorio del médico y pregunta si puedes llevarlo para pesarlo.

Si la balanza indica el peso adecuado, es probable que se esté alimentando bien. Si su peso no es el esperado, es posible que no esté recibiendo suficiente alimento (consulta la página 182).

TENER SUFICIENTE LECHE

"Cuando me bajó la leche, tenía los pechos rebosantes. Ahora que la congestión mamaria se ha ido, me preocupa no tener suficiente leche para mi hijo".

Como el pecho materno no viene equipado con marcas de medida, es prácticamente imposible distinguir a simple vista qué tan adecuado es tu suministro de leche. En cambio, deberás usar a tu bebé como guía. Si te parece que está feliz, saludable y aumenta adecuadamente de peso, significa que estás produciendo suficiente leche. Tus pechos no tienen que liberar leche como si fuesen una fuente o un grifo para amamantar exitosamente; la única leche que cuenta es la que va destinada a tu bebé. Si en algún momento tu bebé no parece progresar, aumentar la frecuencia de las sesiones de alimentación, junto con los demás consejos ofrecidos en la página siguiente, deberían ayudarte a producir más leche.

"Mi bebé se alimentaba cada tres horas y parecía andar muy bien.

Ahora, de pronto, parece querer el pecho cada hora. ¿Puede haber pasado algo con mi suministro de leche?".

Al contrario que un pozo, no es probable que el suministro de leche materna se seque si se usa regularmente. De hecho, todo lo contrario: mientras más amamantes a tu bebé, más leche producirán tus pechos. Un aumento repentino de crecimiento o del apetito es una explicación más probable para los frecuentes viajes de tu bebé al pecho. Esto suele ocurrir a las tres semanas, seis semanas y tres meses, aunque puede producirse en cualquier momento del desarrollo del bebé. A veces, para desaliento de los padres, aun un bebé que ha dormido durante la noche empieza a despertarse a medianoche para comer debido a este aumento repentino de crecimiento. En este caso, el apetito activo del bebé es el modo que tiene la naturaleza de garantizar que su madre aumente la producción de leche para satisfacer sus necesidades de crecimiento.

Simplemente relájate y mantén tus pechos disponibles hasta que pase esa explosión de crecimiento. No te tientes a darle fórmula (o, lo que es peor, sólidos) para saciar su apetito, porque si disminuyes la frecuencia con que lo amamantas, tu suministro de leche se reducirá, que es exactamente lo opuesto a lo que tu bebé ordenó. Dicha pauta –que empieza cuando el bebé quiere amamantar más, que lleva a la mamá a preocuparse por la suficiencia de su suministro de leche y a darle un suplemento, seguido de una disminución en su producción de leche– es una de las principales causas de que la lactancia se termine antes de tiempo.

A veces un bebé empieza a exigir más alimentaciones diurnas temporalmente, cuando empieza a dormir durante toda la noche, pero esto también pasará con el tiempo. Pero si tu bebé continúa queriendo tomar del pecho cada hora (más o menos), durante más de una semana, evalúa su aumento de peso (y consulta más abajo). Podría significar que no está recibiendo suficiente alimento.

Cómo Saber si el Bebé Está Recibiendo Suficiente Leche Materna

"¿Cómo puedo estar segura de que mi lactante está recibiendo suficiente alimentación?".

Cuando das el biberón, la prueba de que el bebé recibe suficiente alimento está en el biberón, es decir, en el biberón vacío. Cuando das el pecho, determinar si el bebé se está alimentando bien requiere un poco más de investigación. Por suerte, hay varios signos en los que te puedes fijar para asegurarte de que tu bebé recibe la cuota necesaria de alimento:

Tiene por lo menos cinco deposiciones grandes, granulosas y de color mostaza por día. Menos de cinco veces diarias en las primeras semanas de vida podría indicar que el consumo de leche es insuficiente (aunque más adelante, entre las seis semanas y los tres meses, esta frecuencia podría reducirse a una caquita por día o, incluso, una cada dos a tres días).

Tiene el pañal mojado cuando lo cambian antes de cada alimentación. Un bebe que orina más de ocho a diez veces por día está recibiendo suficiente líquido.

Su orina es incolora. La orina de un bebé que no recibe suficiente líquido es de color amarillo, posiblemente con olor a pescado y/o contiene cristales de urato (éstos lucen como ladrillo en polvo, dan al pañal mojado una coloración rosada rojiza, y son normales antes de que baje la leche materna, pero no más adelante).

Emite muchos ruidos al tragar mientras se amamanta. Si no los oyes, puede que no esté recibiendo mucho para tragar. Sin embargo, no te preocupes si come en silencio mientras esté aumentando adecuadamente de peso.

Parece feliz y contento después de comer. Si llora mucho o está intranquilo o si se chupa los dedos frenéticamente después de una alimentación, podría significar que sigue con hambre. Claro que no toda señal de protesta se relaciona con el hambre. Después de tomar el pecho, el malestar también podría deberse a los gases o a un intento de hacer caquita o de tranquilizarse para una siesta o querer llamar la atención. O quizás se deba a un cólico (consulta las páginas 207-210).

Experimentas congestión en los pechos cuando te baja la leche. La congestión es buena señal de que puedes producir leche. Y los pechos que están más llenos cuando te levantas por la mañana y después de tres o cuatro horas sin amamantar que después de dar el pecho, indican que se están llenando de leche con regularidad y también que tu bebé los está vaciando. Si el bebé está aumentando adecuadamente de peso, no debería preocuparte que tus pechos no experimenten una congestión visible.

Notas la sensación de que la leche baja y/o experimentas filtraciones. Las mujeres experimentan de manera diferente el descenso de la leche (consulta la página 89), pero si lo sientes cuando empiezas a amamantar indica que la leche está bajando por los conductos lácteos a los pezones, lista para ser disfrutada por tu bebé. No todas las mujeres advierten cuando les baja la leche, pero su ausencia (en combinación con indicios de que el bebé no está progresando) debería ser una señal de alarma.

No empiezas a menstruar durante los primeros tres meses posparto. Por lo general, a la mujer que está amamantando exclusivamente, el período no le vuelve durante los primeros tres meses después del parto. Su reaparición prematura podría deberse a cambios en los niveles hormonales, reflejando una producción inadecuada de leche.

"Pensé que mi bebé estaba recibiendo suficiente leche, pero el médico dice que no está aumentando adecuadamente de peso. ¿Cuál puede ser el problema?".

Hay varios motivos posibles por los que tu bebé no está progresando con la leche materna. Muchos de los problemas pueden ser solucionados fácilmente, para que el bebé pueda seguir tomando el pecho y aumentar de peso con mayor rapidez:

Posible problema: *no estás alimentando al bebé con la frecuencia necesaria.*
Solución: aumenta las sesiones de alimentación a por lo menos ocho o diez veces en veinticuatro horas. No pases más de tres horas durante el día o cuatro de noche entre alimentaciones (los programas de cuatro horas durante el día fueron diseñados para los bebés alimentados con biberón). Eso significa despertar a un bebé dormido para que no se pierda la cena o alimentar a un bebé con hambre aunque haya terminado de comer una hora antes. Si tu bebé está "feliz de pasar hambre" (ocurre con algunos recién nacidos) y nunca exige alimentarse, significa que tú debes tomar la iniciativa y establecer una rutina activa de alimentaciones para él. Las sesiones frecuentes no sólo ayudarán a llenar la barriguita del bebé (y toda su contextura), sino que también estimularán tu producción de leche.

Posible problema: *no estás vaciando, por lo menos, un pecho en cada sesión.*
Solución: amamantar durante por lo menos diez minutos con el primer pecho, debería ser suficiente para vaciarlo; si tu bebé lo logra, deja que tome tanto (o tan poco) como quiera del segundo. Recuerda alternar el pecho con el que empieces cada sesión.

Posible problema: *estás limitando la cantidad de tiempo en cada pecho.* Cambiar de pecho después de apenas cinco minutos (o antes de que el bebé esté listo para dejarlo) puede privarlo de la rica leche final, necesaria para aumentar de peso.
Solución: observa a tu bebé y no el reloj, para asegurarte de que no sólo reciba la primera leche sino también la leche final.

Posible problema: *tu bebé es perezoso o ineficiente para succionar.* Esto podría deberse a que es prematuro, está enfermo o tiene un desarrollo anormal de la boca (como fisura del paladar o anquiloglosia).
Solución: mientras menos efectiva sea la succión, menos leche producirás, lo que impedirá el progreso del bebé. Hasta que pueda succionar con firmeza, el bebé necesitará ayuda para poder estimular a tus pechos a que produzcan suficiente leche. Puedes hacerlo con un sacaleches, usándolo para vaciar los pechos después de cada alimentación (guarda toda la leche que recolectes en biberones para usarla más adelante). Hasta que la producción de leche sea adecuada, es muy probable que tu médico te recomiende alimentaciones suplementarias con fórmula (suministrada después de las sesiones de lactancia) o el uso de un Sistema de Nutrición Suplementaria o SNS (mira la ilustración en la página 185). El SNS

tiene la ventaja de que no causa confusión del pezón, porque no implica el uso de un pezón artificial.

Si tu bebé se cansa fácilmente, es posible que te aconsejen amamantar sólo durante un período breve en cada pecho (puedes bombear el resto más tarde para vaciarlo), y después seguir con un suplemento de leche extraída o de fórmula a través del biberón o el SNS, que requieren menos esfuerzo para el bebé.

Posible problema: *tu bebé todavía no ha aprendido a coordinar los músculos de la mandíbula para succionar.*
Solución: un bebé ineficiente para succionar también requerirá la ayuda de un sacaleches para estimular los pechos a fin de que empiecen a producir más leche. Además, necesitará lecciones para mejorar su técnica de succión; el médico podría recomendarte ayuda de una asesora en lactancia y, posiblemente, un especialista en problemas del habla y el lenguaje. Mientras tu bebé está aprendiendo, podría necesitar alimentaciones suplementarias (consulta más arriba). Si necesitas más sugerencias para mejorar la técnica de succión del bebé, llama a tu sucursal local de La Leche League.

Posible problema: *tienes los pezones irritados o padeces una infección en los pechos.* El dolor no solamente puede interferir con tus deseos de amamantar, disminuyendo la frecuencia de las sesiones alimenticias y la producción de leche, sino que también puede impedir que te baje la leche.
Solución: toma medidas para curar los pezones irritados o curar la mastitis (consulta las páginas 90 y 96). Pero no uses pezoneras, ya que pueden interferir con la habilidad del bebé para adherirse a tus pezones, agravando el problema.

Posible problema: *tus pezones son planos o invertidos.* A veces es difícil para

un bebé aferrarse a este tipo de pezones. Esta situación desencadena el círculo vicioso de que el bebé no succiona lo suficiente, causando una insuficiencia de leche, y aún menos succión y menos leche.
Solución: ayuda al bebé a un mejor agarre, tomando la parte exterior de la aréola entre el pulgar y el índice y comprimiendo toda el área para que pueda succionar. Usa protectores de pezones entre una alimentación y otra para facilitar la salida de tus pezones, pero evita las pezoneras mientras des el pecho porque, aunque pueden hacer salir los pezones, también pueden impedir que el bebé se aferre adecuadamente al pezón y crear un problema a largo plazo.

Posible problema: *otro factor está interfiriendo con el descenso de la leche.* El descenso de la leche es una función física que puede ser inhibida como también estimulada por tu estado de ánimo. Si estás avergonzada o nerviosa de amamantar en general, o en una situación particular, no sólo podría inhibirse el descenso sino también verse afectados el volumen y recuento calórico de la leche.
Solución: trata de alimentar al bebé donde estés más tranquila: en privado, si amamantar delante de otra gente te pone nerviosa. Para ayudar a relajarte, siéntate en una silla cómoda, escucha música suave, bebe alguna bebida sin alcohol, prueba con meditación o técnicas de relajación. Dar masajes a tus pechos o aplicarte paños húmedos tibios favorece el flujo de leche, como también abrirte la blusa y mimar al bebé en contacto directo con su piel.

Posible problema: *el bebé está satisfaciendo su necesidad de succión a través de otras fuentes* Si tu bebé está consiguiendo más satisfacción succionando un chupete u otra fuente no nutritiva, podría tener poco interés en el pecho.

Sistema de Nutrición Suplementaria: este dispositivo puede suministrar al bebé alimentaciones suplementarias, estimulando a la vez la producción de leche materna. Una botella cuelga del cuello de la madre y de ella salen dos tubos angostos que se adhieren a los pechos, no más allá de los pezones. La botella se llena con la propia leche de la madre, extraída con un sacaleches, o con la leche materna de un banco de leche o con la fórmula recomendada por el médico del bebé. A medida que el bebé se amamanta, recibe el suplemento por el tubo. Este sistema evita la confusión del pezón, que se produce cuando el suplemento se da en biberón (el bebé tiene que aprender a succionar de distinta

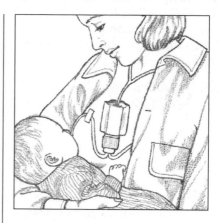

manera del biberón y del pecho) y estimula a la madre a producir más leche, aunque esté suplementando de manera artificial.

Solución: bota el chupete y amamanta a tu bebé cuando parezca querer succionar. Y no le des biberones suplementarios con agua, ya que no le proporcionan una succión nutritiva –además, podrían apagarle el apetito– y, si se los das en exceso, alterarle los niveles de sodio en la sangre.

Posible problema: *no estás haciendo eructar al bebé entre la alimentación de un pecho y otro.* Un bebé que ha tragado aire puede dejar de comer antes de haber consumido lo suficiente, porque se siente incómodamente lleno.

Solución: sacarle el aire le dará espacio para más leche. Hazlo eructar entre un pecho y otro (o, incluso, a la mitad de uno si la sesión se prolonga), ya sea que parezca necesitarlo o no, y con mayor frecuencia si se queja mucho durante la sesión.

Posible problema: *tu bebé duerme durante toda la noche.* Una noche de sueño sin interrupciones es estupenda para tu apariencia, pero no necesariamente para tu suministro de leche. Si el bebé pasa siete u ocho (o incluso diez)

horas por noche sin amamantar, tu leche podría estar disminuyendo, y podrías necesitar suplementarla.

Solución: para que esto no suceda, podrías tener que despertar a tu pequeño dormilón una vez en la mitad de la noche. En el primer mes de vida, no debería pasar más de cuatro horas por la noche sin una alimentación.

Posible problema: *has vuelto al trabajo.* Volver al trabajo y pasarte de ocho a diez horas sin amamantar durante el día también puede disminuir tu suministro de leche.

Solución: un modo de prevenirlo es extraerte leche en el trabajo, por lo menos una vez cada cuatro horas que pasas alejada del bebé (incluso, si no estás usando la leche para alimentar).

Posible problema: *estás realizando demasiadas actividades, demasiado pronto.* Producir leche requiere mucha energía. Si la estás gastando en otras tareas y no descansas lo suficiente, tu suministro de leche podría disminuir.

Solución: prueba un día casi completo de descanso en la cama, seguido de tres o cuatro días tomándote las cosas con calma, y fíjate si tu bebé está más satisfecho.

Posible problema: *estás durmiendo boca abajo.* Cuando duermes boca abajo, algo que muchas mujeres anhelan después de no haber podido hacerlo en los últimos meses del embarazo, también duermes sobre tus pechos. Y esa presión podría reducir tu producción de leche.
Solución: date vuelta, al menos parcialmente, para quitar la presión sobre las glándulas mamarias.

Posible problema: *necesitas ayuda.*
Solución: la lactancia no resulta fácil para toda madre y para todo bebé, y es posible que necesites la orientación de un experto, como una asesora en lactancia, para ponerte nuevamente en buen camino (consulta la página 75).

Posible problema: *tienes fragmentos de placenta en el útero.* Tu organismo no aceptará el hecho de que has dado a luz hasta que todos los residuos del embarazo hayan sido expulsados, incluso la placenta completa. Hasta que no esté totalmente convencido de que el bebé ya está viviendo afuera, tu cuerpo podría no producir los niveles adecuados de prolactina, la hormona que estimula la producción de leche.
Solución: si experimentas un sangrado anormal u otros indicios de fragmentos de placenta retenidos, consulta inmediatamente a tu médico. La dilatación y raspado (D & C, por sus siglas en inglés) podría reencaminarte a una lactancia exitosa, evitando a la vez el peligro que la placenta retenida puede significar para tu salud.

Incluso con tus mejores esfuerzos, y en las mejores condiciones, con amplio apoyo de tu médico, de una asesora en lactancia, de tu marido y de tus amistades, es posible que no puedas producir la cantidad de leche que tu bebé necesita. Un porcentaje reducido de mujeres sencillamente no puede amamantar a sus bebés sin suplementos, y algunas pocas no pueden hacerlo en absoluto. El motivo podría ser físico, como deficiencia de prolactina, insuficiente tejido glandular mamario, pechos marcadamente asimétricos o daños en los nervios del pezón, causados por cirugía. O también podría deberse a un estrés excesivo, que puede inhibir la salida de leche. O, a veces, la causa no se puede determinar. Una señal temprana de que tus pechos no podrían ser capaces de producir la leche adecuada se produce cuando no crecen durante el embarazo, aunque tampoco es una pista infalible y, a menudo, es menos confiable en el segundo y siguiente embarazos que en el primero.

Si tu bebé no está progresando, y a menos que el problema parezca tener solución en unos pocos días, es casi seguro que el pediatra te prescribirá alimentaciones suplementarias con fórmula. No te desesperes. Lo más importante es nutrir adecuadamente a tu bebé, y no si le das el pecho o el biberón. En la mayoría de los casos, cuando suplementas, puedes gozar de los beneficios del contacto directo madre-bebé que permite la lactancia, dejando que tu bebé succione tu pecho por placer, después de haber vaciado su biberón o utilizando el Sistema de Nutrición Suplementaria.

Cuando un bebé que no se está nutriendo bien a través del pecho es alimentado con fórmula, casi siempre mejora. En el caso inusual de que no lo haga, es necesario que acudas al médico para comprobar qué es lo que está interfiriendo con un aumento de peso adecuado.

AMPOLLAS DE LA LACTANCIA

"¿Por qué mi bebé tiene una ampolla en el labio superior? ¿Está succionando con demasiada fuerza?".

Para un bebé con apetito voraz, la expresión "succionar demasiado fuerte" no existe, aunque una madre primeriza con pezones sensibles opine lo contrario. Y aunque las "ampollas de la lactancia", que se desarrollan en el centro del labio superior de muchos recién nacidos –tanto por lactantes como por los alimentados con biberón–, son causados por una succión enérgica, no tienen significación médica, no causan ninguna incomodidad al bebé y desaparecerán sin tratamiento en pocas semanas o meses. A veces, incluso parecen desaparecer entre sesiones alimenticias.

PROGRAMA DE ALIMENTACIÓN

"Parece como si estuviera amamantando a mi hijita todo el tiempo. ¿Qué pasó con esos horarios de cuatro horas de los que había oído hablar?".

Aparentemente tu bebé (como todos aquellos que se amamantan y a quienes notarás mordisqueando los pechos maternos casi continuamente en los primeros meses de vida) no ha oído hablar del horario de cuatro horas. El hambre llama y ella quiere alimentarse, mucho más de lo que la mayoría de dichos "horarios" le permitiría.

Déjala, al menos por ahora. Los horarios de tres y cuatro horas se basan en las necesidades de los recién nacidos alimentados con biberón, a quienes generalmente les sientan muy bien dichos regímenes. Pero la mayoría de los lactantes necesita alimentarse con mayor frecuencia. Eso se debe a que la leche materna se digiere más rápido que la fórmula, haciéndoles sentir hambre antes, y también a que amamantar con frecuencia ayuda a establecer un buen suministro de leche (la fundación de una exitosa relación durante la lactancia).

Dale el pecho tantas veces como tu pequeña quiera, durante las primeras semanas. Pero si sigue exigiendo comer cada hora al cumplir las tres semanas más o menos, consulta con el médico para comprobar si su aumento de peso es normal. Si no lo es, pídele consejos y lee Cómo saber si el bebé está recibiendo suficiente leche materna, página 182. Pero si parece estar progresando, es hora de que tú misma formules tus demandas. Amamantarla cada hora no sólo es demasiada carga emocional para ti, sino también una carga física agotadora y que, a la larga, podría hacerte disminuir el suministro de leche. Tampoco es bueno para tu bebé, ya que ella necesita períodos más prolongados de sueño y de vigilia en que debería estar mirando algo más que tus pechos. Además, ten en cuenta que el llanto no siempre significa que tiene hambre; los bebés también lloran cuando tienen sueño, cuando están aburridos o cuando buscan atención (para ayudarte a descifrar el llanto de tu bebé, consulta la página 135).

Suponiendo que tu suministro de leche esté bien establecido, puedes empezar a prolongar ligeramente los períodos entre alimentaciones (lo que también podría ayudar a tu bebé a dormir mejor de noche). Cuando tu bebé se despierte llorando una hora después de comer, no te apresures a volver a alimentarla. Si todavía parece tener sueño, trata de hacerla volver a dormir sin darle el pecho. Antes de tomarla en brazos, dale unas palmaditas o acaríciala o enciende un juguete musical y tal vez vuelva a dormirse. Si no lo hace, levántala, cántale suavemente, camina con ella, mécela,

TRABAJO Y DIVERSIÓN... POR PARTIDA DOBLE

En la actualidad, la mayoría de los padres que espera mellizos ve doble en la pantalla del ultrasonido al comienzo del embarazo, lo que les evita tener que salir corriendo después del parto –como en el pasado– para comprar un segundo juego de absolutamente todo. Pero aunque tengan siete u ocho meses de preaviso, es imposible prepararse completamente para el día en que los bebés eleven la cuenta de la familia a cuatro (o más, si ya hay otros hermanitos). Planificar y saber qué esperar puede proporcionarte un mayor sentido de control sobre lo que podría parecer (al menos al principio) una situación básicamente incontrolable.

Prepárate por partida doble. Como las bendiciones dobles suelen llegar más temprano (el término completo para los mellizos podría ser de 37 semanas en vez de 40), es buena idea empezar a organizar la llegada de los bebés con mucha anticipación. Trata de tener todos los artículos necesarios para el cuidado infantil en la casa y listos para usar, antes de ir al hospital. Y aunque tiene sentido que dediques mucho tiempo a los preparativos, no tiene sentido que te agotes (especialmente si tu médico te ha dado órdenes específicas de tomarte las cosas con calma). Descansa todo lo que puedas antes de que lleguen los bebés, ya que será algo muy difícil de hacer después de que nazcan.

Duplica todo. Haz todo lo posible en conjunto. Esto significa despertarlos al mismo tiempo para alimentarlos juntos, ponerlos a los dos en la bañera (una vez que sean capaces de sentarse), pasearlos a la vez en el cochecito. Hazlos eructar al mismo tiempo sobre la falda, o con uno sobre la falda y el otro apoyado en el hombro. Cuando no puedas duplicar la tarea, alterna. A una edad temprana no hacen falta los baños diarios, de modo que si bañas a uno una noche, puedes bañar al otro al día siguiente. O báñalos cada dos o tres noches y pásales la esponja en los días intermedios. Acostarlos de pies a pies en la misma cuna durante las primeras semanas podría ayudarles a dormir mejor, pero consulta primero con tu médico. Algunos expertos advierten que dormir juntos puede aumentar el riesgo del síndrome de muerte súbita infantil, una vez que los mellizos sean capaces de darse vuelta en la cama.

Divide. Es decir, las tareas. Cuando ambos padres están en casa, divide las tareas domésticas (cocinar, limpiar, lavar, comprar) y a los bebés (tú tomas a uno y tu marido al otro). Pero asegúrate de alternar, para que los bebés conozcan a ambos padres, y viceversa.

Prueba con los dos (pechos) a la vez. Amamantar mellizos puede constituir un desafío físico, pero elimina el embrollo de docenas de biberones e interminables onzas de fórmula. Darles el pecho simultáneamente te ahorrará tiempo y te evitará una lactancia maratónica. Puedes sostener a los bebés, colocados sobre almohadas, en la posición de fútbol americano con sus pies detrás de ti (consulta la página 78), o con uno en cada pecho, con sus cuerpos cruzados frente a ti. Alterna el pecho que reciba cada bebé en cada sesión, para evitar favoritismos (y evitar asimetrías en los pechos, si es que uno de ellos succiona con más eficiencia que el otro o si uno de los dos recibe menos alimento, en caso de que uno de los pechos produzca menos que el otro). Si encuentras demasiado difícil darles exclusivamente el pecho a tus mellizos, puedes amamantar a uno mientras le das el biberón al otro, también alternando de una alimentación a otra. Para mantener tanto tus energías como tu suministro de leche, aliméntate nutritivamente (incluyendo de 400 a 500 calorías extra por bebé) y descansa lo suficiente.

Planea tener ayuda extra a mano si das el biberón. Dar el biberón a mellizos requiere un par de manos extra o mucho ingenio. Si te encuentras con dos bebés y sólo dos manos a la hora de alimentarlos, puedes sentarte en un sofá entre los bebés con sus pies hacia el respaldo y sostener un biberón para cada uno. O si no, sostenlos en tus brazos con los biberones en soportes elevados a una altura cómoda, ayudándote con almohadas. En ocasiones, también puedes colocar el biberón para uno en un asiento de bebé (pero nunca acostado) mientras alimentas al otro de manera tradicional. Alimentarlos uno a la vez es otra posibilidad, pero eso reducirá significativamente el ya poco tiempo que te queda para otras actividades. Este sistema también pondría a los bebés en diferentes horarios de siesta, si duermen después de alimentarse, lo que sería positivo si quieres pasar algún tiempo sola con cada uno, o negativo si dependes de que los dos duerman a la vez para descansar o para hacer las tareas domésticas.

Duplica la ayuda. Todos los padres y madres nuevos necesitan ayuda, y tú la necesitarás por partida doble. Acepta toda la ayuda que puedas conseguir, de cualquier voluntario.

Duplica el equipo. Cuando no tengas un par de manos extra para ayudarte, haz uso de artículos convenientes como portabebés (puedes usar un canguro grande para dos bebés, usar dos canguros o llevar a un bebé en un cochecito y al otro en brazos), columpios para bebés (algunos modelos no pueden usarse hasta que el bebé cumpla las seis semanas) y asientos infantiles. Un corralito de juegos es seguro para tus mellizos a medida que crecen, y como se tendrán el uno al otro como compañía, estarán dispuestos a quedarse en él durante más tiempo que un bebé solo. Elige un cochecito doble para satisfacer tus necesidades (si tendrás que sortear pasillos estrechos en el supermercado, por ejemplo, un modelo con asientos en línea, uno detrás del otro, será más práctico que los que poseen dos asientos uno al lado del otro); probablemente encontrarás que un cochecito tipo

cuna es una pérdida de dinero. Y no te olvides de que necesitarás dos asientos para el auto. Instala ambos en el asiento trasero del vehículo.

Lleva el doble de registros. ¿Quién consumió qué en qué alimentación? ¿Quién se bañó ayer y a quién le toca hoy? A menos que mantengas un registro (en un anotador adherido a la pared del cuarto de los niños o en una pizarra), seguramente te olvidarás. También anota en un cuaderno permanente el registro de las vacunas, enfermedades y otros acontecimientos. Aunque la mayor parte del tiempo ambos recibirán lo mismo, en ocasiones sólo lo hará uno de ellos, y podrías no recordar cuál.

No permitas el sueño alternado. El descanso se verá limitado necesariamente en los primeros meses, pero será peor si permites que tus bebés se despierten al azar durante la noche. En cambio, cuando llore uno de ellos, despierta al segundo y aliméntalos juntos. Cada vez que tus dos angelitos duerman una siesta durante el día, trata tú también de dormir o al menos pon los pies en alto.

Dale espacio a la individualidad. Aunque no será fácil (al menos al principio), siempre hay modos de encontrar ese momento especial de dedicación individual con cada bebé durante el día. Cuando estés un poco más descansada, distribuye la hora de la siesta –pon a dormir a un bebé 15 minutos antes que al otro– para que puedas prestar atención individual al que está despierto. O, si no, puedes salir a comprar con uno solo y dejar al otro con una hermana o tu marido. Incorpórate a un grupo de juegos o clases de padres e hijos y alterna al niño que vas a llevar cada semana. Aun las tareas cotidianas, como cambiarles el pañal o vestirlos, pueden llegar a ser un momento especial de atención individual para cada uno de ellos.

Duplica el apoyo. Otros padres de mellizos serán tu mejor fuente de consejo y apoyo;

recurre a ellos. Busca un grupo de apoyo de padres de mellizos en tu vecindario o, si no existe, empieza tú misma uno. Pero evita el espíritu de clan, socializando sólo con los padres y madres de mellizos y haciendo que tus hijos sólo participen en juegos exclusivos para mellizos. Aunque ser mellizo es decididamente especial,

excluir a tus niños de relaciones con niños que no lo son, desalentará su contacto social normal con sus pares, la mayoría de los cuales no serán mellizos.

Redobla tu vigilancia una vez que tus mellizos comiencen a moverse por la casa. A medida que tus bebés empiecen a gatear y movili-

nuevamente con el objetivo de que se duerma. Si parece alerta, cámbiala, háblale, distráela de alguna manera o, incluso, dale un paseo al aire libre. Podría interesarse tanto en ti y en el resto del mundo, que tal vez termine por olvidarse de tus pechos… al menos durante unos cuantos minutos.

Cuando finalmente la amamantes, no aceptes la costumbre del bocadillo al paso que algunos bebés tratan de adoptar, sino que estimúlala a que succione al menos diez minutos de cada pecho. Si se queda dormida, trata de despertarla para que continúe su alimentación. Si logras prolongar los períodos entre sesiones alimenticias un poquito más cada día, a la larga tu bebé y tú tendrán un horario más razonable: de dos a tres horas, y más tarde alrededor de cuatro. Sin embargo, deberá ser un horario basado en su hambre, y no en el reloj.

Si Cambias de Opinión y Quieres Dejar de Amamantar

"He estado amamantando a mi bebé durante tres semanas y realmente no lo disfruto. Me gustaría comenzar a darle el biberón, pero me siento culpable".

Empezar a amamantar puede equivaler a una frustrante serie de intentos y (muchos) errores. En cuanto al disfrute, puede ser esquivo para ambos en este

período de ajuste inicial. Es muy posible que tu descontento con la lactancia sea sólo resultado de un comienzo accidentado (que casi siempre se convierte en una marcha placentera para mediados del segundo mes). Por eso, tiene sentido que postergues tu decisión hasta que tu bebé tenga seis semanas (o incluso dos meses), ya que para entonces habrá recibido muchos de los beneficios de la lactancia (aunque prolongar la lactancia proporciona muchos beneficios; consulta la página 298), y la lactancia, por lo general, será mucho más fácil y más satisfactoria para ambos participantes. Recién entonces, si sigues sin disfrutar de la lactancia, no vaciles –ni tengas sentimiento de culpa– en destetar. Recuerda que si no te parece que es bueno para ti y tu bebé, probablemente no lo es. Confía en tus sentimientos y en tus instintos.

Demasiada Fórmula

"A mi bebé le encanta su biberón. Si fuera por él, bebería todo el día. ¿Cómo puedo saber cuándo darle más fórmula o cuándo parar?".

Como su consumo está regulado tanto por su apetito como por un ingenioso sistema de oferta y demanda, los bebés amamantados casi nunca reciben demasiado –o demasiado poco– de algo bueno. En cambio, los bebés alimentados con biberón, cuyo consumo está regulado por sus padres, pueden recibir

zarse, advertirás que lo que no se le ocurra a uno, se le ocurrirá al otro. Por eso, deberás redoblar tu atenta vigilancia.

Espera que las cosas se pongan doblemente mejor todavía. Los primeros cuatro meses con mellizos son los más exigentes. Pero una vez que empieces a dominar la logística, descubrirás que puedes seguir el ritmo con más facilidad. Ten en cuenta, además, que los mellizos suelen ser sus mejores compañeros y muchos encuentran el modo de entretenerse entre sí, algo que despierta la envidia de los padres de hijos únicos, y que te dará más tiempo para ti en los meses y años venideros.

mucho o poco. Mientras tu bebé esté saludable, feliz y subiendo de peso adecuadamente, sabrás que está recibiendo suficiente fórmula. Pero podría estar tomando más de lo que necesita, especialmente si su biberón se convierte en el equivalente líquido de un buffet libre, repuesto continuamente por padres bien intencionados aun después de que haya saciado su apetito.

Demasiada fórmula puede dar paso a un bebé demasiado regordete (que, según las investigaciones, puede pasar a ser un niño demasiado regordete y un adulto demasiado gordinflón). Pero también puede ocasionar otros problemas. Si te parece que tu bebé devuelve mucho (más de lo normal; consulta la página 193), si tiene dolor abdominal (encoge las piernas sobre un abdomen tenso inmediatamente después de comer), y/o aumenta excesivamente de peso, podría estar tomando demasiadas onzas. El pediatra podrá decirte cuál debe ser su ritmo de aumento de peso y cuánta fórmula (aproximadamente) debería recibir en cada alimentación (consulta la página 118). Si parece que está tomando demasiado, trata de ofrecerle biberones con menor volumen y detente cuando el bebé parezca lleno en vez de estimularlo a que siga tomando; hazlo eructar con más frecuencia para aliviar cualquier incomodidad abdominal que pueda tener, y pregúntale al médico si en ocasiones puedes darle un pequeño biberón con agua (para saciar su sed sin llenarlo). Además, ten en cuenta que a lo mejor lo que está buscando es la succión (y no la fórmula que la acompaña); algunos bebés necesitan succionar más que otros. Si ése es el caso de tu bebé, considera usar un chupete durante un par de meses, mientras esa necesidad de succionar sea más fuerte (consulta la página 213) o ayúdalo a que se lleve sus dedos o el puño a la boca.

EL CÁLCULO PRECISO

Al igual que las contracciones del parto, los intervalos entre las alimentaciones se calculan desde el comienzo de una hasta el comienzo de la siguiente. Por eso, un bebé que toma el pecho durante cuarenta minutos a partir de las 10 de la mañana y después duerme una hora y veinte minutos antes de volver a comer, se encuentra en un intervalo de dos horas y no en uno de una hora y veinte minutos.

AGUA SUPLEMENTARIA

"Me pregunto si debo dar a nuestra hijita biberones con agua en vez de alimentarla tan a menudo".

Lo siento, pero un biberón con agua no es sustituto ni suplemento de tus pechos en esta etapa. Un bebé que sólo se amamanta recibe todos los líquidos que necesita de la leche materna, y ésa es la fuente de donde debería recibirlos. No sólo no necesita agua suplementaria en circunstancias normales, sino que tampoco se la deberías ofrecer. En primer lugar, los biberones con agua (especialmente, al principio de la lactancia) pueden satisfacer su apetito y su necesidad de succionar, saboteando los esfuerzos de la lactancia. En segundo lugar, demasiada agua puede diluir peligrosamente la sangre del bebé, provocando desequilibrios químicos. Este segundo problema potencial también se aplica para los bebés que se alimentan con biberón, a quienes les dan demasiada agua. Aunque está bien dar un poquito de agua a un bebé alimentado con biberón cuando hace mucho calor, por lo general no es necesario. Está bien dar a un bebé más grandecito (mayor de cuatro meses) pequeños sorbos de agua de una taza (no podrán tomar demasiado de una taza, pero sí de un biberón). Los niños que comen sólidos pueden tomar más agua, sean alimentados con leche materna o con biberón.

SUPLEMENTOS VITAMÍNICOS

"Toda la gente con la que hablo tiene una opinión diferente sobre las vitaminas para bebés. No podemos decidirnos si dárselas o no a nuestro hijito".

La ciencia de la nutrición está todavía en pañales, y esto incluye el estudio de las vitaminas (ni siquiera tenían ese nombre hasta 1912). Como queda mucho por aprender y hay nuevos hallazgos a diario, no es de sorprender que las recomendaciones sobre las vitaminas sean fluctuantes y contradictorias. Y tampoco es nada raro que los consumidores –incluyendo los padres y madres flamantes– se pregunten qué hacer.

Lo que está claro es que los bebés alimentados con fórmula no necesitan suplementos vitamínicos de ningún tipo, porque todos los nutrientes que necesitan ya vienen en la fórmula (sólo fíjate en la etiqueta). Además, según las investigaciones, una dosis doble de vitaminas puede aumentar el riesgo de que desarrollen alergias alimenticias. El panorama es menos claro en lo que se refiere a los bebés que sólo se alimentan con leche materna. Investigaciones actuales indican que los bebés saludables que se amamantan reciben de la leche materna la mayoría (aunque no todas) de las vitaminas y minerales que se supone necesitan (si es que sus madres siguen una buena dieta alimenticia y toman un suplemento diario de embarazo-lactancia). Las vitaminas ausentes en la leche materna, sobre todo la vitamina D, pueden obtenerse en forma de gotas (consulta el recuadro en las páginas 194-195).

Algunos bebés podrían necesitar aun más nutrientes suplementarios. Por ejemplo, los bebés con problemas de salud que comprometen su estado nutricional (quienes no son capaces de absorber bien determinados nutrientes de sus alimentos y/o están a dieta restringida) y los bebés de las mamás vegetarianas estrictas que amamantan y que no comen productos animales ni toman suplementos. Estos últimos deberían recibir, por lo menos, la vitamina B_{12}, que podría estar totalmente ausente de la leche de sus madres y, probablemente, también ácido fólico. Sin embargo, un suplemento completo vitamínico-mineral con hierro suele ser una buena opción.

Por otra parte, los niños mayorcitos saludables con dietas adecuadas, probablemente no necesitan vitaminas a diario, aunque un día la avena termine en el piso, la mayor parte del yogur quede derramado en la bandeja de la sillita infantil y el ofrecimiento de pollo desmenuzado sea probado tentativamente y escupido después. De todos modos, algunos médicos recomiendan suministrar vitaminas en gotas todos los días, como un seguro de salud y, probablemente, recomendarán un suplemento de venta libre que no contenga más de la dosis diaria recomendada de vitaminas y minerales para tu bebé mayorcito. No le des suplementos adicionales de vitaminas, minerales o herbarios, a menos que te lo recomiende el pediatra.

DEVOLVER LA LECHE

"Mi pequeña devuelve tanto que me preocupa que no esté recibiendo suficiente nutrición".

Aunque te parezca que toda la comida que entra en la boca de tu hijita vuelve a salir, es casi seguro que no es así. Lo que te parece una bocanada de leche, probablemente no es más que una cucharada o dos, mezclada con saliva y mucosa… por cierto, nada que interfiera con la nutrición de tu bebé (para saber a cuánto equivale un poquito de líquido, vierte un par de cucharadas de leche en el mostrador de la cocina). Regurgitar o devolver es extremadamente común en la infancia, y aunque es engorroso y oloroso, por lo general no es causa de preocupación (a los médicos les encanta decir que es un problema de lavandería y no de salud).

La mayoría de los bebés devuelve ocasionalmente; algunos lo hacen con cada alimentación. El proceso en los recién nacidos podría estar vinculado a un esfínter poco desarrollado, entre el esófago y el estómago, y a la necesidad de deshacerse de un exceso de mucosa. En los bebés más grandecitos, esto ocurre cuando la leche mezclada con aire sale con un eructo. A veces, un bebé devuelve sabiamente, porque ha comido demasiado.

La consistencia de lo que tu bebé devuelve será relativamente igual a lo que entró por su boca, si sólo llegó hasta el esófago antes de devolverlo. Pero si viajó hasta el estómago, antes de su viaje de regreso, lucirá cuajado y olerá a leche agria.

No hay remedio seguro para la regurgitación. Sin embargo, puedes tratar de hacer que trague menos aire a la hora de comer: no la alimentes cuando está llorando (haz una pausa para tranquilizarla); mantenla lo más derecha posible cuando se alimente y durante un rato después; si se alimenta con biberón, asegúrate de que la tetina no sea demasiado grande ni demasiado pequeña y de que el biberón esté inclinado para que la fórmula (y no el aire) llene la tetina (o usa un biberón en ángulo o uno con bolsas desechables preesterilizadas). También podría ser útil evitar moverla mientras está comiendo o inmediatamente después (si es posible, ponla en un asiento de bebé o en un cochecito durante un rato después de alimentarla). Y no te olvides de hacerla eructar mientras le das de comer, en vez de esperar hasta el final, cuando una burbuja grande podría hacerle devolver en grande.

Acepta, sin embargo, que sin importar lo que hagas, si tu pequeña es

CONSEJO PRÁCTICO

Mantén una botella de plástico con agua con un poquito de bicarbonato a mano, para limpiar las manchas de vómito. Si frotas un trapo humedecido con esa mezcla impedirás que se fijen las manchas y el olor desaparecerá. O usa toallitas humedecidas.

GUÍA DE SUPLEMENTOS

Aquí encontrarás una guía de los nutrientes suplementarios más comunes que el pediatra podría recetar a tu bebé:

Vitamina D. Esta vitamina, que es necesaria para el desarrollo de los huesos y que protege de enfermedades como raquitismo, es producida naturalmente por la piel cuando está expuesta a la luz del sol. Pero como la mayoría de los bebés no recibe suficiente luz solar como para completar su cuota de vitamina D (unos 15 minutos por semana para bebés de piel clara, más para bebés de piel oscura) debido a la protección que proporciona la ropa, el bloqueador solar y los largos meses de invierno en ciertos casos, y como la leche materna contiene sólo una pequeña cantidad de vitamina D, la AAP recomienda suplementos diarios de esta vitamina para los bebés que se amamantan –a menudo en su versión de gotas ACD (que contienen vitaminas A, C y D)– comenzando desde el nacimiento.

Como todas las vitaminas y minerales que el bebé necesita (incluyendo la vitamina D) son suministradas por la fórmula comercial, los bebés alimentados con biberón que reciben más de 16 onzas de fórmula diarias no necesitan suplemento adicional (demasiada vitamina D puede resultar tóxica).

Hierro. Como la deficiencia de este nutriente durante los primeros dieciocho meses de vida puede causar serios problemas de desarrollo y comportamiento, es importante que los bebés reciban suficiente hierro. A menos que sea prematuro o que haya pesado muy poco al nacer, es probable que tu recién nacido tenga una reserva considerable de hierro, pero se agotará en algún momento alrededor de los cuatro meses de edad.

Si lo estás alimentando con fórmula, aquella fortificada con hierro (la única recomendada por la AAP) satisfará los requisitos de tu bebé. La leche materna, por otra parte, no contiene suficiente hierro, y por eso la AAP recomienda dar diariamente a los bebés que se amamantan 1 mg por kilogramo (2,2 libras) de su peso de un suplemento oral de hierro, a partir de los cuatro meses y hasta que comiences a darle alimentos ricos en hierro (cereales enriquecidos, carnes rojas, vegetales verdes). Después de los seis meses, los bebés necesitarán 11 mg de hierro diario, de modo que si las necesidades de hierro de tu pequeño no se satisfacen a través de los ali-

---

de las que devuelve con frecuencia, lo va a seguir haciendo, y tendrás que vivir con ello durante por lo menos seis meses (la sala se verá un poco más limpia si mantienes un pañal de protección sobre tu hombro o sobre la falda cuando estés "de servicio" con tu hijita). Casi todos los bebés comienzan a devolver menos cuando empiezan a sentarse erguidos, aunque unos pocos seguirán causando olorosos desastres hasta su primer cumpleaños.

Aunque la regurgitación es normal y no es causa de preocupación, algunos tipos indican posibles problemas.

Consulta al médico si este comportamiento de tu bebé está acompañado con un escaso aumento de peso o prolongadas arcadas y tos, si parece severa (reflujo gastroesofágico o GER) o si lo que devuelve es de color marrón o verde o si lo despide a dos o tres pies de distancia (vómito proyectil). Esto podría indicar un problema médico, como una obstrucción intestinal o estenosis pilórica (tratable mediante cirugía). Para mayor información sobre estas afecciones, consulta las páginas 619 y 719. También consulta al médico si la regurgitación parece causarle inco-

mentos, el médico podría recomendarte continuar con el suplemento hasta el final del primer año. Un consumo adecuado de vitamina C mejorará la absorción del hierro, y una vez que tu bebé empiece a comer muchos sólidos, es buena idea darle un alimento con vitamina C en cada comida para potenciar al máximo el beneficio del hierro (consulta la página 355).

Los bebés prematuros que se amamantan deberían recibir un suplemento de hierro de 2 mg/kg diarios, a partir del mes de vida y hasta que su consumo de alimentos ricos en hierro satisfaga el requisito de este mineral esencial.

Fluoruro. Según la AAP, los bebés no necesitan suplementos de fluoruro durante los primeros seis meses de vida. Después de los seis meses, deben recibir un suplemento si no hay suficiente fluoruro en tu sistema de agua potable. Si no estás segura sobre los niveles de fluoruro en el agua del grifo, el pediatra podría aconsejarte. O también podrías llamar a la compañía de agua o la autoridad correspondiente. Si el agua de tu hogar proviene de un pozo o de otra fuente privada, puedes hacer que un laboratorio revise el contenido de fluoruro (llama al departamento de salud para más información). Luego, consulta con tu pediatra para saber si es necesario darle un suplemento de fluoruro a tu bebé.

Al igual que con todo lo bueno, el exceso de fluoruro puede ser perjudicial. Un consumo excesivo mientras los dientes se están formando en las encías –como podría ocurrir cuando un bebé bebe agua fluorada (ya sea sola o mezclada con fórmula) y toma un suplemento– puede causar "fluorosis" o moteado (estrías blancas que aparecen en los dientes). También podría darse un consumo excesivo si un bebé o un pequeño usan dentífrico con flúor, pues tienden a tragarlo. Las formas menores de moteado no son visibles ni antiestéticas. Pero un moteado más intenso no sólo puede desfigurar, sino que también predisponer al deterioro de los dientes, eliminando la influencia positiva que se supone tiene el fluoruro.

Los bebés y los niños pequeños, debido a su tamaño y a que sus dientes todavía están en desarrollo, son especialmente susceptibles a la fluorosis. Por eso, ten cuidado con las dosis excesivas. Una vez que empieces a limpiarle los dientes no uses dentífrico a menos que tu bebé insista (y en ese caso, usa una gotita diminuta o escoge un dentífrico para bebé sin fluoruro). Cierra el tubo cuando no esté en uso y ponlo fuera del alcance del bebé (a algunos bebés y niños les encanta comérselo).

modidad a tu bebé. Muchos bebés son "regurgitadores felices", pero si tu hija padece dolor al hacerlo, podría deberse a una irritación en el esófago.

DEVOLVER LECHE CON SANGRE

"Después de amamantarla, mi bebé de dos semanas devolvió hoy la leche con rastros rojos. Realmente me preocupa".

Rastros de sangre que parecen provenir de un bebé de dos meses, especialmente de su boca, son motivo de preocupación. Pero antes de que seas presa del pánico, trata de determinar de quién es la sangre realmente. Si tienes los pezones agrietados, aun ligeramente, es probable que sea tu propia sangre la que tu bebé podría estar succionando (y después despidiendo) junto con la leche, cada vez que se amamanta.

Si compruebas que tus pezones no son la causa (podría ser, aunque no percibas las grietas pequeñas) o si no estás amamantando, llama a tu pediatra para que te ayude a descubrir de dónde proviene la sangre que devuelve tu bebé.

ALERGIA A LA LECHE

"Mi bebé llora mucho, y me pregunto si podría ser alérgico a la leche de la fórmula que toma. ¿Cómo puedo saberlo?".

Aunque estés ansiosa por descubrir la causa (y el remedio) del llanto de tu bebé, probablemente no se trata de la leche. La alergia a la leche es la alergia alimenticia más común entre los bebés, pero es menos común de lo que la gente cree (sólo uno de cada cien bebés desarrollará una verdadera intolerancia a la leche). La mayoría de los médicos la consideran muy improbable en un bebé cuyos padres no tienen alergias y cuyo único síntoma es el llanto. Un bebé que experimenta una severa respuesta alérgica a la leche, por lo general, vomitará con frecuencia y hará caquita suelta, aguada, posiblemente teñida de sangre. Las reacciones menos serias podrían incluir vómitos ocasionales y caquita suelta con mucosa. Algunos bebés también podrían presentar eczema, urticaria, jadeos y/o descarga nasal o congestión nasal al exponerse a la proteína láctea.

Lamentablemente, no hay ninguna prueba para detectar la alergia a la leche, excepto quizás a fuerza de equivocarse. Si sospechas que tu bebé tiene alergia a la leche, consúltalo con el pediatra antes de emprender cualquier tipo de acción. Si no hay antecedentes de alergias en tu familia, y si no hay otros síntomas más que el llanto, es probable que el médico te sugiera que trates los brotes de llanto como un cólico normal (consulta las páginas 207-210).

Si hay alergias en la familia u otros síntomas aparte del llanto, podría recomendarte un cambio de fórmula a una hidrolizada (en que la proteína se descompone parcialmente o se predigiere) o a una a base de soya. Una mejoría rápida en el comportamiento de los cólicos y la desaparición de otros síntomas, si los hay, sugeriría la posibilidad de una alergia a la leche (o podría tratarse de una coincidencia). Volver a darle fórmula láctea es un modo de confirmar el diagnóstico; si los síntomas regresan con la leche, es probable que se trate de alergia.

En muchos casos, no se producen cambios cuando cambias a la fórmula a base de soya. Esto podría significar que también es alérgico a la soya, que sufre una afección médica que nada tiene que ver con la leche y necesita diagnóstico o, sencillamente, que su sistema digestivo aún no está completamente desarrollado. Si el bebé parece sensible tanto a la soya como a la leche, un cambio de fórmula a base de soya a una hidrolizada podría ayudar.

Muy rara vez, el problema se debe a una deficiencia de enzimas. En ese caso, el bebé no puede producir suficiente lactasa, la enzima necesaria para digerir la lactosa del azúcar en la leche. El bebé tendrá diarrea persistente desde el comienzo y no aumentará de peso. Por lo general, una fórmula con poca o cero lactosa será suficiente para resolver el problema. Al contrario de una intolerancia temporal a la lactosa, que a veces se desarrolla durante un virus intestinal, la deficiencia congénita de lactasa es, por lo general, permanente. El bebé probablemente nunca será capaz de tolerar productos lácteos ordinarios, aunque tal vez no tendrá problemas con los que tengan menos lactosa.

Si el problema no tiene que ver con la alergia o la intolerancia a la leche, posiblemente es mejor mantener –o volver a– la fórmula con leche de vaca, ya que es el mejor sustituto de la leche materna.

Por lo general, los bebés superan la alergia a la leche de vaca al final del primer año y casi siempre para fines del segundo. Si dejas de darle fórmula con leche de vaca, el pediatra podría sugerir que vuelvas a intentarlo después de seis meses con una fórmula sustituta o esperar hasta su primer cumpleaños.

ALERGIA A LA LECHE EN LACTANTES

"Sólo le doy el pecho a mi bebé, y cuando hoy le cambié el pañal noté algunas manchas de sangre. ¿Cuál podría ser el motivo?".

Los bebés casi nunca son alérgicos a la leche de sus mamás, pero muy rara vez un bebé puede ser alérgico a algo en la dieta de su madre que entre en su leche; a menudo proteínas de leche vacuna. Y parece que éste es el caso de tu sensible bebé.

Los síntomas de dicha alergia, conocida como colitis alérgica, incluyen sangre en la caquita; irritación o fastidio; poco o nada de aumento de peso; vómitos y/o diarrea. Tu bebé podría presentar uno o todos los síntomas. Los investigadores sospechan que un bebé podría sensibilizarse a algunos alimentos que consume su madre, mientras todavía está en el útero, provocando dichas alergias después del nacimiento.

Aunque la leche de vaca y otros productos lácteos son un culpable común en este tipo de reacciones, no son los únicos. Otras posibilidades incluyen soya, nueces, trigo y maní. Una consulta rápida con el pediatra te conducirá al siguiente curso de acción: determinar qué elemento de tu dieta está causando la alergia de tu bebé. Para ello, trata de eliminar todos los alimentos potencialmente culpables durante una semana (o hasta que desaparezcan los síntomas de tu bebé), y después reintrodúcelos lentamente en tu dieta mientras vigilas la reacción de tu bebé.

Por lo general, comprobarás rápidamente cuáles de los alimentos que comes causan problemas a tu bebé. A veces, no se encuentra una correlación entre los alimentos y los síntomas alérgicos. En ese caso, tu bebé podría haber tenido un virus gastrointestinal que causó las manchas de sangre en su caquita. O quizás tenga pequeñas grietas o fisuras en el ano y ésas sean las responsables del sangrado. Un chequeo del pediatra podría resolver el misterio.

LA CAQUITA DE TU BEBÉ

"Esperaba que mi pequeña lactante hiciera caquita una o dos veces al día, pero parece hacer en cada pañal, a veces hasta diez veces por día. Y el resultado es muy aguado. ¿Podría tener diarrea?".

Tu pequeña no es la primera lactante que parece encaminada a batir el récord mundial de pañales sucios. Esa pauta activa de eliminación no sólo no es una mala señal en una recién nacida, sino una muy positiva. Como la cantidad que sale está relacionada con la cantidad que entra, toda madre de un lactante que tenga cinco o más deposiciones diarias puede estar segura de que su bebé está recibiendo suficiente nutrición (las madres de recién nacidos que hagan menos caquita deberían consultar la página 182). El número de caquitas disminuye progresivamente y el mes siguiente podría reducirse a no más de una por día, o día por medio, aunque algunos bebés siguen haciendo varias diarias durante todo el primer año. No es necesario seguir llevando la cuenta; el número podría variar de un día a otro, y eso también es perfectamente normal.

También es normal para los bebés que toman el pecho hacer caquita muy blanda, incluso aguada. Pero la diarrea –frecuentes deposiciones líquidas, olorosas, que podrían contener mucosa, a menudo acompañadas de fiebre y/o pérdida de peso– es menos frecuente entre los bebés que se alimentan exclusivamente con leche materna. De tenerla, tienen menos deposiciones que los bebés con diarrea alimentados con fórmula y se recuperan con más rapidez, probablemente debido a las propiedades antibacteriales de la leche materna.

DEPOSICIONES EXPLOSIVAS

"Mi bebé hace caquita con tanta fuerza y con un sonido tan explosivo, que me preocupa que tenga algún problema digestivo. O quizás algo anda mal con mi leche".

Los recién nacidos que se amamantan rara vez son discretos para hacer caquita. El ruido que resuena en la habitación cuando ensucian sus pañales, a menudo se puede oír en el cuarto de al lado y puede alarmar a los padres primerizos. Pero este tipo de deposiciones y su variedad sorprendente de sonidos son normales, resultado de la expulsión de gases a la fuerza de un sistema digestivo en desarrollo. La explosión de sonidos debería reducirse en uno o dos meses.

GASES PASAJEROS

"Mi pequeña suelta gases todo el día, y muy sonoros. ¿Podría tener problemas estomacales?".

Las exclamaciones digestivas que estallan frecuentemente en la colita diminuta de un recién nacido, tan resonantes como las de un adulto, pueden ser inquietantes –y a veces embarazosas– para los padres. Pero, al igual que las deposiciones explosivas, son perfectamente normales. Una vez que el sistema digestivo de tu recién nacida se asiente, soltará los gases con menos ruido y frecuencia. Hasta entonces, siempre puedes culpar al perro (en el caso de que tengas uno convenientemente cerca).

ESTREÑIMIENTO

"Me preocupa que mi bebé esté estreñido. Ha promediado apenas una caquita cada dos o tres días. ¿Podría ser la fórmula?".

Con cierta ligereza, se ha definido el estreñimiento infantil como hacer menos caquita que los padres. Sin embargo, ése no es un indicador confiable, ya que cada individuo tiene una pauta personal de eliminación, y en este caso no se aplica el dicho "de tal palo tal astilla". Algunos bebés alimentados con biberón pasan tres o cuatro días entre una caquita y otra. Pero no se considera que estén estreñidos, a menos que esas deposiciones infrecuentes sean duras o en la forma de bolitas duras o causen dolor o sangrado (de una fisura o grieta en el ano, como consecuencia del esfuerzo). Si la caquita de tu bebé es blanda y no causa problemas, no te preocupes. Pero si sospechas de estreñimiento, consulta al médico. Darle un poquito de agua (sólo con el visto bueno del médico), podría ayudar (para los bebés mayores de cuatro meses, una pequeña cantidad de jugo de ciruela podría aliviar el estreñimiento, pero consulta con el pediatra antes de dárselo). Rara vez una alergia a la leche puede causar estreñimiento, en cuyo caso un cambio de fórmula podría ser la solución (nuevamente, sólo con la aprobación del médico). Y no tomes otras medidas, como darle laxantes (incluso aceite mineral), enemas o té de hierbas sin recomendación médica.

"Pensé que los bebés amamantados nunca sufrían estreñimiento, pero mi hijita gruñe y gime y se esfuerza cada vez que hace caquita".

Es cierto que los lactantes rara vez padecen estreñimiento, porque la leche materna es ideal para el aparato digestivo del bebé. Pero también es cierto que algunos tienen que empujar y esforzarse para hacer caquita, aunque los resultados sean blandos y parezca que han sido fáciles de eliminar.[3] No se sabe a qué se debe. Algunos creen que las deposiciones suaves del bebé amamantado no ejercen una presión adecuada en el ano. Otros especulan que los músculos del ano del recién nacido no son ni lo suficientemente fuertes o coordinados como para eliminar las deposiciones con facilidad. Incluso, otros señalan el hecho de que los bebés jóvenes, que por lo general hacen caquita cuando están acostados, no aprovechan la ayuda de la fuerza de gravedad.

Más allá del motivo, esta dificultad debería superarse cuando añadas sólidos a la dieta de tu bebé. Pero mientras tanto, no te preocupes. Y no uses laxantes (ni siquiera aceite mineral), enemas ni ningún otro remedio casero para el problema, debido a que realmente no lo es. Cuando un adulto está estreñido, a menudo caminar ayuda a aliviar el problema; cuando esté de espaldas, podrías tratar de flexionar y extender las piernas de tu bebé, simulando el movimiento de la bicicleta, para ayudarla cuando parezca estar incómoda.

POSICIONES PARA DORMIR

"Mis padres dicen que siempre me ponían a dormir boca abajo. Pero el médico dice que nuestra hija debería dormir de espaldas. Estoy confundida".

En la época en que tus padres te hacían dormir, la posición preferida para hacerlo era de barriga. Eso se debe a que los expertos creían que al estar boca abajo, se evitaba que los bebés se ahogaran cuando dormían en caso de que devolvieran la leche. Pero las investigaciones más recientes indican que la posición de espaldas es la más segura de todas. Los estudios han demostrado que los bebés que duermen de espaldas tienen menos fiebre, menos problemas de congestión nasal y menos infecciones de oído que los que duermen boca abajo, y no tienen más probabilidades de devolver la leche durante la noche (ni de ahogarse al hacerlo). Pero lejos, el motivo más importante por el que dormir de espaldas es la posición más segura se debe a que reduce en gran medida el riesgo del síndrome de muerte súbita infantil. Esta evidencia convincente ha impulsado el lanzamiento de la campaña "Dormir boca arriba" (*Back to Sleep*) de la Academia Americana de Pediatría, que recomienda que todos los bebés saludables sean acostados de espaldas para dormir.[4]

Acuesta a tu pequeña de espaldas desde el principio (sin apoyo de almohadas especiales), para que se acostumbre y se sienta cómoda en esa posición (la mayoría de los bebés prefiere naturalmente estar boca abajo). Algunos bebés protestan mucho cuando están de espaldas; como sus frágiles brazos y piernas no tienen el colchón para asentarse firmemente, se sienten menos cómodos y seguros. Por eso, es posible que tu bebé se sobresalte con mayor frecuencia durante el sueño, lo que podría hacer que se despierte un par de veces más (arropar a los bebés con una manta desde el principio podría hacerlos

---

3. Si tu lactante no hace caquita con frecuencia y no aumenta adecuadamente de peso, consulta la página 182 y también a tu médico. Es posible que no esté recibiendo suficiente alimento y, por lo tanto, no tenga mucho que eliminar.

4. Algunas excepciones, caso por caso, se podrían aplicar para los bebés con serio reflujo gastroesofágico o con malformaciones en las vías respiratorias.

sentir más cómodos y contentos estando de espaldas; consulta la página 221). También es posible que desarrolle una zona plana o calva al mirar siempre en la misma dirección –por lo general, por enfocar el mismo sitio (a menudo una ventana)– mientras está de espaldas. Para evitar este problema, alterna su posición (con la cabeza en un extremo de la cuna una noche, en el otro extremo la noche siguiente). Si pese a tus esfuerzos le aparece una zona plana o calva, no te preocupes. Estos problemas se corrigen solos gradualmente a medida que crece. Los casos severos pueden corregirse con una banda o casco especial.

Si pones a tu pequeña de barriga para jugar cuando está despierta (y vigilada) la posibilidad de ese aplanamiento disminuirá, a la vez que le permitirá desarrollar sus músculos y practicar sus actividades motrices (consulta la página 234). Recuerda: de espaldas para dormir, de barriga para jugar.

PAUTAS DE SUEÑO

"Creí que los recién nacidos debían dormir todo el día. Nuestra hijita de tres semanas apenas parece hacerlo".

A menudo parece como si los recién nacidos no supieran "lo que se supone que tienen que hacer". Se amamantan irregularmente cuando "se supone" que deben seguir un horario de tres a cuatro horas, o duermen doce horas por día (o veintidós) cuando "se supone" que deben dormir dieciséis horas y media. Eso se debe a que ellos saben lo que nosotros solemos olvidar: que no hay casi nada que se supone que deba hacer un bebé en un momento determinado. Los bebés "promedio", que hacen todo lo que se espera de ellos, existen… pero son la minoría. Las dieciséis horas y media que reflejan el período de sueño promedio de los bebés en su primer mes de vida, consideran a los bebés que duermen doce horas diarias y a otros que duermen veintitrés, como también todos los de en medio. El bebé que está en cualquiera de los extremos del espectro no es menos normal que el que está cerca del promedio. Algunos bebés, al igual que algunos adultos, parecen necesitar más sueño que otros, y algunos, menos.

Por eso, suponiendo que tu hija parezca saludable y feliz, no te preocupes de su desvelo y acostúmbrate. Los bebés que duermen muy poco tienden a ser niños que duermen muy poco, con padres que, no por casualidad, también duermen muy poco.

"Mi recién nacida se despierta varias veces de noche. Mi madre dice que si no la acostumbro ahora a un patrón regular de sueño, es posible que nunca desarrolle hábitos de sueño saludables. Me dice que la deje llorar, en vez de alimentarla toda la noche".

Una madre experimentada, especialmente que haya tenido experiencia lidiando con un bebé que no dormía durante toda la noche o que tenía dificultades para conciliar el sueño, conoce la importancia de estimular hábitos saludables de sueño en los niños a temprana edad. Sin embargo, el primer mes de vida es demasiado pronto. Tu bebé recién está empezando a aprender sobre el mundo. La lección más importante que debe aprender ahora es que cuando ella llame tú estarás allí… aunque sean las tres de la mañana o aunque sea la cuarta vez que se despierta en seis horas. Hay muchos métodos que pueden usar los padres que quieren enseñar a sus bebés a dormirse solos, pero no todavía y durante varios meses, hasta que tu recién nacida empiece a sentirse más segura y más en control de su entorno.

Si la estás amamantando, tratar de

instituir un patrón de sueño ahora podría interferir con el establecimiento de un buen suministro de leche y, por lo tanto, con el crecimiento de tu bebé. Los recién nacidos que se amamantan necesitan comer con más frecuencia que los alimentados con biberón, a menudo cada dos o tres horas, lo que generalmente impide que duerman durante toda la noche hasta más o menos algún momento entre el tercer y el sexto mes. Al igual que la creencia en el horario de alimentación cada cuatro horas, la suposición de que los bebés deberían dormir toda la noche a los dos meses se basa en el comportamiento evolutivo de los alimentados con fórmula, y a menudo no es realista para los lactantes.

Por eso, aunque no tiene nada de malo querer estimular hábitos de sueño saludables en tu bebé, es demasiado pronto como para hacerlo.

Sueño Agitado

"Nuestro bebé, que comparte nuestra habitación, se mueve y da vueltas toda la noche. ¿Acaso el hecho de que estemos cerca le impide dormir bien?".

Aunque la frase "dormir como un bebé" se suele equiparar con un descanso envidiablemente tranquilo, en especial según los fabricantes de colchones y productos para dormir, el sueño de los bebés no es pacífico en absoluto. Los recién nacidos duermen mucho, pero también se despiertan mucho. Eso se debe a que gran parte de su sueño es REM (movimiento ocular rápido), un período activo con sueños y mucho movimiento. Al final de cada período REM, el soñador se suele despertar brevemente. Cuando oyes que tu bebé protesta o llora de noche, se debe probablemente a que ha completado un período REM y no a que comparta la habitación con ustedes.

A medida que crezca, sus pautas de sueño madurarán. Tendrá menos sueño REM y más períodos del mucho más apacible "sueño tranquilo", del que será más difícil despertarlo. Seguirá despertándose y gimiendo periódicamente, pero con menor frecuencia.

Aunque compartir el cuarto con el bebé probablemente no perturba su sueño en esta etapa, sí perturbará el de ustedes. No sólo se despiertan con cada gemido, sino que además se tientan a levantarlo con más frecuencia de lo necesario durante la noche. Trata de ignorar sus murmullos de media noche; levántalo solamente cuando empiece a llorar de manera continua y firme. Todos dormirán mejor. Si crees que es difícil, quizás deberías considerar habitaciones separadas, si tienes espacio y si no estás eligiendo dormir juntos por otros motivos.

Sin embargo, mantente alerta si se despierta o llora repentinamente, ante una agitación inusual u otros cambios en los patrones de sueño que no parezcan relacionados con sucesos en la vida del bebé (como la dentición o un día demasiado estimulante). Si los notas, busca posibles señales de enfermedad como fiebre, pérdida de apetito o diarrea (consulta el capítulo 18). Llama a tu médico si los síntomas persisten.

Confusión entre el Día y la Noche

"Mi pequeña de tres semanas duerme casi todo el día y quiere permanecer despierta toda la noche. ¿Cómo puedo hacer que revierta su horario, para que todos podamos descansar un poco?".

Los bebés que trabajan (o juegan) durante el turno nocturno, descansando de día, pueden convertir a padres alertas y activos en zombis. Por suerte, esta bendita ignorancia sobre la diferencia entre el día y la noche no es una condición permanente. El recién nacido que antes de su llegada al mundo de la luz diurna y la oscuridad nocturna vivió nueve meses en una oscuridad permanente, necesita un poquito de tiempo para adaptarse.

Es posible que tu recién nacida deje de confundir sus días y noches en las próximas semanas por sí sola. Si quieres acelerar el proceso, trata de limitar sus siestas diurnas a no más de tres o cuatro horas cada una. Aunque despertar a un bebé dormido puede ser difícil, por lo general es posible. Trata de mantenerla erguida, hazla eructar, sácale la ropa, acaríciala por debajo del mentón o dale masajes a sus pies. Una vez que esté más o menos alerta, trata de estimularla más: háblale, cántale canciones animadas, agita un juguete en su rango de visión, que es de 8 a 14 pulgadas (encontrarás otros consejos para mantener despierto a un bebé en la página 134). Sin embargo, no trates de impedirle por completo que duerma durante el día con la esperanza de que duerma de noche. Un bebé agotado, y quizás demasiado estimulado, probablemente no dormirá bien de noche.

Establecer una clara distinción entre el día y la noche puede ayudar. Si duerme una siesta en su habitación, evita oscurecerla o tratar de mantener bajo el nivel de ruidos. Cuando se despierte, motívala con actividades estimulantes. Por la noche, haz todo lo contrario. Cuando la acuestes a dormir, busca la oscuridad (usa persianas), relativa calma e inactividad. No importa lo tentador que te resulte, no juegues con ella ni le hables durante la noche; no enciendas las luces ni el televisor mientras la amamantas; mantén las comunicaciones al nivel de un murmullo o canciones de cuna, y asegúrate de que cuando esté en la cuna las condiciones sean ideales (consulta Un sueño más plácido para el bebé, página 204).

Aunque podría parecer una bendi-ción a medias, considérate afortunada de que tu hijita duerma durante largos tramos, aunque sea durante el día. Es un buen indicio de que puede dormir bien y de que, una vez que ajuste su reloj interno, dormirá bien por la noche.

RUIDOS MIENTRAS DUERME EL BEBÉ

"Tengo una amiga que desconecta el teléfono cuando su bebé duerme, coloca una nota en la puerta pidiendo a la gente que golpee en vez de tocar el timbre y a la hora de la siesta anda por la casa en puntas de pie. ¿Es ésta una buena idea?".

Al intentar acallar todo sonido en la vida de su bebé, tu amiga lo está programando para dormir sólo bajo circunstancias controladas. El problema es que esta programación, aunque bien intencionada, probablemente dificultará a su bebé dormir bien por la noche más adelante en su vida, cuando tenga que dormir en el mundo real... un mundo donde suenan los teléfonos y los timbres.

Y, lo que es peor, sus esfuerzos probablemente serán contraproducentes. Si bien un ruido repentino puede despertar a algunos bebés, otros pueden dormir aunque estallen petardos, suenen sirenas y ladren los perros. Para la mayoría, sin embargo, un runrún estable de ruido de fondo –de un televisor o un estéreo, un ventilador o un acondicionador de aire, un juego musical u otro que imite los sonidos uterinos o de una máquina de ruido blanco– parece ser más propicio para un sueño descansado que el más completo silencio, particularmente si el bebé se ha dormido con esos sonidos de fondo.

Cuánto ruido y qué tipo de ruidos puede tolerar un bebé sin despertarse, depende parcialmente de los sonidos a los que se haya acostumbrado antes del nacimiento y, en parte, al temperamento individual (algunos bebés son mucho más sensibles a los estímulos que otros). Por eso, los padres deben descifrar las pistas que reciben de sus bebés para determinar hasta dónde deben llegar para protegerlos de los ruidos durante las siestas y por la noche. Si un bebé resulta muy sensible a los ruidos durante su sueño, con toda probabilidad será prudente cambiar el timbre de la entrada por otro más suave y bajar el volumen de la radio o el televisor. Pero dichas tácticas son innecesarias si el bebé se duerme con cualquier ruido.

LA RESPIRACIÓN DEL BEBÉ

"Cada vez que observo dormir a mi recién nacida, su respiración parece irregular, el pecho se le mueve de manera extraña y francamente me asusta. ¿Le pasa algo malo a mi pequeña?".

No, tu hija es perfectamente normal, y tú también por preocuparte (y por estar junto a la cuna mirándola respirar, algo que les ocurre con frecuencia a los nuevos padres en las primeras semanas de vida de sus bebés; lee la siguiente pregunta).

El ritmo normal de respiración de un recién nacido es de aproximadamente cuarenta veces por minuto cuando está despierto, aunque cuando duerme podría bajar hasta veinte veces por minuto. Pero lo que te está alarmando –y lo que suele alarmar a los padres primerizos– es la irregularidad del patrón de respiración del bebé cuando duerme. Tu hija podría respirar rápidamente, con respiraciones veloces repetidas y poco profundas, con una duración de 15 a 20 segundos, y después hacer una pausa (es decir, dejar de respirar; es aquí cuando parece alarmante), por lo general, durante menos de 10 segundos (aunque a ti te pueda parecer una eternidad), y de pronto, después de esa breve pausa respiratoria, respira nuevamente (que es generalmente cuando los padres también pueden volver a respirar tranquilos). Este patrón de respiración, llamado respiración periódica, es normal y se debe a la inmadurez (aunque adecuado para su edad) del centro de control de la respiración en el cerebro de tu bebé.

También podrías notar que su pecho se mueve hacia adentro y hacia afuera mientras duerme. Los bebés normalmente usan el diafragma (el músculo grande debajo de los pulmones) para respirar. Mientras tu hija no muestre una tonalidad azulada alrededor de los labios y reanude su respiración normal poco profunda sin intervención de los padres, no tienes de qué preocuparte.

La mitad del sueño de un recién nacido la pasa en sueño REM (movimiento ocular rápido), un período en el que respira irregularmente, gruñe, resopla y se mueve mucho; incluso, puedes ver sus ojos moverse debajo de los párpados. El resto del tiempo que duerme lo pasa en sueño tranquilo, cuando respira profunda y suavemente y parece casi inmóvil, con la excepción de ocasionales movimientos de succión o sobresalto. A medida que crece, experimentará menos sueño REM, y su sueño más tranquilo se parecerá más al sueño no REM de los adultos.

En otras palabras, lo que describes es la respiración normal de un bebé. Sin embargo, si tu recién nacida respira más de sesenta veces por minuto, se queja, luce azulada o contrae los músculos entre las costillas con cada respiración, haciendo que le sobresalgan, llama al médico inmediatamente.

UN SUEÑO MÁS PLÁCIDO PARA EL BEBÉ

Ya sea que duerma bien o no tanto, puedes ayudar a tu bebé a dormir con los siguientes estimulantes del sueño, muchos de los cuales ayudarán a recrear las comodidades de las que disfrutaba en el vientre materno:

Un rincón acogedor para dormir. La cuna es una gran invención moderna, pero en las primeras semanas muchos recién nacidos de algún modo sienten su gran tamaño y se resisten a ser sentenciados a la soledad, aislados en el centro de su colchón y alejados de sus paredes distantes. Si tu bebé parece sentirse incómodo en la cuna, puedes usar una cuna mecedora, un moisés o un cochecito en los primeros meses para brindarle un abrigo más ceñido y parecido al que tuvo por nueve meses en el vientre materno. Para mayor seguridad, arropa a tu bebé con una manta (pero deja de hacerlo cuando se vuelva más activo; consulta la página 166) o usa una bolsa de dormir para bebé.

Temperatura controlada. Si el bebé tiene demasiado calor o demasiado frío, su sueño podría verse perturbado. En las páginas 566 y 574 encontrarás consejos para mantenerlo cómodo tanto en climas calurosos como fríos.

Movimiento tranquilizante. En el útero, los bebés están más activos cuando sus madres están descansando mientras que cuando sus madres están levantadas y en acción, se tranquilizan arrullados por el movimiento. Fuera del útero, el movimiento sigue ejerciendo un efecto relajante. Mecerlos, balancearlos y darles suaves palmadas ayudará a que concilien el sueño.

Sonido tranquilizante. Durante muchos meses, el latido de tu corazón, el gorgoteo de tu barriga y tu voz entretuvieron y reconfortaron a tu bebé. Ahora, podría resultarle más difícil dormir sin un sonido de fondo. Intenta con el zumbido de un ventilador, el son de la música suave de una radio o estéreo, el tintineo de una cajita o móvil musical o uno de esos accesorios que imitan los sonidos uterinos o cardíacos, que calman al bebé.

"Todos bromean siempre con eso de entrar en silencio en el cuarto del bebé para comprobar si está respirando. Bueno, resulta que yo estoy haciendo precisamente eso, incluso en la mitad de la noche".

Un nuevo padre o madre que controla obsesivamente si su bebé está respirando parece material para una tira cómica... hasta que tienes tu primer hijo. Y entonces, deja de ser caricaturesco. Te despiertas con un sudor frío en completo silencio cinco horas después de haber puesto a dormir a tu bebé. ¿Puede que haya algo mal? ¿Por qué no se despertó? O pasas junto a la cuna y parece tan silencioso e inmóvil, que tienes que tocarlo con cuidado para asegurarte de que está bien. O está gruñendo y resoplando tan fuerte, que estás segura de que tiene dificultad para respirar. Lo haces tú... y millones de otros padres y madres nuevos.

Tus preocupaciones no sólo son normales, sino que también lo es el patrón variado de respiración de tu bebé cuando dormita. A la larga, irás perdiendo el temor de pensar si se va a despertar por la mañana, y te sentirás más cómoda con que tanto tú como el bebé pasen durmiendo ocho horas seguidas.

De todos modos, tal vez nunca abandones el hábito de vigilar la respiración de

Un lugar pacífico. El bebé duerme mejor cuando está en una habitación propia, porque es menos probable que lo tomes en brazos al menor suspiro. Sin embargo, como las investigaciones sugieren que la proximidad de los padres puede reducir el riesgo del síndrome de muerte súbita infantil durante los primeros seis a doce meses, los expertos recomiendan ahora que los bebés duerman en la misma habitación de los padres (si estás cómoda con ello), preferiblemente en un moisés o en una cuna *co-sleeper* (compartir la cama representa otros riesgos de seguridad; consulta la página 294). De todos modos, trata de no tomarlo en brazos cada vez que se mueva. Si el bebé duerme solo, mantente cerca –o usa un monitor– para oír los llantos antes de que se conviertan en alaridos.

Rutina. Como tu recién nacido se quedará dormido la mayor parte del tiempo mientras tome el pecho o el biberón, una rutina para dormir podría parecer innecesaria. Pero nunca es demasiado temprano como para comenzar dicha rutina, y es casi seguro que hacia los seis meses debería dormirse todas las noches. El ritual de darle un baño tibio, seguido por vestirlo con ropa de dormir, una dosis de juegos tranquilos sobre tu cama, una canción de cuna o una historia de un libro con ilustraciones pueden ser relajantes y soporíferos aun para los bebés más pequeños. El pecho o el biberón deberían ser el último recurso para los bebés que todavía se duermen de ese modo, pero se les puede dar antes a los que ya han aprendido a dormirse solitos.

Descanso adecuado durante el día. Algunos padres y madres tratan de solucionar los problemas de sueño nocturno manteniendo a sus bebés despiertos durante el día, aunque quieran dormir. Éste es un gran error, debido a que un bebé excesivamente cansado duerme de manera más irregular que uno que ha tenido un buen descanso (aunque está bien limitar un poquito la duración de las siestas diurnas, para mantener el contraste entre el día y la noche).

La luz del atardecer. Los bebés expuestos a la luz solar del atardecer tienden a dormir mejor de noche. Por eso, intenta dar un paseo después del almuerzo.

tu hijo (al menos de vez en cuando) hasta que vaya a la universidad y duerma lejos de casa... fuera de tu vista, pero no de tu mente.

CÓMO LLEVAR A UN BEBÉ DORMIDO A LA CUNA

"Me consumen los nervios cuando trato de acostar a mi pequeña dormida en su cuna. Siempre temo que se despierte... lo que generalmente sucede".

Finalmente se ha dormido... después de lo que parecieron horas de amamantarla con tus pechos doloridos, de mecerla en brazos entumecidos, de cantarle canciones de cuna con una voz cada vez más ronca. Te levantas con toda pereza del sofá y te acercas cautelosamente a la cuna, conteniendo la respiración y moviendo sólo los músculos estrictamente necesarios. Entonces, con una plegaria silenciosa pero ferviente, la levantas por sobre la baranda de la cuna y empiezas el peligroso descenso hacia el colchón. Finalmente la sueltas, pero una fracción de segundo demasiado pronto. Está acostada, pero despierta. Primero mueve la cabecita de un lado a otro, olisqueando y gimiendo suavemente, y después sollozando con fuerza.

Lista tú también para llorar, la levantas y empiezas todo el proceso de nuevo.

La escena se repite en casi todas las casas con un bebé. Si tienes problemas para mantenerla acostada, espera diez minutos hasta que se duerma profundamente y después prueba:

Un colchón elevado. Si fueras un gorila, podrías ser capaz de acostar a tu pequeña en una cuna con un colchón bajo sin tener que bajar la baranda o, alternativamente, bajar a tu hijita las últimas 6 pulgadas. Pero como eres sólo un ser humano, encontrarás que es mucho más fácil si colocas el colchón al nivel más elevado posible (por lo menos, a 4 pulgadas de la parte superior de la baranda); sin embargo, no te olvides de bajarlo cuando tu hija sea suficientemente grande como para sentarse. Si tu cuna tiene la opción, desciende la baranda lateral antes de acostarla para evitar tener que inclinarte sobre una baranda alta. O, durante las primeras semanas, usa un sustituto de la cuna como un cochecito o un moisés, que podrían ser más fáciles para acostar y levantar a un bebé. Éstos ofrecen la importante función de mecer, de modo que el movimiento que comenzaste en los brazos puede continuar después de que acuestes a tu hijita.

Una lucecita. Aunque es buena idea acostumbrar al bebé a dormir en un cuarto oscurecido, asegúrate de que haya suficiente luz (una lucecita de noche bastará) para que puedas llegar hasta la cuna sin tropezarte con una cómoda o resbalar con un juguete que, seguro, será una molestia tanto para ti como para tu pequeña.

Una cama lo más cerca posible. Mientras más distancia tengas que recorrer entre el lugar donde tu pequeña se duerme y el lugar donde la vas a acostar, más oportunidad habrá de que se despierte en el trayecto. De modo que aliméntala o mécela lo más cerca posible de la cuna.

Un asiento del que no te cueste levantarte. Siempre alimenta o mece a tu bebé en una silla o sofá del que te puedas levantar fácilmente, sin perturbarla.

El brazo derecho. O el izquierdo. Alimenta o mece a tu bebé con el brazo que te permita acostarla con más facilidad. Si se duerme antes de tiempo sobre el brazo menos conveniente, pásala al otro brazo suavemente y aliméntala o mécela un poquito más antes de intentar acostarla.

Contacto constante. Cuando tu pequeña está cómoda y segura en tus brazos y de pronto la haces descender en un espacio vacío, aun una o dos pulgadas, se sobresalta y se despierta. Acúnala mientras la haces descender, de espaldas, sacando tu mano más baja de la espalda de tu bebé justo antes de que llegue al colchón. Mantén tus manos en posición durante unos instantes, dándole suaves palmadas si empieza a agitarse.

Una canción de cuna. Hipnotiza a tu bebé con una canción de cuna tradicional (no le importará si desentonas) o una improvisada con un ritmo monótono ("ah, ah, ah, chiquita; ah, ah, ah, bonita"). Continúa mientras la llevas hasta la cuna, mientras la acuestas y durante unos instantes más. Si empieza a moverse, cántale un poquito más hasta que esté totalmente tranquila.

LLANTO

"En el hospital nos felicitamos mutuamente por tener un bebé tan bueno. Apenas una semana después de llegar a casa, empezó a chillar".

Si los bebés de uno y dos días de vida lloraran tanto como están destinados a hacerlo un par de semanas después, los padres lo pensarían dos veces antes de salir del hospital con sus recién nacidos. Una vez que están refugiados en el calor del hogar, los bebés no dudan en dar a conocer su verdadera personalidad: casi todos lo hacen llorando un poco y muchos llorando hasta quedar roncos. Llorar es, después de todo, el único medio que tienen los bebés de comunicar sus necesidades y sentimientos. En definitiva, es su primera manera de hablar. Tu bebé no puede decirte que se siente o está solo, hambriento, mojado, cansado, incómodo, acalorado, con frío o frustrado de ninguna otra manera. Y aunque parezca imposible ahora, pronto serás capaz (al menos parte del tiempo) de descifrar sus diferentes llantos y saber qué es lo que te está pidiendo (consulta la página 135).

Sin embargo, el llanto de algunos recién nacidos no parece tener nada que ver con sus necesidades básicas. De hecho, entre el 80 y el 90% de los bebés tiene sesiones diarias de llanto de quince minutos a una hora, que no se explican fácilmente. Estos brotes periódicos de llanto, como los asociados con los cólicos, una forma más severa y persistente de llanto inexplicable, suelen ocurrir al anochecer. Tal vez obedecen a que es el momento del día más agitado en la casa, cuando se está preparando la cena, los padres y los hermanos mayores regresan del trabajo y de la escuela, la familia trata de cenar y otros niños, si los hay, reclaman atención, y este ajetreo y bullicio es quizás más de lo que el bebé puede tolerar. O tal vez después de un día agitado percibiendo y procesando todas las visiones, sonidos, olores y otros estímulos a su alrededor, el bebé necesita desahogarse con un buen llanto.

Algunos bebés perfectamente felices parecen necesitar llorar para dormirse, posiblemente debido al cansancio. Si tu bebé llora durante unos minutos antes de dormirse, no te preocupes. A la larga lo superará. Lo que podría ayudarte es un ritual regular antes de dormir y suficiente descanso durante el día para que no esté agotado por la noche.

Mientras tanto, resiste. Aunque enjugarás algunas lágrimas durante los próximos dieciocho años más o menos, estos brotes de llanto de tu recién nacido probablemente pasarán al olvido cuando tenga tres meses. A medida que perfeccione su manera de comunicarse y vaya haciéndose un individuo más independiente, y mientras tú te vuelvas más eficiente para comprenderlo, llorará con menor frecuencia, durante períodos más breves, y podrás consolarlo con mayor facilidad.

Sin embargo, un brote repentino de llanto en un bebé que no ha llorado mucho antes, podría indicar una enfermedad o una dentición temprana. Examínalo para comprobar si tiene fiebre y otras señales de que el bebé no está bien o si le están saliendo dientes, y llama al médico si notas algo fuera de lo común.

CÓLICOS

"Mi marido y yo no hemos podido cenar juntos desde que nuestro bebé cumplió tres semanas. Tenemos que turnarnos para tragar la comida y tomarlo en brazos mientras llora durante horas todas las noches".

Para los padres de un bebé con cólicos, aun una cena con bistec se convierte en una comida al paso, tragada con el acompañamiento de alaridos provocados por la indigestión. Que el médico les haya asegurado que el bebé superará los cólicos, es poco consuelo para la desesperación de estos padres.

Y si la desesperación viene acompañada, pues los padres de los bebés con cólicos tienen buena compañía. Se calcula que uno de cada cinco bebés tiene brotes de llanto, por lo general, a partir del atardecer y a veces hasta la hora de acostarse, lo suficientemente severos como para ser catalogados de cólicos. El cólico difiere del llanto ordinario (lee la pregunta anterior) en que el bebé parece inconsolable, con llantos que se vuelven alaridos, y la odisea dura unas tres horas, y a veces mucho más, en ocasiones casi sin parar. La mayoría de los períodos con cólicos se repite diariamente, aunque algunos bebés a veces se toman una noche de descanso. Los médicos suelen diagnosticar cólicos en base a la "regla de tres": por lo menos tres horas de llanto, al menos tres días por semana, que dura por lo menos tres semanas.

El bebé con un caso típico de cólicos levanta las rodillas, cierra los puños y, generalmente, aumenta su actividad. Cierra los ojos con fuerza o los abre mucho, frunce el ceño e, incluso, contiene el aliento brevemente. Aumenta la actividad del intestino y suelta gases. Los patrones de alimentación y sueño se ven alterados por el llanto; el bebé busca frenéticamente el pezón para rechazarlo una vez que comienza a succionar o se adormece por unos momentos para despertarse gritando. Pero pocos bebés siguen al pie de la letra la descripción promedio. No hay dos bebés que sigan exactamente la misma pauta e intensidad de llanto y comportamiento ni tampoco hay dos padres o madres que respondan exactamente del mismo modo.

Los cólicos suelen comenzar durante la segunda o tercera semana de vida (más tarde en los prematuros) y, por lo general, empeoran hasta las seis semanas. Durante algún tiempo parecería que el cólico se fuera a eternizar, pero para las doce semanas suele comenzar a disminuir y a los tres meses (otra vez, más tarde en los prematuros) la mayoría de los bebés con cólicos parece milagrosamente curada, mientras que algunos pocos siguen llorando hasta el cuarto o quinto mes. Los cólicos

podrían bajar de intensidad repentina o gradualmente, con algunos días mejores que otros, hasta que todos pueden llegar a catalogarse de mejores.

Aunque esos períodos de alaridos diarios, ya sean maratónicos o de duración más manejable, son catalogados como "cólicos", no hay una clara definición de este concepto o cómo difiere, si acaso, de otros tipos de problemas de llanto. Sin embargo, las definiciones y las diferencias importan muy poco a los padres que tratan desesperadamente de calmar a su bebé durante estos prolongados brotes de llanto.

Las causas del cólico siguen siendo un misterio. Sin embargo, abundan las teorías. Muchas de las siguientes han sido rechazadas total o parcialmente: los bebés con cólicos lloran para ejercitar los pulmones (no hay evidencia médica de ello); lloran debido a la incomodidad gástrica, desencadenada por una alergia o sensibilidad a algo en la dieta de sus madres si son amamantados o en la fórmula si toman biberón (esto es sólo algunas veces causa de cólico); lloran debido a la inexperiencia de sus padres (el cólico no es menos común en el segundo o siguiente bebé, aunque los padres podrían manejar el llanto con mayor serenidad); el cólico es hereditario (no parece serlo); el cólico es más común en los bebés cuyas madres tuvieron complicaciones en el embarazo o al dar a luz (las estadísticas no lo confirman); la exposición al aire fresco provoca el cólico (en la práctica, muchos padres encuentran que el aire fresco es el único medio con que pueden tranquilizar a sus bebés llorosos).

Las investigaciones más recientes parecen apuntar a una serie de motivos posibles por los que los cólicos podrían afectar a algunos bebés:

◆ Sobrecarga. Durante las primeras semanas de vida, los bebés son capaces de bloquear los estímulos extraños a su ambiente, probablemente para poder concentrarse en dormir y comer. Una vez que se vuelven más conscientes del mundo que los rodea, a veces reciben más estímulos de los que pueden manejar. Bombardeados todo el día por sensaciones (nuevos sonidos, vistas y olores), pueden llegar al anochecer con una sobrecarga sensorial, sobre-estimulados y abrumados. El resultado en los bebés que son particularmente sensibles a los estímulos (en algunos casos, por estar extra alerta) es mucho llanto y, a veces, cólicos. Por fortuna, una vez que los bebés adquieren la habilidad de desconectarse del ambiente antes de la sobrecarga (por lo general, hacia los tres meses, a veces no antes de los cinco), los brotes de cólicos llegan a su fin. Mientras tanto, si crees que esto podría ser el motivo del cólico en tu bebé, tratar de hacer de todo para tranquilizarlo (mecerlo, moverlo, columpiarlo, cantarle) podría en realidad empeorar la situación. En cambio, fíjate en la manera en que responde a determinados estímulos y abandona los que consideres culpables (si el bebé llora más cuando le das masajes o fricciones, limita ese tipo de contacto durante el cólico; en cambio, trata de tranquilizarlo en un columpio de bebé cuando sea suficientemente grande; consulta la página 373).

◆ Digestión en desarrollo. Otra teoría es que el aparato digestivo poco desarrollado del bebé se contrae violentamente cuando expulsa gases, lo que causa dolor y, no es de sorprender, llantos a granel. Cuando los gases parecen ser los culpables, hay medicamentos que pueden ayudar (consulta la página 212).

◆ Reflujo. Recientes investigaciones han arrojado que una causa común del cólico podría ser el reflujo. Esta forma de reflujo irrita el esófago (muy similar a la acidez en un adulto), lo que causa incomodidad y llanto. Si el reflujo parecer ser la causa del cólico, algunos consejos de tratamiento descritos en la página 620 podrían ayudarte.

◆ Ambiente. Otro factor que parece contribuir a un aumento en los cólicos, aunque el motivo no está claro, es el humo del tabaco en la casa. Y mientras más fumadores haya en la casa, mayor será la probabilidad del cólico y su gravedad.

◆ Problemas en el suministro de leche. Insuficiente leche u otros problemas al amamantar, son otra posible causa de cólicos. El suministro de leche suele disminuir hacia el atardecer, justo cuando el bebé empieza a llorar. Si ésta es la causa del cólico de tu bebé, una mejora en la técnica de lactancia o un suplemento con leche extraída suele corregir el problema.

◆ Tensión de los padres. La teoría de que los bebés padecen de cólicos porque sus padres están tensos es más controversial. Aunque muchos expertos creen que es más probable que sea el llanto del bebé lo que pone tensos a los padres, algunos insisten en que, a la inversa, padres muy ansiosos podrían comunicar inconscientemente este estado al bebé, provocándole el llanto. Puede que aunque la ansiedad de los padres no cause el cólico, lo haga empeorar.

Lo que tranquiliza saber respecto a los cólicos, es que los bebés que tienen esos brotes de llanto no parecen estar peor por ese desgaste ni emocional ni físicamente (aunque no siempre puede decirse lo mismo de sus padres); progresan y, por lo general, se desarrollan tanto o más que los bebés que lloran muy poco y, en el futuro, no manifiestan más problemas de comportamiento que otros niños. De hecho, los bebés que lloran enérgicamente parecen tener más probabilidades de resolver problemas cuando son un poco más grandes que los bebés que lloran con cuentagotas. Y lo más reconfortante es que ese estado no durará para siempre. Mientras tanto, los consejos de las próximas páginas podrían ayudarte a lidiar con el problema (consulta la página 822 si tienes un hijo mayor que tiene problemas para lidiar con el cólico del bebé).

CÓMO SOBREVIVIR A LOS CÓLICOS

"Ésta es nuestra primera hija y llora todo el tiempo. ¿Estamos haciendo algo mal?".

Tranquilízate. Ustedes no tienen la culpa. La teoría de que el cólico de un bebé es de algún modo culpa de los padres no se ha comprobado. Y, de hecho, lo más probable es que tu bebé lloraría igual aunque estuviesen haciendo todo perfectamente bien (algo que, por supuesto, ningún padre o madre puede hacer, incluso con toda la experiencia del mundo). Según las investigaciones más recientes, los cólicos tienen que ver con el desarrollo del bebé y no con el de los padres.

Lo "mejor" es tratar de lidiar con el llanto del bebé con toda la tranquilidad y racionalidad posibles, ya que la tensión de los padres sólo agravará el nerviosismo del bebé. Mantener la calma en medio del estallido del cólico no es fácil, pero saber que los padres no son los culpables puede ayudar (al igual que los consejos que encontrarás en la próxima respuesta).

"A veces, cuando estoy meciendo a mi bebé después de tres horas de cólicos y no deja de llorar y gritar, siento este terrible impulso de arrojarlo por la ventana. Por supuesto que no lo hago,

¿pero qué clase de madre soy para pensar siquiera algo así?".

Eres una madre perfectamente normal. Aun las candidatas a la santidad no podrían sobrevivir a la agonía y a la frustración de vivir con un bebé que no deja de llorar, sin experimentar algunos sentimientos de ira –e incluso, una animosidad pasajera– hacia él. Y aunque pocos lo admitirán abiertamente, muchos padres y madres de llorones crónicos deben combatir el mismo tipo de impulsos horribles que has estado sintiendo (si compruebas que dichos sentimientos son más que momentáneos y/o si temes que puedas lastimar realmente a tu bebé, busca ayuda inmediatamente).

No hay dudas de que los padres se llevan la peor parte con los cólicos. Aunque no puede decirse a ciencia cierta que el llanto no parece dañar al bebé, es casi seguro que deja su marca en mamá y papá. Oír a un bebé llorar provoca irritación y ansiedad. Estudios objetivos demuestran que todos, incluso un niño, responden al llanto constante de un bebé pequeño con un aumento en la presión sanguínea, un aceleramiento del ritmo cardíaco y cambios en el flujo sanguíneo. Si el bebé nació prematuramente, si recibió nutrición insuficiente en el útero o si la madre tuvo toxemia (preeclampsia/eclampsia), el tono de su llanto puede ser inusualmente agudo y particularmente difícil de tolerar.[5]

Para sobrevivir a los dos o tres meses de cólicos del bebé manteniendo una cierta apariencia de cordura, intenta lo siguiente:

Tómate un descanso. Si eres tú quien ha estado levantando al bebé lloroso con cólicos siete noches por semana, la ten-

---

5. Si el llanto del bebé es inexplicablemente agudo, consulta al médico, ya que podría ser señal de una enfermedad.

sión cobrará su precio, no sólo en tu condición maternal sino también en tu salud y en la relación con tu esposo. Por eso, si los dos padres están en la casa, la tarea de atender el cólico del bebé se debe dividir igualmente entre ambos (una hora tú, una hora él; una noche tú, una noche él; o cualquier arreglo que funcione mejor para los dos). Un juego nuevo de brazos (y un ritmo mecedor diferente) a veces, incluso, calma a un bebé lloroso; por lo tanto, cambiar los turnos con frecuencia podría ser tu mejor solución.

Además, intenten tomarse una pausa juntos, al menos una vez por semana. Puedes pagarle a alguien (pero contrata a alguien con paciencia a toda prueba y experiencia con bebés llorosos) o reclutar a familiares o amistades (pero no parientes y amigas que te lancen directas o indirectas de que el llanto es culpa tuya; recuerda que no lo es). Salgan a cenar (aunque estés amamantando, podrías ser capaz de tener una cena tranquila en un restaurante cercano), visiten amistades, vayan al gimnasio, reciban un masaje en pareja, o, sencillamente, den un paseo largo y tranquilo.

Si eres la única en la casa (siempre o a veces), necesitarás pedir ayuda con más frecuencia; lidiar con un bebé lloroso durante horas, todos los días, es más de lo que cualquier persona puede aguantar. Una vez más, busca una niñera, si puedes pagar una, un familiar o a una amistad bien dispuestos (los abuelos a veces tienen un toque mágico con los bebés llorosos; las amigas que han pasado por eso con sus propios hijos pueden ofrecerte perspectiva y experiencia). Aun una adolescente a quien no considerarías dejar sola con tu bebé con cólico puede sostenerlo o empujar el cochecito mientras disfrutas de una pausa cerca de ellos.

Dale un respiro al bebé. Está claro, es importante responder al llanto del bebé, porque es la única forma de comunica-

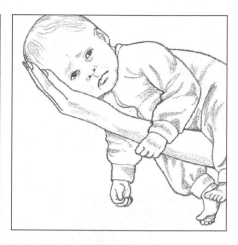

Para los niños con cólico. Algunos bebés con cólico se tranquilizan con la presión aplicada en el abdomen cuando los cargan en esta posición.

ción que tiene. Pero si ya has satisfecho todas sus necesidades (alimentarlo, hacerlo eructar, consolarlo y demás) y continúa con los alaridos, puedes darle un respiro de ti, acostándolo de espaldas en la cuna o moisés durante un rato. No le hará mal llorar en su cama en vez de tus brazos durante diez a quince minutos mientras haces algo relativamente relajante como recostarte, revisar el correo electrónico, hacer algún ejercicio de yoga, visualización o meditación, ver televisión o leer algunas páginas de un libro (lee Desconéctate, más abajo). De hecho, le hará bien al bebé si estás un poco menos nerviosa y un poco más descansada cuando vuelvas a tomarlo en brazos.

Desconéctate. Para aliviar el impacto de los quejidos de tu bebé, usa tapones para los oídos (no bloquearán el sonido completamente, pero lo mitigarán para hacerlo más tolerable). Usarlos puede ayudar a relajarte durante una pausa o incluso mientras lo paseas de un lado a otro. O acalla el ruido escuchando música en un reproductor de CD portátil.

RECETA PARA LOS CÓLICOS

Los padres desesperados de un bebé con cólicos suelen recurrir al médico en busca de una poción mágica (o, por lo menos, una receta) para poner fin al llanto. Lamentablemente, no hay medicamento conocido que cure por completo los cólicos en todos los bebés, y como todos los remedios recetados tienen efectos secundarios, la mayoría de los médicos prefiere no recurrir a su recetario cuando trata a estos bebés llorosos crónicos. Sin embargo, existe una medicina para bebés para tratar los gases, que se usa mucho en Europa y es de venta libre en los Estados Unidos, que podría reducir o aliviar los síntomas de algunos bebés con cólicos. Su ingrediente activo es simeticona, el mismo componente que se encuentra en muchas preparaciones para adultos para aliviar los síntomas de la flatulencia.

Aunque no hay consenso científico claro acerca de si los gases son la causa de los cólicos infantiles, está reconocido que muchos bebés con cólicos parecen tener gases (no está claro si son causa del llanto o un efecto), y algunos estudios han demostrado que reducir los gases podría reducir la incomodidad (y el consiguiente llanto). Como el organismo no absorbe el producto, es completamente seguro y no tiene efectos secundarios. Si tu bebé con cólicos parece tener gases, pregúntale al médico acerca de las gotas con simeticona. Están disponibles bajo las marcas Mylicon y Phazyme.

Según las investigaciones, las gotas probióticas también son prometedoras, ya que parecen reducir –a veces drásticamente– el llanto en los bebés con cólicos, quizás porque alivian las barriguitas con gases. Los remedios de hierbas que han sido promocionados como curas para el cólico por parte de padres e incluso algunos médicos, no son aprobados por la FDA y su seguridad es cuestionable. No le des ninguna medicación a tu bebé, herbaria u otra (incluyendo medicinas probióticas), sin consultar primero al pediatra.

Ejercítate. El ejercicio es una buena manera de liberar tensiones, algo que seguro te sobra. Ejercítate en tu casa con el bebé, temprano en el día (consulta la página 762), nada o haz ejercicios en un club (golpea un saco de boxeo si tienen uno) que tenga guardería infantil, o saca al bebé de paseo al aire libre en su cochecito cuando esté irritable (podría ayudar a calmar a los dos).

Coméntalo con otros. Lloriquea tú también un poquito, sobre cualquier hombro bien dispuesto; el de tu marido, el del pediatra, el de tu propio médico, el de una familiar o una amiga o, incluso, en el de una extraña en un chat de madres de Internet. Hablar sobre el tema no curará el cólico del bebé, pero te sentirás un poco mejor al compartir tu historia. Lo más beneficioso podría ser discutir la situación con otras madres de bebés con cólicos, particularmente quienes han capeado el temporal exitosamente y ahora navegan por aguas más tranquilas; en un chat para madres podrías encontrar a algunas que están –o han estado– en la misma situación que tú. El hecho de saber que no estás sola en el mundo de los bebés inconsolables puede marcar una gran diferencia.

Si realmente sientes que te violentas, busca ayuda. Casi todos se irritan con el llanto constante de un bebé. Pero para algunas personas, ese llanto se vuelve realmente inaguantable. A veces, el resultado se traduce en abuso infantil. Y es más probable que te pases de la línea si sufres de depresión posparto no tratada (y posiblemente no diagnosticada; consulta la página 749). Si tus pensamientos de lastimar a tu bebé son más que pasajeros, si sientes que puedes ceder ante la tentación de golpear o sacudir a tu bebé o lastimarlo de cualquier modo, busca ayuda inmediatamente. Ve a la casa de una vecina, si puedes, y deja al bebé con ella hasta que puedas tranquilizarte. Luego, llama a alguien que te pueda ayudar: tu marido, un familiar, una amiga íntima, el pediatra o tu médico o la línea telefónica local de abuso infantil (el número debería estar en la contraportada de tu guía telefónica local). Incluso si tus sentimientos intensos no te conducen al abuso infantil, pueden empezar a erosionar tu relación con tu bebé y tu confianza en ti misma como madre, a menos que recibas ayuda profesional (y un tratamiento adecuado si padeces de depresión posparto o psicosis).

CONSENTIR AL BEBÉ

"Siempre tomamos en brazos a nuestra pequeña cuando llora. ¿La estamos malcriando?".

No privarla de atención no malcriará a tu bebé. De hecho, algunos estudios indican que brindarle toda tu atención ahora –alzándola a los pocos minutos de llorar y atender sus necesidades– no sólo no la convertirá en una niña malcriada sino, por el contrario, la ayudará a ser una niña feliz y más autosuficiente que a la larga llorará menos y demandará menos atención. También tendrá un vínculo más estrecho contigo (o con quien sea que responda a sus demandas) y será más confiada. Y una ventaja adicional: como llegará tranquila al pecho o al biberón, sin la barriga llena de aire tragado durante el llanto, tendrá mejores sesiones alimenticias.

Siendo realistas, no siempre podrás tomar en brazos a tu bebé apenas empiece a llorar (alguna vez estarás en el baño, al teléfono o sacando la comida del horno). Y habrá otras veces en que necesitarás tomarte un respiro durante un brote de llantos por cólicos. Eso no la perjudicará, siempre y cuando respondas rápidamente la mayoría de las veces.

EL CHUPETE

"Mi bebé tiene raptos de llanto por la tarde. ¿Le doy un chupete para calmarlo?".

Es fácil, es rápido, y para muchos bebés significa encontrar la comodidad y poner fin a las lagrimitas de manera más confiable que con una docena de coros entonando una canción de cuna. ¿Pero es el chupete la solución mágica que buscan los padres para calmar a los bebés llorosos?

Probablemente no. Aunque puede resultar práctico a corto plazo (y quizás casi indispensable para los bebés que tienen una intensa necesidad de succionar, pero que todavía no se las han ingeniado para llevarse los deditos a la boca), y es recomendado por motivos de seguridad cuando el bebé duerme (sigue leyendo para saber por qué), los beneficios del chupete no vienen sin algunas desventajas. Considera lo siguiente antes de decidir si darle o no el chupete y, si se lo das, cuándo empezar y durante cuánto tiempo:

♦ El uso del chupete puede interferir con la lactancia a largo plazo. Aunque las investigaciones han concluido que ofrecer un chupete temprano no causa confusión del pezón ni interfiere con el éxito de la lactancia en los primeros tres meses, hay claras evidencias de que su uso reduce el período de amamantamiento. No está claro si el chupete en sí es la causa del destete prema-

CÓMO LIDIAR CON EL LLANTO

Ningún remedio farmacéutico o herbario o tratamiento es una solución segura para el llanto de un bebé, y algunos podrían llegar a empeorarlo. Para complicar más la situación, lo que podría ser relajante para un bebé podría intensificar los berridos de otro. Pero hay varias estrategias que pueden resultar, al menos, algunas veces. Cuando pruebes varios métodos para calmar a tu bebé, mantente fiel a uno a la vez, asegurándote de probar lo suficiente cada uno antes de pasar a otro. De no ser así, podrías probar, probar y probar, sin que tu bebé pare de llorar, llorar y llorar. Aquí encontrarás algunos trucos que puedes tener bajo la manga la próxima vez que comience el llanto:

Responde. El llanto es el único medio que tiene el bebé de ejercer algún control sobre un ambiente nuevo y desconcertante; de comunicarse, de lograr cosas: "cuando llamo, alguien responde". Si no le respondes con frecuencia, el bebé podría sentirse no sólo impotente sino también no valorado ("soy tan poco importante, que nadie viene cuando llamo"). Aunque a veces te parezca que respondes en vano, (porque no importa lo que hagas, nada sirve), atender rápidamente los llamados de tu bebé a la larga reducirá el llanto. Y, de hecho, los estudios demuestran que los bebés cuyos padres les responden de manera regular y expeditiva mientras son pequeños, lloran menos cuando crecen. Además, un llanto que se ha intensificado durante más de unos pocos minutos se hace más difícil de interpretar (el bebé está tan disgustado, que ya ni él se acuerda del motivo de su queja). Y mientras más llore, más tiempo tomará detener su llanto. Por supuesto, no siempre tienes que dejar de hacer lo que estás haciendo para responder al llamado del bebé si estás en la mitad de una ducha, colando los espaguetis o respondiendo a la puerta. Dejarlo llorar durante un par de minutos más de vez en cuando no será perjudicial, siempre y cuando el bebé no se meta en dificultades mientras te espera. Tampoco te preocupes

por una pausa de diez o quince minutos en la atención del llanto maratónico de un bebé con cólicos, pero, una vez más, siempre que esté en un lugar seguro (para los casos particularmente difíciles de llanto inconsolable, algunos expertos sugieren establecer una rutina en que dejes a tu bebé llorar durante diez o quince minutos en un lugar seguro como su cuna, tomarlo en brazos y tratar de tranquilizarlo durante otros quince minutos, después acostarlo y repetir la maniobra. Si estás cómoda con esta técnica, al parecer no causará ningún problema).

No te preocupes de consentir a tu bebé si respondes enseguida. No puedes malcriar a un bebé pequeño. Y una mayor atención no conduce a una mayor dependencia. De hecho, todo lo contrario: los bebés cuyas necesidades son satisfechas rápidamente, tienen más probabilidades de convertirse en niños más seguros y menos exigentes.

Evalúa la situación. Antes de decidir si tu bebé está llorando sólo por llorar, determina si hay alguna causa oculta simple y remediable. Si crees que puede tener hambre, intenta darle el pecho o el biberón, pero no cometas el error de responder siempre al llanto con alimentos. Aun a esta tierna edad, la comida debería ser respuesta a una necesidad de alimento y no de atención o comodidad. Si sospechas que está cansado, trata de mecerlo para que se duerma en tus brazos, un cochecito estilo cuna, una cuna o un cochecito. Si un pañal mojado es el motivo de las lágrimas, cámbiaselo. Si el bebé parece demasiado acalorado (la transpiración es una señal), quítale una o dos capas de ropa, abre la ventana o enciende un ventilador o acondicionador de aire. Si es frío, en cambio (el cuello o el cuerpo se sienten muy fríos al tacto), agrega una capa de ropa o sube el termostato. Si el bebé empieza a llorar cuando le quitas la ropa para un baño (a la mayoría de los recién nacidos les molesta estar desnudos), cúbrelo rápidamente con una toalla o manta. Si crees que estar en la misma posición durante mucho tiempo le está causando incomodidad o si ha estado con la mirada fija hacia el mismo punto durante media hora, cámbialo de posición. Si han estado dentro de la casa todo el día, salgan a dar un paseo (si el clima lo permite).

Acércate. En las sociedades donde se carga a los bebés al estilo de los nativos americanos, se desconocen los largos períodos de llantos o disgusto en niños sanos. Esta sabiduría tradicional parece traducirse bien también en nuestra cultura; las investigaciones han demostrado que los bebés que son transportados en brazos o en un cochecito durante, por lo menos, tres horas al día, lloran menos que los bebés que no son cargados con esa frecuencia. Tomar al bebé en brazos no sólo le proporciona el placer de la cercanía física contigo (después de nueve meses de estrecha cercanía eso podría ser lo que anhela el bebé), sino también podría ayudarte a sintonizar mejor sus necesidades.

Arrópalo con una manta. A algunos bebés pequeños les reconforta estar arropados con una manta, por lo menos mientras experimentan cólicos. Pero a algunos pocos les desagrada. La única manera de descubrir qué prefiere tu bebé, es tratar de arroparlo la próxima vez que le empiecen los cólicos (consulta la página 166).

Abrázalo. Al igual que al arroparlos, cuando se los abraza a muchos bebés les da una sensación de seguridad. Presiónalo contra tu cuerpo, rodeado firmemente por tus brazos (y, al igual que con la técnica de arroparlos, algunos bebés prefieren mayor libertad de movimiento y se resistirán a que los sostengan muy ceñidos).

Trata de consolarlo. El consuelo para un recién nacido tiene muchas facetas. Además de sostener y abrazar a tu bebé, trata algunos de los siguientes pasos:

◆ Mécelo rítmicamente en tus brazos, un cochecito, una cuna mecedora o una silla infantil que vibra, un columpio automático (cuando tenga suficiente edad; consulta la página 373). Algunos bebés reaccionan mejor a un movimiento rápido que a uno lento, pero no mezas ni agites enérgicamente a tu bebé, ya que esto puede causarle un traumatismo cervical. Para algunos bebés, el movimiento balanceado de un lado a otro tiende a ser estimulante mientras que el de atrás para adelante, tranquilizante. Prueba la respuesta de tu bebé a los diferentes movimientos balanceados.

◆ Camina llevando al bebé en un portabebés, canguro o en tus brazos. Se ha probado y comprobado: cansa, pero suele resultar.

◆ Dale un baño de agua tibia. Pero sólo si a tu bebé le gusta bañarse. Algunos bebés sólo gritan con más fuerza cuando los meten en el agua.

◆ Cántale. Comprueba si tu bebé se tranquiliza con canciones de cuna suaves, rimas animadas o tonadas populares, y si le agrada más una voz ligera y aguda que una profunda y fuerte. Si descubres una tonada que le guste, no vaciles en cantársela una y otra vez (a la mayoría de los bebés les encanta la repetición).

◆ Pon sonidos rítmicos de fondo. Muchos bebés se calman, por ejemplo, con el zumbar de un ventilador, una aspiradora o una secadora, una grabación de sonidos uterinos, el repetido "sh" de sus padres o un disco con sonidos tranquilizantes de la naturaleza, como el de las olas rompiendo en la playa o el del viento soplando entre las ramas de los árboles.

◆ Dale un masaje. Para los bebés a los que les gusta recibir suaves palmadas, el masaje puede ser muy relajante (aunque podría provocar un aumento de llantos en aquellos a quienes no les gusta). Tal vez resulte tranquilizante para ambos si le das el masaje mientras estás acostada de espaldas, con el bebé boca abajo sobre tu pecho (si necesitas consejos para dar masajes al bebé consulta la página 336).

Añade un poquito de presión. Es decir, sobre la barriguita del bebé. La posición para los bebés con cólico (mira la ilustración en la página 211) o cualquier otra que aplique una suave presión sobre el abdomen del bebé (como estar acostado transversalmente sobre la falda de un adulto, con la barriga sobre una rodilla y la cabeza sobre la otra), puede aliviar la incomodidad que podría contribuir al llanto. Algunos bebés prefieren estar erguidos sobre el hombro, pero aquí también aplicándoles presión sobre el abdomen mientras se les da palmaditas o se les frota la espalda. O intenta este método para aliviar los gases: empuja suavemente sus rodillas hacia la barriga y mantén esa posición durante diez segundos, y después suéltalas y estíralas con suavidad. Repite la maniobra varias veces.

Establece un ritual. Para los bebés amantes de la rutina, tener un horario lo más regular posible (alimentación, baño, cambio de pañal, salida y hasta la hora de dormir) podría reducir el llanto. Si éste es el caso de tu bebé (y no lo sabrás hasta que pongas a prueba la teoría), sé constante incluso con el método que emplees para tranquilizarlo o reducir el llanto, es decir, no salgas a caminar un día ni a pasear en auto al siguiente ni uses un columpio infantil al tercer día. Una vez que descubras lo que resulta efectivo, repítelo la mayoría de las veces.

La succión reconfortante. A menudo los bebés necesitan succionar sólo por placer y no para alimentarse. Algunos aprecian tu ayuda al llevarles sus deditos a la boca (particularmente el pulgar) para disfrutar chupándolos. Otros prefieren los meñiques de los adultos. Y otros encuentran placer con el chupete (siempre que se lo des sólo para calmarlo después de haber atendido sus otras necesidades y una vez que la lactancia esté bien establecida).

Empieza de cero. Una madre que ha estado luchando durante una hora para tranquilizar a un recién nacido sollozante casi siempre manifestará signos de estrés y fatiga, los que seguramente el bebé sentirá y a los que responderá con más llanto. Entrega al bebé a otro par de brazos para comenzar desde cero –tu marido, un familiar o una amiga, una niñera– y tal vez deje de llorar.

Busca aire fresco. Un cambio a un lugar al aire libre puede tener a veces un efecto milagroso en el ánimo del bebé. Intenta salir de paseo en el auto o en el cochecito del bebé. Aunque esté oscuro, el bebé seguramente se distraerá con el centelleo de la calle y las luces del auto. También es casi seguro que el movimiento lo tranquilizará (si el llanto no cesa durante el viaje en auto, puede distraer al conductor; en ese caso, vuelve a casa e intenta otro método).

Controla el aire. Buena parte de las incomodidades de un recién nacido se debe a que traga aire. Los bebés tragarán menos si toman correctamente el pecho o si están ligeramente erguidos cuando toman el biberón. El tamaño adecuado del orificio en la tetina del biberón también reducirá la ingestión de aire; asegúrate de que no sea demasiado grande (lo que permite que trague aire junto con la fórmula) ni demasiado pequeño (esforzarse por tomar fórmula también provocará que trague aire). Sostén el biberón de modo que no entre aire en la tetina (o usa un biberón en ángulo o uno con bolsas desechables preesterilizadas) y asegúrate de que la fórmula no esté demasiado caliente ni demasiado fría (aunque la mayoría de los

turo o si su uso es un índice de dificultades en la lactancia; o si las mamás que dependen del chupete para tranquilizar a sus bebés tienen, en general, menos probabilidad de amamantar con frecuencia. Sin embargo, el chupete no se debería ofrecer tan pronto, cuando el bebé no está aumentando suficientemente de peso o si no se amamanta bien, ya que podría darle tanta satisfacción de succión como para perder interés en la succión nutritiva del pecho.

bebés no tiene problemas con la fórmula sin calentar, a algunos pocos no les gusta). Haz eructar al bebé frecuentemente mientras le das de comer, para que expulse el aire que haya tragado. Una pauta a seguir: hazlo eructar cada media onza o cada onza cuando toma el biberón, entre un pecho y otro cuando se amamanta (o más a menudo si el bebé parece tragar mucho aire o si parece incómodo a mitad del pecho) y, en ambos casos, después de alimentarse.

Entretenlo. En los primeros meses, algunos bebés se conforman con estar sentados observando el mundo a su alrededor, mientras que otros lloran de frustración y aburrimiento debido a que, todavía, es muy poco lo que pueden hacer por sí solos. Tomarlo en brazos y llevarlo contigo explicándole lo que estás haciendo, y esforzándote por encontrar juguetes u otros objetos alrededor para que los mire y después los toque y juegue con ellos, podría ayudarlo a mantenerse ocupado. Por otra parte, un bebé demasiado estimulado podría ser más proclive al llanto, de modo que mantente atenta para determinar cuándo dejar de divertirlo para comenzar a tranquilizarlo de una manera más sosegada.

Limita la excitación. Tener un nuevo bebé para lucirte puede ser divertido; todos quieren ver al bebé y tú deseas llevarlo a todas partes para que lo vean. También querrás exponerlo a nuevas experiencias y a ambientes estimulantes. Eso está bien para algunos bebés, pero resulta demasiado estimulante para otros (especialmente para los más jovencitos). Si tu bebé tiene cólicos, limita la excitación, los visitantes y la estimulación, sobre todo al atardecer y por la noche.

Controla la dieta. Comprueba que tu bebé no esté llorando por hambre. Si no está aumentando de peso adecuadamente o no presenta signos de estar progresando (consulta la página 182), tendrás suficientes pistas. Aumentar el consumo de leche del bebé podría eliminar el llanto. Si toma el biberón, pregúntale al pediatra si el llanto podría deberse a una alergia a la fórmula (aunque no es probable, a menos que el llanto esté acompañado de otros signos de alergia). Si estás amamantando, revisa tu propia dieta, ya que existe una ligera posibilidad de que el llanto sea desencadenado por la sensibilidad del bebé a algo que tú estás comiendo. Consulta las páginas 196 y 197 si sospechas de una alergia.

Consulta con el médico. Aunque es probable que las sesiones diarias de llanto se deban a un llanto normal o a cólicos, es buena idea consultarlo con el médico para comprobar que no se trata de un problema médico. Descríbele al pediatra el llanto, su duración, intensidad, pauta y cualquier variación de la norma, todos ellos aspectos que podrían dar pistas sobre una enfermedad.

Busca ayuda. Éste es un momento en el que no tiene sentido decir "prefiero hacerlo sola". Aprovecha toda y cualquier posibilidad de compartir la carga.

Espera. A veces, no hay nada que alivie los cólicos más que el paso del tiempo. Sobrellevarlo te exigirá un esfuerzo, pero tal vez ayude que te recuerdes a ti misma (una y otra vez): esto también pasará... por lo general, para cuando el bebé tenga tres meses de edad.

◆ Los padres tienen el control del chupete. Eso puede ser positivo, como cuando has alimentado, mecido, cantando y empujado el cochecito de un lado a otro durante horas sin que otra cosa que el chupete tranquilice al bebé. O puede ser negativo, como cuando dárselo a tu bebé se convierte en una medida demasiado fácil y cuando lo que comenzó como un apoyo para el bebé se convierte en uno para ti. Los padres bien intencionados que ofrecen el chupete para que su bebé tenga suficiente oportunidad para succionar podrían inclinarse a considerar conveniente darle el chupete en cuanto el bebé se inquieta, en vez de tratar de determinar el motivo de la inquietud o de considerar si hay otros modos de calmarlo. Los padres podrían usarlo para hacer que el bebé se duerma en vez de pasar un rato acunándolo, para garantizar el silencio durante una conversación telefónica en vez de alzarlo y consolarlo, para "comprar" su silencio cuando lo llevan de compras en vez de interactuar con él. El resultado podría ser un bebé que sólo se siente feliz cuando se lleva algo a la boca y que no puede consolarse de ninguna otra manera.

◆ El chupete puede ser un hábito difícil de dejar. Si se usa temporalmente, para satisfacer la necesidad de succionar cuando es más intensa, el chupete es inofensivo, y puede ayudar a los padres y al bebé a sobrellevar lo que de otro modo podría ser un momento difícil. Si se usa con más frecuencia puede llegar a ser adictivo para ambos, y también un hábito que puede ser cada vez más difícil de dejar a medida que un bebé dócil se convierta en un niño extremadamente inflexible.

A la larga, probablemente es mejor que los bebés aprendan –al menos en cierta medida– a consolarse solos (o a ser consolados por sus padres) que a depender con frecuencia de una ayuda artificial como el chupete. El pulgar (o todo el puño) puede surtir el mismo efecto que el chupete al proveer extra succión, pero queda bajo el control del bebé y no de los padres (lo que podría convertirlo en un hábito más difícil de superar). Está allí cada vez que lo necesita; se lo puede sacar de la boca cuando desee sonreír, llorar o expresarse de alguna otra manera, y no causará la confusión del pezón.

De todos modos, si estás desesperada por encontrar cierto alivio frente al llanto de tu bebé y el chupete es la salvación, no dudes en usarlo. Dáselo también si tu pequeño tiene una necesidad tan intensa de succionar que tus pezones se han convertido en chupetes humanos (o que el bebé está tomando demasiada fórmula porque no suelta la tetina del biberón). Pero úsalo con prudencia. Nunca ates un chupete a la cuna, cochecito o corralito de juegos ni lo cuelgues del cuello o la muñeca de tu bebé con una cinta, cuerda o cualquier tipo de cordel, ya que puede estrangularse con ellos. Úsalo con moderación y sólo cuando tu bebé realmente parezca necesitarlo (cada vez que te sientas tentada a dárselo, pregúntate primero si es lo que quiere el bebé o si es lo que quieres tú). Y para evitar crear un hábito difícil de dejar, planea quitárselo para cuando tenga entre tres y seis meses. Otro motivo para destetarlo del chupete más temprano que tarde: el uso prolongado del chupete se ha asociado con infecciones reiteradas de oído más adelante en su vida.

Darle el chupete por la noche y a la hora de la siesta, por otra parte, parece ser una buena decisión: las investigaciones han vinculado el uso del chupete durante el sueño con un menor riesgo del síndrome de muerte súbita infantil. Por eso, aun si no lo usas cuando el bebé está despierto, considera ofrecérselo cuando está listo para la siesta. Pero darle el chupete de noche no es indispensable, por lo tanto, no te preocupes si tu bebé lo rechaza (a algunos no les gusta) o si le cae mientras duerme (se le caerá).

LA CICATRIZACIÓN DEL CORDÓN UMBILICAL

"El cordón todavía no se le ha caído del ombligo y luce muy mal. ¿Podría estar infectado?".

Los ombligos en proceso de cicatrización casi siempre lucen y huelen peor de lo que están en realidad. Lo que en términos médicos se califica de "perfectamente normal" podría hacer desmayar a las personas delicadas con la misma rapidez que la escena culminante de una película de terror.

La infección del muñón umbilical es muy poco probable, especialmente si has tenido cuidado de mantenerlo seco (algunos médicos todavía recomiendan usar algodón con alcohol para estimular el proceso de cicatrización y prevenir infecciones, pero algunos estudios han comprobado que sin el uso de alcohol el cordón cicatriza tan bien y, en algunos casos, aun con mayor rapidez). Si notas que la piel circundante está rojiza (lo que podría deberse a las aplicaciones de alcohol como también a una infección) o una descarga del ombligo o de la base del cordón umbilical, particularmente con mal olor, consulta al pediatra. Si hay una infección, probablemente le recetarán antibióticos.

El cordón, que es brillante y húmedo al nacer, se seca y se desprende generalmente en una a dos semanas, pero el gran acontecimiento podría ocurrir antes o, incluso, mucho después; algunos bebés parecen no querer desprenderse de él. Hasta que se caiga mantén esa zona seca (nada de baños en la bañera), exponla al aire (dobla el pañal hacia abajo para que no la roce), y límpiala con alcohol si te lo recomiendan (pero trata de proteger la piel alrededor, quizás aplicándole una loción para bebé antes de pasarle el algodón con alcohol sólo en la base del cordón –y no en la piel– con una bolita de algodón). Cuando el cordón se caiga, podrías notar un pequeño punto sensible o la descarga de una pequeña cantidad de líquido matizado de sangre. Esto es normal, y a menos que no se seque completamente en unos pocos días, no hay motivo de preocupación. Si no se cierra y se seca completamente dos semanas después de que se cae el cordón, llama al pediatra. A veces, se forma un granuloma umbilical (una pequeña porción de tejido de la cicatriz que luce rojo brillante y húmedo) después de la caída del cordón. Por lo general, se trata con nitrato de plata (para secarlo), se cierra con una sutura y se deja hasta que se seca y se cae. Si no se cae, puede ser removido (un procedimiento menor).

HERNIA UMBILICAL

"Cada vez que mi pequeña llora parece sobresalirle el ombligo. ¿Qué significa?".

Probablemente significa que tu bebé tiene una hernia umbilical de la que (antes de que empieces a inquietarte) no tienes absolutamente nada de qué preocuparte.

Antes de nacer, todos los bebés tienen una abertura en la pared abdominal por donde pasan los vasos sanguíneos hacia el cordón umbilical. En algunos casos (en bebés negros se da con más frecuencia que en los blancos), la abertura no se cierra completamente al nacer. Cuando esos bebés lloran, tosen o hacen esfuerzos, un pequeño pliegue del intestino sobresale de la abertura, elevando el ombligo y a menudo el área circundante, formando un bulto que va desde el tamaño de la yema del dedo al de un limón. Aunque la apariencia de ese bulto (especialmente cuando se le asocia el término hernia) podría ser alarmante, pocas veces es motivo de preocupación. El intestino casi nunca se estrangula en la abertura (lo que podría cortar el suministro de sangre al intestino), y en la mayoría de los casos la hernia se resuelve sin intervención. Por lo general, las aberturas pequeñas se cierran o pasan desapercibidas en unos pocos meses mientras que las grandes lo hacen hacia los dos años de edad.

El mejor tratamiento para una hernia umbilical suele ser… ningún tratamiento. Los remedios caseros que presionan el bulto hacia abajo (como fajas o vendas) son inefectivos y, en algunos casos, potencialmente dañinos. No se recomienda practicar una cirugía para corregir la hernia umbilical, a menos que la abertura abdominal sea muy grande, crezca o moleste al bebé. Normalmente, el pediatra sugerirá esperar hasta que el niño tenga seis o siete años antes de considerar una cirugía, porque la mayoría de las hernias se habrán cerrado para entonces. Pero si notas signos de estrangulamiento –el bulto no se hunde después de llorar, no puede ser presionado para que baje, si se agranda repentinamente, si está sensible o el bebé vomita– dirígete a la sala de emergencia. Podría necesitar una cirugía inmediata.

El Cuidado de la Circuncisión

"Mi bebé fue circuncidado ayer y hoy parece estar supurando el área alrededor. ¿Es normal?".

No sólo es normal que supure un poquito, sino que es una señal de que los fluidos que ayudan a la cicatrización del organismo se dirigen a su destino para iniciar su importante labor. Sensibilidad y, a veces, un poquito de sangrado, son también comunes después de una circuncisión y no representan motivo de preocupación.

El uso de pañales dobles el primer día ayudará a proteger el pene y también a impedir que los muslos del bebé presionen contra él; por lo general, esto no es necesario más adelante. Normalmente, el pene será envuelto en gasa por el médico o *mohel* (quien practica el ritual de circuncidar en la fe judía). Algunos médicos recomiendan poner una venda de gasa limpia en el pene, con un toque de vaselina u otro ungüento, cada vez que se le cambie el pañal; otros no lo consideran necesario mientras mantengas limpia el área. Hasta que la cicatrización se complete, también deberás evitar que el pene se moje en un baño (es posible que tampoco zambullas a tu bebé, porque lo más probable es que a estas alturas todavía no se le haya caído el cordón umbilical).

Inflamación del Escroto

"El escroto de nuestro bebé parece muy grande. ¿Debemos preocuparnos?".

Probablemente no. Los testículos del niño están recubiertos de una bolsa protectora llamada escroto, que está llena con un poquito de líquido como protección. A veces un niño nace con un exceso de fluido en el saco del escroto, lo que lo hace parecer como si estuviera inflamado. Llamada hidrocele, esta condición no es motivo de preocupación ya que se resuelve gradualmente durante el primer año, casi siempre sin necesidad de tratamiento.

Sin embargo, deberías comentar esta hinchazón al médico para comprobar que no se trata de una hernia inguinal (más probable si es que también aparece sensible, rojiza y descolorida, que puede tanto parecer hidrocele como producirse conjuntamente. Al examinar a tu bebé, el médico podrá determinar si la inflamación del escroto se debe a un exceso de líquido o si se trata de una hernia.

Hipospadias

"Nos acaban de decir que el orificio del pene de nuestro bebé está en el

medio en vez de la punta de éste. ¿Qué significa esto?".

Cada tanto, se produce una ligera irregularidad durante el desarrollo prenatal de la uretra y el pene. En el caso de tu bebé, la uretra (el tubo que transporta a la orina y el semen, aunque no al mismo tiempo) no llega hasta la punta del pene sino que se abre en otro sitio. Esta condición se llama hipospadias y se da más o menos en uno a tres de cada mil varoncitos nacidos en los Estados Unidos. La hipospadias de primer grado, en la que la abertura de la uretra está en la punta del pene pero no exactamente en el lugar adecuado, es considerada un defecto menor y no requiere tratamiento. La hipospadias de segundo grado, en la que la abertura está en la parte inferior del pene, y la de tercer grado, en la que la abertura se encuentra cerca del escroto, pueden corregirse con cirugía reconstructiva.

Como el prepucio podría usarse para la reconstrucción, los bebés con hipospadias no deben ser circuncidados (ni siquiera en el caso de una circuncisión ritual).

A veces, una niña nace con hipospadias, con la abertura de la uretra en la vagina, lo que también suele corregirse con cirugía.

ARROPAR AL BEBÉ CON UNA MANTA

"He tratado de mantener arropada a mi pequeña con una manta, tal como me mostraron en el hospital. Pero patea la manta una y otra vez y se desabriga. ¿Debo dejar de intentarlo?".

Los primeros días de vida en el exterior pueden desorientar a un recién nacido e inquietarlo un poco. Después de pasar nueve meses envuelto firmemente en el útero, debe adaptarse a los espacios abiertos que se le abren repentinamente en su nuevo entorno. Muchos expertos en el cuidado infantil consideran que la transición puede ser más cómoda si la seguridad y calidez del antiguo hogar del bebé son simuladas envolviéndolo o arropándolo con una manta. Arroparlo con una manta también impide que el bebé perturbe su sueño con sus propios movimientos espasmódicos, lo mantiene más cómodo y contento de espaldas, y lo mantiene abrigado en los primeros días en que su termostato no funciona con la mayor eficacia (aunque para evitar sobrecalentarlo, el bebé nunca debería ser arropado en un cuarto caluroso).

Sin embargo, el hecho de que todos los bebés sean arropados con una manta en el hospital, no significa que todos necesiten –o quieran– ser arropados en casa. Muchos bebés seguirán cómodos envueltos en una manta (y por lo tanto dormirán mejor) durante algunas semanas, otros todavía un poco más. También podría ayudar a aliviar a los bebés con cólicos. Por otra parte, otros parecen perfectamente satisfechos sin que se los arrope con una manta o desde el principio se molestan si los envuelven. Una regla de oro: si tu recién nacida parece sentirse bien cuando la envuelves con una manta, hazlo; si no es así, no lo hagas.

A la larga, todos los bebés superarán la necesidad de que los arropen con una manta una vez que se vuelvan un poquito más activos, y lo harán saber claramente tratando de patear la manta para quitársela. A esta altura, el uso de la manta durante la siesta es potencialmente inseguro, ya que al tratar de quitársela, el bebé corre el riesgo de sofocarse. Por ese motivo, y como envolverlo puede interferir con su capacidad de practicar sus habilidades motrices, los bebés no deben ser arropados con una manta después de que se vuelven más activos, a menos que realmente parezcan tener la necesidad de "estar cobijados" durante los brotes de cólicos, en cuyo caso esta práctica debería limitarse solamente a esos momentos.

Cómo Mantener la Temperatura Adecuada para el Bebé

"Parece demasiado caluroso afuera para un suéter y un gorro, pero cuando saco al bebé sólo con su camisita y su pañal, todos nos comentan que está desabrigado".

Para los extraños bien intencionados de los buses, comercios y de la calle, los nuevos padres no hacen nada bien (incluso si se trata de su segundo o tercer hijo). Por eso, acostúmbrate a las críticas. Sin embargo, no dejes que influyan sobre el modo en que cuidas del bebé. Las abuelas se pasarán toda su vida opinando lo contrario, pero una vez que el termostato natural del bebé funciona adecuadamente (en los primeros días de vida), no necesitarás abrigarlo más de lo que te abrigues tú (y, de hecho, antes de ese momento, demasiada ropa, especialmente en clima cálido, puede ser tan agobiante para el mecanismo regulador térmico del bebé como muy poca ropa).

Por eso, en general, tu comodidad ante la temperatura te servirá de guía para determinar la de tu bebé (a menos que seas el tipo de persona que siempre tiene calor cuando los demás tienen frío, o que siempre tiene frío cuando todos tienen calor). Si no estás segura, no le toques las manos para confirmarlo (como te lo aconsejarán esos "bien intencionados", retándote al decirte "¿viste?, ¡tiene las manos frías!"). Las manos y pies de un bebé están generalmente más frías que el resto de su cuerpo, también a causa de su sistema circulatorio en desarrollo. Tampoco pienses que si el bebé estornuda unas pocas veces significa que tiene frío; podría estornudar en reacción a la luz solar o porque necesita despejar la nariz.

Pero aunque no tengas por qué escuchar a los extraños, escucha a tu bebé. Por lo general, los bebés te hacen saber que tienen mucho frío quejándose o llorando (como te dirán casi todo lo demás). Cuando recibas ese mensaje (o si no estás segura de haberlo vestido adecuadamente), controla su temperatura con tu mano tocándole la nuca, brazos o extremidades (lo que te resulte más fácil alcanzar por debajo de la ropa del bebé). Si el bebé se siente cómodamente abrigado, probablemente su llanto se debe a que tiene hambre o está cansado (y si está sudando, tal vez se queja de que está demasiado abrigado; quítale una capa de ropa). Si tiene frío, agrégale ropa o una cubierta o sube el termostato. Si un bebé pequeño está muy frío, ponlo en un lugar cálido inmediatamente, porque tal vez su cuerpo no puede producir suficiente calor para calentarse aunque tenga mucho abrigo. Mientras tanto, acércalo a la calidez de tu propio cuerpo, debajo de tu blusa si es necesario.

La parte del bebé que necesita extra protección en todo tipo de clima es su cabeza; por un lado, debido a que una cabeza descubierta pierde mucho calor (en especial la cabecita del bebé, que es desproporcionadamente grande para su cuerpo), y por otro, porque la mayoría de los bebés tiene muy poco pelo, lo que se traduce en poca protección. Incluso en días ligeramente frescos, es buena idea ponerle un gorro a un bebé de menos de un año. En clima caluroso y soleado, un gorro con visera protegerá su cabeza, cara y ojos; pero aun con esta protección (además de bloqueador solar), la exposición a pleno sol debería ser breve.

Un bebe pequeño también necesita protección extra por la pérdida del calor cuando duerme. Durante el sueño profundo, su mecanismo de producción de calor se debilita; por lo tanto, en climas fríos lleva una manta o cubierta extra para su siesta diurna en el cochecito. Si duerme en una habitación fresca durante la noche, una manta de dormir le ayudará a mantenerse abrigado (los acolchados y edredones son inseguros para un bebé mientras duerme). Pero no le pongas un gorro cuando duerma en el interior de la casa, ya que podrías sobrecalentarlo.

En lo que respecta a vestirlo cuando hace frío, enfundarlo en varias capas de ropa no sólo está de moda sino que es lo adecuado. Varias capas ligeras de ropa retienen más eficientemente el calor que una sola capa de ropa pesada, y las capas exteriores se las puedes sacar según sea necesario cuando entres en una tienda con mucha calefacción o subas a un autobús sofocante o si de pronto empieza a hacer calor.

A veces, un bebé se aparta de la norma sobre el control de la temperatura corporal, tal como suele ocurrir con algún adulto. Si tu bebé parece tener más frío o más calor que tú todo el tiempo, acepta el hecho. Al hablar con tus suegros, podrías enterarte de que tu marido era igual. Eso significa que para el bebé friolento debes usar más abrigo y ropa más abrigada que lo que tú necesitarías habitualmente. Y para el bebé caluroso (probablemente lo descubrirás debido al sarpullido del calor aun en invierno) usarás menos abrigo y ropa más ligera.

Salidas con el Bebé

"Han pasado diez días desde que traje a mi recién nacida del hospital y me estoy empezando a volver loca encerrada en la casa. ¿Cuándo puedo sacarla?".

A menos que el hospital y tu casa estén conectados por un túnel subterráneo, ya has sacado a tu hija a la intemperie. Y a menos que haya una nevisca, una tormenta o temperaturas muy heladas, cabe la posibilidad de que pudieras haber continuado sacándola todos los días. El viejo cuento de abuelas (todavía perpetuado por madres y suegras no tan mayores) que ha mantenido cautivos a recién nacidos y a sus padres en sus propias casas durante dos semanas posparto o más, no es válido. Un bebé saludable, nacido a pleno término, es suficientemente fuerte como para resistir un paseo por el parque, un viaje rápido al mercado o aun una excursión más prolongada para visitar a la abuela (aunque en la temporada de gripe podrías limitar la exposición de tu bebé a los sitios con mucha gente y sus gérmenes, durante las primeras seis a ocho semanas). Suponiendo que estés a la altura del ejercicio (probablemente necesitarás pasar mucho tiempo descansando durante, por lo menos, la primera semana posparto), siéntete libre de planear esa primera salida fuera de los límites de tu hogar.

Cuando saques a tu bebé, vístela de manera adecuada, protégela de los climas extremos, y siempre lleva contigo algún abrigo extra si existe la posibilidad de que refresque. Si está ventoso o lluvioso, usa una cubierta impermeable en el cochecito; si está muy frío o extremadamente caluroso y húmedo, limita el tiempo que tu bebé pase a la intemperie; si tú estás helada o sudorosa, ella también lo estará. Evita lo que no sea más que una breve exposición directa a la luz del sol, aun en clima templado. Y, lo más importante: si sales en auto, asegúrate de que tu pequeña esté adecuadamente asegurada en su asiento infantil de auto que mira hacia atrás.

EXPOSICIÓN A OTRA GENTE

"Todo el mundo quiere tocar a mi bebé. El portero, la cajera del supermercado, mujeres mayores en los comercios, las visitas que vienen a casa. Me preocupan mucho los gérmenes".

No hay nada más tentador que apretar a un recién nacido. Sus mejillas, mentón, deditos de manos y pies resultan irresistibles. Pero resistirse a ello es lo que la mayoría de los padres quisiera que los extraños hicieran.

Tu temor de que pueda recoger gérmenes de este modo es legítimo. Un bebé muy joven es más susceptible a la infección debido a que su sistema inmunológico es todavía relativamente inmaduro y no ha tenido la oportunidad de fortalecer su inmunidad. Por eso, al menos por ahora, di cortésmente a los extraños que "se mira y no se toca", en especial las manos del bebé que, por lo general, terminan en su boquita. Siempre puedes culpar al médico: "El pediatra me dijo que por el momento no deje a nadie que no es de la familia tocar al bebé". En cuanto a amigos y familiares, pídeles que se laven las manos antes de tomar en brazos al bebé, al menos durante el primer mes. Y, evidentemente, debe evitarse el contacto de piel a piel con cualquiera que tenga un sarpullido o heridas sin sanar.

Sin importar lo que digas o hagas, cada tanto tu bebé tendrá algún contacto físico con extraños. Por eso, si una cajera amistosa en el banco pone a prueba el agarre de su dedito antes de que puedas completar la transacción, límitate a sacar una toallita húmeda y a limpiar discretamente la mano del bebé. Y preocúpate tú también de lavarte las manos después de pasar tiempo fuera de casa y antes de tocar al bebé. Los gérmenes de extraños (y de picaportes o carritos de compras) pueden pasar fácilmente de tus manos a las de tu bebé.

Pero cuando crezca no necesitará –ni debería– criarse en un ambiente extremadamente esterilizado. Necesita en cambio quedar expuesto a una amplia variedad de gérmenes para empezar a fortalecer su inmunidad a los que sean comunes en la región donde vives. Por eso, sé un poquito más flexible y deja que los gérmenes caigan donde deben después de las primeras seis a ocho semanas.

ACNÉ INFANTIL

"Supuse que los bebés debían tener una piel hermosa. Pero mi bebé de dos semanas parece tener un brote terrible de acné".

Aunque parezca injusto y, por lo general, inoportuno (cuando se manifiesta justo antes de la visita a los abuelos o del primer retrato formal), muchos bebés atraviesan por esos períodos de piel "adolescente" antes de cumplir un mes de vida. El acné infantil, que afecta a un 40% de los recién nacidos, suele comenzar a las dos a tres semanas y puede durar a menudo hasta que tenga entre cuatro y seis meses. Nadie conoce a ciencia cierta la causa del acné del bebé, pero se cree que dichos problemas de cutis tienen la misma causa que muchos de los problemas de cutis de los adolescentes: las hormonas.

Sin embargo, en el caso de los recién nacidos, no son sus hormonas las que están causando el problema, sino las de su madre, que siguen circulando en su organismo. Estas hormonas maternales estimulan las precarias glándulas sudoríparas del bebé, provocando la salida de granitos. Otro motivo del acné infantil es que los poros de los recién nacidos no están completamente desarrollados, lo que los convierte en blanco fácil de la infiltración de suciedad y el consiguiente brote de imperfecciones.

No se los aprietes ni los frotes con jabón ni los untes con una loción ni los trates de ninguna otra manera. Sólo lávalos con agua dos o tres veces por día, sécalos dándoles toquecitos, y se irán en unos pocos meses, sin dejar marcas duraderas.

CAMBIOS EN EL COLOR DE LA PIEL

"Mi pequeña de pronto cambió a dos colores: azul rojizo de la cintura para abajo y pálido de la cintura para arriba. ¿Le pasa algo malo?".

Presenciar un cambio de color en tu hijita te puede atemorizar. Y sin embargo, no hay prácticamente nada que temer cuando un recién nacido aparece con una repentina división de colores, ya sea de un lado a otro o de abajo hacia arriba. Como resultado de la falta de madurez de su sistema circulatorio, la sangre se acumula en la mitad del cuerpo de tu bebé. Ponla suave y brevemente cabeza abajo (o dala vuelta si la diferencia de color es de un lado a otro) y recuperará su color normal.

También podrías notar que sus manos y pies parecen azulados, aunque el resto del cuerpo esté rosado. Esto también se debe a su sistema circulatorio y, por lo general, desaparece para fines de la primera semana.

"A veces, cuando estoy cambiando a mi recién nacido, veo que toda su piel parece manchada. ¿Por qué?".

No es inusual que aparezcan unas manchas purpúreas (a veces más rojas, a veces más azules) en la piel de un bebé pequeño cuando tiene frío o cuando llora. Estos cambios transitorios son un indicio más de un sistema circulatorio aún en desarrollo, visible a través de una piel todavía muy fina. Debería superar este fenómeno del color en unos pocos meses. Mientras tanto, cuando ocurra, tócale la nuca o la parte central del cuerpo para comprobar si tiene demasiado frío. Si es así, abrígalo con más ropa o mantas. Si no es así, tranquilízate y espera a que las motas desaparezcan, como probablemente sucederá en unos pocos minutos.

AUDICIÓN

"Mi niña no parece reaccionar mucho a los sonidos. De hecho, se duerme aunque el perro esté ladrando y mi hijita mayor esté en plena rabieta. ¿Podría tener un problema de audición?".

Tal vez no es que tu bebé no oiga el ladrido del perro y la gritería de su hermanita, sino que está acostumbrada a esos sonidos. Aunque haya visto el mundo por primera vez al salir del útero, no es la primera vez que ha oído sus sonidos. Muchos sonidos –desde la música que escuchas en el estéreo hasta los bocinazos y sirenas de la calle– penetraron las paredes de su pacífico hogar uterino, y se terminó por acostumbrar a ellos.

La mayoría de los bebés reacciona a los ruidos intensos: en la primera infancia, sobresaltándose; alrededor de los tres meses, parpadeando; y a los cuatro meses, volviéndose en dirección a ellos. Pero esos sonidos que se han convertido en algo habitual en el ambiente del bebé podrían no provocar una respuesta o tal vez sólo producir una reacción tan sutil que el ojo poco entrenado no advierte, como un cambio de posición o de actividad.

Casi todos los recién nacidos son examinados para determinar si tienen

PARA MANTENER SEGURO AL BEBÉ

A pesar de su apariencia frágil, los bebés son bastante resistentes. No se "rompen" cuando los tomas en brazos, la cabeza no se les desprende cuando te olvidas de sostenerla, y sobrellevan la mayoría de las caídas sin mayores lesiones. Sin embargo, pueden ser vulnerables. Aun los más jóvenes, que parecen demasiado pequeños para meterse en dificultades, lo hacen, a veces por primera vez en su vida cuando se dan vuelta o quieren tomar algo con las manos. Para protegerlo de accidentes que no tienen que ocurrir, asegúrate de seguir todos estos consejos de seguridad todo el tiempo:

◆ En el auto, asegura siempre al bebé en un asiento de seguridad infantil, no importa lo lejos o cerca que vayas o con qué rapidez o lentitud manejes. Tú también usa el cinturón de seguridad y haz que quien maneje también lo haga, ya que nadie está seguro a menos que el conductor lo esté. Y nunca bebas y manejes (ni manejes cuando estés muy cansada ni cuando estés tomando medicamentos que te dan sueño) ni tampoco dejes que tu bebé viaje con alguien que ha bebido (consulta la página 152 para más consejos sobre la seguridad del bebé en el auto).

◆ Si bañas al bebé en una bañera grande, pon una toalla pequeña o un paño en el fondo para evitar que se resbale. Mantén siempre una mano sobre tu bebé mientras lo bañas.

◆ Nunca dejes a tu bebé sin atender sobre un cambiador, cama, silla o sofá, ni siquiera por un segundo. Aun un recién nacido que no puede darse vuelta, podría estirarse repentinamente y caerse. Si no tienes correas de seguridad en el cambiador, debes mantener siempre una mano sobre el bebé.

◆ Nunca pongas al bebé en un asiento infantil (o para auto) o cargador de bebé sobre una mesa, mostrador o cualquier superficie elevada. Nunca dejes al bebé sin atender en un asiento en cualquier superficie, ni siquiera en el medio de una cama suave (donde hay un riesgo de sofocación si el bebé se da vuelta).

◆ Nunca dejes a un bebé solo con una mascota, aunque esté muy bien amaestrada.

◆ Nunca dejes al bebé solo en una habitación con un hermanito o hermanita menor de cinco años. El simple juego del *peekaboo*, entre un preescolar bien intencionado y un bebé, podría resultar en una trágica sofocación del más pequeño. Un abrazo amoroso, pero demasiado entusiasta, podría fracturarle una costilla al bebé.

◆ No dejes al bebé solo con una niñera menor de catorce años, o alguien que no conozcas bien o cuyas referencias no hayas revisado. Todas las niñeras deberían tener instrucción en seguridad infantil y resucitación cardiopulmonar (CPR).

◆ Nunca sacudas ni agites a tu bebé enér-

---

problemas de audición (consulta la página 110). Por eso, es probable que a tu bebé le hayan practicado un examen y comprobado que no presentaba problemas. Puedes confirmarlo preguntándole al médico si le realizaron el examen y cuáles fueron sus resultados.

Si todavía te preocupa la audición de tu bebé, haz esta pequeña prueba: aplaude detrás de su cabeza y comprueba si se sobresalta. Si lo hace, sabes que puede oír. Si no lo hace, prueba más tarde; los niños (aun los recién nacidos) tienen una gran capacidad para ignorar o bloquear su entorno a voluntad, y tal vez haya hecho exactamente eso. Si repites la

gicamente (ni siquiera jugando) ni lo lances al aire.

◆ Nunca dejes al bebé solo en casa, ni siquiera si es para ir a buscar el correo, mover el auto o revisar el lavadero en el sótano del edificio. Un accidente puede ocurrir en pocos segundos.

◆ Nunca dejes a un bebé o a un niño solo en un auto. En un clima caluroso (o incluso templado), puede sufrir una insolación, aun si dejas las ventanillas abiertas. Y sin importar el clima, alguien podría arrebatarlo y huir con él.

◆ Nunca le quites los ojos de encima cuando sales de compras, das un paseo o estás sentada en la plaza de juegos. Un cochecito es un blanco fácil para un secuestro.

◆ Evita usar todo tipo de cadenas o cuerdas en el bebé o en cualquiera de sus juguetes o pertenencias; eso significa nada de collares, cuerdas para chupetes o sonajeros, medallas religiosas colgando de una cadenita, cintas de más de seis pulgadas en cunas, u otros. Los extremos de las cuerdas en capuchas, camisones y pantalones deben estar bien anudados, para que no se puedan desatar, y nunca dejes cordones, hilos, cuerdas o cadenitas de ningún tipo donde el bebé los pueda alcanzar. Preocúpate además de que la cuna del bebé, el corralito de juegos y el cambiador no estén al alcance de cables eléctricos (que presentan un peligro doble), cables telefónicos o cordones de persianas o corti-

nas. Todos estos artículos pueden causar una estrangulación accidental.

◆ No coloques plásticos transparentes, como las bolsas que utilizan las tintorerías, o bolsas de plástico sobre los colchones o en cualquier lugar en el que el bebé pudiera alcanzarlos.

◆ Nunca dejes a un bebé sin atender al alcance de almohadas, juguetes de peluche u otros artículos acolchados ni dejes que el bebé duerma sobre una piel de oveja, colchón con cubierta de felpa, un puf, una cama de agua o una cama empotrada en la pared. Remueve siempre los baberos y cualquier lazo o hebillas para el pelo antes de poner al bebé a dormir. También considera dejar un ventilador en la habitación de tu bebé mientras duerme, ya que las investigaciones sugieren que el aire en circulación podría reducir el riesgo del síndrome de muerte súbita infantil.

◆ Retira los juguetes que cuelguen de la cuna una vez que el bebé pueda ponerse en posición de gatear (entre los cuatro y los seis meses). Saca los protectores de cuna cuando el bebé se pueda levantar (para que no pueda usarlos como escalón).

◆ No coloques al bebé en ninguna superficie junto a una ventana sin protección, ni siquiera por un segundo, ni aun cuando esté dormido.

◆ Usa detectores de incendio y de monóxido de carbono en tu hogar, e instálalos de acuerdo con las recomendaciones del cuartel de bomberos.

prueba, podrías lograr la respuesta que deseas. Si tampoco lo hace, trata de observar otros modos en los que tu bebé podría reaccionar al sonido: ¿está tranquila o parece responder de otro modo al sonido tranquilizante de tu voz, aunque no te esté mirando directamente? ¿Responde de algún modo al canto o la

música? ¿Se sobresalta al oír un ruido intenso no familiar? Si no parece responder a los sonidos, consúltalo con el pediatra tan pronto como puedas. Mientras más pronto se diagnostique y trate el déficit de audición de un niño, mejor será el resultado a largo plazo.

Los exámenes son particularmente

importantes para los bebés de riesgo elevado, incluyendo a los que nacieron con menos de 5½ libras o tuvieron complicaciones al nacer, los que estuvieron expuestos en el útero a drogas o infecciones (como rubéola) que pueden causar problemas de audición, los que tienen antecedentes familiares de sordera, y los que presentan otras anormalidades serias.

MÚSICA A TODO VOLUMEN

"A mi marido le gusta escuchar música rock a todo volumen. Me temo que pueda dañar los oídos de nuestra hijita".

Todos los oídos, jóvenes y viejos, pueden perder una determinada cantidad de su capacidad auditiva cuando quedan expuestos durante largos períodos a música estridente (ya sea rock, clásica o cualquier otro género). Aunque algunos oídos son naturalmente más sensibles y proclives al daño que otros, por lo general, la audición de los bebés y de los niños pequeños es más susceptible a los efectos dañinos de la música a un volumen excesivo. El daño a los oídos puede ser temporal o permanente, dependiendo del nivel del sonido y la duración y frecuencia a su exposición.

¿Cuál es el nivel de sonido que se considera peligroso? Aunque el llanto del bebé podría indicar que la música (u otro ruido) está demasiado fuerte para sus oídos, no esperes sus protestas para bajar el volumen; sus oídos no necesitan "molestarse" antes de dañarse. Según las normas para los lugares de trabajo establecidas por la Administración de Seguridad y Salud Laboral (OSHA), 90 decibeles es el máximo nivel de ruido que se considera seguro para los adultos… un nivel que puede ser excedido fácilmente por el estéreo. Si no tienes el equipo para medir los decibeles de tu estéreo cuando tu marido escucha música, puedes fijar el volumen con seguridad, manteniéndolo a un nivel en el que puedas conversar fácilmente; si tienes que gritar para hacerte oír, quiere decir que está demasiado fuerte.

VISIÓN

"Puse un móvil sobre la cuna de mi bebé, esperando que los colores le resultaran estimulantes. Pero no parece advertirlo. ¿Podría tener algún problema en la vista?".

Es más probable que exista algún problema con el móvil, al menos con el lugar donde está colgado. Un recién nacido enfoca mejor la vista en los objetos que se encuentran a una distancia de entre 8 y 14 pulgadas de sus ojos, un rango que al parecer no fue elegido por la naturaleza al azar sino intencionalmente, ya que es la distancia a la cual un bebé que se amamanta ve el rostro de su madre. Los objetos más cercanos o lejanos de un bebé acostado en su cuna no serán más que un manchón borroso para él, aunque podrá fijarse en algo distante, brillante o en movimiento, si no hay nada más que valga la pena en su rango de visión.

Además, en los primeros meses pasará la mayor parte del tiempo mirando a su izquierda o su derecha, rara vez concentrando su mirada al frente. Un móvil colgado directamente sobre su cuna es poco probable que llame su atención, pero sí podría interesarse en uno colgado en un costado u otro. Sin embargo, pocos bebés muestran interés en los móviles hasta que tienen de tres a cuatro semanas de vida, y muchos tampoco lo harán hasta más adelante (por motivos de seguridad, recuerda remover los móviles y cualquier juguete que cuelgue de la cuna una vez que el bebé pueda ponerse en posición de gatear, por lo general, alrededor de los cuatro a los seis meses).

Es decir, tu recién nacido puede ver, pero no de la manera en que lo hará en tres o cuatro meses más. Si quieres evaluar su visión, coloca una linterna de bolsillo en un costado de su línea de visión, a 10 o 12 pulgadas de la cara. Durante el primer mes, un bebé se concentrará generalmente en la luz durante un breve instante, lo suficiente como para que te des cuenta de que la está viendo. Para fines del primer mes, algunos bebés te seguirán con la vista a medida que muevas lentamente la luz hacia el centro de su campo de visión. Por lo general, recién a los tres meses el bebé empezará a seguir el movimiento de un objeto en un arco completo de 180 grados de un lado a otro.

La visión de tu bebé seguirá desarrollándose durante el primer año. Probablemente enfocará a la distancia durante varios meses y no podrá percibir bien la profundidad hasta los nueve meses (por eso es un candidato perfecto a caerse de los cambiadores y camas). Pero aunque su visión no sea perfecta ahora, sí disfruta de mirar ciertos objetos, y este pasatiempo es una de las rutas más importantes del aprendizaje. Por eso, dale muchos estímulos visuales, pero sin sobrecargar sus circuitos; uno o dos objetos llamativos a la vez es todo lo que puede absorber. Y como no puede mantener su atención por períodos prolongados, cambia el escenario con frecuencia.

A la mayoría de los bebés pequeños les gusta estudiar los rostros (incluso los ojerosos) y también el suyo en un espejo en la cuna (aunque, por supuesto, no lo reconocerá como propio hasta que hayan pasado muchos meses). Además, prefieren fijar la mirada en objetos que muestren intenso contraste, como blanco y negro o rojo y amarillo, y en los objetos complejos más que en los simples. Les encanta mirar la luz: un *chandelier*, una lámpara, una ventana (especialmente una por la que se filtre la luz a través de los listones verticales u horizontales de las persianas) atraerán su curiosidad y, por lo general, están más felices en un cuarto bien iluminado que en uno en penumbras.

Los exámenes de la vista serán parte de los chequeos rutinarios de tu bebé. Pero si crees que no está enfocando su vista en objetos o rostros o si no se vuelve hacia la luz, coméntaselo al pediatra en la siguiente visita.

EL DESTELLO DEL *FLASH*

"He notado que nuestro bebé parpadea cuando se dispara el flash de la cámara. ¿Podría estar dañándole la vista?".

Solamente las celebridades más destacadas se ven tan acosadas por el destello del *flash* de la cámara como un recién nacido, cuyos padres *paparazzi* están dispuestos a capturar en fotos cada detalle de sus primeros días de vida. Pero, al contrario de las celebridades, los bebés no pueden ocultarse detrás de lentes oscuros cuando empiezan los destellos. Para proteger los ojos de tu bebé de la posibilidad de daño por un *flash* demasiado cercano e intenso y de la exposición demasiado cercana de las luces de la cámara, es preferible que tomes algunas precauciones durante las sesiones de fotos. Trata de mantener la cámara a, por lo menos, 40 pulgadas del bebé y, si tu equipo fotográfico lo permite, haz rebotar la luz en una pared o el cielo raso en vez de su carita. Pero no te preocupes si no has tomado tales precauciones durante tomas anteriores. El riesgo de daño es extremadamente mínimo.

ESTRABISMO

"La hinchazón ha bajado alrededor de los ojos de mi hija, pero ahora parece estar un poco bizca".

Los bebés son muy serviciales: siempre les están dando algo a sus padres… algo nuevo de qué preocuparse. Y la mayoría de los padres se preocupa mucho cuando advierten que los ojos de su bebé parecen estar bizcos. En realidad, en la mayoría de los casos se trata sencillamente de capas extra de piel en la comisura interior de los ojos que dan este efecto en los bebés. Cuando esas capas se retraen a medida que el bebé crece, los ojos empiezan a parecer más normales. Para tu seguridad, coméntaselo al pediatra en la próxima visita.

Durante los primeros meses, podrías notar también que los ojos de tu bebé no parecen trabajar en perfecta coordinación todo el tiempo. Estos movimientos de los ojos al azar significan que está aprendiendo a usar sus ojos y fortaleciendo los músculos oculares; hacia los tres meses, la coordinación debería haber mejorado bastante. Si no es así, o si los ojos de tu hijita parecen no estar sincronizados, entonces consulta al médico sobre el problema. Si hay una posibilidad de que realmente padece estrabismo (en que el bebé usa un ojo para enfocar lo que está mirando y el otro parece apuntar a cualquier sitio), debes consultar a un oculista pediátrico. El tratamiento temprano es importante, porque gran parte de lo que el bebé aprende lo hace a través de la vista, y porque desatender el estrabismo podría conducir a una ambliopía conocida como "ojo perezoso" (en que el ojo que no se ha usado se vuelve perezoso y, por consiguiente, más débil por falta de uso).

OJOS LACRIMOSOS

"Al principio, mi hijita lloraba sin lágrimas. Ahora sus ojos parecen estar llenos de lágrimas, aunque no esté llorando. Y a veces se desbordan".

Las lagrimitas no empiezan a salir de los ojos de los recién nacidos hasta fines del primer mes. Es en ese momento cuando el líquido que baña los ojos (llamado lágrimas) es producido en cantidad suficiente por las glándulas sobre los globos oculares. Éste fluye normalmente por los pequeños conductos, situados en la comisura interior de cada ojo y en la nariz (lo que explica por qué muchas lágrimas producen flujo nasal). Los conductos son particularmente pequeños en los bebés, y un 1% de ellos –incluido el tuyo– tiene uno o los dos bloqueados al nacer.

Como un conducto lagrimal bloqueado no se drena adecuadamente, las lágrimas llenan los ojos y a menudo se desbordan, produciendo esa apariencia de "ojos siempre llorosos" aun en bebés felices. Pero los conductos obstruidos no representan un motivo de preocupación; la mayoría se despejará por sí sola para fines del primer año sin ningún tratamiento, aunque el médico de tu hijita podría enseñarte a dar suaves masajes a los conductos para acelerar su descongestión (siempre lávate bien las manos antes de darle masajes; si los ojos de tu bebé se hinchan o se ponen rojos, no continúes con los masajes y consulta al médico).

A veces, cuando el conducto está obstruido, se produce una pequeña acumulación de mucosa blanca amarillenta en la comisura interior del ojo, y los párpados podrían pegarse cuando el bebé se despierta por la mañana. La mucosa puede limpiarse con agua y bolitas de algodón absorbente esterilizadas. Sin embargo, una descarga pesada, de amarillo más oscuro y/o un enrojecimiento de la esclerótica (el blanco del ojo) podría indicar una infección u otra afección que requiera atención médica. El médico podría recetar ungüento antibiótico o gotas, y si el conducto se infecta crónicamente, podría derivar al bebé a un oftalmólogo. Llama al médico inmediatamente si el ojo lloroso parece sensible a la luz o si parece diferente en forma o tamaño al otro ojo.

ESTORNUDOS

"Mi bebé no para de estornudar. No parece enfermo, pero me temo que haya pescado un resfrío".

No corras a la cocina a preparar una sopa de pollo. Lo que ha pescado tu bebé probablemente no es un resfrío sino un poco de líquido amniótico y exceso de mucosa en las vías respiratorias, un hecho muy común en los bebés pequeños. Y para despejarlas, la naturaleza le ha suministrado un reflejo protector: el estornudo. Los estornudos frecuentes (y la tos, otro reflejo protector) también ayudan al recién nacido a deshacerse de extrañas partículas del ambiente que llegan hasta su nariz (así como olfatear pimienta hace estornudar a muchos adultos). Tu bebé también podría estornudar al estar expuesto a la luz, especialmente la solar.

LAS PRIMERAS SONRISAS

"Todos dicen que las sonrisas de mi bebé son 'sólo burbujas', pero se ve muy feliz cuando sonríe. ¿Podrían ser sonrisas de verdad?".

Lo leen en libros y revistas. Lo oyen de las suegras, amigas con hijos, sus pediatras y perfectas extrañas en el parque. Y aun así, ninguna madre o padre flamante quiere creer que las primeras sonrisas de su bebé son obra de una burbuja en vez de una oleada de amor dirigida especialmente a la mamá o al papá.

Pero, lamentablemente, según las evidencias científicas parece ser verdad: la mayoría de los bebés no sonríe en el verdadero sentido social antes de cuatro a seis semanas de vida. Eso no significa que toda sonrisa sea siempre "sólo una burbuja". También podría ser una señal de comodidad y satisfacción: muchos bebés sonríen mientras se están por dormir, cuando orinan o cuando les acarician las mejillas.

Cuando el bebé te regale su primera sonrisa lo sabrás, y te derretirás como corresponde. Mientras tanto, disfruta de esos atisbos de las sonrisas que vendrán, y que son indiscutiblemente adorables sin importar su causa u origen.

HIPO

"Mi bebé tiene hipo todo el tiempo, y sin motivo aparente. ¿Le molesta tanto como a mí?".

Algunos bebés no sólo nacen con hipo, sino que ya tienen hipo antes de nacer. Y es probable que si tu bebé tuvo mucho hipo en tu interior, también lo experimentará a menudo en los primeros meses en el exterior. Pero a diferencia del de los adultos, el hipo de un recién nacido no tiene una causa conocida, aunque abundan las teorías. Una señala que es un reflejo más del bebé, aunque más adelante suele ser desencadenado frecuentemente por sus risitas. Otra teoría sostiene que los bebés tienen hipo cuando tragan la fórmula o la leche materna, llenando la barriguita de aire. Al contrario del hipo de los adultos, no es molesto, al menos para el bebé. Si a ti te molesta, intenta amamantarlo o que succione la tetina del biberón, según sea el caso, lo que podría contener el ataque de hipo.

EL USO DE DETERGENTES EN LA ROPA DEL BEBÉ

"He estado usando jabón en escamas para bebés para lavar la ropa de mi hijita. Pero nada parece quedar limpio, y me estoy cansando de lavar su ropa por separado. ¿Cuándo puedo empezar a usar nuestro detergente regular?".

Aunque los fabricantes de jabones especiales para bebés probablemente no quieren que se sepa, muchos recién nacidos tal vez no necesitan que les laven su ropa aparte de la del resto de la familia. Aun los detergentes de alta potencia que realmente limpian la ropa, eliminando la mayoría de las manchas y olores (del tipo en los que se especializan los bebés), no causan irritación en la mayoría de los bebés cuando se enjuagan bien (si se usan detergentes líquidos el enjuague es más a fondo y el poder de despejar las manchas más efectivo).

Para poner a prueba la sensibilidad de tu bebé a tu detergente favorito, añade una prenda que usará cerca de su piel (como una camisa) a tu próxima carga de ropa familiar, teniendo cuidado de que no haya detergente de más ni enjuague de menos. Si la piel del bebé no muestra sarpullido ni irritación, comienza a lavar su ropa con la del resto de la familia. Si le aparece sarpullido, prueba otro detergente, preferiblemente uno que no tenga colores ni fragancias, antes de decidir si debes seguir usando el jabón en escamas para bebé.

Otra medida extra que podrías considerar es limpiar la mancha primero antes de lavar la prenda, para evitar esas manchas amarillas reveladoras que quedan cuando el bebé devuelve la leche. O, mejor todavía, limpia lo que devuelve el bebé cuando todavía está fresco.

Todo acerca de: EL DESARROLLO DEL BEBÉ

Desde el día en que nacen comienza la carrera, y es seguro que casi todos los padres, que están alentando a sus bebés desde la línea de partida, se decepcionarán si no tienen un buen desempeño. Si las tablas de desarrollo de los bebés indican que algunos empiezan a darse vuelta a las diez semanas, ¿por qué su bebé no lo ha logrado todavía a las doce? Si el bebé en el cochecito de al lado tomó con sus manos un objeto a los tres meses y medio, ¿por qué el suyo no lo ha hecho para entonces? Si la abuela insiste en que todos sus hijos se sentaron a los cinco meses, ¿por qué el suyo todavía no lo logra a los seis?

Lo que ocurre es que en esta carrera, el bebé que primero domina las habilidades evolutivas tempranas no es necesariamente el ganador, mientras que aquel que se desarrolla con más lentitud tampoco necesariamente es el último en llegar. Aunque el bebé muy alerta podría efectivamente convertirse en un niño brillante y en un adulto exitoso, los intentos por medir la inteligencia infantil y correlacionarla con la inteligencia en los años posteriores no han sido fructíferos. El bebé que da señales de ser un poco más lento, al parecer también puede convertirse en una persona brillante y exitosa. De hecho, los estudios han demostrado que uno de cada siete niños gana cuarenta puntos de coeficiente intelectual (IQ, en inglés) desde la mitad del tercer año hasta los diecisiete años. Eso significa que un niño "promedio" puede convertirse en un adolescente "dotado".

Parte de la dificultad, por supuesto, es que sabemos muy poco acerca de la manera en que se manifiesta la inteligencia en la infancia o siquiera si lo hace. Y aunque lo supiéramos, sería difícil medirla debido a que los bebés se comunican sin palabras. No podemos hacerles preguntas y esperar respuestas, no podemos asignarles una lectura y luego poner a prueba su comprensión, no podemos presentarles un problema para evaluar su poder de razonamiento. Lo único que podemos hacer es evaluar sus habilidades motrices y sociales, aunque éstas tampoco coinciden con lo que más adelante consideramos como inteligencia. Incluso cuando evaluamos las primeras habilidades evolutivas, nuestros resultados suelen ser cuestionables; nunca sabemos si un bebé no está cumpliendo por incapacidad, falta de oportunidad, hambre, cansancio o una pérdida momentánea de interés.

Todos los que han pasado algún tiempo cerca de más de un bebé saben que los niños se desarrollan a un ritmo diferente. Muchas de estas diferencias se deben más a la naturaleza que a la crianza. Cada individuo parece nacer programado para sonreír, levantar la cabeza, sentarse y dar los primeros pasos a una edad determinada. Los estudios han demostrado que es poco lo que podemos hacer para acelerar el calendario evolutivo, aunque podemos retrasarlo si no proporcionamos un ambiente adecuado para el desarrollo, por falta de estímulo u oportunidad, por una mala dieta, por un escaso cuidado de la salud (determinados problemas médicos o emocionales pueden perjudicar el desarrollo),

y, simplemente, por no proporcionar suficiente amor y atención.

El desarrollo infantil suele dividirse en cuatro áreas:

Social. La rapidez con que tu bebé aprenda a sonreír y a responder a los rostros y las voces humanas, por ejemplo, te dirá algo de él como ser social. Aunque algunos bebés son naturalmente más serios que otros, y algunos más sociales, una demora importante en esta área podría indicar un problema con la visión o la audición o con el desarrollo emocional o intelectual.

Lenguaje. El niño que tiene un vocabulario amplio a una edad temprana o que habla en frases y oraciones antes de la etapa usual, probablemente será hábil con las palabras. Pero el niño que pide las cosas con gruñidos y gestos comenzando el segundo año, podría recuperar terreno y tener igual o mejor resultado más adelante. Como el desarrollo del lenguaje receptivo (qué tan bien el bebé comprende lo que le dicen) es un mejor indicador de progreso que el desarrollo del lenguaje expresivo (qué tan bien habla el bebé), el niño que "comprende todo" pero dice poco no es probable que experimente retrasos evolutivos. Nuevamente, un desarrollo muy lento en esta área a veces indica un problema de visión o audición y debería ser evaluado.

Desarrollo motor grueso. Algunos bebés parecen físicamente activos desde sus primeras pataditas en el útero; una vez que nacen, levantan la cabeza, se sientan, se levantan impulsándose con los brazos y caminan muy pronto, y podrían llegar a ser más atléticos que la mayoría. Pero hay algunos que tienen un comienzo tardío que terminan sobresaliendo en el campo de fútbol americano o también en la cancha de tenis. Sin embargo, los que se demoran mucho deben ser evaluados para tener la seguridad de que no padecen impedimentos físicos o de salud para alcanzar un desarrollo normal.

Desarrollo motor fino. Una coordinación visomotriz temprana, y la capacidad de extender la mano para alcanzar, agarrar y manipular objetos antes de la edad promedio podría pronosticar una persona que será muy hábil con las manos. Sin embargo, el bebé que tarda más en dominar este terreno no necesariamente será torpe más adelante en su vida.

La mayoría de los indicadores del desarrollo intelectual –creatividad, sentido del humor y habilidades para resolver problemas, por ejemplo– no suele evidenciarse hasta el final del primer año, como muy pronto. Pero, a la larga, si se le dan muchas oportunidades, estímulo y apoyo, las distintas habilidades innatas del niño se combinarán para producir un adulto que será un pintor talentoso, un mecánico emprendedor, un recauda-

dor de fondos eficaz, un corredor de bolsa experimentado, una maestra sensible o un beisbolista estrella.

El ritmo de desarrollo en las distintas áreas es, por lo general, desigual. Un niño podría sonreír a las seis semanas, pero no estirar la mano para alcanzar un juguete hasta los seis meses, mientras que otro podría caminar a los ocho meses, pero no hablar hasta el año y medio. Cuando a veces un bebé se desarrolla al mismo nivel en todas las áreas, podría dar un anticipo de su futuro potencial. Un bebé que hace todo muy pronto, por ejemplo, probablemente será más brillante que el promedio; el que parece extremadamente lento en todas las áreas, podría tener un problema serio evolutivo o de salud, en cuyo caso es necesaria una evaluación e intervención profesional (que podría marcar una enorme diferencia).

Aunque los bebés se desarrollan a un ritmo diferente, el desarrollo de cada niño –suponiendo que no existan barreras ambientales o físicas– sigue las mis-

LOS BEBÉS SON MÁS LENTOS HOY EN DÍA

Algo que decididamente debes tener en cuenta cuando sientas el impulso de comparar (y lo sentirás): en la actualidad, los bebés se están desarrollando más tarde que antes en algunas categorías de habilidades motrices. No debido a que sean menos precoces por naturaleza, sino a que ahora pasan menos tiempo boca abajo. Poner a los bebés a dormir de espaldas reduce bastante el riesgo del síndrome de muerte súbita infantil, pero demora temporalmente el desarrollo motor. Con poca oportunidad de practicar estas habilidades que los bebés solían experimentar estando de barriga (como darse vuelta y gatear), más bebés están desarrollando estas habilidades más tarde.

Muchos, incluso, se saltan completamente la fase de gateo, lo que no constituye un problema a menos que el bebé también se esté saltando otros hitos evolutivos, como darse vuelta y sentarse, entre otros. Los padres pueden ayudar a sus bebés, asegurándose de que pasen mucho tiempo jugando boca abajo, siempre vigilados, desde temprana edad. La AAP recomienda jugar con el bebé estando de barriga dos a tres veces por día, durante tres a cinco minutos. Hay colchonetas especiales disponibles, aunque una manta y una toalla suave enrolladas debajo del pecho del bebé (si lo quieres, aunque no es necesario), serán igualmente efectivos. Recuerda: de espaldas para dormir, de barriga para jugar.

mas tres pautas básicas. Primero, se desarrollan de arriba hacia abajo, de la cabeza a los pies. Los bebés levantan la cabeza antes de poder enderezar la espalda para sentarse, y mantienen derecha la espalda para sentarse antes de poder pararse sobre sus piernas. Segundo, se desarrollan desde el tronco hacia las extremidades. Los niños usan los brazos antes que las manos y las manos antes que los dedos. No es de sorprender que el desarrollo progrese de lo simple a lo complejo.

Otro aspecto del aprendizaje infantil es la profunda concentración dirigida a aprender una habilidad particular. Un niño podría no interesarse en empezar a balbucear mientras aprende a incorporarse. Una vez que domina una habilidad motriz, pasa a otra, centrando tanto su atención en ella que parecería olvidar la anterior, al menos por un tiempo. A la larga, tu bebé será capaz de integrar las diversas habilidades y usar cada una de ellas de manera espontánea y adecuada. Pero, mientras tanto, no te preocupes si parece olvidar lo que ha aprendido hace poco o si te mira confundido cuando lo estimulas a que practique su más reciente habilidad.

Independientemente del ritmo de desarrollo de tu hijo, lo que logra en el primer año es sorprendente; nunca más volverá a aprender tanto y con tanta rapidez. Disfruta de este momento y demués-

¿EN QUÉ MES ESTAMOS DESPUÉS DE TODO?

¿Tratas de descifrar en qué mes está tu bebé... y cuál deberías estar leyendo ahora? Así funciona: el capítulo "El primer mes" informa sobre el progreso de tu bebé desde el nacimiento hasta que cumple un mes; el capítulo "El segundo mes" te da la información detallada de tu bebé de un mes (hasta que cumple los dos meses), y así. Las expectativas del primer año terminarán en el momento en que tu bebé apague las velitas de su primer cumpleaños.

trale a tu bebé que lo estás disfrutando. Al aceptar que su ritmo de evolución está bien, también le harás saber al bebé que él también está bien. Evita comparar a tu hijo con otros bebés (tuyos o ajenos) o con las normas de las tablas de desarrollo. Las tablas mensuales de desarrollo en este libro no se proponen inspirar dicha competencia (o preocupación) en los padres de bebés que no se están desempeñando al mayor nivel. Por el contrario, tienen por objeto dar a los padres una idea de la amplia gama de lo que resulta normal, para que puedan estar seguros de que sus bebés no padecen de ningún retraso evolutivo que debieran atender.

◆ ◆ ◆

El segundo mes

Es probable que haya habido muchos cambios en tu casa en el último mes (y no estamos hablando sólo de pañales). Cambios en tu bebé, a medida que progresa de una personita adorable, pero indiferente, a una personita diminuta más activa y alerta (que duerme un poquito menos e interactúa un poquito más). Y cambios en ti, a medida que te vas sintiendo cada vez menos una novata torpe y cada vez más una veterana (semi)experimentada. Después de todo, es muy probable que ya hayas aprendido a cambiar los pañales con una sola mano, seas experta en hacer eructar al bebé y puedas enganchar esa pequeña boquita a tu seno mientras duermes (y a menudo lo haces). Por supuesto, eso no significa que tengas todo bajo control. Si bien la vida con el bebé podría entrar en una rutina más previsible (aunque agotadora), los brotes de llanto, la seborrea y los contenidos de los pañales podrían hacer que te sigas planteando muchas preguntas (y que sigas llamando al médico con frecuencia). Pero a medida que tu bebé y tu pericia maternal crecen, estarás mejor equipada para enfrentar esos desafíos cotidianos sin demasiado esfuerzo. También podría ayudarte tener en cuenta que este mes recibirás un regalo, en recompensa por todas esas noches en vela: ¡la primera sonrisa verdaderamente social de tu bebé!

Lo que tu bebé podría estar haciendo

Todos los bebés van cumpliendo hitos según su propio ritmo de desarrollo. Si te parece que tu bebé no ha alcanzado uno o dos de estos hitos, no te preocupes, porque probablemente lo hará muy pronto. El ritmo de desarrollo de tu bebé es normal para él. Además, ten en cuenta que las habilidades que los bebés manifiestan acostados boca abajo, sólo pueden dominarse si tienen la oportunidad de practicar. Por eso, haz que tu bebé pase períodos de juegos supervisados boca abajo. Si algo te preocupa respecto a su desarrollo, habla con el médico. Por lo general, los bebés prematuros alcanzan estos hitos más tarde que otros de la misma edad y, a menudo, lo hacen cuando se aproximan a su edad ajustada (la edad que tendrían si hubieran nacido a término) y, a veces, más tarde.

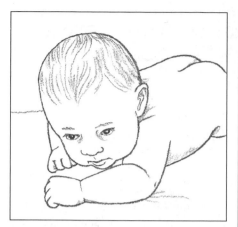

Para fines de este mes, la mayoría de los bebés es capaz de elevar la cabeza en un ángulo de 45 grados.

A los dos meses, tu bebé… debería ser capaz de:

◆ sonreír en respuesta a tu sonrisa

◆ responder de algún modo a una campanilla: por ejemplo, a través de un sobresalto, llanto o quedándose tranquilo

…probablemente será capaz de:

◆ vocalizar por otros medios además del llanto (por ejemplo, arrullos)

◆ levantar la cabeza 45 grados, estando boca abajo

…tal vez podría ser capaz de:

◆ mantener la cabeza estable cuando está derecho

◆ elevar el pecho, apoyándose en los brazos, estando boca abajo

◆ darse vuelta (hacia un solo lado)

◆ agarrar un sonajero colocado cerca de sus dedos

◆ prestar atención a un objeto tan pequeño como una pasa (pero asegúrate de que dichos objetos estén fuera de su alcance)

◆ tratar de alcanzar un objeto

◆ decir "a-gú" o una combinación similar de vocales y consonantes

…incluso podría ser capaz de:

◆ sonreír espontáneamente

◆ juntar las dos manos

◆ levantar la cabeza 90 grados, estando boca abajo

◆ reírse a carcajadas

◆ dar chillidos de alegría

◆ seguir un objeto colocado a unas 6 pulgadas por sobre su cara y que se mueve 180 grados (de un lado al otro), sin perderlo de vista

Qué puedes esperar en el control médico de este mes

Cada médico tendrá su propio enfoque para los exámenes de rutina del bebé. Tanto la organización del examen físico como el número y tipo de técnicas de evaluación y procedimientos aplicados, variarán según las necesidades individuales del bebé. Pero, en general, cuando tu bebé tiene alrededor de dos meses, puedes esperar lo siguiente en una visita al médico:

◆ Preguntas acerca de cómo está la situación en casa con el bebé, con-

CÓMO SACAR EL MÁXIMO PROVECHO A LOS CONTROLES MÉDICOS MENSUALES

Aun los bebés saludables pasan mucho tiempo en el consultorio médico. Los exámenes de rutina, programados para cada mes o cada dos meses durante el primer año de vida, permiten que el pediatra controle el crecimiento y desarrollo de tu bebé, asegurándose de que todo marche bien. Pero también son el momento ideal para formular la larga lista de preguntas que has acumulado desde tu última visita, y para que puedas llevarte valiosos consejos a fin de seguir manteniendo sano a tu bebé.

Para sacar el mayor provecho a las visitas de rutina del bebé, sigue estos consejos:

◆ Busca el momento oportuno. Cuando fijes las citas, trata de que no sean a la hora de la siesta, del almuerzo o de cualquier momento en que tu bebé esté típicamente molesto. Y, de ser posible, elige esas horas en que la sala de espera está vacía, evitando las horas de mayor movimiento en el consultorio. Las mañanas suelen ser más tranquilas, porque los niños mayores están en la escuela; asimismo, en general, una cita antes del almuerzo te evitará el ajetreo de las cuatro de la tarde. Y si te parece que necesitarás tiempo extra (en caso de tener más preguntas y preocupaciones que de costumbre), pide que sea incorporado a la visita. De ese modo no sentirás que estás contra el tiempo.

◆ Llena su barriga. Un paciente con hambre es un paciente irritable y poco cooperador. Por eso, dale de comer antes de visitar al pediatra (una vez que hayas empezado a darle alimentos que pueda comer con las manos también puedes llevar un *snack* a la sala de espera). Sin embargo, ten en cuenta que llenar el tanque en exceso justo antes de la cita podría significar que el bebé esté listo para devolver la leche una vez que comience el examen.

◆ Viste para desvestir. Cuando elijas el vestuario del bebé para la visita, piensa en algo que sea fácil de poner y de quitar. Olvídate de los enteritos con una larga hilera de botones o broches que tardan una eternidad en abrir y cerrar, o ropa ceñida difícil de poner y quitar. Y no te apresures a desvestirlo; si a tu bebé le disgusta estar desnudo, espera hasta que el examen esté por comenzar para quitarle la ropa.

◆ Anota todo. ¿Recuerdas esas doscientas preguntas que querías hacerle al médico? No las recordarás, una vez que hayas pasado veinte minutos en la sala de espera y otros veinte en el despacho del pediatra tratando de mantener en calma al bebé (y a ti misma). Por eso, en vez de depender de tu memoria, lleva una lista que puedas leer. Lleva también un lápiz para poder escribir las respuestas a esas preguntas, además de cualquier otro consejo e instrucciones que te dé el médico. También puedes usarlo para anotar la altura, peso, vacunas recibidas en esa visita, etcétera.

◆ Haz que el bebé esté cómodo. A muchos bebés no les agradan los toques y pinchazos del examen médico, sobre todo cuando tienen lugar en la camilla fría e incómoda del consultorio. Pregúntale al pediatra si puede practicar la mayor parte de los exámenes mientras tienes al bebé en tu falda.

◆ Confía en tus instintos. El pediatra ve al bebé sólo una vez al mes, mientras que tú lo ves todos los días. Esto significa que tú podrías notar pequeños detalles que no sean advertidos por el médico. Si crees que algo no anda bien con tu bebé –aunque no estés segura de qué se trata– coméntaselo al pediatra. Recuerda que no necesitas un diploma médico para ser una socia valiosa en el cuidado de la salud de tu bebé. A veces la herramienta de diagnóstico más precisa es la intuición maternal.

tigo y con el resto de la familia, y sobre la alimentación, sueño y progreso general del recién nacido. Y acerca del cuidado del bebé, si planeas volver a trabajar.

- Medida del peso, altura y circunferencia de la cabeza y los progresos desde el nacimiento.

- Examen físico, incluyendo volver a chequear cualquier problema previo.

- Evaluación del desarrollo. El bebé podría ser sometido a una serie de "pruebas" para evaluar el control de la cabeza, el uso de las manos, la visión, la audición y la interacción social, o bien el médico podría basarse sencillamente en la observación y en tus informes acerca de lo que hace.

- Vacunas, si el bebé goza de buena salud y no hay contraindicaciones. Consulta las recomendaciones en la página 250.

- Orientación sobre lo que puedes esperar en el siguiente mes con respecto a la alimentación, el sueño y el desarrollo, y consejos sobre seguridad infantil.

Las preguntas que tú podrías querer hacer, si es que el médico no las ha contestado antes:

- ¿Qué reacciones puedes esperar que tenga a las vacunas? (si es que las tiene). ¿Cómo deberías tratarlas? ¿Ante qué reacciones deberías llamarlo?

También plantea las preocupaciones que puedan haber surgido en el último mes sobre la salud del bebé, su alimentación o adaptación familiar. Anota la información y las instrucciones del médico. Registra la información pertinente en un archivo permanente de salud (como peso del bebé, altura, circunferencia de la cabeza, marcas de nacimiento, vacunas, enfermedades, remedios recetados y resultados de exámenes, entre otros).

La alimentación de tu bebé: PRESENTÁNDOLE... EL BIBERÓN

Está claro que amamantar es ideal y la mejor manera de alimentar a un bebé. Pero fácil y práctico como es (ahora que, es de esperar, le has tomado el ritmo), tiene sus limitaciones, de las cuales la más significativa es que no puedes amamantar a tu bebé a menos que estés con él.

En algunas culturas, las madres y los bebés nunca se alejan más de lo que les permite un portabebés, lo que facilita una lactancia las veinticuatro horas que, además de factible, es sumamente eficiente, y que hace completamente innecesario el biberón. Pero en nuestra cultura, aun los bebés pequeñitos suelen estar apartados de sus madres a una distancia y por un tiempo suficiente como para necesitar una o más alimentaciones complementarias (es decir, el reemplazo de sesiones de lactancia por un biberón, ya sea con leche extraída o fórmula).

Aunque muchas madres deciden no usar para nada el biberón, y pueden mantenerse suficientemente cerca del bebé durante todo el tiempo como para no necesitarlo, la mayoría lo utiliza en determinados momentos (por ejemplo, para tener una que otra tarde o noche libre del bebé, porque vuelven a trabajar

LIBRE DEL BIBERÓN

¿No quieres saber nada del biberón? Está bien; no hay ninguna regla que diga que el bebé debe usarlo. Hay varios motivos por los cuales algunas madres prefieren que sus bebés se mantengan alejados del biberón:

◆ Tienen un bebé que rechaza el biberón. Las madres que no tienen un motivo de peso para complementar la dieta del bebé, podrían preferir no entrar en la variante del biberón.

◆ La preocupación de que si el bebé se vuelve dependiente del biberón, habrá que destetarlo dos veces: primero del pecho y después del biberón. Estas madres suelen empezar a darle una taza en cuanto pueden sentarlos con un apoyo, y usan una taza para las alimentaciones complementarias de leche materna y, más adelante, para otros líquidos.

o porque el bebé no está aumentando suficientemente de peso sólo con leche materna).

Aunque no planees darle el biberón con frecuencia, podría ser buena idea extraer y congelar suficiente leche materna como para llenar seis biberones, por si acaso. Esto te dará un suministro de apoyo por si te enfermas, tienes que tomar medicamentos por un tiempo que podrían pasar a tu leche, o debes salir de la ciudad inesperadamente. Aunque tu bebé nunca haya tomado un biberón, podría resultarle más fácil aceptarlo si contiene leche materna, a la que ya se ha familiarizado, en vez de la fórmula a la que no está acostumbrado. Consulta la página 179 para conocer los límites de la leche materna en el congelador; a medida que vayan expirando las reservas, tendrás que reemplazarlas por otras frescas.

LOS MITOS DE LA ALIMENTACIÓN COMPLEMENTARIA

MITO: complementar con fórmula (o agregar cereal al biberón) ayudará al bebé a dormir durante toda la noche.
Realidad: los bebés duermen durante toda la noche cuando su nivel de desarrollo se los permite. Darle biberones con fórmula o cereal antes de tiempo, no acelerará ese día tan esperado (ese día en el que te despiertes dándote cuenta de que acabas de dormir toda la noche). Las investigaciones no han descubierto ninguna relación entre la alimentación nocturna y el sueño.

MITO: la leche materna por sí sola no es suficiente para el bebé.
Realidad: darle exclusivamente el pecho a tu bebé durante seis meses le entregará todos los nutrientes que necesita. Después de los seis meses, una combinación de leche materna y sólidos puede seguir nutriendo bien a tu bebé en crecimiento, sin necesidad de agregar fórmula.

MITO: dar fórmula a mi bebé no perjudicará mi suministro de leche.
Realidad: cada vez que le das a tu bebé algo que no sea leche materna (fórmula o alimentos sólidos), tu suministro de leche disminuye. Mientras menos leche materna consuma tu bebé, menos leche producirán tus pechos. Pero esperar hasta que el amamantamiento esté bien establecido puede reducir el efecto que los biberones de fórmula ejercen sobre la lactancia.

¿QUÉ HAY EN EL BIBERÓN?

Leche materna. Llenar un biberón con leche materna extraída no suele ser complicado (una vez que hayas dominado el arte de bombear) y permite a la madre ofrecérsela al bebé como única dieta –aun cuando ambos estén separados (para evitar la confusión del pezón, espera hasta que la lactancia esté bien establecida antes de darle por primera vez el biberón; consulta la página 99).

Fórmula. Aunque es tan fácil como abrir una lata, complementar con fórmula podría tener sus contratiempos si comienzas demasiado pronto durante la etapa de amamantamiento. Cuando la lactancia va bien, un biberón con fórmula puede interferir con el suministro de la leche materna y crear problemas donde no existían. Cuando la lactancia no va tan bien, un biberón con fórmula puede agravar todavía más los problemas existentes. Sin embargo, una vez que la lactancia está bien establecida (por lo general, entre las seis y las ocho semanas), muchas mujeres descubren que pueden combinar exitosamente la lactancia y la alimentación con fórmula (consulta la página 98).

Algunas mujeres deciden no complementar la dieta con fórmula por otros motivos, incluyendo el deseo de amamantar durante el año recomendado o más (los estudios demuestran una relación significativa entre el suplemento con fórmula y el destete temprano), y para prevenir o demorar la alergia a la fórmula con leche vacuna cuando hay antecedentes familiares de alergias.

CÓMO CONVENCER AL BEBÉ

¿Estás lista para ofrecerle ese primer biberón? Si tienes suerte, el bebé lo recibirá como a un viejo amigo, y beberá su contenido con entusiasmo. O, quizás de manera más realista, podría tardar un poquito en acostumbrarse a esta fuente alimenticia que le es poco familiar. Los siguientes consejos te ayudarán a convencer al bebé:

◆ Busca el momento adecuado. Espera a que tu bebé tenga hambre (pero no al punto de la desesperación) y esté de buen humor antes de intentar darle los primeros biberones.

◆ Cédelo. Es más probable que acepte los primeros biberones si se los ofrece alguien que no seas tú; preferiblemente cuando no estés en la misma habitación, para que el bebé no reclame. La persona sustituta debería mimar y hablar al bebé durante la alimentación, tal como tú lo harías al darle el pecho.

◆ Cúbrete. Si tú tienes que ofrecer ese primer biberón, es mejor que te cubras los pechos (no trates de darle el biberón sin el sostén o con una blusa escotada; piensa más bien en suéteres gruesos) y que distraigas al bebé con música de fondo, un juguete u otra forma de entretenimiento. Sin embargo, demasiada distracción podría hacer que tu bebé quiera jugar y no comer.

◆ Escoge la tetina adecuada. Si tu bebé la prueba y después la suelta en aparente señal de desaprobación, intenta con un tipo diferente de tetina o entíbiala primero la próxima vez. Para un bebé que usa chupete, una tetina de forma similar podría funcionar.

◆ Usa la astucia. Si encuentras resistencia al biberón, dáselo subrepticiamente mientras duerme. Haz que la persona que se lo va a dar lo tome en brazos mientras duerme y trate entonces de dárselo. En unas pocas semanas, el bebé podría aceptar el biberón estando despierto.

MEZCLA

¿No tienes suficiente leche extraída como para llenar un biberón? No hay necesidad de que eches por la borda el producto de ese trabajo laborioso. En cambio, mezcla la leche extraída con fórmula para llenar el biberón. Significará menos desperdicio, y tu bebé recibirá enzimas de la leche materna que le ayudarán a digerir mejor la fórmula.

FASE DE PRESENTACIÓN DEL BIBERÓN

Cuándo comenzar. Algunos bebés no tienen dificultades para pasar del pecho al biberón y vuelta otra vez, desde el principio, pero la mayoría se adapta mejor a los dos si no se le da el biberón por primera vez, por lo menos, hasta las tres semanas de vida y, preferiblemente, a las cinco semanas. Antes de eso, las alimentaciones con biberón podrían interferir con el establecimiento exitoso de la lactancia, y los bebés podrían experimentar confusión del pezón, porque tomar del pecho y del biberón requiere técnicas de succión diferentes. Más allá de ese período, muchos bebés rechazan los pezones de goma porque prefieren los amados pezones de mamá, con los que ya están familiarizados.

Cuánta leche materna o fórmula usar. Una de las bellezas de amamantar es que el bebé come de acuerdo con su apetito, y no según un número específico de onzas que le intentas dar. En cuanto empieces a darle el biberón, será fácil sucumbir al juego de las onzas. Resiste. Dile a quien cuide a tu bebé (y repítelo a ti misma) que le dé sólo lo que desee comer, sin forzarlo a terminar una cantidad de onzas en particular. El bebé promedio de nueve libras podría tomar hasta 6 onzas en una sesión alimenticia o menos de 2.

Cómo acostumbrar al bebé a alimentarse del biberón. Si tu horario te exigirá perderte dos sesiones alimenticias durante el día, cambia al biberón de a una alimentación a la vez, empezando por lo menos dos semanas antes del momento en que planeas regresar al trabajo. Dale a tu bebé una semana completa para acostumbrarse a alimentarse con un biberón, antes de pasar a dos. Esto no sólo ayudará al bebé sino también a tu organismo a adaptarse lentamente, si es que estás planeando complementar con fórmula en vez de leche materna. El maravilloso mecanismo de oferta y demanda que controla la pro-

CUANDO EL BEBÉ NO ESTÁ PROGRESANDO

A veces, cuando un bebé no está progresando lo suficiente sólo con la leche materna, se recomienda complementar con fórmula. Esto suele provocar un conflicto en la madre. Por una parte, ha oído que dar el biberón en esa situación podría terminar totalmente con sus posibilidades de amamantar con éxito; por otra parte, el médico le ha dicho que si no empieza a complementar la dieta de su bebé con fórmula, podría traer serias consecuencias para su salud. En muchos de estos casos, la mejor solución es el Sistema de Nutrición Suplementaria, ilustrado en la página 185, que le entrega al bebé la fórmula que necesita para empezar a progresar, a la vez que estimula los pechos de la madre para que produzcan más leche.

ducción de leche irá disminuyendo a medida que tú lo hagas, permitiéndote más comodidad cuando estés finalmente de vuelta en el trabajo.

Cómo mantenerte cómoda. Si planeas dar el biberón sólo en ocasiones, amamantar (o extraerte leche) con ambos pechos antes de salir disminuirá la posible congestión y las filtraciones. Asegúrate de que tu bebé no sea alimentado muy cerca de tu hora de regreso (menos de dos horas es quizás muy pronto) para que, si te sientes incómodamente congestionada, puedas darle el pecho en cuanto regreses a casa.

Ya sea que escojas complementar su dieta con leche materna o fórmula, es muy probable que necesites extraerte leche si estarás alejada de tu bebé durante más de tres o cuatro horas, para impedir la obstrucción de los conductos lácteos, las filtraciones y la disminución del suministro. Puedes recoger y guardar la leche para alimentaciones futuras o botarla.

Lo que podrías estar preguntándote

SONRISAS

"Mi bebé tiene cinco semanas y pensé que a esta altura ya estaría sonriendo de verdad, pero no parece estar haciéndolo".

Arriba ese ánimo. Incluso algunos de los bebés más felices no comienzan a sonreír socialmente hasta las seis o siete semanas. Y una vez que empiezan a hacerlo, algunos son naturalmente más risueños que otros. Serás capaz de distinguir la primera sonrisa real de esas tentativas de práctica, por el modo en que el bebé usa toda la cara y no sólo la boca. Aunque los bebés no sonríen hasta estar listos, lo están con mayor rapidez cuando les hablan, juegan con ellos y los miman mucho. Por eso, sonríele y háblale a menudo, y muy pronto estará sonriendo junto contigo.

MIRA QUIÉN HABLA

¿Crees que esos adorables "ba-ba-ba" son sólo un balbuceo infantil? En realidad, son el comienzo del lenguaje hablado, los primeros intentos del bebé de comprender cómo habla la otra mitad (es decir, la mitad adulta). Pero hay un pequeño dato que los investigadores (que se han pasado mucho tiempo estudiando lo que sale de la boquita de los bebés) han descubierto: estas primeras articulaciones de lenguaje típicamente salen del lado derecho de la boca del bebé (el controlado por el hemisferio izquierdo del cerebro, que está a cargo del lenguaje). Cuando los bebés balbucean por placer (no por práctica del lenguaje), mueven toda la boca. Cuando sonríen, aparentemente usan el lado izquierdo de la boca (que depende del sector que controla las emociones).

Pero antes de que lo intentes en casa con tu bebé, hay algo más que deberías saber: las diferencias en los movimientos de la boca son tan sutiles, que necesitarías un doctorado en lingüística para distinguir un movimiento izquierdo del derecho. Por eso, deja esos análisis a los expertos en los laboratorios. En cambio, siéntate a disfrutar de esos sonidos adorables... no importa de qué lado de la boca del bebé salgan.

ARRULLOS

"Mi hijita de seis semanas hace muchos sonidos de vocales al exhalar, pero ninguna consonante. ¿Está al día en cuanto al habla?".

Con los bebés pequeños abundan los "ai", las "a", las "e", las "o", las "u". Los sonidos vocálicos son los primeros en ser pronunciados, en algún momento entre las primeras semanas y el final del segundo mes. Al principio el arrullo respiratorio, melódico (y adorable) y las gargaritas guturales parecen totalmente al azar, pero pronto empezarás a notar que están dirigidas a ti cuando le hablas, a un peluche que comparte su corralito de juegos, a un móvil junto a ella que le

---

CÓMO HABLARLE AL BEBÉ

Las vías de comunicación con un bebé son interminables, y cada padre y madre transita unas más que otras. Aquí hay algunas que podrías querer tomar, ahora o en los meses que vienen:

Narra la acción. No hagas un movimiento, al menos cuando estás cerca de tu bebé, sin comentárselo. Narra el proceso de vestirlo: "ahora te estoy poniendo el pañal… aquí va la camisita sobre la cabeza… ahora te estoy abotonando el overol". En la cocina, describe el proceso de lavar los platos o el de sazonar la salsa para la pasta. Durante el baño, explícale sobre el jabón y el enjuague, y cuéntale que el champú deja el cabello limpio y brillante. No importa que tu bebé no tenga la menor idea de lo que le estás diciendo. Las descripciones paso a paso te ayudan a ti a hablar y al bebé a escuchar, iniciándolo así en el camino del entendimiento.

Pregunta mucho. No esperes a que tu bebé empiece a responder para empezar a hacer preguntas. Imagina que eres una reportera y tu bebé un entrevistado fascinante. Las preguntas pueden ser tan variadas como tu jornada: "¿te gustaría usar los pantalones rojos o el overol verde?", "¿no te parece hermoso el azul del cielo hoy?", "¿debería comprar lechuga o brócoli para la cena?". Haz una pausa para una respuesta (un día tu bebé te sorprenderá con una) y después, dale tú misma la respuesta en voz alta ("¿brócoli? Buena elección").

Dale una oportunidad al bebé. Algunos estudios demuestran que los bebés cuyos padres hablan con ellos en vez de a ellos, aprenden a hablar antes. Dale a tu bebé la oportunidad de emitir un arrullo, un gorgoteo o una risita. Mientras narres la acción, deja espacio para los comentarios del bebé.

Simplifica… de vez en cuando. Aunque ahora tu bebé probablemente disfrutará escuchar una recitación dramática del discurso más famoso del presidente Lincoln o una animada evaluación del estado de la economía, cuando crezca un poquito transmítele un mensaje en que le resulte más fácil distinguir palabras individuales. Por eso, al menos parte del tiempo, haz un esfuerzo consciente para usar oraciones y frases simples: "mira la luz", "¡adiós!", "los dedos de la mano del bebé, los dedos del pie del bebé", "lindo perrito".

Olvida los pronombres. Para un bebé es difícil comprender que ese "yo" o "mí" o "tú" pueden ser la mamá, o el papá, o la abuelita o incluso el bebé (dependiendo de quién esté hablando). Por eso, la mayor parte del tiempo refiérete a ustedes como "mamá" o "papá" (o "abuelita") y a tu bebé por su nombre: "ahora papá va a cambiar el pañal de Carolina".

Usa un tono más agudo. La mayoría de los bebés prefiere un tono de voz más agudo, y es por eso quizás que las mujeres tienen naturalmente una voz más aguda que los

llamó la atención, a su propio reflejo en el espejo de la cuna o, incluso, a las figuras de patitos en los topes de la cuna. Estos ejercicios vocales los suele practicar tanto para su placer como para el tuyo; parece que a los bebés les encanta escuchar su propia voz. Mientras tanto, el bebé también está haciendo experimentos verbales y descubriendo qué tipo de combinaciones de la garganta, la lengua y la boca le permiten producir qué tipo de sonidos.

Para mamá y papá, el arrullo es un paso adelante agradable desde el llanto, en la escalera de la comunicación. Y es sólo el comienzo. Dentro de unas pocas semanas a unos pocos meses, tu bebé empezará a agregar a su repertorio la risa

varones, y también es por eso que las voces de las madres (y de los padres) suben una o dos octavas cuando se dirigen a sus bebés. Trata de agudizar el tono cuando le hables directamente al bebé y observa su reacción (unos pocos prefieren un tono más grave; experimenta para comprobar cuál le atrae más a tu bebé).

Habla como bebé… o no. Si las niñerías ("¿quién es mi 'chiquis miquis'?") te salen con naturalidad, balbucea como bebé. Si no, siéntete libre de evitarlas (consulta la página siguiente). Si te gusta hablar así, no te olvides de matizar tus conversaciones con tu bebé con frases correctas para que no se críe pensando en que todas las palabras terminan en diminutivos.

Concéntrate en el aquí y ahora. Aunque puedas decirle todo lo que se te ocurra, durante algún tiempo tu bebé no dará señales perceptibles de que entiende. A medida que va desarrollando su comprensión, concéntrate más en lo que el bebé puede ver o en lo que está experimentando ahora. Un bebé no tiene memoria del pasado ni concepto del futuro.

Imita. A los bebés les encantan los halagos de la imitación. Cuando haga un arrullo, haz otro; cuando pronuncie un "ahhh", responde con otro igual. La imitación pronto se convertirá en un juego que ambos disfrutarán, y que sentará las bases para que el bebé comience a imitar tu lenguaje; también contribuirá a la autoestima ("¡lo que yo digo importa!").

Ponle música. No te preocupes si eres desafinada; los bebés son famosos por no discriminar cuando se trata de música. Le encantará que le cantes, ya sea un éxito del momento, una vieja tonada favorita de tu adolescencia o cualquier canción que hayas inventado con una melodía familiar. Si tus sensibilidades (o las de tus vecinos) te impiden cantar, entonces recurre a un murmullo monótono. La mayoría de las canciones de cuna tienen llegada hasta en los más pequeños (invierte en una edición de canciones de cuna populares si tu memoria te falla). Y los gestos de acompañamiento con las manos, si sabes algunos o si puedes inventarlos, duplicarán el placer. Tu bebé rápidamente te hará saber cuáles son sus favoritos, y los que seguramente deberás cantar una y otra… y otra vez.

Lee en voz alta. Aunque al principio las palabras no tendrán ningún significado para el bebé, nunca es demasiado temprano para empezar a leerle en voz alta algunas narraciones rimadas sencillas o libros de cuentos. Cuando no estés de ánimo para hablarle con voz de bebé y anheles alguna estimulación a nivel de adultos, comparte con él tu amor por la literatura (o por las recetas o los chismes o la política), leyéndole en voz alta lo que te agrada leer.

Capta las señales de tu bebé. Una cháchara incesante y canciones interminables pueden cansar a cualquiera, incluso a un bebé. Cuando parezca desatento a tus juegos de palabras, cierre los ojos o desvíe la vista, se ponga caprichoso o de mal humor o de algún modo te indique que ha llegado al punto de saturación verbal, dale un descanso.

a carcajadas (por lo general, para los tres meses y medio), los chillidos (hacia los cuatro meses y medio) y unas pocas consonantes. El rango en el comienzo de la vocalización de consonantes es muy amplio: algunos hacen unos pocos sonidos parecidos a consonantes en el tercer mes, otros no empiezan sino hasta los cinco o seis meses, aunque el promedio es a los cuatro meses.

Cuando los bebés empiezan a experimentar con las consonantes, suelen descubrir una o dos a la vez, y repiten una y otra vez la misma combinación (ba o ga o da). A la semana siguiente podrían pasar a una nueva combinación, y pareciera que olvidaran la primera. No es así, pero como sus poderes de concentración son limitados, por lo general tratan de dominar una cosa a la vez. También les encanta la repetición.

Después de los sonidos de dos sílabas y una consonante (*a-ga, a-ba, a-da*), viene una secuencia monótona de consonantes (*pa-pa-pa-pa-pa-pa*) llamadas "balbuceo", en promedio a los seis meses. Para los ocho meses, muchos bebés pueden pronunciar consonantes dobles parecidas a palabras (*pa-pa, ma-ma, ga-ga*), generalmente sin asociarles ningún significado hasta dos o tres meses más tarde (para el deleite de los padres y desconsuelo de las madres, *pa-pa* suele aparecer antes que *ma-ma*). El dominio de todas las consonantes no llega hasta mucho después, a menudo recién a los cuatro o cinco años de edad y, a veces, aun más tarde.

"Nuestro bebé no parece hacer los mismos tipos de arrullos que hacía su hermanito mayor a las seis semanas. ¿Deberíamos preocuparnos?".

Algunos bebés desarrollan las habilidades del lenguaje antes que el promedio y otros después. Un 10% de los bebés empieza a emitir arrullos antes del final del primer mes, otro 10% no empieza hasta casi los tres meses mientras que el resto, en algún momento intermedio. Algunos comienzan con series de consonantes antes de la marca de los cuatro meses y medio; otros no lo hacen hasta pasados los ocho meses. Quienes verbalizan antes podrían llegar a desarrollar marcadas habilidades de lenguaje (aunque las evidencias no son tan claras); los que están muy rezagados, en el 10% más bajo, podrían presentar un problema físico o de desarrollo, pero esto tampoco está claro. Desde luego, es demasiado pronto como para preocuparte de que éste sea el caso de tu bebé, ya que todavía está bien dentro de la norma.

Si a lo largo de los próximos meses y pese a tus estímulos, te parece que tu bebé cae sistemáticamente por debajo de los logros señalados en cada capítulo, coméntale tus preocupaciones al pediatra. Tal vez necesite realizar una evaluación de audición u otros exámenes. O podría darse el caso de que tú estás tan ocupada que realmente no adviertes los progresos vocales de tu bebé (a veces pasa con los segundos hijos) o que todos los demás en la casa (incluyendo su hermano mayor) estén haciendo tanto ruido que no pueda hacerse oír. En el caso menos probable de que tenga realmente un problema, una intervención rápida a menudo será capaz de remediarlo.

BALBUCEO INFANTIL

"Algunos padres parecen no tener problemas para hablarles a sus bebés. Pero yo no sé qué decirle a mi bebé de seis semanas, y cuando lo intento, me siento como una perfecta idiota. Tengo miedo de que mis propias inhibiciones retrasen su desarrollo del lenguaje".

Son diminutos. Son pasivos. No pueden responder. Y sin embargo, para muchas madres y padres primerizos, los

PARA COMPRENDER A TU BEBÉ

Probablemente pasará casi un año antes de que tu bebé pronuncie su primera palabra, dos años o más antes de que combine las palabras en frases y después oraciones, y quizás otro año o más antes de que la mayoría de esas oraciones sean fácilmente comprensibles. Pero mucho antes de que tu bebé se comunique verbalmente, lo hará de muchas otras maneras. De hecho, observa y escucha atentamente ahora y te darás cuenta de que tu bebé ya está tratando de hablarte; no con palabras sino con comportamientos y gestos.

Ningún diccionario de comunicación infantil te puede indicar lo que está diciendo tu bebé. En cambio, la clave para comprender esta comunicación no verbal es la observación; una observación paciente y cuidadosa. Observar a tu bebé te dirá mucho sobre su personalidad, preferencias y necesidades, meses antes de que pueda siquiera hablar. Por ejemplo, ¿tu bebé se mueve y reclama cuando lo desvistes antes de darle un baño? Eso podría significar que no le gusta el aire frío en su cuerpo desnudo o que no le gusta para nada la sensación de estar desnudo. Si lo mantienes cubierto tanto como

puedas antes de meterlo en el agua, reducirá su incomodidad.

¿O emite sonidos de tos cuando está listo para dormir una siesta? Toser puede ser la manera que tiene tu bebé de decirte que está cansado, mucho antes de que la fatiga se convierta en mal humor.

¿O acaso tu bebé se lleva el puño a la boquita con desesperación cuando quiere comer, antes de empezar a lamentarse en voz alta? Ésa podría ser la señal de hambre; su primer mensaje de que está listo para comer (el segundo, el llanto, hará la alimentación mucho más difícil para ambos). Observando los comportamientos y gestos de tu bebé, notarás patrones que empezarán a tener sentido, y te ayudarán a interpretar lo que te está diciendo el bebé.

Y escuchar lo que el bebé te dice no sólo hará más fácil tu trabajo (podrás darle rápidamente lo que necesita, antes de tratar de determinarlo mediante prueba, error y lágrimas) sino también le hará saber a tu bebé que lo que dice tiene importancia, un primer paso decisivo en el proceso de convertirse en una persona confiada, segura, exitosa y emocionalmente madura.

recién nacidos son el público más intimidatorio que enfrentarán jamás. El ridículo y agudo balbuceo infantil que parece surgir naturalmente de otros padres y madres les es esquivo, dejándolos mudos y, en definitiva, con un sentimiento de culpa por el incómodo silencio que reina en la habitación del bebé.

Tu bebé aprenderá tu lenguaje aunque tú nunca aprendas el suyo, pero su habla se desarrollará con mayor rapidez y mejor si haces un esfuerzo consciente por comunicarte desde el principio. Los bebés con los que nunca se establece una comunicación no sólo se ven afectados en el desarrollo del lenguaje sino tam-

bién en todas las áreas del crecimiento. Pero eso rara vez ocurre. Aun la madre a la que le da vergüenza el balbuceo infantil se comunica con su bebé durante todo el día: mimándolo, respondiendo a su llanto, entonándole una canción de cuna, diciéndole "es hora de ir a caminar" o musitando "ay no, otra vez el teléfono". Los padres enseñan lenguaje no sólo cuando hablan entre sí sino también cuando le hablan a su recién nacido; los bebés aprenden casi tanto del diálogo de segunda mano como cuando son parte de una conversación.

Por eso, aunque no es probable que tu bebé pase el siguiente año en compañía de una madre silenciosa, hay

CÓMO SACAR EL MAYOR PROVECHO A LOS TRES PRIMEROS AÑOS

Tu bebé no recordará mucho (si es que recuerda algo) de sus tres primeros años de vida pero, según las investigaciones, esos tres años tendrán un gran impacto sobre la calidad de vida de tu hijo; de algún modo, más que ningún año de los que le seguirán.

¿Qué es lo que hace de esos primeros años –ocupados principalmente en comer, dormir, llorar y jugar, antes de que comience siquiera su aprendizaje formal– tan decisivos para el éxito de tu hijo en la escuela, en una carrera, en sus relaciones? ¿Cómo es posible que un período en el que tu hijo está tan inmaduro pueda ser tan importante para la formación del ser humano que llegará a ser? La respuesta es fascinante, compleja y todavía en desarrollo. Esto es lo que los científicos creen hasta ahora:

Las investigaciones indican que el cerebro del bebé crece hasta un 90% de su capacidad adulta durante estos primeros tres años; convengamos que es mucho poder cerebral para alguien que todavía no se puede atar los cordones de los zapatos. Durante estos tres años fenomenales, se establecen las conexiones decisivas que vinculan entre sí las células cerebrales (para el tercer cumpleaños, se habrán establecido alrededor de mil billones de conexiones).

Sin embargo, pese a toda esta actividad, el cerebro del niño a los tres años es en gran medida un trabajo en desarrollo. Se siguen estableciendo más conexiones hasta los diez u once años, en cuya etapa el cerebro empieza a especializarse para una mayor eficiencia, eliminando las conexiones que apenas usa

(esta pauta continúa durante toda la vida, y es por eso que los adultos terminan con sólo la mitad de las conexiones cerebrales que tiene un niño de tres años). Los cambios siguen produciéndose hasta bien pasada la pubertad, y partes importantes del cerebro continúan cambiando durante toda la vida.

Si bien el futuro de tu hijo –al igual que su cerebro– está muy lejos de estar forjado a los tres años, parece ser que esos primeros años dan forma al perfil que configurará a la persona que llegará a ser. Y la mayor influencia durante esos años de formación eres tú. Las investigaciones demuestran que el tipo de cuidado que recibe el niño durante ese período determina en gran medida la eficacia con que se establecerán esas conexiones cerebrales, cuánto se desarrollará ese pequeño cerebro, y cuán exitoso, seguro y competente será para enfrentar los desafíos de su vida.

¿Te sientes intimidada y abrumada por la tarea que te han impuesto? No lo estés. Lo que casi todos los padres y madres cariñosos hacen instintivamente (sin entrenamiento, sin la necesidad de tarjetas ilustrativas ni programas especiales para expansión mental) es exactamente lo que tu niño –y su cerebro infantil– necesita para desarrollar su mayor potencial.

Considera lo siguiente:

◆ Cada vez que tocas, sostienes, mimas, abrazas o responds a tu bebé con una atención cálida y dedicada (lo que harás de todos modos) estás afectando de manera positiva el modo en que su cerebro forma sus conexiones. Al leerle,

---

maneras de expandir su poder vocal, incluso si eres la clase de adulto a quien el balbuceo infantil no le sale con naturalidad. El truco consiste en empezar a practicar en privado, de modo que la vergüenza de gorgotear y balbucear a tu bebé en frente de otros adultos no coarte tu estilo de conversación. Si no

sabes por dónde empezar, usa los consejos de la página anterior como guía. A medida que te sientas más cómoda con el balbuceo infantil, probablemente te encontrarás practicándolo sin darte cuenta, aun en compañía de adultos ("¡Hmm! ¡Ese risotto luce yami-yami para la barriguita-ita!").

hablarle, cantarle, arrullarlo o hacer contacto visual con él, estás contribuyendo a que el cerebro de tu bebé desarrolle su máximo potencial. Y por medio de una crianza positiva le estarás enseñando las habilidades sociales y emocionales que impulsarán su desarrollo intelectual mientras crece; cuanto más seguro social y emocionalmente sea el niño, más probable será que se vea motivado a aprender y enfrentar nuevos desafíos con entusiasmo y sin temor al fracaso.

◆ Los niños cuyas necesidades básicas son atendidas en la infancia y en el comienzo de su niñez (alimentados cuando tienen hambre, cambiados cuando se mojan, abrazados cuando están asustados), desarrollan un sentido de confianza en los demás y un alto nivel de confianza en sí mismos. Los investigadores han descubierto que los niños criados en dichos ambientes acogedores tienen menos problemas de comportamiento en la escuela más adelante y son emocionalmente más capaces de establecer relaciones sociales positivas.

◆ Al vigilar y ayudar a regular los impulsos y comportamientos de tu bebé durante sus primeros años (explicándole que no debe morder, diciéndole que no agarre un juguete), le estarás enseñando autocontrol. Según las investigaciones, establecer límites justos y adecuados para la edad, y hacerlos cumplir de manera consecuente, permitirá que tu niño tenga menos probabilidades de sentirse ansioso, asustado, impulsivo, o de depender de medios violentos para resolver conflictos

más adelante en su vida. También estará más capacitado para un aprendizaje intelectual, debido a los sólidos fundamentos emocionales que le has entregado.

◆ Asimismo, cualquier persona que pase una cantidad de tiempo significativa con tu hijo, debería entregar el mismo tipo de estimulación, de respuesta y de disciplina positiva. El cuidado infantil de calidad asegurará que el cerebro de tu bebé reciba lo que necesita: mucha formación.

◆ La atención médica de rutina también es importante, ya que garantiza que tu bebé será examinado regularmente en previsión de cualquier problema médico o de desarrollo que pudiera afectar su crecimiento intelectual, social o emocional. Además, permitirá una intervención oportuna si se descubre algún problema, lo que podría impedir que ese problema retrase su desarrollo.

Y esto es probablemente lo más importante para tener en cuenta. Ayudar a que tu bebé desarrolle su potencial no es lo mismo que tratar de cambiar la persona que es; estimular su desarrollo intelectual no es lo mismo que presionarlo; suministrar experiencias estimulantes no es lo mismo que programarlas en forma de carga excesiva que lo lleve al agotamiento. Si atiendes las pistas que te da tu bebé, te será fácil evitar cruzar la línea entre una adecuada interacción y relación y una exagerada. Recuerda que en lo que respecta a recibir lo que necesita, tu bebé puede ser más sabio que tú. Observa y escucha atentamente, y casi siempre sabrás lo que es mejor para tu bebé.

COMPARAR A LOS BEBÉS

"Me reúno con frecuencia con un grupo de padres e inevitablemente todos empiezan a comparar lo que sus bebés han estado haciendo. Me vuelve loca, y me preocupa saber si mi bebé se está desarrollando con suficiente rapidez".

Si hay algo que provoca más ansiedad que un grupo de mujeres embarazadas comparando sus barrigas, es un cuarto lleno de madres flamantes comparando a sus recién nacidos. Al igual que no hay dos barrigas embarazadas exactamente iguales, tampoco hay dos bebés iguales. Las pautas del desarrollo (como las que se encuentran en cada capítulo de este libro) son útiles para comparar a tu recién nacido con una amplia gama de bebés normales, a fin de evaluar su progreso e identificar cualquier retraso. Pero comparar a tu bebé con el de alguna otra mamá o con otro hijo tuyo, sólo puede producir numerosos e innecesarios temores y frustraciones. Dos bebés perfectamente "normales" pueden desarrollarse en distintas áreas a ritmos completamente distintos; uno podría adelantarse en vocalización y socialización, otro en logros físicos como darse vuelta. Las diferencias entre bebés se hacen todavía más patentes a medida que avanza el primer año: un bebé podría gatear muy pronto, pero no caminar hasta los quince meses; otro tal vez nunca podría aprender a gatear, pero de pronto empieza a dar pasitos a los diez meses. Por otra parte, la evaluación que hacen los padres del progreso de su bebé es altamente subjetiva, y no siempre demasiado precisa. Uno quizás no reconozca los arrullos frecuentes de su bebé como el comienzo del lenguaje, mientras que otro podría oírlo y jurar que dijo "¡'papá'!".

Dicho todo esto, es más fácil entender que comparar a los bebés no es mejor idea que de hecho dejar de hacerlo o evitar a quienes lo hacen. Muchos de los que sufren la compulsión de comparar, no pueden sentarse dentro de diez pies de distancia de otra madre con un bebé en el autobús, en la sala de espera del médico o en el parque, sin soltar una avalancha de preguntas aparentemente inocentes que conduce a las inevitables comparaciones ("¡qué bebé más adorable!, ¿ya se sienta?, ¿qué edad tiene?"). El mejor consejo es recordar lo inútiles que son realmente tales comparaciones. Tu bebé, al igual que tu barriga antes de que él naciera, es único.

VACUNAS

"El pediatra de mi bebé dice que la vacunación es perfectamente segura. Pero he oído algunas historias sobre reacciones serias, y ahora me preocupa que mi hija reciba las vacunas".

Vivimos en una sociedad para la cual la falta de noticias… es buena noticia. Un artículo sobre los efectos positivos de las vacunas no puede competir con otro que informa sobre los casos extremadamente raros de complicaciones serias asociadas con ellas. Por eso, es probable que los padres de hoy hayan oído más sobre los riesgos de las vacunas que sobre sus beneficios. Y sin embargo, como tu pediatra seguramente te habrá dicho, para la mayoría de los bebés esos beneficios siguen superando con creces los riesgos.

No hace muchos años en los Estados Unidos, las causas más comunes de muerte infantil eran las enfermedades infecciosas como difteria, tifoidea y viruela. El sarampión y la tos ferina o convulsiva eran tan comunes que se esperaba que todos los niños las contrajeran, y miles de ellos, sobre todo los bebés, morían o quedaban incapacitados de por vida por estas enfermedades. Los padres temían el comienzo del verano y las epidemias de parálisis infantil (polio) que parecían llegar invariablemente con él, matando o incapacitando a miles de bebés y niños. Hoy, la viruela prácticamente ha sido eliminada, y la difteria y la tifoidea son extremadamente raras. Sólo un porcentaje reducido de niños contrae sarampión o tos convulsiva cada año, y la parálisis infantil es una enfermedad a la que los padres ya no sólo no temen sino que a menudo ni siquiera han oído hablar de ella. En los Estados Unidos, un bebé tiene hoy muchas más probabilidades de morir por no ser asegurado a un asiento de auto que por una enfermedad conta-

MITOS SOBRE LA VACUNACIÓN

Aunque perfectamente comprensibles, casi todas las preocupaciones sobre las vacunas son infundadas. No dejes que los siguientes mitos te impidan vacunar a tu bebé:

MITO: no es seguro aplicar tantas vacunas juntas.
Realidad: los estudios han demostrado que las vacunas son igualmente seguras y efectivas cuando se aplican juntas. Hay muchas combinaciones de vacuna que se han venido usando rutinariamente durante años (MMR, DTaP). La vacuna Pediarix, que combina DTaP, polio y hep B en una sola inyección, fue aprobada hace poco y ya ha sido administrada por muchos médicos. Los investigadores siguen desarrollando combinaciones de vacunas que podrían ser aprobadas para su uso en el futuro cercano. Lo mejor de estas vacunas combinadas: menos inyecciones para tu bebé, algo que ambos probablemente apreciarán.

MITO: las vacunas son muy dolorosas para un bebé.
Realidad: el dolor de una vacuna es sólo momentáneo e insignificante si se compara con el dolor de las enfermedades serias de las que protege. Y hay maneras de reducir el dolor que siente tu bebé. Los estudios demuestran que los bebés que son vacunados lloran menos mientras son sostenidos y distraídos por sus padres, y que experimentan menos dolor si son amamantados inmediatamente antes o durante la vacunación. También puedes pedirle al pediatra una solución azucarada justo antes de la vacuna o usar una crema anestésica una hora antes (que el médico deberá recetar).

MITO: si los niños de todos las demás son vacunados, el mío no se puede enfermar.
Realidad: algunos padres creen que no tienen que vacunar a sus bebés si los hijos de todos los demás están vacunados, ya que no habría enfermedades de qué contagiarse. La teoría no tiene fundamento. En primer lugar, existe el riesgo de que otros padres crean en el mismo mito, lo que significa que sus niños tampoco serán vacunados, creando la posibilidad del brote de una enfermedad evitable. Segundo, los niños no vacunados ponen también en riesgo de la enfermedad a los niños vacunados (las vacunas son un 90% efectivas; el alto porcentaje de los individuos vacunados limita la propagación de la enfermedad), de modo que no sólo podrías perjudicar a tu bebé, sino también a los de tus amigos. Tercero, los niños no vacunados pueden contraer tos convulsiva o ferina no sólo de otros niños no vacunados, sino también de los adultos. Eso se debe a que la vacuna que los protege de ella no se aplica después de los siete años de edad; la inmunidad prácticamente ha desaparecido en la adultez; y la enfermedad, aunque todavía altamente contagiosa, es tan leve en los adultos que por lo general no se diagnostica (esto significa que los adultos que no se dan cuenta de que la tienen pueden contagiarla sin querer a los bebés, que son mucho más vulnerables a sus efectos).

MITO: una sola vacuna de una serie da suficiente protección a un niño.
Realidad: los investigadores han descubierto que saltarse vacunas impone al niño un mayor riesgo de contraer las enfermedades, especialmente sarampión y tos convulsiva. Por eso, si te recomiendan una serie de cuatro vacunas, asegúrate de que tu niño reciba todas las dosis necesarias para que no quede desprotegido.

MITO: las vacunas múltiples para bebés tan pequeños los pone en mayor riesgo de otras enfermedades.
Realidad: no hay evidencias de que las vacunaciones múltiples aumenten el riesgo de diabetes, enfermedades infecciosas u otras. Tampoco hay ninguna evidencia hasta la fecha de que exista una conexión entre vacunas múltiples y enfermedades alérgicas como el asma.

giosa. Sin ninguna duda, la vacunación ha hecho más segura la infancia.

La inmunización se basa en el hecho de que la exposición a microorganismos debilitados o muertos que producen la enfermedad (en forma de vacunas) o a los venenos (toxinas) que aquéllos producen, inutilizándolos con calor o con tratamiento químico (llamados en esta etapa toxoides) hará que el individuo produzca los mismos anticuerpos que se desarrollarían si la persona hubiese contraído realmente la enfermedad. Provistos de la memoria especial del sistema inmunológico, estos anticuerpos "reconocerán" los microorganismos específicos, si atacasen en el futuro, y los destruirán.

Aun en la antigüedad reconocían que cuando la gente sobrevivía a una enfermedad particular, era poco probable que volviera a contraerla, y a quienes se habían recuperado de la plaga se les encomendaba a veces cuidar de las nuevas víctimas. Aunque algunas sociedades intentaron formas rudimentarias de inmunización, la vacunación moderna sólo nació cuando el médico escocés Edward Jenner decidió poner a prueba la vieja creencia de que una persona que contraía la enfermedad menos severa de la viruela bovina nunca tendría viruela. En 1796, Jenner untó pus de las llagas de una lechera infectada con viruela bovina en dos pequeñas heridas en el brazo de un niño sano de ocho años. El menor desarrolló una fiebre ligera una semana después, y luego le quedaron dos costras diminutas en el brazo. Cuando más adelante estuvo expuesto a la viruela, se mantuvo saludable. Había quedado inmune.

El proceso de inmunización ha progresado mucho desde ese lejano experimento. El primer tipo de inmunización administrado masivamente, la vacuna para la viruela, fue tan exitoso que ya no se le considera necesaria. Al menos por ahora, la enfermedad parece haber sido erradicada de todo el planeta. También ha habido muchos progresos respecto de otros flagelos graves, y se espera que la inmunización algún día elimine la mayoría de ellos.

A pesar de que la inmunización claramente salva miles de vidas jóvenes por año, no es perfecta. Si bien la mayoría de los niños sólo presenta una reacción leve a determinadas vacunas, algunos se enferman, unos pocos de ellos seriamente. Se sospecha que algunos tipos de vacunas han causado, en contadas ocasiones, daño permanente e incluso la muerte. De todos modos, los enormes beneficios que proporcionan como protección de enfermedades graves superan con creces los riesgos muy reducidos que presenta la inmunización para todos, excepto los niños de alto riesgo (lo que la convierte en la alternativa más segura para tu bebé). Y estos mínimos riesgos pueden ser reducidos aún más, tomando precauciones para que tu bebé sea vacunado sin peligro:

◆ Asegúrate de que el pediatra examine a fondo a tu bebé antes de administrarle una vacuna, para comprobar que no se esté desarrollando ninguna enfermedad que no se ha manifestado todavía; cuando un bebé está muy enfermo las vacunas deben posponerse (una enfermedad leve, como un resfrío, no es motivo para aplazar una vacuna).

◆ Lee las informaciones sobre vacunas de los centros para el control y la prevención de enfermedades (CDC), llamadas *vaccine information statements* (VISs) que debería darte el médico cada vez que le administren una vacuna de rutina a tu bebé (la información también está disponible en español, en la página electrónica www.cdc.gov/spanish/inmunizacion).

◆ Observa a tu bebé cuidadosamente durante 72 horas después de la vacunación (en especial durante las primeras 48), e informa al médico inmediatamente acerca de cualquier reacción seria (consulta la página 257) o comportamiento inusual. Infórmale también en tu siguiente visita de cualquier reacción leve que haya tenido.

◆ Pídele al pediatra que anote en el historial médico del bebé el nombre del fabricante y el número de lote de la vacuna, junto con las reacciones que tú le hayas reportado. Consigue una copia de la información para tu propio archivo. El médico o tú deberían informar sobre cualquier reacción seria al Sistema para Reportar Reacciones Adversas a las Vacunas (VAERS, por sus siglas en inglés); vaers.hhs.gov/spanishmain.

◆ Cuando programe la próxima inyección, recuérdale al pediatra cualquier reacción anterior a la vacuna.

◆ Si tienes cualquier temor sobre la seguridad de las vacunas, discútelo con el médico de tu bebé.

El ABC de DTaP... y MMR... e IPV

Es útil saber qué contiene la jeringa que se dirige a tu bebé. La siguiente es una guía de vacunaciones que tu pequeño probablemente recibirá en el primer año y más adelante:

Vacuna contra difteria, tétanos, pertussis acelular (DTaP). La vacuna que protege contra la difteria, tétanos y pertussis (tos convulsiva o ferina) es fundamental, ya que todas son enfermedades graves y potencialmente mortales. DTaP (que contiene toxoides de difteria y tétanos y una vacuna para la pertussis acelular) tiene menos efectos secundarios serios que la antigua DTP (que contiene una vacuna de célula completa de pertussis) y es hoy la vacuna de preferencia.

Aunque hubo unos pocos informes, no totalmente fundamentados, sobre un supuesto vínculo entre la antigua vacuna y daño cerebral, no los ha habido con la nueva vacuna.

Tu bebé necesita cinco vacunas DTaP. Ésta se recomienda a los dos, cuatro y seis meses, entre los quince a dieciocho meses y entre los cuatro a los seis años.

Hasta una cuarta parte de los niños que recibe la DTaP presenta reacciones muy leves en la zona donde se les aplicó la inyección, como sensibilidad, hinchazón o enrojecimiento, por lo general dentro de los dos días después de recibir la vacuna. Algunos bebés se inquietan. La fiebre también es una reacción común. Estas reacciones son más probables después de la cuarta y quinta dosis que después de las primeras. A veces, un niño puede presentar efectos secundarios más serios, como fiebre por sobre los 104°F. Rara vez un bebé llorará sin interrupción (durante tres o más horas) después de recibir la DTaP. Aun más raras son las convulsiones, que pueden deberse no a la vacuna en sí sino a una fiebre alta que la acompaña en unos pocos niños (consulta la página 257). Las investigaciones han demostrado que las convulsiones debido a esa fiebre inducida por la vacuna no conducen a problemas duraderos; no se ha encontrado un supuesto vínculo entre esas convulsiones y el autismo. Las investigaciones también indican que no hay correlación entre la vacuna y un mayor riesgo del síndrome de muerte súbita infantil.

En determinadas circunstancias, un médico podría decidir omitir la vacuna de pertussis (y administrar sólo la DT) si un bebé ya ha experimentado serias reacciones a la DTaP. Y también podría retrasar la administración de DTaP (o no administrarla en absoluto) si un niño ha tenido una reacción alérgica severa a la primera dosis de DTaP, fiebre alta después de recibir la inyección o cualquier otra reacción seria, incluyendo convulsiones.

La mayoría de los médicos postergará la vacuna en el caso de que un bebé esté muy enfermo. Aunque algunos pocos médicos también retrasarán la DTaP (u otra vacuna) debido a un resfrío leve, no se considera necesario y el niño podría terminar sin recibir su vacunación completa. Después de todo, muchos bebés que asisten a guarderías infantiles o que tienen algún hermanito mayor tienen resfríos frecuentes, a veces uno después del otro durante la "temporada de resfríos". A menudo, es imposible encontrar períodos libres de síntomas para vacunar a estos bebés. Tampoco se considera necesario ni prudente demorar las vacunas debido a fiebre ligera, infección de oídos y la mayoría de los casos de malestar gastrointestinal.

Vacuna contra la poliomielitis (IPV).
La inmunización prácticamente ha eliminado de los Estados Unidos la poliomielitis (también conocida como parálisis infantil), una enfermedad muy temida en el pasado. La vacuna oral (OPV), una vacuna viva que se daba en la boca, ya no se administra porque presentaba un riesgo minúsculo de parálisis en los niños vacunados (aproximadamente 1 en 2,4 millones). En cambio, se ha reemplazado por la vacuna inactiva (IPV) que se inyecta.

Los niños deberían recibir cuatro dosis de IPV: la primera, a los dos meses; la segunda, a los cuatro meses; la tercera, entre los seis y dieciocho meses; y la cuarta, entre los cuatro y seis años.

No se ha informado de efectos secundarios, excepto una pequeña irritación o enrojecimiento en la zona donde se aplicó la inyección y una muy poco frecuente reacción alérgica. El pediatra probablemente retrasará la administración de la IPV si tu bebé está muy enfermo. Un niño que ha tenido una reacción alér-

gica seria a la primera dosis, generalmente no recibirá las siguientes dosis.

Vacuna contra sarampión, paperas, rubeola (MMR).
Los bebés reciben dos dosis de MMR: la primera entre los doce y los quince meses y la segunda entre los dos y los cuatro años (aunque puede administrarse en cualquier momento, siempre que hayan pasado veintiocho días después de la primera dosis). El sarampión, aunque a veces es motivo de bromas, es realmente una enfermedad seria, en ocasiones con complicaciones graves y potencialmente mortal. Por otra parte, la rubeola, también conocida como sarampión alemán, suele ser tan leve que sus síntomas pasan inadvertidos. Pero como puede causar defectos de nacimiento en el feto de una embarazada infectada, se recomienda la vacunación en la tierna infancia, tanto para proteger los futuros fetos de las niñas como para reducir el riesgo de que los bebés infectados contagien a las embarazadas, incluyendo sus propias madres. Las paperas rara vez presentan problemas serios en la infancia, pero como pueden tener consecuencias graves en la adultez (como esterilidad o sordera), se recomienda una vacunación temprana.

Las reacciones a la vacuna MMR son muy leves y, por lo general, no ocurren hasta una o dos semanas después de la inyección. Aproximadamente, 1 de cada 5 niños experimentará un sarpullido o fiebre ligera durante unos días debido al componente de sarampión de la vacuna. Alrededor de 1 de cada 7 presentará un sarpullido o alguna hinchazón en las glándulas del cuello, y 1 de cada 100, dolor o inflamación de las articulaciones por el componente de rubeola, a veces hasta tres semanas después de la vacuna. En ocasiones, las glándulas salivales podrían hincharse a causa del componente de paperas. Mucho menos comunes son un hormigueo, entumecimiento o dolor en

PROGRAMA RECOMENDADO DE VACUNAS

EDAD	DTaP[1]	IPV	MMR	Hib	Hep B[5]	Var	PCV[8]	Gripe[9]	RV[10]	Hep A
Nacimiento					×					
2 meses	×	×		×			×		×	
1 a 2 meses					×					
4 meses	×	×		×	×[6]		×		×	
6 meses	×			×[4]			×		×	
6 a 18 meses		×			×					
12 a 15 meses			×	×			×			
12 a 18 meses						×				
12 a 24 meses										×[11]
15 a 18 meses	×									
4 a 6 años	×	×	×[3]			×[7]				
11 a 12 años	Tdap[2]									
6 meses a 18 años								×		

1. La cuarta dosis de DTaP debería aplicarse por lo menos 6 meses después de la tercera dosis. 2. Las vacunas de refuerzo rutinarias de Tdap se recomiendan cada 5 años. 3. Podría administrarse durante cualquier visita al pediatra, siempre que hayan pasado por lo menos 4 semanas desde la primera dosis y que ambas dosis se administren a partir de o después de los 12 meses de edad. 4. Tres vacunas Hib conjugadas están autorizadas para su uso infantil. Si se administra PRP-OMP a los 2 y 4 meses de vida, no es necesaria una dosis a los 6 meses de edad. Los productos de combinación de DTaP/Hib no deberían usarse para la vacunación primaria en bebés de 2, 4 o 6 meses, pero pueden utilizarse como dosis final en niños de 12 meses o más. 5. Todos los bebés deberían recibir la primera dosis de la vacuna de hepatitis B poco después de nacer y antes de ser dados de alta del hospital. Los recién nacidos de madres con hep-B positivo deberían recibir las vacunas contra la hepatitis B e inmunoglobulina (HBIG) para hep B, dentro de las 12 horas del nacimiento. 6. El bebé puede recibir 4 dosis de HepB cuando se le han administrado vacunas de combinación que contienen HepB después de la dosis del nacimiento. 7. La segunda dosis puede ser administrada antes de los 4 años, pero al menos 3 meses después de la primera dosis. 8. La vacuna PPSV también es recomendada para niños de 2 a 6 años en determinadas situaciones de riesgo. 9. La vacuna para la gripe o influenza se recomienda anualmente para niños de más de 6 meses de edad. Los menores de 9 años que reciben la vacuna por primera vez, deberían recibir dos dosis por lo menos con 4 semanas de distancia. Thimerosal ha sido retirado de todas las vacunas con excepción de la vacuna para la gripe o influenza (que también está disponible sin thimerosal). 10. Si Rotarix (contra el rotavirus) se administra a los 2 y 4 meses de vida, una dosis a los 6 meses no está indicada. 11. Administrar dos dosis a los niños de 12 a 23 meses. Las dosis deberían darse por lo menos con seis meses entre una y otra.

manos y pies, muy difíciles de detectar en los bebés, y reacciones alérgicas. Numerosos estudios no han encontrado un vínculo entre MMR y el autismo.

Conviene actuar con prudencia para administrar MMR a un bebé que está enfermo (excepto por un leve resfrío), que tenga debilitado el sistema inmunológico (por medicaciones, cáncer u otra afección), que haya recibido recientemente una transfusión de sangre, que tenga una alergia severa a la gelatina o al antibiótico neomicina o que haya tenido una reacción alérgica seria a la primera dosis de MMR.

Vacuna contra la varicela (Var). Hasta no hace mucho considerada una de las enfermedades más comunes de la infancia, la varicela o *chicken pox* es por lo general leve y no presenta efectos secundarios serios. Sin embargo, puede tener complicaciones, como el síndrome de Reye e infecciones bacterianas (incluyendo estreptococo del grupo A); y la enfermedad puede ser mortal para los niños de alto riesgo, como los que tienen leucemia o deficiencias inmunológicas, o aquellos cuyas madres se infectaron con varicela justo antes de dar a luz.

Se recomiendan dos dosis de vacuna contra la varicela: una entre los doce y los dieciocho meses y otra entre los cuatro y seis años. Un niño que ya ha tenido varicela no necesita recibir la vacuna. Al parecer, la vacuna previene la varicela en el 70% al 90% de los vacunados. El reducido porcentaje que la contrae después de recibir la vacuna, por lo general la tiene mucho más leve que si no hubiera recibido la inyección.

La vacuna contra la varicela es muy segura. Rara vez puede causar irritación o enrojecimiento en el área donde se aplicó la inyección. Algunos niños también presentan un sarpullido leve (unas cinco manchitas), unas pocas semanas después de ser vacunados.

Vacuna contra hemophilus influenzae tipo b (Hib). Esta vacuna está diseñada para impedir la mortífera bacteria hemophilus influenzae b (Hib) (que no tiene ninguna relación con la influenza o "flu") que es la causa de una amplia gama de infecciones muy serias en bebés y niños pequeños. Antes de la introducción de la vacuna, Hib era responsable de unos 12.000 casos anuales de meningitis en niños en los Estados Unidos (5% de ellos fatales) y de casi todas las epiglotitis (una infección potencialmente mortal que obstruye las vías respiratorias). También era la principal causa entre los niños pequeños de septicemia (infección de la sangre), celulitis (infección de la piel y los tejidos conectivos), osteomielitis (infección de los huesos) y pericarditis (infección de las membranas del corazón).

La vacuna Hib parece tener muy pocos efectos secundarios, si es que los tiene. Un porcentaje muy reducido de niños podría tener fiebre y sensibilidad y/o enrojecimiento en el lugar del pinchazo. Tu bebé debería recibir esta vacuna a los dos, cuatro y seis meses, además de una cuarta dosis entre los doce y los quince meses.

Al igual que con las demás vacunas, ésta no debe administrarse a un niño muy enfermo (una enfermedad leve no es problema) o que pudiera ser alérgico a cualquiera de sus componentes (consulta con el médico).

Vacunas contra la hepatitis. La hepatitis B (hep B), una enfermedad crónica del hígado, puede causar insuficiencia hepática y cáncer del hígado en el futuro. Se necesitan tres dosis. Se recomienda que la vacuna para la hepatitis B se administre al nacer (podría retrasarse en los bebés prematuros), al mes o dos meses de vida, y entre los seis y los dieciocho meses (si se administra la vacuna combinada, las dosis se aplican en cambio a los dos, cuatro y seis meses). Los efectos

CUÁNDO LLAMAR AL MÉDICO DESPUÉS DE UNA VACUNA

Aunque las reacciones serias a las vacunas son extremadamente inusuales, debes llamar al médico si tu bebé experimenta cualquiera de los siguientes síntomas, dentro de los dos días después de la inyección:

◆ Fiebre alta (más de 104°F)

◆ Llanto que se prolonga más de tres horas

◆ Ataques/convulsiones (sacudidas o mirada fija), por lo general a causa de la fiebre y no serios

◆ Ataques o alteraciones mayores del estado consciente, dentro de los siete días después de la vacuna

◆ Una reacción alérgica (hinchazón de la boca, rostro o garganta; dificultades para respirar; sarpullido inmediato)

◆ Apatía, languidez, somnolencia excesiva

Si notas cualquiera de los síntomas mencionados después de una inyección, llama al médico. Esto no es solamente para el bien de tu bebé, sino también para que el médico pueda informarlo al Sistema para Reportar Reacciones Adversas a las Vacunas. La recopilación y evaluación de este tipo de información puede ayudar a reducir riesgos futuros.

---

secundarios –dolor leve e incomodidad– no son comunes y duran muy poco. La vacuna para la hepatitis A (hep A), enfermedad que también afecta el hígado, se recomienda con dos dosis, entre los doce meses y los dos años.

Vacuna antineumocócica conjugada (PCV). La bacteria neumococo es una causa importante de enfermedades entre los niños, responsable de algunas infecciones de oído, meningitis, neumonía e infecciones sanguíneas, ente otras. Los niños deberían recibir la vacuna a los dos, cuatro y seis meses, con un refuerzo entre los doce y los quince meses. A veces, se manifiestan algunos efectos secundarios que no son perjudiciales, como fiebre ligera o enrojecimiento y sensibilidad en la zona donde se aplicó la inyección.

Gripe. La vacuna para la gripe o influenza o "flu" se recomienda actualmente cada año para todos los bebés saludables de seis meses y más. Esto se debe a que los estudios indican que aun los niños saludables menores de dos años corren mayor riesgo de hospitalización por complicaciones relacionadas con la gripe. La vacuna es especialmente importante para los de alto riesgo: los que tienen una seria enfermedad cardíaca o pulmonar, un sistema inmunológico debilitado, asma, VIH, diabetes y anemia de células falciformes o enfermedades sanguíneas similares. La vacuna para la gripe no debería administrarse a nadie que haya experimentado una reacción alérgica seria a los huevos. Los niños en estado de alto riesgo, en cambio, pueden recibir medicaciones antivirales para prevenir el desarrollo de la gripe. Cuando vacunen a tu niño, pide una vacuna para la gripe libre de thimerosal. Flu Mist, la vacuna para la gripe que se aplica en atomizador nasal, no se recomienda para los menores de dos años.

Vacuna contra el rotavirus (RV). El rotavirus puede causar diarrea severa, vómitos y fiebre. La vacuna para RV es oral y se administra en dos o tres dosis dependiendo de la marca que se use, a los dos, cuatro y seis meses (de ser necesario). No parece causar ningún efecto secundario serio.

Si por alguna razón alguna de las vacunas de tu bebé se posterga, la inmunización puede continuar desde el punto donde se detuvo y no hace falta empezar de nuevo. Habla con el pediatra para que tu pequeño se ponga al día lo antes posible.

Seborrea

"Le lavo la cabeza a mi hijita todos los días, pero no encuentro la forma de quitarle las escamas del cuero cabelludo".

No te apresures a guardar esos vestidos con hombros de color negro. La seborrea (o costra láctea), una dermatitis seborreica del cuero cabelludo común en los bebés pequeños, no condenará a tu hijita a una vida de caspa. La seborrea leve, en la que aparecen escamas grasosas en el cuero cabelludo, suele responder bien a un masaje con aceite mineral o vaselina para aflojar las escamas, seguido de un lavado minucioso con champú para remover las escamas y el aceite. Para los casos severos, en que aparecen muchas escamas y/o áreas de tonalidad marrón y costras amarillas, se puede usar diariamente un champú antiseborreico que contenga ácido salicílico, como Sebulex (ten cuidado de que no le caiga en los ojitos a tu bebé), después del tratamiento con el aceite (algunos casos se agravan con el uso de dichas preparaciones. Si eso ocurre con tu bebé, deja de usarlas y consúltalo con el médico). Como la seborrea suele empeorar cuando el cuero cabelludo transpira, mantenlo fresco y seco. Por eso, no le pongas un gorro a tu niña a menos que sea necesario (como bajo el sol o cuando hace frío afuera) y sácaselo cuando estés en interiores o en un auto con calefacción.

Cuando la seborrea es más seria, el sarpullido seborreico podría propagarse al rostro, cuello o nalgas. Si esto ocurre, es probable que el pediatra le recete un ungüento tópico.

En algunos casos, la seborrea persistirá a lo largo del primer año y, en algunos pocos, bastante después de que el bebé haya dejado la cuna. Como esta condición no causa incomodidad y sólo se le considera un problema cosmético, generalmente no se recomienda una terapia agresiva (como el uso de cortisona tópica, que puede detener las escamas por un tiempo), pero vale la pena que lo discutas con el pediatra como último recurso.

Pies Torcidos

"Los pies de nuestro bebé parecen torcidos hacia adentro. ¿Se le enderezarán solos?".

Tu bebé no está solo en esto; la mayoría de los bebés parece tener las piernas arqueadas y los pies torcidos hacia adentro. Esto ocurre por dos motivos: uno, debido a la curva normal en las piernas del recién nacido, y dos, porque el estrecho útero a menudo fuerza a uno o a ambos pies a adoptar posiciones extrañas. Cuando el bebé nace, después de pasar varios meses en esa posición, los pies siguen torcidos o parecen inclinarse hacia adentro.

En los meses siguientes, a medida que los pies de tu bebé disfruten de su libertad fuera del útero y a medida que aprenda a levantarse, a gatear y después a caminar, sus pies empezarán a enderezarse. Casi siempre lo hacen sin necesidad de tratamiento.

Sólo para estar segura de que la posición de los pies de tu bebé no obedece a otro motivo, coméntaselo al pediatra en la próxima visita. Es probable que el médico ya haya examinado sus pies en busca de anormalidades, pero no estará de más un nuevo chequeo para tranquilizarte. También es parte de los controles de rutina que el médico vigile el progreso de sus pies para comprobar que se están enderezando a medida que crece, lo que casi seguramente ocurrirá en el caso de tu bebé.

En el caso sumamente improbable de que los pies de un bebé no parezcan enderezarse por sí solos, podrían recomendarle más adelante el uso de escayola o zapatos especiales. En qué momento se debe considerar un tratamiento depende del tipo de problema y del punto de vista del médico.

TESTÍCULOS NO DESCENDIDOS

"Mi hijo nació con los testículos no descendidos. El médico dijo que probablemente descenderían del abdomen para cuando tuviera uno o dos meses, pero todavía no ha ocurrido".

El abdomen podría parecer un lugar extraño para los testículos, pero no lo es. Los testículos (o testes) en los varones y los ovarios en las mujeres se desarrollan en el útero materno a partir del mismo tejido embrionario. Los ovarios, por supuesto, se quedan allí. Los testículos deben descender por los canales inguinales en la ingle hasta el saco del escroto en la base del pene, alrededor del octavo mes de gestación. Pero en el 3% al 4% de los varoncitos nacidos a pleno término y en un tercio de los prematuros, no hacen el viaje de descenso antes del nacimiento. El resultado son los testículos no descendidos.

Debido a los "hábitos migratorios" de los testículos, no siempre es fácil determinar que uno no ha descendido. Normalmente, los testículos cuelgan del cuerpo cuando están en peligro de sobrecalentarse (protegiendo el mecanismo productor de esperma de las temperaturas demasiado altas), pero se retraen cuando están helados (protegiendo el mecanismo productor de esperma de temperaturas demasiado bajas) o cuando son manipulados (de nuevo por protección, para evitar lesiones). En algunos niños, los testículos son particularmente sensibles y pasan mucho tiempo refugiados. En la mayoría, el testículo izquierdo cuelga más abajo que el derecho, posiblemente haciendo que éste último parezca que no ha descendido (y haciendo preocupar a muchos jovencitos). Por lo tanto, el diagnóstico del testículo o testículos no descendidos sólo se hace cuando uno o los dos nunca han sido observados en el escroto, ni siquiera cuando se le está dando un baño caliente al bebé.

Un testículo no descendido no causa dolor ni dificultad al orinar y, tal como te dijo el médico, por lo general descienden solos. Al año de edad, sólo tres o cuatro niños de cada mil tendrán todavía testículos no descendidos, en cuyo caso la cirugía (un procedimiento menor) puede ponerlos fácilmente en su sitio. Se puede intentar una terapia hormonal primero, pero por lo general no es exitosa.

PREPUCIO ADHERIDO

"Mi bebé fue circuncidado al nacer y mi médico me dice que tiene adherencia del prepucio. ¿Qué significa?".

Cada vez que se cortan tejidos del organismo, los bordes se adherirán al tejido circundante al cicatrizar. Después de que el prepucio se extirpa del pene a través de la circuncisión, el borde circular restante tiende a adherirse al pene al ir cicatrizando. Si queda una cantidad significativa de prepucio después de la circuncisión, también puede adherirse al pene durante el proceso de cicatrización, haciendo que el prepucio se vuelva a adherir. El prepucio adherido no representa un problema siempre que pueda retraerse con suavidad periódicamente para impedir que se adhiera para siempre. Pregúntale al médico cómo deberías hacerlo o si realmente es necesario que lo hagas. Cuando los varoncitos, incluso los bebés, tienen sus erecciones normales, la piel adherida se retrae, lo que contribuye a mantenerlos separados, sin la intervención de un adulto. Rara vez, si un tramo de piel se ha readherido permanentemente, un urólogo podría tener que separar la piel y extirpar el prepucio restante para impedir que se repita el problema.

HERNIA INGUINAL

"El pediatra dice que mis mellizos tienen hernia inguinal y que tendrán que ser operados. ¿Es grave?".

Se suele pensar que una hernia se desarrolla en un adulto cuando levanta peso excesivo. Pero aun los recién nacidos, tan pequeños como para no ser capaces de levantar un dedo –ni qué hablar de un paquete pesado–, no son demasiado jóvenes para experimentar una hernia. Las hernias no son infrecuentes en los recién nacidos, en particular en los varones, y sobre todo, en los nacidos prematuramente (como suele ocurrir con los mellizos).

En una hernia inguinal, una parte de los intestinos se cuela en uno de los canales inguinales (los mismos canales por los cuales los testículos descienden al escroto) y forman un bulto en la ingle. El defecto se suele notar primero como un bulto en uno de los pliegues donde el muslo se une con el abdomen, en especial cuando un bebé llora o está muy activo; a menudo se retrae cuando está tranquilo. Cuando la sección de los intestinos baja hasta el escroto, se observa una dilatación o hinchazón y podría ser catalogada como hernia escrotal.

Por lo general, la hernia no causa incomodidad y, aunque debe ser tratada, no es una enfermedad seria ni tampoco es considerada una emergencia. Sin embargo, si se advierte una protuberancia o hinchazón en la ingle o el escroto del bebé, los padres deben informar al pediatra lo antes posible. Los médicos generalmente aconsejan una intervención en cuanto se diagnostica la hernia, suponiendo que el bebé esté en condiciones de ser sometido a una cirugía. Esta operación suele ser sencilla y exitosa, con una hospitalización muy breve (a veces un día). Muy rara vez la hernia inguinal vuelve a aparecer después de la operación, aunque algunos niños presentan otra hernia en el costado opuesto más adelante.

Si no se trata una hernia inguinal diagnosticada a un bebé, puede conducir a una hernia "estrangulada", o sea apretada por el revestimiento muscular del canal inguinal, obstruyendo el flujo de sangre y la digestión en los intestinos. Puede ocasionar vómitos, dolor agudo e, incluso, conmoción. Si los padres advierten que el bebé comienza repentinamente a llorar de dolor, vomita y no hace caquita deben llamar al médico inmediatamente. Si no hay respuesta, deben llevar al bebé a la sala de emergencia más próxima. Rumbo a la sala de emergencia puedes levantar ligeramente la colita del bebé y aplicarle una bolsa de hielo para ayudar al intestino a retraerse, pero no intentes empujarlo con la mano.

PEZONES INVERTIDOS

"Uno de los pezones de mi hijita se hunde en vez de sobresalir. ¿Qué le pasa?".

Está invertido; nada fuera de lo común en los pezones de los bebés. A menudo, un pezón invertido al nacer se corrige por sí solo más adelante. Si no lo hace, no será un problema hasta que ella esté lista para amamantar a su propio bebé, en cuyo momento (de ser necesario, y probablemente no lo será) puede tomar medidas para hacer salir el pezón.

UN PECHO FAVORITO

"Mi pequeñita casi nunca quiere tomar del pecho izquierdo, que se ha reducido hasta quedar considerablemente más pequeño que el derecho".

Algunos bebés tienen sus favoritos. Puede ser que tu bebé se sienta más cómoda acunada en tu brazo favorito, y probablemente el más fuerte, y por eso ha desarrollado una preferencia por ese pecho en particular. O quizás se debe a que a menudo la colocas sobre el pecho izquierdo con el fin de que tu mano derecha quede libre para comer, sostener un libro o el teléfono o para hacer otras tareas, dejando que el derecho disminuya en tamaño y producción (o a la inversa, si eres zurda). Quizás un pecho es mejor proveedor que otro debido a que lo favoreciste desde el principio por numerosos motivos: desde el lugar del dolor de la incisión de la cesárea hasta la ubicación del televisor en tu dormitorio.

Más allá de los motivos, preferir un pecho sobre el otro es inevitable para algunos bebés así como la asimetría es inevitable para sus madres. Aunque trates de aumentar la producción en el pecho menos favorecido, extrayéndote leche diariamente y/o comenzando toda alimentación con él (si tu bebé coopera), estos esfuerzos podrían no dar resultado. En muchos casos, las madres pasan todo el período de lactancia con un pecho más grande que el otro (aunque probablemente, tú serás la única que advierta la diferencia). La asimetría disminuirá después del destete, aunque podría persistir una diferencia ligeramente mayor a lo normal.

Muy rara vez, un bebé rechaza un pecho por albergar un tumor maligno. Por eso, menciona al pediatra la preferencia de tu bebé.

EL USO DE UN PORTABEBÉS O CANGURO

"Por lo general, transportamos a nuestro hijo en un portabebés. ¿Es buena idea?".

Ha sido buena idea durante milenios. Los portabebés y canguros –sacos de tela que sujetan al bebé a sus padres u otros cuidadores– en una forma u otra han ayudado a transportar bebés en otras culturas desde tiempos prehistóricos. Hay por lo menos tres buenos motivos. En primer lugar, los bebés suelen estar contentos al ser transportados en ellos, ya que disfrutan del movimiento suave y estable y la proximidad a un cuerpo cálido. En segundo lugar, los bebés tienden a llorar menos si se los lleva de un lugar a otro constantemente, y el transporte es mucho más fácil con un portabebés. Y, tercero, los canguros dan a los padres y otros cuidadores la libertad de cumplir con sus tareas diarias –cargar paquetes, empujar carritos de compras, pasar la aspiradora, hacer llamados telefónicos– mientras llevan al bebé.

Los diferentes tipos de portabebés traen distintos beneficios; lee al respecto en la página 67. Pero si los portabebés son una bonanza para los padres de hoy, también pueden ser una complicación si se usan en exceso o si se usan mal. Ten en cuenta lo siguiente cuando cargues a tu bebé:

Sobrecalentamiento. En un día demasiado caluroso, aun un bebé con escasa ropa puede "asarse" en un portabebés, particularmente uno que le envuelva las piernas, pies y cabeza, o que sea de una tela gruesa como pana o "corderoy". Ese sobrecalentamiento puede producirle miliaria, un sarpullido del calor e, incluso, insolación. Si usas un canguro en climas calurosos, en habitaciones recalentadas o en un autobús o metro calurosos (éstos nunca deben usarse en reemplazo de un asiento de seguridad en el auto), revisa frecuentemente a tu bebé para comprobar que no esté transpirando y que su cuerpo no se sienta más caliente que el tuyo. Si parece sobrecalentado, quítale algo de ropa o sácalo completamente del portabebés.

Falta de estimulación. Un bebé que está siempre metido en un portabebés que limita su perspectiva visual al pecho y, si mira hacia arriba, la parte inferior de una cara, no tiene la oportunidad que necesita de ver el mundo. Esto no representa un problema en las primeras semanas de vida, cuando su interés suele estar limitado a las comodidades más básicas de una criatura, pero puede serlo ahora, cuando está listo para expandir sus horizontes. Usa un portabebés convertible o un canguro en el que el bebé pueda mirar hacia adentro para dormir una siesta o mirar hacia fuera para ver el mundo, o limita su estadía a los momentos en que estará durmiendo o que sólo se tranquilizará de esa manera y en los que tú necesitas tus brazos libres para otros propósitos. El resto del tiempo, usa un cochecito o un asiento infantil.

Demasiado sueño. Los bebés que son cargados en canguros tienden a dormir mucho, a menudo mucho más de lo que necesitan, con dos resultados poco deseables. Primero, se acostumbran a dormir siestas al paso (quince minutos cuando corres al almacén de la esquina, veinte cuando paseas el perro) en vez de dormir siestas más largas en sus cunas. Segundo, pueden descansar tan bien durante el día que no necesiten mucho descanso por la noche. Si tu bebé se duerme inmediatamente cuando lo colocas en el portabebés, limita su uso para que no se pase todo el día durmiendo la siesta.

Riesgo de lesión. El cuello del bebé no es todavía lo suficientemente firme como para sostener su cabeza cuando lo sacuden y zarandean demasiado. Aunque asegurar a tu bebé en un portabebés cuando trotas podría parecer un modo ideal de practicar tus ejercicios y mantener feliz a tu bebé al mismo tiempo, el movimiento de rebote podría ser riesgoso. En cambio, asegúralo con el cinturón en su cochecito cuando salgas a trotar. Además, ten cuidado de agacharte flexionando las rodillas, y no la cintura, cuando uses el portabebés, para que el bebé no se caiga.

Aunque el uso prudente de un canguro puede facilitarte la vida y hacer más feliz la de tu bebé, tu recién nacido no estará listo para ser cargado en una mochila a la espalda hasta que pueda sentarse solo.

EL BEBÉ EXIGENTE

"Nuestra hijita es adorable, pero parece llorar al menor motivo; si hay mucho ruido, o mucha luz o si está un poquito mojada. Nos estamos volviendo locos tratando de lidiar con esto. ¿Estamos haciendo algo mal?".

Ningún padre o madre espera tener un niño exigente. Cuando sueñas despierta durante el embarazo te imaginas un bebé satisfecho que hace arrullos, sonríe, duerme pacíficamente, llora sólo cuanto tiene hambre y que se va transformando en un niño de carácter dulce y colaborador. Los bebés que no paran de berrear y llorar desconsoladamente, que patean y gritan, pertenecen a otros padres, que pagan el precio de haber hecho todo mal.

Y de pronto, para tantos padres y madres como tú, sólo semanas después de que nace tu bebé ideal, la realidad echa por tierra esa fantasía. De repente, es tu bebé la que llora todo el tiempo, la que no se quiere dormir o la que parece eternamente infeliz e insatisfecha sin importar lo que tú hagas. Y no es de extrañar que te preguntes en qué se han equivocado.

La respuesta probablemente es en nada, excepto quizás en transmitirle algunos genes, ya que el temperamento de un bebé parece estar mucho más relacionado con la herencia que con el ambiente. Sin embargo, el modo en que esté estructurado su ambiente hará la diferencia en cuanto al modo en que el temperamento innato afecte su desarrollo futuro. El niño que, con la ayuda de mamá y papá, aprende a dirigir y desarrollar las características "exigentes" de su personalidad innata para transformarlas de desventajas en ventajas, puede pasar de un niño problema imposible a un adulto sumamente exitoso.

El papel del papá y la mamá en esta metamorfosis –como en la mayoría de los aspectos del desarrollo infantil– es de importancia fundamental. El primer paso consiste en identificar cuál de los varios tipos de personalidad asociados a un comportamiento difícil es el que manifiesta tu bebé (algunos exhiben una combinación). Tu hijita parece estar dentro de lo que se conoce como un bebé de bajo umbral sensorial. Un pañal mojado, un vestido almidonado, una luz brillante, una radio con estática, una manta que pica, una cuna fría; algunos o todos estos factores pueden alterar a un bebé que parezca hipersensible a la estimulación sensorial. En algunos niños, los cinco sentidos –audición, visión, gusto, tacto y olfato– se recargan muy fácilmente; en otros, sólo uno o dos de ellos. Lidiar con el bebé de bajo umbral sensorial significa tratar de reducir el nivel de estimulación sensorial innecesario, al igual que evitar esas cosas específicas que compruebas que molestan a tu bebé, como por ejemplo:

◆ Sensibilidad al sonido. Hasta donde te resulte práctico (recuerda que tú todavía tienes que vivir en la casa también) reduce el nivel de sonido en tu hogar. Mantén bajos la radio, el estéreo y el televisor; ajusta el timbre del teléfono al nivel más bajo y pon alfombras y cortinas, donde sea posible, para absorber el sonido. Háblale o cántale suavemente a tu bebé y haz que los demás hagan lo mismo. Asegúrate de que ningún juguete musical o ruidoso la perturbe. Si parecen molestarle los ruidos del exterior, prueba con una máquina de ruido blanco o un purificador de aire en su cuarto para bloquearlos.

◆ Sensibilidad a la luz o visual. Usa persianas o cortinas que oscurezcan la habitación para que pueda dormir más por la mañana y dormir siesta durante el día, y evita las luces muy brillantes en las habitaciones que frecuente. No la expongas a demasiada estimulación visual a la vez; sólo cuelga un juguete en la cuna o ponle apenas un par en el corralito de juegos a la vez. Elige juguetes suaves y de color y diseño sutiles en vez de brillantes y chillones.

◆ Gusto sensible. Si tu bebé es amamantada y ha tenido un mal día después de que tú has comido ajo o cebollas, considera que el sabor desconocido puede ser la causa; si toma el biberón y parece estar de muy mal humor, prueba a cambiar a una fórmula de diferente sabor (pídele una recomendación al médico). Cuando comiences a darle sólidos, acepta el hecho de que tu bebé podría no disfrutar de todos los sabores y podría rechazar totalmente los intensos.

◆ Tacto sensible. Con este síndrome de "La princesa y el guisante", como la del cuento de niños, algunos bebés

¿TIENES UN BEBÉ EXIGENTE?

El bebé activo. A menudo los bebés manifiestan las primeras señales de que van a ser más activos que otros desde que están en el útero; las sospechas se confirman poco después del nacimiento cuando patean las mantas; cuando vestirlos y cambiarles el pañal se convierte en una verdadera lucha, y cuando terminan siempre en el extremo opuesto de la cuna después de la siesta. Los bebés activos son un desafío constante (duermen menos que la mayoría, se impacientan cuando se les da de comer, pueden frustrarse muchísimo hasta que son capaces de moverse independientemente, y están siempre en riesgo de lastimarse), pero también pueden ser una verdadera alegría (están casi siempre muy alerta e interesados y son interesantes y rápidos para alcanzar etapas). Aunque no querrás limitar tal entusiasmo y la naturaleza aventurera del bebé, sí querrás tomar medidas especiales de protección como también aprender maneras de tranquilizarlo para comer y dormir. Los siguientes consejos deberían ayudarte:

◆ Usa una manta de dormir en clima frío y un pijama ligero en clima fresco; limita o evita envolverlo.

◆ Ten cuidado especial de no dejar nunca a un bebé activo sobre una cama, un cambiador o cualquier otro sitio elevado, ni siquiera por un segundo, ya que a menudo se las ingenian para darse vuelta desde muy temprano, y a veces justo cuando menos te lo esperas. Una correa de seguridad en el cambiador es útil, pero no debes confiar en ella si estás a más de un paso de distancia.

◆ Ajusta el colchón de la cuna a su nivel más bajo en cuanto el bebé activo empiece a sentarse solo, aunque sea por unos pocos segundos; el siguiente paso podría ser levantarse y trepar por los costados de la cuna. Mantén fuera de la cuna y el corralito de juegos todos los objetos a los que un bebé podría trepar.

◆ No dejes a un bebé activo en un asiento infantil, excepto en el piso; a menudo son capaces de volcar el asiento. Y, por supuesto, siempre le debes poner el cinturón de seguridad.

◆ Aprende a detectar qué tipo de técnicas o actividades reducen el ritmo de tu bebé activo: el masaje (consulta la página 336), la música suave (ya sea tu canto o la radio), un baño tibio u hojear un libro de ilustraciones (aunque los niños activos tampoco podrían estar listos para ello a esta altura al igual que los niños más tranquilos). Incorpora estas actividades relajantes en el horario de tu bebé antes de la hora de comer y de dormir.

El bebé irregular. Entre las dos y las seis semanas, justo cuando otros bebés parecen ajustarse a un horario y comienzan a ser más previsibles, estos bebés parecen volverse más imprevisibles. No sólo no se ajustan a horarios propios, sino que tampoco se interesan en los que quieras proponerles.

En vez de acatar las exigencias de ese tipo de bebé y dejar que el caos domine tu hogar, o de tomar las riendas e imponer un horario muy rígido contrario a su naturaleza, trata de encontrar un término medio. Para el bien de los dos, es necesario imponer por lo menos un mínimo de orden en sus vidas, pero trata tanto como puedas de trazar un horario acomodándolo a cualquier tendencia natural que tu bebé parezca exhibir. Tal vez tengas que llevar un registro para descubrir cualquier pista sobre un margen de tiempo recurrente en las jornadas de tu bebé, como tener hambre a eso de las 11 cada mañana o estar de mal humor siempre después de las 7 de la tarde.

Trata de compensar cualquier incertidumbre con algo previsible. Esto significa tratar de hacer las cosas a la misma hora y de la misma manera todos los días, tanto como sea posible. Dale el pecho en el mismo sillón cuando sea posible, báñalo a la misma hora todos los días, tranquilízalo empleando siempre el mismo método (meciéndolo o cantándole o lo que resulte más efectivo). Trata de darle de comer más o menos a las mismas horas todos los días, incluso si tu bebé no parece tener hambre, y trata de atenerte al horario aunque tenga hambre entre las comidas, ofreciéndole un pequeño bocadillo de ser necesario. Facilítale un horario en vez de forzarlo a una jornada estructurada. Y no esperes una regularidad al cien por ciento, sino un poquito menos de caos.

Las noches con un bebé irregular pueden ser una tortura, principalmente porque no suele diferenciarlas del día. Puedes probar los consejos para lidiar con los problemas de la confusión entre el día y la noche (consulta la página 201), pero es muy posible que no funcionen para tu bebé, que podría desear quedarse despierto toda la noche, al menos al principio. Para sobrevivir, mamá y papá podrían tener que alternar turnos de noche o compartir jornadas divididas en turnos hasta que la situación mejore, lo que a la larga sucederá si eres persistente y mantienes la calma.

El bebé de escasa adaptabilidad o retraimiento inicial. Estos bebés rechazan constantemente lo que no les resulta familiar: nuevos objetos, personas, alimentos. Algunos se disgustan por cualquier tipo de cambio, incluso uno familiar como ir de la casa al auto. Si te parece que tu bebé manifiesta este tipo de comportamiento, trata de establecer un programa diario con muy pocas sorpresas. Las alimentaciones, baños y siestas deberían tener lugar a las mismas horas y en los mismos sitios, con el menor desvío posible de la rutina. Preséntale poco a poco nuevos juguetes y personas (y alimentos, cuando esté listo para ello). Por ejemplo, cuelga un nuevo móvil sobre la cuna durante apenas uno o dos minutos. Retíralo y vuelve a ponerlo dentro de un rato, dejándolo durante algunos minutos más. Sigue aumentando el tiempo de exposición hasta que el bebé parezca dispuesto a aceptarlo y disfrute del móvil. Preséntale otros juguetes y objetos nuevos de la misma manera. Haz que la gente nueva para él pase mucho tiempo sencillamente compartiendo la misma habitación con él, después hablándole a la distancia, y luego comunicándose más de cerca, antes de hacer un intento de contacto físico. Más adelante, cuando le presentes los sólidos, agrega poco a poco nuevos alimentos, empezando con cantidades mínimas y aumentando el tamaño de la porción a lo largo de una o dos semanas. No agregues otro alimento hasta que acepte bien el anterior. Trata de evitar cambios innecesarios cuando hagas las compras: un nuevo biberón con diferente forma o color, un nuevo accesorio en el cochecito, un nuevo chupete. Si un objeto se gasta o se rompe, trata de reemplazarlo por un modelo idéntico o similar.

El bebé de alta intensidad. Probablemente lo notaste desde el comienzo: tu bebé lloraba más fuerte que todos los demás niños en la sala neonatal del hospital. El fuerte llanto y los chillidos, del tipo que puede alterar los nervios más templados, continuó cuando regresaste a casa. Por supuesto, no puedes girar un dial y bajar el volumen de tu bebé, pero reducir el volumen de ruido y actividad en el ambiente podría ayudar a reducir un poquito el de tu bebé. Además, querrás tomar algunas medidas prácticas para impedir que el ruido perturbe a la familia y los vecinos. Si puedes, insonoriza el cuarto de tu bebé colocando aislamiento en las paredes con material aislante o acolchado, agregando alfombras, cortinas y todo aquello que absorba el sonido. Puedes probar tapones para los oídos, una máquina de ruido blanco, un ventilador o un acondicionador de aire para reducir el desgaste de tus oídos y tus nervios, sin bloquear totalmente los llantos de tu bebé. A medida que el llanto disminuya en los meses venideros, también

se aliviará el problema, pero tu hijo probablemente siempre será más ruidoso y más intenso que la mayoría.

El bebé negativo o "infeliz". En vez de sonreír y hacer arrullos, algunos bebés parecen estar siempre de mal humor. Esto no es reflejo de

---

pierden la calma en cuanto mojan los pañales, se desesperan cuando tienen demasiado calor o los visten con telas ásperas, gritan cuando los sumergen en la bañera o los acuestan en un colchón demasiado frío o, más adelante, cuando les atan los zapatos sobre calcetines arrugados. Por eso, vístela con ropa cómoda (tejidos de algodón con costuras y botones suaves, broches, etiquetas y cuellos que no la irriten por su tamaño, forma u ubicación, son ideales), mantén las temperaturas del baño y de la habitación a niveles que la hagan feliz y cámbiale los pañales con frecuencia.

Un pequeño porcentaje de bebés es tan hipersensible al tacto que se resiste a ser cargado en brazos o acunado. En este caso, no hay que tocarlos demasiado; hay que hacerles muchos mimos e interactuar a través de palabras y de contacto visual en vez de uno físico. Cuando tomes en brazos a tu bebé, averigua qué le parece menos molesto (que la sostengas más apretada o más suelta, por ejemplo). Observa cuidadosamente lo que la hace sentir bien y lo que no.

◆ Olfato sensible. Es improbable que los olores poco comunes molesten a un bebé muy pequeño, pero algunos niños empiezan a manifestar una reacción negativa a determinados aromas antes del final del primer año. El olor a cebollas fritas, el de un medicamento

para el sarpullido del pañal, la fragancia del nuevo perfume de mamá o de la nueva loción de afeitar de papá pueden hacer que ese bebé se sienta inquieto y descontento. Si tu bebé parece sensible a los olores, limita los olores fuertes cuando puedas.

◆ Sensibilidad a la estimulación. Demasiada estimulación de cualquier tipo parece causar problemas a algunos bebés. Éstos deben ser tratados gentil y lentamente. Pueden molestarse con tonos de conversación muy altos, movimientos apresurados, demasiados juguetes, demasiada gente alrededor, demasiada actividad en un día. Para ayudar a que estos bebés duerman mejor, evita los juegos activos justo antes de la hora de ir a acostarse, reemplazándolos por un baño tibio relajante y seguido de un cuento a media voz o canciones de cuna. La música suave también puede ayudar a que estos bebés se tranquilicen.

Tomar las medidas extra para mantener feliz a un bebé muy exigente no es fácil, pero casi siempre vale la pena. Sin embargo, ten en cuenta que habrá momentos en los que siendo realistas no podrás anteponer las necesidades del bebé (al bebé le disgustan las luces brillantes y el ruido, pero tienes que llevarlo contigo a una fiesta navideña familiar). Y eso también está bien, aunque tendrías que lidiar con las consecuencias del llanto. Asimismo, ten en cuenta que la

los padres (a menos, por supuesto, que hayan sido negligentes), pero puede tener un impacto profundo en ellos. A menudo, encuentran difícil amar a sus bebés no felices y a veces incluso los rechazan. Si no hay nada que parezca satisfacer a tu bebé (y si no se descubre ninguna explicación médica), entonces trata de hacer todo lo posible por amarlo y cuidarlo de todos modos, teniendo la seguridad de que uno de estos días, cuando tu bebé aprenda otras formas de expresión, el llanto y la infelicidad general disminuirán, aunque podría seguir teniendo siempre una personalidad "seria".

mayoría de los síntomas "exigentes" tiende a disminuir considerablemente a medida que el bebé crece.

Pero antes de decidir si tu bebé está entre los exigentes, deberías comprobar que no existe ninguna causa física oculta detrás de su comportamiento problemático. Descríbelo al pediatra para que pueda descartar cualquier explicación médica posible como, por ejemplo, enfermedad o alergia. A veces, un bebé que parece muy exigente sencillamente está experimentando cólicos, dentición, alguna enfermedad o alergia a la fórmula. Para descripciones de otros tipos de bebés exigentes, consulta el recuadro en la página 264.

EL BEBÉ NO SE DUERME DE ESPALDAS

"Sé que debo acostar a mi bebé de espaldas para protegerlo del síndrome de muerte súbita infantil, pero duerme muy mal en esa posición. Una vez, cuando lo tendí de barriga para jugar, se quedó dormido y tuvo la siesta más larga de su vida. ¿Será seguro cambiar?".

A menudo, los bebés saben lo que más les conviene (como dejar de comer cuando ya no tienen hambre o desentenderse de los padres muy entusiastas cuando han tenido un exceso de estimulación). Pero, lamentablemente, no lo saben en lo que respecta a la posición para dormir. La mayoría de los bebés prefiere naturalmente la posición boca abajo para dormir; es más cómoda, más acogedora y los hace sobresaltarse menos. Y por todos esos motivos, también les asegura un sueño más prolongado y menos despertar.

Pero claramente, no es lo mejor para el bebé. Dormir de barriga se asocia a una incidencia mucho mayor del síndrome de muerte súbita infantil, sobre todo en los bebés que no están acostumbrados a esa posición (porque, al igual que el tuyo, han sido acostados de espaldas desde el nacimiento). La mayoría de los bebés se acostumbra rápidamente a la posición de espaldas, especialmente si nunca han conocido otra posición para dormir; otros siguen rezongando un poquito de espaldas; y unos pocos, como el tuyo, no parecen dormir bien durante la noche si están boca arriba. Casi todos los bebés duermen mejor de barriga si se les da la oportunidad, y por eso es uno de los motivos por los cuales los científicos creen que en estos casos hay más probabilidades de que se produzca el síndrome de muerte súbita infantil. Según las teorías, como los bebés duermen más profundamente de barriga, sus reacciones para despertar se debilitan, impidiéndoles despertarse durante episodios de apnea durante el sueño para reanudar las pautas normales de respiración.

Lo primero que deberías hacer es discutir el problema con el pediatra, que podría estudiar por qué a tu bebé le disgusta tanto la posición de espaldas. Rara vez un bebé tiene un problema físico o anatómico que hace que le resulte incómodo dormir en esa posición. Es mucho más probable que a tu bebé, sencillamente, no le guste. Si es así, prueba algunos de los siguientes consejos para mantenerlo feliz de espaldas:

◆ Considera la posibilidad de arroparlo con una manta antes de dormir. Las investigaciones indican que los bebés que son envueltos antes de acostarlos de espaldas duermen más tranquilos y lloran menos. También es menos probable que se sobresalten y que se despierten por esos movimientos espasmódicos normales. Pero no lo arropes con una manta una vez que tu bebé se vuelva lo suficientemente activo como para patearla (la ropa de cama suelta en la cuna es un riesgo para la seguridad). Algunos bebés pueden hacerlo ya en el segundo mes. También asegúrate de que la habitación esté suficientemente fresca cuando lo arropes; el recalentamiento es otro factor de riesgo para el síndrome de muerte súbita infantil.

◆ Levanta la cabecera del colchón ligeramente (con una almohada o manta enrollada debajo del colchón) para que el bebé quede un poco más inclinado sobre su espalda. Esto podría hacerle sentir más cómodo. Pero no lo acomodes con almohadas u otra ropa de cama suave dentro de la cuna.

◆ Entrena lentamente a tu bebé para que duerma cómodamente de espaldas. Si le cuesta dormirse en esa posición, prueba a ponerlo en su asiento infantil o mecerlo para que se duerma antes de pasarlo a la cuna (de espaldas) una vez dormido.

◆ Insiste. Mantener una técnica sistemática casi siempre da resultado en lo que respecta a los bebés. A la larga, probablemente se acostumbrará a dormir de espaldas.

◆ Si has considerado usar un soporte para mantener a tu bebé de espaldas o de lado (quizás supongas que dormirá mejor de esa manera), piénsalo dos veces. Los expertos coinciden en que todo tipo de apoyo o soporte es inseguro y no debería usarse de ninguna manera. No sólo no previenen el síndrome de muerte súbita infantil (como aseguran los fabricantes), sino que además imponen un grave riesgo de sofocación.

Una vez que tu bebé pueda darse vuelta solo, es probable que gire hasta su posición preferida para dormir aunque lo hayas acostado de espaldas (consulta la página 396).

Todo acerca de:
CÓMO ESTIMULAR A TU BEBÉ
EN LOS PRIMEROS MESES

En nuestra sociedad orientada al éxito, muchos padres se preocupan de que sus bebés estén a la par de los de los vecinos, y empiezan a preo- cuparse desde temprano. Les preocupa que si su bebé no sonríe a las cuatro semanas, tal vez no logre ingresar en el programa preescolar adecuado. Les preocupa que si no ha logrado girar sobre su cuerpo a los dos meses, quizás no pueda incorporarse en el equipo de tenis de la escuela secundaria. ¿Un tanto exagerado? Bueno, un tanto. De hecho, hay padres que se preocupan de que, a menos que hagan todo bien, no tendrán éxito en convertir a ese pequeñito indiferente que acaban de dar a luz en un candidato para un diploma de alguna de las ocho universidades privadas más prestigiosas.

En realidad, tienen pocos motivos para preocuparse. Los bebés –aun los destinados a esos codiciados diplomas universitarios– se desarrollan a un ritmo diferente, y los que empiezan algo más lentos a menudo sobresalen más adelante. Y los padres –aun los inseguros crónicos– por lo general hacen un trabajo competente para estimular a sus pequeños, a menudo sin necesidad de hacer un esfuerzo consciente.

Pero, con todo lo reconfortante que pueda resultar esta información, no siempre pone fin a las preocupaciones. Muchos padres y madres temen que cuando se trata de la crianza de los hijos hacer lo que les resulte natural no será suficiente. Si quieres comprobar si lo que ya has estado haciendo instintivamente está bien, los siguientes consejos sobre las maneras de crear un ambiente propicio para aprender y suministrar estímulo sensorial deberían ser de ayuda. Además, consulta las páginas 248-249 para saber cómo sacar el mayor provecho a los tres primeros años.

Cómo Crear un Ambiente Propicio

Es mucho más fácil de lo que imaginas. Aquí encontrarás algunas pistas:

Ama a tu bebé. Nada ayuda más al crecimiento y progreso de un bebé que ser amado. Una relación íntima con un padre o madre, o los padres, y/o un padre o madre sustitutos es fundamental para un desarrollo normal. El amor debería ser incondicional también, sin cláusulas. Debe ser comunicado con la misma claridad (aunque no resulte fácil) durante un ataque de cólicos o una pataleta del niño (y, más adelante, durante una rabieta adolescente), que en los momentos en los que se comporta como un angelito.

Relaciónate con tu bebé. Aprovecha cada oportunidad para hablar, cantar o mimar a tu bebé, ya sea mientras le cambias los pañales, le das un baño, lo llevas de compras o manejas el auto. Esta interacción informal, pero estimulante, es más fructífera para formar a un bebé brillante que cualquier programa de aprendizaje por computadora. Y aun los juguetes más educativos resultan inútiles si tu bebé no te tiene a ti (el mejor de todos los juguetes) para jugar parte del tiempo. Tu objetivo a esta altura no es "enseñar" a tu bebé sino conectarte con él.

Aprende a conocer a tu bebé. Descubre qué hace feliz o infeliz a tu bebé, qué lo entusiasma o aburre, qué lo tranquiliza o estimula, prestando más atención a esa interacción que al consejo de cualquier libro o experto. Orienta tus intentos a estimular a tu singular bebé. Si le molestan los ruidos fuertes y/o los juegos bruscos, entonces diviértelo con sonidos suaves y juegos delicados. Si tu bebé se inquieta con demasiada excitación, limita el período de juegos y la intensidad de la actividad.

No lo presiones… y diviértanse. El proceso de aprendizaje y desarrollo no se acelera con presiones y, por el contrario, pueden dificultarlo. Para la autoestima del bebé, recibir el mensaje –no importa lo disimulado que sea– de que no estás satisfecha con su progreso en la escala del desarrollo puede ser perjudicial. En vez de pensar en los momentos en que pasas con tu bebé como sesiones educativas, relájate y disfruta, por el bien de los dos.

Dale espacio a tu bebé. Una atención adecuada es vital, pero demasiada puede ser agobiante. Aunque los niños necesitan saber que tienen ayuda a mano cuando la precisan, también necesitan aprender a pedirla. Si estás encima de él constantemente, lo privarás de la oportunidad de buscar y encontrar diversión en otros sitios: en el osito adorable con el que comparte el corralito de juegos, en las líneas de luz y sombras que proyectan las persianas, en sus propios deditos de manos y pies, en el sonido de un avión o un camión de bomberos que pasan o en el del perro que ladra en la casa de al lado. También podría dificultar la capacidad de tu bebé de jugar, aprender y solucionar los problemas por sí solo más adelante, todas ellas habilidades importantes para la vida (además, un niño demasiado dependiente hará más difícil para ti la posibilidad de prestar atención a otras tareas). De todos modos, dedica tiempo a jugar con tu bebé. Pero a veces, déjalo con su juguete y aléjate sin perderlo de vista mientras ellos se familiarizan.

Sigue al líder. Y asegúrate de que tu bebé, y no tú, sea el líder. Si le fascina el móvil, no le pongas al frente la pizarra de actividades y, en cambio, concéntrense juntos en el móvil. Si le permites que lleve las riendas de vez en cuando, no sólo mejorarás el aprendizaje aprovechando el "momento pedagógico" sino también reforzarás el naciente sentido de autoestima del bebé dándole a entender que sus intereses son dignos de la atención de mamá y papá.

Deja que tu bebé también tome la iniciativa para decidir cuándo poner fin a una sesión de juegos, aunque sea antes de que tome con sus manos el sonajero. Tu bebé te dirá "ya es suficiente" al darse vuelta, rezongar, llorar o mostrar de otro modo desinterés o disgusto. Si ignoras el mensaje e insistes, afectará su sentido de control, perderá el interés en el tema (al menos por un tiempo) y, en definitiva, hará del momento del juego una experiencia mucho menos agradable para los dos.

Sé oportuna. Un bebé siempre está en uno de seis estados de conciencia: sueño profundo o tranquilo; sueño ligero o activo; somnolencia; vigilia activa con interés en la actividad física; malestar y llantos; o vigilia tranquila. La vigilia activa es el mejor momento para estimularlo con mayor efectividad, y la vigilia tranquila en el que puedes promover otros tipos de aprendizaje (consulta la página 132). Además, ten en cuenta que los bebés tienen un lapso de atención muy breve. Un bebé que deja de prestarte atención después de dos minutos de lectura de un libro, no está negándose a que le lean, sino que simplemente se le ha agotado su capacidad de concentración.

Dale refuerzos positivos. Cuando tu bebé empieza a conseguir logros (cuando sonríe, agita un sonajero, levanta los hombros y los brazos del colchón, se da vuelta o agarra exitosamente un juguete) promueve nuevos esfuerzos, brindándole un refuerzo positivo. Hazlo con abrazos, aplausos, vítores o lo que te resulte más cómodo y que le haga llegar el mensaje a tu bebé: "creo que eres maravilloso".

Consejos Prácticos para Aprender y Jugar

Algunos padres, sin haber leído nunca un libro ni tomado un curso sobre estimulación infantil, parecen tener menos dificultad que otros para empezar con las actividades de juegos educativos para sus bebés. Y a algunos bebés, como son excepcionalmente receptivos, les es más fácil participar en dichas actividades. Pero un equipo de padres-bebés puede lograr mayor éxito en el juego de aprendizaje con una pequeña guía. Las áreas para alentar y estimular son:

El sentido del gusto. En esta etapa no tienes que esforzarte para estimular este sentido. Las papilas gustativas de tu bebé son estimuladas en cada alimentación del pecho o con el biberón. Pero a medida que crece, "la degustación" será una vía para explorar y se llevará a la boca todo lo que tenga a su alcance. Resiste la tentación de desalentarlo, excepto, por supuesto, cuando lo que va a la boca es tóxico, filoso o suficientemente pequeño como para tragarlo.

El sentido del olfato. En la mayoría de los ambientes, el agudo aparato olfativo de los bebés se ejercita bastante. Pueden oler la leche materna, la loción para después de afeitar del papá, el perro correteando cerca, las flores mientras pasean, el pollo que se cocina en el horno. A menos que tu bebé muestre señales de ser demasiado sensible a los olores, piensa en las distintas fragancias como oportunidades adicionales para que aprenda sobre el medio ambiente.

El sentido de la vista. Aunque en el pasado se creía que los bebés casi no veían al nacer, ahora se sabe que no sólo pueden ver sino que también pueden empezar a aprender de lo que ven desde el comienzo. Por medio de su sentido de la vista, aprenden con mucha rapidez a diferenciar entre objetos y seres humanos (y entre un objeto o un ser humano y otro), a interpretar el lenguaje corporal y otros indicios no verbales, y a comprender un poquito más cada día sobre el mundo que los rodea.

Decora el cuarto o el rincón de tu bebé con la intención de darle un entorno visual estimulante, en vez de satisfacer tu propio sentido estético. Cuando elijas papel para empapelar, sábanas, colgantes de pared, juguetes o libros, ten en cuenta que a los bebés les gustan los contrastes pronunciados, y que los diseños de colores fuertes y brillantes en vez de los suaves y delicados les resultan más atractivos (negro y blanco y otras pautas de contrastes de colores son los preferidos para las primeras seis semanas más o menos, y los pasteles y otros colores después).

Muchos objetos, entre ellos juguetes, pueden estimular visualmente al bebé (pero para evitar confusión y sobrestimulación, enséñale sólo uno o dos a la vez durante las sesiones de juegos):

♦ Móviles. Las figuras en un móvil deberían ser plenamente visibles desde abajo (la perspectiva del bebé) y no del costado (la perspectiva del adulto). Un móvil debería estar a no más de 12 a 15 pulgadas de la cara del bebé, y debería estar colgado en un costado u otro de la línea de su visión, en vez de exactamente arriba (la mayoría de los bebés prefiere mirar hacia la derecha, pero observa al tuyo para descubrir su preferencia).

♦ Otros objetos que se mueven. Puedes mover un sonajero u otro juguete brillante a través de la línea de visión del bebé, para estimular que siga los objetos en movimiento. Visiten una tienda de mascotas y pon al bebé frente a un tanque de peces o una jaula de aves para que vea la acción. O sopla burbujas para el bebé.

♦ Objetos estacionarios. Los bebés pasan mucho tiempo simplemente mirando objetos. No es tiempo perdido, sino de aprendizaje. Las diseños geométricos o simples rostros en blanco y negro, dibujados a mano o comprados, serán algunos de sus favoritos al comienzo, pero probablemente también se fascinará con los objetos cotidianos que a ti ni siquiera te llaman la atención.

◆ Espejos. Los espejos dan a los bebés una perspectiva siempre diferente, y a la mayoría les encanta (especialmente disfrutan de mirarse en ellos y socializar con el "bebé" en el espejo, sin tener la menor idea todavía de quién se trata). Usa sólo espejos seguros para el bebé; cuélgalos sobre la cuna, en el cochecito, junto al cambiador).

◆ Gente. A los bebés les encanta mirar las caras de cerca, de manera que tú y otros familiares deberían pasar mucho tiempo muy cerca del bebé. Más adelante, puedes mostrarle fotografías familiares señalándole quién es quién.

◆ Libros. Muéstrale ilustraciones simples de bebés, niños, animales o juguetes e identifícalos. Las imágenes deben ser claras y bien definidas sin demasiados detalles (para un bebé). Los libros de cartón con ilustraciones imaginativas son ideales para esto.

◆ El mundo. Muy pronto tu bebé comenzará a interesarse en ver más allá de su pequeña nariz. Dale muchas oportunidades de ver el mundo: desde el cochecito o el asiento del auto, o cargándolo mirando hacia adelante. Agrégale comentarios también, señalándole autos, árboles, gente, etcétera. Pero no hables sin parar durante cada salida; te aburrirás y el bebé dejará de prestarte atención.

El sentido de la audición. Es a través de la audición que los bebés aprenden sobre el lenguaje, el ritmo, el peligro, las emociones y los sentimientos (y sobre mucho más de lo que sucede a su alrededor). La estimulación auditiva puede provenir de cualquier fuente.

◆ La voz humana. Es, por supuesto, el tipo de sonido más significativo en la vida de un recién nacido, de modo que usa la tuya para hablar, cantar y balbucear a tu bebé. Prueba con canciones de cuna, poemas infantiles, letras inventadas por ti. Imita los sonidos de los animales, especialmente los que tu bebé oye con frecuencia, como el ladrido de un perro o el maullido de un gato. Y, lo más importante, hazle escuchar las grabaciones de los sonidos que él haga.

◆ Sonidos de la casa. Muchos recién nacidos se fascinan con música de fondo suave o animada, el runrún de la aspiradora o la batidora, el silbido de la tetera, el correr del agua de la llave, el sonido del papel arrugado, el tintineo de una campana o de las campanillas colgantes de viento (aunque podrían llegar a tenerle miedo a muchos de esos sonidos más adelante, en el primer y segundo año de vida).

◆ Los sonajeros y otros juguetes que producen sonidos suaves. No tienes que esperar hasta que tu bebé sea capaz de agitarlo por sí solo. En los primeros meses, hazlo tú o ponlo en la mano del bebé y ayúdalo a agitarlo o ponle un sonajero pulsera en la muñeca. La coordinación entre la visión y la audición se desarrollará a medida que el bebé aprenda a girar en dirección a los sonidos.

◆ Cajita musical. Te sorprenderá lo rápido que tu bebé aprenderá a reconocer una melodía; son especialmente agradables las cajitas de música que tienen un estímulo visual, pero si colocas una a su alcance, asegúrate de que no tenga piezas pequeñas que puedan romperse y terminar en la boca del bebé.

◆ Juguetes musicales. Los juguetes que producen música y a la vez promueven la estimulación visual y la práctica de habilidades motrices finas (como un conejito que se mueve y que produce música cuando el bebé tira de una cuerda), son particularmente positivos. Evita los juguetes que hagan ruidos fuertes que puedan dañar el oído, y no coloques los que sean apenas medianamente ruidosos al lado de su orejita. Además, comprueba que los juguetes sean seguros para el bebé.

◆ Grabaciones y CD para niños. Trata de escucharlos antes de comprarlos, para asegurarte de que sean agradables al oído. La infancia es también el momento ideal para empezar a exponer a tu bebé a la música clásica (ponla suave durante la hora de juegos en la cuna, o durante la cena o el baño), aunque muchos bebés parecen preferir los ritmos más animados del rock, el pop o la música country. Fíjate siempre en su reacción a la música; si parece perturbado por lo que escucha, apágalo. También protege el sentido del oído de tu bebé manteniendo bajo el volumen.

El sentido del tacto. El tacto, aunque a veces subestimado, es realmente una de las herramientas más valiosas del bebé para explorar y aprender sobre el mundo. Es por medio del tacto que un bebé conoce la suavidad de la mamá y la relativa dureza del papá o que se da cuenta de que acariciar a un osito de felpa es muy agradable o que pasar la mano por un cepillo duro no lo es y, lo que es más importante, que quienes lo cuidan lo hacen con amor, un mensaje que le transmites cada vez que lo bañas, lo cambias, lo alimentas, lo sostienes o lo acunas.

UBICACIÓN, UBICACIÓN, UBICACIÓN

Aquí hay algo que necesitarás saber antes de ofrecerle un sonajero u otro juguete a tu bebé. Desde dónde se lo ofrezcas será decisivo. Un bebé no alcanzará un objeto que le presentes de frente, sino sólo desde un lado.

Puedes proveerle una variedad de experiencias de tacto, a través de:

◆ Una mano amorosa. Trata de identificar de qué modo le gusta que lo muevas: con firmeza o con suavidad, más rápido o más lento. A casi todos los bebés les encanta que los acaricien y besen, que les hagan cosquillas o los rocen con los labios en la barriguita, que les soplen suavemente entre los deditos de las manos o los pies. Les encantan las diferencias entre el tacto de mamá y el de papá, el modo juguetón en que los abraza un hermanito, y la pericia y habilidad con que los mece la abuela.

◆ Masaje. Los bebés prematuros a quienes les dan masajes durante por lo menos veinte minutos al día aumentan de peso con mayor rapidez y progresan mejor en general que quienes no los reciben (no está claro si es el masaje o el hecho de que se los sostiene más); los bebés a quienes nunca los tocan, no crecen a un ritmo normal. Descubre el tipo de caricias o contactos que más disfruta tu bebé, y evita los que parezcan incomodarlo (consulta la página 336 para encontrar consejos).

◆ Texturas. Trata de frotar la piel del bebé con diferentes texturas (satén, tela de toalla, terciopelo, lana, piel o algodón) para que aprenda la manera en que se siente cada una; más adelante, estimúlalo a que explore por su cuenta. Coloca al bebé boca abajo (sólo mientras esté supervisado) sobre superficies de diferentes texturas: la alfombra de la sala, una toalla, el abrigo de piel sintética de la abuela, el suéter de lana del papá, la chaqueta de pana o "corderoy" de mamá, la mesita de centro de mármol; las posibilidades son ilimitadas.

◆ Juguetes con texturas. Ofrécele juguetes con texturas interesantes para un bebé. Un osito peludo de peluche y un perrito de pelaje áspero; bloques de madera dura y otros con relleno suave; bochas de madera dura y otras de metal liviano; una almohada de seda y otra con textura sobresaliente.

Desarrollo social. Tu bebé se convierte en un ser social observándote, interactuando contigo y con el resto de la familia y, más adelante, con otras personas. Éste no es el momento para empezar a enseñar a tu bebé a organizar una cena exitosa ni a llevar una conversación en un cóctel, sino de empezar a enseñarle con el ejemplo de qué manera las personas deben comportarse las unas con las otras. Dentro de unos pocos años, cuando tu hija más crecida hable con amiguitas, maestras, vecinos o empiece a "jugar a la casita", a menudo oirás el eco de tu propio ejemplo en esa vocecita; posiblemente te sentirás complacida (y no asombrada ni decepcionada) con lo que oigas.

Los juguetes que ayudan a los bebés con su desarrollo social son los animales de peluche, móviles con animales y muñecas. Aunque pasarán muchos meses antes de que puedan abrazarlos y jugar con ellos, incluso en este punto pueden y empiezan a socializar con ellos;

sólo observa a un bebé conversar con las figuritas de animales estampadas en los protectores de la cuna o con las que giran en el móvil. Más adelante, los libros y las oportunidades para fantasear y disfrazarse también ayudarán al bebé a desarrollar habilidades sociales.

Desarrollo motor fino. En este momento, los movimientos de las manos de tu bebé son realizados completamente al azar, pero en un par de meses esas manos diminutas se moverán con más determinación y control. Puedes ayudar al desarrollo del movimiento intencionado, dando a las manos de tu bebé mucha libertad; no las mantengas envueltas ni arropadas rígidamente debajo de una manta (excepto al aire libre en clima frío). Proporciónale una variedad de objetos que sean fáciles de tomar y mover con sus manos pequeñas, que no requieran de una destreza manual fina. Y como los bebés por lo general no agarran objetos que están directamente frente a ellos, ofréceselos desde un costado.

Dale a tu bebé muchas oportunidades para experimentar con las manos, a través de lo siguiente:

◆ Sonajeros que sus manos pequeñitas puedan sujetar cómodamente. Los que tienen dos mangos o superficies que se puedan tomar le permitirán a la larga pasar el sonajero de una mano a otra, una habilidad importante; los que el bebé pueda llevarse a la boca le brindarán alivio cuando empiece la dentición.

◆ Juguetes que cuelgan de la cuna (se acomodan también sobre el cochecito o el corralito de juegos) que tengan una variedad de partes para que el bebé pueda agarrarse de ellas, las haga girar, tirar de ellas o empujarlas con el dedo. Pero evita los que tengan cuerdas de más de 6 pulgadas y retíralos de la cuna una vez que tu bebé sea capaz de sentarse solo.

◆ Los tableros de actividades que requieren una amplia gama de movimientos manuales para operar. Tu bebé tal vez no será capaz de maniobrar intencionalmente el juguete durante algún tiempo, pero aun uno pequeño puede a veces ponerlo en movimiento accidentalmente. Además de las habilidades para hacer girar, discar, empujar y presionar que estimulan estos juguetes, también enseñan el concepto de causa y efecto.

Desarrollo motor grueso. Ponerle un video de ejercicios infantiles para que siga el ritmo, no aumentará la firmeza muscular ni acelerará el desarrollo motor de tu bebé. Las buenas habilidades motrices, los cuerpos bien desarrollados y el buen estado físico de los bebés depende en cambio de lo siguiente: buena nutrición; buen cuidado de la salud (tanto cuando está sano como cuando está enfermo), y muchas oportunidades para la actividad física auto-motivada. Los bebés confinados a un columpio, un asiento de bebé, o un centro de entretenimiento o asegurados a un cochecito o envueltos en una manta tendrán poca oportunidad de aprender de qué manera funcionan sus cuerpos. A los que nunca se los tiende boca abajo para momentos de juego supervisados tardarán en aprender a levantar la cabeza y los hombros o a darse vuelta de adelante hacia atrás y quizás nunca aprenderán a gatear. Cambia con frecuencia la posición de tu bebé durante el día (colocándole un apoyo para que quede sentado, o boca abajo –vigilado– y otras veces de espaldas) para aumentar al máximo las oportunidades de actividad física.

Estimula su desarrollo físico tirándolo de los brazos suavemente para sentarlo, dejándolo "volar" (permite ejercitar brazos y piernas) o "montar" (tendido boca abajo a lo largo de tus canillas). Motívalo a que se dé vuelta, colocando un objeto interesante a un costado cuando está de espaldas; si el bebé gira un poquito, dale una pequeña ayuda para que llegue a destino. Estimúlalo a moverse a rastras, dejando que haga presión contra tus manos mientras está tendido boca abajo.

Desarrollo intelectual. Estimular el desarrollo de todos los sentidos, como también el control motor grueso y fino, contribuirá al crecimiento intelectual de tu bebé. Habla mucho con tu recién nacido desde el primer día. Nombra los objetos, los animales y la gente que vea tu bebé, señala las partes del cuerpo, explícale lo que estás haciendo. Léele versos infantiles y cuentos sencillos, mostrándole las ilustraciones a medida que lees. Exponlo a una variedad de ambientes (el supermercado, un comercio, el museo, el parque). Viajen en buses, autos, taxis. Aun en casa, varía el punto de vista de tu bebé: coloca el asiento infantil junto a una ventana (pero solamente si tiene una protección para ventana y sólo si lo estás supervisando de cerca) o frente a un espejo, tiéndelo sobre la alfombra en el medio de la sala para que contemple la acción o en el medio de la cama para que te vea doblar la ropa recién lavada o estaciona el cochecito en la cocina mientras preparas la cena.

Hagas lo que hagas, recuerda la regla más importante para estimular a tu bebé: el secreto está en el juego. Y el juego debe ser divertido.

◆ ◆ ◆

El tercer mes

Este mes, los bebés finalmente empiezan a descubrir que la vida es algo más que comer, dormir y llorar. Eso no quiere decir que a esta edad no hagan mucho de todo eso (los bebés con cólicos suelen pasarse el atardecer y el comienzo de la noche con ataques de llantos hasta fin de mes), pero han expandido sus horizontes a intereses que van más allá. Como, por ejemplo, sus propias manos, que para los bebés de dos y tres meses son los juguetes más fascinantes jamás inventados. Como quedarse despiertos durante períodos de juegos más prolongados durante el día (y, es de esperar, mantenerse dormidos durante períodos más largos durante la noche). Como entretener a mamá y papá con espectáculos adorables de sonrisas, balbuceos, chillidos y arrullos que hacen que la crianza bien valga el precio de entrada.

Lo que tu bebé podría estar haciendo

Todos los bebés van cumpliendo hitos según su propio ritmo de desarrollo. Si te parece que tu bebé no ha alcanzado uno o dos de estos hitos, no te preocupes porque probablemente lo hará muy pronto. El ritmo de desarrollo de tu bebé es normal para él. Además, ten en cuenta que las habilidades que los bebés manifiestan acostados boca abajo, sólo pueden dominarse si tienen la oportunidad de practicar. Por eso, haz que tu bebé pase períodos de juegos supervisados boca abajo. Si algo te preocupa respecto a su desarrollo, habla con el médico. Por lo general, los bebés prematuros alcanzan estos hitos más tarde que otros de la misma edad y, a menudo, lo hacen cuando se aproximan a su edad ajustada (la edad que tendrían si hubieran nacido a término) y, a veces, más tarde.

A los tres meses, tu bebé… debería ser capaz de:

◆ levantar la cabeza 45 grados, estando boca abajo[1]

---

1. Los bebés que pasan poco tiempo boca abajo durante el período de juego podrían lograrlo más adelante, y no es motivo de preocupación (consulta la página 234).

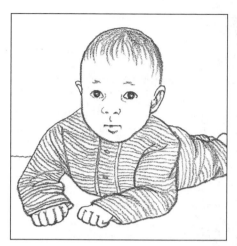

Aunque no todos, muchos bebés de tres meses pueden levantar la cabeza en un ángulo de 90 grados.

...probablemente será capaz de:

◆ reírse a carcajadas

◆ levantar la cabeza 90 grados, estando boca abajo

◆ dar chillidos de alegría

◆ juntar las dos manos

◆ sonreír espontáneamente

◆ seguir un objeto colocado a unas 6 pulgadas por sobre su cara y que se mueve 180 grados (de un lado al otro), sin perderlo de vista

...tal vez podría ser capaz de:

◆ mantener la cabeza estable cuando está derecho

◆ levantar el pecho, apoyándose en los brazos, estando boca abajo

◆ darse vuelta (hacia un solo lado)

◆ agarrar un sonajero colocado cerca de sus dedos

◆ prestar atención a un objeto tan pequeño como una pasa (pero asegúrate de que dichos objetos estén fuera de su alcance)

...incluso podría ser capaz de:

◆ resistir algo de peso en sus piernas cuando se le mantiene derecho

◆ tratar de alcanzar un objeto

◆ mantener la cabeza al mismo nivel del cuerpo cuando se le tira suavemente de las manos para sentarlo

◆ girar en dirección de una voz, particularmente la de mamá

◆ decir "a-gú" o una combinación similar de vocales y consonantes.

◆ hacer trompetillas o pedorretas (sonidos con los labios y la lengua afuera)

Qué puedes esperar en el control médico de este mes

Durante este mes, la mayoría de los médicos no programa visitas regulares para los bebés saluda- bles. Llámalo si tienes alguna preocupación que no pueda esperar hasta la cita del mes siguiente.

La alimentación de tu bebé:
AMAMANTAR Y TRABAJAR

Aunque es una responsabilidad que no se encuentra en ninguna de las tareas propias de un trabajo, cada vez son más las madres empleadas que deciden asumirla. Les resta tiempo a las pausas para el café y el almuerzo, hace que el día ya ajetreado lo sea todavía más y exige mucha planificación y aun más dedicación. Sin embargo, la mayoría de las mujeres que se extrae leche para poder seguir amamantando después de volver a trabajar, no cambiaría esta rutina por nada del mundo. Para ellas, el beneficio de seguir dando el pecho –desde el físico (mejor para la salud del bebé) hasta el emocional (un contacto íntimo con el bebé antes y después del trabajo; un vínculo estrecho con el bebé mientras están en el trabajo)– bien vale el esfuerzo extra. Además, muchas sienten que una vez que le han tomado el ritmo, ser una madre empleada que amamanta no es un trabajo tan pesado después de todo.

AMAMANTAR Y TRABAJAR: CONSEJOS PARA QUE PUEDAS REALIZAR AMBAS OCUPACIONES

Al igual que todo lo relacionado con el regreso al trabajo cuando tienes un bebé, es necesaria mucha planificación. Para coordinar bien la lactancia con el trabajo, ten en cuenta lo siguiente:

Espera a darle el biberón... No empieces a darle el biberón hasta que tu suministro de leche esté bien establecido. Empezar demasiado pronto puede conducir a la confusión del pezón (consulta la página 99) y a un inadecuado suministro de leche. Guarda el biberón hasta que hayas resuelto todas las complicaciones iniciales de la lactancia y te sientas confiada sobre tu suministro. Para la mayoría de las mujeres, eso sucede en algún momento entre las cuatro y las seis semanas, aunque algunas descubren que la situación se estabiliza un poquito antes o después.

...pero no esperes demasiado. Si bien no querrás comenzar a darle el biberón mucho antes de las cuatro a cinco semanas, tampoco esperes demasiado (incluso si no piensas volver al trabajo por un tiempo). Por lo general, mientras más grandes y despiertos se vuelven los bebés, menos receptivos se muestran a probar el biberón. Una vez que comiences a dárselo, acostumbra al bebé a tener por lo menos una alimentación diaria con biberón, preferiblemente durante las que pronto serán tus horas de trabajo.

Empieza con tiempo. Tu primer día de regreso al trabajo será suficientemente estresante como para que además tengas que sumar la carga de descifrar la manera de usar un sacaleches. Por eso, empieza a extraerte leche unas pocas semanas antes de volver al trabajo. De ese modo, no solamente lo harás con más confianza sino también tendrás recolectada una carga de leche en el congelador para cuando empieces a recolectar tus cheques de pago.

Haz un par de ensayos. Sin comprometer el cuidado del bebé, ensaya un plan para tu jornada laboral, haciendo todo lo que harías si realmente estuvieras yendo a trabajar (incluyendo extraerte leche fuera de casa), pero saliendo de casa sólo un par de horas la primera vez, más tiempo la siguiente. Si se presentan problemas ahora te dará tiempo para saber de qué manera resolverlos.

Ponte en marcha con calma. Si regresas a un trabajo de tiempo completo, podrías tratar de hacerlo un jueves o un viernes para darte la posibilidad de empezar de nuevo, comprobar cómo van las cosas, y evaluar la situación durante el fin de semana. Empezar con una semana corta será además un poco menos abrumador que comenzar con cinco días de trabajo por delante.

Trabaja media jornada. Si puedes cambiar a un horario de media jornada, al menos al principio, podrás pasar más tiempo fortaleciendo los vínculos de la lactancia. Trabajar cuatro o cinco medios días es más práctico que hacerlo dos o tres días completos, por varios motivos. Con medios días, es posible que no tengas que saltarte ninguna alimentación del bebé (y, por cierto, no más de una por día). Tendrás menos problemas con las filtraciones de leche (tus blusas de seda te lo agradecerán) y es probable que no tengas que usar un sacaleches en el trabajo (lo que significa que realmente podrás tomar café en tus minutos de descanso para tomar café). Y, lo mejor de todo, pasarás más tiempo cada día con tu bebé. Trabajar de noche es otra opción que interfiere muy poco con el amamantamiento, en especial una vez que el bebé empieza a dormir toda la noche, pero puede afectar otros dos valores muy importantes: el descanso y el romance.

Una vez de vuelta en el trabajo, encontrar el tiempo y el lugar para extraerse leche puede ser un verdadero desa-fío para las mamás que amamantan. Por suerte, la extracción de leche en el trabajo se está convirtiendo en algo natural; en algunas compañías, incluso se estimula (consulta el recuadro en la página siguiente). Muchas mujeres combinan exitosamente la lactancia, la extracción de leche y el trabajo. Los siguientes consejos también te pueden ayudar a tener éxito.

◆ Vístete para la ocasión. Usa ropa que facilite la extracción de leche. Asegúrate de que puedas levantar la parte de arriba o abrir fácilmente desde el frente para extraerte en el trabajo, y que no se estire la hechura o se arrugue mucho al sacarla (consulta la página 92). Sin importar lo que uses, reviste tu sostén de lactancia con discos absorbentes para proteger la ropa y lleva unos cuantos en tu cartera para reemplazar los mojados.

◆ Busca privacidad. Extraerte leche en el trabajo será infinitamente más fácil si tienes acceso a un lugar privado, como tu propia oficina con una puerta que puedas cerrar, una oficina o sala de conferencia vacías o un rincón discreto (y limpio) en la antesala del cuarto de baño.

◆ Sé constante. Si el horario te lo permite, trata de extraerte leche a la misma hora todos los días, lo más cerca posible de las horas en que estarías alimentando a tu bebé si estuvieras en casa. De ese modo, tus pechos podrán prever la extracción (como anticiparían la lactancia) y se llenarán de leche con la regularidad de un reloj.

◆ Planea el almacenaje. Guarda la leche recién extraída en el refrigerador de la oficina, bien etiquetada con tu nombre (para que los compañeros de trabajo no la confundan con la crema para el café). O lleva un enfriador

PROGRAMAS EMPRESARIALES DE LACTANCIA

Los días en que las madres llevaban a escondidas los sacaleches hasta el cuarto de baño de las damas y escondían las cargas donde no pudieran ser confundidas con la leche para el café de otros, ya se han terminado... al menos en algunas empresas progresistas. A medida que las compañías empiezan a darse cuenta de que las políticas que hacen más felices a los empleados los vuelven más productivos en el trabajo, cada vez son más los programas empresariales de lactancia que han comenzado a aparecer en el país. Las compañías que ofrecen estos programas habilitan salas de lactancia para sus empleadas provistos de sacaleches, refrigeradores y acceso a asesoras en lactancia. Estos programas no sólo benefician a la madre (debido a su menor estrés) y a su bebé (debido a las ventajas para la salud de alimentarse con leche materna), sino también a la compañía; si el bebé se enferma con menor frecuencia, la madre faltará menos al trabajo, lo que significa una trabajadora más productiva.

Aun si tu compañía no tiene este tipo de programas, siempre hay modos de hacer que tu lugar de trabajo sea un ambiente más propicio para la lactancia. Si es posible, reúnete con otras madres que amamanten en la oficina y ejerzan presión para que se establezca una pausa periódica, un cuarto que permita privacidad y otras necesidades relacionadas con la extracción de leche en el trabajo. Lleva la cuenta del tiempo que otros empleados se toman para sus pausas (para el café, el almuerzo o para fumar) de modo que si tu jefe dice que no hay tiempo durante la jornada para la extracción de leche, estés preparada con una respuesta. Informa a tu empleador sobre los muchos recursos disponibles para los programas empresariales de lactancia, como el de La Leche League. Destaca que la AAP recomienda no sólo que los bebés sean amamantados durante por lo menos el primer año, sino también que los empleadores ofrezcan un lugar donde las madres puedan dar el pecho y extraerse leche. Además, consulta las leyes estatales y locales; en algunas áreas ya se ha legislado con el fin de proteger el derecho de la mujer a extraerse leche para su bebé en el trabajo.

---

portátil o *cooler* con cubitos de hielo o usa el que viene con muchos sacaleches portátiles. Consulta la página 179 donde encontrarás más información sobre las técnicas para almacenar la leche materna.

◆ Úsala rápidamente. Cuando llegues a casa refrigera la leche extraída y haz que quien cuide de tu bebé se la dé al día siguiente. De este modo, siempre tendrás un suministro disponible para todo un día en el refrigerador.

◆ Regulariza el horario de la lactancia también. Amamantar siguiendo un horario te ayudará a mantener un suministro de leche abundante, así como también les dará a ti y a tu bebé la oportunidad de pasar un momento especial juntos. Dale el pecho antes de ir a trabajar por la mañana y en cuanto regreses por la tarde o la noche. Pide a quien cuide de tu bebé que no le dé de comer durante la última hora de tu jornada de trabajo o que lo alimente sólo lo suficiente para acallar el hambre.

◆ Tómate un descanso de los biberones los fines de semana. Para mantener un suministro de leche abundante, aprovecha los fines de semana y los feriados para amamantar exclusivamente. Trata de olvidarte del biberón en la medida de lo posible durante esos días o en cualquier otro día que estés en casa.

◆ **Programa hábilmente.** Organiza tus horarios a fin de aprovechar al máximo cada oportunidad que tengas para amamantar. Si es posible, intenta darle el pecho dos veces, antes de ir a trabajar, y dos o tres (o más) por la noche. Si trabajas cerca de tu casa y puedes regresar a la hora del almuerzo para amamantar o hacer que la niñera o quien cuide del bebé se encuentre contigo en algún lugar para que le des el pecho en el auto (incluso en tu oficina, si puedes), considera la posibilidad de hacerlo. Si tu bebé está en una guardería infantil, amamántalo cuando llegues allí o en tu auto justo antes de dejarlo, si te resulta mejor. Además, trata de darle el pecho cuando lo vas a buscar en vez de esperar a llegar a casa.

◆ **Quédate cerca de casa.** Si tu trabajo implica viajar, trata de evitar los viajes que te alejen más de un día hasta destetar a tu bebé; si es imperativo que viajes, trata de extraerte y congelar por anticipado la cantidad suficiente de leche para la duración de tu viaje o puedes empezar a acostumbrar al bebé a la fórmula antes de viajar. Para tu propia comodidad y para mantener tu suministro de leche, llévate un sacaleches (o alquila uno donde estés) y extráete leche cada tres o cuatro horas. Cuando regreses a casa, podrías encontrar que tu suministro de leche ha disminuido un poco, pero podrás reponerlo con sesiones de lactancia más frecuentes de lo habitual, junto con una atención aún más especial a la dieta y el descanso.

◆ **Trabaja desde casa cuando puedas.** Trata de llevarte a casa el trabajo que puedas hacer fuera de la oficina (con la venia de tu jefe). Esto te dará más flexibilidad y te permitirá estar en casa más tiempo durante las horas en que el bebé esté despierto. Aunque probablemente tendrás que relegar la mayor parte del cuidado del bebé a una niñera o a un familiar cuando trabajes en casa, podrás amamantar según sea necesario.

◆ **Mantén tus prioridades en orden.** No podrás hacerlo todo y hacerlo todo bien. Mantén como prioridad de tu lista al bebé y a la relación con tu pareja (y a los demás niños que tengas). Tu trabajo –en especial si significa mucho para ti, ya sea financiera, emocional o profesionalmente– probablemente también tendrá que estar al tope de la lista, pero sé implacable si tienes que reducir tiempos o esfuerzos en otros terrenos.

◆ **Sé flexible.** Una madre (relativamente) tranquila y feliz es más valiosa para el bienestar del bebé que una dieta compuesta sólo de leche materna. Aunque es totalmente posible que puedas seguir suministrando leche para tu bebé (como muchas mujeres lo hacen), también es posible que no puedas hacerlo. A veces el estrés físico y emocional de mantener un trabajo y amamantar reduce el suministro lácteo de la mujer. Si tu bebé no progresa sólo con leche materna, trata de amamantarlo con mayor frecuencia cuando estés en casa y, de ser posible, regresa a casa durante la pausa del almuerzo para darle el pecho y restablecer tu suministro de leche. Si esto no da buen resultado y consideras que no puedes seguir trabajando y extrayéndote leche, podría ser mejor empezar a complementar con fórmula.

Lo que podrías estar preguntándote

ESTABLECER O NO UN HORARIO REGULAR

"Mi madre dice que tengo que empezar a imponer un horario a mi bebé desde ya. Mi hermana dice que me olvide del reloj y que me limite a satisfacer sus necesidades. ¿Qué es lo más correcto?".

Al igual que con tantos aspectos de la crianza, lo correcto es lo que es bueno para ti y para tu bebé. Aunque los partidarios de ambas posturas en este asunto opinen lo contrario, no hay razones absolutas que respondan decisivamente la cuestión de poner o no a los bebés que ya no son recién nacidos en un programa de horarios. Esto se debe a que cada bebé, al igual que cada padre y madre, es un individuo. Lo que funciona para un padre o madre y un bebé podría no funcionar para otro padre o madre y su bebé e, incluso, podría no funcionar bien siquiera para dos bebés de una misma familia. Ambas filosofías de crianza tienen sus pros y sus contras, y muchos padres, en vez de seguir dogmáticamente uno u otro método, encuentran una solución intermedia que les resulta más cómoda a ellos.

A los tres meses, algunos bebés ya habrán establecido un ritmo diario bastante regular, aun sin imposiciones de los padres. Por lo general, un bebé suele seguir esta secuencia: se despierta más o menos a la misma hora cada mañana, se alimenta, quizás permanece despierto durante un breve período, duerme una siesta, vuelve a despertarse para el almuerzo, seguido por otra siesta, se alimenta, y después quizás pasa despierto un período bastante largo hasta avanzada la tarde, seguido por otra alimentación y una siesta al atardecer. Si esta siesta tiende a sobrepasar el horario de acostarse de los padres, éstos podrían despertarlo para alimentarlo antes de irse a la cama, quizás a eso de las 11 de la noche (o tan tarde como puedan mantenerse despiertos). En este momento, podría volverse a dormir hasta la mañana temprano, ya que los bebés a esta edad a menudo duermen seis horas seguidas y, a veces, más.

Otros bebés tienen un horario más personal, aunque más o menos sistemático. Uno, por ejemplo, podría despertarse a las 6 de la mañana, alimentarse y volver a dormir una o dos horas. Una vez despierto, podría estar feliz de jugar un rato antes de comer, pero una vez que empieza a alimentarse desea hacerlo sin parar durante las tres horas siguientes. Sin embargo, después de una siesta de veinte minutos, se despierta listo para jugar durante toda la tarde con sólo un período de alimentación y otra siesta de cinco minutos. Vuelve a alimentarse a eso de las 6 de la tarde y a las 7 se queda profundamente dormido, hasta que la mamá lo despierta para la última leche antes de irse a la cama. Éste no es el tradicional programa de cuatro horas, pero sigue una pauta sistemática de sueño-vigilia-alimentación dentro de su jornada.

Los padres de dichos bebés "regulares" no tienen dificultades para establecer una rutina regular; aun la rutina no tradicional, pero sistemática, permite a los padres programar su día sin tener que atenerse al reloj. Y como el programa del bebé es conducido por él y no impuesto, sus padres no sentirán que están siendo demasiado rígidos o que no están siendo suficientemente responsables.

Pero muchos bebés no se ajustan bien a ningún programa de horarios, incluso pasados los tres meses. Su pauta de despertar-comer-dormir es totalmente irregular de un día a otro. Si tu bebé es uno de ellos, tendrás que decidir si tendrás que tomar la iniciativa tratando de que las facetas de su vida sobre las que tú tienes cierto control sean lo más organizadas posible o si, por el contrario, adoptarás una actitud más relajada respecto a programar horarios. Aquí encontrarás el detalle de lo que ambos enfoques pueden ofrecer:

Crianza con un programa de horario. Las rutinas regulares dan a los niños previsibilidad, estabilidad y seguridad, según los partidarios de la crianza con un programa de horarios. Las rutinas mantienen el día seguro y tranquilo, ofreciéndoles el orden y la constancia con los que muchos bebés se sienten naturalmente cómodos. Establecer un programa no quiere decir que las necesidades del bebé no se satisfarán, sino que lo harán dentro del marco de una rutina diaria. Y como los padres también tienen derechos, un horario previsible teóricamente permite a ti y a tu marido tener tiempo para ustedes, aparte del bebé (en casa o afuera), algo que fortalece las relaciones y que, a menudo, es inalcanzable cuando nadie puede adivinar cuándo el bebé va a comer o dormir. Los horarios se vuelven cada vez más importantes para la estabilidad familiar y para el bienestar del bebé a medida que pasa el tiempo. Muchos niños parecen progresar perfectamente bien sin un horario en la primera infancia, cuando se les puede mover y transportar con facilidad y cuando pueden dormir y alimentarse en cualquier sitio. Más adelante, generalmente empiezan a responder a períodos de alimentaciones y de sueño irregulares, con períodos de llantos y mal humor regulares. Y una vez que comienzan a ir a la escuela, los niños que no tienen un horario regular para dormirse, a menudo tienen dificultades para despertarse a tiempo o para dormir lo suficiente a fin de tener días productivos.

Sin embargo, imponer un horario a un bebé puede ser llevado al extremo... lo que no es recomendable. Los bebés muy pequeños (menos de dos a tres meses) no deberían ser sometidos a un horario, y deberían comer y dormir a pedido. Incluso más adelante, negar el pecho o el biberón a tu bebé hambriento porque el reloj dice que no debería tener hambre todavía, nunca es buena idea (y, si el bebé se amamanta, puede obstaculizar su desarrollo y conducir a una disminución de tu suministro de leche). En esta etapa, no levantar a un bebé lloroso porque el horario dice que es "el momento de mamá y papá", puede hacer que un bebé se sienta indefenso, abandonado, inseguro y no amado. En otras palabras, un horario estricto puede ser tan asfixiante así como un horario demasiado relajado puede provocar confusión.

Si decides imponer un programa de horarios, el grado de disciplina que quieras aplicar debería depender de las pautas naturales de alimentación y sueño de tu bebé, de su personalidad innata (algunos niños parecen naturalmente necesitar más disciplina en sus vidas y otros menos), y de las necesidades del resto de la familia. El programa no debería ser considerado como un conjunto estricto de reglas que cumplir y citas que mantener, sino más bien como un horario flexible que gire en torno de tu día y el de tu bebé.

Crianza a pedido. Aunque gran parte de nuestra sociedad se rige por programas de horarios —horarios de trenes, de trabajo, de clases— hay quienes funcionan perfectamente bien sin ellos. Si el bebé progresa sin un horario (parece muy contento, activo e interesado de día, y duerme bien de noche) y sus padres también (no les importa satisfacer primero las necesidades del bebé, aunque signifique relegar otros aspectos de sus vidas), entonces este sistema puede funcionar bien. Sus partidarios dicen que responder a pedido a cada demanda del bebé te permite comprenderlo mejor y promover la confianza, que son en definitiva los cimientos de una buena comunicación entre padres e hijos. Sostienen que alimentarlo cada vez que llore por comida (aunque acabe de terminar de comer), dejarlo dormir cuando quiere (y también que se quede levantado a su voluntad) y cargarlo en brazos (o portarlo) todo lo posible durante el día (o cuando lo pida) le permite sentirse seguro y valorado como ser humano y también reduce el mal humor y los llantos. Y como permite que pasen más tiempo juntos, la crianza a pedido puede ayudar a los padres a comprender mejor y más rápido a sus bebés. Las familias que escogen este enfoque sienten que imponer un horario al bebé en pos de la conveniencia es una ventaja a corto plazo, pero superada con creces por la pérdida a largo plazo.

Sin embargo, criar a los niños en un ambiente no estructurado conlleva ciertas dificultades potenciales. Algunos bebés reclaman horarios desde el principio. Se ponen de mal humor cuando las alimentaciones se tardan o se sienten agotados cuando se retrasan las siestas o la hora de acostarse. Si tu bebé reacciona molesto a tus días y noches sin un programa de horarios fijos, puede ser que necesite un poquito más de disciplina, incluso si tú no la necesitas. Y para algunos bebés, la ausencia de organización al principio de sus vidas puede interferir con su desarrollo, y más adelante en su vida, con su ejercitación y autodisciplina. Llegar a la escuela a tiempo, completar sus tareas y presentar sus trabajos en los plazos acordados puede ser difícil para los niños que nunca han sido expuestos a ningún tipo de disciplina. Por supuesto, algunos niños siguen progresando en hogares sin horario. Y como cada niño es diferente, y algunos pueden terminar siendo muy diferentes a sus padres,

existe la posibilidad real de que un niño criado sin ningún programa de horario pueda llegar a desarrollar un patrón de personalidad tipo A que cree el suyo propio para satisfacer sus necesidades (dándose a sí mismo el horario para acostarse que sus padres nunca le dieron), y el niño criado por la imposición del reloj podría terminar siendo una persona para quien no funciona ningún programa fijo.

Si eliges criar a tú bebé a pedido, asegúrate también de que al acatar sus demandas, no descuides las demandas de tu relación con tu marido. Sin un horario regular para acostar al bebé, los padres a menudo advierten que nunca pasan tiempo juntos a solas. Disfrutan tanto de su trío familiar durante la tarde, que a veces se olvidan de la diversión que los dos solos podrían –y deberían– tener.

No sólo no existe una respuesta correcta o incorrecta cuando se trata de programas de horarios, sino que lo que es correcto o incorrecto para ti y para tu bebé puede cambiar a medida que pasan los meses. Podrías empezar a establecer horarios, y después considerarlos muy restrictivos. O podrías empezar con la crianza a pedido y luego darte cuenta de que tu bebé exige un horario. O, al igual que muchos otros padres y madres, podrías descubrir a la larga que lo más conveniente es un término medio. Independientemente de lo que elijas, recuerda que esa decisión debe ser tuya. Haz lo que funcione bien para ti y tu bebé, y no te preocupes de lo que otros tengan que opinar al respecto.

ACOSTAR AL BEBÉ

"Mi bebé siempre se duerme mientras le doy el pecho. ¿Es un mal hábito que hay que terminar?".

En teoría, la idea parece perfecta: acostar al bebé cuando está despierto, no cuando ya está dormido, para que más adelante, una vez que sea destetado, pueda dormirse solo, sin el pecho o el biberón. Pero en la práctica, como sabe toda madre que ha tratado de impedir que su bebé se duerma mientras lo amamanta o que ha tratado de despertar a un bebé que está en el séptimo sueño mientras succiona, no es necesariamente una idea compatible con la realidad. Es muy poco lo que puedes hacer para mantener despierto a un bebé que quiere dormir. Y aunque pudieras despertarlo, ¿querrías hacerlo?

Para enseñar a tu bebé a que se duerma sin la ayuda del pecho (o del biberón) puede ser más práctico esperar hasta que sea un poquito más grande —entre seis y nueve meses— y se amamante con menos frecuencia. Y si persiste el hábito, es muy posible que lo

FILOSOFÍAS SOBRE LA CRIANZA DE LOS HIJOS

Si entras en cualquier librería, te detienes ante cualquier quiosco de diarios y revistas o si buscas en sitios especializados sobre el cuidado de los niños en Internet, te enfrentarás con una multitud de libros, revistas, artículos y consejos acerca de la crianza de los hijos. Y te verás bombardeada por docenas de filosofías sobre el tema, cada una con su propio conjunto de doctrinas —en su mayoría opuestas— y cada una de las cuales asegura ser el mejor modo de criar niños. Ya sea que la filosofía se refiera a cómo alimentar al bebé, cómo lograr que duerma toda la noche, dónde debería dormir, cómo debería ser transportado, cuándo deberías destetarlo o qué tipo de programa de horarios le conviene, todas se basan en la misma premisa: cada niño tiene necesidades y son los padres los encargados de satisfacerlas.

El espectro de consejos y filosofías es amplio, con muchos métodos que comparan sus propios enfoques con otros. Pero la mayoría de los padres sigue los consejos que caen en una de las dos filosofías "dominantes". El enfoque de la crianza con apego promueve amamantar cuando el bebé lo pide, dormir en la misma cama con él y satisfacer sus deseos, manteniendo el mayor contacto posible con él. El enfoque de la crianza guiada por los padres promueve la creación de un ambiente estructurado, en el que las necesidades del bebé sean satisfechas de una manera familiar y rutinaria.

Algunos padres alternan entre los dos enfoques, dependiendo del asunto. Algunos prueban un poquito de cada uno, antes de escoger el modo que les parezca más conveniente para el bebé y para ellos. Otros siguen oscilando entre las dos filosofías, sin estar nunca seguros de cuál elegir. Muchos toman un poquito de ambas o de varias otras, para elaborar su propia filosofía. Y otros abrazan una filosofía con vehemencia e incluso menosprecian a quienes han elegido otro estilo de crianza.

Sin embargo, lo que muchas filosofías —y sus seguidores— no tienen en cuenta, es que existen muy pocas verdades absolutas cuando se trata de criar a los hijos. Con la excepción de cuestiones de seguridad y salud (asegurar al niño en un asiento de auto, brindarle atención médica regular), hay muchas maneras adecuadas de ser un buen padre y una buena madre. La mayoría de los médicos está de acuerdo en que, mientras los dos padres coincidan en un enfoque y sean consecuentes, cualquier estilo de crianza (o la combinación de unos pocos) puede dar buenos resultados para una familia. Mientras tu bebé esté saludable, seguro y contento, es mejor hacer lo que creas más conveniente para tu familia que seguir dogmáticamente un sistema establecido (o que te hagan sentir culpable quienes no coinciden con tu estilo de crianza).

pueda dejar con bastante rapidez después del destete.

Sin embargo, cada vez que se presente la oportunidad podrías intentar acostar a tu bebé para una siesta o a la hora de dormir en la noche, cuando todavía está despierto, pero no tanto como para que le resulte difícil dormirse, sino en un estado más bien de somnolencia. Mecerlo, alimentarlo o cantarle un poquito puede llevarlo a ese estado (pero trata de no prolongar estas acciones reconfortantes al punto de que se quede profundamente dormido).

DESPERTAR AL BEBÉ PARA ALIMENTARLO DE NOCHE

"El bebé de mi amiga duerme toda la noche desde que llegó del hospital, pero el mío sigue despertándose para comer con la misma frecuencia que cuando nació".

En los bebés pequeños, el hábito de alimentarse varias veces por la noche suele responder a una necesidad nutricional. Aunque algunos no necesitan más alimentaciones nocturnas hacia el tercer mes (y a veces antes), casi todos los de dos y tres meses, en especial los que son amamantados, todavía necesitan comer una o dos veces durante la noche.

Aunque tu bebé todavía podría necesitar comer en la mitad de la noche, en realidad no necesita alimentarse tres o cuatro veces por la noche. Disminuir poco a poco el número de alimentaciones nocturnas no sólo te ayudará a descansar más, sino también es un primer paso importante para prepararlo a dormir más adelante sin necesidad de comer durante toda la noche. Aquí encontrarás la manera de hacerlo:

◆ Aumenta la cantidad de comida a la hora de acostarse. Muchos bebés somnolientos se quedan dormidos antes de haber llenado totalmente el tanque para la noche; despierta a tu bebé si es posible, haciéndolo eructar, o con un movimiento o alguna otra treta, y sigue alimentándolo hasta que sientas que ha tenido suficiente. No te sientas tentada a agregar sólidos a su dieta (ni a poner cereal en el biberón) antes de que esté listo desde el punto de vista del desarrollo, sólo para que puedas tener unas horas más de sueño. No solo no dará resultado, sino que además no se recomienda dar sólidos hasta los cuatro o seis meses.

◆ Despierta al bebé para alimentarlo antes de irte a la cama. Darle de comer tarde por la noche podría llenarlo lo suficiente para mantenerlo satisfecho durante tus propias seis a ocho horas de descanso. Aunque esté demasiado adormilado como para tomar una alimentación completa, podría consumir lo suficiente para durar una o dos horas más de lo que habría dormido sin ese bocadillo (por supuesto, si tu bebé empieza a despertarse más a menudo una vez que hayas instituido este procedimiento, abandónalo. Tal vez ser despertado por ti lo hace más propenso a despertarse solo).

◆ Asegúrate de que el bebé reciba suficiente alimento durante el día. De no ser así, podría estar usando esas alimentaciones nocturnas para ponerse al día con las calorías. Si crees que es el caso, considera darle el pecho con más frecuencia durante el día para estimular tu producción de leche (revisa también los consejos en la página 182). Si tu bebé toma el biberón, aumenta la cantidad de fórmula que le das en cada sesión. Sin embargo, ten en cuenta que para algunos bebés, alimentarse cada par de horas durante el día establece una norma de comer cada dos horas, una pauta que continúa todo el día. Si tu bebé parece haber adoptado esa costumbre, podrías preferir en cambio alimentaciones más largas, pero menos frecuentes.

◆ **Espera un poco más entre alimentaciones.** Si se despierta y reclama comer cada dos horas (necesario para un recién nacido, pero por lo general no para un bebé de tres o cuatro meses que progresa adecuadamente), trata de extender el intervalo entre las alimentaciones, sumando media hora cada noche o noche por medio. En vez de saltar para atenderlo al menor suspiro, dale la oportunidad de que se vuelva a dormir por sí solo… podría sorprenderte. Si no lo hace, y si el lloriqueo se convierte en llanto, trata de tranquilizarlo sin alimentarlo; dale suaves palmadas o un masaje, cántale una canción de cuna en voz baja y monótona o recurre a un juguete musical de la cuna. Si el llanto no para después de un tiempo razonable (el que te sientas cómoda dejándolo reclamar), tómalo en brazos y trata de tranquilizarlo meciéndolo, balanceándolo, acurrucándolo o cantándole. Si amamantas, las tácticas para tranquilizarlo tendrán mayor probabilidad de éxito si el papá se encarga de hacerlo; un bebé que toma el pecho que ve, oye o huele su fuente de alimentos no se olvidará fácilmente de comer. Mantén el cuarto a oscuras y evita conversar o estimularlo demasiado.

Si el bebé no se duerme y sigue reclamando comida, aliméntalo, pero probablemente para entonces ya habrás extendido el intervalo entre alimentaciones en por lo menos media hora respecto del anterior. La esperanza es que el bebé alcance un nuevo horario en las noches siguientes y duerma media hora más entre alimentaciones. Poco a poco, trata de prolongar el tiempo entre una comida y otra hasta que el bebé sólo reciba una alimentación nocturna, que podría seguir necesitando por uno a tres meses más.

◆ **Reduce la cantidad de las alimentaciones nocturnas que quieres eliminar.** Poco a poco, ve disminuyendo los minutos que pasa amamantando o las onzas en su biberón. Sigue reduciendo un poquito más cada noche o noche por medio.

◆ **Aumenta la cantidad que le ofreces en aquella alimentación nocturna que es más probable que le sigas dando** (por ahora). Si tu bebé se despierta a medianoche, a las dos y a las cuatro, por ejemplo, podrías eliminar la primera y última de estas alimentaciones. Esto será más fácil de lograr si aumentas la cantidad que le das a tu bebé en la del medio, ya sea del pecho o del biberón. Un poquito de leche materna o un par de onzas del biberón probablemente no lo harán dormir por mucho tiempo. Consulta los consejos para mantener despierto y alimentar a un bebé somnoliento en la página 134.

◆ **No le cambies el pañal durante la noche a menos que sea absolutamente necesario** (con sólo oler el pañal te darás cuenta si lo es o no). Si tu bebé está entre una y otra talla de pañales, usar el de la talla inmediatamente más grande le dará una mayor superficie de absorción; o usa los pañales especiales para la noche.

◆ **Considera tomar alguna distancia.** Si compartes la habitación o la cama con tu bebé (y no deseas seguir durmiendo juntos a largo plazo), ahora podría ser el momento oportuno para pensar en la separación (consulta la página 292).

Tu cercanía puede ser el motivo por el que se esté despertando tan a menudo y por el que tengas que tomarlo en brazos con tanta frecuencia (dicho esto, ten en cuenta que la proximidad de un bebé con los padres podría reducir el riesgo del síndrome de muerte súbita infantil durante los primeros seis a doce meses).

Para los cuatro meses, la mayoría de los bebés realmente no necesita alimentarse durante la noche (desde el punto de vista estrictamente metabólico, los bebés por lo general pueden pasar toda la noche sin una alimentación una vez que alcanzan las 11 libras; que lo hagan o no es otra cuestión totalmente distinta). Si el hábito de despertarse durante la noche se prolonga al quinto o sexto mes, puedes empezar a sospechar que tu bebé no se despierta porque necesite comer durante la noche, sino porque se ha acostumbrado a comer durante la noche; un estómago que se acostumbra a llenarse a intervalos regulares todo el tiempo, reclamará que está "vacío" aun cuando esté suficientemente lleno como para resistir un tiempo más. Consulta la página 390 donde encontrarás consejos para lograr que un bebé más grande duerma durante toda la noche.

SÍNDROME DE MUERTE SÚBITA INFANTIL (SIDS)

"Desde que el bebé de una vecina murió a causa del síndrome de muerte súbita infantil, estoy tan nerviosa que he estado despertando a mi pequeña varias veces por la noche para asegurarme de que está bien. ¿Es buena idea preguntarle al médico acerca de conseguir una máquina para monitorearla?".

El temor a que un bebé muera repentinamente en medio de la noche ha aterrado a los padres tal vez desde el comienzo de los tiempos, muchísimo antes de que esas muertes recibieran el nombre médico de síndrome de muerte súbita infantil (SIDS, por sus siglas en inglés). Antiguos textos mencionan este tipo de muertes; el bebé que describe el Libro Primero de los Reyes, que murió porque su madre "se acostó arriba de él" es muy probable que haya sido víctima del SIDS. Pero a menos que tu hija haya experimentado un verdadero episodio de riesgo vital, en el que haya dejado de respirar y necesitara ser revivida (en cuyo caso consulta la página que sigue), las probabilidades de que realmente sea víctima del SIDS son muy, muy reducidas. Y la preocupación por el temor de que tu bebé pueda estar entre esos poquísimos casos, es más perjudicial que útil, tanto para ti como para tu bebé.

Para la mayoría de los padres, ningún tipo de certeza les evitará por completo vigilar ocasionalmente a su bebé por la noche. De hecho, muchos no respiran de alivio hasta que sus bebés pasan del año, la edad en que parecen superar el riesgo del SIDS. Y eso está bien, siempre y cuando no dejes que la preocupación domine tu vida con tu bebé.

Aunque invertir en un monitor –un aparato que puede indicar si tu bebé deja repentinamente de respirar– podría parecer un modo ideal (pero caro) de aliviar tus temores, monitorear a un bebé normal puede ocasionar más problemas en vez de solucionarlos. Las falsas alarmas, que son frecuentes con los monitores, producen más preocupación que alivio.

Lo que puede ayudar a sentirte más segura –además de tomar todas las precauciones enumeradas más arriba– es aprender las técnicas de reanimación cardiopulmonar (CPR, por sus siglas en inglés) infantil y asegurarte de que la niñera, quien se encargue del cuidado de la casa y cualquier persona que pase algún tiempo a solas con tu bebé conozca también esta técnica para salvar vidas. De este modo, si tu bebé deja de respirar en algún momento por cualquier motivo, puede intentarse de inmediato la reanimación (consulta la página 661). Si te siguen asaltando los temores, consulta al pediatra para mayor tranquilidad. Si tampoco te tranquiliza del todo, habla con un terapeuta familiarizado con el SIDS que pueda ayudarte a calmar tus temores (a veces, la depresión posparto puede desencadenar este tipo de ansiedad desbordante; consulta la página 749).

"Ayer por la tarde fui a vigilar el sueño de mi bebé, que parecía dormir una siesta muy larga. Estaba tendido en la cuna completamente inmóvil y azul. Desesperada, lo tomé en brazos y empezó a respirar de nuevo. Ahora, el pediatra quiere internarlo en el hospital para someterlo a exámenes y estoy aterrada".

Aunque la experiencia haya sido aterradora para ti, tienes suerte de que haya ocurrido como sucedió. No sola-

¿QUÉ ES EL SIDS?

El SIDS o síndrome de muerte súbita infantil es la muerte repentina e inesperada de un bebé aparentemente saludable que no puede explicarse por sus antecedentes médicos ni por una autopsia ni por el examen del lugar del deceso. Aunque el SIDS es la causa principal de muertes infantiles entre las dos semanas y los doce meses de edad, el riesgo de que un bebé promedio muera por este motivo es muy pequeño: aproximadamente, 1 por cada 2000. Y gracias a las medidas preventivas que los padres pueden tomar (consulta Cómo reducir el riesgo del SIDS, en la página siguiente), ese riesgo está disminuyendo aún más.

El SIDS ocurre con mayor frecuencia en bebés entre los dos y los cuatro meses, y la mayoría de las muertes se produce antes de los seis meses. Aunque alguna vez se creyó que las víctimas eran "perfectamente saludables", aquejadas sin razón, ahora los investigadores están convencidos de que los bebés afectados por el SIDS sólo *aparentan* estar saludables y en realidad tienen algún defecto latente que los predispone a la muerte súbita. Una hipótesis es que el control en el cerebro que nos hace despertar cuando las condiciones de respiración se vuelven peligrosas, está subdesarrollado en esos bebés. Otra teoría: el SIDS podría ser causado por un defecto en el corazón o un gen defectuoso encargado de controlar la respiración y el ritmo cardíaco.

Existe un mayor riesgo para los bebés de mujeres que tuvieron una mala atención prenatal, que fumaron durante el embarazo (fumar antes y después del nacimiento del bebé triplica el riesgo), o que tenían menos de veinte años (esto podría deberse tanto a una mala atención prenatal o posparto o al fumar tanto o debido a la edad). Los bebés prematuros o con bajo peso al nacer también corren un riesgo ligeramente mayor.

El SIDS no es causado porque el bebé vomite, se atragante o esté enfermo. Tampoco es causado por las vacunas ni es contagioso.

Hay muchos factores del ambiente que aumentan el riesgo de este síndrome, incluyendo dormir boca abajo, sobre ropa de cama suave o suelta, o con almohadas o juguetes; la exposición al humo del tabaco y estar sobrecalentado. La buena noticia es que todos esos factores pueden evitarse. De hecho, ha habido una disminución del 50% en el número de muertes por el SIDS desde que la Academia Americana de Pediatría y otras organizaciones iniciaron la campaña "Dormir Boca Arriba" en 1994, para que los niños sean acostados de espaldas para dormir.

CÓMO REDUCIR EL RIESGO DEL SIDS

Puedes reducir significativamente el riesgo del SIDS en tu bebé con las siguientes medidas:

◆ Usa un colchón firme y sábanas bien ajustadas para la cuna. Retira de la cuna la ropa de cama suelta, almohadas, cobijas o edredones afelpados, pieles de oveja y juguetes blandos. Si usas una manta, no debe ser gruesa, debe ajustarse bien debajo del colchón y sólo debe llegar al nivel del pecho del bebé. O, mejor todavía, quita la manta y viste al bebé con un pijama de una sola pieza.

◆ Acuesta al bebé de espaldas para dormir. Asegúrate de que todos los que lo cuiden, incluyendo niñeras, personal de la guardería y abuelos, también lo hagan.

◆ Nunca permitas que tu bebé se acalore en exceso. No lo abrigues demasiado a la hora de acostarse –nada de gorros ni ropa extra ni mantas– ni mantengas su habitación demasiado caliente. Tu bebé no debería sentirse acalorado al tacto. El sobrecalentamiento excesivo aumenta el riesgo de apnea, que puede producir el SIDS en algunos bebés.

◆ Considera colocar un ventilador en la habitación del bebé. Se ha demostrado que el aire en circulación reduce el riesgo.

◆ Dale al bebé un chupete a la hora de dormir, aunque no lo use durante el día (no te preocupes si se lo saca durante la noche o si se niega a aceptarlo).

◆ No permitas que nadie fume en tu casa ni cerca de tu bebé.

Los estudios han demostrado un menor riesgo del SIDS entre los bebés amamantados, al igual que entre los que duermen en la misma habitación de sus padres (si el bebé duerme contigo, tu cama debe ser segura; consulta la página 294).

No se recomiendan los accesorios para mantener la posición mientras duerme (como los apoyos de almohadas especiales) o para reducir el riesgo de que vuelva a respirar el aire que exhala, debido a que muchos no han sido suficientemente estudiados para comprobar su seguridad, y ninguno ha demostrado ser efectivo para reducir el riesgo del SIDS.

---

mente tu bebé salió bien de la situación, sino que les dio a ti y al médico la advertencia de que podría volver a suceder, como también la oportunidad de asegurarte de que no volverá a ocurrir. Y es exactamente por eso que el médico ha sugerido hospitalización y exámenes.

Tu bebé experimentó un "episodio de aparente riesgo vital", pero eso no significa que su vida esté en peligro. Aunque un episodio de apnea prolongada (cuando la respiración se detiene por más de 20 segundos) pone a un bebé en un riesgo ligeramente mayor del SIDS, existe un 99% de probabilidades de que ese riesgo nunca se vuelva realidad. Como precaución, y para determinar qué ocasionó el hecho, tu bebé será evaluado en el hospital por medio de un completo examen físico y de antecedentes médicos, pruebas de diagnóstico, y probablemente monitoreo de posibles períodos de apnea prolongada (este tipo de evaluación también podría ser practicado en un bebé sin antecedentes de apnea, pero que ha tenido dos o más hermanitos que han sido víctimas del SIDS, o uno que murió y otros que padecieron episodios aparentes de riesgo vital).

Si los exámenes en el hospital local no

son concluyentes, el médico podría remitirte a un centro especializado en este tipo de síndrome. Para saber cuál es el centro más cercano o para mayor información sobre el SIDS, consulta a *First Candle* (800-221-7437, www.firstcandle.org) o al Instituto Americano del SIDS (800-232-SIDS, www.sids.org).

Algunas veces, la evaluación revela una causa para dicho episodio –una infección, epilepsia, o una obstrucción de las vías respiratorias– que puede tratarse, eliminando el riesgo de problemas futuros. Si no se detecta la causa o si se descubren problemas cardíacos o pulmonares que lo sitúan en un riesgo mayor de muerte súbita, el médico podría recomendar conectar en la casa al bebé a un aparato que vigile su respiración y/o pulso cardíaco. El monitor suele estar conectado al bebé con electrodos o fijado en la cuna, corralito de juegos o colchón del moisés. Tú y todo el que cuide de tu bebé, deberá estar entrenado para conectar el monitor como también para responder a una emergencia con CPR. El monitor no dará protección absoluta contra el síndrome de muerte súbita infantil, pero ayudará a tu médico a comprender mejor la condición del bebé y te ayudará a que sientas que estás haciendo algo en vez de quedarte sentada de brazos cruzados. Sin embargo, ten en cuenta que algunas investigaciones han cuestionado la efectividad de los monitores, ya que aparentemente aun los bebés saludables suelen experimentar episodios de apnea o una disminución del ritmo cardíaco que no aumentan el riesgo del SIDS. Las falsas alarmas también suelen ser muy comunes.

No dejes que este episodio, la hospitalización o cualquier monitoreo se conviertan en el foco de atención de tu vida. De ser así, podría convertir a tu bebé probablemente normal en un "paciente", interfiriendo con su creci-

---

CUÁNDO REPORTAR EMERGENCIAS RESPIRATORIAS AL PEDIATRA

Aunque algunas pausas muy breves (menos de 20 segundos) en la respiración pueden ser normales, los períodos más prolongados –o los lapsos breves en los que el bebé se vuelve pálido o azulado o flácido y tiene un pulso cardíaco muy lento– requieren atención médica. Si tienes que tomar medidas para revivir a tu bebé, llama de inmediato al médico o a emergencia. Si no puedes revivirlo sacudiéndolo suavemente, intenta la reanimación cardiopulmonar (CPR, consulta la página 661), y llama o haz que alguien llame al 911. Al informar al médico, ten en cuenta lo siguiente:

◆ ¿La pausa en la respiración ocurrió cuando el bebé estaba dormido o despierto?

◆ Cuando ocurrió el incidente, ¿el bebé estaba durmiendo, comiendo, llorando, devolviendo leche, haciendo arcadas o tosiendo?

◆ ¿El bebé experimentó algún cambio de color; tenía el rostro pálido, azulado o enrojecido?

◆ ¿Necesitó reanimación? ¿Cómo lo reanimaste y cuánto tiempo tardaste en hacerlo?

◆ ¿Notaste algún cambio en su llanto (un tono más agudo, por ejemplo), antes del incidente?

◆ ¿El bebé parecía flácido o rígido, o se movía normalmente?

◆ ¿Tu bebé ronca o suele tener una respiración ruidosa?

miento y desarrollo. Busca ayuda de tu médico o de algún asesor calificado, si el monitor aumenta la tensión en tu familia en vez de reducirla.

Aunque los criterios podrían variar de un médico a otro y de una comunidad a otra, los bebés que no han vuelto a experimentar episodios críticos después del primero, por lo general son retirados del monitor después de haber estado libres de incidentes que requieran una reanimación o rescate prolongados y enérgicos durante dos meses. En cambio, para los que han tenido un segundo episodio crítico, los requisitos para retirarlos del monitor son más rígidos. Aunque los bebés raramente son desconectados del monitor antes de que pasen los seis meses, cuando ha concluido el período de mayor incidencia del SIDS, el 90% ya no está conectado al monitor al cumplir el año de vida.

"Mi hija, que nació prematuramente, tuvo algunos períodos de apnea durante las primeras semanas de vida, pero el pediatra dice que no tengo que preocuparme y que no necesita ser monitoreada".

Las pausas en la respiración son muy comunes en los bebés prematuros. De hecho, un 50% de los nacidos antes de las 32 semanas de gestación las experimenta. Pero esta "apnea de los prematuros", cuando ocurre antes de la fecha original de parto, no tiene ninguna relación con el síndrome de muerte súbita infantil; no aumenta el riesgo del SIDS o de apnea, por sí mismo, más adelante. Por lo tanto, a menos que tu bebé tenga episodios graves de apnea después de la fecha original de parto, no hay motivo de preocupación ni de hacer un seguimiento.

Incluso en los bebés nacidos a término, los episodios breves de pausas en la respiración, sin que lleguen a ponerse azules ni flácidos o sin necesidad de rea-

nimación, no son considerados por la mayoría de los expertos como una señal de riesgo del SIDS; pocos bebés con dicha apnea son víctimas del SIDS, y en la mayoría de los bebés que muere por esta causa no hay indicios de que hubiesen experimentado apnea previamente.

"He oído decir que las inmunizaciones pueden causar síndrome de muerte súbita infantil, y estoy realmente preocupada de tener que vacunar a mi bebé".

Las investigaciones han confirmado que no hay una relación entre la vacuna DTP y el síndrome de muerte súbita infantil, y pese a todo, al igual que muchas teorías que han sido desmentidas, la versión sigue circulando insistentemente. Lo más importante es que la DTP no sólo nunca ha sido un factor del SIDS, sino que esa vacuna ya no se sigue administrando. Tu bebé recibirá la nueva y más segura variante de la vacuna, DTaP (consulta la página 253), que nunca ha sido vinculada con el SIDS ni siquiera en teoría. Por eso, no hay motivo alguno de preocupación.

Si sigues preocupada, habla con el pediatra, que sin duda te dará mayor tranquilidad para que sigas adelante con las vacunaciones.

Consulta la página 250 para enterarte de las muchas razones por las cuales debes vacunar a tu bebé.

COMPARTIR LA HABITACIÓN CON EL BEBÉ

"Nuestro bebé de diez semanas de vida ha dormido en nuestra habitación desde que nació. Ya no queremos seguir compartiéndola, ¿cuándo deberíamos trasladarlo a su propia habitación?".

En el primer o segundo mes de vida, cuando el bebé pasa tiempo alimentándose del pecho o del biberón tanto como el que pasa en su cama, tiene sentido tenerlo muy cerca. Es posible que también lo mantenga más seguro, probablemente reduciendo el riesgo del síndrome de muerte súbita infantil. Y algunos padres y madres se dan cuenta de que compartir la habitación –a veces hasta la niñez– les resulta conveniente, agradable, o los dos, para todos los participantes (lee la siguiente pregunta). Pero si no tienes planes de seguir compartiendo indefinidamente la habitación con tu bebé, quizás es buena idea hacer el traslado una vez que supere la necesidad fisiológica de comer con frecuencia durante la noche (en algún momento entre los dos a cuatro meses) o cuando disminuye el riesgo del SIDS (después de los seis meses). Después de eso, dejar a tu bebé como compañero de cuarto plantea una serie de problemas potenciales:

Menos horas de sueño para el bebé. Al estar en la misma habitación con tu bebé durante toda la noche, te sientes tentada a tomarlo en brazos cada vez que gime, posiblemente interrumpiendo sus ciclos de sueño. Después de todo, los bebés hacen muchos ruidos cuando duermen, y la mayor parte del tiempo se vuelven a dormir a los pocos minutos sin necesidad de ayuda. Si lo tomas en brazos al menor quejido, podrías despertarlo sin querer e interrumpir su sueño. Además, durante sus etapas de sueño más ligero, tu bebé probablemente se despertará debido a tu actividad, aunque camines en puntas de pie con tus mullidas pantuflas y te metas silenciosamente en la cama.

Menos horas de sueño para los padres. Tomarlo en brazos con más frecuencia por la noche si comparte tu cuarto significa menos sueño no sólo para él sino también para ti. Y aunque te resistas a levantarlo, seguramente estarás atenta esperando por

si el gemido se convierte en llanto. También podrías perder buena parte del sueño por sus movimientos de un lado a otro en la cama; los bebés tienen fama de ser durmientes inquietos. Algunos padres, sin embargo, no se incomodan por sus movimientos nocturnos y descubren que los beneficios de estar en un cuarto silencioso sin el bebé se ven contrarrestados por la incomodidad de tener que recorrer el pasillo oscuro cada vez que tienen que ir a buscarlo a su cuna cuando llora.

Menos romance. Seguro, sabes (o por lo menos esperas) que tu bebé estará durmiendo cuando empiezas a hacer el amor. ¿Pero qué tan desinhibida te puedes sentir cuando tienes compañía tan cerca (respiración ruidosa, movimientos de su cabeza de un lado a otro, gemidos suaves mientras duerme)? Por supuesto, este problema puede evitarse si eres creativa en la elección del escenario para hacer el amor (¿alguien dijo sofá-cama?).

Para algunos niños, mayores problemas de adaptación más adelante. Tener al bebé en tu habitación por un largo período de tiempo podría dificultar el momento de trasladarlo finalmente a su propio cuarto (no todos los niños tienen dificultades para adaptarse más adelante; algunos dejan la habitación de los padres cuando están listos para dormir solos y siguen adelante sin ningún problema).

Por supuesto, no todos los hogares permiten que el bebé tenga su propia habitación. Si vives en un departamento de un dormitorio o en una casa pequeña con muchos niños, posiblemente no tendrás más remedio que compartir la tuya con el bebé. De ser así, considera la posibilidad de un separador de ambientes, ya sea una mampara o una cortina gruesa colgada de un riel en el techo (esta última también sirve como aislante de sonidos). O cédele tu dormitorio al bebé e invierte en un sofá-cama en la sala para ti. O si no, haz una división en un rincón de la sala para el bebé y destina el dormitorio para ver televisión por la noche o para conversar.

Si tu bebé debe compartir el cuarto con otro niño, el éxito de este sistema dependerá de qué tan bien duerman ambos menores. Si uno o los dos tienen el sueño ligero, con tendencia a despertarse durante la noche, podrías enfrentar un período de ajuste difícil hasta que ambos hayan aprendido a dormir cuando el otro se despierta. También en este caso un separador de ambientes o una cortina podrían ayudar a amortiguar los sonidos, dándole privacidad al niño mayor.

Cama Compartida

"He oído hablar mucho sobre los beneficios de que los niños compartan la cama con sus padres. Y como nuestra hijita se despierta mucho por la noche, pareciera que ese plan podría significar que todos podamos dormir más".

Para algunas familias, dormir juntos o compartir la cama matrimonial es una indiscutida (y adorable) alegría. Para otras, es simplemente una conveniencia. Mientras que para otras, representa una pesadilla. Los partidarios de compartir la cama citan varias ventajas: cultiva vínculos emocionales, facilita alimentar o consolar al bebé, y combate la soledad. Los partidarios también dicen que reduce los riesgos del síndrome de muerte súbita infantil, aunque no hay datos que confirmen si es más probable que ocurra cuando duermen juntos o cuando el bebé duerme solo. Los oponentes, por su parte, creen que al hacer que un bebé aprenda a dormir solo estimula la independencia, dificulta el desarrollo de alteraciones del sueño, evita todo peligro de sofocación con las almohadas y acolchados mullidos que suelen tener las camas de los adultos, y es más cómodo para los padres (no sólo porque duermen mejor, sino porque no hay riesgo de darse vuelta sobre un charquito de restos de leche y baba o el contenido de un pañal desbordado).

Aunque no faltan las teorías ni tampoco las opiniones sobre la cuestión, la decisión de que tu bebé se sume a la cama matrimonial o duerma solo en su cuna –al igual que muchas decisiones que tendrán que tomar como padres– es muy personal. Y será una mejor decisión si la tomas bien despierta (léase: no a las 2 de la mañana) y con los ojos bien abiertos a las siguientes consideraciones:

La seguridad del bebé. En este país, donde los juegos de ropa de cama son habitualmente muy cómodos, mantener seguro al bebé en la cama de sus padres requiere precauciones extra. Un informe de la Comisión de Seguridad de los Productos para el Consumidor (CPSC, por sus siglas en inglés) relacionó la cama matrimonial (y los riesgos que suele representar) con numerosas muertes de bebés. Sin embargo, los defensores de compartir la cama consideran que el informe tiene fallas y destacan que algunos bebés mueren mientras duermen solos en sus cunas. Y otros investigadores han revelado que hay una conexión innata entre una madre y un bebé que duermen juntos, posiblemente debido a la respuesta hormonal que se activa cuando la mujer está en estrecha proximidad con el bebé o cuando lo amamanta. Estos investigadores especulan que esta respuesta podría hacer que la madre que duerme con su bebé esté mucho más alerta a la respiración y temperatura del pequeño durante toda la noche, permitiéndole responder rápidamente a cualquier cambio significativo. No es de sorprender que la respuesta hormonal sea también responsable del sueño más ligero que experimentan las mujeres que duermen con sus bebés.

Si eliges dormir junto a tu hijita, asegúrate de que tu cama y ropa de cama cumplan con los mismos requisitos de seguridad necesarios para la cuna. Un colchón firme (no un *pillow-top* o una cama de agua) es imprescindible, como también sábanas bien ajustadas. Evita los edredones o cobertores de felpa; mantén las almohadas fuera del alcance del bebé; revisa si hay trampas peligrosas (los listones de la cabecera no deberían tener una separación más allá de 2⅜ pulgadas; no debería haber espacio entre el colchón y el armazón). Nunca pongas a tu pequeña en una cama que está junto a una pared (se podría caer entre la cama y la pared y quedar atrapada) ni la dejes en una posición en que pueda rodar debajo de la cama (puede ocurrir a una edad muy temprana) ni tampoco le permitas dormir junto con un padre que está ebrio, que tome medicinas que provoquen un sueño profundo o que tenga el sueño pesado. Jamás dejes que un niño o preescolar duerma directamente al lado de tu bebé. Y nunca fumes ni permitas que nadie lo haga en la cama familiar, ya que esto puede aumentar el riesgo del SIDS (como también el de incendios). Un modo eficiente de mantener a tu hijita cerca y segura es usar un moisés convertible que se adosa a tu cama (consulta la página 56).

Sentimientos familiares. Un bebé debería estar entre sus padres sólo si ambos están de acuerdo. Por eso, asegúrate de que los dos coincidan con la idea de compartir la cama antes de traer al bebé a dormir con ustedes, y considera tanto tus sentimientos como los de tu pareja. Ten en cuenta también que si duermen juntos deberán ingeniárselas para los momentos de intimidad, porque de lo contrario comprometerás tu "dos es compañía", convirtiéndolo rápidamente en "tres son multitud".

El sueño: tanto el de los padres como el del bebé. Para algunos padres, no tener que levantarse de la cama para calmar a un bebé inquieto o para darle de comer a medianoche es motivo suficiente para elegir dormir juntos. Para las mamás que amamantan, poder dar el pecho sin tener que despertarse del todo es una real ventaja. La desventaja: aunque no tengan que levantarse durante la noche, el sueño de todos podría ser más irregular y, aunque satisfactorio desde el aspecto emocional, menos satisfactorio desde el fisiológico (los padres y los bebés que comparten la cama tienden a dormir menos profundamente y a dormir menos en general). Asimismo, los bebés que duermen en la misma cama de sus padres se despiertan más a menudo y podrían tener dificultades para aprender a dormirse solos, una habilidad que a la larga necesitarán. Otro posible efecto de despertarse con frecuencia es un aumento en la lactancia nocturna –conveniente cuando el bebé es pequeño y no tanto cuando tiene varios dientes. Las continuas alimentaciones nocturnas (pecho o biberón), pueden provocar caries.

El futuro. Al tomar tu decisión sobre la cama familiar, considera cuánto tiempo (idealmente) te gustaría mantener esta opción. Algunos sostienen que dormir juntos causa una dependencia prolongada; otros opinan lo contrario, argumentando que dormir juntos promueve la independencia, dándole al bebé sentimientos firmes de seguridad. Por lo general, mientras más tiempo pasa, más difícil es la transición para que el bebé logre dormir solo. Pasar a la cuna a un bebé de seis meses no debería significar demasiado esfuerzo; trasladar a un bebé que se aproxima a su primer año, podría ser un poco más complicado; quitarle la costumbre de dormir en tu cama a un niño o preescolar, podría ser todavía más difícil. Algunos niños dejan la cama de los padres voluntariamente a los dos o tres años, muchos están listos para hacerlo cuando empiezan la escuela, pero algunos pocos se quedan por largo tiempo, incluso hasta el comienzo de la adolescencia.

Decidas o no compartir tu cama con tu pequeña por la noche, de todos modos disfrutarás de llevarla contigo para las alimentaciones matutinas o sesiones de mimos y abrazos. A medida que tu niña vaya creciendo, puedes seguir promoviendo la unidad familiar (aunque no sea en la cama familiar) como un ritual favorito por la mañana en los fines de semana, con peleas de almohada y todo.

TODAVÍA USA CHUPETE

"Estaba planeando que mi hijita usara el chupete sólo hasta los tres meses, pero parece depender tanto de él que no estoy segura de poder quitárselo ahora".

A los bebés les encanta la comodidad. Y la comodidad que ansían puede venir en distintas formas, incluyendo el pecho materno, un padre con un biberón lleno de leche materna o de fórmula, una relajante canción de cuna o un chupete. Y mientras más se acostumbran a una fuente de comodidad específica, más difícil les resulta dejarla. Si no quieres tener los problemas que más adelante podrían asociarse con el uso del chupete, éste es el momento ideal para que tu hija lo deje. Para empezar, a esta edad los bebés tienen mala memoria, de modo que tu pequeña olvidará fácilmente el chupete cuando desaparezca de su vida. Además, están más abiertos al cambio que un bebé más grande, y es más probable que acepten una fuente de comodidad alternativa. Un bebé más grande no sólo no olvidará su chupete, sino que probablemente lo

exigirá con determinación y un estallido de mal humor. Y, por supuesto, el hábito de un bebé de tres meses es más fácil de cortar que el de otro que lo ha estado usando durante un año o más.

Para calmar a tu hijita sin un chupete, intenta mecerla, cantarle, acercarle los nudillos limpios para que los chupe (o ayúdala a encontrar sus propios dedos) o algunas de las otras técnicas enumeradas en la página 214. Hay que reconocer que todos estos recursos necesitan más tiempo y esfuerzo de tu parte que ponerle el chupete en la boca, pero a la larga serán mejores para el bebé, especialmente si son eliminados gradualmente para permitir que aprenda a consolarse por sí sola (como puede hacerlo con su propio pulgar, un "chupete" que está bajo su control). Consulta la página 213 para conocer las ventajas y las desventajas del chupete.

No hay necesidad de que abandone el chupete a la hora de dormir. De hecho, es buena idea que la acuestes con su chupete, ya que las investigaciones han demostrado que puede reducir el riesgo del síndrome de muerte súbita infantil. Pero trata de limitar su uso para la siesta y la hora de acostarse en la noche. De este modo, no interferirá con la socialización y vocalización durante el día.

DESTETE TEMPRANO

"A fin de mes regresaré a trabajar a tiempo completo, y me gustaría dejar de darle el pecho a mi hija. ¿Será difícil para ella?".

Los bebés de tres meses son, por lo general, bastante adaptables y están dispuestos a estar de acuerdo. Aun con una personalidad propia naciente, tu hijita está lejos de ser la niña obstinada que con el tiempo llegará a ser. Por eso, si vas a escoger un momento para el destete que resulte más fácil para ella, éste puede ser el indicado. Aunque disfrute de la lactancia, probablemente no se aferrará a ella con la misma obstinación que un bebé de seis meses que nunca ha sido alimentado con un biberón y que de pronto se ve obligado al destete. En general, comprobarás que destetar a los tres meses es más difícil para ti que para tu bebé (pero antes de tomar una decisión definitiva, lee la sección acerca de cómo hacer que la lactancia y el trabajo funcionen bien para ti, en la página 278; podrías descubrir que la combinación de ambas ocupaciones durante por lo menos unos pocos meses más –y posiblemente por todo el año– podría no ser tan difícil como suponías).

En el ideal de los casos, las madres que desean destetar pronto a sus bebés deberían empezar a darles biberones complementarios, ya sea con leche extraída o con fórmula, durante alrededor de cuatro a seis semanas, para que se adapten a succionar tanto del biberón como del pecho. Si no lo has hecho todavía, el primer paso es adaptar al bebé a un pezón artificial; podrías tener que probar varios tipos de tetinas hasta encontrar el que le guste. A esta altura, es mejor que le des fórmula para que tu suministro de leche empiece a disminuir. Sé persistente, pero no fuerces el pezón. Trata de dar el biberón antes del pecho; si tu bebé rechaza el biberón la primera vez, prueba nuevamente con la siguiente sesión. Los biberones pueden ser más aceptables para el bebé si se los da alguien que no sea su mamá (consulta la página 239 para leer más consejos sobre cuándo empezar a darle del biberón).

Sigue intentando hasta que tu bebé tome por lo menos una o dos onzas del biberón. Una vez que lo haga, sustituye una comida de fórmula por la lactancia para la alimentación al mediodía. Unos pocos días después, reemplaza con fórmula otra sesión de lactancia del día. Hacer el cambio gradualmente, de una

alimentación a la vez, le dará a tus pechos la oportunidad de adaptarse, sin llegar a la desagradable congestión. Elimina la alimentación nocturna al final, ya que ésta le da al bebé un momento relajado y tranquilo contigo cuando regresas del trabajo. Si te agrada –suponiendo que tu suministro de leche no se agote totalmente y asumiendo que tu hijita siga interesada–, podrías continuar con esta alimentación una vez por día durante algún tiempo (o dos veces por día, si te gusta también darle el pecho temprano por la mañana), postergando el destete definitivo hasta más adelante o hasta que se te agote la leche.

COMPLEMENTAR CON LECHE DE VACA

"Estoy amamantando y me gustaría darle un complemento a la dieta de mi bebé, pero la fórmula es muy cara. ¿Puedo darle leche de vaca en cambio?".

La leche de vaca es un gran alimento para los terneritos y los seres humanos mayores, pero simplemente no tiene la combinación adecuada de nutrientes para los bebés humanos. Contiene más sal (mucha más) y proteína que la leche materna o la fórmula comercial, y este exceso puede dañar los riñones jóvenes. También carece de hierro. La composición de la leche vacuna varía de la materna (y de la fórmula) en muchas otras maneras también. Además, en un pequeño porcentaje de bebés causa una ligera hemorragia intestinal. Aunque la sangre que se pierde en la caquita por lo general no es perceptible a simple vista, es significativa porque puede conducir a una anemia.

Por eso, si planeas complementar la dieta del bebé, hazlo con leche materna extraída o con una fórmula recomendada por el médico, hasta que tu hijo tenga un año de edad.

MIENTRAS MÁS TIEMPO, MEJOR

No es ninguna novedad que amamantar es lo mejor para el bebé. Y que incluso un poquito de leche materna significa mucho para brindarle el comienzo más saludable en su vida. Seis semanas de lactancia, después de todo, pueden ofrecer beneficios importantes. Pero lo que es novedad –y una grande– es que las investigaciones demuestran que mientras más, mejor, y que esos beneficios importantes aumentan significativamente cuando el bebé es amamantado durante más de tres meses. Por eso, la Academia Americana de Pediatría recomienda que la lactancia continúe, como ideal, durante por lo menos el primer año de vida. Según los informes más recientes de los investigadores, los variados beneficios podrían incluir:

◆ Menos batallas contra el sobrepeso. Mientras más tiempo se alimente del pecho, es menos probable que el bebé se sume a la lista creciente de niños y adolescentes excedidos de peso.

◆ Incluso menos problemas estomacales. Todos saben que la leche materna es más fácil de digerir que la fórmula. Pero las investigaciones han demostrado que los bebés que sólo se alimentan con leche materna durante los primeros seis meses corren menos riesgos de desarrollar infecciones gastrointestinales que los que complementan su dieta con fórmula a partir de los tres o cuatro meses. Otra ventaja digestiva para los bebés amamantados: quienes se alimentan del pecho materno cuando comienzan a comer sólidos (por lo general, entre los cinco y los seis meses), tienen menos probabilidades de contraer la enfermedad celíaca, un trastorno digestivo que interfiere con la absorción adecuada de los nutrientes de los alimentos.

◆ Incluso menos problemas de oído. Las investigaciones han concluido que los bebés que sólo se alimentan con leche materna durante más de cuatro meses, padecen la mitad de las infecciones de oído que los alimentados con fórmula.

◆ Menos motivos de estornudos. Los bebés que toman el pecho durante seis meses tienen muchas menos probabilidades de sufrir problemas de alergias de todo tipo.

◆ Un cociente intelectual superior para los bebés más pequeños. Muchos estudios han indicado una relación entre la lactancia prolongada y un mayor coeficiente intelectual (IQ, en inglés). Pero las investigaciones también han sugerido que alimentar sólo con leche materna durante los primeros seis meses eleva el IQ de los bebés pequeños nacidos a término (los que pesaron menos de 6 libras al nacer).

◆ Un menor riesgo del SIDS. Mientras más tiempo tomen el pecho materno, menor será el riesgo de que sean víctimas del SIDS.

Por supuesto, aunque los beneficios de una lactancia prolongada son atractivos, no todas las madres y bebés podrán mantenerla durante el tiempo recomendado. Por eso, aunque mientras más tiempo mejor, también recuerda que un poco de lactancia es mejor que nada.

MENOS CAQUITA QUE ANTES

"Estoy preocupada de que mi bebé amamantada pueda estar estreñida.

Siempre hacía caquita entre seis u ocho veces al día y ahora rara vez hace una vez al día, y a veces ni siquiera eso".

En vez de preocuparte, agradece. Esta disminución en la producción no sólo es normal, sino que además significa que tendrás que ir menos veces al cambiador. Decididamente, es un cambio positivo.

Es normal que muchos bebés amamantados como la tuya comiencen a hacer menos caquita entre el mes y los tres meses de edad. Algunos incluso pasarán varios días sin hacer caquita. Eso se debe a que, a medida que crecen, los bebés necesitan más alimentos y sus organismos digieren más de lo que consumen, lo que produce menos desechos. Otros mantendrán sus prodigiosas tasas de producción mientras se estén amamantando. Eso también es normal.

El estreñimiento rara vez es problema para los bebés que se amamantan, y la poca frecuencia con que ensucian los pañales no es una señal de que eso ocurra, sino la dificultad de que salga la caquita (consulta la página 198).

SARPULLIDO O DERMATITIS DEL PAÑAL

"Aunque cambio a mi hija con frecuencia, constantemente le aparece sarpullido del pañal, y no desaparece con facilidad".

Existen buenos motivos para explicar por qué tu bebé (y hasta el 35% de sus camaradas en pañales) no se sientan sobre una colita bonita. El área del pañal está expuesta a una alta humedad, poco aire, una variedad de sustancias químicas irritantes y organismos infecciosos en la orina y la caquita, y a menudo al roce de los pañales y la ropa, lo que la convierte en blanco fácil para una serie de problemas. El sarpullido del pañal puede seguir siendo un problema mientras tu pequeña siga usando pañales, pero la incidencia suele alcanzar su punto más alto entre los siete y los nueve meses, cuando una

dieta más variada se refleja en la naturaleza más irritante de su caquita, para luego empezar a disminuir a medida que la piel del bebé se endurece para hacerse más resistente a estos embates.

Lamentablemente, el sarpullido o dermatitis del pañal tiende a repetirse en algunos bebés, quizás debido a una propensión innata, tendencias alérgicas, un pH anormal de caquita (un desequilibrio entre acidez y alcalinidad), amoníaco excesivo en la orina o sencillamente porque una vez que se irrita la piel, se vuelve más propensa a irritaciones posteriores.

No se conoce el mecanismo exacto responsable por el sarpullido del pañal, pero se cree que probablemente comienza cuando la piel delicada del bebé se irrita con la humedad permanente. Cuando la piel se debilita más a causa del roce del pañal o de la ropa, o por sustancias irritantes en la caquita o en la orina, suele quedar vulnerable al ataque de gérmenes en la piel o en la orina o la caquita. Una limpieza enérgica y frecuente del área del pañal con detergentes o jabones puede aumentar la susceptibilidad de la piel del bebé, como también los pañales demasiado ajustados. El amoníaco en la orina, que alguna vez se creyó podía ser el principal culpable del sarpullido del pañal, no parece ser una causa importante, aunque puede irritar la piel ya dañada. Y los sarpullidos tienden a empezar donde la orina se concentra en el pañal, atrás en las niñas y adelante en los niños.

El término dermatitis del pañal en sí describe una serie de problemas de la piel en la zona del pañal. En la comunidad médica no hay consenso para determinar lo que distingue un sarpullido del pañal de otro (quizás porque el tema no ha despertado interés suficiente como para estimular estudios serios y establecer definiciones más claras), pero suele ser descrito del siguiente modo:

Dermatitis por el roce. Es la forma más común del sarpullido del pañal y presenta una coloración rojiza donde el roce es mayor, pero no en los pliegues de la piel del bebé. Por lo general, aparece y desaparece, causando poca incomodidad si no se complica debido a una segunda infección.

Dermatitis o irritación del pañal (*tide-mark dermatitis*). Es una irritación causada por el roce con el borde de un pañal contra la piel.

Dermatitis perianal. La coloración rojiza alrededor del ano suele ser causada por la caquita alcalina de un bebé alimentado con biberón y es poco común entre los bebés amamantados hasta que comienzan a comer alimentos sólidos.

Dermatitis por cándida. De coloración roja brillante y sensible, este incómodo sarpullido aparece en los pliegues de la ingle (donde se junta el muslo con el vientre) y se extiende a partir de allí. Los sarpullidos del pañal que duran más de setenta y dos horas se suelen infectar con *Candida albicans*, la misma infección del hongo responsable del afta. Este tipo de dermatitis también puede desarrollarse en un bebé que está tomando antibióticos.

Dermatitis atópica. El sarpullido del pañal provoca picazón y puede aparecer primero en otras partes del cuerpo. Por lo general, comienza a extenderse al área del pañal entre los seis y doce meses.

Dermatitis seborreica o costra láctea. Este sarpullido de coloración rojiza intensa, a menudo con escamas amarillentas, suele empezar en el cuero cabelludo como seborrea, aunque a veces comienza en la región del pañal y se extiende hacia arriba. Al igual que la mayoría de los sarpullidos del pañal, suele ser más molesto para los padres que para el bebé.

Impétigo. Causado por una bacteria (estreptococo o estafilococo), el impétigo en el área del pañal ocurre de dos formas diferentes: con grandes ampollas que al reventar dejan una costra amarillenta-marrón, o sin ampollas con escamas y costras gruesas amarillas rodeadas de una extensa coloración rojiza. Puede abarcar los muslos, las nalgas y el bajo vientre, y extenderse también a otras partes del cuerpo.

Intertrigo. Este tipo de sarpullido, que se manifiesta como un área enrojecida poco marcada, ocurre como resultado del roce de la piel con la piel. En los bebés suele presentarse en los pliegues profundos de la ingle, entre el muslo y el bajo vientre, y con frecuencia en las axilas. Este tipo de sarpullido puede algunas veces expulsar pus blanco o amarillento, y arder al contacto con la orina, haciendo que el bebé llore.

El mejor remedio para el sarpullido o dermatitis del pañal es la prevención, aunque no siempre es posible. Mantener el área del pañal seca y limpia es uno de los principios de prevención más importante. Consulta la página 155 para enterarte sobre las prácticas para cambiar el pañal que pueden ayudarte. Si las medidas preventivas no dan resultado, los siguientes consejos podrían ayudarte a eliminar un sarpullido simple del pañal y a prevenir su reaparición:

Menos humedad. Para reducir la humedad en la piel, cambia el pañal a menudo, incluso en la mitad de la noche si tu pequeña está despierta y el pañal está muy cargado. Olvida los planes de ponerla a dormir toda la noche hasta que la dermatitis del pañal haya desaparecido. Para un sarpullido persistente, cámbiala en cuanto te percates de que está mojada o de que ha hecho caquita.

Una vez que le comiences a dar otros líquidos, además de leche materna o fórmula, asegúrate de que el bebé ingiera menos líquidos superfluos (ya que lo que entra tiene que salir). Beber un biberón de jugo tras otro conduce a una orina excesiva y más sarpullido del pañal. Usar una taza para el jugo puede evitar las dosis excesivas.

Más aire. Mantén su colita desnuda durante parte del tiempo, colocándola en un par de pañales de tela doblados o mantas sobre una cubierta o un acolchado plástico o impermeable para proteger la superficie. Si el sarpullido o dermatitis del pañal es persistente, podrías dejar que duerma de ese modo, pero asegúrate de que el cuarto esté suficientemente cálido para que no se enfríe. Si usa pañales de tela, ponle cubiertas de pañal que dejen pasar el aire o déjala sin ellos y acuéstala sobre un acolchado impermeable. Si usa pañales desechables con una cubierta exterior de plástico, hazles unas cuantas perforaciones. Eso permitirá la entrada de aire y también la salida de un poco de humedad, lo que estimulará cambios de pañal más frecuentes.

Menos agentes irritantes. No puedes limitar los irritantes naturales como la orina y la caquita, excepto cambiando el pañal con frecuencia, pero puedes limitar lo que aplicas a la colita del bebé. El jabón puede secar e irritar la piel, de modo que úsalo una sola vez al día. Los jabones para bebé de Dove, Cetaphil y Johnson están entre los que generalmente se recomiendan para los más pequeños (muchos de los llamados jabones "suaves" no lo son) o pídele una sugerencia al pediatra. Para cambiar el pañal del bebé que se ha hecho caquita, lava la piel cuidadosamente (entre treinta segundos y un minuto) con agua tibia y bolitas de algodón en vez de toallitas húmedas. Éstas últimas pueden contener sustancias que irriten la piel del bebé (diferentes bebés son sensibles a distintas sustancias); las que contienen alcohol pueden sobre todo secar la piel. Si las que estás usando parecen causar problemas, cámbialas, pero no uses ningún tipo de toallita húmeda cuando tu bebé tenga un sarpullido. Cuando tu hija haga mucha caquita, es mejor que la limpies metiéndola en la bañera o en el lavamanos; la más pegajosa puede ser removida suavemente con aceite para bebé. Ten cuidado de secarla bien con palmaditas después de limpiarla.

Pañales diferentes. Si tu hija tiene un sarpullido o dermatitis de pañal recurrente, considera cambiar a otro tipo de pañal (de tela a desechable o viceversa o de un tipo de desechable a otro) para comprobar si el cambio marca una diferencia. Si los lavas en casa, enjuágalos con 1/2 taza de vinagre blanco o un enjuague especial para pañal y, de ser necesario, hiérvelos en una olla grande durante diez minutos.

Tácticas protectoras. Esparcir una capa protectora gruesa de ungüento o crema (A+D, Desitin, óxido de zinc, Balmex, o lo que te recomiende el médico) en la colita de tu hija después de que la limpies al cambiarla, impedirá que la orina la impregne. Pero antes de aplicar el ungüento o crema, asegúrate de que su piel esté completamente seca. De lo contrario, sólo estarías atrapando la humedad en el interior y provocando más sarpullido o dermatitis del pañal. Si compras dichos productos en sus tamaños más grandes, además de ahorrar dinero será más probable que los uses generosamente, lo que es mejor. Pero no uses el ungüento cuando estés aireando la cola del bebé.

Un poco de maicena para bebé puede absorber la humedad, manteniéndola seca, pero no uses un polvo de talco. Y tampoco uses medicamentos que tengas en casa que hayan sido recetados para otros miembros de la familia; algunas combinaciones de ungüentos (los que contienen esteroides y agentes antibacteriales o antihongos) son unas de las principales causas de las reacciones alérgicas en la piel, y podrías sensibilizar a tu bebé si los usas. Además, podrían ser demasiado fuertes para su piel.

Si el sarpullido o dermatitis del pañal no se cura o mejora en uno o dos días, o si le aparecen ampollas o pus, llama al pediatra, que intentará determinar la causa para tratarlo. Para la dermatitis seborreica podrías necesitar una crema con esteroides (pero no deberías aplicársela por mucho tiempo); para el impétigo, se recetan antibióticos vía oral; para el intertrigo, una limpieza cuidadosa además de una crema con hidrocortisona y ungüentos protectores; y para la infección por cándida, la dermatitis del pañal más común, un buen ungüento o crema antihongos como nistatina. Pregunta cuánto tiempo debería pasar para que el sarpullido desaparezca y luego informa nuevamente al médico si para entonces no hay una mejoría o si empeora con el tratamiento. Si persiste el sarpullido, el médico podría chequear otros posibles factores que estén influyendo, como el alimenticio. En casos muy poco frecuentes, es necesario recurrir a la experiencia de un dermatólogo pediátrico para desentrañar el misterio de un sarpullido o dermatitis del pañal.

IRRITACIÓN DEL PENE

"Estoy preocupada porque la punta del pene de mi bebé tiene la piel en carne viva".

Lo más probable es que lo que estás viendo parezca mucho peor de lo que es, y que tal vez no sea más que un sar-

pullido del pañal localizado. Este tipo de sarpullido es común y a veces puede producir inflamación (en algunos casos ésta impide que el bebé pueda orinar). Como su extensión a la uretra puede derivar eventualmente en cicatrices, debes hacer todo lo necesario para eliminar el sarpullido lo antes posible. Sigue los consejos para tratar el sarpullido o dermatitis del pañal que aparecen en la respuesta anterior y agrega baños de agua tibia si tu bebé tiene problemas para orinar. Si usas pañales que lavas en casa, cambia a un servicio de pañales o a desechables hasta resolver el problema. Si el sarpullido persiste después de dos o tres días de tratamiento casero y/o si el bebé tiene problemas para orinar, llama al médico.

MOVIMIENTOS ESPÁSTICOS

"Cuando mi bebé trata de alcanzar algo, nunca acierta, y sus movimientos son tan espasmódicos que me pregunto si tiene algún problema en el sistema nervioso".

Aunque ha recorrido un largo camino desde que tú sentías sus tirones en el útero, el sistema nervioso de tu bebé todavía es joven y novato y no ha desarrollado todos sus impulsos. Cuando mueve su bracito en dirección de un juguete, pero no llega a destino, la falta de coordinación es en realidad una etapa normal en el desarrollo motor del bebé. Pronto ganará más control y los tanteos torpes de sus manos serán reemplazados por movimientos más hábiles. Y cuando llegue a esa etapa en que nada esté a salvo de su alcance, podrás recordar con nostalgia esa etapa anterior en la que miraba sin poder tocar.

Si quieres quedarte más tranquila, consulta al pediatra en tu próxima visita.

JUEGOS BRUSCOS

"A mi marido le encantan los juegos bruscos con nuestra hijita de doce semanas y a ella también. Pero he oído decir que sacudirla demasiado, aunque divertido, podría lastimarla".

Cuando ves la fascinación de tu bebé que es arrojada al aire para ser recibida por los brazos de su adorado padre, es difícil imaginar que esa diversión puede terminar en tragedia. Y sin embargo, podría ocurrir. Determinados tipos de sacudidas rápidos y bruscos –ya sea por diversión o por enojo– pueden ser extremadamente peligrosos para los niños menores de dos años.

Arrojar a tu bebé al aire o sacudirla enérgicamente (como cuando trotas con ella llevándola en un cochecito delantero o trasero) puede causar varios tipos de lesiones. Uno es una especie de latigazo cervical (como el que puede sufrir una persona en un choque por detrás en un accidente de auto). Como la cabeza del bebé es pesada en proporción con el resto del cuerpo y como los músculos del cuello todavía no están plenamente desarrollados, el apoyo de la cabeza es endeble. Cuando la sacuden bruscamente, el movimiento de la cabeza hacia atrás y adelante puede hacer que el cerebro rebote una y otra vez contra el cráneo. Las contusiones del cerebro pueden causar inflamación, hemorragia, presión y posiblemente daños neurológicos permanentes, con discapacidad mental o física. Otra posible lesión es un trauma del delicado ojo del bebé. Si hay un desprendimiento o lesión de la retina o daño al nervio óptico, pueden producirse problemas visuales duraderos e incluso ceguera. El riesgo de daños se agrava si los bebés lloran o son sostenidos cabeza abajo mientras son sacudidos, porque ello aumenta la presión sanguínea en la cabeza, lo que hace más

NUNCA SACUDAS A UN BEBÉ

Algunos padres suponen que sacudir a un bebé es un modo más seguro de disciplinarlo –o de desahogarse cuando están frustrados o enojados– que darles palmadas en las nalgas. Ésa es una suposición sumamente peligrosa. En primer lugar, los bebés son demasiado pequeños como para ser disciplinados eficazmente. En segundo término, la disciplina física de cualquier tipo (incluyendo las palmadas en las nalgas) nunca es adecuada (consulta la página 503 para conocer los medios adecuados y efectivos que ayudan a disciplinar a un niño pequeño). Pero lo más importante es que sacudir a un bebé (ya sea por disgusto o por diversión) puede causarle lesiones graves o la muerte. Nunca jamás sacudas a un bebé.

probable que se revienten los delicados vasos sanguíneos. Dichas lesiones son relativamente raras, pero el daño puede ser tan grave que la verdad no vale la pena correr el riesgo.

Mientras casi todas estas lesiones ocurren cuando los bebés son sacudidos en momentos de enojo, a veces también pueden ocurrir durante una sesión de juego. Por eso, evita los movimientos bruscos que impliquen sacudir enérgicamente su cabeza o cuello sin apoyo. También evita trotar y otras actividades "muy animadas" mientras la cargas en un portabebés (puedes correr en cambio si la empujas en su cochecito). Eso no significa detener la diversión, sino divertirse por medios más suaves. A muchos bebés les encanta "volar" mientras se los sostiene firmemente por la mitad del cuerpo y son mecidos suavemente por el aire, participar en un festival de abrazos y ser perseguidos cuando tienen edad suficiente para gatear. Sin embargo, hay algunos bebés, tanto niños como niñas, a los que no les gustan los movimientos bruscos y tienen el derecho a recibir un tratamiento más gentil, aun de los familiares más entusiastas.

No pierdas tiempo preocupándote por las sesiones de sacudidas bruscas del pasado. Si tu bebé no presenta ningún síntoma de lesión, claramente no ha sido lastimada. Pero si tienes cualquier duda, consúltalo con el pediatra.

Prisionera de la Lactancia

"Estaba feliz con mi decisión de no dar a nuestro bebé biberones complementarios, hasta que me di cuenta de que es casi imposible poder salir de noche sin él".

Nada es perfecto, ni siquiera la decisión de amamantar con exclusividad. A pesar de sus muchas ventajas, a veces también puede ser inconveniente... como cuando una cena y una película duran más que un período entre dos alimentaciones, lo que hace que las salidas con tu marido o con amistades sean logísticamente imposibles. Y superar esas dificultades logísticas podría ser especialmente difícil ahora, con el bebé alimentándose tan seguido. Si estás dispuesta a sacrificar el sueño por una salida de unas pocas horas, podrías conseguirlo acostando a tu bebé a las 8 o 9 de la noche, antes de salir (a menos que tenga el hábito de despertarse nuevamente antes de la medianoche). O por ahora, confórmate con una cena o una película.

Las cosas mejorarán un poco cuando comiences a darle sólidos (por lo general, alrededor del sexto mes) y cuando el bebé empiece a dormir durante más tiempo por la noche, sin amamantarse. Y una vez que comience a beber sorbitos de una taza (alrededor de los cinco o seis meses), tu bebé será capaz de tomar un trago si tiene sed sin recurrir al biberón.

Mientras tanto, si hay algún evento especial al que te gustaría asistir y que te tendrá fuera de casa durante unas cuantas horas por la noche, intenta alguno de los siguientes consejos:

- ◆ Lleva contigo al bebé y a la niñera, si es que hay algún lugar adecuado para que pasen el tiempo mientras te esperan. De ese modo, el bebé puede dormir una siesta en su cochecito mientras tú disfrutas del evento, escapándote para amamantar según sea necesario.

- ◆ Si el evento es fuera de la ciudad, lleva a la familia contigo. Puedes llevar a tu propia niñera o contratar a una en el lugar donde te estés quedando. Si el lugar donde te estás alojando queda cerca del lugar del evento, puedes escaparte a la hora de amamantar.

- ◆ Adapta la hora de dormir del bebé, si es posible. Si tu bebé no suele irse a la cama hasta después de las nueve y tú necesitas salir a las siete, trata de reducir su siesta de la tarde y acuéstalo un par de horas antes. Dale una sesión de pecho completa antes de salir, y planea volver a hacerlo a tu regreso, de ser necesario.

- ◆ Deja un biberón con leche extraída y ruega para que todo resulte bien. Si tu bebé se despierta con mucha hambre, es posible que tome del biberón. Si no lo toma, podría chillar durante un rato, pero lo más probable es que a la larga vuelva a dormirse (y siempre puedes alimentarlo al regresar a casa). Lleva un bíper o un teléfono celular para que la niñera pueda contactarte; si ella considera que el bebé está demasiado alterado y es necesario que tengas que regresar, tendrás que estar lista para hacerlo.

DEJAR AL BEBÉ CON UNA NIÑERA

"Nos encantaría poder salir una noche solos, pero tememos dejar a nuestra hijita tan pequeña con una niñera".

Planea tu salida… y pronto. Suponiendo que quieras pasar algún tiempo juntos (o sola) durante los próximos dieciséis años más o menos, acostumbrar a tu bebé a que a veces quede al cuidado de alguien que no sea el papá o la mamá será una parte importante de su desarrollo. Y en este caso, mientras más pronto empiece a adaptarse, mejor será. Los bebés de dos y tres meses pueden reconocer a sus padres, pero a esa edad aplica el dicho "ojos que no ven, corazón que no siente". Y mientras satisfagan sus necesidades, los bebés pequeños estarán generalmente felices con cualquier persona que los atienda bien. Cuando los bebés cumplen los nueve meses (mucho antes para algunos), la mayoría empieza a experimentar lo que se llama ansiedad por separación o frente a los desconocidos: no sólo se sienten tristes de separarse de mamá o papá, sino que además desconfían de personas desconocidas. Por eso, éste es el momento ideal para que tu hija comience a tener una niñera, así como también para que tú y tu pareja comiencen a tener un poquito de diversión sólo para adultos.

Al principio, tal vez querrás hacer sólo salidas breves, especialmente si estás amamantando y tienes que incluir a presión tu cena entre las alimentaciones de tu bebé. Y deberías tomarte todo el tiempo del mundo para escoger y preparar a la niñera, a fin de asegurarte de que tu hijita esté bien cuidada. La primera noche, pídele a la niñera que lle-gue por lo menos media hora antes para que pueda adaptarse a las necesidades y hábitos peculiares del bebé y para que se conozcan (consulta la información para elegir el cuidado del bebé, a partir de la siguiente página, incluyendo las indicaciones para la niñera en la página 306).

"Casi siempre llevamos a nuestra hija con nosotros cuando salimos; la dejamos con una niñera sólo mientras está durmiendo, y apenas por un par de horas. Nuestros amigos dicen que esto la hará muy dependiente".

Una vez más, tendrás que seguir tus instintos, y no los de tus amigos. Hacer que tu bebé se acostumbre ahora a una niñera (antes de que alcance la etapa de ansiedad frente a los desconocidos) y tener más salidas sociales (siendo realistas, no todos los lugares o eventos a los que quieras ir darán la bienvenida a los bebés) tienen sus ventajas, pero un bebé no se volverá necesariamente súper dependiente si sus padres están siempre cerca. De hecho, el bebé que pasa la mayor parte de la primera infancia con uno o los dos padres, por lo general termina siendo una persona muy segura y confiada. Después de todo, es probable que tenga una fe a toda prueba de que la quieren, que cualquier niñera con que la dejen los padres la cuidará muy bien y que cuando sus padres salen regresarán cuando dicen que lo harán (por supuesto, un bebé al que lo dejan con una buena niñera también puede sentirse así).

Por eso, haz aquello con lo que te sientas más cómoda, y no lo que satisfaga a tus amistades. Pero a medida que tu bebé crezca, podrías considerar al menos dejarla a veces con una niñera cuando esté despierta. Si siempre sales mientras está durmiendo y se despierta cuando no estás, podría sentirse presa de pánico al encontrarse en manos de una extraña.

Todo acerca de:
EL CUIDADO INFANTIL ADECUADO
PARA EL BEBÉ

Dejar a tu bebé con una niñera por primera vez puede ser suficientemente estresante como para que además tengas que preocuparte de si lo estás dejando con la persona adecuada en el lugar adecuado. Y encontrar personas de confianza que cuiden a los niños ya no es tan fácil –por lo menos para la mayoría– como levantar el teléfono y reclutar a la abuela o a la vecina con las cualidades de una abuelita. Con familias dispersas a menudo en otras ciudades, estados y países, y muchas abuelas (y mujeres con las cualidades de una abuelita) que trabajan, los padres que necesitan una niñera, por lo general, deben depender de una persona extraña.

Cuando los abuelos cumplen el papel de niñera, la mayor preocupación de los padres es si su bebé comerá demasiadas galletas. Pero dejar a tu bebé en manos de una extraña (o un grupo de extraños), plantea muchas más preocupaciones. ¿Será responsable y confiable?

NIÑERA: INDICACIONES PARA RECORDAR

Incluso la niñera más entrenada y experimentada necesita instrucciones (después de todo, cada bebé y cada familia tienen necesidades diferentes). Antes de dejar a tu bebé en manos de una niñera, preocúpate de que esté familiarizada con lo siguiente:

♦ De qué manera tu bebé se calma con más facilidad (meciéndolo, cantándole una canción especial, dándole un juguete móvil favorito, paseándolo en su cochecito).

♦ Cuál es su juguete favorito.

♦ Tu bebé debe dormirse de espaldas, sin almohadas ni colchas.

♦ Cuál es la mejor manera de hacerlo eructar (sobre el hombro, en la falda, durante o después de su alimentación).

♦ Cómo cambiarle los pañales y limpiarlo (¿usas toallitas húmedas o bolas de algodón?, ¿debe aplicarle un ungüento para el sarpullido o dermatitis del pañal?), y dónde se guardan los pañales y los productos del bebé.

♦ Dónde guardas ropa extra en el caso de que la que está usando el bebé se ensucie.

♦ Cómo darle el biberón, si tu bebé es alimentado con biberón o si recibe un complemento de fórmula o leche materna extraída.

♦ Qué puede o no comer o beber (dejando en claro que no le debe dar ningún alimento, bebida o medicina sin tu autorización o la del médico).

♦ La organización de tu cocina, de la habitación del bebé y otros detalles pertinentes acerca de tu casa o departamento (como una alarma antirrobo que pueda activarse y la ubicación de las salidas de incendio).

♦ Cualquier hábito o característica de tu bebé que pueda resultar inesperado para la niñera (devuelve mucho la leche, hace caquita varias veces, llora cuando está mojado, se duerme sólo con una luz encendida o cuando lo mecen).

¿Atenderá y responderá a las necesidades de tu bebé? ¿Será capaz de darle a tu bebé el tipo de estimulación lúdica que le ayude a desarrollarse física y mentalmente, al máximo de su potencial? ¿Su filosofía sobre el cuidado infantil coincidirá con la tuya y aceptará tus ideas y respetará tus deseos? ¿Será suficientemente cariñosa como para actuar como una madre sustituta sin intentar tomar tu lugar?

Separarte de tu bebé –ya sea para un trabajo de 9 a 5 o una cena y un espectáculo un sábado por la noche– nunca será fácil, especialmente las primeras veces. Pero para ti (y para el otro casi 50% de padres de bebés menores de un año que usa regularmente los servicios del cuidado infantil), separarte satisfe-

cha de que dejaste a tu bebé en las mejores manos posibles, te ayudará a disminuir la ansiedad y el sentimiento de culpa.

CUIDADO INFANTIL EN LA CASA

La mayoría de los expertos coincide en que si un padre o una madre no puede acompañar a su bebé todo el tiempo (debido al trabajo, estudios u otros compromisos), la segunda mejor opción es un padre o madre sustitutos (una niñera, au pair, etc.) que lo cuide en casa.

Las ventajas son muchas. El bebé está en un ambiente familiar, con su propia cuna, sillita alta y sus juguetes; no

---

◆ Los hábitos de cualquier mascota que puedas tener en casa de los que la niñera debería estar al tanto y las reglas acerca de tu bebé y la mascota.

◆ Dónde está el botiquín de primeros auxilios (o los artículos por separado).

◆ Las reglas de seguridad para el bebé (consulta la página 226); podrías fotocopiar estas reglas y colocarlas en un lugar visible para la niñera.

◆ Dónde guardas una linterna (o velas).

◆ Quién tiene autorización para visitar la casa cuando tú no estás o cuál es tu política acerca de que la niñera reciba visitas.

◆ Qué hacer en caso de que se active la alarma de incendios o si advierte humo o fuego dentro de la casa o si alguien a quien no has autorizado toca a la puerta.

También deberías dejarle lo siguiente:

◆ Números de teléfono importantes (el del pediatra, el de tu celular o bíper o el del sitio a donde te puede contactar; el de una vecina que esté en su casa, el de tus

padres, el de la sala de emergencia del hospital, el del centro de control de envenenamiento, el del portero del edificio, el de un plomero o el de quien pueda hacer reparaciones en la casa). Además, un bloc de notas y lápiz para tomar mensajes.

◆ La dirección de la sala de emergencia del hospital más cercano y el mejor modo de llegar.

◆ Dinero para el taxi en caso de una emergencia (como tener que llevar al bebé a la sala de emergencia o al consultorio del médico) y el número de teléfono para llamar a un taxi.

◆ Una autorización firmada para que reciba atención médica dentro de los límites especificados, en caso de que no te puedan contactar (esto debes resolverlo con el pediatra por anticipado).

Es útil recopilar toda la información necesaria para cuidar de tu bebé –por ejemplo, números telefónicos, consejos de seguridad y salud– en un cuaderno o también puedes usar *The What to Expect Baby-Sitter's Handbook.*

está expuesto a los gérmenes de muchos otros bebés; y no tiene que ser trasladado de un lugar a otro. Además, tiene la completa atención de su cuidadora (suponiendo que a ésta no le hayan encomendado una multitud de otras tareas), y hay buenas probabilidades de que se desarrolle una relación firme entre el bebé y la niñera.

Sin embargo, también hay algunas desventajas. Si la cuidadora está enferma, no puede venir a trabajar por otros motivos o renuncia repentinamente, no hay un sistema automático alternativo. Una firme relación entre la niñera y un bebé más grande puede conducir a una crisis si ella deja el trabajo en forma repentina o si los padres comienzan a sentir demasiada envidia. Si la niñera vive con ellos, para algunos padres la pérdida de privacidad es una complicación adicional. Y el cuidado a domicilio puede ser caro, probablemente más si escogen a una niñera con entrenamiento profesional, o menos si eligen a una estudiante universitaria, a una au pair o a alguien con mínima experiencia.

CÓMO EMPEZAR LA BÚSQUEDA

El proceso de encontrar a la cuidadora ideal para tu bebé puede consumir bastante tiempo, de modo que date un plazo de por lo menos dos meses para la búsqueda. Hay varios caminos que puedes tomar para buscarla:

El pediatra. Probablemente nadie que conozcas ha visto tantos bebés –y a sus padres y madres– como el pediatra del tuyo. Pídele recomendaciones sobre niñeras, revisa el tablero de anuncios del consultorio para comprobar si hay avisos de niñeras que buscan empleo (algunos pediatras exigen que dejen sus referencias en la recepción cuando colocan ese tipo de avisos) o pon tú misma un aviso. Y también pregunta en la sala de espera.

NIÑERA AL TANTO

¿Quieres estar segura de que la niñera que contrataste tenga toda la información que necesita para el mejor cuidado de tu bebé? Entrégale un ejemplar de *The What to Expect Baby-Sitter's Handbook*. No sólo contiene los principios básicos relativos al bebé y al cuidado infantil (desde su alimentación hasta los primeros auxilios), sino que también tiene una sección para que puedas escribir tus indicaciones y comentarios, de modo que puedas personalizar el libro adecuándolo a las necesidades particulares de tu bebé.

Otros padres y madres. No dejes pasar ninguna oportunidad –en la plaza de juegos, en una clase de ejercicios para bebés, en fiestas y reuniones de negocios– sin preguntar si alguien ha oído o empleado a alguna buena niñera.

El centro comunitario local, biblioteca, templo o jardín de niños. Aquí también el tablero de anuncios puede ser un recurso invalorable. También el clérigo de tu templo o iglesia, que podría conocer a muchas feligresas interesadas en cuidar de tu bebé.

Maestras de niños en edad preescolar. Las maestras a nivel preescolar suelen conocer o emplear a tiempo parcial en sus programas a cuidadoras de niños experimentadas. A veces ellas mismas están disponibles por las tardes y los fines de semana.

Agencias y registros de niñeras. Las cuidadoras de niños y niñeras entrenadas y licenciadas (y por lo general costosas) están disponibles por medio de estos servicios; seleccionar una por esta vía suele eliminar muchas interrogantes y trabajos preliminares (pero de todos modos, siempre chequea por ti misma referencias y antecedentes).

Servicios de niñeras. Estos servicios ofrecen niñeras con antecedentes y referencias ya investigados, que puedes encontrar en tu guía telefónica local ya sea para tiempo completo, parcial o determinadas ocasiones.

Un hospital local. Algunos hospitales ofrecen servicios de recomendación de niñeras. Por lo general, todas ellas han tomado un curso ofrecido por el hospital, que incluye reanimación cardiopulmonar (CPR) y otros procedimientos de primeros auxilios. En otros hospitales y escuelas de enfermería, las estudiantes pueden estar disponibles para trabajar como niñeras.

Periódicos locales. Consulta los avisos de cuidadoras que busquen empleo en diarios y publicaciones especializadas para padres y/o publica uno tú misma.

Oficinas de empleo universitarias. En las universidades locales podrías encontrar ayuda de tiempo completo o parcial, durante todo el año o sólo en el verano.

Organizaciones para ancianos. Las personas dinámicas de edad pueden ser magníficas cuidadoras… y abuelas sustitutas al mismo tiempo (sólo asegúrate de que estén entrenadas en los "nuevos" modos de cuidar a los bebés como, por ejemplo, acostarlos de espaldas para dormir).

Organizaciones para au pair o niñeras. Estas organizaciones ofrecen servicios de niñeras bien entrenadas o au pair, que pueden vivir con la familia. Por lo general, se trata de jóvenes de otros países que quieren visitar o estudiar en los Estados Unidos durante un año más o menos.

PROCESO DE SELECCIÓN

Como no querrás pasar días interminables entrevistando a candidatas eviden-temente poco convincentes, haz una primera selección según los antecedentes que te hayan enviado por correo electrónico o de acuerdo con las conversaciones por teléfono. Antes de empezar a hablar con la gente, elabora una detallada descripción de tareas para saber exactamente lo que estás buscando. Las responsabilidades podrían incluir tareas como hacer las compras y encargarse del lavado de la ropa, pero intenta no recargar a la niñera con actividades que la distraerán de la atención de tu bebé. También, decide cuántas horas por semana necesitarás que trabaje, si los horarios deberán ser flexibles, y cuánto le pagarás, tanto por salario básico como por tiempo extra. En una entrevista telefónica preliminar, pregúntale su nombre, dirección, número de teléfono, edad, educación, experiencia (esto realmente podría ser menos importante que otras cualidades, como entusiasmo y habilidad natural), requisitos de salario y beneficios (consulta por anticipado para enterarte de cuál es la tarifa en tu área; dos semanas de vacaciones pagadas por año es un beneficio estándar), y por qué quiere el empleo. Explícale lo que requerirá el trabajo y fíjate si todavía está interesada. Programa una entrevista personal con las solicitantes que parezcan prometedoras.

Durante las entrevistas, fíjate en las señales que surjan de las preguntas y comentarios que haga ("¿El bebé llora mucho?" podría reflejar impaciencia con el comportamiento normal de un menor), como también de sus silencios (la mujer que nunca dice una sola palabra de que le gusten los niños y que nunca comente sobre los tuyos podría estar indicándote algo), para averiguar sobre su personalidad. Para saber más, hazle preguntas como las siguientes, formulándolas de modo que requieran más que un sí o un no como respuesta (no dice mucho si se limita a responderte "sí", cuando le preguntas si le gustan los bebés):

◆ ¿Por qué quieres este empleo?

◆ ¿Cuál fue tu último empleo y por qué lo dejaste?

◆ ¿Qué crees que es lo que más necesita un bebé de la edad del mío?

◆ ¿Cómo te ves pasando el día con un bebé de esta edad?

◆ ¿Cómo ves tu papel en la vida de mi bebé?

◆ ¿Qué piensas sobre la lactancia? (esto, por supuesto, sólo es importante si tú amamantas y piensas seguir haciéndolo, ya que requerirá de su apoyo).

◆ Cuando mi bebé empiece a ponerse más activo y a hacer travesuras, ¿cómo lo manejarás? ¿Cómo disciplinas a los niños pequeños?

◆ ¿Cómo harás para venir a trabajar diariamente? ¿Y si hay mal tiempo?

◆ ¿Tienes licencia para conducir y buenos antecedentes como conductora? ¿Tienes auto? (en el caso de que lo necesites).

◆ ¿Cuánto tiempo prevés quedarte en este trabajo? (nunca se puede garantizar una estada prolongada, pero la niñera que se marcha tan pronto como tu bebé se acostumbra a ella, puede crear muchos problemas para tu familia).

◆ ¿Tienes hijos? ¿Sus necesidades interferirán con tu trabajo? ¿Podrás venir a trabajar, por ejemplo, cuando ellos estén enfermos en casa o no tengan que ir a la escuela? Permitir que una cuidadora traiga a sus propios hijos tiene algunas ventajas y algunos inconvenientes. Por un lado, le da la oportunidad a tu bebé de estar acompañado de otros niños diariamente. Por otra parte, le da a tu bebé más oportunidades de estar expuesto a muchos más gérmenes todos los días, y además, tener otros niños que cuidar también podría afectar la calidad y cantidad de atención que la niñera pueda dar a tu bebé. También podría provocar más desgaste en tu casa.

◆ ¿Cocinarás, irás de compras o realizarás tareas domésticas? (tener a otra persona que cumpla con algunas de estas tareas te dará más tiempo para pasar con tu bebé cuando estés en casa. Pero si la cuidadora dedica mucho tiempo cumpliendo estas tareas, tu bebé podría no recibir la atención y estímulo que necesita).

◆ ¿Gozas de buena salud? Pídele pruebas de un examen físico completo, vacunaciones al día (incluso la vacuna para la gripe y un refuerzo de Tdap), y un examen reciente con resultado negativo de TB, como también pregúntale por sus hábitos con el cigarrillo (no debería fumar), el alcohol y las drogas. Esta última información probablemente no te la revelará una aficionada a las drogas o al alcohol, pero mantente atenta a las señales reveladoras como inquietud, locuacidad, nerviosismo, agitación, pupilas dilatadas, escaso apetito (estimulantes, como anfetaminas o cocaína); habla confusa, tartamudeo, desorientación, mala concentración y otros indicios de ebriedad con o sin el olor del alcohol (alcohol, barbitúricos y otros sedantes); pupilas diminutas y ansiedad por los dulces (comienzo de adicción a la heroína); euforia, desinhibición, mayor apetito, pérdida de memoria, posible dilatación de pupilas y ojos rojos (marihuana). Una niñera que está tratando de no usar drogas o alcohol en el trabajo podría manifestar síntomas de abstinencia de la sustancia de la que abusa, como ojos llorosos, bostezos, irritabilidad, ansiedad, temblores, escalofríos y sudoración.

Por supuesto, muchos de estos síntomas pueden ser señales de enfermedad (mental o física) en vez de abuso de drogas. En cualquiera de los dos casos, deberían preocuparte si se presentan en la niñera que cuidará de tu bebé. También querrás evitar a alguien con una condición médica que pueda interferir con su asistencia regular al trabajo.

◆ ¿Has hecho recientemente o estás dispuesta a hacer un curso de CPR y primeros auxilios para bebés?

Aunque tú harás las preguntas, la candidata al empleo no debería ser la única en responder. Hazte tú misma las siguientes preguntas en base a tus observaciones sobre cada candidata, y respóndelas con franqueza:

◆ ¿La candidata llegó a la entrevista bien presentada y vestida? Aunque no exijas un uniforme de niñera recién almidonado, la ropa manchada, el cabello sin lavar o las uñas sucias son señales negativas.

◆ ¿Te parece que tiene un sentido del orden compatible con el tuyo? Si ella tiene que revisar su cartera durante cinco minutos para encontrar sus referencias y tú eres muy rigurosa con el orden, probablemente chocarán. Por otra parte, si ella parece compulsivamente ordenada y tú eres compulsivamente desordenada, es probable que tampoco se lleven bien.

◆ ¿Parece confiable? Si llega tarde a la entrevista, es una señal de alerta. Es posible que llegue tarde cada vez que deba trabajar. Averigua si es puntual a través de sus empleadores anteriores.

◆ ¿Es físicamente capaz de cumplir con la tarea? Una mujer mayor y frágil podría no ser capaz de cargar en brazos a tu bebé durante todo el día o de estar detrás de él cuando comience a caminar.

◆ ¿Parece sentirse a gusto con los niños? La entrevista no se considera completa hasta que la candidata pasa algún tiempo con tu bebé, de modo que puedas observar su interacción (o falta de interacción). ¿Parece paciente, amable, interesada, realmente atenta y sensible a las necesidades de tu bebé? Pregunta a sus empleadores anteriores sobre su aptitud para cuidar niños.

¿NIÑERA O NIÑERO?

Si es cierto lo que dicen (¡y lo es!) sobre que no hay nada que una madre pueda hacer que un padre no pueda hacer igualmente bien, si no mejor (aparte de amamantar, claro está), entonces también es verdad que no hay nada que una niñera pueda hacer que un niñero no haga igual o mejor. Por eso, cada vez más hombres se están ofreciendo a cuidar niños y más padres y madres los están contratando para esa tarea. De hecho, esta nueva camada de cuidadores de niños ha recibido un nuevo nombre en inglés, acuñado en los Estados Unidos en su honor: *manny*, jugando con las palabras *man* y *nanny*. Aunque todavía siguen siendo minoría en esa actividad, sus filas están creciendo rápidamente. ¿Quién dice que es difícil encontrar un buen niñero?

◆ ¿Te parece inteligente? Querrás tener a alguien que pueda enseñar y entretener a tu bebé del modo que lo harías tú misma, y que demuestre buen juicio en las situaciones difíciles.

◆ ¿Habla español? ¿Qué tan bien? Evidentemente, querrás a alguien que pueda comunicarse con tu bebé y contigo (sobre todo si sólo hablas español), pero hay ciertos beneficios de tener una niñera que aunque pueda manejarse en español no lo hable fluidamente; podría enseñarle a tu bebé otro idioma en una etapa en que el pequeño tiene la facilidad para aprenderlo.

◆ ¿Te sientes cómoda con ella? Casi tan importante como la relación de comunicación que la candidata tenga con tu bebé es la que tenga contigo. Para el bien de tu bebé, debe haber una comunicación constante, abierta y cómoda entre la cuidadora que elijas y tú; asegúrate de que no sólo sea posible sino que además sea fácil.

Si después de la primera serie de entrevistas no hay ninguna candidata con la que te sientas a gusto, no te conformes y vuelve a intentar. Si lo haces, el próximo paso para reducir el número de candidatas es chequear las referencias. No confíes en la palabra de sus amistades o familiares en cuanto a sus habilidades y confiabilidad como trabajadora; insiste en los nombres de empleadores previos, si los tuvo, o si no ha tenido mucha experiencia laboral, los de maestras, religiosos u otros jueces más objetivos. También podrías considerar contratar una firma de personal, para que investigue sus antecedentes (algunas agencias, aunque no todas, hacen un pre-chequeo de antecedentes). Para hacerlo, se necesita la autorización de la candidata.

PROCESO DE FAMILIARIZACIÓN

Probablemente, te sentirías bastante mal si te dejaran sola todo el día con una completa desconocida. Puedes esperar que tu bebé también se sienta así al principio, que experimentará el estrés adicional de extrañar a mamá y a papá (menos en los primeros meses de vida y más en la segunda mitad del primer año). Para reducir esa desdicha, presenta al bebé y a su cuidadora con anticipación. Si vendrá solamente al final de la tarde, haz que llegue por lo menos una media hora antes la primera vez (o una hora antes, si tu bebé tiene más de cinco meses), para que tu bebé tenga cierto tiempo para adaptarse. Haz la presentación gradualmente: primero, ten al bebé en tus brazos y luego pásalo a un asiento o columpio infantil para que la niñera pueda aproximarse en terreno neutral. Finalmente, cuando el bebé se sienta más cómodo frente a la persona extraña, deja que la cuidadora lo cargue en sus brazos. Después de esa adaptación inicial, mantente alejada por una o dos horas. La próxima vez, haz que la niñera llegue nuevamente media hora antes de tu partida, y esta vez quédate afuera por un poco más de tiempo. Para la tercera vez, quince minutos antes de que te marches bastarán, y a partir de ese momento tu bebé y la niñera podrían convertirse en amigos del alma (si no es así, piensa si has escogido a la cuidadora adecuada).

La niñera que trabajará a diario necesita un período de presentación aun más prolongado. Debería pasar por lo menos un día entero pagado contigo y el bebé, familiarizándose no sólo con el pequeño sino también con tu casa, tu estilo de cuidado infantil y tus rutinas domésticas. Eso te dará la oportunidad de hacer sugerencias, y a ella la oportunidad de hacerte preguntas. También te permitirá ver a la niñera en acción, y de cambiar de idea si no te agrada lo que ves (no la juzgues por la reacción del bebé, sino por la manera en que ella responde a él. Sin importar qué tan buena es una niñera, los niños –incluso los más pequeñitos– suelen protestar por estar con un desconocido mientras tengan a los papás cerca).

Tu bebé probablemente se adaptará a una nueva cuidadora más fácilmente antes de los seis meses de edad, y le costará mucho más cuando experimente la ansiedad frente a los desconocidos (por lo general, entre los seis y nueve meses; consulta la página 480).

PERÍODO DE PRUEBA
Contrata siempre a una niñera por un período de prueba, para que puedas evaluar su desempeño antes de decidir si la quieres permanentemente. Es más justo para ella y para ti si aclaras por anticipado que las primeras dos semanas o el primer mes de trabajo (o cualquier período especificado) serán a prueba. Durante este tiempo, observa a tu bebé. ¿Parece feliz, limpio, alerta cuando regresas a casa? ¿O más cansado y más irritable que de costumbre? ¿Te da la impresión de que le han cambiado recientemente el pañal? También es importante el estado de ánimo de la niñera al final de la jornada. ¿Está tranquila y cómoda? ¿O tensa e irritable, evidentemente aliviada de terminar su jornada? ¿Está ansiosa por contarte sobre su día con el bebé, comunicándote sus logros más recientes, como también cualquier problema que haya observado o se limita a decirte como rutina cuánto durmió y cuántas onzas del biberón tomó? (o, lo que es peor, cuánto tiempo lloró el bebé). ¿Tiene en cuenta que éste sigue siendo tu bebé, y acepta la idea de que tú tomas las decisiones importantes sobre su cuidado? ¿O da la impresión de que es ella quien está a cargo ahora?

Si no estás contenta con la nueva niñera (o si ella claramente no está contenta con la tarea), comienza una nueva

CONTRATAR A UNA NIÑERA

Contratar a una niñera requiere una buena cuota de papeleo. Según exige la ley, debes solicitar números de identificación impositiva de empleo en el hogar, estatal y federal, y abonar la mitad de los pagos de seguridad social y seguro médico Medicare de la niñera, como también sus impuestos de desempleo. Mucho trabajo, es cierto, pero los ciudadanos respetuosos de la ley tienen sus ventajas (además de evitar dificultades con el Servicio de Impuestos Internos, IRS, por no cumplir con la ley). Si tu compañía ofrece una cuenta flexible de gastos, podrías beneficiarte con una excepción fiscal sobre el dinero que emplees para pagar por el cuidado infantil.

búsqueda. Si no estás segura de tus impresiones y evaluaciones, intenta regresar a casa más temprano sin avisar, para comprobar lo que realmente sucede en tu ausencia. O podrías preguntarles a amigas o vecinas que tal vez se encuentren con la niñera en el parque, el supermercado o caminando por la calle, qué impresión les da. Si una vecina te informa que tu bebé habitualmente feliz llora mucho en tu ausencia, podría ser una señal de alerta. Otra opción: considera la vigilancia con una cámara de video oculta o "cámara de niñera" (consulta el recuadro en la página siguiente).

Si todo y todos parecen estar bien excepto tú (si estás ansiosa cada vez que te separas del bebé, si te sientes desdichada cuando estás lejos de él, si sigues buscando fallas en una niñera que está haciendo un buen trabajo), es posible que lo que no esté funcionando no sea la niñera sino la situación que has dispuesto. En vez de someter a tu bebé a

NO PIERDAS DE VISTA A LA NIÑERA

¿Alguna vez te has preguntado qué ocurre realmente cuando no estás en casa? ¿La niñera se pasa todo el día atendiendo cariñosa y atentamente a tu bebé o hablando por teléfono y viendo telenovelas? ¿Lo mima, lo acuna y lo consiente o lo deja sin atender asegurado a una sillita infantil o llorando en la cuna? ¿Sigue tus instrucciones al pie de la letra o las ignora en cuanto sales de casa? ¿Es la Mary Poppins que soñabas tener o una niñera de pesadilla… o más bien algo a mitad de camino?

Para asegurarse de que la niñera que han elegido se acerque a lo que esperaban de ella o para determinar si está muy lejos de eso (especialmente si hay algunas señales de alerta), cada vez más padres están recurriendo a las llamadas "cámaras de niñera", un sistema de vigilancia oculta de video para controlar a las cuidadoras de sus hijos. Si consideras esta posibilidad, primero ten en cuenta lo siguiente:

◆ El equipo. Puedes comprar o alquilar cámaras, o contratar un servicio que instalará un sistema elaborado de vigilancia en toda la casa. La opción menos costosa –una sola cámara oculta en la habitación en la que tu bebé y la niñera probablemente pasen más tiempo– puede darte una idea de lo que ocurre cuando tú no estás, aunque no un panorama completo (el abuso o un descuido podrían ocurrir en otra habitación, por ejemplo). Una cámara inalámbrica oculta dentro de un juguete de peluche es más cara, pero también menos visible, y como puede trasladarse de una habitación a otra, podrías vigilar distintas zonas de la casa en diferentes días. Evidentemente, un sistema de vigilancia en toda la casa te ofrecerá el panorama más claro, pero será mucho más costoso.

Además, ten en cuenta que el éxito de la vigilancia dependerá de qué tan bien la lleves a cabo. Debes estar decidida a videograbar al menos varios días por semana (todos los días sería mejor) y revisar las grabaciones con frecuencia, porque de otro modo podrías no detectar abuso o negligencia hasta días más tarde.

◆ Tus derechos… y los de tu niñera. Las leyes relativas a las grabaciones ocultas varían de un estado a otro, aunque en la mayoría de los casos se considera legal videograbar a una niñera sin que lo sepa mientras trabaja en tu casa. En la tienda donde compres el equipo deberían poder informarte sobre las disposiciones legales en tu estado. Las cuestiones éticas son un asunto aparte, y objeto de debate. Algunos padres consideran que las cámaras ocultas son una invasión de la privacidad de la niñera; otros sienten que es la mejor inversión que pueden hacer para la seguridad de su bebé.

◆ Tu motivación. Si sólo buscas tranquilidad mental, la cámara podría dártela. Por otra parte, si ya te sientes lo suficientemente incómoda con la niñera que has contratado como para querer espiar sus movimientos, quizás esa persona no debería estar en tu casa bajo ninguna circunstancia. En ese caso, es mejor que confíes en tus instintos, ahorres tu dinero y encuentres una niñera que te inspire confianza.

Si decides instalar una cámara, no la uses como un medio para seleccionar a las candidatas. Todas las niñeras deben pasar por una examinación exhaustiva antes de quedarse a solas con tu bebé.

una serie de niñeras (si desde tu punto de vista, la niñera ideal todavía no ha nacido), quizás deberías reconsiderar tu decisión de volver al trabajo.

Guardería Infantil

Un buen programa de una guardería infantil puede ofrecer algunas ventajas significativas. Entre las mejores, un personal entrenado ofrece un programa bien organizado, orientado específicamente al desarrollo y crecimiento del bebé, como también oportunidades para jugar y aprender junto a otros bebés y niños. Como estos centros no dependen de una sola persona –al contrario que la atención en casa– por lo general no hay crisis si una maestra se enferma o se va, aunque el bebé podría tener que adaptarse a otra persona. Y en comunidades donde las guarderías tienen licencia, podría haber supervisión en programas de seguridad, salud y, en algunos casos, educación. Esta alternativa también suele ser menos cara que la de tener una niñera en casa, lo que la hace no sólo la mejor opción sino también la única alternativa para muchos padres.

Sin embargo, las desventajas para los bebés también pueden ser significativas. En primer lugar, no todos los programas son igualmente buenos. Incluso en uno bueno, la atención es menos personalizada que en la propia casa del bebé, hay más niños por cuidadoras, y el movimiento de maestras puede ser frecuente. Hay menos flexibilidad en los horarios que en un sistema más informal, y si el centro sigue el calendario de la escuela pública, podría estar cerrado durante los días festivos y las vacaciones, cuando tú estés trabajando. El costo, aunque por lo general menor que un buen cuidado en casa, es de todos modos bastante elevado, a menos que esté subvencionado por fuentes gubernamenta-les o privadas (como en las guarderías de empresas). Posiblemente, la principal desventaja es el mayor riesgo de contagio entre los niños. Como muchos padres y madres que trabajan no tienen otra opción cuando sus niños tienen resfríos y otras enfermedades menores, suelen enviarlos de todos modos a la guardería, y por eso los bebés terminan con una proporción mayor de infecciones de oído y otros virus.

Por cierto, hay algunas guarderías excelentes; el truco es encontrar una de ésas en tu área que puedas financiar y que tenga un cupo para tu bebé.

DÓNDE BUSCAR
Puedes averiguar sobre las guarderías infantiles (que pueden ser sin fines de lucro, cooperativas o con fines de lucro) por medio de recomendaciones de amistades cuyo estilo de crianza sea similar al tuyo, llamando a la agencia estatal que los regula (los departamentos estatales de salud o educación deberían poder darte referencias) o preguntando en tu centro comunitario local o templo o iglesia. También puedes pedirle alguna sugerencia al pediatra, o busca en la guía telefónica o en alguna publicación local para padres los servicios que puedan recomendarte centros de cuidado infantil, o en las mismas guarderías. Una vez que tengas algunas direcciones, debes empezar a evaluarlas.

QUÉ BUSCAR
La calidad de las guarderías infantiles varía desde lo mejor de lo mejor hasta lo peor de lo peor, mientras que la mayoría está en un mediocre estado intermedio. Si sólo quieres lo mejor para tu bebé, deberás examinar todos los aspectos de cada posibilidad. Busca lo siguiente:

Licencia. La mayoría de los estados extiende licencias a las guarderías infantiles e inspecciona su grado de higiene y seguridad, pero no la calidad del cuidado que prestan. Sin embargo, algunos estados ni siquiera tienen regulaciones adecuadas para incendios e higiene (consulta con los departamentos locales de bomberos y salud si tienes alguna pregunta). Aun así, una licencia entrega algunas garantías.

Un personal entrenado y experto. Las maestras principales, por lo menos, deberían tener títulos en educación para la primera infancia, y todo el personal debería tener experiencia en el cuidado de niños. Muy a menudo, debido a los bajos salarios, los trabajadores de las guarderías están allí porque no cuentan con calificación para ningún otro empleo; en ese caso, es probable que tampoco estén suficientemente calificados para el cuidado infantil. La frecuencia del movimiento de personal debería ser baja; si todos los años aparecen varias caras nuevas, desconfía.

Un personal saludable y seguro. Pregunta si todo el personal se ha sometido a exámenes médicos completos, incluyendo una prueba de TB, y a una revisión exhaustiva de antecedentes.

Una buena proporción de cuidadoras en relación con el número de bebés. Debería haber por lo menos un miembro del personal por cada tres niños. Si hay menos, un bebé lloroso podría tener que esperar hasta que alguien se desocupe para atenderlo.

Tamaño moderado. Una guardería demasiado grande podría no estar tan bien supervisada y operada como una pequeña, aunque hay algunas excepciones. Además, mientras más niños, mayor será la probabilidad de propagación de enfermedades. Sin importar el tamaño de la guardería, debería contar con el espacio suficiente para cada niño. Las salas atestadas son una señal de un programa inadecuado.

Separación por grupos de edad. Los menores de un año no deberían estar junto con niños pequeños o niños más grandes, por cuestiones de seguridad, salud, atención y desarrollo.

Un ambiente cariñoso. El personal debería demostrar que realmente les gustan y se preocupan de los niños. Los pequeños deben verse felices, alertas y limpios. Visita la guardería sin previo aviso en la mitad o hacia el final de la jornada, cuando tendrás un panorama más exacto de lo que ocurre en el centro que el que tendrías al comienzo del día (desconfía de los programas que no permitan las visitas de los padres sin aviso).

Un ambiente estimulante. Incluso un bebé de dos meses puede beneficiarse de un ambiente estimulante, donde exista mucha interacción –tanto física como verbal– con las cuidadoras, y donde haya juguetes adecuados para su edad. A medida que los niños crecen y avanzan en su desarrollo, deberían tener acceso a muchos juguetes adecuados con los que jugar, como también estar en contacto con una variedad de libros, música y pasar tiempo al aire libre. Los mejores programas incluyen excursiones de vez en cuando: de tres a seis niños, junto con una o dos maestras, van al supermercado, al centro comercial u otros lugares a los que un bebé podría ir con un padre o madre que no trabajan.

Participación de los padres. ¿Los padres son invitados a participar en el programa de alguna manera? ¿Hay alguna junta de padres que formule políticas?

Una filosofía compatible con la tuya. ¿Te sientes a gusto con la filosofía de la guardería infantil, desde el punto de vista educacional, religioso, ideológico?

Oportunidades adecuadas de descanso. La mayoría de los niños, ya sea en la guardería o en casa, todavía duermen unas cuantas siestas. Debería haber un área silenciosa destinada a siestas en cunas individuales, y los niños deberían poder dormir según su propio horario y no el de la guardería.

Seguridad. Las puertas de la guardería deberán mantenerse con llave durante las horas de operación y deberían existir otras medidas de seguridad (registro para que firme un padre o un visitante, alguien que controle la puerta, solicitud de identificación cuando sea necesario). La guardería también debería tener un sistema de control de seguridad a la hora de salida para recoger a los niños (para que sólo las personas registradas en una lista, aprobada por ti de antemano, puedan pasar a buscar a tu bebé).

Reglas estrictas de salud e higiene. En tu propia casa no tienes necesidad de preocuparte de que tu bebé se lleve todo a la boca; en una guardería, con numerosos niños y cada uno con su propio conjunto de gérmenes, sí deberías hacerlo. Las guarderías infantiles pueden convertirse en un foco para el contagio de muchas enfermedades intestinales y respiratorias. Para minimizar la propagación de gérmenes y para salvaguardar la salud de los niños, una guardería bien organizada deberá tener un asesor médico y una política por escrito que incluya lo siguiente:

- Los cuidadores deben lavarse cuidadosamente las manos (con jabón líquido) después de cambiar los pañales o ponerse guantes desechables para cada cambio. También deberían lavarse las manos después de ayudar a los niños a usar el inodoro o a limpiarse los mocos o luego de tener contacto con niños resfriados, y antes de darles de comer.

- Las áreas de cambio de pañales y preparación de alimentos deben estar

---

TU BEBÉ COMO BARÓMETRO DEL CUIDADO INFANTIL

Sin importar el tipo de cuidado infantil que elijas para tu bebé, mantente alerta a sus señales de descontento: cambios repentinos de personalidad o de humor, apego a ti, irritabilidad que no parece atribuible a la dentición, enfermedad u otra causa evidente. Si tu bebé no parece feliz, analiza la atención que recibe; podría ser necesario un cambio.

---

totalmente separadas y las dos deberían limpiarse después de cada uso.

- Los pañales deberían ser botados en un recipiente que tenga tapa, fuera del alcance de los niños.

- Los juguetes se deben enjuagar con una fórmula desinfectante entre los usos que les den los diferentes niños o bien debe haber una caja distinta de juguetes para cada niño.

- Los animales de peluche no deberían compartirse y deberían ser lavados a máquina con frecuencia.

- Los anillos de dentición, chupetes, toallitas para asearse, toallas, cepillos y peines no deberían compartirse.

- Los utensilios para comer deben ser lavados en un lavaplatos o, todavía mejor, deben ser desechables (los biberones deberían llevar etiquetas con los nombres de cada niño para que no haya confusiones).

- La preparación de alimentos para los niños que comen sólidos debe efectuarse en condiciones higiénicas.

- Las vacunas deben estar al día para todos los bebés y los cuidadores.

◆ Los niños que estén moderadamente o muy enfermos, sobre todo con diarrea, vómitos, fiebre alta y determinados tipos de sarpullidos, deben quedarse en sus casas (esto no es siempre necesario en el caso de los resfríos, ya que éste es contagioso antes de manifestarse) o en una sección de enfermería especial de la guardería.

◆ Debería haber una política acerca de las dosis de medicamentos que se deben dar a los niños que lo necesiten y que lleven consigo a la guardería.

◆ Cuando un bebé tiene una enfermedad contagiosa, todos los padres de los niños de la guardería deben ser notificados por el centro; en casos de *Hemophilus influenzae*, deben vacunarse o tomar un medicamento para impedir su propagación.[2]

Además, consulta con el departamento de salud de tu localidad para asegurarte de que no haya violaciones o quejas pendientes contra la guardería infantil.

Medidas de seguridad estrictas. Las lesiones, normalmente menores, no son infrecuentes en una guardería infantil. Pero mientras más segura sea, más

seguro estará tu bebé. Los principales riesgos son los juegos de los patios de recreo como resbaladillas o toboganes, los juguetes de mano y bloques para armar, puertas y la superficie de los pisos interiores. Incluso un bebé que gatea puede meterse en dificultades con todo esto; todos los bebés pueden meterse en problemas con objetos pequeños (atragantándose con ellos o tragándoselos), objetos filosos y materiales tóxicos, entre otros. Una guardería debe cumplir con los requisitos de seguridad que mantienes en tu propio hogar:

◆ Los niños deberían ser acostados de espaldas para dormir.

◆ Las cunas, los cambiadores, las sillitas altas, corralitos de juegos y otros mobiliarios deberían cumplir con los requisitos de seguridad.

◆ Los colchones deberían ser firmes; no se deberían usar almohadas, ropa de cama suave y afelpada ni juguetes en las cunas.

◆ Las escaleras abiertas deberían tener cercas de seguridad; fíjate también en las puertas que puedan cerrarse sobre los deditos o abrirse contra la cara de los pequeños.

◆ Las ventanas por encima del nivel del piso no deberían abrirse más de 6 pulgadas y/o deberían tener dispositivos de seguridad.

◆ Deberían tomarse precauciones especiales para proteger a los niños de los radiadores y otros artefactos de calefacción, enchufes, artículos de limpieza y medicamentos (a menudo las maestras tienen que dárselos a los niños que se recuperan de enfermedades o a quienes tienen problemas crónicos).

◆ Los pisos no deberían quedar cubiertos de juguetes con los que un niño

---

2. El Citomegalovirus (CMV) se contagia fácilmente entre los bebés en las guarderías debido al contacto frecuente de las cuidadoras con orina y saliva portadores del virus. Como existe un riesgo muy remoto de infectar a un bebé que todavía está en el útero si la madre es infectada, toma precauciones. Si sabes que no eres inmune a CMV (la mayoría de las mujeres lo es), y estás embarazada o planeas quedar embarazada pronto, ten especial cuidado de lavarte las manos después de cambiar un pañal; no beses a tu niño en los labios ni comas los restos de su comida (si eres inmune, no puedes contraer CMV y no tienes que tomar precauciones especiales. Tampoco hay riesgo para el feto –ni necesidad de precauciones– después de la semana 24 de embarazo).

que recién empieza a caminar o un adulto que lleve en brazos a un bebé puedan tropezar y caer.

◆ Los materiales usados por los niños mayores (pinturas, arcilla, juguetes con partes pequeñas o filosas) deberían estar fuera del alcance de los bebés.

◆ Detectores de humo, rutas de escape de incendio claramente señaladas, extintores y otras precauciones de seguridad en caso de incendios debieran ser visibles.

◆ El personal debería estar entrenado en CPR y primeros auxilios, y un botiquín de primeros auxilios completo debería estar fácilmente disponible.

Cuidado especial de la nutrición. Los alimentos y bocadillos deberían ser saludables, seguros y adecuados para la edad de los niños. Deben respetarse las instrucciones de los padres relativas a la fórmula (o leche materna), alimentos y horarios de alimentación. Los biberones nunca deberían ser acomodados para que se sostengan solos.

Guardería en una Casa Particular

Muchos padres se sienten más cómodos de dejar a sus bebés en el ambiente familiar de un hogar privado, con sólo unos pocos niños, en vez de en una guardería infantil más impersonal; y para aquellos que no pueden conseguir una niñera para su propia casa, esta opción suele ser la mejor.

Esta alternativa ofrece muchas ventajas. El cuidado en un hogar familiar puede a veces ofrecer un ambiente cálido y hogareño a menor costo que otros servicios de atención. Como hay menos niños que en una guardería, hay menor exposición a infecciones y más posibilidad de estímulo y de atención personalizada (aunque esta posibilidad no siempre se materializa). A menudo permiten horarios flexibles, como dejar al bebé más temprano o recogerlo más tarde cuando es necesario.

Las desventajas varían de una situación a otra. Estos hogares privados generalmente no tienen licencia, por lo que ofrecen poca protección en cuanto a salud y seguridad. La cuidadora podría no estar entrenada, carecer de experiencia profesional en el cuidado de niños, y tener una filosofía de crianza distinta de la de los padres. Si ella o uno de sus propios hijos se enferma, podría no tener una reemplazante. Y aunque el riesgo puede ser menor que en una guardería más grande, siempre existe la posibilidad de que los gérmenes pasen de un niño a otro, especialmente si la higiene no es estricta. Consulta la sección de guardería infantil en la página 315 para encontrar consejos sobre lo que debes tener en cuenta al buscar una guardería en una casa particular.

Guardería de la Empresa

Una opción común en países europeos desde hace muchos años, la guardería de la compañía donde trabaja o está cerca del lugar de trabajo de uno de los padres, es mucho menos común en los Estados Unidos, aunque cada vez más empresas han empezado a ofrecer estos servicios. Es una opción que muchos padres elegirían, si tuvieran la oportunidad.

Las ventajas son sumamente atractivas. Tu bebé está cerca de ti en caso de emergencia; puedes visitarlo o darle el pecho durante la hora del almuerzo o de una pausa para el café, y como viajas al trabajo con tu bebé, pasan más tiempo

SUEÑO SEGURO

Si dejas a un bebé pequeño al cuidado de otros –ya sea una niñera, un abuelo, una amiga o el personal de la guardería–, asegúrate de que estén enterados de la política "de espaldas para dormir, de barriga para jugar" de la Academia Americana de Pediatría. Todos los bebés deben dormir de espaldas (a menos que una condición médica lo impida) sobre una superficie segura, y cuando están despiertos deberían pasar algún tiempo boca abajo (aunque sólo bajo supervisión constante).

juntos. Estas instalaciones suelen tener personal profesional y estar muy bien equipadas. Saber que tu bebé está cerca y bien cuidado podría permitirte concentrarte más en tu trabajo. El costo de este tipo de cuidado, de haberlo, es por lo general bajo.

Pero también presenta algunas posibles desventajas. Si tu viaje de ida y vuelta al trabajo es complicado, podría ser difícil para tu bebé soportarlo diariamente, y difícil para ti también si tienes que lidiar con bolsas de pañales y cochecitos plegables subiéndote y bajándote de autobuses o metros. Verte durante el día, si es parte del programa, puede hacer que cada separación sea más difícil para tu bebé, especialmente en momentos de estrés (y, más tarde, ansiedad de separación). Y, en algunos casos, visitarlo podría distraerte de tu trabajo.

Desde luego, la guardería de la empresa debería cumplir con los mismos requisitos de educación, salud y seguridad que cualquier otra guardería infantil. Si la que ha montado tu empresa no lo hace, habla con los responsables para averiguar qué puede hacerse a fin de que el programa sea mejor y más seguro. Movilizar a otros padres y madres en esa causa también podría ser de ayuda.

EL BEBÉ EN EL TRABAJO

De vez en cuando, una madre puede llevar a su bebé al trabajo aunque su empresa no ofrezca un servicio de guardería. Y, de vez en cuando, esta situación funciona. Da mejor resultado antes de que el bebé pueda movilizarse por sí solo y si no tiene problemas de cólicos. Y, por supuesto, cuando la madre tiene espacio para una cuna portátil y otros enseres para bebés cerca de su lugar de trabajo y el apoyo de su jefe y de sus compañeros. En el mejor de los casos, también deberías tener una niñera en el lugar, al menos parte del tiempo, o tener mucho tiempo flexible; de lo contrario, el bebé podría terminar recibiendo menos atención y estímulo que si estuviera en otro tipo de cuidado infantil. Mantener al bebé en el trabajo suele funcionar mejor si el ambiente donde trabajas es relajado; un nivel de estrés elevado puede ejercer un impacto negativo sobre el bebé. Cuando esta alternativa funciona, este tipo de situación puede ser perfecto para la mamá que amamanta o para cualquiera que quiera mantener su trabajo y tener cerca al bebé al mismo tiempo.

CUANDO TU BEBÉ SE ENFERMA

A ningún padre y madre le hace gracia que su bebé se enferme, pero los que trabajan se alarman especialmente ante ese primer indicio de fiebre o malestar estomacal. Saben que cuidar de un bebé enfermo puede presentar muchos problemas, el más importante de los cuales es quién cuidará de él y dónde.

En el caso ideal, tú o tu esposo deberían ser capaces de tomarse tiempo libre cuando el bebé se enferma, para que puedan atenderlo en la casa. Después de todo, como bien sabe todo el que ha estado enfermo de niño, no hay nada mejor que tener a mamá o a papá cerca para tomarte las manos, secarte la frente afiebrada y brindarte dosis especiales de amor y atención. La mejor opción que le sigue es tener una niñera confiable y conocida u otro miembro de la familia, a quien puedas llamar para que se quede con el bebé en casa. Algunas guarderías tienen una enfermería donde los niños quedan en un ambiente conocido con rostros familiares. También hay guarderías infantiles especiales para niños enfermos, tanto en hogares como en centros más grandes para satisfacer esta necesidad; pero en éstas, por supuesto, el niño tiene que adaptarse a recibir cuidado de desconocidos en un ambiente desconocido en momentos en los que está menos preparado para lidiar con los cambios. Algunas compañías, con el objetivo de mantener a los padres en el trabajo, pagan por el costo del cuidado de los niños enfermos, como una guardería especial para los bebés enfermos o una enfermera especializada para que cuide al niño en casa (lo que también requerirá adaptación al rostro de una desconocida).

❖ ❖ ❖

CAPÍTULO 8

El cuarto mes

Alguien se deshace en sonrisas este mes… y como resultado, seguramente tú también. Tu bebé acaba de entrar en lo que podría considerarse la edad de oro de la primera infancia: un período de varios meses encantadores en los que el bebé está de buen humor durante el día, duerme más tiempo por la noche y como todavía no tiene movilidad propia, se mantiene más o menos donde lo dejas, limitando las consecuencias de travesuras y accidentes… disfruta de esto último mientras dure. Sociables e interesados, ansiosos por entablar un diálogo de balbuceos, de observar el mundo alrededor y encantar a todo el que esté a corta distancia, pasar tiempo con los bebés a esta edad es un verdadero placer.

Lo que tu bebé podría estar haciendo

Todos los bebés van cumpliendo hitos según su propio ritmo de desarrollo. Si te parece que tu bebé no ha alcanzado uno o más de estos hitos, no te preocupes porque probablemente lo hará muy pronto. El ritmo de desarrollo de tu bebé es normal para él. Además, ten en cuenta que las habilidades que los bebés manifiestan acostados boca abajo, sólo pueden dominarse si tienen la oportunidad de practicar. Por eso, haz que tu bebé pase períodos de juegos supervisados boca abajo. Si algo te preocupa respecto a su desarrollo (porque has notado que no alcanzó una meta o si crees que experimenta una demora evolutiva), no dudes en consultarlo con el pediatra en la próxima visita, aunque él no te lo plantee. Los padres suelen notar matices en el desarrollo de sus bebés que a los médicos se les pasan por alto. Por lo general, los bebés prematuros alcanzan estos hitos más tarde que otros de la misma edad y, a menudo, lo hacen cuando se aproximan a su edad ajustada (la que tendrían si hubieran nacido a término) y, a veces, más tarde.

A los cuatro meses, tu bebé… debería ser capaz de:

◆ levantar la cabeza 90 grados, estando boca abajo[1]

---

1. Los bebés que pasan poco tiempo boca abajo durante el período de juego podrían lograrlo más adelante, y no es motivo de preocupación (consulta la página 234).

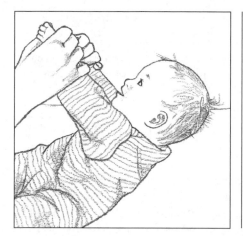 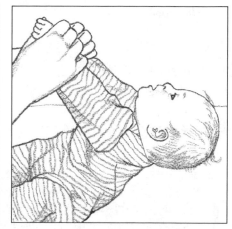

Al comienzo del cuarto mes, muchos bebés todavía no pueden mantener la cabeza al mismo nivel del cuerpo cuando se les tira suavemente de las manos para sentarlos (izquierda). La cabeza, por lo general, se les cae hacia atrás (derecha).

- reírse a carcajadas
- seguir el movimiento de un objeto a unas 6 pulgadas sobre la cara en un arco de 180 grados (de un lado a otro)

... *probablemente será capaz de:*

- mantener la cabeza estable cuando está derecho
- levantar el pecho, apoyándose en los brazos, estando boca abajo
- agarrar un sonajero colocado cerca de sus dedos
- prestar atención a un objeto tan pequeño como una pasa (pero mantén ese tipo de objetos fuera de su alcance)
- tratar de alcanzar un objeto
- dar chillidos de alegría

... *tal vez podría ser capaz de:*

- mantener la cabeza al mismo nivel del cuerpo cuando se le tira suavemente de las manos para sentarlo

- darse vuelta (hacia un solo lado)
- girar en dirección de una voz, particularmente la de mamá
- decir "a-gú" o una combinación similar de vocales y consonantes
- hacer trompetillas o pedorretas (sonidos con los labios y la lengua afuera)

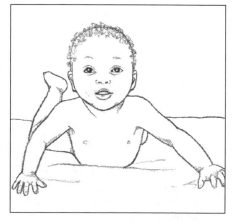

Aunque no todos, muchos bebés de cuatro meses pueden levantarse apoyándose en sus brazos.

...incluso podría ser capaz de:

◆ girar en dirección de una voz

◆ sentarse sin apoyo

◆ protestar si tratan de quitarle un juguete

◆ resistir algo de peso en sus piernas cuando se le mantiene derecho

Qué puedes esperar en el control médico de este mes

Lo más probable es que tu bebé no haya tenido programada una visita al pediatra el mes pasado, así que seguramente tienes muchas preguntas. Ahora es tu oportunidad de planteárselas al doctor. Como esta visita incluye vacunaciones, si es posible trata de que las responda antes de que se las apliquen para que tu bebé todavía esté tranquilo y, de preferencia, vestido.

Cada médico tendrá su propio enfoque para los exámenes de rutina del bebé. Tanto la organización del examen físico como el número y tipo de técnicas de evaluación y procedimientos aplicados, variarán según las necesidades individuales del bebé. Pero, en general, cuando tu bebé tiene alrededor de cuatro meses, puedes esperar lo siguiente en una visita al médico:

◆ Preguntas acerca de cómo está la situación en casa con el bebé, contigo y con el resto de la familia, y sobre la alimentación, sueño y progreso general del pequeño, como también acerca del cuidado infantil si es que estás trabajando fuera de casa.

◆ Medidas de peso, altura y circunferencia de la cabeza del bebé, y una evaluación de su progreso desde el nacimiento.

◆ Examen físico, incluyendo volver a chequear cualquier problema previo.

◆ Evaluación del desarrollo. El bebé podría ser sometido a una serie de pruebas para evaluar el control de la cabeza, el uso de manos, la visión, la audición y la interacción social, o quizás el médico podrá basarse sencillamente en la observación y en tus informes acerca de lo que hace.

◆ Segunda tanda de vacunas (después de la dosis de Heb B al nacer), si es que el bebé goza de buena salud y no hay otras contraindicaciones. Revisa el programa recomendado de vacunaciones en la página 255. Consulta con anticipación sobre cualquier reacción que haya tenido a la primera tanda de vacunas.

◆ Orientación sobre lo que puedes esperar en el siguiente mes con respecto a la alimentación, el sueño, el desarrollo y la seguridad infantil.

Las preguntas que tú podrías querer hacer, si es que el médico no las ha contestado antes:

◆ ¿Qué reacciones puedes esperar en el bebé tras la segunda tanda de vacunas? ¿Cómo deberías tratarlas? ¿Ante qué reacciones deberías llamarlo?

◆ ¿Cuál es el momento oportuno para empezar a darle alimentos sólidos?

También plantea las preocupaciones que te hayan surgido en el último mes. Menciona cualquier retraso en su progreso que hayas notado o metas que no haya alcanzado. Anota la información y las instrucciones del médico. Registra la información en un archivo permanente de salud (como peso del bebé, altura, circunferencia de la cabeza, marcas de nacimiento, vacunas, enfermedades, remedios recetados y resultados de exámenes, entre otros.).

La alimentación de tu bebé:
EMPIEZA A PENSAR EN LOS ALIMENTOS SÓLIDOS

Los padres primerizos reciben muchos mensajes, y a menudo muy contradictorios, acerca de cuándo comenzar a darles alimentos sólidos a sus bebés. La abuela comenta: "Empecé a dártelos antes de que tuvieras cuatro meses. ¿Qué estás esperando?". Y para reforzar su argumento, señala lo evidente: "Estás saludable, ¿no es así?". Una amiga bien intencionada insiste en que empezar con los sólidos antes, ayudará al bebé a dormir toda la noche. Y cita como ejemplo a un bebé que ha comenzado a dormir toda la noche desde que probó su primera cucharadita de cereal. Las instrucciones del pediatra aconsejan esperar hasta que el bebé tenga seis meses y se basan en las más recientes recomendaciones e investigaciones.

¿A quién deberías escuchar? ¿Acaso mamá lo sabe todo? ¿O las amigas? ¿O el médico? De hecho, el que lo sabe es tu bebé: nadie mejor que él te puede indicar cuándo empezar a darle sólidos. Aunque las pautas ofrecidas por la comunidad médica son ciertamente válidas (probablemente más que las de la abuela o las amigas), y deberían ser utilizadas para establecer parámetros, el desarrollo individual de un bebé debe ser por lo menos uno de los factores decisivos para determinar cuándo comenzar a darle una dieta más variada.

En la mayoría de los casos, se considera que comenzar a darles sólidos muy temprano no es físicamente perjudicial, aunque a veces puede desencadenar alergias. Pero no es prudente, por varios motivos. En primer lugar, el sistema digestivo de un bebé muy pequeño –desde la lengua que expulsa cualquier sustancia extraña hasta los intestinos carentes de muchas enzimas digestivas– no está preparado para los sólidos. Además, los sólidos no son necesarios al principio, ya que durante los primeros seis meses de vida los bebés pueden satisfacer sus necesidades nutricionales sólo con la leche materna o la fórmula. Además, darle sólidos demasiado pronto puede perjudicar sus futuros hábitos alimenticios (el bebé podría rechazar el cereal inicialmente sólo por no estar preparado, y rechazarlo más adelante debido a la presión previa de los padres).

Por otra parte, esperar demasiado tiempo –hasta pasada la segunda mitad del primer año– también puede conducir a potenciales problemas. Un bebé mayorcito podría resistirse a aprender los nuevos (y exigentes) desafíos de masticar y tragar sólidos, optando por seguir aferrándose a los métodos comprobados (y fáciles) para satisfacer el hambre a través del pecho o del biberón. Y, al igual que los hábitos, los gustos podrían ser más difíciles de cambiar a esta altura; al contrario que el más dócil bebé de seis meses, el de diez a once meses podría no estar tan receptivo a abrir la boca a los sólidos cuando está tan acostumbrado a los líquidos.

Para decidir si tu bebé está listo a dar el gran paso hacia el mundo de los alimentos sólidos (la mayoría lo estará entre los cuatro y los seis meses), busca las siguientes señales y luego consulta al médico:

◆ Tu bebé puede mantener la cabeza bien erguida. Ni siquiera se le deben ofrecer alimentos colados para bebés antes de que pueda mantener bien erguida la cabeza cuando se le sienta con apoyo; los alimentos picados deberían esperar hasta que el bebé se pueda sentar bien solo, por lo general, no antes de los siete meses.

◆ El reflejo de rechazo con la lengua ha desaparecido. Este reflejo hace que los bebés pequeños rechacen la materia extraña de la boca (un mecanismo innato que los protege de atragantarse con cuerpos extraños). Haz esta prueba: coloca en la boca de tu bebé una pequeña porción de cereal infantil de arroz, con leche materna o fórmula, con la punta de una taza pequeña o una cuchara de bebé o con tu dedo. Si rechaza enseguida el alimento con la lengua y sigue haciéndolo después de varios intentos, significa que el reflejo sigue presente y el bebé no está preparado para alimentarse a través de una cuchara.

◆ El bebé intenta alcanzar o de alguna manera muestra interés en los alimentos de la mesa. Si tu bebé te quita el tenedor de la mano o te quiere sacar el pan del plato, te observa atentamente y se entusiasma con cada bocado que comes, te está diciendo que está ansioso por probar comida para grandes.

◆ Tiene la capacidad de ejecutar movimientos con la lengua hacia delante y atrás, como también hacia arriba y abajo. Puedes descubrirlo mediante la observación.

◆ El bebé puede abrir la boca para comer alimentos de una cuchara.

Sin embargo, hay situaciones en que aun un bebé que parece estar preparado para los sólidos debe esperar, a menudo si hay poderosos antecedentes de alergia en la familia. Hasta que tengan más información sobre el desarrollo de las alergias, generalmente se recomienda que los niños en dichas familias sean amamantados durante la mayor parte del primer año y que se les comience a añadir sólidos con prudencia a partir de los seis meses. Para saber más sobre cuándo empezar a darle alimentos sólidos, consulta la página 347.

Lo que podrías estar preguntándote

RECHAZO AL PECHO

"Mi bebé se estaba amamantando muy bien hasta que de pronto se ha negado a tomar el pecho en las últimas ocho horas. ¿Pasa algo malo con mi leche?".

Es probable que algo ande mal, aunque no necesariamente con tu leche. El rechazo temporal del pecho, también llamado huelga de lactancia (aun en los bebés no sindicalizados), no es inusual y casi siempre tiene un motivo específico. Los motivos más comunes son:

La dieta materna. ¿Has comido últimamente pasta al pesto o algún plato regado de ajo? ¿Te has dado un banquete de chuletas y palillos chinos en el restaurante cantonés del barrio? ¿Has homenajeado a San Patricio con carne curada y repollo? De ser así, tu bebé podría estar protestando por los sabores picantes y/o fuertes que tu dieta le está traspasando a la leche. Si logras descifrar qué es lo que tu bebé está rechazando, evita esas comidas hasta después del destete. Por otra parte, a muchos bebés no les molestan las especias fuertes en la leche materna, sobre todo si se han acostumbrado a dichos sabores en el útero, por medio de un fluido amniótico muy condimentado; algunos saborean especialmente la leche materna condimentada.

Un resfrío. Los bebés a los que les cuesta respirar bien con la nariz congestionada, no pueden tomar del pecho y respirar por la boca al mismo tiempo; comprensiblemente, optan por respirar. Succiona con suavidad los orificios nasales de tu ·bebé con un aspirador nasal infantil o pregúntale al pediatra por gotas nasales.

Dentición. Aunque la mayoría de los bebés no empieza a lidiar con los dientes hasta por lo menos los cinco o seis meses, unos pocos comienzan con la dentición mucho antes, y muy ocasionalmente, a alguno le aparecen uno o dos dientes en los primeros cuatro meses. La lactancia suele poner presión sobre las encías inflamadas, lo que hace que les duela al succionar. Cuando los dientes incipientes son los causantes del rechazo del pecho, el bebé por lo general empieza a succionar con ansiedad para luego apartarse con dolor.

Dolor de oído. Como el dolor de oído puede extenderse a la mandíbula, los movimientos de succión de la lactancia podrían agravar esa incomodidad. Consulta la página 616 para encontrar más pistas sobre la infección de oído.

Afta. Si tu bebé contrae esta infección por hongos en la boca, succionar podría resultarle doloroso. Debes tratar la enfermedad para evitar que la infección te pase a ti por medio de pezones agrietados o que se propague a otras partes del bebé (consulta la página 141).

Flujo lento. Un bebé con mucha hambre podría impacientarse cuando la leche no fluye inmediatamente (en algunas mujeres el flujo puede tardar hasta cinco minutos), y podría rechazar el pezón furioso antes de que empiece a salir la leche. Para evitar este problema, extráete un poco de leche antes de tomarlo en brazos para que vea compensados sus esfuerzos en cuanto comience a succionar.

Un cambio hormonal en ti. Un nuevo embarazo (improbable si estás amamantando exclusivamente, más posible si empezaste a combinar su dieta con fórmula) puede producir hormonas que cambien el gusto de la leche materna, haciendo que el bebé rechace el pecho. También puede causarlo el retorno de la menstruación que, por lo general, no representa un problema hasta que empieza el destete parcial.

Tensión. Quizás estás estresada porque regresaste a trabajar hace poco. Tal vez se debe a que es el momento de pagar las cuentas o porque el lavaplatos se descompuso… otra vez. O quizás se debe a que tuviste un día realmente malo. Sea cual sea la razón, si estás preocupada o disgustada, podrías comunicar la tensión a tu bebé, haciéndolo sentir demasiado agitado como para succionar. Trata de relajarte antes de ofrecerle el pecho.

Listo para el destete. Puede que no ocurra esto todavía, aunque en un bebé próximo a su primer cumpleaños, el rechazo del pecho podría ser su modo de comunicarte "Mamá, ya he tenido suficiente de lactancia. Estoy listo para seguir adelante". Paradójicamente, los bebés parecen hacer esto en especial cuando sus madres no están interesadas en destetarlos y no cuando están listas para dejar de dar el pecho.

De vez en cuando, el rechazo del pecho por parte de un bebé parece no tener ninguna explicación lógica. Al igual que un adulto, un bebé puede no tener deseos de comer en una o dos alimentaciones. Afortunadamente, este tipo de paréntesis suele ser temporal. Mientras tanto, las siguientes sugerencias podrían ayudarte a enfrentar la huelga de lactancia:

◆ No intentes ofrecerle un sustituto. Ofrecerle un biberón con fórmula cuando tu bebé rechaza el pecho podría agravar el problema, disminuyendo tu suministro de leche. La mayoría de las huelgas de lactancia, aun las de larga duración, suele durar sólo uno o dos días.

◆ Prueba a darle tu leche en el biberón. Extráete un poco de leche y dásela en un biberón si sigue rechazando continuamente el pecho (aunque esto no dará resultado si es algo en la leche lo que le está molestando). Recuerda que la huelga probablemente no durará más de uno o dos días, después de lo cual tu bebé estará listo para tomar del pecho de nuevo.

◆ Prueba y sigue probando. Aunque rechace el pecho unas cuantas veces, es probable que te sorprenda y vuelva a tomar como antes.

◆ Reduce los sólidos. Si has empezado a darle alimentos sólidos, podría estar comiendo demasiado y reduciendo

su apetito por la leche materna. A esta edad, tu leche es todavía más importante que cualquier sólido; por lo tanto, reduce la cantidad de sólidos que le estás dando para ofrecerle siempre el pecho primero.

Si continúa rechazando el pecho o si esto ocurre junto con otras señales de enfermedad, consulta al médico.

FORCEJEOS A LA HORA DE CAMBIAR EL PAÑAL

"Mi hijita no se queda quieta cuando le estoy cambiando los pañales. Siempre está tratando de darse vuelta. ¿Qué puedo hacer para que colabore?".

En lo que respecta a colaboración a la hora de cambiarle los pañales, puedes esperar aún menos cooperación a medida que pasen los meses. La incomodidad que representa, acompañada con la frustración de verse temporalmente inmovilizada, puede desatar una batalla con cada cambio de pañal. El truco: hazlo rápido (ten a mano todos los enseres para el cambio de pañal antes de poner a tu pequeña en el cambiador) y distráela (un móvil encima del cambiador, una cajita musical atractiva a la vista, un sonajero u otro juguete con el que pueda ocupar sus manos, y que acapare su atención). "Dialogar" con ella cantándole o balbuceando también podría distraerla lo suficiente como para cumplir con la tarea.

APOYO PARA QUE EL BEBÉ SE SIENTE

"Acomodé a mi bebé sentado en su cochecito, y dos mujeres mayores me regañaron diciéndome que era demasiado pequeño para estar sentado".

Si tu bebé no estuviese suficientemente preparado para sentarse, te lo habría

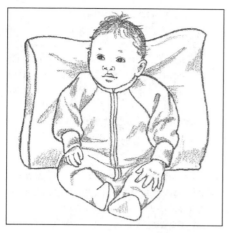

Sentar al bebé con un apoyo le ofrecerá un cambio de perspectiva, y también le ayudará a fortalecer los músculos y le dará la experiencia necesaria para que llegue a sentarse sin ayuda.

hecho saber. No con palabras, por supuesto, sino dejándose caer o resbalándose a un costado cuando tratabas de acomodarlo. Aunque no deberías intentar apoyar a un bebé cuyo cuello y espalda necesitan mayor soporte que el que éstos le pueden dar, un bebé de tres a cuatro meses que mantiene bien erguida la cabeza y no se desliza cuando intentas sentarlo está listo (y a veces muy interesado) para esa posición (se venden soportes especialmente diseñados para la cabeza del bebé, para mantenerla derecha cuando está sentado). Los bebés suelen protestar o empiezan a desplomarse cuando ya han tenido suficiente de estar sentados.

Además de ser un cambio saludable de posición, estar sentado ofrece al bebé una visión más amplia del mundo. En vez de ver el cielo o el interior del techo del cochecito, un bebé sentado erguido puede ver a los transeúntes (incluso a aquellos que seguramente te reprendan), tiendas, casas, árboles, perros, otros bebés en cochecitos, niños que vuelven de la escuela, buses, autos,

y un sinfín de elementos sorprendentes de este universo. También es probable que se mantenga contento por más tiempo que acostado, lo que hará las salidas más agradables para él y para ti.

EL BEBÉ SE PARA

"A mi hijita le gusta 'pararse' sobre mi falda y llora si trato de sentarla. Pero he oído decir que intentar que se pare tan pronto puede torcerle las piernas hacia afuera".

Los bebés suelen saber mejor que nadie para qué tipo de cosas están listos. Y muchos bebés de la edad de tu hijita están listos –y encantados– para que se los sostenga "paraditos" en la falda. Es divertido, es buen ejercicio para los músculos, es una alternativa más interesante a estar de espaldas o a medio desplomar en una silla infantil. Y, por cierto, no se le van a torcer las piernas.

Por otra parte, un bebé que no parezca interesado en pararse no debería ser presionado a hacerlo hasta estar listo. Un bebé al que se le permita establecer su propio ritmo de desarrollo será más feliz y más saludable que el niño a quien sus padres traten de imponérselo.

NO LE GUSTA LA SILLITA INFANTIL

"Realmente necesito mantener a mi hija en la sillita infantil de vez en cuando para hacer mis tareas. Pero ella se disgusta en cuanto la siento".

A algunos bebés les encanta estar sentados en una silla infantil y observar el mundo (y a sus padres). Otros –por lo general los nacidos con más dinamismo que el que les permite su organismo– se aburren y frustran cuando los dejan en la sillita. Tu hija podría estar entre quienes se resienten y se resisten a ese confinamiento, en cuyo caso podría ser un desafío tratar de mantenerla contenta en los asientos infantiles (como también en la sillita del auto y otros sitios de reclusión forzada). Para aliviarte la tarea:

◆ **Limita el cautiverio.** Reserva el asiento infantil para los momentos en que decididamente necesites confinar a tu bebé en condiciones de seguridad y cerca de ti (como cuando cocinas).

◆ **Prueba un cambio de escenario.** Una silla infantil con una vista interesante probablemente provocará menos rechazo instantáneo. Coloca el asiento en el piso frente a un espejo (podría disfrutar de interactuar con su imagen) o en un lugar seguro cerca de ti (no hay nada más fascinante que una mamá en acción).

◆ **Añade algún entretenimiento.** Una barra de juguetes puede convertir un asiento infantil ordinario en un centro personal de entretenimiento, particularmente si los juguetes se rotan para mantener el interés y evitar el aburrimiento. Si, por el contrario, los juguetes disgustan más a tu hija, podría deberse a que está cansada o sobreestimulada, en cuyo caso retirar el entretenimiento podría calmarla.

◆ **Dale movimiento.** Encender el mecanismo mecedor podría tranquilizar a tu pequeña cuando está en su silla (aunque a algunos bebés les molesta el movimiento; como siempre, guíate por su reacción).

◆ **Déjala suelta.** Mientras a los bebés más pequeños les suele encantar estar sentados, los más grandecitos empiezan a reclamar cierta libertad de movimiento. Por eso, en vez de dejarla en la silla infantil, intenta tenderla sobre una manta –boca abajo– en el centro del piso. Esto no solamente podría tranquilizarla, sino que también le dará la oportunidad de practicar habilidades como darse vuelta de lado y avanzar a rastras. La desventaja de esta opción mientras tratas de hacer las tareas de la casa: por cuestión de seguridad, deberás estar cerca de ella para supervisar sus esfuerzos, lo que limitará las actividades que podrás hacer.

◆ **Considera una alternativa.** Es posible que tu bebé haya superado la etapa de la silla infantil, desde el punto de vista físico y del desarrollo. Si necesitas mantenerla en un sitio fijo de vez en cuando, intenta dejarla en un corralito bien surtido o en un centro estacionario de entretenimiento (*ExerSaucer*). Pero limita el uso de ambos; consulta las páginas 444 y 370).

No le Gusta la Silla de Auto

"Mi bebé llora cada vez que lo aseguro a la silla de auto, lo que convierte los viajes en una tortura para los dos".

Aunque el ronroneo del motor y el vaivén del viaje calman y conducen a la somnolencia a muchos bebés (muchos de los cuales se duermen en el momento en que lo enciendes), no todos los niños (ni sus padres) coinciden en que viajar es divertido, especialmente cuando significa estar asegurado a un asiento infantil. Ten la seguridad de que tu bebé no es el único en el mundo que le tiene fobia a la reclusión y que está dispuesto a protagonizar su propia versión de motín en la carretera. Las protestas en la silla de auto son un comportamiento común, especialmente cuando los niños empiezan a crecer y a ser más activos y, sobre todo, cuando siguen obligados a mirar hacia atrás. Por supuesto, como viajar sin estar asegurado a la silla de auto no sólo es inseguro sino ilegal, no lo puedes dejar en libertad cuando conduces. En cambio, prueba con las siguientes sugerencias para controlar la rebelión en marcha:

◆ Crea una diversión. Si tu bebé empieza a llorar en cuanto ve la silla de auto, mantenlo ocupado mientras lo aseguras a ella. Empieza cantándole su canción favorita o sosteniendo frente a él su juguete preferido para que se distraiga mientras intentas la esforzada tarea. Si tienes suerte, no se dará cuenta de lo que le estás haciendo hasta completar el trabajo sucio.

◆ Hazlo sentir cómodo. Las correas deben estar suficientemente ajustadas como para garantizar su seguridad (no deberías dejar espacio para más de dos dedos entre el bebé y la correa), pero tampoco tan ajustadas como para pellizcarle o apretarle la piel. Las correas demasiado sueltas, además de ser inseguras, también podrían permitir que tu bebé se deslice para todos lados, lo que se sumará a su malestar. Y si todavía no llena todo el asiento, usa soportes diseñados especialmente para que se sienta más cómodo y no se mueva de un lado a otro. También, revisa la temperatura en la parte trasera del auto, para que no esté demasiado caliente ni demasiado frío (una corriente del aire acondicionado que le dé en la cara podría incomodarlo, por ejemplo; si es así, mueve la salida de aire).

◆ Tápale la luz del sol. A muchos bebés les incomoda que les llegue la luz del sol en la cara, por eso haz que le dé la sombra. Levanta el toldo de la silla de auto o compra una pantalla para la ventana, disponible en las tiendas de productos infantiles.

◆ Distráelo. Pon música relajante o un CD de animadas canciones infantiles, y tararéalas tú también. Equipa la barra de la silla con juguetes seguros que no puedan ser arrojados (y rótalos con frecuencia para que el bebé no se aburra). Coloca un espejo especialmente diseñado en el asiento trasero, frente a él (la vista de un asiento que mira hacia atrás aburre a cualquiera); no sólo le entretendrá el reflejo, sino que si colocas el espejo estratégicamente, podrás verle la carita en tu espejo retrovisor.

◆ Recuérdale que estás allí. Los bebés se sienten muy solos al estar sentados en el asiento trasero, sobre todo si van mirando hacia atrás. Por eso, háblale y cántale (sí, incluso cuando esté llorando); el sonido de tu voz podría calmarlo a la larga.

◆ Prueba con un poquito de compañía. Cuando hay dos adultos en el auto, uno de ellos puede sentarse –con su cinturón de seguridad– junto al bebé y entretenerlo y acompañarlo. Los hermanitos mayores pueden hacer lo mismo (los niños menores de trece años deben viajar en el asiento trasero, de todos modos).

◆ Lleva a casa la silla de auto. Podrías quitarle la aversión a la silla de auto, sentándolo en ella dentro de la casa por períodos breves mientras lo entretienes con juguetes y atenciones (para garantizar una experiencia positiva).

◆ Dale tiempo, pero nunca te des por vencida. A la larga, tu bebé llegará a aceptar la silla de auto (aunque tal vez nunca llegue a disfrutar del viaje en ella). Pero ceder a sus protestas –siquiera una sola vez, aun en un viaje muy corto– no sólo es extremadamente peligroso (un choque ocurre en un instante y puede causar heridas o la muerte a un bebé no asegurado a su silla), sino además un error estratégico, ya que abre las puertas a futuras concesiones.

SE CHUPA EL PULGAR

"A mi bebé le ha dado por chuparse el pulgar. Al principio estaba contenta porque lo estaba ayudando a dormir mejor, pero ahora temo que vaya a convertirse en un hábito y que no pueda quitárselo más adelante".

Ser un bebé no es nada fácil. Cada vez que se aferran a algo que les da la comodidad y satisfacción que buscan, alguien quiere quitárselo, y a veces sin buenos motivos.

Prácticamente todos los bebés se chupan los dedos en algún momento durante su primer año de vida; incluso, muchos adquieren el hábito dentro del útero. No es de sorprender. La boca del bebé es una parte importante, no sólo para comer sino también para explorar y experimentar placer (como descubrirás pronto, con inquietud, cuando tu bebé se lleve todo a la boca, desde un sonajero a un insecto muerto que encuentre en el suelo). Pero aun antes de que un bebé pueda alcanzar objetos, descubre sus manos y lo natural que resulta poner esas manos descubiertas al servicio de esa cavidad sensorial maravillosa que es la boca. La primera vez, es posible que las manos lleguen a la boca por simple casualidad, pero el bebé aprenderá rápidamente que un bocado de dedos le da una sensación placentera. Muy pronto, estará metiéndose constantemente los dedos en la boca. A la larga, muchos bebés deciden que el pulgar es el dedo más eficiente y satisfactorio para chupar (quizás es el más suculento) y pasan de chuparse los dedos a chuparse sólo el pulgar. Algunos prefieren uno o dos dedos o, incluso, el puño entero.

Al principio, este hábito te podría parecer simpático y quizás estés encantada de que tu bebé haya logrado un medio de tranquilizarse solo, sin tu ayuda. Pero a medida que pasan las semanas y el hábito se intensifica, empiezas a preocuparte, imaginando a tu pequeño yendo a la escuela con el pulgar en la boca, ridiculizado por sus compañeritos y regañado por sus maestros. ¿Tendrá que tener sesiones mensuales de ortodoncia para que le enderecen la dentadura deformada por chuparse el pulgar? O, todavía peor, ¿tendrá que visitar semanalmente al sicólogo para tratar de descubrir los problemas emocionales que le hacen chuparse el pulgar?

Bueno, deja de preocuparte y deja que tu bebé se siga dando el gusto. No hay pruebas de que chuparse el pulgar sea en sí una señal de vacío emocional. Ni tampoco –si deja de hacerlo a los cinco años– parece dañar la alineación de los dientes permanentes; cualquier tipo de distorsión en la boca que ocurre antes de esa etapa, se revierte cuando concluye el hábito. Como la mayoría de los niños generalmente lo deja entre los cuatro y los seis años, muchos expertos dicen que los intentos por terminar con el hábito no necesitan empezar antes de ese momento.

Algunos estudios demuestran que casi la mitad de los niños se chupa el pulgar o los dedos después de la primera infancia. El hábito suele ser más intenso entre los dieciocho y los veintiún meses, aunque algunos ya lo han abandonado para entonces. Casi el 80% lo deja a los cinco años y el 95% a los seis, por lo general, por cuenta propia. Los que lo usan para dormirse o para consolarse en momentos de estrés se aferran al hábito durante más tiempo que aquellos para quienes es sólo una fuente de satisfacción bucal.

Mientras tanto, deja que tu bebé se chupe el pulgar. Sin embargo, asegúrate de que, si lo amamantas, no lo esté haciendo para compensar la succión que no encuentra en tu pecho; si te da la impresión de que quiere amamantarse un poco más en cada alimentación, deja que lo haga. Y si chuparse el pulgar parece convertirse en el centro de sus actividades diarias y le impide usar las manos para otras exploraciones, de vez en cuando quítale el pulgar de la boca el tiempo suficiente como para distraerlo con juguetes, con juegos de dedos o de manos (por ejemplo "este dedito se fue al mercado/ éste se quiso quedar/ éste comió carne asada/ éste decía chui, chui, chui/ hasta que llegó a su hogar", tomando un dedito por cada verso) o sosteniendo sus manos y colocándolo de pie, si eso le gusta.

UN BEBÉ REGORDETE

"Todos admiran a mi hijita regordeta, pero en el fondo me preocupa que se esté poniendo muy gordita. Está tan redonda que apenas se puede mover".

Una combinación de hoyuelos en las rodillas y los codos, una barriga para rivalizar con la de cualquier Buda, una generosa barbilla para dar suaves palmaditas y una atractiva cantidad de carne en las mejillas para pellizcar, es la imagen del bebé adorable de la cabeza a los pies regordetes. ¿Pero el bebé rollizo es también la imagen de un bebé saludable? ¿O va camino a convertirse en un niño gordo y un adulto obeso? Como en los Estados Unidos se ha triplicado la obesidad en las tres últimas décadas entre los niños de los seis a los once años, esa pregunta ha causado un gran interés entre los padres, los médicos y los investigadores.

Un estudio ya ha demostrado que los bebés que aumentan rápidamente de peso en los primeros seis meses de vida, podrían correr un mayor riesgo de obesidad tan temprano como a los tres años.

Pero más allá de las investigaciones, ser extremadamente regordete a temprana edad representa claras desventajas. Un bebé demasiado gordo para moverse podría convertirse en víctima de un círculo vicioso de inactividad y sobrepeso. Mientras menos se mueve, más engorda; mientras más engorda, menos puede moverse. Su incapacidad para moverse le provoca frustración e irritación, lo que podría hacer que sus padres lo sobrealimenten para mantenerlo tranquilo. Pero si sigue con exceso de peso hasta los cuatro años –un problema que se está volviendo cada vez más común entre los niños en los Estados Unidos–, aumentarán en gran medida las probabilidades de que sea una adulto con sobrepeso.

Sin embargo, antes de hacer reservaciones en el campamento para niños obesos, comprueba si tu hija está realmente excedida de peso y no sólo redondita (recuerda que, como los bebés a esa altura no han desarrollado mucho músculo, aun uno delgado lucirá un relleno suavecito; todos los bebés necesitan una cierta cantidad de "grasa infantil"). Algunos padres, temerosos de que sus pequeños se vuelvan obesos, intentan por error mantener delgados a sus bebés perfectamente normales no dándoles lo suficiente de comer, lo que podría ser aun más peligroso que alimentarlos demasiado, afectando su desarrollo y posiblemente inclinándolos a futuros trastornos alimenticios. Antes de sacar conclusiones apresuradas o tomar medidas, compara su crecimiento con la curva en la gráfica altura-peso de la página 868. Si su peso parece avanzar consistentemente más rápido que su altura, consúltalo con el pediatra (si ambos avanzan con rapidez, probablemente se debe a que tienes un bebé mayor al promedio).

A diferencia de la recomendación para un adulto regordete, la receta para un bebé rollizo no suele ser una dieta.

CUIDADO CON EL JUGO

No hay nada más saludable para un bebé que un biberón de jugo, ¿verdad? En realidad, no lo es. Los estudios demuestran que los bebés que beben demasiado jugo –especialmente de manzana– podrían correr el riesgo de sufrir malnutrición. Eso se debe a que el jugo (que no es muy nutritivo, para empezar) puede apagar el apetito por la leche materna o la fórmula, que debería ser el pilar principal de la dieta del bebé en su primer año de vida. Además, el consumo excesivo de jugo podría provocar diarrea y otros problemas estomacales crónicos, como también deterioro dental (un problema especialmente común entre los bebés que se van a la cuna con biberones o tacitas de jugo o que los toman durante todo el día).

La Academia Americana de Pediatría recomienda que no se les dé jugo de frutas a los menores de seis meses. Después de los seis meses, los padres deberían evitar darles jugo a la hora de acostarse, y sólo pequeñas cantidades durante el día (no más de 4 a 6 onzas diarias en total para los niños de hasta seis años). Mezclar el jugo con agua, en iguales proporciones, permitirá que tu bebé no tome demasiado, reduciendo sus efectos sobre el estómago y los dientes (acostumbra a tu bebé a esa mezcla del jugo desde el comienzo, para que más adelante no le moleste el gusto aguado).

La elección de jugo también es importante. Según los estudios, el jugo de uva blanca tiene menor probabilidad de causar malestar estomacal que el jugo de manzana para bebés, especialmente para quienes padecen de cólicos. Más adelante, busca jugos que ofrezcan algo más que calorías como, por ejemplo, calcio extra y vitamina C.

En vez de tratar de que el bebé excedido de peso lo pierda, el objetivo consiste en disminuir el ritmo de ese aumento de peso. Entonces, a medida que tu hijita crezca en altura irá adelgazando, algo que muchos bebés hacen sin intervención de los padres a medida que se vuelven más activos. Algunos de los siguientes consejos podrían ayudarte, no solamente si tu hijita ya está excedida de peso, sino también si tienes buenos motivos para creer que va por ese camino:

◆ Aliméntala exclusivamente para saciar el hambre y no para satisfacer otras necesidades. Un bebé que es alimentado por motivos equivocados (cuando está lastimado o triste, cuando sus padres están demasiado ocupados para jugar con él, cuando está aburrido en el cochecito) seguirá exigiendo alimentos por motivos equivocados, y de adulto podría seguir haciéndolo. En vez de darle de comer cada vez que llore, consuélala con un abrazo o una canción relajante. En vez de acomodar a tu niña con un biberón, acomódala frente a un móvil o una cajita musical cuando estés demasiado ocupada para jugar con ella; cárgala en un portabebés mientras cumples tu rutina o déjala observar lo que estás haciendo desde su silla infantil. En vez de ofrecerle siempre galletas para la dentición para tranquilizarla en el supermercado, amarra un juguete a su cochecito con el fin de mantenerla ocupada mientras haces las compras. Pese a lo que tu madre tal vez solía creer, alimentarla constantemente no es un modo positivo de demostrarle amor.

◆ Haz ajustes dietéticos, de ser necesario. Un motivo por el que los lactantes tienen menor probabilidad de excederse de peso es que la leche materna se adapta automáticamente a las necesidades del bebé. La primera leche baja en grasas y en calorías, que sale al comienzo de la alimentación, estimula al bebé con hambre a succionar. La leche final o segunda leche, más rica en grasas y calorías, tiende a apagar el apetito, enviando el mensaje de que "se está sintiendo lleno". Si esto no lo desalienta y el bebé sigue succionando, el pecho reducirá la cantidad de leche producida hacia el final de la alimentación. En tal caso, succionar por el gusto de succionar no estará acompañado por un consumo excesivo de calorías. Aunque la fórmula para bebé no está elaborada del mismo modo, si tu pequeña aumenta de peso muy rápido y está extremadamente excedida de peso, el pediatra podría recomendarte que le des otra fórmula con menos calorías. Sin embargo, antes de hacer el cambio comprueba que no estás diluyendo lo suficiente la fórmula lista para mezclar que estás utilizando, lo que podría aumentar considerablemente la proporción de calorías por onza. Pero tampoco decidas diluirla más de la cuenta, sin la aprobación del médico. Ni tampoco cambies a leche descremada o baja en grasa. Los bebés, aun los excedidos de peso, necesitan el colesterol y la grasa presentes en la leche materna y la fórmula hasta tener un año, y lo mismo con la leche entera de vaca entre el primer y segundo año.

◆ Prueba con agua, la bebida libre de calorías por excelencia. La mayoría de los adultos tiende a beber muy poca agua. Las dietas infantiles (debido a que son total o casi totalmente líquidas) no requieren complementarse con agua. Pero el agua puede resultar muy útil para el bebé mayorcito y excedido de peso que quiere seguir succionando después de saciar el hambre, o que está sediento en vez de hambriento en un clima caluroso. En vez de leche materna o fórmula, ofrécele un biberón o una taza de agua pura (sin añadidos de azúcar ni otros edulcorantes) cuando tu hijita parezca estar buscando picar algo entre alimentaciones, esto es, dentro de una o dos horas antes de su siguiente alimentación (si logras que tu hija se acostumbre pronto al gusto, o mejor dicho a lo insípido del agua, será más probable que desarrolle el hábito saludable de beber agua más adelante).

◆ No le des sólidos prematuramente, como un medio de estimularla a dormir durante toda la noche: no resulta y podría provocar exceso de peso (en cambio, sigue los consejos para ayudar al bebé a dormir toda la noche descritos en la página 286).

◆ Evalúa la dieta de tu hija. Si ya has comenzado a darle sólidos (ya sea por cuenta propia o por recomendación del pediatra) y está consumiendo más que unas pocas cucharaditas de cereal, comprueba si está bebiendo tanta leche materna o fórmula como antes. De ser así, probablemente éste es el motivo de un aumento de peso excesivo. Reduce la cantidad de sólidos si has empezado a dárselos prematuramente o elimínalos de su dieta durante uno o dos meses (de todos modos, la mayoría de los expertos recomienda no empezar a dar sólidos hasta que los bebés se aproximen a los seis meses). Más adelante, a medida que agregues más sólidos, la cantidad de leche materna o de fórmula debería reducirse gradualmente para favorecer sólidos como vegetales, yogur, fruta, cereales y panes. Si tu pequeña está tomando jugos (lo que no debería ocurrir antes de la edad de seis meses, y que puede conducir a problemas de peso en cualquier edad; consulta el recuadro en la página opuesta), dilúyelos con agua en igual proporción. Y no agregues cereal ni otros sólidos diluidos en un biberón, ya que los bebés beben demasiado de esa manera.

◆ Haz que tu pequeña se mueva. Si "apenas puede moverse", estimula su actividad. Cuando le cambies el pañal, tócale la rodilla derecha con su codo izquierdo varias veces, y después a la inversa. Déjala que "se levante" hasta que quede sentada, mientras se aferra de tus pulgares y tú la sostienes de los antebrazos con el resto de tus dedos. Déjala "pararse" sobre tu falda y rebotar, si le gusta (consulta la página 340 donde encontrarás otros consejos para hacer que tu bebé se ejercite).

UN BEBÉ DELGADO

"Todos los bebés a mi alrededor son regordetes mientras que el mío es largo y delgado: está en el percentil 75 de altura y en el 25 de peso. El médico me dice que está bien y que no debería preocuparme, pero me inquieta".

La delgadez sigue de moda, con la única excepción de los primeros meses de vida. Aunque la figura estilizada se favorece entre los adultos, la gordura es lo que muchos buscan y adoran en los bebés. Y aunque no consigan tantos papeles en los avisos comerciales de pañales como sus pares más regordetes, los bebés más delgados suelen ser tan saludables, y a veces más.

En general, si tu bebé está alerta, activo y básicamente contento; si está aumentando de peso de manera estable, y si su peso, aun en la parte inferior del promedio, sigue manteniendo el ritmo con su altura, entonces no hay motivo de alarma, tal como lo ha dicho el médico. A menudo, hay factores que afectan el tamaño de un bebé sobre los cuales es muy poco lo que puedes hacer. Los factores genéticos, por ejemplo: si tú y/o tu esposo son delgados y de constitución pequeña, tu bebé probablemente también lo será. Y también factores de actividad: el bebé que se mueve mucho suele ser más delgado que el inactivo.

Sin embargo, hay unas pocas causas de delgadez que necesitan remedio. Una de las principales es la alimentación insuficiente. Si la curva de peso de un bebé continúa bajando durante un par de meses, y si esa falta no es compensada por un salto en el mes siguiente, el médico considerará la posibilidad de que no está alimentándose lo suficiente. Si estás amamantando y éste es el caso, los consejos enumerados en la página 182 deberían ayudarle a subir de peso nuevamente. Si le estás dando el biberón y el pediatra lo aprueba, puedes intentar diluir la fórmula un poquito menos. De cualquier manera, complementar su dieta con sólidos una vez que el médico te dé el visto bueno puede ayudar a que suba de peso.

No le restrinjas los alimentos a propósito. Algunos padres, ansiosos de que sus bebés se encaminen hacia una futura estilización y buena salud, limitan las calorías y la grasa en la primera infancia. Ésta es una práctica muy peligrosa, debido a que los bebés necesitan ambos elementos para un crecimiento y desarrollo normales. Puedes encaminarlos hacia buenos hábitos alimenticios, sin privarlos de la nutrición que necesitan ahora.

Además, asegúrate de que tu bebé no esté tan somnoliento ni tan ocupado como para olvidarse de reclamar sus alimentaciones regularmente. Entre los tres y los cuatro meses de edad, un bebé debería comer por lo menos cada cuatro horas durante el día (normalmente, por lo menos cinco alimentaciones), aunque podría dormir durante toda la noche

¿CÓMO CRECE TU BEBÉ?

¿Cómo crece un bebé? Contrariamente a los temores de los padres nerviosos que revisan las tablas de peso y altura para asegurarse de que todo está bien, un bebé suele crecer en una pauta que es normal para él.

La altura y el peso que tendrá en el futuro están en gran medida preprogramados en la concepción. Y suponiendo que las condiciones prenatales son las adecuadas, y que no le falta amor ni nutrición después del nacimiento, la mayoría de los bebés alcanzará ese potencial genético con el tiempo.

La programación de la altura se basa principalmente en el punto medio entre la altura del padre y el de la madre. Los estudios indican que, en general, los niños parecen crecer un poco más que ese punto medio, y las niñas un poco menos.

El peso también parece preprogramado hasta cierto punto. Un bebé suele nacer con los genes para ser delgado, rollizo o un punto en el medio. Pero los hábitos alimenticios aprendidos en la infancia y promovidos durante la niñez, pueden contribuir a cumplir este destino o cambiarlo.

Las tablas de crecimiento, como las que aparecen en la sección de Referencias útiles en la Parte 4 de este libro, no debe-rían ser un motivo de ansiedad para los padres (es muy fácil leerlas mal o malinterpretarlas). Sin embargo, resultan útiles para indicar a los padres y los médicos cuándo el crecimiento de un bebé se aparta de la norma, y cuándo se hace necesaria una evaluación, teniendo en cuenta el tamaño de los padres, la situación nutricional y la salud general. Como el crecimiento suele ser repentino durante el primer año, una medida que demuestra muy poco o mucho crecimiento podría no ser significativa. Pero debería tomarse como una señal de alerta. Un período de dos meses sin aumentar de peso sólo podría indicar que el bebé va más despacio, porque está genéticamente destinado a ser pequeño (particularmente, si también baja el ritmo del crecimiento en altura), pero también puede indicar que el bebé está desnutrido o que está enfermo. Por otra parte, un aumento del doble de peso de lo normal durante los mismos dos meses (si no va acompañado de un salto similar en altura) podría ser un recurso para ponerse al día si el peso al nacer fue bajo o si el aumento de peso ha sido lento hasta entonces, aunque también podría ser una señal de que simplemente el bebé está comiendo demasiado.

---

sin despertarse para comer. Algunos bebés que se amamantan podrían estar recibiendo más alimentaciones, pero menos alimentaciones podrían querer decir que no están comiendo lo suficiente. Si tu bebé es de los que no protestan cuando no les dan de comer, toma tú la iniciativa y ofrécele alimentaciones más seguido, aunque signifique acortar una siesta durante el día o interrumpir un encuentro fascinante con los juguetes que cuelgan de su cuna.

Muy rara vez, el escaso aumento de peso de un bebé se debe a su incapaci-dad de absorber determinados nutrientes, problemas en la tasa metabólica o una infección o enfermedad crónica (en cuyo caso, probablemente notarás otros síntomas). Una enfermedad, desde ya, requiere una atención médica oportuna.

SOPLO EN EL CORAZÓN

"El médico dice que mi bebé tiene un soplo cardíaco, pero que no representa un problema. De todos modos, me asusta".

Cada vez que la palabra cardíaco aparece en un diagnóstico, asusta. Después de todo, el corazón es el órgano que preserva la vida; cualquier posibilidad de un defecto es alarmante, particularmente para los padres de un bebé cuya vida recién empieza. Pero en el caso de un soplo en el corazón, en la gran mayoría de los casos, realmente no es motivo de preocupación.

Cuando el médico te dice que tu bebé tiene un soplo cardíaco, significa que, al examinarlo, se oye un sonido cardíaco anormal causado por la turbulencia del flujo de la sangre por el corazón. Generalmente, el médico puede decirte qué tipo de anormalidad es responsable del soplo por el volumen de los sonidos (desde apenas audible hasta casi lo suficientemente fuerte como para ahogar los sonidos normales del corazón), por su ubicación y por el tipo de sonido: soplo o ruido sordo, musical o vibratorio, por ejemplo.

En la mayoría de los casos, como es probable también en el de tu bebé, el soplo es el resultado de irregularidades en la forma del corazón a medida que crece. Este tipo de soplo es calificado como "inocente" o "funcional" y, por lo general, puede ser diagnosticado por el pediatra sencillamente escuchándolo con el estetoscopio en su consultorio. No es necesario realizar más exámenes ni tratamientos ni limitar actividades. Más de la mitad de los niños tienen un soplo inocente durante sus vidas, y es probable que aparezca y desaparezca durante la niñez. Pero la existencia del soplo quedará registrada en la ficha médica de tu bebé, para que otros médicos que lo examinen más adelante en su vida sepan que ha existido siempre. Muy a menudo, cuando el corazón está plenamente desarrollado (o a veces antes), el soplo desaparece.

Si te preocupa independientemente de lo que el resto opine, puedes pedirle al pediatra que te explique qué tipo de soplo tiene tu bebé y si puede causar algún problema, ahora o en el futuro, y que te diga exactamente por qué no tienes nada de qué preocuparte. Si las respuestas no te tranquilizan del todo, pide que te deriven a un cardiólogo pediátrico.

CAQUITA NEGRA

"El pañal que le acabo de cambiar a mi hija estaba lleno de caquita negra. ¿Podría tener un problema digestivo?".

Lo más probable es que haya recibido un suplemento de hierro. En algunos niños, la reacción que se produce entre la bacteria normal del aparato gastrointestinal y el sulfato de hierro como suplemento hace que su caquita se vuelva marrón oscura, verdosa o negra. No tiene ninguna relevancia médica y no hay necesidad de preocuparse por ello, ya que los estudios demuestran que pequeñas cantidades de hierro no aumentan la incomodidad digestiva o el malestar del bebé. Por otra parte, los suplementos de hierro no son recomendables para la mayoría de los bebés (los lactantes reciben suficiente hierro de la leche materna; los que se alimentan con biberón también reciben suficiente a través de una fórmula fortalecida con hierro; el cereal fortificado lo suministra más adelante). Por eso, a menos que el pediatra te lo haya recomendado, no deberías seguir dándole suplementos de hierro. Si la caquita de tu bebé es negra y no está consumiendo un suplemento, consulta al médico.

MASAJE INFANTIL

"He oído decir que los masajes son buenos para los bebés. ¿Debería darle masajes al mío?".

El masaje dejó de ser una exclusividad de los adultos. Desde hace algunos años, se ha constatado que los masajes terapéuticos son beneficiosos para los bebés prematuros: se desarrollan más rápido, duermen y respiran mejor, y están más alerta. Y ahora parece que los masajes también benefician a los bebés y a los niños saludables.

Existen varios motivos por los cuales deberías considerar darle masajes a tu bebé. Sabemos que si los padres los sostienen, los abrazan y los besan, los bebés progresan y fortalecen el vínculo con ellos. Pero el toque terapéutico de un masaje podría hacer eso y algo más: posiblemente, fortalecer el sistema inmunológico; mejorar el desarrollo muscular; estimular el crecimiento; aliviar los cólicos, dolores de dentición y de barriga; promover mejores pautas de sueño; estimular los sistemas circulatorio y respiratorio; y disminuir las hormonas del estrés (sí, los bebés también las tienen). Y un tacto amoroso (ya sea en la forma de un masaje o de muchos abrazos) también ha demostrado reducir las tendencias agresivas en los niños. Es más, el bebé no es el único beneficiado: dar masajes a un bebé es también relajante para los padres, y se ha descubierto que alivia los síntomas de la depresión posparto.

Si quieres aprender a darle masajes a tu bebé, consigue un libro o un video, o toma una clase con una masajista terapéutica familiarizada con el tema. O prueba los siguientes consejos:

Escoge un momento que te resulte relajante. El masaje no surtirá el efecto deseado si suena el teléfono, si la cena se está preparando en la cocina, y si tienes dos tandas en el lavarropas. Elige un momento en que no estés apurada y en el que probablemente no tengas interrupciones, y descuelga el teléfono o apaga el timbre de llamada para que el contestador automático reciba los mensajes (el llamado del teléfono –e incluso el que responde la máquina– es fuente de distracción).

Escoge un momento que sea relajante para el bebé. No le des masajes cuando tenga hambre o esté lleno. Inmediatamente después de un baño es un momento ideal, en el que el bebé se ha empezado a relajar (a menos que odie el baño y lo deje de mal humor). Otra alternativa es antes del momento del juego, ya que se ha demostrado que los bebés están más concentrados y atentos después de un masaje.

Prepara un ambiente relajante. El cuarto que escojas para el masaje debe ser tranquilo y templado, por lo menos a 75°F (ya que el bebé sólo tendrá puesto el pañal). Baja las luces para reducir la estimulación y aumentar la relajación, y pon música suave si quieres. Puedes sentarte sobre el piso o sobre la cama y colocar al bebé sobre tu falda o entre tus piernas abiertas; usa una toalla, manta o almohada debajo del bebé.

Lubrícalo, si te agrada. Puedes dar a tu bebé un masaje seco o usar un poquito de aceite para bebés, aceite vegetal o loción para bebés (pero no lo apliques en su cabeza). Calienta un poco el aceite o loción entre tus manos antes de empezar el masaje.

Experimenta con técnicas. En general, los bebés prefieren un tacto suave, aunque no tanto como para que sientan cosquillas. Aquí te ofrecemos algunas ideas para empezar:

- Coloca suavemente las manos sobre ambos lados de la cabeza de tu bebé y mantenlas durante algunos segundos. Después frota los costados de la cara, siguiendo hacia abajo por los costados de la cabeza hacia los pies.

- Traza pequeños círculos con los dedos sobre la cabeza del bebé.

Frótale la frente presionando suavemente con ambas manos, desde el centro hacia afuera.

- Acaríciale el pecho desde el centro hacia afuera.

- Acaríciale la barriga de arriba abajo, usando el dorso de una mano, y después la otra, en movimiento circular. Después, haz que tus dedos se deslicen por la barriga del bebé.

- Tira suavemente de los brazos y piernas del bebé entre tus manos o realiza movimientos de frotación más firmes como si estuvieras "ordeñando" sus brazos y piernas. Ábrele las manos para masajearle los deditos.

- Frótale las piernas hacia arriba y hacia abajo, alternando las manos. Cuando llegues a los pies, dale masajes, estirando y frotando los dedos de los pies.

- Ponlo de barriga y frótale la espalda de un lado a otro, y después de arriba abajo.

Mientras le das masajes, háblale o cántale suavemente. Mantén siempre una mano sobre el bebé.

Sigue las señales del bebé. Tu bebé te dirá si le estás dando masajes de la manera correcta o no. También te dirá cuándo seguir y cuándo es hora de poner fin a la sesión de masajes.

EJERCICIO

"He oído mucho sobre la importancia de ejercitar al bebé. ¿Es realmente necesario que lleve a mi hija pequeña a una clase de ejercicios?".

Los estadounidenses tienden a ser amigos de los extremos. O son totalmente sedentarios y sólo se ejercitan encendiendo el televisor y destapando una cerveza, o se embarcan en un programa demasiado riguroso de trote que en una semana los lleva quejándose a un especialista en lesiones deportivas. Y, por lo tanto, o bien confinan a sus bebés a una vida estacionaria en sillitas altas, cochecitos y corrales de juegos, o salen corriendo a inscribirlos en clases de ejercicios en cuanto pueden levantar la cabecita, con la esperanza de crear un atleta infantil.

Pero caer en los extremos en la búsqueda de la buena salud no da resultados y, por lo general, está destinado al fracaso. La moderación es un objetivo mucho más conveniente tanto en tu estilo de vida como en el de tu bebé. Por eso, en vez de ignorar el desarrollo físico de tu hijita o de presionarla más allá de sus habilidades, toma las siguientes medidas para iniciarla en el camino del buen estado físico:

Estimula tanto el cuerpo como la mente. Muchos padres hacen el esfuerzo de estimular el intelecto de sus bebés desde la cuna, pues consideran que lo físico vendrá por sí solo. En general, así será, pero prestar un poco de atención extra a ese factor les recordará su importancia tanto a ti como a tu bebé. Trata de que parte de tus juegos con el bebé requieran actividad física. En esta etapa, eso sólo podría implicar moverla suavemente hasta que quede sentada (o parada, cuando esté lista), levantarle las manos sobre la cabeza, hacer que sus piernas imiten el movimiento de la bicicleta, doblar sus rodillas para que le lleguen hasta los codos de manera rítmica, o elevarla en el aire tomándola de la cintura, haciendo que flexione brazos y piernas.

Haz que la actividad física sea divertida. Seguramente querrás que la pequeña se sienta bien con su cuerpo y con la actividad física, y por eso asegúrate de que disfrute de estas pequeñas sesiones (y, por cierto, tú tampoco te las tomes con demasiada seriedad). Dile lo que vas haciendo, hablando o cantando. Ella llegará a identificar las reiteraciones rítmicas (como "ejercicio, ejercicio, ¡me encanta mi ejercicio!") con la diversión de la actividad física.

No la cerques. Una pequeña siempre asegurada a un cochecito o una silla infantil o acurrucada en un portabebés, sin oportunidad de exploración física, está encaminada a ser una niña sedentaria y fuera de forma. Incluso un bebé demasiado pequeño para gatear puede beneficiarse de la libertad de movimientos que le ofrece una manta en el suelo o el centro de una cama grande (con supervisión constante, por supuesto). De espaldas en esa posición, muchos bebés de tres y cuatro meses pasarán buena parte del tiempo intentando darse vuelta (ayúdala a practicar dándola vuelta lentamente una y otra vez). Boca abajo, muchos avanzarán lentamente alrededor, explorando con las manos y la boca, empujando la colita al aire, levantando la cabeza y los hombros. Este tipo de actividad ejercita naturalmente los brazos y piernas, lo que es imposible en un espacio confinado.

Mantén los ejercicios en un nivel informal. Las clases de ejercicios o los programas grabados para bebés no son necesarios para un buen desarrollo físico, y si son los equivocados o si se aplican de manera incorrecta, pueden ser perjudiciales. Si se les dan las oportunidades, los bebés practicarán naturalmente el ejercicio que necesitan. Pero, con precauciones, estas actividades pueden ser divertidas para los dos; una oportunidad de jugar e interactuar con otras madres y otros bebés, y de probar cosas que tal vez no puedas tratar en casa. Si decides llevar a tu bebé a un programa de ejercicios, considera antes lo siguiente:

♦ ¿Las maestras tienen buenas credenciales? ¿Es seguro? Pregúntale al pediatra su opinión antes de inscribirte. También observa. Cualquier programa que estimule ejercicios que zarandeen o sacudan al bebé es peligroso (consulta la página 303). Además, ten cuidado con las clases que sean muy estresantes en vez de divertidas, estimulando la competencia en vez del crecimiento individual.

♦ ¿Te da la impresión de que los bebés se están divirtiendo? Si un niño no se ríe o sonríe mientras hace ejercicios, quiere decir que no lo está disfrutando. Presta atención especialmente si los bebés parecen confusos o asustados, o presionados a hacer ejercicios que los hacen sentir incómodos.

♦ ¿Cuenta con bastantes equipos adecuados a su edad para que tu bebé juegue con ellos? Por ejemplo, a esta edad son útiles esteras de colores brillantes, desniveles para gatear, pelotas para hacer rodar y juguetes para sacudir.

♦ ¿Les dan a los bebés amplias oportunidades para jugar libremente, ya sea a través de exploraciones propias y con sus mamás? La mayor parte de la clase debería estar dedicada a este fin, en vez de tener actividades estructuradas en grupo.

♦ ¿La música es parte integral del programa? A los bebés les gusta la música y las actividades rítmicas, como mecerse y cantar, y ambas son una muy buena combinación en un programa de ejercicios.

Deja que tu pequeña establezca su propio ritmo. Presionar a un bebé para que se ejercite o a que haga algo para lo que no está preparado o no tenga ganas, puede provocar actitudes negativas. Empieza los ejercicios con tu hija sólo cuando ella parezca receptiva, y detente cuando ella te haga saber que ya ha tenido suficiente, ya sea con indiferencia o fastidio.

Mantenla con energías. Una buena nutrición es tan importante como el ejercicio para el buen desarrollo físico de tu bebé. Una vez que le empieces a dar sólidos (con la autorización del pediatra, por supuesto), iníciala en la Dieta del primer año (consulta la página 352) con el fin de que tenga las energías necesarias para la diversión y los juegos y los nutrientes para un desarrollo óptimo.

Predica con el ejemplo. Sienta el ejemplo: la familia que se ejercita unida se mantiene unida. Si tu niña se cría viéndote caminar media milla al supermercado en vez de conducir, hacer ejercicios aeróbicos diarios frente al televisor en vez de comer papitas fritas, nadar en la piscina en vez de tomar sol a la orilla, tendrá mayores probabilidades de entrar en la adultez sintiéndose más inclinada a mantenerse en forma lo que, a su vez, podrá transmitir a su propia descendencia.

Todo acerca de:
LOS JUGUETES PARA EL BEBÉ

Entrar a una juguetería es como unirse a un carnaval en pleno auge. Con todas las estanterías que se disputan la atención con su selección de objetos vistosos, bombardeando los sentidos y sensibilidades con un sinfín de cajas y muestras vistosas, es difícil saber dónde empezar. Y aunque estas visitas puedan despertar al niño en cualquier adulto, para los padres, la tarea de elegir juguetes implica responsabilidades además de gozo.

Para asegurarte de no sucumbir ante los paquetes más bonitos y las artimañas más atrayentes que la industria del juguete puede ofrecer, y para no terminar con una enorme colección de juguetes inadecuados para tu bebé, considera las siguientes preguntas cuando pienses hacer una compra, o antes de decidir si conservarás, guardarás o devolverás los juguetes que han llegado como regalos:

¿Es adecuado para la edad? El motivo más evidente para asegurarte de que un juguete que compres es adecuado para la edad, es que sea algo que tu bebé apreciará y disfrutará plenamente ahora. Pero

otro motivo menos aparente, es también muy importante. Aun un bebé avanzado que se interese en un juguete clasificado para niños de mayor edad, y que incluso

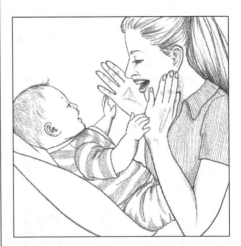

Para un bebé, la hora de juego es también de aprendizaje. Un juego de escondidas o peekaboo *provocará chillidos de alegría en un bebé de tres o cuatro meses, y lo ayudará a aprender la importante lección sobre la permanencia de los objetos: cuando mamá esconde la cara detrás de sus manos, sigue estando allí.*

TAN ENCANTADOR COMO SEGURO

Casi todos los animales de peluche que lleguen a las manos de tu bebé serán adorables y dignos de abrazar. Aquí encontrarás la manera de que esos ositos, jirafas, conejitos y perros de peluche sean tan seguros como encantadores:

◆ Los ojos y narices de estos peluches no deben ser confeccionados con botones u otros objetos pequeños que puedan desprenderse (o arrancarse o masticarse), ya que puede atragantarse con ellos. Fíjate también si tienen botones en otro sitio (como en los tirantes de la ropa del osito).

◆ No deberían tener alambres que sostengan partes del juguete (como las orejas). Incluso si están recubiertos de tela, éste podría ser masticado o gastado y provocar riesgo de pinchazos.

◆ No deben tener cuerdas –que aparezcan como lazos alrededor del cuello del conejito o una correa para el perro, por ejemplo– que superen las 6 pulgadas.

◆ Deben tener una confección sólida y sus costuras deben estar muy firmes. Revísalos con frecuencia en busca de señales de desgaste y evitar así la salida del relleno (lo que podría implicar un riesgo de atragantamiento).

◆ Todos los animales de peluche deberían ser lavables y lavados periódicamente, para que no acumulen gérmenes.

◆ Nunca dejes los animales de peluche en la cuna del bebé; pueden representar un riesgo de asfixia.

---

pudiera jugar con él en un nivel elemental, podría resultar dañado por él porque la calificación de edad también tiene en cuenta la seguridad. Darle juguetes a tu bebé antes de que esté listo para ellos, tiene también otra desventaja; es posible que cuando esté listo para ellos también le resulten aburridos.

¿Cómo puedes saber si un juguete es adecuado para tu bebé? Una señal es la edad que figura en el paquete, aunque tu bebé podría ser capaz de apreciar un juguete determinado un poco antes o después del promedio. Otra señal es observar a tu bebé con el juguete: si es que ya lo tienes o si lo puedes probar en la casa de una amiga o en la juguetería. ¿Está interesado en el juguete? ¿Juega con él como se supone que tiene que hacerlo? El juguete adecuado ayudará a tu bebé a perfeccionar las habilidades ya aprendidas o a promover el desarrollo de otras nuevas que está por alcanzar. No será demasiado fácil (que fomenta el aburrimiento) ni demasiado difícil (que provoca frustración).

¿Es estimulante? No todos los juguetes deben impulsar a tu bebé a dar un paso más hacia esa carta de aceptación de la universidad; la primera infancia y la niñez son también etapas para la mera diversión. Pero tu bebé se divertirá más con un juguete si le estimula el sentido de la visión (un espejo o un móvil), de la audición (una cajita de música o un payaso con un cascabel en su barriga), del tacto (juguetes que cuelguen de su cuna o un tablero de actividad) o del gusto (un anillo de dentición o cualquier otra cosa que pueda llevarse a la boca), que si es sólo adorable. A medida que crece, querrás juguetes que lo ayuden en relación con la coordinación visomotriz, el control de la motricidad gruesa y fina, el concepto de causa y efecto, la identificación y equiparación de colores y formas, la discriminación auditiva, las relaciones espaciales, y aquellos que estimulen el desarrollo social y del lenguaje, la imaginación y la creatividad.

¿Es seguro? Ésta es quizás la pregunta más significativa, ya que los juguetes (sin incluir bicicletas, trineos, patines de rueda en línea, scooter, y patinetas o monopatín, que causan cientos de miles de lesiones por sí solos) son responsables de más de 100.000 lesiones por año. Al seleccionar juguetes para tu bebé, busca lo siguiente:

♦ Solidez. Los juguetes que se romperán o desarmarán rápidamente pueden causar lesiones a un pequeño.

♦ Acabados seguros. Comprueba que la pintura u otros acabados no sean tóxicos.

♦ Construcción segura. Los juguetes con bordes afilados o piezas frágiles no son seguros.

♦ Lavables. Los juguetes que no pueden lavarse son un caldo de cultivo para las bacterias, un problema para los bebés que se llevan todo a la boca.

♦ Tamaño seguro. Los juguetes suficientemente pequeños para pasar por el tubo del papel higiénico o que tengan pequeñas partes desmontables o piezas que se puedan romper presentan un serio riesgo de asfixia. Lo mismo con las piezas que se puedan

arrancar con los dientes una vez que éstos comiencen a aparecer.

♦ Peso seguro. Los juguetes que pueden dañar a tu bebé si se caen sobre él, no son seguros.

♦ Nada de cuerdas. Los juguetes (o cualquier otro objeto) con cordeles, cuerdas, cintas o cordones más largos de 6 pulgadas nunca deben ser dejados cerca de un bebé, debido al riesgo de estrangulación. Los juguetes se pueden atar a la cuna, al corralito y a otros lugares con enlaces de plásticos, que no sólo son seguros sino además juguetes brillantes y atractivos en sí mismos.

♦ Sonidos seguros. Los sonidos fuertes –por ejemplo, de pistolas de juguete, modelos de aviones o vehículos motorizados– pueden dañar el oído del bebé; por lo tanto, busca juguetes que tengan sonidos musicales o suaves en vez de agudos, fuertes o chillones.

¿Se ajusta a tu filosofía? Es un problema menor a esta altura de lo que será más adelante, pero no es demasiado pronto como para pensar en el mensaje subliminal que envía el juguete, y considerar si ese mensaje se ajusta a tus valores. No permitas que la sociedad –al menos esa parte que crea el caos de juguetes destructivos generado por la TV– decida con qué quieres que juegue tu bebé.

♦ ♦ ♦

CAPÍTULO 9

El quinto mes

Justo cuando pensabas que las cosas no podían ir mejor (y que tu bebé no podía ser más lindo y encantador), se ponen aún mejores. Durante el quinto mes, tu bebé sigue siendo una compañía cada vez más entretenida, con las gracias que inventa casi a diario, sin cansarse nunca al parecer de la interacción social con sus compañeros favoritos (¡mamá y papá!). Y con una capacidad de atención (relativamente) más amplia, la interacción es mucho más dinámica de lo que era hace incluso un par de semanas. Resulta fascinante ver cómo se desarrolla su pequeña personalidad, al igual que la atracción que ejerce sobre él el mundo que lo rodea. El bebé ahora hace algo más que mirar el mundo: también lo toca, explorando todo lo que tiene a su alcance con sus manos, y llevándose a la boca todo lo que puede (además de muchas cosas que no debe).

Lo que tu bebé podría estar haciendo

Todos los bebés van cumpliendo hitos según su propio ritmo de desarrollo. Si te parece que tu bebé no ha alcanzado uno o más de estos hitos, no te preocupes porque probablemente lo hará muy pronto. El ritmo de desarrollo de tu bebé es normal para él. Además, ten en cuenta que las habilidades que los bebés manifiestan acostados boca abajo, sólo pueden dominarse si tienen la oportunidad de practicar. Por eso, haz que tu bebé pase períodos de juegos supervisados boca abajo. Si algo te preocupa respecto a su desarrollo (porque has notado que no alcanzó una meta o si crees que experimenta una demora evolutiva), no dudes en consultarlo con el pediatra en la próxima visita, aunque él no te lo plantee. Los padres suelen notar matices en el desarrollo de sus bebés que a los médicos se les pasan por alto. Por lo general, los bebés prematuros alcanzan estos hitos más tarde que otros de la misma edad y, a menudo, lo hacen cuando se aproximan a su edad ajustada (la que tendrían si hubieran nacido a término) y, a veces, más tarde.

A los cinco meses, tu bebé… debería ser capaz de:

◆ mantener la cabeza estable cuando está derecho

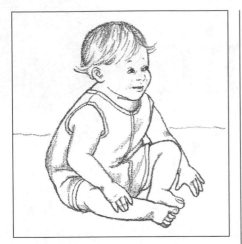

Hacia el final del mes, algunos bebés podrán sentarse sin ayuda, apoyándose en sus manos, aunque la mayoría se caerá hacia adelante estando en esa posición.

- levantar el pecho, apoyándose en los brazos, estando boca abajo
- prestar atención a un objeto tan pequeño como una pasa (pero mantén ese tipo de objetos fuera de su alcance)
- dar chillidos de alegría
- tratar de alcanzar un objeto
- sonreír espontáneamente
- sonreír cuando tú le sonríes
- agarrar un sonajero colocado cerca de sus dedos
- mantener la cabeza al mismo nivel del cuerpo cuando se le tira suavemente de las manos para sentarlo

...*probablemente será capaz de:*

- resistir algo de peso en sus piernas

- darse vuelta (para un lado)[1]
- decir "a-gú" o una combinación similar de vocales y consonantes
- hacer trompetillas o pedorretas (sonidos con los labios y la lengua afuera)
- girar en dirección de una voz

...*tal vez podría ser capaz de:*

- sentarse sin apoyo

...*incluso podría ser capaz de:*

- tratar de levantarse mientras está sentado
- mantenerse de pie, sosteniéndose de alguien o de algo
- protestar si tratan de quitarle un juguete
- esforzarse para alcanzar un juguete fuera de su alcance
- pasar un cubo u otro objeto de una mano a la otra
- buscar un objeto que se ha caído
- pasar los deditos sobre un objeto pequeño y sostenerlo en su puño (mantén todos los objetos peligrosos fuera de su alcance)
- balbucear, combinando vocales o consonantes como ga-ga-ga, ba-ba-ba, ma-ma-ma, pa-pa-pa

---

1. Los bebés que pasan poco tiempo boca abajo durante el período de juego podrían lograrlo más adelante, y no es motivo de preocupación (consulta la página 234).

Qué puedes esperar en el control médico de este mes

En el caso de los bebés saludables, la mayoría de los médicos no programa visitas de rutina para este mes. La ventaja es que no habrá pinchazos de vacunas durante un mes más; la desventaja es que no podrás comprobar la evolución de tu bebé en las tablas de crecimiento. Mantén tu lista de preguntas para el próximo mes, pero no dudes en llamarlo entre una visita y otra si tienes alguna preocupación que no pueda esperar.

La alimentación de tu bebé: COMENZAR A DARLE SÓLIDOS

Ha llegado el momento que esperabas. Mientras el papá se prepara con la cámara de video, listo para capturar el momento trascendental, el bebé luce su mejor babero recién lavado, sentado y asegurado en su sillita último modelo. Mientras la cámara filma, el primer bocado de alimento sólido para el bebé es depositado sobre la cucharita de plata cincelada de la tía abuela y elevada ceremoniosamente del plato a la boca. El bebé abre la boca y de pronto, cuando el alimento deja esa primera impresión extraña en las papilas gustativas inexpertas, se retuerce en un gesto de disgusto y devuelve el ofrecimiento sobre el mentón, el babero y la sillita. ¡Corten!

Ha comenzado el desafío de hacer que tu bebé coma (o por lo menos, que coma lo que quieres que coma), desafío que continuará mientras compartan la misma mesa. Sin embargo, no sólo se trata de promover una buena nutrición, sino también de inculcar actitudes saludables hacia las comidas y los bocadillos. Tan importante como asegurar que el alimento que llega a la boca de tu bebé sea saludable es asegurar también que el ambiente en el que lo consuma sea agradable y sin conflictos.

En los primeros meses de la alimentación con sólidos (que debería comenzar cuando el bebé está listo, entre los cuatro y los seis meses), la cantidad consumida no tiene mayor importancia siempre y cuando continúe alimentándose con leche materna o fórmula.

Al principio, comer no será tanto una cuestión de sustento como de ganar experiencia: dominar la técnica, conocer los distintos sabores y texturas, aprender los aspectos sociales de la cena.

NOCHE DE ESTRENO... Y SIGUIENTES FUNCIONES

Tener a mano el equipo de video no es el único preparativo que necesitarás para garantizar una primera experiencia gastronómica memorable. También querrás prestar atención al momento, el ambiente y la utilería necesaria para sacar el máximo provecho a

LOS MEJORES ALIMENTOS PARA COMENZAR
A DARLE AL BEBÉ

Antes de que su horizonte gastronómico pueda incluir una ostra pequeña (o un bistec o una lasaña), hay que conquistar primero el terreno de lo blando. Esto significa que el bebé debe dar pasos pequeños en la mesa –pasos que enumeramos en el orden en que suelen ser sugeridos (aunque el momento de comenzar a dárselos podría ser más tarde en un bebé con antecedentes de alergia propios o familiares). Los alimentos, que pueden prepararse en casa o comprados listos para servir, deberían ser de textura muy suave al principio: colados, hechos puré o molidos minuciosamente, y diluidos con líquido, si es necesario, hasta adquirir una consistencia cremosa. La textura debería seguir siendo suave hasta el sexto o séptimo mes, volviéndose cada vez más espesa hasta que el bebé esté más experimentado. Los bebés suelen consumir menos de media cucharadita al principio, aunque muchos se acostumbran a dos o tres, y a veces más, en un período sorprendentemente corto. La comida puede servirse fría o a temperatura ambiente (lo que es preferido por la mayoría) o ligeramente tibia, aunque calentarla responde más al gusto del adulto que al del bebé, y es en gran medida una molestia innecesaria.

4 a 6 meses	6 meses	7 a 8 meses	9 meses
Cereal de arroz	Cereal de cebada	Pollo	Yogur (de leche entera)
	Cereal de avena	Pavo	Queso (suizo, cheddar)
	Puré de manzana	Cordero	Pasta
	Bananas	Carne vacuna	Frijoles
	Peras	Aguacate	Tofu
	Duraznos	Yema de huevo	
	Arvejas		
	Zanahorias		
	Frijoles verdes		
	Camote (batata)		
	Calabaza		

esta experiencia alimenticia, y a las siguientes.

Elige el momento oportuno. Si estás amamantando, la función debe empezar cuando tu suministro de leche está en su mínimo nivel (para la mayoría de las mujeres, es al caer la tarde o al comenzar la noche). Por otra parte, si tu bebé parece tener más hambre por las mañanas, deberías ofrecerle los sólidos en ese momento. No te preocupes si el menú consiste en cereales y la hora de la reservación es a las 6 de la tarde; el bebé no estará esperando necesariamente un bistec. Empieza con una comida por día, y después una por la mañana y otra por la noche durante más o menos un mes.

Pon de buen humor al protagonista. Has programado la función para las 5 de la tarde, pero el primer actor está de mal humor y agotado. En ese caso, lo mejor que puedes hacer es postergarla. No le puedes dar nada nuevo a tu bebé, incluso alimentos, cuando no está de ánimo. Programa las comidas para cuando esté alerta y feliz.

No abras la función con su barriguita llena. Despierta el apetito del bebé antes de ofrecerle alimentos sólidos, pero no lo recargues. Empieza con el aperitivo de una pequeña cantidad de fórmula o de leche materna. De esa manera, tu bebé no tendrá tanta hambre como para irritarse con la nueva experiencia ni estará tan satisfecho como para perder interés por el próximo plato. Los bebés con poco apetito podrían responder mejor a los alimentos sólidos si tienen hambre; tendrás que comprobar qué es lo mejor en tu caso.

Prepárate para una larga sesión. No programes las comidas de tu bebé en períodos de cinco minutos entre una tarea y otra. La alimentación del bebé es una tarea que consume mucho tiempo; por lo tanto, dedica el que sea necesario.

Prepara el escenario. Sostener en la falda a un bebé que patalea mientras intentas colocarle una sustancia extraña en una boquita esquiva es la mejor receta para el desastre. Consigue una sillita alta sólida o una silla para comer (consulta la página 371) varios días antes de la primera experiencia con los sólidos e intenta que el bebé se sienta cómodo en ella. Si se resbala o se desliza, rellénala con una pequeña manta, un acolchado o algunas toallas. O, si el asiento lo permite, colócalo en la posición semirreclinada. Ajusta las correas para la seguridad de tu bebé y tu propia tranquilidad. Si no puede sentarse en el asiento o sillita de comer, probablemente es buena idea que postergues los sólidos por un tiempo más.

También asegúrate de tener la cuchara adecuada. No tiene por qué ser una reliquia familiar, pero debe tener una concavidad pequeña (quizás una pequeña de café o de té) y, posiblemente, un revestimiento de plástico, que es mejor para las encías del bebé. Darle al bebé su propia cuchara para que él la sostenga y maniobre, evitará un forcejeo con cada cucharada y también dará a tu floreciente individualista un sentido de independencia. Un mango largo es bueno para alimentar al bebé, pero escoge una cuchara pequeña con un mango curvo para evitar embestidas imprevistas en el ojo. Si tu joven comensal insiste en "ayudarte" con la cuchara, deja que su mano la sostenga mientras tú la guías firmemente a su destino; la mayoría de las veces lo lograrás.

Finalmente, usa un babero cómodo, fácil de lavar y de limpiar. Dependiendo de tus preferencias, puede ser de plástico firme o suave que se pueda limpiar o enjuagar, de tela o plástico que pueda meterse en el lavarropas, o de papel desechable. Quizás no te preocupa que tu bebé deje manchas de cereal en su pijama que ya le está quedando chico, pero si no lo acostumbras temprano al hábito del babero, podría resultarte más difícil (si no imposible) hacerlo más adelante. Y no te olvides de arremangarle las mangas largas. Una alternativa casera al babero (si la temperatura ambiente lo permite), es dejar que el bebé coma sin ropa de la cintura para arriba, usando sólo el pañal. De todas maneras tendrás que limpiar (su cara, cuello, barriga, brazos y piernas), pero las manchas no serán un problema.

Desempeña un papel secundario. Si le das a tu bebé la oportunidad de que lleve la voz cantante, tus probabilidades de que la alimentación tenga éxito mejorarán considerablemente. Antes de pensar siquiera en intentar llevar la cuchara a la boca, pon un poco de comida sobre la mesa o sobre la bandeja de la sillita y dale al bebé la oportunidad de examinarla, molerla, aplastarla, frotarla, tal vez incluso probarla. De esa manera, cuando te acerques con la cuchara, lo que le ofrezcas no le resultará totalmente extraño. Aunque ofrecerle alimentos nuevos en un biberón (con un orificio agrandado en la tetina) podría parecer una buena idea para permitir que el bebé se alimente por sí mismo, no es recomendable. En primer lugar, refuerza el hábito del biberón y no le enseña a comer al estilo de los adultos, lo que en definitiva es el propósito de las primeras alimentaciones con sólidos. Y además, como los bebés tienden a comer demasiado de ese modo, podría provocar un aumento excesivo de peso.

Empieza con una sinopsis. Las primeras comidas no serán comidas realmente, sino anticipos de lo que vendrá. Empieza con una porción de un cuarto a una cucharadita llena del alimento elegido. Coloca el bocado más diminuto entre los labios del bebé y dale algún tiempo para reaccionar. Si le atrae el sabor, probablemente abrirá la boca más grande ante el próximo bocado, que puedes poner un poco más atrás (aunque no tanto, a fin de evitar que haga arcadas), para que pueda tragarlo más fácilmente. Aunque parezca receptivo, los primeros ofrecimientos podrían terminar saliendo despedidos de su boca; de hecho, los primeros intentos podrían parecer un fracaso total. Pero un bebé que está listo para los sólidos empezará pronto a tragar más de lo que rechaza. Si sigue rechazando una y otra vez, quizás no está preparado todavía para el gran salto. Puedes seguir perdiendo tiempo, esfuerzos, comida y dinero en la lavandería en este propósito infructuoso o esperar una o dos semanas y volver a intentarlo.

Reconoce cuándo bajar el telón. Nunca continúes con una comida después de que tu bebé ha perdido interés. Las señales serán claras, aunque pueden variar de un bebé a otro y de comida en comida: se pone de mal humor, da vuelta la cabeza, cierra la boca con fuerza, escupe la comida o la arroja lejos.

Si tu bebé rechaza una comida que antes le había gustado, asegúrate de que ésta no esté en mal estado. Por supuesto, podría haber otro motivo para el rechazo. Quizás ha cambiado sus gustos (los bebés y los niños son muy inconstantes con las comidas); tal vez no está de ánimo o sencillamente no tiene hambre. Cualquiera sea el motivo, no lo obligues a comer. Prueba con otra selección y, si tampoco le interesa, baja el telón.

ALIMENTOS PARA EL ESTRENO

Todos coinciden en que el primer líquido ideal para el bebé es la leche materna. Pero, ¿hay un primer sólido ideal? Aunque hay pocas pruebas científicas que apunten a un solo alimento y como muchos bebés parecen aceptar bien uno u otro (suponiendo que sean adecuados para ellos), hay un claro ganador y un par de finalistas, que se enumeran a continuación. De todos modos, pide una recomendación al pediatra. Ten en cuenta que no podrás evaluar con exactitud la reacción de tu bebé a su primer alimento sólido por su expresión; la mayoría retorcerá la boca inicialmente por más que le guste el ofrecimiento, sobre todo si el sabor es agrio. En cambio, guíate por lo que haga después, si abre la boca para repetir.

Cereal de arroz. Como se diluye fácilmente a una textura no mucho más espesa que la leche, es muy fácil de digerir por la mayoría de los bebés, no es probable que desencadene una reacción alérgica y aporta el hierro necesario, el cereal de arroz enriquecido con hierro es probablemente el primer alimento sólido más recomendado y el elegido en primer lugar por la Academia Americana de Pediatría (AAP). Mézclalo con fórmula, leche materna o agua. Resiste la tentación de mezclarlo con puré de

TODAVÍA NO, BEBÉ

Los siguientes alimentos no deben estar en el menú del bebé, al menos durante el primer año:

Nueces y maní (consulta el recuadro en la página 547)
Chocolate
Clara de huevos
Miel (consulta el recuadro en la página 354)
Leche de vaca

Algunos médicos autorizan los siguientes alimentos durante los últimos meses del primer año; otros recomiendan esperar hasta que se cumpla el año, especialmente si hay antecedentes familiares de alergia:

Trigo
Cítricos y jugo de cítricos
Tomates
Fresas

banana, puré de manzana o jugos de frutas, o de comprar cereal preparado con fruta (ni siquiera más adelante, después de haber introducido dichas frutas), o tu bebé no tardará en aceptar solamente los alimentos dulces para rechazar todo lo demás.

Fruta. Muchos bebés son iniciados con puré de banana o banana colada (diluida con un poquito de fórmula o leche materna si es necesario) o puré de manzana. Es cierto que la mayoría de los bebés come estos alimentos con entusiasmo, pero también tiende a rechazar los alimentos menos dulces como vegetales y cereales sin azúcar cuando se los ofrecen más adelante. Por lo tanto, aunque algunas frutas son buenas alternativas como primeros alimentos sólidos, no son necesariamente las mejores.

Vegetales. Los vegetales son, en teoría, un buen primer alimento sólido, nutri-

tivo y no dulce. Pero sus sabores intensos y característicos los hacen menos atractivos para muchos bebés que los cereales o las frutas, y por eso tal vez no provoquen una actitud positiva hacia la experiencia gastronómica. Sin embargo, es prudente introducirlos antes que las frutas, mientras el paladar del bebé es más receptivo a los sabores menos dulces. Los vegetales "amarillos", como las batatas (camotes) y las zanahorias, suelen ser más apetecibles (y también más nutritivos) que los "verdes" como las arvejas o judías verdes (ejotes). También en este caso es bueno comenzar a dárselos pronto, pero probablemente no como primera opción.

CÓMO EXPANDIR EL REPERTORIO DEL BEBÉ

Incluso si tu bebé devora su primer plato de cereal sólido en el desayuno, no le ofrezcas un almuerzo de yogur y judías verdes (ejotes) seguido de una cena de carne picada y batatas (camote). Cada alimento nuevo que le presentas a tu bebé, a partir de la primera vez, debes ofrecérselo solo (o con alimentos que ya hayan pasado la inspección) para que puedas comprobar si tiene alguna sensibilidad o alergia a cada uno de ellos. Si empiezas a darle cereal, por ejemplo, dáselo exclusivamente, al menos durante los tres a cuatro días siguientes (algunos médicos recomiendan cinco días). Si tu bebé no tiene reacciones adversas (excesiva hinchazón o gases; diarrea o mucosidad en la caquita; vómitos; un sarpullido en el rostro, particularmente en la boca o alrededor del ano; una nariz congestionada y/u ojos llorosos o un jadeo que no parece vinculado con un resfrío; vigilia inusual por la noche o mal humor de día), puedes asumir que tolera bien la comida.

Pero si adviertes algún tipo de reacción, espera una semana más o menos e intenta darle el alimento de nuevo. Una reacción que se repite dos o tres veces es una indicación confiable de que tu bebé es sensible a ese alimento. Espera varios meses antes de dárselo otra vez y, mientras tanto, prueba el mismo procedimiento con un alimento nuevo. Si tu bebé parece tener una reacción a varios alimentos, o si hay antecedentes de alergia en tu familia, espera una semana entre alimentos nuevos. Si todos los alimentos que le das parecen causarle problemas, consulta al pediatra para saber si conviene esperar unos pocos meses antes de volver a darle sólidos.

Preséntale cada alimento nuevo de la misma manera cautelosa y lleva un registro anotando el alimento, la cantidad aproximada que comió y cualquier reacción (la memoria puede fallar). Empieza con alimentos individuales como, por ejemplo, zanahorias o arvejas molidas. Las compañías de alimentos para bebés ofrecen productos con un solo alimento para este propósito (que también vienen en frascos pequeños para evitar desperdiciar la comida). Una vez que el bebé ha comido tanto las arvejas como las zanahorias sin problemas, es momento de que se las sirvas combinadas. Más adelante, a medida que el repertorio del bebé crece, puedes darle un nuevo alimento que no se venda solo, mezclado con vegetales que ya haya aceptado.

A pesar de que ya no se considera necesario presentarle alimentos más alergénicos más adelante, el pediatra podría recomendarte agregar trigo a la dieta de tu bebé después de que haya aceptado bien el arroz, la avena y la cebada. Por lo general, esto ocurre a una etapa tan avanzada como el octavo mes, aunque suele darse el visto bueno antes a los bebés sin señales ni antecedentes familiares de alergias alimenticias. Podría recomendarse la introducción de jugos y frutas cítricas después de otras frutas y jugos, y mariscos después de carne y aves. El pediatra podría sugerir darle primero yemas de huevo (revueltas o bien cocinadas y molidas) y esperar para darle la clara del huevo (que tiene más probabilidad de provocar una reacción alérgica) hasta el final del primer año. El médico también podría recomendar esperar hasta que tu bebé cumpla un año antes de darle chocolate, nueces y maní (cacahuate). En algunos casos, incluso podría ser más tarde (consulta la página 547 para conocer los detalles sobre las nueces y el maní).

LA DIETA DEL PRIMER AÑO

En este momento, tu bebé sólo está familiarizándose con los sólidos; casi todas sus necesidades nutricionales siguen siendo satisfechas por la leche materna o la fórmula. Pero a partir del sexto mes, la leche del pecho o la fórmula no serán suficientes para satisfacer todas sus necesidades, y hacia el final del año, la mayor parte de la nutrición provendrá de otras fuentes. Por eso, no es prematuro empezar a pensar en una buena nutrición cuando comiences a planificar las comidas de tu bebé, utilizando una tabla simplificada de La docena diaria para el bebé (consulta la página siguiente) una vez que empiece a consumir una variedad de alimentos, por lo general, a los ocho o nueve meses. No te preocupes por ahora por el tamaño de las porciones ni el número de alimentaciones (lee el recuadro, en la página siguiente). En cambio, concéntrate en preparar comidas divertidas y nutritivas, que es el mejor modo de asegurar ahora una dieta sana y más adelante hábitos alimenticios saludables. Encontrarás las recetas para el debut de los sólidos a partir de la página 832.

¿QUIÉN LLEVA LA CUENTA?

Te debes haber dado cuenta de que en La docena diaria para el bebé no se sugiere el tamaño de las porciones ni tampoco se recomienda un número de porciones diarias. Eso se debe a que sólo se ofrece como una guía general sobre el tipo de alimentos que tu flamante comilón debería probar, y no una "biblia" dietética para que los padres cumplan al pie de la letra. De hecho, tratar de llevar la cuenta –o de aferrarte a un determinado número de porciones de cada grupo de alimentos por día– es una manera segura de volverte loca (ni que hablar del escenario de rebeliones en la sillita alta y, más adelante, en la mesa). En esta etapa, comer es más bien para la práctica y el placer que para cumplir con requisitos nutricionales. Algunos bebés comen mucho todo el tiempo, otros comen muy poquito la mayor parte del tiempo, mientras otros comen como un ratoncito un día y como un caballo al siguiente. Algunos aventureros buscan la variedad, y otros son particularmente caprichosos. Pero cuando se les presentan alimentos enteros y se les deja seguir la inclinación de su apetito, la mayoría de los bebés saludables come todo lo que necesita para crecer y progresar. No hacen falta presiones, medidas ni recuentos.

¿Tu bebé se comió hoy una caja de granos integrales, pero despreció totalmente la proteína? ¿Se llenó de calcio, pero rechazó las frutas y verduras verdes y amarillas? No hay problema. Sigue ofreciéndole una amplia variedad de alimentos todos los días (a medida que se los vas dando por primera vez) y deja que su propio apetito determine lo mucho o lo poco que coma.

LA DOCENA DIARIA PARA EL BEBÉ

Calorías. No necesitas contar las calorías de tu bebé para comprobar si está recibiendo suficiente (o demasiado). ¿Está incómodamente rellenito? Tal vez se debe a demasiadas calorías. ¿Está muy delgado o crece lentamente? Entonces, el consumo de calorías es quizás insuficiente. En esta etapa, la mayor parte de las calorías que permiten el desarrollo del bebé provienen de la leche materna o de la fórmula, pero poco a poco, provendrán cada vez más de los alimentos sólidos.

Proteína. El bebé todavía está recibiendo la mayor parte de las proteínas que necesita de la leche materna o de la fórmula. Pero como ese panorama cambiará después de que sople las velitas de su primer cumpleaños, ahora es el momento oportuno para que empiece a probar otros alimentos proteínicos. Pueden incluir yema de huevo, carne, pollo y tofu. Los alimentos con calcio (consulta más abajo) también pueden ser excelentes fuentes de proteína.

Alimentos ricos en calcio. También en este caso, el bebé recibe el grueso del calcio de la leche materna o del biberón (unas dos tazas satisfacen esa necesidad hasta el primer cumpleaños, aunque muchos bebés beben mucho más que eso, y está bien). Pero los alimentos para los bebés ricos en calcio como queso duro (suizo, Cheddar natural y Edam son buenas opciones) y yogur de leche entera, son adiciones apetitosas y nutritivas una vez que las incluyes en su dieta.

Granos integrales y otros carbohidratos complejos concentrados. Estos sólidos favoritos aportan vitaminas y minerales esenciales, como también algunas proteínas, al consumo diario del bebé. Las buenas opciones, una vez introducidas a su dieta, incluyen cereal para bebé, pan de grano integral, cereales de grano integral (particularmente aquellos que el bebé puede comer por sí mismo, como anillitos de avena), cereal de grano integral cocinado, pasta (en trocitos siempre es popular), puré de lentejas cocidas, frijoles, arvejas o edamame (semillas de soya).

Vegetales de hojas verdes y amarillas y fruta amarilla. Hay docenas de frutas y vegetales deliciosos con vitamina A en el arco iris del verde al amarillo, para que experimentes (siempre que el pediatra las apruebe) y compruebes cuáles le gustan al bebé. Escoge entre calabazas, batatas (camotes), duraznos amarillos, damascos (chabacano), melón, mango, brócoli y col rizada (todos en puré al principio y en trocitos más adelante). A medida que el bebé comience a comer alimentos que pueda tomar con la mano, le puedes dar frutas maduras cortadas en cubitos.

Alimentos con vitamina C. La mayoría de los médicos no aprueba los cítricos, esos alimentos ricos en vitamina C, hasta por lo menos el octavo mes. En algunos casos, el jugo de naranja debe esperar hasta el primer cumpleaños. Mientras tanto, el bebé puede recibir esa vitamina del mango o el melón, brócoli, coliflor y batata (camote). Ten en cuenta, además, que muchos alimentos y bebidas para bebés están enriquecidos con vitamina C.

Otras frutas y vegetales. ¿Todavía queda espacio en esa barriguita? Pues llénalo con una de las siguientes preparaciones: puré de manzana no endulzado, puré de banana, puré de arvejas o judías verdes (ejotes) y puré de papas.

Alimentos ricos en grasas. Los bebés que reciben la mayor parte de sus calorías de la leche materna o fórmula satisfacen todas sus necesidades de grasa y colesterol. A medida que cambian a una dieta más variada y pasan menos tiempo prendidos al pecho o al biberón, es importante asegurarse de que el consumo de grasa y colesterol no baje demasiado. Por eso, la mayoría de los productos lácteos (requesón, yogur, queso duro) que le sirvas al bebé deberían ser ricos en grasas o elaborados con leche entera. Las grasas no saludables (como las que se encuentran en los alimentos fritos y en muchos procesados) son otra historia. Cargar al bebé con esas grasas difíciles de digerir puede conducir a una dieta desequilibrada, libras de más y problemas de estómago. También puede crear malos hábitos ali-

NADA DE MIEL PARA TU DULCE BEBÉ

La miel no sólo ofrece poco más que calorías vacías, sino que además impone un riesgo para la salud en el primer año de vida. Podría contener las esporas de *Clostridium botulinum*, que en esta forma es inofensiva para los adultos, pero que en los bebés puede causar botulismo (con estreñimiento, debilidad de succión, apetito escaso y letargo). Esta enfermedad grave, pero raramente fatal, puede conducir a neumonía y deshidratación. Algunos médicos autorizan la miel a los ocho meses, aunque la mayoría recomienda esperar hasta el final de su primer año.

menticios, que más adelante serán difíciles de superar.

Alimentos con hierro. Los bebés que se alimentan con biberón reciben su cuota completa de hierro con la fórmula fortificada en hierro; después de los seis meses, los bebés amamantados necesitan otra fuente. El cereal fortificado para bebé puede llenar esa necesidad fácilmente; también conseguirás una cuota adicional con alimentos ricos en hierro como carne, yemas de huevo, germen de trigo, pan y cereal de grano integral, y arvejas secas cocinadas y otras legumbres, a medida que los incluyas en su dieta. Servir los alimentos ricos en hierro junto con otro alimento con vitamina C (un pequeño melón con cereal de arroz, por ejemplo) aumenta la absorción de este importante mineral.

Ácidos grasos Omega-3. Parte de la familia de los ácidos grasos esenciales, los omega-3 (incluidos DHA), son vitales para el crecimiento, la visión y el desarrollo óptimo del cerebro de tu bebé, por lo que confirman con creces su reputación como alimento para el cerebro del bebé. Estas fabulosas grasas se dan naturalmente en la leche materna, pero también se usan para enriquecer algunas fórmulas y alimentos para bebés (consulta las páginas 117 y 388). Una vez que crece el repertorio alimenticio del bebé, puedes agregarle al menú otros alimentos ricos en ácidos grasos omega-3 como pescado graso (por ejemplo, salmón), tofu, semillas de lino y aceite de canola, huevos omega-3 y yogur, cereal y huevos enriquecidos con DHA.

Líquidos. Durante los primeros cinco a seis meses de vida, prácticamente todos los líquidos del bebé provienen del biberón o del pecho. Ahora empezará a recibir pequeñas cantidades de

---

FRASCOS DE DOBLE USO

Usa frascos vacíos de alimentos para bebés, lavados cuidadosamente en un lavaplatos o a mano con un detergente con agua bien caliente, para calentar y/o servir pequeñas porciones de alimentos a tu bebé. Caliéntalos, colocando el frasco abierto en una pequeña cantidad de agua caliente en vez del microondas (que podría calentar los alimentos en forma dispareja). Aunque estés apurada (¿cuándo no lo estás?), prueba siempre los alimentos calentados para asegurarte de que no estén demasiado calientes para la boquita delicada del bebé.

---

otras fuentes como jugos, frutas y vegetales. A medida que empieza a bajar el consumo de fórmula o leche materna, es importante asegurarte de que no baje el consumo de líquidos. En un clima caluroso debería aumentar, y por eso ofrécele agua y jugos de fruta diluidos con agua cuando sube la temperatura.

Suplementos de vitaminas. Por lo general, los bebés saludables no necesitan suplementos de vitaminas y minerales (aunque hay excepciones: los bebés que se amamantan, por ejemplo, necesitan un suplemento de vitamina D). Pero si el médico los recomienda, o si te sientes mejor dándoselos (como una pequeña garantía extra de vitaminas/minerales), dale solamente gotas de vitaminas/minerales elaboradas especialmente para niños. Estas gotas no deben contener más de la cuota diaria recomendada de vitaminas y minerales para bebés. No le des ningún otro suplemento sin aprobación del médico. Consulta la página 192 para más detalles.

Lo que podrías estar preguntándote

DENTICIÓN

"¿Cómo puedo saber si a mi hijita le están saliendo los dientes? Se muerde mucho las manos, pero no noto nada en sus encías".

Cuando las hadas de la dentición se presentan, no se sabe cuánto durará su visita ni cuán incómoda será. Para un bebé podría ser un período largo y doloroso. Para otro, podría parecer que pasan fugazmente en medio de una noche de descanso. A veces, un bulto parece visible en la encía durante semanas o meses; otras veces, no parece quedar ninguna señal visible hasta que el diente aparece.

En promedio, el primer diente llega en algún momento durante el séptimo mes, aunque podría asomar su cabecita nacarada tan temprano como a los tres meses o tan tarde como a los doce o, en casos raros, aun antes o después. La aparición de los dientes suele seguir pautas hereditarias, de modo que si la dentición de los padres fue temprana o tardía, la de sus bebés podría ser similar. Sin embargo, los síntomas de la dentición suelen preceder al diente en dos o tres meses. Estos síntomas varían de un niño a otro, y las opiniones acerca de cuáles son estos síntomas y cuán dolorosa es la dentición también varían de un médico a otro. La aparición de los dientes podría provocar alguno o todos los siguientes síntomas:

Babeo. Para muchos bebés, a partir de algún momento entre las diez semanas y los tres o cuatro meses de edad, el grifo del agua está siempre abierto. La dentición estimula el babeo, más en algunos niños que en otros.

Sarpullido en la barbilla o la boca. A un bebé que babea mucho, no es inusual que le aparezca un sarpullido o erupción en la barbilla y alrededor de la boca, debido a la irritación por el contacto constante con la saliva. Para prevenirlo, seca periódicamente la baba con suaves palmadas durante el día. Si se le seca la piel en una zona determinada, mantenla bien lubricada con una crema suave (pídele una recomendación al pediatra).

Un poquito de tos. El exceso de saliva puede provocar que el bebé haga arcadas o tosa ocasionalmente. No es motivo de preocupación, siempre y cuando no parezca tener síntomas de resfriado, gripe o alergia. A menudo, los bebés siguen tosiendo para llamar la atención o porque consideran la tos como un añadido interesante a su repertorio de vocalización.

Mordiscos. En este caso, recibir un mordisco no es un signo de hostilidad. Un bebé en la etapa de dentición morderá todo lo que tenga a mano, desde su propia mano hasta el pecho que lo alimenta, o el pulgar de un perfecto extraño. La contrapresión le ayuda a aliviar la presión que siente dentro de las encías.

Dolor. La inflamación es la respuesta protectora del delicado tejido de las encías ante el diente que está por salir, al que considera un intruso. Causa un dolor aparentemente insoportable a algunos bebés, pero casi nada a otros. La incomodidad suele ser peor con el primer diente (al parecer, la mayoría de los bebés se acostumbra a las sensaciones de la dentición y aprende a soportarlas) y con los molares (que, debido a su mayor tamaño, parecen ser más dolorosos, pero que, afortunadamente, no te preocuparán hasta algún momento antes o después del primer cumpleaños).

Irritabilidad. A medida que aumenta la inflamación y el pequeño diente se acerca a la superficie amenazando con aparecer, el dolor en la encía de tu hijita puede volverse más constante. Al igual que una persona que tenga dolores crónicos, podría estar de mal humor, desganada y distinta. Una vez más, algunos bebés (y sus padres) sufrirán más que otros, y su irritabilidad durará semanas en vez de días o de horas.

Negativa a alimentarse. Un bebé en la etapa de la dentición podría ser inconstante a la hora de alimentarse. Aunque busca el consuelo de tener algo en la boca –y podría parecerte que quiere comer todo el tiempo–, una vez que empieza a succionar y la succión aumenta su incomodidad, podría rechazar el pecho o el biberón que tanto anhelaba momentos antes. Cada vez que se repite esta escena (algunos bebés la repiten durante todo el día durante la dentición), tanto el bebé como la madre se frustran cada vez más. Un bebé que ya ha empezado con alimentos sólidos podría perder interés en ellos durante un tiempo; esto no debería

preocuparte en tu caso, ya que tu hija todavía recibe su nutrición y líquidos necesarios de la leche materna o la fórmula, y su apetito regresará una vez que le salga el diente. Por supuesto, si rechaza más de un par de alimentaciones o si parece consumir muy poco durante varios días, debes consultar al pediatra.

Diarrea. Si este síntoma está o no relacionado con la dentición, dependerá de la persona a la que le preguntes. Algunos padres insisten en que cada vez que a sus bebés les salen dientes, hacen caquita aguada. Algunos médicos creen que podría haber una relación, quizás debido a que el exceso de saliva tragada afloja la caquita. Otros médicos se niegan a reconocer un vínculo, al menos en público, no porque no estén seguros de que exista, sino porque probablemente temen que legitimar esa teoría podría hacer que los padres pasen por alto síntomas gastrointestinales significativos, atribuyéndoselos a la dentición. Por eso, aunque podría ser que tu hijita hiciera caquita floja debido a la dentición, debes informar al pediatra de cualquier diarrea que se repita en más de dos oportunidades.

TABLA DE LA DENTICIÓN

Esta imagen ilustra la pauta más común de la aparición de los dientes. Mientras en la mayoría de los bebés sus perlitas florecen según la norma general, algunos pocos parecen seguir un ritmo diferente de dentición, empezando con los dientes superiores en vez de los inferiores, por ejemplo. Es muy raro que nunca aparezca un diente (o un par), en cuyo caso el médico te derivará a un dentista pediátrico o a uno general que trate a muchos niños. Si tu bebé tiene una dentición adelantada o atrasada, probablemente lo mismo ocurrirá con el segundo juego de dientes.

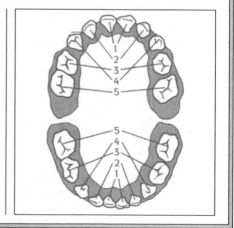

Fiebre baja. La fiebre, al igual que la diarrea, es un síntoma que los médicos se resisten a asociar con la dentición. Los expertos consideran que es una coincidencia que la fiebre a veces acompañe a la dentición. Después de todo, los primeros dientes suelen aparecer alrededor de los seis meses, al mismo tiempo en que los bebés pierden la inmunidad que recibían de sus madres, haciéndolos más susceptibles a la fiebre e infecciones. De todos modos, algunos admiten que una fiebre baja (menos de 101°F, por vía rectal) puede acompañar de vez en cuando la dentición como resultado de la inflamación de las encías. Para mayor seguridad, trata la fiebre que acompaña a la dentición como lo harías con cualquier fiebre baja en cualquier otro momento, llamando al pediatra si persiste durante tres días (consulta la página 627 para más información sobre la fiebre).

Desvelo. La dentición de los bebés no ocurre sólo durante las horas del día. La incomodidad que sufre durante el día puede mantenerlo despierto durante la noche. Aun el bebé que ha comenzado a dormir toda la noche, puede empezar a despertarse a altas horas nuevamente. Para evitar que tu hijita retome los viejos hábitos (que continuarán durante mucho tiempo hasta después de que haya pasado el dolor de la dentición), no salgas corriendo al primer murmullo. En cambio, ve si se puede tranquilizar por sí sola rápidamente. Si no puede, intenta consolarla con trucos que no incluyan alimentos (por ejemplo, con suaves caricias y canciones de cuna). Despertarse por la noche, al igual que muchos otros problemas de la dentición, es más común con los primeros dientes y con los molares.

Hematoma en la encía. A veces, la dentición provoca sangrado debajo de las encías, que podrían manifestarse como un bultito azulado. Estos hematomas no representan un motivo de preocupación, y la mayoría de los pediatras recomienda dejar que se curen solos sin intervención médica. Las compresas frías podrían aliviar la incomodidad y acelerar su desaparición.

Tirón de orejas; fricción en las mejillas. El dolor en las encías podría propagarse a las orejas y las mejillas, a lo largo de los conductos nerviosos que comparten, especialmente cuando los molares empiezan a presionar para salir. Es por eso que algunos bebés, cuando comienza la dentición, se tiran de la orejita o se frotan las mejillas o el mentón. Pero ten en cuenta que los bebés también se tironean las orejas cuando tienen infecciones de oído. Si sospechas de la presencia de una infección de oído (consulta la página 616), aunque no le estén saliendo los dientes, consulta con el pediatra.

Hay tantos remedios caseros para la incomodidad de los dientes como abuelas en el mundo. Algunos dan resultado y otros no. Entre los mejores que los viejos consejos y la nueva medicina pueden ofrecer, se encuentran:

Algo que masticar. Esto no es para obtener beneficios nutritivos sino para posibilitar el alivio que representa ejercer presión sobre las encías, alivio que se intensifica cuando el objeto masticado es helado y adormece. Un paño de agua congelada hace maravillas para un bebé al que le están saliendo los dientes. Para un masticado más nutritivo, prueba con frutas heladas como bananas, duraznos o ciruelas en una canasta de tejido de malla especialmente diseñada para alimentar al bebé, que asegura que los trozos grandes de alimentos no se conviertan en un riesgo de atragantamiento. O si no, prueba con una zanahoria fría cortándole la puntita (pero no uses zanahorias una vez que los dientes hayan salido y pueda cortar trozos con que se pueda asfixiar). Si le das un alimento para aliviar el dolor de la dentición, asegúrate de que lo reciba solamente cuando está sentado y bajo supervisión de un adulto. Un anillo de goma u otro juguete para la dentición o incluso los rieles de plástico de la cuna o del corralito, también le darán la posibilidad de morder bien.

Algo para frotar. Muchos bebés aprecian cuando el dedo de un adulto les frota firmemente las encías. Algunos protestarán al comienzo, ya que la frotación parece lastimarlos al principio, pero después se calmarán a medida que la presión les dé alivio.

Algo frío para beber. Ofrécele una botella de agua helada. Si no toma el biberón o si le molesta succionar, ofrécele el líquido calmante en un vaso, pero retira primero los cubos de hielo. Esto también aumentará su consumo de líquidos, lo que es importante si es que está perdiendo fluidos al babear o al hacer caquita líquida.

Algo frío para comer. Una vez que se los has comenzado a dar, el puré de manzana, el puré de durazno o el yogur, enfriados en el congelador, pueden ser más atractivos para un bebé al que le están saliendo los dientes que los alimentos templados o a temperatura ambiente.

Algo para aliviar el dolor. Cuando nada le da consuelo, el acetaminofeno para bebés debería dar resultado. Pregúntale al médico la dosis adecuada, o consulta la página 842 si no lo encuentras. O también puedes probar con algún agente adormecedor o analgésico que te recomiende el pediatra. Evita darle cualquier otro medicamento por la boca o frotarle cualquier cosa sobre las encías, a menos que te lo recomiende el médico. Esta advertencia también incluye el brandy o cualquier otra bebida alcohólica. El alcohol, aun en gotas, puede ser extremadamente perjudicial para un bebé.

TOS CRÓNICA

"Durante las tres últimas semanas mi bebé ha tenido un poquito de tos. Como no parece enfermo ni tose cuando está durmiendo, casi parece estar tosiendo a propósito. ¿Es posible?".

Aun ya desde su quinto mes de vida, muchos bebés han empezado a darse cuenta de que el mundo es un escenario y que no hay nada más satisfactorio que la admiración del público. Por eso, cuando descubre que una pequeña tos –ya sea desencadenada por el exceso de saliva o la experimentación vocal– llama mucho la atención, a menudo la repite solamente por el efecto que causa. Mientras esté saludable y te parezca que él controla la tos y no al revés, no le hagas caso. Y aunque tu pequeño artista tal vez no pierda nunca su inclinación dramática, probablemente abandonará ese recurso para llamar la atención cuando él mismo (o su público) se aburra de usarlo.

TIRÓN DE OREJAS

"Mi hijita está constantemente tirándose de la oreja. No parece dolerle, pero me preocupa que desarrolle una infección de oído".

Los bebés tienen mucho territorio por conquistar, incluyendo sus propios pequeños cuerpos. Los dedos y las manos, los pies y sus dedos, el pene o la vagina, y otro apéndice curioso, la oreja, serán objeto de exploración en un momento u otro. A menos que los tirones de oreja de tu bebé se vean acompañados de llanto o de una incomodidad evidente, fiebre, y/u otros signos de enfermedad (consulta la página 616 si es así), es muy probable que sea sólo una manifestación de su curiosidad y no síntoma de una infección de oído. Algunos bebés también podrían tocar sus orejas durante la dentición o cuando están cansados. Si la parte externa de la oreja está roja no es señal de infección, sino el resultado de una manipulación constante. Si sospechas de algún problema, consúltalo con el médico.

Los hábitos peculiares, como tirarse de las orejas, son comunes pero suelen durar poco; cada uno de ellos es reemplazado por otro nuevo y más interesante a medida que el bebé lo supera o se aburre de él.

SIESTAS

"Mi bebé está más despierto ahora durante el día y no estoy segura –y no creo que él tampoco– de cuántas siestas necesita".

Es inevitable. Las dos primeras semanas luego de regresar del hospital, los orgullosos papá y mamá, ansiosos por empezar su tarea como flamantes padres, se paran expectantes frente a la cuna del bebé esperando que se despierte de su sopor aparentemente interminable. Más adelante, a medida que pasa más tiempo despierto, empiezan a preguntarse "¿por qué no se duerme nunca?".

Aunque en el quinto mes el bebé en promedio duerme de tres a cuatro siestas regulares de una hora más o menos cada una durante el día, algunos prefieren cinco o seis siestas de unos veinte minutos cada una, y otros duermen dos largas siestas de una a una hora y media. Sin embargo, el número y la duración de las siestas de tu bebé, son menos importantes que la cantidad total de sueño (unas catorce horas y media por día en promedio durante el quinto mes, con amplias variaciones). Las siestas más prolongadas son más convenientes para ti –nadie necesita recordártelo–, porque te permiten tramos más prolongados para hacer tus tareas. Además, el bebé que toma mini siestas intermitentes durante el día

podría seguir la misma pauta durante la noche, despertándose frecuentemente.

Puedes tratar de estimular a que duerma siestas más largas con lo siguiente:

◆ Ofrécele un lugar cómodo para dormir. Dejar que el bebé se duerma sobre tu hombro no sólo te lo adormecerá sino que significará una siesta más corta para él. Una cuna o un cochecito le permitirán dormir más tiempo.

◆ Mantén la temperatura del ambiente agradable, ni demasiado caliente ni demasiado fría, y vístelo con ropa apropiada.

◆ Busca el momento oportuno. No dejes que el bebé se duerma justo antes de comer (cuando su estómago vacío probablemente lo despertará antes de tiempo), cuando hay que cambiarle el pañal (no dormirá mucho tiempo si está mojado), cuando esperas visitas (y ruidos), o en cualquier otro momento en que la siesta no esté destinada a durar mucho.

◆ Evita el disturbio previsible. Aprenderás rápidamente a reconocer lo que perturba el sueño de tu bebé. Quizás sea transportarlo en el cochecito al supermercado. O moverlo del asiento del auto a la cuna. O el ladrido estridente del perro. O el teléfono en el pasillo cerca de su cuarto. Al tratar de controlar las circunstancias que rodean el sueño de tu bebé, podrás reducir esos disturbios aunque, por supuesto, no puedes (ni debes) eliminar todos los ruidos.

◆ Mantén al bebé despierto durante períodos más prolongados entre las siestas. Tu bebé debería ser capaz ahora de mantenerse despierto durante dos horas y media a tres seguidas. Si es así, es más probable que su siesta sea más larga. Prueba algunas de las sugerencias para estimular a los bebés en las páginas 268 y 408 a fin de aumentar el tiempo que pasa despierto.

Aunque muchos bebés se autorregulan muy bien en lo que respecta a su cuota de sueño, no todos duermen todo lo que necesitan. Si lo notas de mal humor con frecuencia, tal vez no esté durmiendo siesta o durmiendo en total lo suficiente. Si te parece que necesita dormir más, tendrás que actuar para aumentar el tiempo de sueño. Pero por otra parte, si duerme muy poco y parece perfectamente feliz, deberás aceptar el hecho de que es uno de esos bebés que no necesita cerrar mucho los ojos.

ECZEMA

"A mi hija le ha aparecido un sarpullido rojo en las mejillas. Debe picarle, porque trata de rascarse".

Da la impresión de ser un caso típico de eczema infantil, también conocido como dermatitis atópica. El eczema es un problema de la piel y es considerado un tipo de reacción alérgica. Aunque en algunos bebés está presente al nacer, típicamente se produce entre los dos y los seis meses de edad. Suele desencadenarse cuando empiezan a darle alimentos sólidos, o cuando cambia de leche materna a fórmula o de fórmula a leche de vaca (al año). Es menos probable en los bebés que sólo se alimentan con leche materna, y más frecuente en los que tienen antecedentes familiares de eczema, asma o fiebre del heno. En los bebés alimentados con fórmula, el sarpullido suele aparecer alrededor de los tres meses.

Un sarpullido rojo brillante y escamoso suele comenzar en las mejillas y se propaga por todos lados; por lo general, detrás de las orejas y el cuello, brazos y piernas (no suele extenderse al área del pañal hasta los seis a ocho meses). Se desarrollan pequeñas pápulas o granos, que se llenan de líquido, después supuran y se cubren de costras. La severa picazón hace que los niños se rasquen, lo que puede causar infecciones. Excepto por los casos más leves y limitados, el eczema requiere tratamiento médico para prevenir complicaciones. Se aclara hacia los dieciocho meses en aproximadamente la mitad de los casos y, por lo general, se vuelve menos severo hacia los tres años en los demás. Sin embargo, aproximadamente uno de cada tres niños con eczema desarrollará asma u otras alergias más adelante o seguirá combatiendo el eczema hasta la vida adulta.

Las siguientes precauciones son de suma importancia para lidiar con el eczema:

Córtale las uñas. Mantén las uñas de tu bebé tan cortas como sea posible para reducir el daño que causa rascarse el sarpullido. Podrías impedirle que se rasque mientras duerme, cubriendo sus manos con un par de calcetines o mitones.

Reduce los baños. Como el contacto prolongado con el jabón y el agua aumenta la sequedad de la piel, limita los baños a no más de diez o quince minutos utilizando un jabón extra suave (Dove o Cetaphil, por ejemplo). No permitas que tu bebé se remoje en agua jabonosa, y en cuanto lo saques del agua aplícale un humectante. El agua clorada y salada puede agravar el eczema; si eso ocurre con tu bebé, tendrías que limitar los chapuzones en piscinas o en la playa.

Lubrica generosamente. Después del baño, aplícale con abundancia una crema hipoalergénica para la piel (la que te recomiende el pediatra) cuando la piel todavía esté húmeda. Pero no uses aceites o vaselina.

Controla el ambiente. Como el calor, frío o aire seco excesivo pueden empeorar el eczema, trata de evitar sacar a tu bebé al aire libre en climas extremos; no mantengas tu casa demasiado cálida o fría, y usa un humidificador para mantener la humedad ambiente.

Opta por el algodón. La transpiración puede empeorar el eczema; por lo tanto, te conviene evitar las telas sintéticas, la lana y un exceso de vestimenta. También evita las telas que piquen y la ropa con costuras salientes o ribetes, ya que pueden aumentar esa condición. La ropa de algodón suave, en capas sueltas, será la más cómoda y menos irritante. Cuando tu bebé juegue sobrc la alfombra, que también puede irritarle la piel, cúbrela con una sábana de algodón.

Controla la dieta. Con supervisión médica, elimina los alimentos que parezcan desencadenar un brote o agravar el sarpullido.

Busca tratamiento médico. El eczema que aparece y desaparece en la infancia, por lo general, no deja efectos duraderos. Pero si continúa hasta la niñez, la piel afectada puede engrosarse, decolorarse y agrietarse. Por lo tanto, es esencial el tratamiento médico, que muchas veces incluirá una crema esteroide o un ungüento en las áreas afectadas, antihistamínicos para reducir la picazón, y antibióticos si se desarrolla una infección secundaria. Las cremas y ungüentos no esteroides (Elidel y Protopic) sólo son aprobados para niños mayores de dos años, en el caso de que otros tratamientos hayan fallado.

Cuándo Usar la Mochila para Cargar al Bebé

"Nuestro bebé está creciendo demasiado como para andar en un portabebés.

¿Es seguro usar una mochila para cargarlo?".

Una vez que tu bebé puede sentarse solo, aunque sea brevemente, está listo para ser transportado en una mochila, siempre y cuando les siente bien a los dos. Para algunos padres es un medio cómodo y conveniente de transportar a sus bebés; para otros, es inconveniente y una carga muscular. Algunos bebés se encantan con la altura y el panorama que les ofrece la mochila, mientras que otros se asustan por ese balcón precario. Para determinar si la mochila es adecuada para ti y tu bebé, intcnta llevarlo en la mochila de una amiga o en el centro comercial antes de comprarla.

Si la usas, asegúrate siempre de que el bebé esté amarrado firmemente. También ten en cuenta que esa posición a tus espaldas le permite al bebé hacer mucho más que turismo, como tirar las latas de los estantes en el supermercado, botar un florero en la tienda de regalos, arrancar (y despúes masticar) las hojas de los arbustos y los árboles en el parque. Y recuerda que al usar la mochila necesitarás calcular las distancias de manera diferente, por ejemplo, cuando entres en un ascensor lleno de gente o pases por una puerta baja.

Consejos Superfluos

"Cada vez que salgo con mi bebé, tengo que escuchar por lo menos a una docena de extrañas que me dicen que no está suficientemente abrigado, qué debo hacer con su dentición o qué debo hacer para que deje de llorar. ¿Cómo puedo soportar todos estos consejos gratuitos?".

Cuando se trata de la crianza de un niño, todos creen estar en lo cierto o, al menos, saber más que la mamá o el papá del bebé. Esto incluye la supuesta voz de la experiencia de un coro alrededor del cochecito, cada vez que sales de tu casa.

Aunque podrías aprovechar algún consejo ocasional de esas sabelotodo bien intencionadas –si realmente sabes discernir–, lo mejor es que hagas oídos sordos a la mayoría de lo que te digan. Por supuesto, desoír amablemente es lo más difícil. Podrías replicar con una respuesta sarcástica ("¿no crees que me lo diría si no estuviera suficientemente abrigado?") o dedicar diez minutos a justificar tu actitud con hechos ("en verdad, las investigaciones demuestran que los bebés no necesitan estar más abrigados que los adultos"). Pero lo más conveniente en la mayoría de las situaciones es fabricar una sonrisa, asentir con cortesía, agradecer mecánicamente y seguir viaje lo más rápido posible. De ese modo, las almas caritativas podrán irse pensando que te han ayudado ("¡otro bebé salvado de congelarse!"), mientras que a ti te quedará la satisfacción de saber que no fue así. Al permitir que esas voces extrañas digan lo suyo, sin dejar que te saquen de quicio, todas las partes involucradas tendrán un día mejor.

Si te parece que el consejo ofrecido puede tener alguna validez, pero no estás segura, consulta primero con el pediatra o con otra fuente confiable.

El Debut del Vaso o la Taza

"No le doy a mi hijita el biberón, pero el médico me dijo que ahora puedo darle jugos. ¿Es demasiado pronto como para dárselos en un vaso?".

Ya sea que tu hija empiece a beber de un vaso en el quinto, el décimo o el decimoctavo mes, no hay duda de que a la larga recibirá todos sus líquidos en uno de ellos. Pero enseñarle a beber de un vaso o una taza a corta edad ofrece algunas ventajas importantes. Para empezar, aprende que hay un método para los refrescos líquidos además del pecho o el biberón, una alternativa que te facilitará la tarea de destetarla de uno o ambos. Por otra parte, ofrece un camino adicional para darle líquidos (agua, jugo y, después de un año, leche) cuando la mamá no está disponible o cuando no hay un biberón a mano.

Otra ventaja de acostumbrarla pronto a un vaso: un menor de cinco meses es muy dócil, abierto a nuevas experiencias. Pero si esperas a que tu hijita tenga un año para presentarle el vaso, probablemente encontrarás resistencia. No solamente se mantendrá firme, sino que además sentirá que aceptar el vaso significará abandonar el biberón o el pecho. Y aunque lo acepte, podría demorar un tiempo antes de que se acostumbre a usarlo, lo que significa que podrían pasar semanas o meses antes de que pueda beber cantidades significativas de él, y, por consiguiente, semanas o meses antes de que puedas destetarla.

Para facilitar la tarea de darle el vaso o la taza pronto y con éxito:

Espera hasta que pueda sentarse con apoyo. A partir de los dos meses se les puede iniciar en el vaso, pero las arcadas representarán menos problemas una vez que el bebé pueda sentarse con apoyo.

Elige un vaso seguro. Aunque tú sostengas el vaso, tu pequeña podría botarlo o alejarlo de un golpe impaciente cuando no quiera más; por lo tanto, debes usar un vaso irrompible. Un vaso o taza con peso en la base no se volcará fácilmente, lo que será indudablemente ventajoso. Pero los de papel o de plástico, aunque irrompibles, no servirán para entrenarla porque –para delicia de tu pequeña– se pueden aplastar o rajar.

VASOS SEGUROS

Según los papás y mamás que han pasado a depender de ellos (o que tienen niños que se han vuelto dependientes de ellos), los vasos de entrenamiento son el mayor invento desde el velcro. Estos vasos o tazas con boquillas parecen bastante inofensivos. Y su lista de beneficios es atractiva: como son prácticamente a prueba de derrames e irrompibles, no hay más llantos sobre la leche o el jugo derramado, menos limpieza y ropa sucia; al contrario que otros vasos y tazas pueden ser usados en el auto, en los juegos, en el cochecito y –una gran ventaja para las mamás atareadas– sin supervisión.

Pero las investigaciones han detectado algunos problemas potenciales en los vasos de entrenamiento con boquilla o *sippy cups*: como son más un biberón que un vaso en el modo con que se extrae el líquido de su interior (es un proceso más lento, que permite que el líquido pase más tiempo estacionado en la boca y en los dientes), su uso frecuente y prolongado puede originar caries. Esto es particularmente cierto si el vaso con boquilla se usa (como suele ocurrir) entre comidas y entre los cepillados e, incluso, aumenta el riesgo si se usa durante todo el día para morder (tal como podría ocurrir con un biberón). Otro problema cuando se usan todo el día es que se convierten en caldo de cultivo para bacterias (especialmente si el bebé tiene un vaso "favorito" que no se lava a fondo muy seguido a causa de su uso constante, o si queda sobre una pila de juguetes un día y se recoge al día siguiente para volver a beber de él). Y eso no es todo: al igual que un niño que bebe todo el día de un biberón lleno de jugo, un bebé que bebe todo el día de un vaso lleno de jugo podría apagar su apetito de alimentos y/o consumir demasiadas calorías superfluas, y/o padecer de diarrea crónica. Un cuarto problema que se ha sugerido es que los bebés que usan exclusivamente este tipo de vasos experimentan más demoras en el desarrollo del habla o tienen mayor probabilidad de sufrir impedimentos temporales del habla. La

---

Elige un vaso compatible. El tipo de vaso preferido varía de un bebé a otro, y por eso, deberás experimentar con distintos modelos hasta encontrar el que le guste a tu hijita. Algunos niños prefieren un vaso con una o dos asas que puedan sujetar; otros prefieren uno sin asas (si este tipo de vasos tiende a resbalarse de las manos mojadas de tu bebé, envuélvelo con cinta adhesiva, cambiándolo cuando esté desgastado). Un vaso con una boquilla en la tapa (conocido entre las mamás como vaso de entrenamiento o *sippy cup*) en teoría facilita la transición de succionar a sorber (quizás más para los bebés que hayan tomado el biberón que los acostumbrados únicamente al pezón), pero a algunos bebés sencillamente no les gusta, tal vez porque les es más difícil obtener el líquido o porque prefieren beber de un vaso más parecido al que usa la mamá o el papá. Y aunque habrá menos derrames al comienzo con un vaso de entrenamiento (y probablemente ninguno con los muchos modelos anti-derrame), el bebé a la larga tendrá que encarar el desafío de aprender a valerse sin su protección, lo que podría provocar más derrames de líquido más adelante (además, en el caso de los vasos de entrenamiento hay que considerar otros factores; consulta el recuadro más arriba).

Protege a todos los involucrados. Enseñar a tu bebé a beber de un vaso o una taza no será un asunto impecable; puedes esperar que durante algún

teoría es que el método de sorber de estos vasos, en contraste con beber de uno regular o con una pajita, no da a los músculos de la boca el ejercicio que necesitan. Es necesario realizar más investigaciones antes de comprobar esa teoría, y mientras tanto es terreno de conjeturas.

De todos modos, los vasos o tazas de entrenamiento ofrecen una excelente transición del pecho o el biberón a los vasos o tazas tradicionales, reducen las complicaciones y son una conveniencia indudable en los viajes. Para eliminar los potenciales riesgos que acompañan a estos beneficios:

◆ No empieces con un vaso con boquilla. Intenta que tu bebé por lo menos haya empezado a aprender el arte de beber de un vaso tradicional –una habilidad importante de dominar antes de ofrecerle uno con boquilla. Y después usa ambos, en vez de usar el vaso de entrenamiento exclusivamente.

◆ Limita su uso a la hora de la comida y los bocadillos. No dejes que tu bebé lo lleve por toda la casa y el corralito de juegos;

no lo uses siempre para tranquilizar a tu bebé en el auto o el cochecito. De esta manera, ayudarás a proteger sus dientes y a estimular el habla, a prevenir las sobredosis de jugo e impedirás que su uso se convierta en abuso.

◆ Compra varios. Muchos niños escogen objetos y los hacen sus favoritos y, en este caso, exigen el mismo vaso con boquilla todo el tiempo. Para que siempre tengas uno a mano mientras los otros están en el lavaplatos, compra varios del mismo estilo del favorito de tu bebé.

◆ Llénalo de agua. Si se convierte en un artículo de comodidad (como puede ocurrir con un biberón), no le niegues el confort, pero llénalo de agua en vez de jugo. Eso evitará muchos de los problemas asociados al uso de estos vasos o tazas.

◆ Reconoce cuándo parar. Una vez que tu bebé pueda beber con facilidad y eficiencia de un vaso o una taza, deja a un lado los vasos de entrenamiento.

---

tiempo es más lo que le caerá por su mentón que dentro de su barriga. Por eso, hasta que se vuelva más hábil usando el vaso, mantén a tu hijita cubierta con un babero grande absorbente o impermeable durante las lecciones. Si la alimentas sobre tu falda, protégete con una tela o delantal impermeables.

Ponla cómoda. Siéntala de modo que se sienta segura: en tu falda, en un asiento infantil o acomódala en una sillita alta.

Llena el vaso con lo que corresponde. Es más fácil y menos engorroso empezar con agua. Una vez que haya dominado la técnica (más o menos), puedes darle leche materna extraída o fórmula (pero no leche de vaca regular hasta

tener un año) o jugo diluido (una vez que se lo comiences a dar). Sigue los gustos de tu pequeña; algunos niños aceptan inicialmente sólo jugo en el vaso y no leche, y otros sólo leche.

Usa la técnica de un sorbo a la vez. Pon sólo una pequeña cantidad de líquido en el vaso. Acércalo a los labios de tu hija y lentamente viértele unas gotas en la boca. Después retira el vaso para darle la oportunidad de tragar sin hacer arcadas. Termina la sesión cuando ella te señale que ha tenido suficiente, dando vuelta la cabeza, empujando el vaso o empezando a disgustarse.

Aun con esta técnica, puedes esperar que casi tanto líquido saldrá de su boquita como el que entrará. A la larga,

CÓMO ALIMENTAR SIN RIESGOS AL BEBÉ

La intoxicación alimenticia es una de las enfermedades más comunes en los Estados Unidos. Y también una de las más fáciles de prevenir. Otros riesgos que se originan en la mesa (astillas de vidrio, transmisión de gérmenes del resfrío) también se pueden evitar. Para asegurarte de hacer todo lo que está en tus manos para que tu bebé se alimente sin riesgos, toma las siguientes precauciones cada vez que le prepares la comida:

◆ Lávate siempre las manos con agua y jabón antes de darle de comer; si tocas huevos, carne cruda o de aves o de pescado (todos ellos albergan bacterias) durante la alimentación, lávatelas nuevamente. Hazlo también si te suenas la nariz o si te tocas la boca. Si tienes una herida abierta en la mano, cúbretela con una curita antes de darle de comer al bebé.

◆ Guarda los cereales secos y frascos de alimentos para bebé sin abrir en un sitio fresco y seco, lejos de los extremos de calor (sobre la cocina, por ejemplo) o de frío (una sección de la casa sin calefacción).

◆ Limpia la parte superior de los frascos de alimentos para bebé con un paño limpio o ponlos bajo el agua del grifo para quitarles el polvo antes de abrirlos.

◆ Comprueba que las tapas de seguridad estén bien cerradas antes de abrir un frasco por primera vez; cuando lo abras, debes escuchar un sonido tipo "pop" para estar segura de que el sello estaba intacto. Bota o devuelve cualquier frasco cuya tapa no esté bien asegurada o que no haga el ruido esperado ("pop"). Si usas alimentos enlatados ordinarios para un bebé más grande (o para cualquier otra persona), desecha las latas que estén hinchadas o con filtraciones. No uses alimentos en los cuales un líquido que debería ser claro aparece turbio o lechoso.

◆ Si un frasco resulta difícil de abrir, deja correr agua tibia del grifo sobre el cuello o abre el costado con un abrelatas hasta oír el "pop"; no golpees la parte superior, ya que podrían caer fragmentos de vidrio sobre el contenido.

◆ Cada vez que uses un abrelatas, comprueba que esté limpio (lávalo en el lavavajillas) y bótalo cuando comience a oxidarse o no puedas limpiarlo.

◆ No le des de comer al bebé directamente de un frasco con alimentos para bebés a menos que sea la última comida de ese frasco, y no dejes un recipiente del que el bebé ya ha comido para una alimentación siguiente, ya que las enzimas y las bacterias de la saliva del pequeño empezarán a "digerir" el alimento, aguándolo y acelerando su descomposición.

◆ Extrae una porción a la vez de un frasco de alimentos para bebé con una cuchara limpia. Si tu bebé quiere más, usa una cuchara fresca para extraerlo.

---

con mucha práctica, paciencia y perseverancia, será más lo que entre.

Estimula su participación. Tu pequeña podría tratar de quitarte el vaso con la actitud de "prefiero hacerlo sola". Déjala que pruebe. Algunos pocos bebés pueden sostener un vaso aun a tan corta edad. No te enojes si lo da vuelta , ya que es parte del proceso de aprendizaje. También podría aprender compartiendo la tarea, es decir, sosteniendo el vaso junto contigo.

Acepta un no por respuesta. Si tu hija rechaza el vaso, aun después de unos cuantos intentos y de haber probado con distintos líquidos y diferentes modelos

◆ Después de que hayas retirado una porción de un frasco, tapa el resto y refrigéralo hasta que vuelvas a necesitarlo; bótalo si no se ha usado luego de tres días para jugos y frutas, y dos días para todo lo demás.

◆ No es necesario calentar los alimentos para bebés (si bien los adultos pueden tener preferencia por la carne y vegetales calientes, los bebés no han desarrollado esa inclinación alimenticia). Pero, si lo haces, calienta sólo una porción suficiente para una comida y desecha la porción calentada que no uses. No calientes la comida del bebé en un horno microondas; aunque el contenedor podría seguir frío, el interior se sigue cocinando durante algunos minutos después de sacarlo, y podría calentarse demasiado como para quemar la boca del bebé. Calienta en cambio la comida en un plato eléctrico o en un recipiente de vidrio resistente al calor con agua hervida a fuego lento (el agua caliente no calentará los alimentos pero los mantendrá tibios). Cuando pruebes la temperatura, revuelve el alimento y después pon una gota en la parte interna de tu muñeca en vez de probarlo de la cuchara del bebé; si lo pruebas, usa una cuchara limpia para el pequeño.

◆ Cuando le prepares alimentos frescos, las superficies donde preparas la comida y los utensilios deben estar limpios. Mantén fríos los alimentos fríos y tibios los tibios; los alimentos se descomponen con mayor rapidez entre los 60° y 120°F,

por lo tanto, no dejes los alimentos del bebé a esas temperaturas por más de una hora (para los adultos, el período seguro se acerca a las dos o tres horas).

◆ Cuando el pediatra te autorice a darle huevos al bebé, cocínalos bien antes de servirlos. Los huevos crudos o no cocinados pueden albergar salmonela (para mayor seguridad, puedes usar huevos pasteurizados).

◆ No le des jugos, leche, quesos u otros productos lácteos "crudos" no pasteurizados.

◆ Pela las verduras y frutas, si es posible, a menos que estén certificadas como productos orgánicos, y lávalas bien. Lava bien los melones antes de cortarlos.

◆ Cuando pruebes la comida durante su preparación, usa una cuchara limpia cada vez que lo hagas o lava la cuchara entre una y otra degustación.

◆ Ante la duda de si un alimento está fresco o no, mejor bótalo a la basura.

◆ En un paseo, lleva frascos sin abrir o alimentos deshidratados para bebés (a los que se puede añadir agua fresca). Lleva los frascos o recipientes abiertos de cualquier cosa que necesite refrigeración en una bolsa aislante con hielo, o una compresa de hielo, si pasará más de una hora antes de servirlo. Una vez que los alimentos no se sientan frescos, no se los des al bebé.

de vasos, no la presiones para que acepte. En cambio, deja de lado el proyecto por un par de semanas. Cuando lo vuelvas a intentar, usa un nuevo vaso y haz un poquito de teatro ("¡mira lo que mamá te ha traído!") para tratar de entusiasmarla. O podrías permitirle a tu pequeña objetora de conciencia que se divierta durante un rato con un vaso vacío como juguete.

ALERGIAS ALIMENTICIAS

"Mi esposo y yo tenemos numerosas alergias. Me preocupa que nuestro bebé también las tenga".

Lamentablemente, no sólo se heredan las mejores características, como un cabello brillante, piernas largas, habilidad musical o aptitud mecánica. También ocurre con las menos deseables, y tener un padre y una madre con alergias hace que el bebé tenga muchas más probabilidades de contraerlas que si tuviera padres libres de ellas. Aunque eso no significa que tu bebé estará condenado a una vida de urticarias y estornudos, debes plantear tus preocupaciones al pediatra y, de ser necesario, a un especialista en alergias pediátricas.

Un bebé se vuelve alérgico a una sustancia cuando su sistema inmunológico se sensibiliza a ella produciendo anticuerpos. La sensibilización puede ocurrir la primera o la centésima vez que su organismo encuentra una sustancia. Pero una vez que ocurre, los anticuerpos entrarán en acción cada vez que la vuelvan a encontrar, causando cualquiera de varias reacciones físicas como nariz y ojos congestionados, dolor de cabeza, jadeo, dermatitis, urticaria, diarrea, dolor o malestar abdominal, vómitos violentos y, en casos severos, anafilaxia. Incluso, hay algunas evidencias de que la alergia también podría manifestarse por medio de síntomas de comportamiento como irritabilidad.

Los alimentos alergénicos más comunes incluyen leche, huevos, maní, nueces de árbol (nueces, pacanas, almendras y otras similares), pescado, mariscos, trigo y soya. En algunos casos, incluso una porción minúscula de alimento puede causar una reacción severa; en otros casos, las cantidades pequeñas no causan ningún problema. A veces, los niños superan algunas alergias alimenticias, pero más adelante desarrollan hipersensibilidad a otras sustancias en el ambiente como el polvo casero, el polen y el pelo de los animales.

Sin embargo, no toda reacción adversa a un alimento u otra sustancia es una alergia. De hecho, en algunos estudios de niños, los especialistas confirmaron alergia en menos de la mitad de los participantes, todos los cuales habían sido diagnosticados previamente como "alérgicos". Lo que parece ser una alergia puede ser a veces una deficiencia de enzimas. Los niños con niveles insuficientes de la enzima lactasa, por ejemplo, no pueden digerir la lactosa, que es el azúcar de la leche y, por lo tanto, reaccionan mal a la leche y a los productos lácteos. Y quienes padecen de enfermedad celíaca no pueden digerir el gluten, una sustancia presente en muchos granos y, por lo tanto, parecen ser alérgicos a ellos. El funcionamiento de un sistema digestivo inmaduro o problemas infantiles comunes como los cólicos también podrían ser diagnosticados erróneamente como alergia.

Para los niños cuyas familias presentan antecedentes de alergia, los médicos generalmente recomiendan las siguientes precauciones:

Continúa con la lactancia. Los niños alimentados con biberón tienen mayor probabilidad de contraer alergias que los que se amamantan, posiblemente debido a que la leche de vaca es una causa relativamente común de reacción alérgica.[2] Si le estás dando el pecho a tu bebé sigue haciéndolo, si es posible, durante todo el primer año. Mientras más tardes en hacer que la leche de vaca sea el pilar principal de su dieta, mejor será. Cuando es necesario un complemento, con frecuencia se sugiere usar una fórmula a base de soya en las familias alérgicas, pero algunos bebés también resultan ser alérgicos a la soya. Para estos bebés se necesitará una fórmula a base de hidrolizado de proteína.

---

2. De vez en cuando, los bebés que se amamantan pueden tener una reacción alérgica a nueces, huevos o proteínas de leche de vaca debido a la dieta de sus madres que reciben por medio de la leche materna (consulta las páginas 106 y 197).

Demora los sólidos. Actualmente se cree que mientras más tarde se exponga al bebé a un alergénico potencial, menores probabilidades tendrá de sensibilizarse a él. Por eso, la mayoría de los médicos recomienda postergar la introducción de alimentos sólidos en los bebés de familias con historial de alergias, en general, por lo menos hasta los seis meses, y de vez en cuando, más adelante.

Dale alimentos nuevos paulatinamente. Siempre es prudente comenzar a darle nuevos alimentos al bebé uno por uno, pero es especialmente importante en niños de familias con alergias. Es recomendable que le des cada alimento sólido nuevo todos los días durante una semana, antes de empezar con otro. Si notas cualquier tipo de reacción adversa –caquita líquida, flatulencia, sarpullido (incluyendo dermatitis del pañal), jadeo, nariz congestionada o que devuelva demasiada leche–, por lo general se aconseja que suspendas inmediatamente el alimento y no se lo vuelvas a dar durante por lo menos varias semanas, cuando tal vez lo acepte sin inconvenientes.

Comienza a darle primero los alimentos menos alergénicos. Como primer sólido, se recomienda el cereal de arroz para bebés, ya que es el cereal con menor probabilidad de producir alergia. La cebada y la avena son menos alergénicas que el trigo y el maíz y por lo general se comienzan a dar antes. La mayoría de las frutas y vegetales no causan problemas, pero se suele aconsejar a los padres que no se apresuren a darles bayas (frutas del bosque) y tomates. Los mariscos, las arvejas y los frijoles también pueden esperar. La mayoría de los demás alimentos altamente alergénicos (nueces, maní, algunas especias y chocolate) se les puede comenzar a dar por lo general después de los tres años.

También se pueden usar dietas de eliminación y dietas líquidas especiales para diagnosticar alergias, pero son complicadas y tardan mucho tiempo. Las pruebas cutáneas para las alergias alimenticias no son muy precisas; una persona puede dar positivo a un alimento particular, pero no presentar ninguna reacción cuando lo consume. Los exámenes de "sensibilidad alimenticia" que dicen diagnosticar alergias con muestras de sangre son todavía menos precisos, extremadamente caros, y no han sido aprobados por la Administración de Medicamentos y Alimentos (FDA) ni por la Academia Americana de Pediatría.

Afortunadamente, muchas alergias infantiles se superan con la edad (aunque no ocurre con algunas otras, como el maní, las nueces, los mariscos y el pescado). Por eso, aunque tu bebé resulte ser supersensible a la leche, el trigo u otros alimentos, podría no seguir siéndolo en unos pocos años o aun antes.

SILLA PARA COMER

"Hasta ahora le he dado de comer a mi hija sobre la falda, pero es muy complicado. ¿Cuándo la puedo sentar en una sillita alta?".

No existe un método impecable para alimentar a un bebé (es posible que te esperen varios meses de rollos dobles de toallitas de papel). Pero la maniobra más engorrosa y más exigente es la de alimentarlo sobre la falda; una silla para comer hará la tarea mucho más eficiente. Aunque un bebé necesita cierto apoyo para sentarse, una sillita infantil (con el bebé asegurado adentro y bajo tu supervisión constante) se puede usar como silla para comer. Una vez que tu pequeña se siente bien solita, será hora de cambiar a una sillita alta. Consulta la página 349, donde encontrarás más consejos para impedir que el bebé se resbale, se deslice y se desplome en su nuevo asiento, y la página 371 para consejos de seguridad al usar una silla para comer.

ANDADORES

"Mi hija parece estar muy frustrada porque no puede moverse por sí misma todavía. No le gusta estar acostada en la cuna o sentada en su sillita infantil, pero tampoco puedo tenerla en brazos todo el día. ¿Puedo dejarla en un andador?".

La vida puede ser muy frustrante cuando tienes el motor a toda marcha sin ningún lugar a donde ir (o, por lo menos, ninguna posibilidad de llegar a destino sin ayuda de un adulto). Tales frustraciones suelen intensificarse desde el momento en que un bebé empieza a sentarse bien hasta que es capaz de movilizarse por su cuenta (gateando, reptando, avanzando de cualquier manera posible). La solución evidente sería usar un andador, un asiento instalado dentro de una estructura con cuatro ruedas, que permite a los bebés desplazarse dentro de la casa antes de adquirir movilidad independiente. Pero como todos los años los andadores son la causa de miles de lesiones en la cabeza que requieren tratamiento médico, y miles más que necesitan un beso y un consuelo en casa, ya no se recomiendan. De hecho, la AAP ha propuesto prohibir la fabricación y venta de todos los andadores móviles (si todavía decides usar uno, consulta el recuadro en la página 372).

Una opción algo más segura es un andador fijo (como un centro estacionario de entretenimiento o ExerSaucer), que permite al bebé algún movimiento con menos riesgos potenciales que el andador con ruedas. Pero esta alternativa también tiene sus inconvenientes. En primer lugar, los bebés cuyas frustraciones se basan en no poder ir de un lugar a otro sin pedir un aventón a mamá o papá, no se sentirán menos frustrados en un andador que no se mueve. Incluso, podría ser aún más frustrante; como el ExerSaucer sólo se mueve en círculos, podría alimentar su enojo ("¡me estoy moviendo, pero no voy a ninguna parte!"). Además, algunos estudios han demostrado que tanto los andadores como los ExerSaucer pueden causar retrasos temporales en el desarrollo si se usan en exceso; según las investigaciones, los bebés que pasan mucho tiempo en ellos se sientan, gatean y caminan más tarde que los bebés que no lo hacen. No es de sorprender si piensas que un bebé amarrado a un andador (o a un asiento infantil o columpio) no tiene la oportunidad de flexionar los músculos necesarios para practicar y perfeccionar dichas habilidades. De hecho, los bebés utilizan diferentes músculos para mantenerse de pie en un andador que para caminar. Las investigaciones también indican que, como los bebés no ven sus pies en un andador o un ExerSaucer, están privados de las pistas visuales que les ayudan a imaginar cómo sus cuerpos se desplazan por el espacio (una pista clave para aprender a caminar). Es más, no aprenden a mantener el equilibrio, ni tampoco cuando éste les falla, a caerse y volverse a levantar, también pasos vitales para caminar solos.

Si eliges un andador fijo, considera las siguientes pistas para mantener a tu hija feliz y saludable:

Dale una vuelta de prueba. La mejor manera de evaluar la disposición de un bebé a un andador fijo es hacerle probar uno. Si no tienes una amiga cuyo bebé lo tenga, ve a una tienda y deja que tu hijita pruebe uno de los modelos en exhibición. Mientras esté feliz y no se desplome lastimosamente en su interior, estará lista para el andador fijo.

No la dejes "caminando sola". Un andador fijo no te libra de supervisarla.

CONSEJOS DE SEGURIDAD PARA LA SILLA DE COMER

La seguridad en la alimentación del bebé no significa sólo comenzar a darle poco a poco nuevos alimentos. De hecho, la alimentación segura comienza aun antes de la primera cucharada, cuando el bebé es sentado en la silla de comer. Para que la hora de comer transcurra con toda seguridad, sigue estas reglas:

TODAS LAS SILLAS DE COMER

◆ Nunca dejes a un bebé pequeño sin atender en una silla de comer; ten listos el babero, la comida, las toallitas de papel, los utensilios y todo lo necesario para no tener que dejarlo solo mientras los buscas.

◆ Ajusta siempre las correas de seguridad, aunque tu bebé parezca demasiado pequeño como para salirse de la silla. Siempre ajusta la correa en la ingle para evitar que se deslice hacia abajo (muchos modelos nuevos tienen seguros en la entrepierna para evitar deslizamientos, pero siempre usa la correa también para evitar que el pequeño se salga de ella).

◆ Mantén limpias todas las sillas y superficies para comer (lávalas con detergente o agua jabonosa y sécalas bien); los bebés no tienen ningún reparo en recoger un bocado en descomposición y masticarlo.

SILLAS ALTAS, ASIENTOS ELEVADOS Y MESAS BAJAS PARA COMER

◆ Las bandejas deslizables deben estar siempre adosadas firmemente; de lo contrario, podrían hacer que un bebé sin correa que se incline hacia adelante salga despedido de cabeza.

◆ Comprueba que una silla plegable esté asegurada firmemente en posición abierta y no se pliegue de repente con el bebé en ella.

◆ Coloca la silla lejos de mesas, mostradores, paredes u otras superficies de las que el bebé se pueda impulsar con los pies, provocando que la silla se venga abajo.

◆ Para proteger sus deditos, fíjate bien antes de colocar o sacar la bandeja.

SILLA ENGANCHABLE

◆ Usa este tipo de sillas sólo sobre una mesa estable de madera o metal; no uses mesas cubiertas con vidrio o con la tabla suelta ni mesas con el soporte en el centro (el peso del bebé podría hacerlas caer) ni mesas de juego ni mesas plegables de aluminio ni con extensiones.

◆ Si un bebé en una silla para comer enganchable hace mover la mesa, quiere decir que ésta última no es lo suficientemente estable y, por lo tanto, no la enganches.

◆ Evita usar manteles individuales o manteles sobre la mesa; pueden interferir con el poder de agarre de la silla.

◆ Comprueba que las cerraduras, abrazaderas y todas las partes estén firmes antes de sentar a tu bebé; sácalo siempre antes de soltar o liberar la silla. Cuida que las abrazaderas estén limpias y funcionen como deben.

◆ No coloques una silla u otro objeto debajo de la silla enganchable para proteger al bebé en caso de que se caiga ni la coloques frente a un soporte o una pata de la mesa; un bebé podría empujarse con sus pies contra esas superficies, desplazando la silla. Y no permitas que un perro de tamaño grande o un niño mayor se pongan bajo la silla cuando el bebé está sentado, ya que también podrían desplazarla desde abajo.

CÓMO REDUCIR LOS RIESGOS DEL ANDADOR

Los andadores imponen muchos riesgos a la seguridad (como también al desarrollo del bebé: consulta la página 370). Si eliges uno que se mueva, ten en cuenta que no te concede libertad de movimiento; debes estar cerca y supervisar cuidadosamente cada momento en que tu bebé lo esté usando. Como precaución de seguridad, deberías:

Usar sólo los que cumplen con las normas de seguridad. Los andadores fabricados después del 30 de junio de 1997 son más anchos que la entrada de una puerta de 36 pulgadas o tienen un freno que detiene el andador si alguna de las ruedas queda más baja que la superficie por la que se desliza (por ejemplo, al comienzo de una escalera). No tomes prestado uno que no incluya estas características.

Hacer que sea a prueba de niños desde el principio. La mayoría de los problemas en que se puede meter un niño que gatea o que camina también se presentan con un andador. Si se da un impulso apoyándose en una pared y con un par de pasos enérgicos, puede terminar en el otro extremo de la habitación, saliendo por la puerta o cayendo por las escaleras. Por eso, aunque tu bebé no pueda movilizarse sin la ayuda del andador, debería ser considerado tan riesgoso para su propia salud como un niño capaz de movilizarse por su cuenta. Lee Cómo hacer tu hogar seguro para el bebé (página 449), y haz los arreglos necesarios antes de dejar que se movilice solo en su andador.

Mantener todos los peligros fuera de su camino. El lugar potencialmente más peligroso para un bebé en un andador es la parte superior de un tramo de escaleras; no dejes que tu bebé se pasee libremente en el andador cerca de una escalera, aunque ésta esté protegida por una puerta de seguridad. Aunque la mayoría de las lesiones de ese tipo ocurre en escaleras sin protección, o donde la puerta está abierta, algunas se producen cuando la protección no está colocada firmemente sobre la pared. Por lo tanto, cuando tu bebé está en el andador, es mejor bloquear totalmente las áreas que conducen a las escaleras (con una puerta cerrada u obstáculos pesados). Otros riesgos para el bebé en el andador –que deben ser eliminados u obstaculizados antes de dejarlo andar– incluyen los umbrales de las habitaciones, los cambios en el nivel de la superficie por la que se desplaza (como de la alfombra al linóleo o del asfalto al césped), juguetes que han quedado en el piso, áreas con alfombras sueltas y otros obstáculos que puedan desestabilizar el andador.

Otros riesgos que puede encontrar un niño en un andador: cables colgando que puedan hacer caer electrodomésticos, manteles de los que pueda tirar (precipitando sobre el bebé todo lo que hay sobre la mesa, incluyendo platos calientes).

Deja a tu pequeña en su ExerSaucer solamente cuando pueda estar vigilada por un adulto.

No le permitas caminar ilimitadamente. Limita el tiempo de tu hija en el ExerSaucer a no más de treinta minutos por sesión. Los bebés necesitan pasar algún tiempo en el piso, practicando habilidades que a la larga les ayudarán a gatear, como levantar la barriga del piso para ponerse a gatas. Necesitan la oportunidad de pararse aferrándose a las mesas de centro y sillas de cocina en preparación para ponerse de pie y, más adelante, para caminar. Necesitan más oportunidades de explorar y manipular objetos seguros en su ambiente que lo que les permiten los andadores, móviles o fijos. Y también necesitan más la interacción con sus mamás y otros que la que requieren y permiten los juegos; los andadores (al igual que las sillitas infantiles y los corralitos de juego) no deberían convertirse en niñeras.

No esperes que aprenda a caminar antes de quitarle el andador. En cuanto tu pequeña pueda movilizarse de algún otro modo –gateando, por ejemplo–, guarda el andador fijo. Recuerda que su propósito era moderar la frustración de tu hijita de verse inmóvil. Mantenerla en el andador no sólo no la ayudará a caminar antes sino que, por el contrario, su uso constante podría causarle confusión al caminar (del mismo modo que darle a un bebé el biberón antes de que aprenda a succionar del pecho puede causarle confusión del pezón), ya que estar de pie y movilizarse con un andador (aun uno fijo) y caminar sola requieren movimientos corporales diferentes.

SALTADORES PARA BEBÉ

"Nos regalaron un saltador para bebé, que cuelga en el marco de las puertas. Nuestro hijo parece disfrutarlo, pero no estamos muy convencidos de que sea seguro".

Casi todos los bebés están listos y más que dispuestos a ejercitarse antes de que puedan movilizarse por su cuenta, y por esa razón muchos disfrutan de las acrobacias que pueden practicar en un saltador para bebés. Pero la alegría de saltar no está exenta de problemas potenciales. Por un lado, algunos especialistas en ortopedia pediátrica advierten que el uso excesivo del saltador puede causar cierto tipo de lesiones en huesos y articulaciones. Por otra parte, el entusiasmo del bebé con la libertad de movimiento que le permite el saltador puede convertirse pronto en frustración al descubrir que sin importar cómo o cuánto mueva brazos y piernas, está destinado a quedarse en el mismo lugar.

Si optas por el saltador, asegúrate de que las puertas sean lo suficientemente anchas. Al igual que con cualquier recurso para mantener ocupado al bebé (un andador, un columpio, un chupete, por ejemplo), asegúrate de usarlo para satisfacer sus necesidades y no las tuyas; si no está contento, sácalo inmediatamente. Y jamás lo dejes en el saltador sin vigilancia, ni por un segundo.

COLUMPIOS PARA BEBÉ

"A mi hija le encanta estar en su columpio y puede pasar horas en él. ¿Cuánto tiempo puedo permitirle pasar en el columpio?".

Probablemente, te encanta tener a tu hija en el columpio cerca de ti tanto como ella disfruta de estar en él. Después de todo, la mantiene ocupada mientras tú estás ocupada, la sostiene cuando tus brazos están ocupados, y la tranquiliza cuando ninguna otra cosa da resultado.

Pero si bien estar en el columpio es entretenido y relajante para ella –y conveniente para ti–, trae un inconveniente. Columpiarse demasiado podría impedirle practicar habilidades motrices importantes como reptar, gatear y levantarse. También puede reducir el tiempo de contacto entre tu bebé y tú: tanto físico (el que recibe cuando la sostienes) como emocional (que recibe cuando juega contigo).

Por eso déjala que se columpie, pero con restricciones. Primero, limita las sesiones a no más de treinta minutos por vez, dos veces por día. En segundo lugar, coloca el columpio para bebé en la misma habitación en la que tú estarás e interactúa con ella aun mientras esté balanceándose. Puedes jugar a las escondidas ("¿Dónde está la mamá?" "¡Aquí está!"), ocultándote detrás del paño de cocina mientras preparas la cena, cantarle canciones mientras revisas tu correo, hacerle un mimo cariñoso mientras hablas por teléfono. Si comienza a dormitar en el columpio (¿quién podría culparla?), llévala a la cuna antes de que se duerma completamente, no sólo para que su cabeza no se ladee, sino para que aprenda a dormirse sin movimiento. Y tercero, ten en cuenta las siguientes precauciones de seguridad cuando esté en el columpio:

◆ Abróchale siempre el cinturón de seguridad para impedir caídas.

◆ Nunca dejes a tu pequeña sin super-

visión mientras esté en el columpio para bebés.

◆ Mantén el columpio por lo menos a un brazo de distancia de objetos que pueda alcanzar con sus manos –como lámparas de pie, cortinas y cuerdas– y lejos de objetos peligrosos como tomacorrientes, el horno o la cocina o utensilios de cocina afilados. También aleja el columpio de las paredes, armarios o cualquier superficie sobre la que tu hija pueda apoyar las piernas para darse un impulso.

◆ Una vez que llegue al límite de peso recomendado por el fabricante –por lo general de 15 a 20 libras–, guarda el columpio.

Todo acerca de:
LOS RIESGOS AMBIENTALES Y TU BEBÉ

Es un impulso natural que compartes con la mayoría de los miembros del reino animal: mantener a tu descendencia sana y salva. Las aves lo hacen emplumando sus nidos en las copas de los árboles, lejos de las bestias depredadoras que podrían darse un banquete con su bandada antes de salir del cascarón. Los caimanes y cocodrilos hembras entierran su nidada de huevos con vegetación que irradia calor al pudrirse, manteniendo las temperaturas de los nidos dentro de límites tolerables. Los pingüinos machos y hembras acunan sus huevos en las patas para mantenerlos por encima de la tierra helada. Las mamás osos, lobos y zorros construyen madrigueras para proteger a sus crías de las fuerzas naturales. Como ser humano, tú lo haces eliminando los riesgos en tu casa, asegurándolo en la silla del auto cuando manejas, escogiendo muebles

seguros para su habitación, y protegiéndolo de los riesgos del entorno.

Es por eso que lees el periódico, subes el volumen cuando hablan de dichos riesgos en la televisión, consultas libros para el cuidado infantil y, si eres como la mayoría de padres y madres, no dejas de preocuparte (y, si eres como algunos de ellos, te preocupas más de la cuenta). Pero el mundo que rodea a tu bebé ¿es realmente tan peligroso como lo pintan? Por otra parte, ¿puede llegar a ser tan seguro como quisieras? Aunque por cierto proteger a tu descendencia es más fácil comparado con tus amigos peludos y emplumados, todavía tendrás una tarea por delante. Es probable que el lugar donde vives no sea precisamente una selva, pero proteger a tu bebé de los riesgos potenciales en su ambiente tampoco será un paseo por el parque.

PARA PROTEGER A LOS NIÑOS

Aquí encontrarás algunas siglas que pueden resultarte útiles. La Agencia de Protección Ambiental (EPA, por sus siglas en inglés) ha creado una Oficina de Protección de la Salud Infantil (OCHP, por sus siglas en inglés), con el objetivo de proteger a los niños de los riesgos ambientales y de otro tipo, por medio de la información pública y la acción del gobierno. Puedes informarte sobre sustancias contaminantes y otros riesgos a la salud infantil llamando a EPA al 202-272-0167 o visitando la página en español http://yosemite.epa.gov/ochp/ochpweb.nsf/content/tips_sp.htm.

Afortunadamente, hay muchos más factores que influyen sobre el bienestar a largo plazo de un niño y que están bajo tu control que los que no lo están. Por ejemplo, asegurarle una atención adecuada desde el nacimiento cuando está sano o enfermo. Iniciarlo en la mejor nutrición posible. No dejar que nadie fume cerca de tu bebé. Fomentarle hábitos de vida saludables como ejercicios y una dieta sana, y desalentar los perjudiciales para la salud como fumar y abusar del alcohol, a través del ejemplo. Atiende dichas recomendaciones y ya estarás haciendo un excelente trabajo para proteger a tu bebé.

Pero hay algunos riesgos en nuestro ambiente que no están completamente bajo nuestro control y que, a pesar de los mejores esfuerzos, sólo pueden ser controlados parcial o indirectamente. Y aunque muchos de ellos son insignificantes comparados con los factores que están bajo tu control, imponen algunos riesgos. Por lo general, los riesgos son mayores para los bebés y los niños pequeños por

varias razones. Una de ellas es su menor tamaño corporal: la misma dosis de una sustancia riesgosa en un niño es más poderosa de lo que sería para un adulto. Y puesto que, libra por libra de peso corporal, beben más agua, comen más alimentos y respiran más aire, en realidad absorben más toxinas. Otra es el hecho de que sus órganos todavía están creciendo y madurando y, por lo tanto, son más vulnerables a las agresiones del medio ambiente. Su propensión a ponerse las manos en la boca también aumenta los riesgos para ellos (ya que tocan casi todo, y porque más cosas que tocan van a terminar en última instancia en la boca y, por lo tanto, en sus organismos), así como el hecho de que están más cerca de la tierra y a menudo juegan allí (están más cerca de las toxinas en el polvo, el suelo, alfombras y pasto). Otra razón es que el niño de hoy tiene una expectativa de vida más larga que las generaciones anteriores, y como el daño a menudo tarda años en desarrollarse, hay más años en los que se puede desarrollar.

Aun así, los riesgos relativos son pequeños y en la mayoría de los casos –particularmente cuando se ven con cierta perspectiva–, no vale la pena perder el sueño. También es importante tener en cuenta que, no importa qué tanto se esfuercen los padres, no es posible crear un ambiente totalmente libre de riesgos para sus hijos. Pero tiene sentido seguir ese instinto natural de protección y tomar todas las medidas que puedas para reducir los riesgos en la vida de tu bebé. También te ayudará a dormir mejor por la noche. Aquí encontrarás cómo.

CONTROL DE PLAGAS EN EL HOGAR

Las plagas del hogar son estéticamente desagradables y molestas, y en algunos casos pueden llegar a transmitir enfermedades o causar dolor y picaduras peligrosas. Pero la mayor parte de los insecticidas que se usan en el hogar para eliminar las plagas son venenos peligrosos, en especial en las manos (o bocas) de bebés y niños pequeños. Puedes reducir el riesgo manteniendo el hogar libre de plagas por medio de lo siguiente:

Tácticas de bloqueo. Usa mosquiteros en las ventanas y bloquea o cierra los puntos de ingreso de insectos y sabandijas.

Trampas pegajosas para insectos o roedores. Sin depender de productos químicos letales, estas trampas atrapan a los insectos reptantes en cajas (trampas para cucarachas) o contenedores (para hormigas), las moscas en atrapamoscas anticuados, los ratones en rectángulos pegajosos. Como la piel humana puede adherirse a estas superficies (desprenderla puede ser doloroso), estas trampas, cuando están abiertas, deben mantenerse fuera del alcance de los niños o colocarse después de que se van a acostar por la noche y retirarse antes de que se levanten por la mañana. Los utilizados para roedores tienen la desventaja de que prolongan la agonía.

Trampas inofensivas para ratones. Los compasivos pueden atrapar roedores en cajas y después soltar a las víctimas en campos o bosques lejos de áreas residenciales, aunque esto no siempre resulta fácil. Como estos roedores pueden morder, las trampas deben ser colocadas fuera del alcance de los niños o cuando éstos no están alrededor.

Uso seguro de insecticidas químicos. Prácticamente todos los insecticidas, incluso el tan pregonado ácido bórico, son altamente tóxicos y no sólo para las plagas sino también para los seres humanos. Si decides usarlos, no los rocíes (ni los almacenes) donde los bebés o los niños puedan alcanzarlos ni en superficies donde se prepare la comida. Usa siempre la sustancia menos tóxica (consulta a la filial estatal de EPA o al departamento de salud). Si usas un rociador, mantén a los niños fuera de la casa mientras tanto y por el resto del día, por lo menos. Aun mejor, haz que rocíen mientras estás de vacaciones, visitando a la abuela o fuera de casa por cualquier otro motivo. Cuando regreses abre todas las ventanas para airear la casa o el departamento y friega todas las superficies que el bebé pueda tocar o que entren en contacto con la comida.

PLOMO

Desde hace años se sabe que grandes dosis de plomo pueden causar daños cerebrales graves en los niños. Ahora también se reconoce que aun dosis relativamente pequeñas pueden reducir el cociente intelectual (IQ, en inglés), alterar la función de las enzimas, retardar el crecimiento, dañar los riñones y causar problemas de aprendizaje y comportamiento, como también deficiencias de audición y atención. Incluso podría tener efectos negativos en el sistema inmunológico.

Por eso, tiene sentido que los padres sepan qué fuentes de plomo hay en el ambiente del bebé y qué se puede hacer para reducir su exposición.

Pintura con plomo. Pese a la legislación que prohíbe su uso, la pintura con plomo sigue siendo la mayor fuente de la exposición de los niños a ese elemento. Muchas casas antiguas todavía tienen pintura con plomo, en muchos casos con fuertes concentraciones debajo de capas de aplicaciones más recientes. A medida que la pintura se resquebraja o descascara, despide partículas microscópicas de este elemento. Estas terminan en las manos, los juguetes, la ropa del bebé...y a la larga, en su boca. Si existe la posibilidad de plomo en la pintura de tu casa,

NO APTA PARA LA EXCAVACIÓN

En general, la arena que se vende para las cajas de juegos es perfectamente segura y conveniente para que tu bebé se divierta cavando. Sin embargo, una carga ocasional de arena podría estar contaminada con un tipo de asbestos llamado tremolita. Las fibras de tremolita flotan en el aire y pueden causar enfermedades graves si son inhaladas. El problema es más grave en interiores, donde la arena tiende a ser seca y polvorienta, que en exteriores, donde suele ser húmeda. Aunque es prácticamente imposible saber si la arena con la que juega tu bebé (en casa, en una guardería o en el patio de juegos) está contaminada, puedes comprobar si es polvorienta y si es riesgoso respirarla. Devuelve o deshazte de la arena (o si es de un patio de juegos, frecuenta una caja de arena más segura) si levanta una nube de polvo cuando dejas caer un puñado o si, cuando mezclas una cucharada en un vaso de agua, el agua sigue turbulenta una vez que la arena se decanta. Encuentra otra fuente, preferiblemente arena ordinaria de playa (gran parte de la arena de juegos es piedra o mármol molidos).

consulta con la oficina local de EPA para que te aconseje si debes removerla y cómo hacerlo. Y asegúrate de que cada objeto pintado –juguetes, cuna o cualquier otra cosa con la que tu bebé entre en contacto– no contenga plomo. Ten especial cuidado con las antigüedades y con los objetos importados o comprados fuera de los Estados Unidos.

Agua potable. La EPA calcula que en decenas de millones de hogares estadounidenses es probable que el agua esté contaminada con plomo. El plomo suele filtrarse en el agua en los edificios con cañerías de plomo o donde los caños han sido soldados con este material, sobre todo donde el agua es particularmente corrosiva. Como la mayor parte de la contaminación ocurre una vez que el agua ha entrado en edificios individuales en vez del suministro público, la mayoría de las comunidades no ha hecho mayores esfuerzos por corregir el problema. Si sospechas que el agua en tu casa pueda estar contaminada con plomo (o con cualquier otra sustancia peligrosa), hazla examinar por el departamento local de agua, el departamento de salud o la EPA, si es

que realizan este tipo de pruebas, o por una agencia privada con certificación estatal. Si encuentran plomo, puedes hacer instalar un filtro de ósmosis inversa (que remueve el plomo) en el fregadero de tu cocina, o usar agua embotellada para beber y para preparar la fórmula. Dejar que el agua circule durante por lo menos tres minutos también la hace más segura para beber o para cocinar, aunque representa un desperdicio. Evita usar el agua caliente del grifo para cocinar, ya que filtra más plomo; no hiervas el agua durante más de cinco minutos, porque concentra el plomo.

Suelo. La pintura de la casa que se descascara, los residuos industriales, el polvo causado por la demolición de casas pintadas con plomo, pueden terminar contaminando el suelo. Aunque no tienes que obsesionarte, trata de impedir que tu bebé se lleve las manos a la boca luego de estar en contacto con el suelo.

Además de mantener a tu hijo alejado de fuentes conocidas de plomo, también deberías tratar de aumentar su resistencia a la intoxicación con plomo mediante una buena nutrición, particularmente con niveles adecuados de hierro y calcio. Y pregúntale al médico sobre los exámenes de plomo (algunos los practican como rutina).

AGUA CONTAMINADA POR OTROS MEDIOS

Por lo general, el agua del grifo en los Estados Unidos es apta para beber, aunque alrededor de un 2% de los suministros de agua comunitarios contienen sustancias que presentan riesgos significativos para la salud. Se considera que los sistemas de agua purificados con carbón activado en vez de cloro proporcionan agua más segura, pero sólo unos pocos distritos usan este tipo de purificación. El agua de pozo también suele

estar contaminada. Si sospechas que el agua de tu casa no es segura, consulta a la EPA sobre cómo examinarla. Si resulta estar contaminada, un purificador de agua suele ser suficiente para hacerla segura para beber. El tipo de purificación más adecuado para tu hogar dependerá de los contaminantes en el agua y el dinero que puedas gastar.

AIRE CONTAMINADO EN INTERIORES

La mayoría de los bebés pasa mucho tiempo en interiores; por lo tanto, la calidad del aire que respiran allí es de particular importancia. Para mantener limpio y seguro el aire del bebé, vigila los siguientes riesgos en interiores:

Monóxido de carbono. Este gas incoloro, inodoro, insípido, pero traicionero (puede causar enfermedades pulmonares y dañar la vista y el funcionamiento cerebral, y es fatal en dosis altas) que resulta de la combustión incompleta de distintas sustancias, puede filtrarse en tu hogar por muchas vías: estufas a leña o querosén mal ventiladas (haz que el departamento de bomberos controle la salida de ventilación); las estufas a leña de combustión lenta (acelera el proceso manteniendo abierta la compuerta de tiro); las cocinas a gas u otros artefactos mal ajustados o sin ventilación (haz que los ajusten periódicamente –la llama debe ser azul– e instala un ventilador con salida al exterior para remover el humo); las hornillas a gas cada vez que son encendidas (el encendido eléctrico reduce la cantidad de emisiones de gases de combustión); las chimeneas obstruidas con residuos (nunca debes dejar que el fuego arda con humo y sin llama y la chimenea debe limpiarse regularmente); un garaje anexado a la casa (nunca dejes un auto con el motor en marcha, ni

---

EL PREOCUPANTE BPA

Bisfenol A (BPA), una sustancia química que podría ser tóxica para los seres humanos, está presente en muchos productos de plástico de policarbonato, incluso algunos biberones. Aunque la FDA no cree que los niveles de exposición por medio de los envases de alimentos impongan riesgos inmediatos, algunas investigaciones sugieren que el BPA podría permanecer en el organismo más tiempo del que se suponía. En consecuencia, muchos fabricantes de biberones están evitando voluntariamente el uso de esa sustancia en sus productos, y algunos estados están pidiendo la prohibición de su uso. La FDA sigue estudiando el tema, y mientras no se pronuncie, usa biberones de vidrio o de plástico confeccionados sin materiales de policarbonato para mayor precaución. También evita calentar la fórmula en contenedores de plástico de policarbonato.

AL ZOO SIN SUSTOS

Ten especial cuidado si tu bebé desea acercarse a las cabras y ovejas en el zoológico o en una granja. Aunque son lindos y adorables, estos animales también pueden ser portadores de la peligrosa bacteria E. coli, que podrían transmitir a sus pequeños admiradores. La infección de E. coli causa diarrea aguda y calambres abdominales, y en algunos casos puede ser fatal. Por eso, lávale las manos con agua y jabón (la mayoría de los zoológicos tiene un lavamanos a la vista con este objetivo), o con una toallita o gel antibacteriales después de cada encuentro con los animales. Si no tomaste estas precauciones en visitas anteriores pero tu bebé no presentó ningún síntoma después, no hay razón para preocuparse. Sólo toma precauciones la próxima vez.

siquiera brevemente, dentro de un garaje que comparta una pared o cielorraso con el resto de la casa, porque el humo puede filtrarse). Para mayor seguridad, instala un detector de monóxido de carbono en cada piso de tu casa, que no esté cerca de los principales electrodomésticos (como lo harías con los detectores de humo).

Benzopirenos. Una larga lista de enfermedades respiratorias (desde irritación de ojos, nariz y garganta hasta enfisema y cáncer, pasando por asma y bronquitis) pueden asociarse a las partículas alquitranadas que resultan de la combustión incompleta del tabaco o la madera. Para impedir la exposición de tu bebé, no permitas que se fume dentro de la casa, asegúrate de que el conducto que ventila el humo de un fuego de leña no tenga escapes, que los electrodomésticos tengan salida de aire al exterior (como la secadora de ropa), cambia regularmente los

filtros de aire de los aparatos, y aumenta la ventilación en tu hogar.

Partículas. Una gran variedad de partículas, invisibles al ojo humano, pueden llenar el aire de nuestros hogares. Provienen de fuentes como el polvo casero (que puede desencadenar alergias en niños propensos a ellas), humo del tabaco, humo de la madera, artefactos domésticos a gas con mala ventilación, calentadores a querosén y materiales de construcción con asbestos. Las mismas precauciones (no fumar, ventilación adecuada, cambio de filtros) enumeradas antes pueden reducir esta amenaza. Los filtros de aire suelen remover muchas de estas partículas y son particularmente útiles si alguien de la familia tiene alergias. Si encuentras asbestos en tu casa que debas remover, consigue ayuda profesional para lidiar con el problema antes de que las partículas empiecen a flotar en el aire.

Otras emanaciones. Las emanaciones de los líquidos limpiadores, de algunos rociadores en aerosol (si contienen fluorocarbonos también pueden ser perjudiciales para el ambiente) y de trementina (aguarrás) y otros materiales de pintura pueden ser altamente tóxicas. Si usas este tipo de sustancias, opta siempre por el producto menos tóxico (pinturas a base de agua, cera de abejas para el piso, diluyentes de pintura elaborados con plantas oleaginosas), aplícalo en un área bien ventilada (mejor todavía, en exteriores), pero nunca cuando hay bebés o niños cerca. Almacénalos, al igual que todos los demás productos caseros, fuera del alcance de las pequeñas manos curiosas. Lo mejor es guardarlos en depósitos fuera de la casa, ya que si empiezan a evaporarse, las emanaciones no se filtrarán en zonas habitadas.

Aldehído fórmico. Como en nuestro mundo moderno hay tantos productos que contienen aldehído fórmico (desde las resinas en los muebles de madera aglomerada hasta el encolado en telas para decoración y los adhesivos para las alfombras), no es de sorprender que el gas, que causa cáncer nasal en los animales y problemas respiratorios, sarpullidos, náusea y otros síntomas, esté por todas partes. Para reducir el riesgo potencial, busca productos sin aldehído fórmico cuando construyas o decores tu hogar. Para reducir los efectos del aldehído fórmico que ya está en tu hogar, sella esos materiales tales como madera aglomerada con una resina epoxi o, todavía mejor y más fácil, invierte en un jardín para interiores. Entre quince a veinte plantas pueden aparentemente absorber el gas aldehído fórmico en una casa de tamaño promedio. Pero asegúrate de que no sean plantas venenosas si se ingieren, en el caso de que tu bebé se sienta tentado de llevárselas a la boca.

Moho. Se sabe que los hongos, que florecen en sitios húmedos como sótanos, causan problemas respiratorios, crup, bronquitis y otras enfermedades en los bebés. Comprueba si hay rincones húmedos y moho en tu hogar y toma medidas para eliminarlos. Si tu bebé ha experimentado problemas de respiración, considera también la posibilidad de medir los niveles de hongos en la casa.

Radón. Este gas incoloro, inodoro y radiactivo, un producto natural de la desintegración del uranio en las rocas y el suelo, es la segunda causa de cáncer pulmonar en los Estados Unidos. Respirado sin siquiera sospecharlo por los residentes de casas donde se ha acumulado, expone los pulmones a radiación, que a lo largo de muchos años puede producir cáncer.

La acumulación de radón se produce cuando el gas se filtra en una casa a partir de rocas y suelo en descomposición y es retenido debido a una mala ventilación de la estructura.

Tomar las siguientes precauciones puede ayudarte a prevenir las graves consecuencias de la exposición al radón:

◆ Antes de comprar una casa, especialmente en un área de alta presencia de radón, hazla inspeccionar para comprobar si está contaminada con el gas. La filial local o estatal de la EPA te puede dar información sobre los niveles de radón en tu área y cómo hacerlos inspeccionar.

◆ Si vives en un área con altos niveles de radón, o si sospechas que tu casa puede estar contaminada, hazla examinar. Idealmente, las inspecciones deberían realizarse a lo largo de un período de varios meses a fin de obtener un promedio. Los niveles suelen ser más elevados en temporadas en que las ventanas permanecen cerradas.

◆ Si tu casa resulta tener altos niveles de radón, consulta a la EPA para que te ayude a localizar una compañía en tu área para solucionarlo, y pídeles material escrito que tengan sobre la reducción del gas. Probablemente, el primer paso será sellar las grietas y otras aberturas en los cimientos de paredes y pisos. Lo más importante será mejorar la ventilación, abriendo ventanas; instalando conductos de ventilación en el espacio entre plantas para tuberías o cables, altillos y otros espacios cerrados; y eliminando los sellados herméticos de puertas y ventanas y los intercambiadores de calor. En algunos casos, podría hacer falta un sistema de ventilación para toda la casa.

CONTAMINANTES EN LOS ALIMENTOS

En este mundo de producción masiva, los fabricantes han aprendido a usar sustancias químicas de todo tipo para que los alimentos que producen luzcan mejor, huelan mejor y tengan un mejor sabor (o, en el caso de los alimentos procesados, al menos se parezcan a los reales), y duren más. Pero aun los alimentos que no han pasado por una planta de producción suelen estar contaminados por pesticidas u otras sustancias químicas utilizadas para el cultivo o almacenamiento o recogidas en el agua o el suelo. En muchos casos, los riesgos de estas sustancias para los seres humanos son desconocidos o considerados bajos. De todos modos, es prudente que protejas a tu bebé (que es más vulnerable a ellas que los adultos), observando las siguientes reglas básicas al seleccionar y preparar alimentos:

♦ Descarta los alimentos procesados con muchos aditivos químicos, al menos cuando hagas las compras para el bebé. No sólo suelen ser menos nutritivos que los frescos, sino que las sustancias químicas que contienen pueden no ser seguras. Aunque se considera que muchos aditivos alimenticios comunes son seguros, otros podrían no serlo. Ten particular cuidado con los alimentos que contengan algunos de los siguientes componentes: aceites vegetales con bromo (BVO), Butil-hidroxi-anisol (BHA), Butil-hidroxi-tolueno (BHT), cafeína, glutamato monosódico (MSG), galato de propilo, quinina, sacarina, nitrato de sodio y nitrito de sodio, sulfitos y colorantes y sabores artificiales. Se consideran cuestionables: carragenina, heptyl paraben, ácido fosfórico y otros compuestos con fósforo.

♦ No le des a tu bebé edulcorantes artificiales. Todavía quedan muchos interrogantes por resolver sobre la seguridad de algunos endulzantes. Aunque algunos parecen ser seguros (especialmente sucralosa, o Splenda, un edulcorante bajo en calorías elaborado con azúcar), como están destinados a restringir calorías (y los pequeños jamás deben ser sometidos a una dieta restringida en calorías), no tienen lugar en la dieta de un bebé.

♦ Compra alimentos orgánicos cuando sea posible (pero no te preocupes cuando no puedas, ya que los riesgos por residuos químicos se consideran generalmente muy bajos). Los productos de temporada producidos localmente tienden a ser los más seguros, porque no necesitan grandes cantidades de sustancias químicas durante el transporte o almacenaje. También son más seguros los alimentos con la protección de cáscaras, hojas o piel

CUESTIÓN DE PERSPECTIVA

A pesar de que tiene sentido limitar los productos químicos en la dieta familiar en la medida de lo posible, el temor a los aditivos y sustancias químicas también puede limitar de tal modo la variedad de alimentos para tu familia que podría interferir con una buena nutrición. Es importante recordar que una dieta nutritiva bien equilibrada, rica en granos integrales y frutas y verduras (especialmente crucíferas como brócoli, coliflor y col de Bruselas, y ricas en vitamina A como verduras de hojas verdes y amarillas intensas), no sólo aportará los nutrientes necesarios para el crecimiento y la buena salud, sino también ayudará a contrarrestar los efectos de posibles carcinógenos en el medio ambiente. Por eso, limita el consumo de sustancias químicas cuando sea práctico, pero no te obsesiones ni obsesiones a tu familia en el proceso.

CUIDADO CON LO QUE COME

No son sólo los puñados de tierra en el parque o las flores secas en los estantes de un comercio lo que debes impedir que tu angelito se lleve a la boca. Hay muchos alimentos (además de los enumerados en la página 350), como también bebidas y otros líquidos, que no pertenecen a la dieta de un bebé, incluyendo:

◆ Productos lácteos, jugo o cidra no pasteurizados (crudos). Pueden contener bacterias peligrosas capaces de producir enfermedades mortales en bebés y niños pequeños.

◆ Carnes ahumadas o curadas como salchichas, mortadela y tocino. Por lo general, altos en grasa y colesterol, como también en nitratos y en otras sustancias químicas, rara vez se deberían servir al bebé, si acaso (los embutidos siempre deben ser calentados hasta que humeen para prevenir la listeria, una infección bacteriana).

◆ Pescado ahumado, como salmón, trucha o pescado blanco. Hay dos motivos por los cuales no deben ser parte de la dieta del bebé: en primer lugar, se los suele curar con nitritos para mantenerlos frescos; y en segundo término, podrían estar contaminados con listeria.

◆ Cualquier pescado que pueda estar contaminado con altos niveles de mercurio, incluyendo tiburón, pez espada, caballa y blanquillo, al igual que cualquier pescado de aguas contaminadas. Como el atún también puede contener una buena cantidad de mercurio (el enlatado contiene algo menos que el fresco), también conviene limitar su consumo en bebés o en niños pequeños (aunque todavía la FDA ni la EPA han dicho su última palabra). También se recomienda que en los niños el consumo de un pez capturado de manera recreativa (a diferencia de los productos comerciales) se limite a 2 onzas (peso después de cocinado) a la semana . El departamento de salud local podría darte más información sobre qué pescados son seguros para comer y cuáles no lo son en cualquier temporada en tu comunidad, lo que nunca deberías servir a un niño y lo que deberías servir sólo de vez en cuando. Para un informe actua-

(como palta, melón y bananas) que no dejan pasar los pesticidas. Los productos agrícolas que lucen algunas imperfecciones también podrían ser más seguros, ya que suele ser la protección química la que hace que los alimentos luzcan rozagantes. En la mayoría de los casos, los productos agrícolas producidos en los Estados Unidos están menos contaminados que los importados.

◆ Pela las frutas y las verduras que no tengan certificación orgánica antes de consumirlas (sobre todo las que tienen una capa cerosa) o lávalas cuidadosamente con agua o, mejor, con un producto natural (pero enjuágalas bien), frotándolas con un cepillo duro cuando sea posible. No uses el cepillo cuando laves lechugas o fresas, pero sí cuando se trate de manzanas y calabacines.

◆ Mantén lo más variada posible la dieta de tu bebé una vez que comiences a darle una amplia gama de alimentos. La variedad agrega algo más que chispa a su vida: le proporciona una medida de seguridad (además de una mejor nutrición, entregándole una amplia gama de vitaminas y minerales de diferentes fuentes). En vez de ofrecerle siempre jugo de manzana, varía

lizado sobre la seguridad en el consumo de pescados seguros, contacta a la FDA (888-463-6332, www.fda.gov), o a la EPA (202-566-0400, www.epa.gov/ost/fish).

◆ Pescado crudo, como sushi. Los niños pequeños no mastican lo suficientemente bien como para destruir los parásitos que podrían contener y que pueden causar enfermedades graves; también corren mayor riesgo por las enfermedades en sí.

◆ Alimentos o bebidas como café, té, cacao y chocolate que contienen cafeína o compuestos relacionados. La cafeína puede poner nervioso al bebé y, lo que es peor, puede interferir con la absorción del calcio y reemplazar alimentos dietéticamente más saludables.

◆ Los alimentos de imitación, tales como cremas no lácteas (llenas de grasa, azúcar y sustancias químicas) y "bebidas" de frutas (que en realidad contienen poco jugo, azúcar innecesaria y, a menudo, numerosas sustancias químicas).

◆ Tés de hierbas. Con frecuencia contienen sustancias que pueden ser peligrosas para los bebés. Por ejemplo, se ha demostrado que el té elaborado con anís estrellado chino –un tratamiento tradicional para los cólicos en algunas culturas– causa convulsiones, nerviosismo, irritabilidad y vómitos en los niños. Usa solamente los que te recomiende el pediatra.

◆ Bebidas alcohólicas. A nadie se le ocurriría incluirlas en la dieta regular de un bebé, pero algunos consideran que es divertido darle un traguito a un bebé. En realidad, es un juego peligroso, ya que el alcohol puede ser tóxico para el bebé. Tampoco se debe usar para poner en las encías del bebé durante la dentición.

◆ Agua del grifo contaminada con plomo, PCB o cualquier otro material peligroso. Consulta a la filial local de la EPA o el departamento de aguas, o programa una revisión privada del agua de tu casa si sospechas que está contaminada.

◆ Suplementos vitamínicos que no sean elaborados para niños (y administrados según lo indique el pediatra). El exceso de vitaminas puede ser especialmente perjudicial para los bebés, cuyos organismos no las procesan tan rápido como el de los adultos.

los jugos de un día a otro (manzana un día, uva al siguiente, damasco al tercero y pera al cuarto). Varía también los alimentos proteínicos, cereales y panes, además de frutas y vegetales. Aunque esto no siempre te resultará fácil –muchos niños pequeños se encaprichan con los mismos alimentos y es difícil que acepten otra cosa–, es importante hacer el esfuerzo.

◆ Limita su consumo de grasa animal (aparte de la contenida en los productos lácteos o la fórmula) debido a que en la grasa se almacenan las sustancias químicas como antibióticos, pesticidas y otros. Quítale la grasa a las carnes y la piel a la carne de aves. Y dale carne vacuna, cerdo y pollo en pequeñas porciones. Cuando sea posible, elige productos lácteos etiquetados como "orgánicos"; escoge carnes y aves de corral criadas sin productos químicos ni antibióticos.

◆ Sigue las pautas descritas en el recuadro de más arriba para conocer las medidas de seguridad al comer pescado.

◆ Una vez que sean parte de la dieta del bebé, dale comidas que se supone tienen efectos protectores contra las toxinas ambientales. Entre ellos se

CADA VEZ MÁS ALIMENTOS ORGÁNICOS DISPONIBLES

Los alimentos orgánicos aparecen regularmente en las tiendas de alimentos saludables y la mayoría de los supermercados, y desde que el Departamento de Agricultura de los Estados Unidos (USDA, por sus siglas en inglés) aprobó nuevas normas federales que regulan y establecen criterios claros para el etiquetado, es más fácil identificarlos en los estantes. Sin embargo, para muchos compradores todavía no es posible llenar sus carritos exclusivamente con los más puros alimentos orgánicos. No se producen los suficientes, y lo que hay disponible suele ser caro.

A medida que aumente la demanda, también crecerá la oferta. Y cuando comiencen a estar más disponibles, los precios empezarán a bajar. Afortunadamente, para los niños más pequeños y sus padres hay cada vez más alimentos orgánicos para bebés. Todo lo que un diminuto comilón puede desear se encuentra en la línea de productos orgánicos, desde los primeros cereales y frutas coladas, vegetales y carnes, hasta combinaciones de alimentos. Ahora, incluso se consigue fórmula orgánica.

Comprar productos orgánicos, cuando puedes encontrar lo que necesitas y pagar los precios a menudo más caros, puede servir para un par de propósitos. Uno, por supuesto, es proteger a tu familia de sustancias químicas peligrosas. El segundo propósito es estimular a los mercados a ofrecer alimentos orgánicos, desde productos lácteos y carne hasta alimentos cocinados y verduras. Si no los consigues en tu vecindario, pídeles al supermercado o al almacén de tu barrio que los traigan; el interés de los consumidores contribuirá a aumentar la demanda y a bajar los precios. Y, una vez más, no te preocupes si no puedes conseguir o pagar por los alimentos orgánicos: sencillamente, lávalos y pélalos bien cuando sea posible.

---

incluyen los vegetales crucíferos (brócoli, col de Bruselas, coliflor, repollo), arvejas y frijoles secos cocinados, alimentos ricos en beta caroteno (zanahorias, calabazas, batatas o camote, brócoli, melón cantalupo) y aquellos ricos en fibra (granos enteros, frutas y verduras frescas).

Al tomar tus precauciones, no te olvides de mantener la perspectiva. Aun en los cálculos más pesimistas, sólo un pequeño número de casos de cáncer son causados por la contaminación química de los alimentos. Los riesgos del tabaco, el alcohol, la mala alimentación, la falta de vacunación o ignorar las precauciones de seguridad en el auto son considerablemente mayores en la salud de tu bebé.

¿Ves? Mantener seguro a tu bebé no es tan difícil después de todo.

◆ ◆ ◆

El sexto mes

En estos días, la personalidad desbordante de tu bebé comienza a revelar su individualidad. La interacción social con la mamá, el papá y casi todo el mundo que pasa junto a su cochecito sigue siendo una de sus actividades favoritas, y sus largas frases de balbuceo infantil, acentuadas por sus risitas y arrullos, te parecerán más chispeantes. Le fascina jugar a las escondidas ("¿Dónde está mamá?" "¡Aquí está!"), como también sacudir un sonajero (o cualquier otra cosa que haga ruido). Su pasión por explorar continúa, incluyendo ahora tu rostro, que el bebé palpará como si se tratase de su juguete favorito (tus lentes, aros y cabello no estarán a salvo por ahora). En algún momento de este mes, llegará la hora de estrenar el babero y la sillita alta (si no lo has hecho antes) para su primer encuentro con los alimentos sólidos. *¡Bon appétit!*

Lo que tu bebé podría estar haciendo

Todos los bebés van cumpliendo hitos según su propio ritmo de desarrollo. Si te parece que tu bebé no ha alcanzado uno o más de estos hitos, no te preocupes porque probablemente lo hará muy pronto. El ritmo de desarrollo de tu bebé es normal para él. Además, ten en cuenta que las habilidades que los bebés manifiestan acostados boca abajo, sólo pueden dominarse si tienen la oportunidad de practicar. Por eso, haz que tu bebé pase períodos de juegos supervisados boca abajo. Si algo te preocupa respecto a su desarrollo (porque has notado que no alcanzó una meta o si crees que experimenta una demora evolutiva), no dudes en consultarlo con el pediatra en la pró-xima visita, aunque él no te lo plantee. Los padres suelen notar matices en el desarrollo de sus bebés que a los médicos se les pasan por alto. Por lo general, los bebés prematuros alcanzan estos hitos más tarde que otros de la misma edad y, a menudo, lo hacen cuando se aproximan a su edad ajustada (la que tendrían si hubieran nacido a término) y, a veces, más tarde.

A los seis meses, tu bebé... debería ser capaz de:

- mantener la cabeza al mismo nivel del cuerpo cuando se le tira suavemente de las manos para sentarlo

- decir "a-gú" o una combinación similar de vocales y consonantes

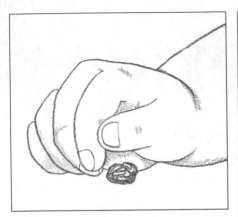

Algunos bebés pueden sostener objetos pequeños y posiblemente peligrosos con sus puños, así que ten cuidado de no dejar ese tipo de cosas a su alcance.

...*probablemente será capaz de:*

- resistir algo de peso en sus piernas cuando se lo sostiene derecho

- sentarse sin apoyo

- girar en dirección de una voz

- hacer trompetillas o pedorretas (sonidos con los labios y la lengua afuera)

...*tal vez podría ser capaz de:*

- balbucear, combinando vocales o consonantes como ga-ga-ga, ba-ba-ba, ma-ma-ma, pa-pa-pa

- mantenerse de pie, sosteniéndose de alguien o de algo

- protestar si tratan de quitarle un juguete

- esforzarse para tomar un juguete fuera de su alcance

- pasar un cubo u otro objeto de una mano a la otra

- buscar un objeto que se ha caído

- pasar los deditos sobre un objeto pequeño y sostenerlo en su puño (mantén todos los objetos peligrosos fuera de su alcance)

- comer por sí solo una galleta u otro alimento para picar

...*incluso podría ser capaz de:*

- avanzar a rastras o gatear[1]

- tratar de levantarse mientras está sentado

- sentarse, estando boca abajo

- recoger un objeto pequeño con el pulgar y otro dedo (mantén todos los objetos peligrosos fuera de su alcance)

- decir "mamá" o "papá", indiscriminadamente

Qué puedes esperar en el control médico de este mes

Cada médico tendrá su propio enfoque para los exámenes de rutina del bebé. Tanto la organización del examen físico como el número y tipo de técnicas de evaluación y procedimientos aplicados, variarán según las necesidades individuales del bebé. Pero, en general, cuando tu bebé tiene alrededor de seis meses, puedes esperar lo siguiente en una visita al médico:

---

1. Los bebés que pasan poco tiempo boca abajo durante el período de juego podrían lograrlo más adelante, y no es motivo de preocupación (consulta la página 234).

◆ Preguntas acerca de cómo está la situación en casa con el bebé, contigo y con el resto de la familia, y sobre la alimentación, sueño y progreso general del pequeño, como también acerca del cuidado infantil si es que estás trabajando fuera de casa.

◆ Medidas de peso, altura y circunferencia de la cabeza del bebé, y una evaluación de su progreso desde el nacimiento.

◆ Examen físico, incluyendo volver a chequear cualquier problema previo. Ahora y en las próximas visitas, también revisará la boca del bebé ante la aparición o inminente aparición de los dientes.

◆ Evaluación sobre el desarrollo. El pediatra podría basarse en la observación y en tus informes acerca de lo que el bebé hace o podría practicarle una serie de pruebas para evaluar el control de la cabeza cuando se le tira suavemente de las manos para sentarlo; la visión; la audición; su capacidad para tratar de alcanzar y de agarrar objetos pequeños, de pasar sus deditos por objetos pequeños, de darse vuelta y resistir algún peso sobre las piernas; además de su interacción social y vocalización.

◆ Tercera tanda de vacunas (después de la dosis de Heb B al nacer), si es que el bebé goza de buena salud y no hay otras contraindicaciones. Revisa el programa recomendado de vacunaciones en la página 255. Consulta con anticipación sobre cualquier reacción que haya tenido a la primera tanda de vacunas.

◆ Posiblemente un examen de hemoglobina o hematocritos para detectar la presencia de anemia (por lo general, con un pinchazo en un dedo), en especial en el caso de los bebés de bajo peso al nacer.

◆ Orientación sobre lo que puedes esperar en el siguiente mes con respecto a la alimentación, el sueño, el desarrollo y la seguridad infantil.

Las preguntas que tú podrías querer hacer, si es que el médico no las ha contestado antes:

◆ ¿Qué reacciones puedes esperar en el bebé en esta tanda de vacunas? ¿Cómo deberías tratarlas? ¿Ante qué reacciones deberías llamarlo?

◆ ¿Qué alimentos puedes comenzar a darle ahora al bebé?

También plantea las preocupaciones que te hayan surgido en el último mes. Anota la información y las instrucciones del médico. Registra la información en un archivo permanente de salud (como peso del bebé, altura, circunferencia de la cabeza, vacunas, enfermedades, remedios recetados y alimentos sólidos que puedes comenzar a darle ahora, entre otros).

La alimentación de tu bebé:
ALIMENTOS COMPRADOS O PREPARADOS EN CASA

Antes de que los alimentos para bebé llegaran a las estanterías de los supermercados, no había otra alternativa: alimentar al bebé significaba prepararle su propia comida.

Actualmente, los padres pueden

COMIDA PARA PENSAR

La comida que llena la barriguita de tu bebé ¿puede también alimentar su cerebro? Esa es la idea detrás de los alimentos comerciales para bebés enriquecidos con DHA y ARA, ácidos grasos estimulantes del cerebro que se encuentran en la leche materna y que se agregan a algunas fórmulas. La fuente de DHA depende del fabricante, y por eso es conveniente revisar las etiquetas antes de comprar. Todos los vegetales son probablemente lo mejor para un bebé pequeño (los aceites de pescado no sólo contienen contaminantes del mar sino también tienen un gustito… bueno… a pescado, y los productos elaborados con yema de huevo enriquecida no son adecuados hasta que comiences a incluir los huevos en la dieta del bebé). Todavía se está investigando qué tan efectivos son estos alimentos en el aumento de la capacidad intelectual de un niño, pero dado que esos ácidos grasos también contribuyen a la salud del corazón, no le causarán ningún daño al bebé y quizás le proporcionarán muchos beneficios si se los das. El único inconveniente: al igual que las fórmulas fortalecidas, estos alimentos pueden ser caros.

optar por seguir haciéndolo ellos mismos (algo que los procesadores de alimentos y batidoras han hecho tan fácil como apretar un botón) o elegir entre una amplia variedad de alimentos listos para servir.

¿La cuchara que llevarás a la boca de tu bebé contendrá el producto de un frasco de supermercado o un producto hecho en casa? La elección es tuya.

COMIDA PARA BEBÉ COMPRADA

Aunque hagas concesiones nutricionales en otras secciones del supermercado (donde los productos listos para servir, además de procesados en exceso, pueden tener abundancia de azúcar y de sal), seguramente no las harás en la sección para bebés. Pero no por eso tendrás que abandonar la conveniencia, ya que los alimentos para bebés vienen en frascos con porciones listas para servir, y se pueden cerrar para almacenar y refrigerar los restos. Además, los alimentos para bebés ofrecen hoy otras ventajas. La mayoría de las variedades de los alimentos de un solo ingrediente rara vez contiene añadidos de sal, azúcar o rellenos. Como las frutas y vegetales son preparados y envasados poco después de su recolección, retienen un alto porcentaje de sus nutrientes. Los alimentos son consistentes en textura y sabor, y como son preparados bajo estrictas condiciones sanitarias (condiciones que serían difíciles de duplicar en el hogar), puedes confiar en su seguridad. También son relativamente económicos, sobre todo si el tiempo que te ahorran es valioso para ti, y teniendo en cuenta que es probable que desperdicies menos alimentos que cuando preparas grandes cantidades para tu bebé.

Las ventajas de la comida para bebés comprada son mayores en los primeros meses en que le das sólidos. Las variedades coladas tienen la consistencia ideal para los bebés que empiezan a comer sólidos, y los alimentos de un solo ingrediente en esta etapa facilitan la detección de alergias. Aunque los principales fabricantes ofrecen la consistencia ideal a medida que los bebés están listos para ellas, muchas familias dejan los productos comerciales preparados en cuanto sus pequeños son capaces de consumir alimentos de cocción ligera molidos, picados o rallados del menú familiar. Eso se debe a que ofrecerles pronto alimentos de mesa –en vez de seguir dándoles los de bebés– aumenta la probabilidad de que sean comilones dóciles, es decir, que se acostumbren a comer lo que consume el resto de la familia. Aun así, los alimentos listos para servir para bebés más grandes y niños pequeños podrían seguir siendo convenientes para cuando la familia sale de paseo, va a visitar amigos, va a restaurantes o cuando el menú familiar no es apropiado o saludable para el menor.

Aunque casi todos los alimentos destinados a los bebés que se inician con los sólidos son completamente saludables, siempre conviene leer la etiqueta para mayor seguridad (sobre todo cuando el bebé empieza a comer alimentos para "niños pequeños", que podrían ya no ser tan saludables). Ten cuidado con los ingredientes que tu bebé no necesita, como azúcar o jarabe de maíz, sal y almidón modificado u otros espesantes. Fíjate también si tiene ingredientes que aún no le has comenzado a dar, como huevos (que podrían aparecer en el alimento menos pensado). Y ten en cuenta que los bebés –cuyas papilas gustativas todavía no están prejuiciadas– se satisfacen completamente con cereales, frutas y otros postres no endulzados; el azúcar que se suele añadir a dichos productos no sólo es innecesario sino además puede debilitar el gusto del bebé por el sabor más delicado de la dulzura natural. Lo mismo puede decirse de los alimentos a los que les añaden sal. A los adultos acostumbrados a comidas muy sazonadas, los alimentos para bebés sin azúcar ni sal les podrían parecer sosos. A los bebés, en cambio, les parecen perfectos.

Los alimentos orgánicos para bebés, que antes eran más caros y no estaban ampliamente disponibles, ahora se están multiplicando en los mercados. Elígelos cuando puedas, pero ten la tranquilidad de saber que los productos comerciales –aun los que no tienen certificación orgánica– suelen estar libres de aditivos y residuos de pesticidas.

ALIMENTOS PREPARADOS EN CASA

¿No estás presionada por el reloj? ¿Te sientes motivada? ¿Te agrada la idea de hacerlo tú misma? Aunque los alimentos infantiles comerciales son mejores que nunca, preparar la comida de tu bebé en casa –a veces o todo el tiempo– es una magnífica opción. Sólo asegúrate de seguir estas pautas:

- Cuando le comiences a dar un nuevo alimento, prepáralo y sírvelo sin ningún ingrediente añadido, incluyendo azúcar, sal u otros aderezos. Si estás cocinando para toda la familia, separa la porción para el bebé antes de añadir esos ingredientes.

- Cocina y sirve la comida del bebé sin grasa añadida.

- Cocina los vegetales al vapor, a olla a presión o sin agua, exponiéndolos a un mínimo de luz, aire, calor y agua.

- Para preservar las vitaminas, hierve, cocina a microondas o asa las papas con su piel, y pélalas después de cocinarlas.

¿TE ANIMAS?

¿Quieres hacer trabajar a tu licuadora? Preparar alimentos en casa para tu bebé es ahora más fácil que nunca. Consulta la página 832 para obtener ideas de recetas.

- No cocines en ollas de cobre, ya que podrían destruir la vitamina C.

- No cocines en aluminio los alimentos ácidos (como tomates, una vez que se los comienzas a dar), puesto que pueden disolverse pequeñas partículas de aluminio y ser absorbidas por la comida.

- No agregues bicarbonato de sodio; puede que preserve el color, pero reduce las vitaminas y los minerales.

- Deja remojando durante la noche las legumbres secas (arvejas o frijoles). Si prefieres un método más rápido, hiérvelas durante dos minutos, luego déjalas reposar durante una hora y cocínalas más tarde en el agua de remojo.

- Sigue las normas acerca de la preparación segura de alimentos en Cómo alimentar sin riesgos al bebé en la página 366.

Durante las primeras semanas de sólidos, o por lo menos hasta que el bebé tenga siete meses, los alimentos que le sirvas deben estar molidos finamente y colados o tamizados (aunque puedes moler bananas y suavizarlas con líquido). Para mayor conveniencia, puedes preparar un lote de zanahorias, arvejas u otros vegetales y después congelarlos en bandejas de cubos de hielo. Una vez congelados, conserva los cubitos individuales en bolsas de congelación herméticas. Antes de usarlos, descongélalos en el refrigerador, a baño María, en un microondas (en el modo "descongelar", no en "cocinar"), o bajo agua fría (aún dentro de la bolsa de plástico), y no a temperatura ambiente.

Lo que podrías estar preguntándote

TODAVÍA NO DUERME TODA LA NOCHE

"Mi hija sigue despertándose dos veces por noche y no se vuelve a dormir sin que le dé el pecho. ¿Podremos dormir alguna vez?".

Tu pequeña seguirá despertándose varias veces durante la noche por el resto de su vida, como nos ocurre a todos. Pero hasta que aprenda a dormirse sola, ni tú ni ella podrán dormir bien toda la noche.

Ayudarla a que se vuelva a dormir –ya sea dándole el pecho, un biberón, un chupete, meciéndola, acariciándola, masajeándola, cantándole, poniéndole grabaciones para dormir– no hará más que demorar su aprendizaje para dormirse sola. Tarde o temprano llegará el momento en que ya no será práctico ni posible que tú seas su mago de los sueños. Si adelantas ese momento ahora, las dos podrán dormir más.

Antes de empezar, deberás estudiar cuidadosamente sus hábitos de sueño, tomando en cuenta también si está durmieno demasiado durante el día. Otro primer paso importante será "destetarla" completamente de las alimentaciones a la mitad de la noche (consulta la página 286). Si tu hija se ha estado quedando dormida prendida al pecho o al biberón, trata de establecer una rutina nocturna que incluya la última alimentación del día antes del baño y otros rituales. De ese modo, podrás acostarla en la cuna despierta, lo que la ayudará a iniciar el proceso de aprender a dormirse sola.

Después deberás decidir qué método querrás seguir para hacer que tu bebé conquiste la independencia en el sueño. Ten en cuenta que, como en muchos otros temas, el mismo método no resulta para todos los padres ni para todos los bebés. Lee todas las alternativas antes de decidir cuál tiene más posibilidades de permitir una noche de sueño tranquilo para toda la familia. Pero después sé flexible; si el método que eliges no da resultado para ti y tu bebé (una vez que lo hayas probado realmente), tendrás que optar por el Plan B.

Cortar por lo sano. Para aquellos padres desesperados por poder dormir bien toda la noche cuanto antes, dejar que el bebé se canse de llorar casi siempre da resultado. Aunque algunos recomiendan utilizar este método tan pronto como a los tres meses, es mejor ponerlo en práctica cuando el bebé está cerca de los seis meses. A esa altura, la mayoría de los pequeños no necesita más alimentación nocturna, a menos que se trate de un bebé prematuro que todavía esté poniéndose al día. Y si bien un bebé de pocos meses llora para comunicar sus necesidades básicas, las motivaciones de los más grandes se vuelven más complejas. Mientras el llanto logre que los tomen en brazos, los acunen y los alimenten, seguirán llorando. Cuando descubren que ya no les da resultado, la mayoría dejará de llorar por la noche, por lo general después de tres a cuatro noches (lee más abajo para conocer las maneras de sobrellevar más fácilmente el llanto).

Si por una cuestión de principios te opones a este método, no lo pongas en práctica. La crianza que va contra tus propios instintos pocas veces da resultado. En cambio, ayúdala a que se vuelva a dormir con música relajante, un chupete, una canción de cuna –o el método que prefieras– por el tiempo que sea necesario. O intenta el siguiente plan.

Retirada gradual. Si te sientes incómoda con el método de cortar por lo sano, hay otros métodos de "condicionamiento" que operan en gran medida del mismo modo, pero que les permiten a ti y a tu pequeña avanzar más despacio. Aquí encontrarás una muestra de los distintos enfoques:

◆ Método Ferber, así llamado por el Dr. Richard Ferber, autor de *Solving Your Child's Sleep Problems* (Soluciona los problemas de sueño de tu niño). Funciona así: la primera noche, acuesta a tu hija despierta, acaríciala y susúrrale "buenas noches. Te quiero

EL MOMENTO OPORTUNO

Un cambio importante o un grado de estrés en la vida de tu bebé a la vez, es demasiado para él. Si tu bebé ya está lidiando con algún trastorno –ya sea la dentición, la mamá que regresa al trabajo, una nueva niñera o una infección al oído– espera hasta que se vuelva a sentir bien antes de iniciar una campaña para que comience a dormir toda la noche. También tiene sentido esperar si planeas un viaje familiar en el futuro cercano (un viaje casi seguramente te lo impedirá). Ten en cuenta que aun los bebés que ya son capaces de dormir durante toda la noche podrían empezar a despertarse de nuevo en períodos de cambio o estrés (sería conveniente consolarlo solamente mientras dure el problema, porque de otro modo seguirá despertándose mucho después de que haya terminado). También podría volver a despertarse de noche al superar una etapa clave de su desarrollo –como aprender a gatear o caminar– ya que el impulso a practicar su nueva habilidad puede interferir temporalmente con el sueño.

¿QUÉ PENSARÁN LOS VECINOS?

Ya es bastante difícil para ti escuchar a tu bebé llorar en la mitad de la noche, pero ¿qué pensarán los vecinos? Si vives en un departamento o al alcance de los oídos de tus vecinos, dejar que tu pequeño llore durante buena parte de la noche puede parecer decididamente poco amistoso. Aquí encontrarás algunos consejos para no enemistarte con los vecinos mientras enseñas a dormir a tu bebé toda la noche:

◆ Dales una advertencia. Deja que tus vecinos sepan con tiempo lo que pueden esperar (en vez de hacerlo cuando te llamen a las tres de la madrugada para quejarse). Cuéntales tus planes (de enseñar a tu bebé a dormirse durante la noche, dejándolo llorar durante períodos breves cada noche) y cuánto tiempo crees que tardará (con un poco de suerte, no más de una semana).

◆ Discúlpate por anticipado (y si eso no da resultado, "compra" su perdón). Lo más probable es que no se entusiasmen ante la perspectiva del sueño interrumpido (después de todo, ese es un "privilegio" reservado a los nuevos padres y no a los demás). Los vecinos que tienen niños (y que ya han tenido su propia cuota de caminatas con bebés llorones a cuestas) podrían ser comprensivos, e incluso ofrecer algunas sugerencias. Por el contrario, los vecinos sin hijos podrían ser menos comprensivos. Es posible que las disculpas sean aceptadas con mayor gentileza si van acompañadas de alguna pequeña ofrenda por perturbar la paz (como una botella de vino, una canasta de frutas y quesos, una caja de trufas importadas o, en casos difíciles, todas las anteriores). Si tus vecinos tienen sentido del humor (ojalá), podrías ofrecerles tapones para los oídos u orejeras.

◆ Cierra las ventanas. Asegúrate de que el llanto del bebé no salga por las ventanas abiertas hacia la calle.

◆ Toma medidas de amortiguación. Cuelga mantas en la pared de la habitación del bebé o en las ventanas cercanas a la de los vecinos. Si es posible, coloca la cuna en una habitación alfombrada (que ofrecerá mejor aislamiento acústico que una sin alfombras).

◆ No te sientas mal. Vivir en un departamento trae una cuota de ruidos. Y con toda seguridad, ya habrás aguantado tu cuota de ladridos de perros, portazos, pasos a medianoche, música a todo volumen y aspiradoras al alba. Unos buenos vecinos (ojalá los tuyos lo sean) serán tolerantes con el llanto de tu bebé.

mucho", y después sal de la habitación. No te quedes con ella hasta que se quede dormida, y tampoco la tomes en brazos. Si comienza a llorar, como seguramente lo hará, déjala llorar durante cinco minutos, después regresa, acaríciala y vuelve a consolarla (si asocia a mamá con la comida, será mejor que el papá sea quien la consuele). Repite el procedimiento cada vez que llore, prolongando los períodos en que la dejes sola en cinco minutos más o menos cada vez, hasta que se quede dormida. Prolonga los períodos en que la dejas sola unos cuantos minutos más cada noche.

El llanto será algo más fácil de tolerar si lo bloqueas un poco. Prueba con tapones para los oídos, el zumbido suave de un ventilador, música

CAMA COMPARTIDA

¿Crees que es prematuro hacerlo dormir solo? ¿No te gusta la idea de dejarlo llorar o tratar de manipular sus pautas naturales de sueño? ¿Prefieres estar cerca cada vez que se despierte en vez de tener que arrastrarte de la cama para consolarlo? ¿Consideras que la felicidad (en la mitad de la noche) es un bebé cálido? Entonces, quizás lo más indicado para ti sea compartir la cama.

Compartir la cama con tu bebé no significa que estés abandonando por completo la idea de que duerma en forma independiente, ya que con el tiempo todos los bebés aprenden a dormir solos y algunos lo hacen voluntariamente al cumplir los tres años. Significa, en cambio, que estás demorando la decisión hasta que tu bebé y tú se sientan listos para el cambio. Los partidarios de compartir la cama dicen que los bebés que duermen con sus padres tienen sentimientos positivos sobre el sueño (aunque quienes no lo hacen también pueden tenerlos). La presencia de los padres –su tacto, olor y sonido– transmite el mensaje reconfortante a los bebés de que dormirse, o volver a hacerlo después de un sueño liviano, es seguro. Cuando llegue el momento de trasladarlos a sus propias camas, no tendrán miedo de dormir o de la oscuridad, si bien a algunos podría costarles desprenderse de la compañía.

Aunque compartir la cama tiene muchos aspectos positivos, también puede presentar riesgos si no observas las siguientes reglas para que sea seguro: tu colchón debe ser firme; las frazadas y almohadas deben mantenerse lejos del bebé; no debe haber espacios en los que pueda quedar atascado (como entre el colchón y la pared o la cabecera); nunca debes fumar en la cama ni cerca de ella; y nunca debes dormir con él después de haber tomado alcohol o un sedante. ¿Otro modo de mantener al bebé seguro y cerca? Un moisés convertible (consulta la página 56). Más consejos para compartir la cama sin riesgos en la página 294.

ambiental de fondo, televisión o radio a bajo volumen, o cualquier otra cosa que suavice el sonido del llanto sin bloquearlo totalmente. Si tienes un intercomunicador en la habitación de tu bebé, reduce el volumen para que el llanto no sea tan estridente. Pero si notas que el llanto cambia, vigílala para asegurarte de que no se ha levantado y quedado atascada, incapaz de volverse a acostar, o que no se ha metido en algún otro problema. Si compruebas que está en dificultades, ayúdala a ponerse cómoda de nuevo, dale una caricia, dile unas cuantas palabras cariñosas, y vuelve a salir de la habitación.

Por lo general, el período del llanto disminuirá día a día durante tres noches. Y en algún momento entre la cuarta y séptima noche –si tienes suerte, como ocurre con la mayoría de los padres– podrías oír apenas uno que otro gemido o unos pocos minutos de llanto (no vayas a verla) y después el tan esperado silencio.

Otra variante del mismo concepto, que da más resultado con algunos bebés mayorcitos y que a algunos padres les resulta más cómoda, es consolar a tu hijita desde una silla cerca de su cuna hasta que se quede dormida cada noche (sin tomarla en brazos). Mueve la silla un poco más lejos cada noche, hasta que llegues a la puerta. Finalmente, mueve la silla fuera de la puerta… momento en que tu hija debería ser capaz de dormirse sin que estés presente. Sin embargo, ten en cuenta que para algunos bebés los padres siguen estando presentes en su mente a menos que estén fuera de su vista. Si éste es el caso, este método decididamente no funcionará.

◆ Un programa llamado "despertar sistemático" podría dar tan buen resultado como el método Ferber, aunque tal vez pueda ser un poco más lento, y te permitirá evitar los períodos prolongados de llanto. Mantén un registro de las veces que tu hija se despierta en la noche durante una semana, para tener una idea de las horas habituales. Después, programa el despertador media hora antes de que esperes el primer llanto. Cuando suene la alarma, levántate, despierta a tu pequeña y haz lo que sueles hacer cuando ella se despierta espontáneamente (cambiarle el pañal, darle de comer, acunarla, etc). Anticipa cada despertar de la misma manera. Ve expandiendo gradualmente el tiempo entre estas intervenciones sistemáticas y después empieza a eliminarlas. Según los partidarios de este programa, en unas pocas semanas podrías ser capaz de suprimirlas por completo.

◆ El método de reforzar los ritmos del sueño consiste en no dejar que tu pequeña se canse demasiado. Según este enfoque, el agotamiento es la raíz de todos los problemas del sueño. Si anticipas la somnolencia natural de tu hija (tanto a la hora de la siesta como en la noche) y la acuestas siguiendo esa pauta (en la cuna, no en el cochecito en movimiento), tu bebé se dormirá con facilidad (porque estará cansada, y no exhausta) y dormirá bien. El sueño llama al sueño, y mientras no despiertes a tu hijita somnolienta (a lo largo de cuatro meses), aun durante la siesta, dor-

mirá bien durante toda la noche. Si se despierta alguna vez por la noche, responde rápidamente para consolarla, pero déjala que se vuelva a dormir sola.

◆ Quítale a tu bebé todos los elementos que le ayudan a dormir, para que el despertar en la mitad de la noche no le resulte tan difícil. Este enfoque (que se ha denominado como un "método Ferber más amable y suave") propone ayudar al bebé a deshacerse de esos hábitos establecidos por los padres (biberón, pecho, acunarla durante 20 minutos) que le han ayudado a conciliar el sueño hasta ahora. Aunque algunos bebés pueden prescindir del biberón, el pecho o los brazos de papá y mamá a la hora de la siesta y en la noche, y logran dormirse de nuevo sin esas ayudas en la mitad de la noche, otros no pueden hacerlo. Si esto le sucede a tu pequeña, tendrás que cambiar sus hábitos nocturnos. Aliméntala mucho antes de la siesta o de acostarla de noche y después, más tarde, cuando parezca que tiene sueño, acuéstala en su cuna, somnolienta pero despierta, después de una rutina nocturna relajante. La mayoría de los bebés tendrá problemas al principio para dormirse de esta manera, pero casi todos lo lograrán después de unas pocas oportunidades de aprender a relajarse solitos. Mientras tu niña se esté quedando dormida por su cuenta, está bien que respondas a sus llamados cuando se despierte por la noche, pero no la tomes en brazos ni la alimentes. Tu voz y tu presencia, y quizás un masaje, podrían tranquilizarla hasta el punto de calmarla pero sin que llegue a dormirse. Déjala para que pueda dormirse sola, una habilidad que resultará muy útil a altas horas de la madrugada.

Sea cual sea el método que elijas para que logre dormirse toda la noche, recuerda que todos ellos comparten dos principios muy importantes. El primero: sigue aplicando el mismo método y dale la oportunidad de que dé resultado. Si no lo repites lo suficiente como para notar una diferencia, nunca sabrás si el fracaso se debió al método o a tu aplicación. Usa cada técnica fielmente durante unas dos semanas completas antes de abandonarla. Si pasas de un método a otro o si aplicas uno de ellos esporádicamente, la confusión de tu hija sólo agravará sus problemas de sueño.

Otro punto a tener en cuenta al caer la noche: aunque te opongas a dejar que tu pequeña llore hasta que se duerma, tampoco deberías acostumbrarte a correr a su lado al primer gemido. Si lo haces, realmente podrías despertarla. Los bebés suelen llorar durante el sueño ligero, y a veces se vuelven a dormir profundamente sin ayuda. O se despiertan momentáneamente antes de volver a cerrar los ojos por sí mismos. Algunos bebés siempre lloran durante algunos minutos antes de dormirse (como una forma de autoconsolarse) y también cuando se despiertan por la noche. A menos que tu hijita comience a llorar a gritos, espera algunos minutos para ver si el llanto se apaga antes de ir a consolarla.

Se Despierta Muy Temprano

"Al principio estábamos agradecidos de que nuestro bebé durmiera toda la noche. Pero ahora que se despierta como un reloj a las cinco de la mañana todos los días, casi desearíamos que se despertara en cambio en la mitad de la noche".

Con un bebé que se despierta a medianoche, por lo menos queda el consuelo de que habrá unas cuantas horas de sueño una vez que vuelve a dormirse. Pero con un bebé que saluda a sus padres alerta y vital, listo y ansioso por comenzar todos los días, incluso cuando los gallos siguen durmiendo, no hay esperanza de descansar hasta que vuelva a caer la noche. Y muchos padres enfrentan a diario este duro despertar.

Probablemente no es realista esperar que tu madrugador duerma hasta pasadas las seis o las siete (por lo menos hasta que sea adolescente, a cuya altura probablemente tendrás que sacudirlo todas las mañanas para que vaya a la escuela a tiempo). Pero quizás sea posible reajustar a tu pequeño reloj despertador, por lo menos un poco más tarde:

No dejes entrar la luz del amanecer. Algunos bebés (al igual que algunos adultos) son particularmente sensibles a la luz cuando están durmiendo. Sobre todo cuando los días son más largos, mantener a oscuras la habitación del bebé podría permitir un poquito más de sueño a todos. Invierte en persianas que mantengan oscura la habitación o cortinas forradas para impedir que la luz del alba despierte al bebé.

Mantén el ruido del tránsito afuera. Si la ventana de la habitación del bebé da a una calle con mucho tránsito por la mañana temprano, el ruido podría despertarlo antes de tiempo. Trata de mantener su ventana cerrada, y cuelga de ella una manta gruesa o cortinas para ayudar a amortiguar el sonido o, si es posible, traslada al bebé a un cuarto que no dé a la calle. O usa un ventilador o una máquina de ruido blanco para apagar los sonidos de la calle.

Mantenlo despierto más tarde por la noche. Acostarse temprano suele significar levantarse temprano. Por eso, trata de acostarlo diez minutos más tarde cada noche, hasta que poco a poco hayas retrasado su hora de dormir una hora o más. Para que esto funcione, probablemente será de ayuda retrasarle sus siestas y comidas simultáneamente y al mismo ritmo.

Mantenlo despierto más tarde durante el día. Algunos madrugadores están listos para volver a dormirse después de una o dos horas. Que duerma siesta más temprano conduce a acostarse más temprano durante la noche, lo que prolonga inevitablemente el ciclo de despertar temprano. Para romper ese ciclo, pospone el regreso del bebé a la cuna en diez minutos más cada mañana hasta que duerma la siesta una hora más tarde o más, lo que a la larga podría ayudarle a prolongar el sueño durante la noche.

Reduce el tiempo de dormir de día. Un bebé sólo necesita dormir un promedio de 14 horas y media diarias en esta etapa, con amplias variaciones en cada caso. Tal vez el tuyo esté durmiendo demasiado durante el día y, por lo tanto, necesita menos horas de sueño durante la noche. Limita las siestas diarias, eliminando una de ellas o reduciendo el tiempo de todas ellas. Pero no cortes demasiado el sueño durante el día como para que tu bebé esté excesivamente cansado por la noche, lo que le dificultará dormir bien.

Hazlo esperar. No te apresures a saludarlo al primer llamado desde la cuna. Espera primero cinco minutos. Si tienes suerte, podría acomodarse y dormirse otra vez, o al menos entretenerse solito mientras descansas un rato más.

Ten algún entretenimiento a mano. Si mantener la habitación a oscuras no ayuda, deja que entre un poquito de luz como para que pueda jugar mientras te espera. Un centro de actividades y/o un espejo en la cuna podrían mantenerlo ocupado durante algunos minutos. Si dejas algún juguete en la cuna, asegúrate de que sea seguro para que se quede a solas con él (nada de peluches ni bordes afilados ni piezas pequeñas).

Haz que espere el desayuno. Si está acostumbrado a comer a las cinco y media, el hambre se manifestará como un reloj a esa misma hora. Incluso si te levantas junto con él, no lo alimentes de inmediato. Pospone el desayuno poco a poco para que cada vez sea menos probable que se despierte temprano para comer.

Desgraciadamente, todos estos esfuerzos pueden ser inútiles. Algunos bebés necesitan menos sueño en total; otros son madrugadores desde el comienzo. Si el tuyo resulta ser uno de ellos, puede que no tengas más remedio que levantarte y atenderlo temprano hasta que sea suficientemente grande como para prepararse su propio desayuno. Hasta entonces, tu mejor técnica de supervivencia podría ser turnarse con el papá para despertarse temprano y alimentarlo (esto sólo dará resultado si no es necesaria la presencia de la mamá para darle el pecho).

SE DA VUELTA DURANTE LA NOCHE

"Siempre pongo a mi hija de espaldas para dormir. Pero ahora que sabe cómo hacerlo, se da vuelta y se duerme boca abajo. Estoy preocupada por el riesgo del SIDS".

Una vez que los bebés aprenden a darse vuelta, no hay manera de que se queden de espaldas si prefieren estar acostados boca abajo. No sólo no tiene sentido tratar de mantenerla de espaldas, sino que tampoco hay motivos para preocuparse si no puedes lograrlo. Los expertos coinciden en que un bebé que es capaz de cambiar fácilmente de posición tiene un riesgo significativamente menor del síndrome de muerte súbita infantil (SIDS). Esto se debe a dos motivos: uno, porque el período de mayor riesgo del SIDS generalmente ya ha pasado cuando el bebé puede darse vuelta; y dos, porque el bebé que puede darse vuelta está mejor equipado para protegerse de lo que sea que aumenta el riesgo del SIDS mientras está boca abajo.

Tú puedes –y según los expertos deberías– seguir acostando a tu pequeña de espaldas hasta su primer año. Pero no te preocupes si cambia de posición durante la noche. Sin embargo, comprueba que su cuna esté segura; sigue los consejos para prevenir el SIDS en la página 290, como usar solamente un colchón firme y evitar almohadas, mantas, colchas y juguetes de peluche.

BAÑOS EN LA BAÑERA GRANDE

"Nuestro bebé ya es demasiado grande para su bañera infantil. Pero me aterroriza tener que bañarlo en nuestra bañera, y parece que a él también. La única vez que lo intenté, gritó tanto que tuve que sacarlo. ¿Cómo se supone que lo bañe?".

Dar el paso a la tina del baño puede parecer un panorama aterrador tanto para el bebé como para ti; después de todo, él es un pececito muy pequeño y resbaloso para una laguna tan grande. Pero si tomas las precauciones para prevenir accidentes (consulta el recuadro en la página siguiente) y para aliviar sus temores, la bañera grande puede convertirse en un verdadero parque de atracciones acuáticas para el bebé de cinco o seis meses, y la hora del baño puede llegar a ser el ritual favorito de la familia. Para asegurarte de que esté feliz en el agua, lee las indicaciones básicas sobre

cómo bañarlo en el Manual para el cuidado del bebé en la página 147, e intenta lo siguiente:

Deja que tu bebé pruebe el agua en un bote familiar. Durante unas pocas noches antes de que se acostumbre, báñalo en su bañera infantil dentro de la tina grande sin agua. De este modo, la nueva bañera no parecerá tan imponente cuando la llenes de agua... y lo bañes en ella.

Haz un ensayo. Si está dispuesto, ponlo en la bañera sin agua (sobre una toalla de baño grande o un asiento de baño para evitar resbalones), con muchos juguetes. De esta manera puede ir acostumbrándose al escenario cuando está seca, con la esperanza de que descubra lo divertida que puede ser la bañera. Si el cuarto es agradable y templado y si él se siente cómodo desnudo, déjalo jugar allí sin ropa. De lo contrario, déjale la ropa puesta. Al igual que en cualquier otra situación en que uses una bañera, no te separes de su lado un solo instante.

Usa un sustituto. Mientras otra persona sostiene al bebé, haz una demostración de baño delante de él, con una muñeca o un animal de peluche lavables, haciendo un comentario reconfortante en cada etapa del proceso. Haz que parezca que todos los participantes se están divirtiendo mucho.

Evita escalofríos. A los bebés no les gusta tener frío, y si asocian el frío con el baño, podrían rebelarse. Por eso, asegúrate de que la habitación esté templada. Si tu baño no tiene suficiente calefacción, podrías calentarlo dejando correr primero la ducha caliente. No lo desvistas hasta que la bañera esté llena y estés lista para meterlo en ella. Ten a mano una toalla grande, suave, de preferencia con capucha, para envolverlo tan pronto lo saques del agua. Sécalo cuidadosamente,

DIVERSIÓN SEGURA EN LA BAÑERA GRANDE

Para que el baño en la bañera grande no sea sólo divertido sino también seguro, sigue estos importantes consejos.

Espera hasta que se siente solito. Los dos se sentirán más cómodos en la bañera familiar cuando tu bebé se pueda sentar solo o con mínimo apoyo.

Usa un asiento seguro. Un bebé mojado es un bebé resbaladizo, e incluso en un modelo confiable puede tener una caída en la bañera. Y aunque un resbalón momentáneo bajo el agua no será físicamente perjudicial, podría causar un temor al baño a largo plazo (y por supuesto, si se resbala cuando no estás a su lado, las consecuencias pueden ser mucho más graves).

Un asiento para el baño puede ser una alternativa a la antigua maniobra de sostener al bebé con una sola mano durante todo el proceso, pero muchos expertos creen que no mantiene lo suficientemente seguros a los bebés y recomienda esperar hasta que la Comisión para la Seguridad de los Productos para el Consumidor (CPSC, por sus siglas en inglés) emita las normas definitivas para los asientos de baño de bebé (por ahora, sólo tienen normas voluntarias). Si decides usar un asiento de baño de los que hay en el mercado, compra uno con ventosas de goma que se adhieren de manera segura al fondo de la bañera (pero no lo uses si tu bañera tiene un fondo con textura o antideslizante). Nunca uses el asiento como sustituto de la supervisión constante. Algunos asientos vienen con almohadillas de espuma de goma para colocar debajo del bebé a fin de que no se mueva durante el baño. Si el tuyo no lo tiene, pon un paño limpio o una toalla pequeña debajo de la colita del bebé para conseguir el mismo efecto. Enjuaga, estruja y cuelga el paño para secarlo, o usa uno limpio en cada baño, para evitar gérmenes. Si el asiento tiene una almohadilla de espuma, sécala en la secadora entre un uso y otro por la misma razón. Y si no estás usando un asiento de baño, asegúrate de que el fondo de la bañera tenga una alfombrilla de goma o ventosas antideslizantes para evitar resbalones.

Prepárate. Deberías tener a mano todo lo que necesitas, como toalla, toallita, jabón, champú, juguetes para la bañera antes de meter al bebé en la bañera. Si te olvidas de algo y tienes que ir a buscarlo, envuelve a tu bebé en una toalla y llévalo contigo. Prepárate también retirando de los costados de la bañera todo lo que sea potencialmente peligroso para las manos curiosas del bebé, como jabón, hojas de afeitar y champú.

No te apartes. Tu bebé necesita la supervisión de un adulto en cada momento de cada baño, y seguirá teniendo la misma necesidad durante los primeros cinco años de vida. Nunca lo dejes en la bañera sin vigilancia, incluso en un asiento de bebé (podría resbalarse o treparse), ni por un segundo. Cuando suena el teléfono o el timbre, cuando una olla hierva en la cocina o cuando cualquier cosa amenace con desviar tu atención del bebé, ten en cuenta esta alarmante estadística: un 55% de los ahogamientos infantiles accidentales tiene lugar en la bañera.

Prueba con el codo. Tus manos son mucho más tolerantes al calor que la piel sensible del bebé. Prueba el agua con el codo o con la muñeca o un termómetro de baño antes de meter al bebé en la bañera. Debería estar confortablemente templada, pero no caliente. Cierra primero el agua caliente para que todas las gotas que caigan del grifo sean frías y el bebé no se queme. Regula el tanque de agua caliente en 120°F o menos para prevenir quemaduras. Una cubierta de seguridad sobre el grifo de la bañera protegerá al bebé de quemaduras y golpes.

y seca bien los pliegues de su cuerpo, antes de vestirlo.

Ten algún entretenimiento a mano. Haz de la bañera un parque de diversiones flotante para que se divierta mientras tú te ocupas del negocio de bañarlo. Los juguetes especialmente diseñados para la hora del baño (particularmente los que se balancean en el agua) y los libros de plástico son muy divertidos, al igual que los recipientes de plástico de todos los tamaños y formas. Para evitar que se acumule moho en los juguetes de baño, sécalos con una toalla después de usarlos y guárdalos en un contenedor seco o en una bolsa de malla. Lava los juguetes que retienen agua por lo menos una vez a la semana, con una mezcla de una taza de cloro por cada galón de agua (asegúrate de enjuajarlos bien), para reducir la acumulación de bacterias que pueden causar infecciones.

Deja que el bebé salpique. Para la mayoría de los bebés, salpicar es una parte importante de la diversión en la bañera, y mientras más te moje, más feliz estará. Aunque es casi seguro que le agradará salpicar agua, podría no gustarle ser salpicado. Más de un bebé ha debido ser sacado de la bañera por una simple salpicadura juguetona.

De a dos es más divertido. Algunos bebés están más dispuestos a bañarse si tienen compañía. Trata de bañarte con tu bebé, pero con una temperatura adecuada a su comodidad. Una vez que se haya acostumbrado a bañarse a dúo, podrías intentar que lo haga sin compañía.

Prohibido el baño después de comer. Es discutible si las advertencias omnipresentes de tu madre en verano eran seguras desde el punto de vista médico. Pero tiene sentido no bañar al bebé inmediatamente después de comer, por-

que con tanta actividad y movimiento podría devolver la comida.

No saques el tapón hasta que el bebé esté fuera de la bañera. Estar en una bañera que se vacía no sólo podría ser una experiencia físicamente escalofriante, sino también sicológicamente. El gorgoteo del agua puede asustar incluso a un niño, y un bebé o un niño pequeño que ve el agua que corre por el desagüe de la bañera podría temer que él será el próximo en ser tragado.

Ten paciencia. Con el tiempo, tu bebé se acostumbrará a la bañera. Pero lo hará más rápido si le permites hacerlo a su propio ritmo y sin presiones de los padres.

RECHAZO DEL BIBERÓN EN UN LACTANTE

"De vez en cuando, me gustaría darle a mi hija uno que otro biberón de leche extraída para darme un poquito de libertad, pero ella se rehúsa a tomarlo. ¿Qué puedo hacer?".

Tu pequeña no nació ayer. Y a diferencia de un bebé más pequeño, ya ha desarrollado un fuerte sentido de lo que quiere, lo que no quiere y cuál es la mejor forma de obtener lo que quiere a su manera. Lo que ella quiere son tus lindos, suaves y cálidos pechos. Lo que no desea es un pezón artificial de goma o de plástico. Y sabe que el modo de lograr lo que quiere es llorar para reclamar uno y rechazar el otro.

Haber esperado tanto para comenzar a darle un biberón a tu pequeña ha resultado contraproducente; es mejor hacerlo antes de las seis semanas (consulta la página 241). Pero todavía es posible que puedas convencerla, siguiendo estos consejos:

Aliméntala cuando tenga el estómago vacío. Muchos bebés son más receptivos al biberón como fuente de alimentación cuando buscan algo nutritivo. Por eso, trata de ofrecerle el biberón cuando tenga mucha hambre.

O aliméntala con el estómago lleno. Algunos bebés a los que se les ofrece el biberón cuando están buscando el pecho, sienten hostilidad hacia el impostor y quizás se sienten un poquito traicionados por quien se los ofrece. Si éste es el caso de tu pequeña (y lo descubres sólo mediante el proceso de pruebas y rechazos), no le ofrezcas el biberón cuando tenga mucha hambre, sino disimuladamente entre una y otra alimentación. En este caso podría estar más dispuesta a experimentar y a disfrutar de un bocadillo.

Finge indiferencia. En vez de actuar como si fuera muy importante (aunque lo sea), actúa como si la cuestión del biberón no fuera gran cosa, independientemente de la reacción de tu hija.

Déjala jugar antes de comer. Antes de intentar darle el biberón, haz que ponga sus manos sobre él. Si ha tenido la oportunidad de explorar el biberón por su cuenta, podría estar más dispuesta a aceptarlo en su vida y, ojalá, en su boquita. Incluso, ella misma podría llevárselo a la boca, como hace con todo lo demás.

Retira el pecho. Y todo el resto de ti una vez que comiences a darle el biberón. Un bebé amamantado tiene mayor probabilidad de aceptar un biberón que le dé el papá, la abuela u otra persona a cargo cuando la mamá está fuera de su alcance. Por lo menos hasta que la alimentación con el biberón esté bien establecida, incluso el sonido de tu voz podría enfriar el apetito de tu bebé por la botella.

Prueba con su líquido favorito. Es posible que tu hija no proteste por el biberón sino por su contenido. Algunos bebés lo aceptan mejor si está lleno de la leche materna que les es familiar. Aunque otros, al recordar la fuente original de la leche materna, se sienten más cómodos con otro líquido. Prueba con fórmula o con jugo diluido de manzana o de uva.

Dáselo sigilosamente cuando duerme. Haz que quien le dé el biberón la tome en brazos mientras duerme y trate de ofrecerle el biberón. En unas pocas semanas, podría aceptarlo despierta.

Acepta cuándo ceder... temporalmente. No dejes que el biberón se convierta en el objeto de una batalla, porque de ese modo tu bando no tendrá posibilidad de ganar. En cuanto tu hija proteste por el biberón, retíraselo y vuelve a intentarlo otro día. La perseverancia –sin perder tu actitud indiferente– podría ser todo lo que necesites. Intenta darle el biberón pasados algunos días durante por lo menos un par de semanas, antes de que consideres admitir la derrota definitiva.

Sin embargo, no pierdas las esperanzas en caso de una derrota. Hay otra alternativa a tus pechos: el vaso o la taza. Casi todos los bebés pueden dominar el uso del vaso, aun a los cinco o seis meses, y se muestran muy satisfechos de recibir alimentación complementaria a través de él (consulta la página 363); muchos logran dominar el vaso hacia fines del primer año (a veces tan pronto como los ocho o nueve meses) y pueden ser destetados directamente del pecho al vaso, lo que ahorra a los padres el paso extra de destetarlos del biberón.

CAMBIOS EN LA CAQUITA

"Desde que empecé a alimentar con sólidos a mi bebé lactante la semana pasada, su caquita se ha vuelto más sólida –lo que yo esperaba–, pero también más oscura y olorosa. ¿Es normal?".

Por desgracia, atrás ha quedado el tiempo en que todo lo que salía de tu bebé era dulce e inocente. Para los padres de un bebé que se amamanta, el cambio de una caquita suave, color mostaza y sin olor a una espesa, oscura y olorosa puede causar conmoción. Y aunque el cambio no resulte estéticamente agradable, es normal. La caquita de tu bebé se irá pareciendo cada vez más a la de los adultos a medida que cambia su dieta, aunque la del bebé que se amamanta podría permanecer un poquito más blanda que la del alimentado con biberón, hasta el destete.

"Después de darle zanahorias a mi bebé por primera vez, hizo caquita color naranja brillante".

Lo que entra debe salir. Y en los bebés, con su sistema digestivo inmaduro, lo que entra no cambia mucho en el proceso. Una vez que empiezan con los sólidos, la caquita parece variar de un movimiento a otro, reflejando a veces la alimentación más reciente en color o textura. Más adelante, los alimentos que no se mastican bien –en especial los que son más difíciles de digerir– pueden salir más o menos enteros. Mientras la caquita no contenga mucosa y no sea demasiado blanda, lo que podría indicar irritación gastrointestinal (y la necesidad de evitar el alimento causante durante algunas semanas), puedes continuar su nueva dieta variada sin preocupación.

LAVARLE LOS DIENTES AL BEBÉ

"Acaba de salirle el primer diente a mi pequeña. El médico dice que debo empezar a cepillárselo ahora, pero me parece un poco ridículo".

Esas perlitas diminutas que causan tanto dolor antes de aparecer y tanto

EL PRIMER CEPILLO DE DIENTES

Cuando se trata de escoger un cepillo de dientes para tu bebé, la apariencia no lo es todo, aunque sus personajes favoritos y los colores brillantes son siempre bienvenidos. También importa la calidad. Las cerdas deben ser suaves para no lastimar las encías tiernas; una vez que se endurezcan en los bordes (lo que ocurrirá rápidamente si al bebé le agrada morderlas), es hora de que lo cambies. Incluso un cepillo de dientes que siga luciendo como nuevo debe ser cambiado cada dos a cuatro meses, porque con el tiempo las bacterias de la boca se acumulan en él.

entusiasmo cuando atraviesan las encías por primera vez, están destinadas a desaparecer. Se caerán durante los primeros años escolares para ser reemplazadas por dientes permanentes. ¿Por qué entonces conviene cuidarlas ahora?

Hay varios motivos: en primer lugar, como ocupan el lugar de los futuros dientes definitivos, las caries y la pérdida de esos primeros dientes pueden deformar la boca de manera permanente. Además, tu hijita necesitará esos primeros dientes para morder y masticar durante muchos años; los dientes en mal estado pueden interferir con una buena nutrición. Y los dientes sanos son importantes para el desarrollo normal del habla y la apariencia, tan importantes para la autoconfianza de los niños. El niño que no puede hablar claramente debido a dientes deteriorados, o que mantiene la boca cerrada para ocultar dientes con caries o perdidos, no se sentirá bien consigo mismo. Por último, si haces que tu hija empiece a cepillarse los dientes desde pequeña, es probable que mantenga los buenos hábitos de higiene dental cuando le aparezca la segunda tanda de dientes.

Los primeros dientes se pueden limpiar con una gasa limpia humedecida, una toallita para lavarse, una gasa limpiadora para dientes con xylitol o un dedal desechable diseñado especialmente para lavar los dientes de los bebés, o bien con un cepillo infantil muy suave (con no más de tres filas de cerdas) humedecido con agua. Un dentista (tendrás que conseguir uno para tu hijita pronto, de todos modos) o un farmacéutico te pueden recomendar un cepillo y ayudarte a encontrar los dedales especiales. La gasa limpiadora probablemente será más útil hasta que aparezcan las muelas, pero el cepillado hará que tu pequeña adquiera un hábito importante que necesitará para una vida de buena higiene dental, por lo tanto, una combinación de ambos es lo más conveniente. Limpia o cepilla después de las comidas y antes de acostarla. Pero hazlo suavemente, ya que los dientes de los bebés son frágiles. También límpiale o cepíllale la lengua, ya que alberga gérmenes (pero sólo cepilla la parte delantera de la lengua; si vas muy atrás podrías provocarle arcadas).

No es necesario usar dentífrico para los dientes de los bebés, aunque puedes darle sabor al cepillo con una gotita de pasta de dientes (usa una formulada para bebés y niños pequeños y que no contenga flúor) si eso aumenta su interés por el cepillado. Si estás usando una pasta dental con flúor, agrega sólo una pizca al cepillo. A muchos bebés les encanta el sabor de la pasta de dientes, y como lo tragan en vez de escupirlo después del cepillado, podrían terminar ingiriendo demasiado flúor.

La mayoría de los bebés mayores y niños pequeños están ansiosos por hacerlo solitos. Una vez que tienen la destreza suficiente, que todavía no llegará hasta dentro de muchos meses, puedes dejar que tu hijita se cepille sola después de las comidas, y luego tú puedes darle una limpieza más profunda con una gasa o un dedal especial como parte del ritual nocturno. Además, deja que ella vea cómo cuidas de tus propios dientes. Si mamá y papá dan un buen ejemplo de cuidado dental, es más probable que con el tiempo se cepille a conciencia y, más adelante, use el hilo dental.

Aunque el cepillado y el hilo dental seguirán siendo importantes durante toda la vida de tu hija, una nutrición adecuada tendrá el mismo impacto sobre su salud dental a partir de ahora (en realidad, comenzó antes de su nacimiento). Asegurar el consumo adecuado de calcio, fósforo, fluoruro y otros minerales y vitaminas (especialmente vitamina C, que ayuda a mantener la salud de las encías) y limitar los alimentos ricos en azúcares refinadas (incluyendo las galletas comerciales para la dentición) o azúcar natural pegajosa (como fruta seca, incluso pasas) puede ayudar a prevenir el dolor que acompaña a una boca llena de caries y encías sangrantes. Lo ideal es limitar los dulces (aun los saludables) a una o dos veces al día, ya que mientras más se prolonga el consumo de azúcar durante el día, mayor es el riesgo para los dientes. Sírvelos con las comidas, cuando hacen menos daño a los dientes, en vez de entre comidas. O cepilla los dientes de tu hija inmediatamente después de que coma dulces.

Cuando tu hijita consuma dulces o bocadillos ricos en carbohidratos entre comidas y no tengas a mano un cepillo de dientes, dale un pedazo de queso (puede ser suizo o cheddar, una vez que se los hayas comenzado a dar), que parece capaz de bloquear la acción de los ácidos producidos por las bacterias en la placa. Para mayor seguridad, haz que tu pequeña se acostumbre a beber jugo solamente de un vaso o una taza (sírvelo diluido y sólo con las comidas y bocadillos, y no entre unos y otros), y nunca dejes que se vaya a dormir con un biberón. También limita el uso de los vasos con boquilla (consulta la página 364).

Además de un buen cuidado en casa y una buena nutrición, tu hija necesitará un buen cuidado dental profesional para asegurar la salud de los dientes en encías saludables. Antes de que se presente una emergencia, pídele al médico ahora que te recomiende un dentista para niños confiable o un dentista general que trate a muchos menores y que se sienta bien con ellos. Si te surge alguna pregunta sobre los dientes de tu bebé, llama o fija una cita enseguida.

Según la Academia Americana de Pediatría, la primera revisión de rutina debería tener lugar entre el primer y el segundo cumpleaños (pero entre los seis meses y el año para los bebés con alto riesgo de caries, como ocurre con los que habitualmente se duermen con un biberón de jugo o de fórmula, que duermen de noche o la siesta con chupete, o que pasan gran parte del día con el biberón en la boca). Mientras más pronto visiten al dentista, mayores serán las posibilidades de prevenir problemas dentales (y las fobias al consultorio dental, comunes en los niños que visitan al dentista por primera vez). Los dientes muy espaciados, que por lo general se acercan entre sí más adelante, rara vez son motivo de una intervención temprana.

CARIES DE LA PRIMERA INFANCIA O DEL BIBERÓN

"Al bebé de una amiga le tuvieron que sacar los dientes frontales debido a las caries causadas por el biberón. ¿Cómo puedo prevenir que le ocurra lo mismo a mi bebé?".

No hay nada más adorable que un niño de primer grado cuya sonrisa revela un espacio encantador donde solía tener sus dos dientes frontales. Pero perderlos por las caries causadas por el biberón, mucho antes de que se suponga se caigan solos, no es precisamente encantador.

Por suerte, las caries del biberón se pueden prevenir. Ocurre más a menudo en los primeros dos años de vida, cuando los dientes son más vulnerables, y con frecuencia cuando el bebé se duerme regularmente con el biberón o el pecho en la boca. El azúcar en cualquiera de las bebidas que ingiere (leche materna, fórmula, jugo de frutas, leche de vaca o bebidas azucaradas) se combina con las bacterias en la boca y deteriora los dientes. Ese trabajo sucio prospera durante las horas de sueño, cuando se reduce notablemente la producción de saliva que, por lo general, diluye los alimentos y las bebidas y promueve el reflejo de tragar. Como en ese momento el bebé traga poco, los últimos líquidos que consume antes de dormirse se estacionan en la boca y permanecen durante horas en contacto con los dientes.

Para evitar las caries de la primera infancia:

◆ Nunca le des agua con glucosa (azucarada), ni siquiera antes de que le aparezcan los dientes, para que no se acostumbre al gusto más dulce. Lo mismo se aplica a bebidas azucaradas como jugo de *cranberry*, combinación de frutas, jugos de frutas o bebidas con jugo de frutas. Diluye el 100% de los jugos de frutas con agua. Si es posible, siempre sírvele el jugo en una taza o un vaso; de ese modo, tu bebé no adquirirá el hábito del biberón con jugo.

◆ Una vez que le salgan los dientes, no lo acuestes en la cuna durante la noche o para una siesta con un biberón de fórmula, leche materna o jugo.

Un olvido ocasional no será problema, pero si se repite, lo será. Si debes darle un biberón cada vez que se acuesta, ponle agua fresca, que no le dañará los dientes (y si es fluorada, ayudará a fortalecerlos).

◆ No dejes que tu bebé use un biberón con leche o jugo como chupete para que lo tenga a voluntad mientras gatea o está acostado. Si lo muerde todo el día puede ser tan perjudicial para los dientes como hacerlo por la noche. Los biberones deberían ser considerados parte de una comida o un bocadillo y, por lo tanto, deberían darse en el lugar apropiado (tus brazos, una silla infantil, una sillita alta u otra silla para comer) y en los momentos adecuados. Las mismas reglas se deben aplicar a los vasos con boquilla (consulta la página 364).

◆ Si tu bebé duerme en tu cama, no permitas que se quede prendido a tu pecho durante toda la noche, succionando intermitentemente. La leche materna puede causar caries también si se permite que se acumule en la boca del bebé, como podría ocurrir si lo amamantas constantemente durante la noche.

◆ Deja de darle definitivamente el biberón a los doce meses, tal como recomienda la Academia Americana de Pediatría.

LECHE DE VACA DESPUÉS DEL DESTETE

"Estoy amamantando y quiero destetar a mi bebé. No quiero empezar con fórmula, ¿puedo darle leche de vaca?".

No deberías darle leche de vaca hasta que tenga un año. La Academia Americana de Pediatría recomienda que, si es posible, la lactancia continúe por lo menos hasta el primer año (y a partir de allí, según lo deseen madre e hijo). Si no es factible, una fórmula infantil fortalecida con hierro debe ser la bebida de elección para el bebé (consulta la página 116 para conocer las razones). Aunque en el mercado hay muchas fórmulas elaboradas específicamente para bebés más grandes, muchos pediatras no las consideran necesarias. Consulta con el tuyo antes de decidir qué fórmula usar después de destetarlo.

Cuando comiences a darle leche de vaca al cumplir un año, asegúrate de usar leche entera en vez de leche descremada (sin grasa) o baja en grasa. La leche entera se suele recomendar hasta los dos años, si bien algunos médicos autorizan la leche al 2% o descremada después de los dieciocho meses.

EL CONSUMO DE SAL

"Tengo mucho cuidado con la cantidad de sal que consumimos mi marido y yo. Pero, ¿qué tan cuidadosa debo ser con la dieta de mi hijita en este caso?".

Los niños, al igual que nosotros, necesitan algo de sal. Pero también como nosotros, no necesitan demasiada. De hecho, sus riñones no pueden manejar grandes cantidades de sodio, y probablemente por eso la madre naturaleza hizo de la leche materna una bebida muy baja en sodio (con sólo 5 miligramos de sodio por taza, en comparación con 120 miligramos por taza en la leche de vaca). Y hay ciertas evidencias de que demasiada sal muy pronto, en especial cuando hay antecedentes familiares de hipertensión, puede provocar presión arterial alta en la edad adulta. Una dieta rica en sodio en los primeros meses de vida también puede cultivar la preferencia por la comida salada durante toda la vida.

Como demasiado sodio no es bueno

para los niños pequeños, los principales fabricantes han eliminado la sal de sus recetas de alimentos para bebés. Los padres que preparan la comida de sus bebés deberían hacer lo mismo. No asumas que a tu pequeña no le gustarán los frijoles o el puré de papas a menos que estén rociados de sal sólo porque a ti te gusten así. Dales a sus papilas gustativas la oportunidad de conocer cómo saben los alimentos sin sal y ella desarrollará una preferencia saludable que le durará toda la vida.

Para que tu hijita no adquiera el hábito de las comidas saladas y para ayudar al resto de la familia a reducir el consumo de sal, lee siempre las etiquetas de los alimentos. Encontrarás grandes cantidades de sodio en los productos más insospechados, incluyendo panes y cereales para el desayuno, pasteles y galletas. Como un bebé entre los seis meses y un año no necesita más de 250 a 750 miligramos de sodio diarios, los alimentos que contienen 300 miligramos o más por porción elevarán rápidamente la cuota por encima de ese nivel. Cuando compres comida para tu bebé, elige los alimentos que contengan menos de 50 miligramos por porción.

Rechazo del Cereal

"Comenzamos a darle cereal de arroz a nuestro bebé, tal como se supone que debíamos hacerlo, pero no parece gustarle. Por eso pasamos a vegetales y frutas, que los come con entusiasmo. ¿Realmente necesita comer cereal?".

No es el cereal lo que necesitan los bebés, sino el hierro con que está fortalecido. En el caso de los bebés alimentados con fórmula, el rechazo del cereal no representa un problema ya que satisfacen las necesidades de este mineral vital cada vez que beben su biberón. Sin embargo, los que se amamantan necesi-

tan otra fuente de hierro una vez que cumplen los seis meses. Afortunadamente, aunque los cereales para bebés fortificados son una fuente alternativa de hierro muy popular (por lo menos entre la mayoría de los comensales principiantes y sus padres), no son la única. Los niños amamantados que rechazan el cereal pueden satisfacer esta necesidad fácilmente con un suplemento de hierro. Pídele una recomendación al médico.

Y antes de que cierres las puertas de tu despensa a los cereales, podrías tratar de ofrecerle a tu bebé otra variedad como, por ejemplo, cebada o avena. Es posible que sus papilas gustativas más aventureras prefieran un gusto ligeramente más fuerte (el de arroz es decididamente el más suave). O considera mezclar una pequeña cantidad de cereal con una de las frutas que le gustan (aunque esto no se recomienda para los bebés a los que les agrada comer el cereal solo, no hay peligro de que le ofrezcas esa combinación a uno que acepta la fruta pero rechaza el cereal).

Dieta Vegetariana Estricta (*Vegan*)

"Somos vegetarianos estrictos y planeamos criar a nuestra hijita del mismo modo. ¿Puede nuestra dieta darle suficiente nutrición?".

Lo que es bueno para el gallo y la gallina también puede ser bueno para sus pollitos. Millones de parejas que rechazan los productos animales crían descendientes perfectamente saludables sin incluir leche, carne o pescado en la dieta familiar. Y a la larga, este estilo de vida puede tener beneficios positivos para la salud, reduciendo el riesgo de enfermedades cardíacas, cáncer y otras dolencias vinculadas con una dieta rica en grasas y carnes y escasa en fibras. Sin embargo, existen riesgos potenciales de

¿NO HAY CARNE?
¡NO HAY PROBLEMA!

¿Incluyes leche, otros productos lácteos y huevos a tu dieta vegetariana? Entonces, asegurar una buena nutrición para tu bebé será juego de niños. El calcio no es ciertamente un problema, ya que los productos lácteos se encargan de cubrir ese aspecto (además de suministrar muchas vitaminas A, B_{12} y D). La proteína no es problema, ya que los lácteos también la tienen (los que comen pescado pero no carne, lo tendrán aún más fácil en el frente de las proteínas). Las yemas de huevo, una vez que el doctor te permita dárselas, ofrecen proteína adicional, al igual que hierro; los huevos ricos en DHA aportarán los ácidos grasos esenciales omega-3, junto con sus muchos beneficios.

alimentar a un bebé con una dieta vegetariana estricta, y para evitarlos toma las siguientes precauciones:

◆ Amamanta a tu pequeña. Seguir dándole el pecho por lo menos durante un año, si es posible, le asegurará recibir todos los nutrientes que necesita para los primeros seis meses de vida y la mayoría de los que necesita para el primer año, suponiendo que tú también recibas todos los nutrientes que necesitas (incluyendo ácido fólico y vitamina B_{12} en un suplemento) para producir leche materna de primera calidad.

Si no puedes amamantar, asegúrate de que la fórmula de soya que elijas sea la recomendada por el pediatra.

◆ Complementa su dieta, si es necesario. Pregúntale al pediatra si tu pequeña amamantada debería recibir un suplemento infantil de mineral-vitamina que contenga hierro, vitamina D, ácido fólico y vitamina B_{12} (presentes sólo en productos animales). Consulta la página 192 para más información sobre suplementos vitamínicos. Definitivamente, necesitarás darle un suplemento cuando la destetes de la fórmula o del pecho.

◆ Sé selectiva. Sírvele únicamente cereales y panes integrales después de que tu hijita se haya graduado de los cereales iniciales para bebé. Le aportarán más de las vitaminas, minerales y proteínas que se obtienen de productos animales que de los elaborados con harina blanca refinada.

◆ Recurre al tofu. Usa tofu y otros productos a base de soya para aportar proteínas adicionales una vez que tu bebé comience a comer sólidos. Cerca del fin del primer año, el arroz integral cocinado, puré de garbanzos u otras legumbres (frijoles y arvejas) y pastas ricas en proteínas o de grano entero también pueden ser añadidos a su dieta como fuentes de proteínas. Y no te olvides del edamame (frijoles de soya). Cocinados hasta que estén muy blandos y sin cáscara, servidos como puré al principio, molidos más tarde, estos frijoles de soya son sabrosos y ricos en proteínas.

◆ Concéntrate en las calorías. Los bebés en desarrollo necesitan muchas calorías para crecer, y recibir suficiente combustible es más difícil con una dieta que se limita a los alimentos vegetales. Vigila el aumento de peso de tu pequeña para asegurarte de que está consumiendo suficientes calorías; si te parece que se retrasa, refuerza su consumo de leche materna y concéntrate en los alimentos vegetales de mayores calorías como el aguacate.

◆ No dejes de darle calcio. Una vez que

la destetes, asegurarte de que reciba el calcio que necesita para tener huesos y dientes firmes y saludables será un poquito más difícil para ti que para los padres que les dan productos lácteos a sus bebés. Las buenas fuentes vegetarianas de este mineral vital incluyen el jugo enriquecido con calcio, el tofu preparado con calcio (pero ten cuidado con las bebidas de soya y postres congelados que contienen poco o nada de calcio), así como también el brócoli y otras verduras de hojas verdes. Como éstos y muchos otros alimentos no lácteos son poco populares entre los niños, es posible que también tengas que agregar un suplemento de calcio a la dieta de tu hijita si prefieres no darle leche. Consulta con el pediatra.

◆ No te olvides de la grasa… es decir, la grasa buena. Los alimentos como el salmón y otros pescados, así como los huevos ricos en DHA, proporcionan los ácidos grasos esenciales omega-3. Los vegetarianos estrictos que nunca consumen productos animales tendrán que buscar otras fuentes para obtener estas grasas buenas. Como los vegetales no proporcionan DHA preformado, habla con el médico sobre suplementos de DHA (como los que se añaden a las fórmulas infantiles).

EXÁMENES DE ANEMIA

"No entiendo por qué el médico quiere examinar a mi bebé en la próxima visita para detectar si tiene anemia. Nació prematuro, pero ahora está muy activo y saludable".

Gracias a la fórmula enriquecida con hierro y a los cereales para bebés, como también a las recomendaciones de que los lactantes reciban suplementos diarios de hierro, la anemia (una cantidad insuficiente de proteínas en los glóbulos rojos) es poco frecuente (sólo 2 o 3 de cada cien niños de clase media se vuelven anémicos). Pero debido a que los bebés con anemia leve no suelen revelar los síntomas característicos de esta condición (palidez, debilidad y/o irritabilidad) –y, de hecho, casi todos son aparentemente saludables y activos– la única manera de diagnosticarla es con un examen de sangre. Es por eso que algunos médicos siguen practicando el examen (entre los seis y los nueve meses para los bebés prematuros y entre los nueve y los doce para los demás) sólo por precaución.

La causa más común de anemia en los bebés es la deficiencia de hierro que, por lo general, ocurre en los nacidos con pocas reservas de este mineral, como los recién nacidos prematuros que no alcanzaron a acumular reservas suficientes antes del nacimiento, y aquellos cuyas madres no recibieron suficiente hierro durante el embarazo. Los bebés a término nacen generalmente con reservas de hierro acumuladas en los últimos meses del embarazo que les basta para sus primeros meses de vida. A partir de entonces, como los bebés siguen necesitando el mineral en grandes cantidades para expandir su volumen sanguíneo a fin de satisfacer las demandas de un rápido crecimiento, necesitan una fuente de hierro en la dieta, como la fórmula fortalecida con hierro (para bebés alimentados con biberón) o el cereal infantil fortalecido con hierro. Y aunque amamantarlo exclusivamente durante los primeros cuatro a seis meses es considerada la mejor manera de alimentar a tu bebé, y pese a que el hierro en la leche materna se absorbe muy bien, la lactancia materna por sí sola no garantiza el consumo adecuado de hierro después de los seis meses.

Por lo general, el bebé a término que desarrolla anemia por deficiencia de hierro es aquel cuya nutrición depende principalmente de la leche materna (después de los seis meses), de la leche de vaca o de una fórmula escasa en hierro, y que consume muy pocos sólidos. Como la anemia tiende a disminuir su apetito por los sólidos, su única fuente de hierro, se crea un ciclo de menos hierro/menos alimento/menos hierro/menos alimento, empeorando la situación. Las gotas de hierro, recetadas por el médico, suelen corregir rápidamente el problema.

Para ayudarte a prevenir la anemia por deficiencia de hierro en tu bebé, intenta lo siguiente:

◆ Si tu bebé es alimentado con biberón debe consumir una fórmula fortalecida con hierro.

◆ Si tu bebé es amamantado, debe recibir hierro de alguna forma suplementaria (como un cereal enriquecido con hierro o gotas de vitaminas con hierro, si te las recomienda el pediatra) después de los seis meses. Y dale algún alimento con vitamina C a la vez, cuando sea posible, para mejorar la absorción del hierro.

◆ A medida que tu bebé aumente el consumo de sólidos, asegúrate de incluir alimentos ricos en hierro (consulta la página 355).

◆ Evita darle demasiado salvado (en *muffins* de salvado o cereales de sal-

vado, por ejemplo), ya que puede interferir con la absorción de hierro.

ZAPATOS PARA EL BEBÉ

"Como es natural, mi hija no camina todavía, pero siento que no está completamente vestida sin zapatos".

Aunque los calcetines o botitas (escarpines) o –si el clima lo permite– los pies descalzos, son lo mejor para tu bebé en esta etapa de su desarrollo, no tiene nada de malo que en ocasiones especiales le cubras sus pies con zapatos, siempre y cuando sean los adecuados. Como los pies de tu hijita no están hechos para caminar (al menos no todavía) tampoco deberían serlo los zapatos que le compres. Éstos deben ser ligeros, fabricados con un material respirable (de cuero o tela, pero no de plástico), con suelas tan flexibles como para que puedas sentir sus dedos (debes descartar las suelas duras). Los zapatos con un apoyo rígido en los tobillos no sólo son innecesarios y perjudiciales para los pies en esta etapa, sino también para cuando tu hija empiece a caminar. Y teniendo en cuenta que los primeros zapatos le quedarán chicos muy pronto, también tiene sentido que sean de bajo costo.

Para consejos sobre cómo elegir los zapatos una vez que empiece a caminar, consulta la página 499.

Todo acerca de:
CÓMO ESTIMULAR A TU BEBÉ EN ESTA ETAPA

Si estimular a un bebé en los primeros meses de vida requiere ingenio, estimular a uno que se aproxima a la mitad del año requiere sofisticación. Ya no es más una arcilla moldeable en tus manos desde el punto de vista físico, emocional e intelectual. Ahora ya está listo para asumir un papel activo en el proceso de aprendizaje y para coordinar los sentidos: ver lo que toca, buscar la fuente de lo que oye, tocar lo que saborea.

Las mismas reglas básicas mencionadas en Cómo estimular a tu bebé en los primeros meses (página 268) seguirán aplicándose a medida que empiece la segunda mitad de su primer año, pero el tipo de actividades que le ofrecerás será mucho más amplio. Básicamente, las actividades estarán dirigidas a las siguientes áreas de desarrollo:

Habilidades motoras gruesas. La mejor manera de ayudar al bebé a desarrollar la fuerza motriz gruesa y la coordinación necesaria para sentarse, gatear, caminar, arrojar una pelota y andar en triciclo es darle muchas posibilidades. Cambia frecuentemente la posición de tu bebé –de espaldas a boca abajo, de erguido con apoyo a tendido, de la cuna al suelo– para darle la oportunidad de practicar sus proezas de destreza física. A medida que tu bebé parezca listo (lo que no sabrás hasta que lo intentes), dale la oportunidad de hacer lo siguiente:

◆ Pararse sobre tu falda y brincar

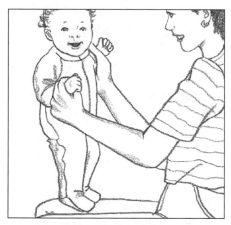

A los bebés les encanta estar de pie en el regazo de los más grandes. Levantarlos para que se queden en esa posición no sólo les divierte sino también les ayuda a desarrollar los músculos de las piernas que necesitarán para levantarse y, más adelante, para pararse sin ayuda.

◆ Sentarse mientras se sostiene de tus manos

◆ Sentarse en la posición de "rana" (como un trípode)

◆ Sentarse derecho, apoyado con almohadas si es necesario

◆ Ponerse de pie, sosteniéndose de tus dedos

◆ Ponerse de pie en una cuna o un corralito de juegos, o en otro mueble, mientras se sostiene de tus manos

◆ Levantarse en cuatro patas

Habilidades motoras finas. Con el tiempo, el desarrollo de la destreza de sus pequeños dedos y manos le permitirá dominar muchas habilidades esenciales, como alimentarse solo, dibujar, escribir, cepillarse los dientes, atarse los cordones, abotonarse la camisa, girar la llave en la cerradura y mucho más. Ese dominio se desarrolla con mayor rapidez si a los bebés se les dan amplias oportunidades de usar las manos, de manipular objetos de todo tipo, tocar, explorar y experimentar. Los siguientes consejos te ayudarán a estimular esas habilidades motoras finas:

◆ Tableros de actividades: una variedad de actividades da a los bebés mucha práctica con las habilidades motoras finas, aunque pasarán meses antes de que puedan dominarlas todas.

◆ Bloques: sencillos cubos de madera, plástico o tela, grandes o pequeños, son adecuados para esta edad.

◆ Muñecas y animales de peluche blandos: su manejo les permite desarrollar la destreza.

◆ Objetos de la casa reales o de juguete: por lo general, a los bebés les encantan los teléfonos reales o de juguete

¿CÓMO DEBES HABLARLE AL BEBÉ AHORA?

Ahora que tu bebé está en el umbral de aprender tu idioma, lo que le digas adquirirá un nuevo significado. Puedes ayudar al desarrollo de sus habilidades del lenguaje de las siguientes maneras:

Habla lentamente. Cuando el bebé está empezando a tratar de descifrar tu lenguaje, hablarle muy rápido atentará contra esos esfuerzos. Para darle la oportunidad de empezar a comprenderte, debes hablarle más despacio, más claro y de manera más simple.

Concéntrate en palabras individuales. Continúa con tus comentarios, pero comienza a poner énfasis en determinadas palabras y frases simples usadas comúnmente en la vida diaria del bebé. A la hora de comer, cuando le digas: "Estoy poniendo jugo en el vaso", sostén el jugo y añade "jugo, aquí está el jugo", y al mostrarle el vaso dile "vaso". Haz siempre una pausa para darle mucho tiempo para descifrar lo que le dices antes de agregar algo más.

Evita los pronombres. Los pronombres todavía son confusos para tu bebé, y por eso es conveniente decirle frases como "éste es el libro de mamá" y "ésta es la muñeca de Rosita".

Estimula la imitación. Ahora que el número de sonidos que hace tu bebé está creciendo, también puede aumentar la diversión de imitarse el uno al otro. Construye conversaciones con unas pocas consonantes y vocales. El bebé te dice "ba, ba, ba, ba" y tú respondes animada "ba, ba, ba, ba". El bebé responde "da, da, da, da", tú replicas "da, da, da, da". Si el bebé parece receptivo, puedes proponerle sílabas nuevas ("ga, ga, ga, ga", por ejemplo), estimulando la imitación. Pero si el cambio no lo motiva, vuelve a lo de antes. En pocos meses, tu bebé comenzará a tratar de imitar tus palabras, sin que lo estimules.

Habla y habla. Háblale de todo a tu bebé a medida que pasan el día juntos. Sé natural en la conversación, pero con una pronun-

---

(sin los cordones), cucharones, tazas de medir, coladores, cacerolas, vasos de papel, cajas vacías.

- Pelotas: de variados tamaños y texturas para sostener y apretar. Son especialmente divertidas cuando el bebé es capaz de sentarse y hacerlas rodar o gatear detrás de ellas.

- Juegos con los dedos: al principio tú serás quien juegue aplaudiendo, cantando "Itsy Bitsy, la pequeña araña" y juegos similares con las manos, pero antes de que te des cuenta tu bebé te estará acompañando. Después de una o dos demostraciones, ayúdalo con los juegos de dedos mientras cantas.

Habilidades sociales. La mitad del pri-

mer año de vida es una etapa muy sociable para la mayoría de los bebés. Sonríen, ríen, chillan y se comunican de varias maneras y están dispuestos a compartir su amistad con todo el mundo, ya que todavía no han desarrollado la "ansiedad frente a los desconocidos". Por lo tanto, es el momento ideal para fomentar la socialización y exponer al bebé a una variedad de personas de distintas edades, desde recién nacidos hasta ancianos. Lo puedes hacer mientras sales de compras, cuando recibes visitas o cuando visitas a otros, uniéndote a un grupo de mamás y bebés e, incluso, dejando que confraternice con su propia imagen frente a un espejo. Enséñale con el ejemplo un saludo básico como "¡hi!" y otras manifestaciones de cortesía como

ciación comprensible para él (no confundir con el balbuceo infantil). Consulta el recuadro en las páginas 244-245 para más información sobre cómo hablarle a tu bebé.

Construye un repertorio de canciones y rimas. Tal vez te resulte tedioso tener que repetir la misma canción de cuna o tonada infantil una docena de veces durante el día. Sin embargo, tu bebé no sólo disfrutará de la repetición sino que le servirá para aprender. No importa que dependas del Arroz con leche, La vaca lechera o de tu propia creatividad, pero lo importante es ser consecuente.

Usa libros. El bebé no está listo todavía para escuchar cuentos, pero las rimas sencillas de libros con ilustraciones vívidas suelen llamar la atención, incluso de los niños pequeños. Señálale objetos sencillos, animales o personas. Empieza preguntándole "¿dónde está el perro?" y tarde o temprano te sorprenderá colocando su dedito regordete sobre la figura indicada.

Espera una respuesta. Aunque el bebé no pueda hablar todavía, está empezando a procesar la información, y con frecuencia tendrá una respuesta a lo que digas, aunque sea un chillido entusiasmado (cuando le propones dar un paseo en su cochecito) o un puchero (cuando le anuncias que es hora de bajarse del columpio).

Dale órdenes. Con el tiempo, tu bebé aprenderá a seguir órdenes simples como "dale un beso a la abuela" o "di adiós con la mano" o "dale la muñeca a mamá" (agrega "por favor", si quieres que la palabra salga naturalmente de su boquita más adelante). Pero ten en cuenta que el bebé no las cumplirá durante meses, e incluso cuando empiece a hacerlo, la respuesta no será consecuente o inmediata (el bebé podría decir adiós con la mano, pero cinco minutos después de que tu amiga ha salido de tu casa). No muestres decepción cuando no responda. Por el contrario, ayúdale a hacer lo que le pides (haciendo tú misma el saludo de despedida con la mano) y tarde o temprano lo hará. Una vez que ocurra, no lo trates como si fuera una foca amaestrada, pidiéndole que haga la gracia más reciente cada vez que tengas público (aunque te tiente la idea de jactarte de los avances de tu bebé).

decir adiós, "soplar" un beso y dar las gracias.

Habilidades intelectuales y de lenguaje. Es el comienzo de la comprensión. Lo primero que reconocen son los nombres (el de mamá, papá, y hermanos), seguidos de palabras básicas ("no", "biberón", "adiós", por ejemplo) y poco después oraciones sencillas ("¿quieres comer?" o "sé bueno con el perrito"). Este lenguaje receptivo (comprender lo que escuchan) llegará antes que el lenguaje hablado. Otros tipos de desarrollo intelectual también están en el horizonte. Aunque al principio no lo parezca, tu bebé está dando los primeros pasos para adquirir la habilidad de resolver problemas sencillos, de observar y de memorizar. Puedes ayudarlo haciendo lo siguiente:

- Practica juegos que estimulen su intelecto (consulta la página 483), que le ayuden a observar la causa y efecto (llena un vaso con agua en la bañera y deja que lo dé vuelta: "mira, el agua se cae"), que le expliquen la permanencia de los objetos (cubre uno de sus juguetes favoritos con un paño y haz que él lo busque: "¿dónde se fue el chu-chu-tren?" o juega a las escondidas ocultando algún objeto detrás de tus manos o un libro).

- Continúa afinando la percepción auditiva de tu bebé. Cuando oigas que pasa un avión o un camión de bomberos, pregúntale "¿es un avión?" o "¿escuchaste a los bomberos?" para acostumbrarlo al mundo de los sonidos. Repetir y enfatizar las palabras clave ("avión", "bomberos") también le ayudará a reconocerlas. Haz lo mismo cuando enciendas la aspiradora o abras el agua en la bañera, cuando silbe la tetera o suene el timbre o el teléfono. Y no subestimes esos ruiditos que le resultan divertidos, como las pedorretas en su barriga o brazos, los clics con la lengua y los silbidos, que son muy educativos también porque estimulan la imitación, lo que a su vez estimula el desarrollo del lenguaje.

◆ Introduce conceptos. Dile, señalándole: este osito es suave, ese café está caliente, el auto va rápido, te levantaste temprano, la pelota está debajo de la mesa. Mientras usas objetos, describe para qué sirven: esta escoba es para barrer, el agua es para lavar y para beber, esta toalla es para secar, este jabón es para lavar. Al principio, tus palabras no tendrán sentido para él, pero a la larga, con muchas repeticiones, los conceptos empezarán a tomar forma.

◆ Alienta su curiosidad y creatividad. Si tu bebé desea usar un juguete de manera inusual, no lo desalientes ni trates de reorientarlo. Dale la oportunidad de experimentar y explorar, aunque eso signifique arrancar puñados de pasto en el jardín o estrujar una esponja mojada en la bañera. El bebé aprenderá mucho más mediante la experiencia que la instrucción, y este tipo de juego y exploración es completamente gratis.

◆ Estimula el amor por el aprendizaje. Aunque es importante enseñarle hechos y conceptos específicos, es igualmente importante enseñarle a aprender y transmitirle el amor por aprender. Recuerda que el aprendizaje es siempre más efectivo cuando es interactivo y cuando es divertido.

◆ ◆ ◆

El séptimo mes

El bebé sigue siendo un ser social, pero ahora su interacción con otros suele quedar relegada a un segundo plano para dar paso a una fase de exploración, una pasión alimentada no sólo por una creciente curiosidad sino también por un floreciente sentido de independencia (algo de lo que vas a ver mucho más en los meses que vienen). A este deseo de ser una persona independiente le acompaña también el de moverse por sí solo. Se están por acabar –si no lo han hecho ya– esos días en que dejabas a tu bebé en medio del piso, sabiendo que cinco minutos más tarde lo ibas a encontrar en el mismo lugar. Antes de que te des cuenta, estará girando, rodando, arrastrándose y posiblemente gateando de un extremo al otro de la habitación y más allá (aunque algunos se saltan la etapa de avanzar a rastras y gatear, sobre todo si no han pasado mucho tiempo boca abajo). Como está a punto de comenzar a movilizarse por su cuenta, es el momento de revisar a fondo la casa para evitar riesgos, si es que todavía no lo has hecho.

Lo que tu bebé podría estar haciendo

Todos los bebés van cumpliendo hitos según su propio ritmo de desarrollo. Si te parece que tu bebé no ha alcanzado uno o más de estos hitos, no te preocupes porque probablemente lo hará muy pronto. El ritmo de desarrollo de tu bebé es normal para él. Además, ten en cuenta que las habilidades que los bebés manifiestan acostados boca abajo, sólo pueden dominarse si tienen la oportunidad de practicar. Por eso, haz que tu bebé pase períodos de juegos supervisados boca abajo. Si algo te preocupa respecto a su desarrollo (porque has notado que no alcanzó una meta o si crees que experimenta una demora evolutiva), no dudes en consultarlo con el pediatra en la próxima visita, aunque él no te lo plantee. Los padres suelen notar matices en el desarrollo de sus bebés que a los médicos se les pasan por alto. Por lo general, los bebés prematuros alcanzan estos hitos más tarde que otros de la misma edad y, a menudo, lo hacen cuando se aproximan a su edad estimada (la que tendrían si hubieran nacido a término) y, a veces, más tarde.

A los siete meses, tu bebé... debería ser capaz de:

- comer por sí solo una galleta
- hacer trompetillas o pedorretas (sonidos con los labios y la lengua afuera)
- hacer arrullos o balbucear cuando está contento
- sonreír a menudo cuando interactúa contigo

...probablemente será capaz de:

- sentarse sin apoyo
- resistir algo de peso en sus piernas cuando se lo sostiene derecho
- protestar si tratan de quitarle un juguete
- esforzarse para tomar un juguete fuera de su alcance
- pasar los deditos sobre un objeto pequeño y sostenerlo en su puño (mantén todos los objetos peligrosos fuera de su alcance)

- buscar un objeto que se ha caído
- girar en dirección de una voz
- balbucear, combinando vocales o consonantes como ga-ga-ga, ba-ba-ba, ma-ma-ma, pa-pa-pa
- jugar a las escondidas ("¡no está! ¡aquí está!")

...tal vez podría ser capaz de:

- avanzar a rastras o gatear[1]
- pasar un cubo u otro objeto de una mano a la otra
- mantenerse de pie, sosteniéndose de alguien o de algo

...incluso podría ser capaz de:

- ponerse de pie mientras está sentado
- sentarse, estando boca abajo
- jugar "Palmas, palmitas" (aplaudiendo) o hacer adiós con la mano
- recoger un objeto pequeño con el pulgar y otro dedo (mantén todos los objetos peligrosos fuera de su alcance)
- caminar sosteniéndose de un mueble
- decir "mamá" o "papá", indiscriminadamente

Qué puedes esperar en el control médico de este mes

Durante este mes, la mayoría de los médicos no programa visitas regulares para los bebés saludables. Llámalo si tienes alguna preocupación que no pueda esperar hasta la cita del mes siguiente.

1. Los bebés que pasan poco tiempo boca abajo durante el período de juego podrían lograrlo más adelante, y no es motivo de preocupación (consulta la página 234).

La alimentación de tu bebé: MÁS ALLÁ DE LOS COLADOS

Más allá de si la transición de tu bebé hacia los sólidos ha sido o no problemática, ahora le espera otra prueba: el paso de los colados a los alimentos con más consistencia. Y no importa si ha demostrado ser un glotón ansioso y aventurero o un gourmet exigente y quisquilloso, si come los sólidos como un veterano o si es un primerizo en la sillita alta; lo mejor es dar ese salto lo antes posible. Como ya se ha señalado, a medida que el bebé crece es más probable que rechace las nuevas experiencias en vez de aceptarlas.

Eso no quiere decir que haya llegado la hora de que toda la familia salga a comer a tu restaurante de carne favorito. Incluso cuando tienen el primer par de dientes, los bebés siguen mascando con sus encías, que no están preparadas para un trozo de carne. Por ahora, los alimentos en puré grumoso o molidos, con un poquito más de textura que los colados, llenarán su cuota alimenticia.

Puedes usar los alimentos comerciales "junior" o "etapa 3", o preparar la comida molida del bebé con lo que sirvas al resto de la familia, siempre que hayan sido preparadas sin sal ni azúcar. Puedes probar con harina de avena casera regular diluida con fórmula o leche materna (pero recuerda que a diferencia de la harina de avena para bebé, por lo general no tiene hierro añadido); requesón, preferiblemente sin sal; pedacitos de manzana o pera (corta tajadas diminutas de fruta con un cuchillo en un plato); frutas cocinadas molidas o en puré con trocitos (como manzanas, damascos, duraznos, ciruelas), y vegetales (como zanahorias, papas, batatas, coliflor, calabaza). Por lo general, a los siete meses ya puedes agregar carne y pollo sin piel (en puré, molido o picado muy fino) y pequeñas lonjas de pescado blando. Cuando el pediatra te autorice a empezar a darle yema de huevo (probablemente sugerirá que esperes para darle la clara, que es muy alergénica), sírvela bien cocinada y molida, revuelta o sobre tostadas francesas o panqueques. Quítales "los hilos" a las frutas (como bananas y mangos), los vegetales (como brócoli, judías verdes o ejotes y col rizada), y carnes. Revisa el pescado muy cuidadosamente para sacarle las espinas que hayan quedado después de molerlo (consulta la página 348 para saber cuándo comenzar a darle alimentos específicos).

Algunos bebés a los siete meses también pueden consumir pan y galletas saladas (suponiendo que no tenga problemas de alergias, para entonces también puedes añadir trigo a su dieta), pero haz una selección cuidadosa. Deben ser de grano integral, preparados sin mucha azúcar o sal, y suaves para las encías. Los alimentos ideales para empezar son los *bagels* integrales que han sido congelados (son duros, pero lo que el bebé logre raspar será blandito) y galletas de arroz sin sal (se desmenuzan fácilmente, pero se disuelven en la boca y les encanta a casi todos los bebés). Una vez que pueda comer estos alimentos con facilidad, estará listo para el pan de grano integral. Para disminuir el riesgo de que se atragante, quítale la corteza y sírvelo cortado en cubos, rollos o rodajas; evita el pan blanco comercial, que tiende a volverse pastoso cuando está húmedo y puede causar arcadas o asfixia. Dale pan y galletas saladas –y alimentos que pueda tomar con los dedos–

sólo cuando esté sentado derecho y bajo tu supervisión. Y asegúrate de saber qué hacer en caso de que se atragante (consulta la página 646).

Lo que podrías estar preguntándote

TOMAR EN BRAZOS AL BEBÉ CONSTANTEMENTE

"En cuanto oigo llorar a mi bebé, lo tomo en brazos y termino llevándolo de un lado a otro casi todo el día. ¿Lo estoy malcriando?".

Aunque es difícil malcriar a un bebé a esta edad, hay muchas buenas razones por las que te convendría dejar de tomarlo en brazos tan a menudo. Convertirte en el "taxi infantil", o sea, alzarlo en cuanto te llame agitando el bracito o gimiendo de aburrimiento, puede consumir mucho tiempo (pareciera que estuvieras "de guardia" durante el período en que tu bebé está despierto). Pero cargarlo todo el día no sólo te impide hacer tus cosas, sino también le impide a él hacer las suyas. En tus brazos, tu bebé no tiene la oportunidad de practicar habilidades, como arrastrarse y gatear, que a la larga le permitirán movilizarse sin pedir un aventón. Tampoco le da la oportunidad de ejercer su independencia para otros objetivos importantes, como aprender a entretenerse solo durante períodos breves y a disfrutar de su propia compañía (habilidades esenciales para su autoestima). Por último, le impide aprender otra lección que será de gran valor en su desarrollo como ser humano compasivo: que otras personas, incluso sus padres, tienen derechos. Como los bebés y los niños pequeños son normal y necesariamente egocéntricos, este concepto será difícil de asimilar al principio. Pero si se lo tratas de inculcar ahora, te ayudará a criar a un niño que no siempre anteponga sus necesidades a las de los demás; en otras palabras, un bebé que no es malcriado.

A veces los bebés lloran para que los tomen en brazos no sólo porque están buscando un aventón, sino porque anhelan la comodidad y atención, que todavía necesitan en dosis generosas. Por lo tanto, debes determinar primero si tu bebé está recibiendo ambas en dosis suficientes. Ten en cuenta lo siguiente, ¿te has sentado a jugar con tu hijo varias veces durante el día, o tu interacción con él ha consistido en dejarlo en el corralito de juegos con un juguete, colocarlo en el ExcerSaucer cuando empiezas a preparar la cena o asegurarlo al asiento del auto para un viaje al supermercado? De ser así, él puede haber llegado a la conclusión de que ser cargado en tus brazos, aunque no es tan estimulante, es preferible a no recibir ningún tipo de atención.

Luego, fíjate si tiene necesidades físicas. ¿Tiene el pañal mojado? ¿Es la hora del almuerzo? ¿Tiene sed? ¿Está cansado? Si es así, satisface sus necesidades y después avanza al siguiente paso.

Cámbialo de escenario: llévalo al corralito de juegos si estaba en la cuna; al andador fijo, si estaba en el corralito; al piso, si estaba en el andador fijo. Esto podría satisfacer sus ansias de conocer el mundo.

Después, asegúrate de que tenga a mano juguetes u objetos con los que pueda entretenerse: ollas y cacerolas, un animalito de peluche o un tablero de actividades (tú mejor que nadie sabes lo que le gusta). Como su nivel de atención es breve, ten dos o tres juguetes a su alcance, pero no demasiados porque podrían abrumarlo y frustrarlo. Ofrécele una nueva selección cuando parezca estar inquieto.

Si sigue llorando por un "taxi", trata de distraerlo. Siéntate junto a él durante unos minutos y hazlo participar en alguna actividad sin tomarlo en brazos. Muéstrale cómo apilar bloques, señálale "ojos-nariz-boca" en el animal de peluche, gira el cilindro y da vuelta el dial en la caja de actividades para ponerlo en marcha, y desafíalo a que haga lo mismo.

Si se distrae por un momento e incluso si todavía está insinuando cierta protesta, dile que tienes trabajo que hacer y márchate de manera casual, pero sin vacilar. Quédate a su vista para hablarle o cantarle si eso ayuda; pero sal de su rango de visión si tu presencia aumenta su descontento (eso sí, no dejes de escuchar lo que hace y sólo si está en un corralito o cuna seguros o en un cuarto a prueba de ruidos). Antes de hacerlo, asoma tu cabeza por una esquina para jugar a las escondidas, a fin de demostrarle que cuando desapareces, vuelves a aparecer.

Deja que se entretenga solo durante un poquito más de tiempo cada vez, dejándolo que rezongue un poquito más si es necesario. Pero siempre regresa a su lado cuando se muestre ligeramente molesto; para consolarlo, juega con él durante unos minutos y vuelve a empezar todo el proceso. Poco a poco, aumenta el tiempo entre una y otra vez que lo tomes en brazos, pero no esperes hasta que esté dando alaridos para levantarlo: la idea es estimularlo a que juegue por su cuenta y no darle la impresión de que está siendo ignorado o que el llanto es la única manera de llamar tu atención.

Sé realista: muchos bebés jugarán solos durante unos pocos minutos, y aun los muy independientes necesitarán cambios frecuentes de escenario y de juguetes. Recuerda, además, que muchos bebés que todavía no pueden gatear podrían frustrarse porque no pueden desplazarse solitos; hasta que puedan, la única manera de movilizarse es a través de un aventón que les dé la mamá o el papá.

No te sientas culpable de tratar de que tu bebé pase un poco de tiempo solo; de ser así, le transmitirás el mensaje de que jugar solo es un castigo (no lo es), en vez de algo divertido para hacer de vez en cuando (debería serlo). Pero tampoco olvides que tu bebé es todavía un bebé, que necesita mucho que lo abracen, que lo tomen en brazos y que lo lleven de un lado a otro.

LOS ABUELOS MALCRÍAN AL BEBÉ

"Mis padres viven cerca y ven a mi hijita varias veces por semana. Cada vez que lo hacen, la llenan de golosinas y responden a cada uno de sus caprichos. Los amo, pero no me gusta la manera en que la malcrían".

Los abuelos gozan del mejor de los mundos: pueden darle todos los gustos al bebé, sin tener que sufrir las consecuencias. Pueden deleitarse viendo cómo su nieta disfruta de las galletas dulces que le dan, pero no tienen que lidiar con una niña mal humorada y sin hambre a la hora de la comida. Pueden mantenerla despierta a la hora de su siesta a fin de tener más tiempo para jugar, pero no tienen que soportar su mal humor más tarde.

¿Es un derecho inalienable de los abuelos malcriar a sus nietos? En cierta medida, sí. Han cumplido con su cuota de obligaciones pesadas durante tu infancia, destetándote de tu amado biberón, engatusándote para que comieras la espinaca que odiabas, batallando contigo cuando te fijaban horarios para llegar a casa. Ahora que ha llegado tu propio turno de cumplir con tu cuota, ellos se han ganado el cómodo trabajo de malcriar. Aunque existe menor preocupación de malcriar a un bebé en su primer año de vida que más adelante, es conveniente fijar ahora algunas pautas sensibles que, con suerte, todos se comprometan a respetar:

◆ Mientras más lejos estén los abuelos, más libertad tendrán. Los abuelos que ven a tu hija sólo dos o tres veces por año, en las fiestas o en ocasiones especiales no pueden malcriarla, pero debes darles todas las oportunidades para que lo intenten. Si tu pequeña se pierde una siesta o se pasa la hora de irse a la cama cuando los abuelos están de visita uno o dos días, o si la tratan como si fuera de la realeza (más de lo que te gustaría), no te preocupes. Deja que ella –y los abuelos– disfruten del tratamiento especial, y ten la seguridad de que tu hija volverá pronto a su rutina normal después de la visita.

◆ Con los abuelos que viven cerca, es otra historia. Es posible que los abuelos que viven en la misma ciudad, y en especial quienes vivan en la misma casa, la malcríen demasiado, dificultando la vida no sólo de los padres sino también de la niña. Las señales contradictorias –como que el papá y la mamá no la tomen en brazos ante su primer quejido y los abuelos lo hagan siempre– no hacen más que confundir a la pequeña descontenta. Por otra parte, el bebé aprenderá rápidamente que las reglas cambian según el territorio: puede esparcir toda la comida sobre la mesa en la casa de la abuela, pero no en la suya. Por eso, aun a los abuelos que viven

cerca se les debe permitir cierta libertad de acción en áreas de menor importancia.

◆ Ciertas reglas de los padres deben ser sagradas. Como los padres son quienes conviven con su bebé las 24 horas del día, son ellos quienes deben decidir las reglas en las cuestiones más importantes. Y los abuelos, ya sea que estén lejos o cerca, deben cumplir esas reglas, aunque no necesariamente estén de acuerdo. En una familia, la manzana de la discordia podría ser la hora de acostarse; en otra, el azúcar y la comida chatarra en la dieta; en otra, cuánto tiempo de televisión se les permite ver (con un bebé de seis o siete meses no es un problema, pero pronto lo será). Por supuesto, si los padres quieren mantenerse firmes con cada una de sus reglas, deberían permitir que los abuelos negocien algunas concesiones de vez en cuando.

◆ Ciertos derechos de los abuelos deben ser sagrados. El derecho a dar regalos, por ejemplo, que los padres no habrían elegido, ya sea porque son muy caros, o frívolos o, en su opinión, de mal gusto. Y a dárselos con más frecuencia que lo que podrían mamá y papá (aunque los regalos que no son seguros deberían estar prohibidos, y los que van en contra de los valores de los padres deberían ser discutidos antes de comprarlos). Y por lo general, para mimar (sí, malcriar) a sus nietos con un poco más de todo: amor, tiempo, objetos materiales. Pero no al punto de que esta dedicación viole regularmente las reglas de los padres.

Si los abuelos sobrepasan los límites de lo que es justo que hagan; si ignoran o violan abiertamente todas las reglas que has establecido concienzudamente, es hora de hablar claro. Discútelo con amor y discreción. Explícales (aunque lo hayas hecho antes) cuánto deseas que ellos pasen tiempo con tu hija, pero cómo al violar tus reglas la confunden y alteran su horario y el equilibrio familiar. Diles que estás dispuesta a ser flexible en ciertos asuntos, pero que ellos tendrán que acceder en otros. Recuérdales que cuando eran padres, eran ellos quienes establecían sus propias reglas; ahora es tu turno. Si eso no da resultado, deja este libro abierto en la sección Los abuelos malcrían al bebé, en un lugar donde no puedan dejar de verlo.

Si alguna de tus diferencias con ellos se centra en cuestiones de vida o muerte (por ejemplo, si tu padre se niega a reconocer la importancia de asegurar a la pequeña en el asiento del auto para ir hasta la esquina o tu suegra fuma mientras la sostiene en brazos), enfatiza la seriedad del problema, explicándoles los posibles riesgos y consecuencias de sus acciones para la salud, utilizando este libro y otros recursos que den fuerza a tu argumento. Y si todavía no ven las cosas como tú, impón las reglas con firmeza: no habrá ningún viaje en auto a menos que la aseguren en el asiento, y está prohibido fumar cerca de ella. Punto.

EL BEBÉ SE PORTA MAL CON MAMÁ Y PAPÁ

"La niñera dice que mi bebé es maravilloso con ella, pero siempre comienza a portarse mal en el momento en que entro por la puerta al regreso del trabajo. Siento que debo ser una madre terrible".

No te desanimes…y siéntete halagada. El hecho de que la mayoría de los bebés y niños pequeños, e incluso los más grandes, tiendan a portarse mal con

papá y mamá y no con otros cuidadores, es una señal de que se sienten más cómodos y seguros con sus padres. Piénsalo de esta manera: estás haciendo tan buen trabajo como madre que tu bebé confía en que tu amor es incondicional. Se puede mostrar tal cual es sin arriesgarse a perder ese amor.

El momento también podría estar relacionado con la rabieta de cada noche. Tu regreso a casa, tal vez coincide con el momento en que el bebé suele estar de mal humor, al caer la tarde, cuando la fatiga, el exceso de estimulación y el hambre pueden irritar los nervios del más alegre querubín. Después de un duro día de trabajo y quizás de un viaje difícil, también tú podrías estar un poco irritada, lo que seguramente el radar sensible de tu bebé percibirá. Tu alto nivel de estrés intensifica el del pequeño y el del bebé el tuyo, y así pronto los dos están en un pésimo estado de ánimo. Si por lo general estás un poco distraída al entrar en tu casa (tienes que cambiarte la ropa, revisar el correo, preparar la comida), la conducta de tu bebé también podría ser un llamado de la atención que anhela, atención que a menudo escasea a esta hora del día. Para los bebés que tienen problemas con los cambios (más aun al aproximarse a su primer cumpleaños), el cambio de guardianes en sí podría ser inquietante y provocar una rabieta.

Para aliviar la transición cuando regresas a la casa todas las noches, intenta seguir los siguientes consejos:

◆ No llegues a casa cuando tu bebé tenga mucha hambre y esté agotado. Haz que la niñera lo alimente con sólidos dentro de una hora de tu regreso (sin embargo, si deseas amamantarlo poco después de llegar, asegúrate de que no haya terminado recién de beber un biberón). Una siesta por la tarde también podría mantener las rabietas a raya, pero tu bebé no debería dormir una siesta muy tarde como para no ser capaz de irse a la cama a una hora razonable. Sugiérele a la niñera que realice actividades más tranquilas con el bebé antes de tu llegada, para que no esté demasiado estimulado cuando entres por la puerta.

- Relájate antes de regresar. Si has estado atascada en el tráfico durante una hora, permanece sentada dentro del auto y haz algunos ejercicios de relajación antes de entrar. En vez de pasar todo el viaje en el autobús o en el metro pensando en las tareas que dejaste pendientes en tu escritorio, aprovéchalo para vaciar tu mente de preocupaciones y trata sólo de pensar en cosas que te tranquilicen.

- Relájate cuando regreses. No corras a preparar la comida o a revisar tu correo electrónico o a doblar la ropa lavada en cuanto pongas un pie en casa. En cambio, dedica quince minutos a relajarte junto a tu bebé, ofreciéndole tu completa atención, si es posible. Si tu bebé es de aquellos que odian las transiciones, no hagas salir corriendo a la niñera. Vuelve a incorporarte poco a poco en el día de tu bebé para que se acostumbre a la idea de que está por ocurrir un cambio; cuando se sienta más cómodo, la niñera se puede ir.

- Incluye al bebé en tus tareas. Una vez que ambos estén más tranquilos, haz tus tareas caseras pero en su compañía. Colócalo en la mitad de tu cama (supervisado) o en el piso mientras te cambias de ropa. Siéntalo en tu falda mientras revisas el correo electrónico. Siéntalo en la sillita alta con unos cuantos juguetes mientras empiezas a preparar la cena. Conversa con él mientras cortas los vegetales.

- No te lo tomes como algo personal. Casi todas las madres que trabajan experimentan la crisis del regreso a casa. Las que tienen a sus bebés en una guardería, podrían experimentarla a la hora de ir a buscarlos, camino a casa o al llegar.

¿ES MI BEBÉ TALENTOSO?

"No quiero ser una madre exigente, pero tampoco quiero desperdiciar los talentos de mi hijita si es que los tiene. ¿Cómo se puede distinguir entre un bebé inteligente y uno superdotado?".

En primer lugar, es importante tener en cuenta que cada niño es talentoso en algún sentido. Quizás sea su oído para la música. Una predisposición artística. Destreza social. Habilidad atlética. Genio de la mecánica. O quizás una combinación de varios talentos. Incluso entre los niños que sobresalen en su habilidad intelectual, hay diferencias. Algunos son buenos para los números, otros para las relaciones espaciales y otros para las palabras. Algunos son creativos mientras que otros destacan en la organización.

Cualquiera sean los talentos de tu hijita, se desarrollarán más plenamente si los nutres y la estimulas desde el comienzo, lo que da la impresión de que estás dispuesta a hacer. Pero nutrir y estimular, como sabiamente has notado, es muy diferente de presionar y exigir. Apreciar a tu hija por la persona especial que es, en vez de tratar de moldearla en la persona que te gustaría que fuese, es la mejor manera de ayudarle a usar los talentos que trae consigo.

Aunque las pruebas del nivel de inteligencia (IQ en inglés) pueden medir la capacidad intelectual más adelante durante la niñez, determinar si un bebé está dotado intelectualmente es difícil y, en suma, innecesario. Después de todo, todos los bebés –no importa cuál llegue a ser su futuro académico– deberían recibir el estímulo que necesitan para crecer y desarrollar su potencial. Y esa estimulación no necesita llegar (ni debería llegar) en forma de clases especiales o programas educativos por computadora (consulta las páginas 498 y 557). Hablarle a tu hijita (y escuchar cuando trata de "responderte"), leerle, jugar con ella, escuchar música juntas, ofrecerle una variedad de experiencias interesantes y demostrarle que es amada (sin importar su desempeño) le dará los fundamentos que necesita para prosperar ahora y triunfar más adelante.

Sin embargo, hay claves sobre la inteligencia del bebé en su primer año de vida que podrías observar en tu pequeña:

Desarrollo uniforme. Un bebé que lo hace todo "temprano" en su vida, como sonreír, sentarse, caminar, hablar, recoger objetos haciendo pinzas con los dedos, es probable que siga desarrollándose a un ritmo avanzado y podría resultar excepcionalmente dotado. Aunque la habilidad precoz para el lenguaje, en especial el uso de palabras inusuales antes del final del primer año, es la característica que los padres de niños dotados notan con mayor frecuencia –y probablemente indica inteligencia elevada–, algunos niños talentosos no desarrollan la habilidad verbal hasta muy tarde.

Buena memoria y poder de observación. Los niños dotados suelen sorprender a sus padres con lo que recuerdan, mucho antes de que la mayoría de los bebés haya demostrado memoria alguna. Y cuando las cosas son distintas a lo que recuerdan lo notan inmediatamente (por ejemplo, la mamá se cortó el cabello, el papá está usando una chaqueta nueva, el abuelo tiene un parche sobre un ojo después de una operación).

Creatividad y originalidad. Aunque casi todos los bebés menores de un año no tienen la capacidad para solucionar problemas, el niño dotado podría sorprender a sus padres ingeniándoselas para rescatar un juguete atascado detrás de una silla, alcanzando un estante alto en la biblioteca (quizás apilará libros de los estantes bajos para treparse), o usando un lenguaje de señas para una palabra que va más allá de sus habilidades lingüísticas (como señalar su propia nariz para indicar que la figura del animal en el libro es un elefante o sus orejas si es un conejo). El bebé que se encamina a ser un niño talentoso también podría ser creativo en sus juegos, usando los juguetes de modos inusuales, utilizando otros objetos como juguetes, disfrutando de jugar dando rienda suelta a su imaginación.

Sentido del humor. Incluso en el primer año, un niño brillante advertirá y se reirá de las incongruencias de la vida: la abuela que usa los anteojos sobre la cabeza o el papá que se tropieza con el perro y derrama su vaso de jugo, por ejemplo.

Curiosidad y concentración. Aunque todos los bebés son muy curiosos, los superdotados no sólo son curiosos sino que además tienen la persistencia y concentración para explorar aquello que despierta su curiosidad.

Habilidad para establecer conexiones. Los niños dotados, más y antes que los demás, advertirán las relaciones entre las cosas y serán capaces de aplicar conocimientos antiguos a las nuevas situaciones. Un bebé de nueve o diez meses podría ver en la tienda un libro que papá haya estado leyendo en casa y decir "Pa-pá". O, acostumbrado a pulsar el botón del ascensor en su edificio, ver un elevador en un centro comercial y buscar el botón.

Imaginación rica. Antes del año, el niño dotado podría ser capaz de simular (que bebe de una taza o mece a otro bebé), y poco después podría participar en la creación de historias, juegos, amigos imaginarios, entre otros.

Dificultad para dormir. Los niños superdotados pueden llegar a interesarse tanto en observar y aprender, que les cuesta desconectarse del mundo y por eso no duermen mucho (una característica que puede exasperar a sus padres).

Perspicacia y sensibilidad. Desde muy temprano, el niño muy despierto puede darse cuenta si la mamá está triste o enojada, o si papá tiene una pequeña herida (porque tiene una curita en el dedo), y podría tratar de animar a un hermanito que llora.

Incluso si tu pequeña exhibe muchas o todas las características anteriores, es demasiado pronto como para asignarle la etiqueta de "superdotada". También es demasiado pronto como para decidir que tu niña no lo es (te recordamos que todos los niños son "dotados" de un modo u otro). Algunos niños muy inteligentes empiezan más lentamente que sus pares en una o más áreas de desarrollo, para avanzar más adelante.

Para sacar lo mejor de tu hija, ámala y no la etiquetes. Ofrécele un ambiente que le permita desarrollar sus talentos, pero no te olvides de valorarla y hacerle saber que la valoras incondicionalmente por quien es, y no sólo por lo que es capaz de hacer.

Todavía No se Sienta

"Mi hijita todavía no ha empezado a sentarse y me preocupa que sea lenta para su edad".

Como los bebés normales van alcanzando diferentes hitos del desarrollo a diferentes edades, hay una amplia gama de "normalidad" para cada uno de ellos. Aunque el bebé "promedio" se sienta sin apoyo alrededor de los seis meses y medio, algunos bebés normales se sientan ya a los cuatro meses, y otros no lo hacen hasta los nueve meses. Y como tu hijita tiene mucho camino por recorrer antes de alcanzar los límites de ese rango, no debes preocuparte de que esté rezagada.

El niño está programado por factores genéticos para sentarse y para lograr otras habilidades evolutivas a determinada edad. Aunque quizás los padres no puedan (ni deban) hacer mucho para acelerar esa agenda, hay modos de evitar que se atrase. Un bebé al que a menudo sientan con apoyo a temprana edad, en un asiento infantil, un cochecito o una sillita alta, tendrá muchas oportunidades de practicar esa posición antes de poder sentarse solo, y podría hacerlo antes. Por otra parte, un bebé que pasa la mayor parte de su tiempo de espaldas o en un potabebé, y rara vez lo sientan con apoyo, podría tardar en sentarse. De hecho, en otras culturas, los bebés que son cargados constantemente en canguros se suelen poner de pie antes de sentarse, por estar tan acostumbrados a la posición erguida. Otro factor que podría demorar la capacidad de sentarse (y otras habilidades motoras gruesas) es estar excedido de peso. Un bebé rollizo tiene más probabilidad de darse vuelta cuando intenta sentarse que uno más delgado.

Mientras le des a tu hijita muchas oportunidades de practicar, es probable que se siente en algún momento dentro de los dos meses siguientes. Si no lo hace, y/o si sientes que se está desarrollando lentamente en varias otras áreas, consulta al pediatra.

Muerde los Pezones

"Mi hija tiene ahora dos dientes y parece que le divirtiera morderme los pezones cuando le doy el pecho. ¿Cómo puedo quitarle este hábito doloroso?".

No hay necesidad de que dejes que tu pequeña se divierta a costa tuya. Como un bebé no puede morder cuando succiona activamente (la lengua se interpone entre los dientes y el pecho), morder suele indicar que ha tomado suficiente leche y que ahora sólo está jugando contigo. Es posible que la diversión haya empezado cuando te mordió accidentalmente el pezón, tú dejaste escapar un leve quejido, ella se rió, tú no pudiste contener la risa y ella siguió con el juego, mordiéndote, esperando tu reacción, imitando tu exclamación y divirtiéndose con tus débiles intentos por no reírte.

Por eso, en vez de alentar sus travesuras riéndote (o con una reacción excesiva, que también podría invitarla a una repetición), hazle saber que morder no es aceptable con un firme y casual "¡No!". Retírala inmediatamente del pecho, explicándole que "morder le hace daño a mamá. ¡Ay!". Si trata de aferrarse a tu pezón, usa el dedo para soltarla. Después de varios episodios, se dará cuenta y no lo hará más.

Es importante que cortes ahora el hábito de morder el pezón para evitar problemas más graves de este tipo en el futuro. No es demasiado pronto como para que aprenda que, aunque los dientes son para morder, hay cosas que son adecuadas para que muerda (un anillo de dentición, un trozo de pan o una banana), y otras que no lo son (los pechos de mamá, los dedos del hermanito, los hombros de papá).

BOCADILLOS

"Mi bebé parece que quiere comer todo el tiempo. ¿Qué cantidad de snacks es buena para él?".

Con los consejos de sus propias madres sobre los bocadillos que siguen resonando en sus oídos ("¡no se los des antes de la cena, querida, le arruinarán el ape-titío!"), a veces los papás y mamás se muestran reacios a darles *snacks* a sus bebés, incluso cuando a ellos mismos les gusta picar algo durante todo el día. Pero los bocadillos, con moderación, juegan en realidad un papel de apoyo importante en las tres comidas diarias, especialmente en el caso de los bebés.

Los bocadillos son una experiencia de aprendizaje. A la hora de las comidas, el bebé suele ser alimentado utilizando una cuchara y un plato hondo; a la hora del bocadillo, tiene la oportunidad de recoger un trocito de pan o de galletas saladas con los dedos y llevárselo él mismo a la boca, un logro que no es menor, considerando que su boca es muy pequeña y su coordinación aún primitiva.

Los bocadillos llenan un vacío. Los bebés tienen estómagos pequeños que se llenan y vacían rápidamente y rara vez pueden aguantar entre una comida y otra, como los adultos, sin un *snack* en el medio. Y cuando los sólidos se convierten en la parte más importante de la dieta de tu bebé, los bocadillos serán necesarios para completar sus necesidades nutricionales. Te resultará casi imposible darle al bebé su Docena diaria en sólo tres comidas al día.

Los bocadillos le dan un respiro al bebé. Al igual que la mayoría de nosotros, un bebé necesita un descanso de la monotonía del trabajo o el juego (su juego es su trabajo), y un bocadillo le ofrece ese respiro.

Los bocadillos le dan una satisfacción oral. Los bebés poseen una gran orientación oral: todo lo que recogen se lo llevan directamente a la boca. Los bocadillos les dan una oportunidad de ponerse cosas en la boca sin ser reprendidos.

Los bocadillos abren el camino al destete. Si no le ofreces un bocadillo sólido, lo más probable es que insista en un

AL RESTAURANTE CON EL BEBÉ

¿Tienes dudas de salir a cenar con tu bebé? En realidad, el restaurante podría tenerlas, si es que no vas preparada. Antes de reservar una mesa para dos "y una sillita alta", lee los siguientes consejos para sobrevivir a la experiencia:

◆ Llama con anticipación. No solamente para reservar (o para saber si no hay moros en la costa; no querrás elegir un restaurante en el que tengas que esperar), sino para saber qué comodidades tienen para tu bebé. Por ejemplo, ¿tienen sillitas altas? ¿Tienen sillas ajustables a las mesas? Los asientos elevados probablemente no darán resultado hasta que el bebé se aproxime al año. ¿Es la cocina flexible a la hora de ordenar? Por ejemplo: ¿servirán porciones pequeñas de carne y vegetales sin añadidos para bebé (puré de papas sin sal ni pimienta, pechuga de pollo sin salsa) sin cobrarte el precio completo? Los menús para niños son ventajosos si ofrecen algo más que salchichas, papas fritas y palitos de pollo. Escucha atentamente cuando llames por teléfono. No sólo las respuestas a tus preguntas, sino la actitud con que te atiendan, que puede ser muy reveladora sobre el modo en que te recibirán cuando lleves a tu bebé.

◆ Ve temprano. Planea cenar según el horario de tu bebé y no el tuyo, aunque eso signifique que sean los primeros comensales. Otra ventaja de ir a comer temprano: los camareros todavía no están cansados, la cocina no está tan demandada de pedidos y hay menos comensales que puedan molestarse con los golpes en la mesa que da tu bebé.

◆ Pide "una mesa tranquila en una esquina". No para el romance (que definitivamente no estará en el menú), sino para que tu grupo no moleste a los demás comensales ni estén en el camino de los camareros. También apreciarás la privacidad si pasarás buena parte de la velada dando el pecho.

◆ Hazlo rápido. Seamos realistas, aun la comida de un restaurante fino puede transformarse en comida chatarra cuando el bebé está en la mesa. Por eso, tiene sentido que busques restaurantes con un ritmo acelerado, donde pases más tiempo comiendo que esperando. Ordena pronto el menú completo (ojalá le hayas dado un vistazo antes de sentarte) y pide que traigan la comida del bebé lo antes posible.

◆ Ve preparada. Los días en que podías ir al restaurante sólo con tu tarjeta de crédito han quedado atrás. Ahora te tocará llevar:

❖ Un babero para mantener limpio al bebé, al igual que algunas toallitas húmedas. Si el restaurante es alfombrado, un cuadrado de plástico transparente para colocar debajo de la silla del bebé será apreciado por quienes tengan que limpiar cuando te vayas.

❖ Juguetes, libros y otras diversiones para mantener ocupado al bebé entre comidas (y cuando el pescado desmenuzado haya perdido su atractivo). Pero no los saques hasta que sean necesarios (tu bebé probablemente se contentará con jugar con una cuchara,

---

snack en forma del pecho o el biberón. Los bocadillos disminuirán su necesidad de amamantarse con frecuencia y a la larga, cuando llegue el momento, ayudará a que el destete sea una realidad.

Sin embargo, pese a todas sus ven-

tajas, los snacks también pueden tener sus desventajas. Para aprovechar sus beneficios sin caer en sus inconvenientes, recuerda lo siguiente:

Ajusta los bocadillos a un horario. Mamá tenía razón: los bocadillos que se

flirtear con la camarera y señalar los focos de luz durante los primeros minutos), y luego ofréceselos de a uno a la vez. ¿No tienes más trucos en tu bolso? Intenta jugar a las escondidas, ocultando tu rostro detrás del menú o una servilleta.

❖ Alimentos en frasco, si tu bebé todavía no come alimentos de mesa, o si temes que el menú no te ofrecerá nada adecuado para él o simplemente para complementar lo que hay.

❖ Bocadillos, especialmente alimentos que pueda comer con la mano y que mantengan ocupados esos deditos traviesos (y también su atención). Los *snacks* también podrían ser una salvación cuando los platos tardan más de lo esperado o cuando el bebé se aburre de la comida de la mesa. Pero mantenlos en reserva hasta que los necesites.

◆ Si no lo ves, pídelo. Sólo porque no esté en el menú no significa necesariamente que no esté en la cocina. Algunas buenas opciones, dependiendo de lo que le estés dando hasta ahora, incluyen requesón, pan o panecillo de trigo integral, queso, hamburguesa (cocinada y desmenuzada), bocadillos de pollo (asado, a la parrilla o cocido al agua), pescado suave (bien cocinado, desmenuzado y revisado cuidadosamente para remover las espinas), papas o batatas en puré o hervidas, arvejas (muélelas), zanahorias y judías verdes (ejotes) bien cocinados, pasta, melón.

◆ Mantén al bebé sentado. Jamás dejes que el pequeño gatee o camine por un res-

taurante, ni siquiera si el local está medio vacío. Esta exploración puede terminar en lesiones, daños o ambos si un mesero con una bandeja llena de platos o vasos se tropieza con el pequeño. Si el bebé se pone muy inquieto mientras espera la comida, es el momento para que un adulto salga a dar una vuelta con él un rato. Si el bebé terminó y tú no, papá y mamá podrían tener que turnarse para comer (suponiendo que estén los dos) mientras el otro pasea con él.

◆ Ten consideración con quienes te rodean. Quizás los comensales de la mesa de al lado estén fascinados con la sonrisa cautivadora de tu bebé. O a lo mejor, es una pareja que gastó una buena suma en una niñera para pasar una noche lejos de los niños. De cualquier manera, apresúrate a dar un paseo con el bebé si empieza a llorar con intensidad, si emite esos chillidos estridentes o si de algún modo perturba la tranquilidad del restaurante.

◆ Reconoce cuándo terminar la velada (por ejemplo, cuando el bebé ha comido su cuota de batatas y empieza a arrojar el resto a la mesa de al lado). Para la mayoría de los padres de bebés, la sobremesa para disfrutar del postre y el café es un placer del pasado.

◆ Deja propina, por favor. La propina más importante de todas será la que dejes al mesero, que tendrá que raspar el puré de arvejas pegado a la mesa y recoger las zanahorias del piso. Hazlo especialmente si esperas ser bien recibida la próxima vez (pero, para hacer justicia a todos los meseros, sé generosa aunque no pienses regresar).

ofrecen muy cercanos a la hora de la comida pueden interferir con el apetito del bebé. Intenta programar los *snacks* a medio camino entre las comidas para evitar este problema. Comer bocadillos sin parar lo acostumbrará a tener algo en la

boca todo el tiempo, un hábito que podría ser peligroso para la silueta si se prolonga en la infancia y la vida adulta. Y tener la boca constantemente llena de comida también puede conducir a la aparición de caries (incluso un almidón saludable como el pan de trigo integral se convierte en azúcar cuando queda expuesto a la saliva en la boca). Un bocadillo por la mañana, otro por la tarde y un tercero al caer la tarde, si hay un largo lapso de tiempo entre la cena y la hora de dormir, deberían ser suficientes. Haz una excepción, por supuesto, si una comida se va a demorar más de lo habitual y si tu bebé claramente tiene hambre.

Dale bocadillos por buenos motivos. Hay buenos motivos para darle bocadillos (como se menciona anteriormente) y otros no tan buenos. Evita ofrecerle bocadillos si el bebé está aburrido (distráelo con un juguete), lastimado (cálmalo con un abrazo y una canción), o si ha logrado algo que merece recompensa (intenta felicitarlo con elogios verbales y una ronda de aplausos entusiastas).

Dáselos en el lugar adecuado. Los bocadillos deberían ser tratados con la misma seriedad que las comidas. Por razones de seguridad (un bebé que come de espaldas, gateando o caminando puede atragantarse fácilmente), de etiqueta (los buenos modales en la mesa se aprenden mejor… en la mesa), y consideración por quien limpia (quien haga el aseo –tú, incluida– apreciará no encontrar migas en el sofá y manchas en la alfombra), los bocadillos se deben servir cuando el bebé está sentado, preferiblemente en su sillita de comer. Por supuesto, si estás afuera y el bebé está en su cochecito o en la silla del auto a la hora del bocadillo, puedes servírselo allí. Pero no le des la idea de que el *snack* es su compensación por pasar tiempo confinado en un lugar; estar asegurado a un cochecito o a la silla del auto no debería ser una señal para sacar enseguida las galletas y el vaso con boquilla.

PICAR

"He oído decir que picar es el método más saludable para comer, especialmente en el caso de un bebé. ¿Debo alimentar así a mi hijo?".

Si se les dejara librados a sus propios medios, la mayoría de los pequeños escogería el estilo de alimentación preferido por la vaca (pastorear todo el día), en vez del hábito de los seres humanos de comer comidas. Estarían felices con bocadillos todo el día, mordisqueando galletas y bebiendo jugo mientras juegan, sin tener que sentarse en realidad a comer una comida formal. Pero aunque algunos sugieren que picar todo el día es una manera más saludable de satisfacer las necesidades nutricionales que el hábito de tres comidas diarias y bocadillos, otros no están de acuerdo. Considera lo siguiente:

Picar interfiere con una nutrición apropiada. Un novillo que pasta en un campo de trébol obtiene la mayor parte de los nutrientes que necesita de esa manera. Y aunque es posible que un bebé que no haga más que picar todo el día sus alimentos favoritos obtenga la Docena Diaria, no es realmente probable. Las necesidades nutricionales se satisfacen con mucha mayor eficiencia cuando se consumen comidas, junto con dos o tres bocadillos nutritivos.

Picar interfiere con el juego. Tener siempre una galleta o un palito de pan en la mano (al igual que tener siempre un biberón) limita la cantidad y tipo de juego y exploración que puede hacer un bebé. Y a medida que empieza a movilizarse, gatear o desplazarse con comida, se vuelve peligroso por el riesgo de atragantarse.

Picar interfiere con la sociabilidad. Un bebé que tiene siempre la boca llena no puede practicar sus habilidades de lenguaje. Si nunca se sienta para las comidas, se pierde el aspecto social de la cena.

Picar interfiere con el desarrollo de los buenos modales a la mesa. Los niños no aprenderán los buenos hábitos de mesa comiendo una galleta en el sofá, bebiendo fórmula sobre la cama o picando queso sobre la alfombra.

Picar contribuye a la aparición de caries. Aun los bocadillos saludables pueden convertirse en un festín para las bacterias causantes de caries cuando permanecen en la boca todo el día. Beber todo el día de un biberón o un vaso con boquilla lleno de jugo –favorito de los bebés que gustan de los *snacks*– también puede producir deterioro (consulta la página 364).

DIENTES TORCIDOS

"A mi bebé le están saliendo los dientes torcidos. ¿Significa que en algún momento necesitará frenillos?".

No hagas una cita con el especialista en ortodoncia todavía. La forma en que aparecen esos primeros dientes de leche no significa mucho. De hecho, los dientes de leche a menudo aparecen torcidos, particularmente los delanteros de abajo, que con frecuencia forman una V cuando se asoman. Los dientes frontales superiores también pueden parecer enormes en comparación con los de abajo. Y en algunos bebés, los dientes superiores aparecen antes de los inferiores, de lo que tampoco te tienes que preocupar.

Cuando tu hijo cumpla los dos años y medio, posiblemente será el orgulloso dueño de un juego completo de dientes de leche (20 en total). Y aunque es probable que se hayan uniformado en proporción y formación, no te preocupes si no lo han hecho. Los dientes de leche torcidos no pronostican dientes de adulto torcidos.

MANCHAS EN LOS DIENTES

"Los dos dientes de mi hijita parecen estar teñidos de un color grisáceo. ¿Podrían estar deteriorándose ya?".

Lo más probable es que lo que está manchando de un gris deprimente las perlitas blancas de tu bebé sea hierro y no caries. Algunos bebés que toman una vitamina líquida y suplemento de mineral con hierro desarrollan manchas en los dientes. Esto no perjudica los dientes de ningún modo y desaparecerán cuando tu hija deje de tomar las vitaminas líquidas y empiece a tomar las masticables. Mientras tanto, cepillarle los dientes o limpiarlos con una gasa (consulta la página 401) enseguida después de darle el suplemento te ayudará a reducir las manchas.

Si tu pequeña no ha estado tomando un suplemento líquido y, en especial, si ha estado succionando mucho de un biberón de fórmula o de jugo a la hora de acostarse, la decoloración podría sugerir caries. También podría ser el resultado de un trauma o un defecto congénito en el esmalte dental. Consúltalo con el pediatra o un dentista.

Todo acerca de: UN SUPERBEBÉ

¿Has oído hablar de las llamativas y nuevas líneas de juguetes educativas que aseguran impulsar el desarrollo mental de tu bebé y perfeccionar sus habilidades motoras finas? ¿O de los CDs y DVDs que pondrán a tu bebé de seis meses en contacto con Einstein y Mozart (sin mencionar leer a un nivel de cuarto grado a los dos años de edad)? ¿O de las clases (de arte, música, lenguaje o de lo que sea) prácticamente garantizadas para convertirlo en un pequeño prodigio? Quizás te estés preguntando cómo los padres pueden comprar esos productos y programas para bebés genios y presionar intensamente a sus bebés. Y al mismo tiempo, tal vez también te estés preguntando si tú deberías hacer lo mismo con el tuyo.

Antes de salir corriendo a inscribirte en una clase para bebés genios, sigue leyendo. Aunque quizás sea posible –y, seamos sinceros, incluso un poco satisfactorio– enseñar a un niño una amplia variedad de habilidades mucho antes de que las aprenda naturalmente (incluyendo cómo reconocer palabras), la mayoría de los expertos coincide en que no hay evidencias de que el aprendizaje intenso desde muy temprano ofrezca en realidad una ventaja a largo plazo sobre los modelos más tradicionales de aprendizaje.

En otras palabras, tu bebé debería pasar su primer año siendo un bebé. Y la primera infancia trae de por sí una buena carga, no solamente intelectual sino también emocional, física y social. Durante esos doce meses, los bebés tienen que aprender a establecer vínculos con otros (la mamá, el papá, los hermanos, la niñera, entre otros), a confiar ("cuando estoy en dificultades puedo confiar en que mamá o papá me ayudarán"), a adquirir el concepto de permanencia ("cuando papá se esconde detrás de la silla, sigue estando allí aunque no lo vea"). Necesitan aprender a usar sus cuerpos (sentarse, ponerse de pie, caminar), sus manos (para recoger y soltar, como también para manipular), y sus mentes (para solucionar problemas como la forma de llegar a ese camioncito que está en ese estante que no puede

alcanzar). Necesitarán aprender el significado de cientos de palabras y, a la larga, cómo reproducirlas utilizando una complicada combinación de voz, labios y lengua. Y necesitarán aprender algo acerca de su propia personita ("¿qué tipo de persona soy?, ¿qué me gusta, qué no me gusta, qué me hace feliz o qué me pone triste?"). Con tantas lecciones que aprender, es probable que los añadidos académicos sobrecarguen los circuitos del bebé, incluso obligándolo a desatender algunas de esas importantes áreas de aprendizaje (incluyendo esas cruciales áreas emocionales y sociales).

Tu mejor apuesta no es tratar de producir un superbebé, sino un niño magnífico (que alcance su máximo potencial al ritmo adecuado para él). No hace falta que lo inscribas en clases ni le traigas a casa un arsenal de juguete educativos, pero sí que le ofrezcas mucho estímulo a medida que enfrenta las tareas ordinarias (¡mejor dicho extraordinarias!) de la infancia; estimulando su curiosidad natural sobre el mundo que lo rodea (ya sea una bolita de polvo en el piso o una nube en el cielo); exponiéndolo a una variedad de ambientes estimulantes (tiendas, zoológicos, museos, gasolineras y parques, entre otros); hablándole sobre la gente que ves ("esa señora es muy mayor", "ese señor tiene que desplazarse sentado en una silla porque tiene una herida en la pierna", "esos niños van a la escuela"), y describiéndole cómo funcionan las cosas ("ves, giro el grifo y sale el agua"), para qué se usan ("esta es una silla. Tú te sientas en una silla"), y en qué se diferencian ("el caballo tiene una larga cola suelta y el cerdo una pequeña cola curva"). Brindar a tu bebé un ambiente rico en lenguaje (pasando mucho tiempo hablando, cantando canciones y leyendo libros) impulsará enormemente sus habilidades en esta materia. Pero ten en cuenta que es más importante para tu bebé saber que un perro ladra, come, puede morder, tiene cuatro patas y pelo en todo el cuerpo que reconocer que las letras p-e-r-r-o forman perro.

Si tu bebé demuestra interés en palabras, letras o números, de todas formas fomenta ese interés. Pero no abandones de pronto los viajes al patio de juegos para que tú y el bebé puedan pasar todo el tiempo con una pila de tarjetas pedagógicas. El aprendizaje –ya sea para reconocer una letra o lanzar una pelota– debería ser divertido. Pero hay muy poca diversión para cualquiera de los dos en un entorno de presión en el que se enfrentan a una lista interminable de metas que hay que cumplir (ya habrá mucho tiempo para eso más adelante, cuando las tareas escolares invadan tu hogar). Capta las señales que te dé tu bebé: déjalo que establezca su propio ritmo. Y cuando te parezca que tu pequeño alumno se ha hartado de tu agenda educativa, será el momento de cambiar de marcha.

◆ ◆ ◆

El octavo mes

A los siete y ocho meses, los bebés son muy activos. Se encuentran muy ocupados practicando las habilidades que ya han dominado (como gatear, quizás), y aquellas otras que están ansiosos por dominar (como ponerse de pie). También están ocupados jugando (que ahora es el doble de divertido, por la mayor destreza que tienen esos deditos regordetes y, por lo menos, el doble de fascinante por su mayor capacidad de concentración). Y además, están ocupados explorando, descubriendo, aprendiendo y riéndose mucho a medida que florece su sentido del humor.

Este mes, el bebé sigue experimentando con las vocales y consonantes y quizás podría combinar esas sílabas que tanto has estado esperando ("ma-má" o "pa-pá") al final de mes. Aunque su comprensión todavía es muy limitada, el bebé está empezando a entender el significado de algunas palabras; afortunadamente, una de las que aprenderá primero –aunque no siempre le haga caso– y que le será muy útil en los meses que vienen, es "no". Dialogar con el espejo será una de sus actividades favoritas, aunque en realidad todavía no reconozca quién es ese "amiguito" que tiene enfrente.

Lo que tu bebé podría estar haciendo

Todos los bebés van cumpliendo hitos según su propio ritmo de desarrollo. Si te parece que tu bebé no ha alcanzado uno o más de estos hitos, no te preocupes porque probablemente lo hará muy pronto. El ritmo de desarrollo de tu bebé es normal para él. Además, ten en cuenta que puede haber quedado rezagado en algunas actividades (como gatear) si no pasó mucho tiempo jugando boca abajo. Algunos bebés no pasan por la etapa de gateo, y eso también está bien. Si algo te preocupa respecto a su desarrollo (porque has notado que no alcanzó una meta o si crees que experimenta una demora evolutiva), no dudes en consultarlo con el pediatra en la próxima visita, aunque él no te lo plantee. Los padres suelen notar matices en el desarrollo de sus bebés que a los médicos se les pasan por alto. Por lo general, los bebés prematuros alcanzan estos hitos más tarde que otros de la misma edad y, a menudo, lo hacen cuando se aproximan a su edad estimada (la que tendrían si hubieran nacido a término) y, a veces, más tarde.

A los ocho meses, tu bebé… debería ser capaz de:

- resistir algo de peso en sus piernas cuando se lo sostiene derecho
- comer por sí solo una galleta
- pasar los deditos sobre un objeto pequeño y sostenerlo en su puño (mantén todos los objetos peligrosos fuera de su alcance)
- girar en dirección de una voz
- buscar un objeto que se ha caído

...probablemente será capaz de:

- pasar un cubo u otro objeto de una mano a la otra
- mantenerse de pie, sosteniéndose de alguien o de algo
- protestar si tratan de quitarle un juguete
- esforzarse por tomar un juguete fuera de su alcance
- jugar a las escondidas ("¡no está! ¡aquí está!")
- sentarse, estando boca abajo

...tal vez podría ser capaz de:

- avanzar a rastras o gatear[1]
- ponerse de pie mientras está sentado
- recoger un objeto pequeño con el pulgar y otro dedo (mantén todos

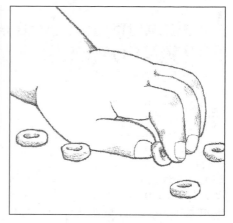

Al octavo mes, unos pocos bebés pueden tomar objetos pequeños usando el pulgar y el índice.

los objetos peligrosos fuera de su alcance)

- decir "mamá" o "papá", indiscriminadamente

...incluso podría ser capaz de:

- jugar "Palmas, palmitas" (aplaudiendo) o hacer adiós con la mano
- caminar sosteniéndose de un mueble
- permanecer de pie solito por un instante
- comprender la palabra "no" (pero no siempre obedecerla)

Qué puedes esperar en el control médico de este mes

Durante este mes, la mayoría de los médicos no programa visitas regulares para los bebés saludables. Eso quizás resulte conveniente, ya que a casi todos los bebés de esta edad no les gusta permanecer quietos en las visitas al médico ni en ninguna otra circunstancia. Llámalo si tienes alguna preocupación que no pueda esperar hasta la cita del mes siguiente.

1. Los bebés que pasan poco tiempo boca abajo durante el período de juego podrían lograrlo más adelante, y no es motivo de preocupación (consulta la página 234).

La alimentación de tu bebé:
POR FIN COME CON SUS MANOS

Para la mayoría de los padres, la novedad de alimentar a sus bebés pronto deja de tener mucha gracia a medida que se intensifica la lucha por dirigir la cuchara a sus pequeñas bocas. Los labios apretados firmemente, la cabeza desviada hacia un lado justo en el momento crítico (¡plaf!), la mano regordeta que da vuelta la cuchara justo cuando estaba por llegar a destino (más ¡plaf!) y el simple tedio de repetir este engorroso ritual tres veces al día (¡plaf!, ¡plaf!, ¡plaf!), hace que los padres estén ansiosos por superar esta etapa que tanto habían esperado unos pocos meses antes. Por suerte, la oportunidad de dejar a un lado la cuchara se presenta con bastante rapidez. Casi todos los bebés no sólo están ansiosos de empezar a comer con sus manos sino que ya son capaces de hacerlo al cumplir los siete u ocho meses de edad.

La transición suele ser rápida y no gradual. Una vez que descubren que ellos mismos pueden llevarse la comida a la boca, rápidamente aumenta el número de alimentos que pueden manipular con destreza. Al principio, la mayoría de los bebés sostiene la galleta de arroz o el trocito de pan en el puño y mastican de él, sin haber aprendido todavía a coordinar los dedos individualmente para la recolección y el transporte. Cuando surge el problema de cómo llegar hasta ese último pedacito de alimento encerrado fuertemente en la palma, podrían manifestar su frustración con un arranque de llanto. Para algunos, la solución es abrir la mano plana sobre la boca, y para otros es dejar la comida y volver a recogerla exponiendo más de ella.

La capacidad de colocar un objeto entre el pulgar y el índice como si fueran pinzas, no se desarrolla en la mayoría de los bebés hasta que tienen entre nueve y doce meses (aunque algunos perfeccionan esta técnica antes y otros después). Una vez que dominan esta habilidad, pueden recoger objetos muy pequeños, como frijoles y peniques y llevárselos a la boca, ampliando considerablemente el repertorio gastronómico... como también el riesgo de atragantarse.

Aprender a manejar los alimentos que se pueden comer con la mano suele ser el primer paso hacia la independencia en la mesa. Al principio, este tipo de alimentos sólo complementa la dieta de un pequeño; a medida que aumenta su habilidad para autoalimentarse, un gran porcentaje del consumo diario será entregado por su propia mano. Algunos aprenderán a manejar una cuchara bastante bien para la mitad del segundo año o incluso antes, y cambiarán a este estilo más civilizado de comer, mientras que otros seguirán llevándose a la boca la mayoría de sus comidas a través de los dedos durante un largo tiempo (aun alimentos que no son precisamente para recoger con la mano, como avena o requesón). Unos pocos, por lo general aquellos a quienes nunca se les permitió comer solos debido al tiempo o el engorro involucrado, insistirán en que los alimenten mucho después de ser capaces de hacerlo solos.

Los primeros alimentos que cumplen los requisitos para que él mismo se los lleve a la boca con las manos, son aquellos que pueda masticar con la encía, que tengan la consistencia para ser tragados o que se disuelvan en la boca sin masticar, y que hayan sido bien recibidos en forma de puré en intentos anteriores. Casi todos estos alimentos deben ser cortados adecuadamente en cubos o trocitos: del tamaño de una arveja para los más consistentes y de una canica para los alimentos más blandos. Algunas buenas opciones incluyen *bagel* de trigo integral, pan o tostada de grano integral, galletas de arroz u otras galletas saladas que se ablandan en la boca; círculos de cereal de avena, buñuelos de trigo o de arroz; cubitos de queso natural (pero pasteurizado), como suizo, cheddar, Edam, havarti; trocitos de banana madura, pera muy madura, durazno, damasco, melón, melón dulce o mango; trocitos de zanahoria de cocinada a muy tierna; papa o batata (camote), ñame, brócoli o coliflor (solamente la parte de la "flor"), arvejas (cortadas por la mitad o molidas); lonjas de pescado hervido, cocido al horno o en agua (revísalo cuidadosamente para quitarle las espinas); albóndigas blandas (cocinadas en salsa o sopa para que no se vuelvan crujientes); pasta bien cocinada de varios tamaños y formas (córtala antes o después de cocinarla, según sea necesario) si no contiene ingredientes que no estén autorizados todavía para el bebé; huevos revueltos o yemas de huevo duro (y cuando pueda comer la clara, huevos enteros); cubitos blandos de tostadas francesas o panqueques de trigo integral (hazlas primero sólo con la yema y una vez que le comiences a dar la clara, con huevos enteros). Aproximadamente en la misma etapa en que le des alimentos que pueda comer con la mano, puedes agregar más textura a las otras comidas del bebé, usando alimentos comerciales para niños pequeños o alimentos de mesa picados o molidos, pero que contengan trocitos consistentes y suaves que pueda masticar.

Para servir alimentos que el pequeño pueda comer con la mano, pon cuatro o cinco trocitos espaciados en un plato irrompible o directamente en la bandeja de la silla de comer del bebé, y ve reemplazándolos a medida que se los va comiendo. Si a los niños que empiezan a comer se les presenta demasiada comida, especialmente en un solo lugar, pueden responder tratando de meterse todo a la vez en la boca o arrojando todo al piso de un solo manotazo. Al igual que con las demás comidas, este tipo de alimentos sólo debe darse a un bebé que esté sentado, y no a uno que esté gateando, desplazándose o moviéndose alrededor.

Debido al peligro de que se atragante, no le des alimentos que no se disuelvan en la boca, que no puedan ser aplastados con las encías o que se vayan fácilmente por la tráquea. Evita las pasas sin cocer, las palomitas de maíz, las nueces, las peras enteras, las frutas o los vegetales crudos de consistencia firme (zanahorias, pimientos, manzanas, peras no maduras, uvas), los trozos de carne o ave, o salchichas (la mayoría de las variedades son demasiado ricas en sodio y aditivos, de todos modos).

Una vez que le aparecen las muelas (los primeros dientes son para morder, y no mejoran la capacidad de tu bebé para masticar), alrededor del final del primer año para los que tienen una dentición temprana, pueden añadirse alimentos que necesitan ser realmente masticados, como manzanas crudas (córtalas en trozos muy pequeños) y otras frutas y vegetales crudos de consistencia firme, pedacitos de carne y ave (córtalos a lo largo de las vetas), y uvas sin semilla (peladas y cortadas por la mitad). Pero espera hasta los tres años para darle alimentos que presentan riesgos de atragantamiento, tales como zanahorias crudas, palomitas de maíz, frutos secos y salchichas. Comienza a dárselos sólo cuando el bebé esté masticando bien.

No importa cuál sea la textura, hay ciertos tipos de alimentos que no deberías apresurarte a darle a tu bebé: la comida chatarra que ofrece poca nutrición, alimentos preparados con mucha azúcar o sal, y panes o cereales refinados. Tu pequeño ciertamente llegará a conocerlos, pero es de esperar que para entonces las primeras experiencias gastronómicas que le has estado proporcionando hayan sentado una base sólida de futuros hábitos dietéticos. Eso no significa que tu pequeño no desarrollará el gusto por las papas fritas, el pan blanco y los *doughnuts*, pero también conservará el gusto por los alimentos saludables.

Lo que podrías estar preguntándote

LAS PRIMERAS PALABRAS DEL BEBÉ

"Mi hija ha empezado a decir mucho 'ma-má'. Estábamos muy ilusionados hasta que leímos que probablemente estaba produciendo sonidos sin comprender su significado. ¿Es cierto?".

Nadie más que tu pequeña lo sabe, y no puede decirlo, al menos por ahora. Es muy difícil precisar el momento en que un bebé da el paso que va de la imitación de los sonidos de las palabras reales, pero que no tienen ningún significado, a palabras de verdad. Tu pequeña podría estar practicando ahora los sonidos con la "m" o quizás esté llamando a mamá, pero en realidad no tiene mucha importancia. Lo importante es que está vocalizando e intentando imitar los sonidos que escucha.

En muchos idiomas, las palabras para decir papá y mamá suenan muy parecidas: papá, daddy, papa, pita, váter, abba, y mamá, mommy, mummy, maataa, mutter, imma. Podría suponerse que todas ellas se desarrollan a partir de las primeras sílabas que balbucean los bebés, y que los padres entusiastas interpretan como las primeras palabras de sus hijos. Cuando, hace mucho tiempo atrás, un niño hispano pronunciaba su primer "ma-má" quejándose de la manera típica en que lo hacen los bebés, su madre orgullosa probablemente estaba segura de que quería decir "madre". Y cuando una niña francesa vocalizaba "pa-pá" por primera vez, su padre seguramente hinchaba el pecho y decía "¡está tratando de decir père!".

¿Cuándo se pronuncia la primera palabra? Varía mucho y, por supuesto, se presta a la interpretación no muy objetiva de los padres. Según los expertos, se puede esperar que el bebé promedio diga lo que quiere decir y decir lo que dice por primera vez entre los diez y los catorce meses. Un pequeño porcentaje de niños empieza un par de meses antes, y algunos bebés perfectamente normales no pronuncian una sola palabra reconocible hasta la mitad de su segundo año, al menos de manera que alguien lo pueda notar. A menudo, sin embargo, un bebé podría estar usando sílabas, solas y combinadas, para representar objetos ("te" para leche, "yo" para adiós, "bo" para perro), aunque sus padres podrían no notarlo hasta que las pronuncien con más claridad. Un bebé demasiado atareado en desarrollar sus habilidades motrices –por ejemplo, que gatea y camina pronto, o que está empeñado en aprender a trepar escaleras o en activar un camioncito de bomberos–

podría empezar más lentamente a vocalizar que otros bebés menos activos. No hay motivo para preocuparse mientras esté claro por su comportamiento que comprende muchas de las palabras familiares que oye.

Mucho antes de que tu hijita pronuncie su primera palabra, estará desarrollando sus habilidades lingüísticas. Primero, aprendiendo a comprender lo que escucha decir. Este lenguaje receptivo empieza a desarrollarse desde el nacimiento, con las primeras palabras que oye. Poco a poco, empieza a distinguir las palabras individuales de la jungla de lenguaje que la rodea. Y de pronto un día, alrededor de la mitad del primer año, pronuncias su nombre y ella se da vuelta. Ha reconocido una palabra. Poco después, debería empezar a comprender los nombres de otras personas y objetos que ve diariamente, como mami, papi, biberón, vaso, pan. En unos pocos meses, o aun antes, podría empezar a responder a órdenes sencillas, como "dame un mordisco" o "di adiós con la mano" o "un besito a mamá". Esta comprensión avanza a un ritmo mucho más rápido que el habla en sí y es un importante antecedente. Puedes estimular de varias maneras tanto el desarrollo del lenguaje receptivo como hablado (consulta la página 410).

LENGUAJE DE SEÑAS

"Algunas de mis amigas usan el lenguaje de señas para comunicarse con sus bebés, y parece que les funciona. Pero también oí decir que usar este tipo de lenguaje con mi hijo puede demorar el proceso de aprender a hablar. Estoy confundida".

Puedes verlo en los patios de juegos y en los cochecitos en todo el país: los bebés hablan. No con muchas palabras, sino con muchos signos. El lenguaje por señas, alguna vez utilizado únicamente con los sordos, se está volviendo una forma popular de comunicación entre los niños que pueden oír, pero todavía no hablan, y sus padres que están ansiosos por comprenderlos.

Aunque los signos como movimiento para comunicarse con los bebés es relativamente nuevo, los pequeños que todavía no hablan siempre han usado gestos con las manos y movimientos en un esfuerzo por expresar lo que no pueden a través del habla. Un bebé que apunta al refrigerador cuando tiene hambre o sed o su chaqueta cuando quiere salir, se está comunicando a través de signos. Lo mismo un bebé que se tira de la orejita cuando ve la imagen de un conejo en un libro o saluda con las manos para que sus padres sepan que quiere expresar "adiós". Los juegos con las manos, como "Palma palmitas", y las canciones con los dedos, como "La araña pequeñita", han sido favoritos durante generaciones porque permiten a los bebés seguir las canciones aunque todavía no puedan cantar.

Pero las señas que los bebés usan instintivamente no son siempre comprendidas con facilidad por sus padres. Esta brecha en la comunicación provoca frustraciones en ambas partes, ya que los bebés se esfuerzan por hacerse entender y los padres por entenderlos. Es por eso que algunos lingüistas han propuesto un sistema de comunicación entre padres y bebés que cierra esa brecha: el lenguaje de señas.

Esos signos ofrecen muchas ventajas. La más notable, por supuesto, es que a medida que aumenta la comprensión –permitiendo que un bebé de nueve o diez meses comunique exactamente a sus padres lo que necesita y desea, mucho antes de poder expresarlo en palabras– disminuyen las frustraciones. Una mejor comunicación conduce a una interacción más tranquila (léase: menos rabietas), ofreciendo más calidad a los momentos que pasan juntos. Saber que puede hacerse entender también mejora la autoestima del pequeño ("lo que digo importa"), haciéndolo no sólo una persona más confiada, sino también un comunicador más confiado. A la larga, esta confianza se traduce en una mayor motivación para hablar (piénsalo de este modo: si te estás esforzando por hablar el idioma en otro país, y los nativos se esfuerzan por comprenderte, tendrás mayor motivación para continuar con tus esfuerzos). Las investigaciones debaten la idea de que los bebés que usan signos se retrasarán en su desarrollo para hablar; de hecho, los niños de dos años que se comunicaron con signos cuando eran más pequeños tienen, en promedio, un vocabulario mayor que quienes no usaron ese método.

Sin embargo, las ventajas de este tipo de lenguaje parecen ser en su mayoría de corto plazo. Aunque el bebé que se ha comunicado con lenguaje por señas tiene mayor facilidad para comunicarse al principio, las investigaciones demuestran que esa ventaja no parece extenderse hasta la edad escolar. Una vez que un niño puede hablar y hacerse entender, los beneficios de haber usado las señas disminuyen y poco a poco desaparecen. Por eso, no uses este tipo de lenguaje si crees que hará a tu hijito más inteligente o más avanzado en su desarrollo; úsalo, si quieres, porque te ayudará a comunicarte mejor con él en este momento.

Si quieres usar el lenguaje por señas para bebés, hazlo así:

- Empieza pronto. Comienza en cuanto tu bebé demuestre un interés activo en comunicarse contigo; por lo menos a los ocho o nueve meses, aunque no será perjudicial empezar antes con ese hábito. La mayoría de los bebés empezará a responder con sus propios signos entre los diez y los catorce meses.

- Haz lo que te salga naturalmente. Desarrolla un lenguaje natural de señas que funcione para ti y para tu bebé. Todo gesto simple que represente bien una palabra o una frase puede resultar (ondear los brazos para indicar "pájaro", por ejemplo, o rascarte las axilas para representar un "mono"; inclinar la cabeza sobre las dos manos juntas para indicar "dormir", frotarse la barriga para "hambre", llevarse a la boca una mano como que sostiene una copa para "beber", tocarse la nariz con un dedo para "olor"). Aunque puedes usar el Lenguaje de señas americano (ASL, por sus siglas en inglés), algunos expertos creen que para los bebés no es tan fácil aprenderlo como un lenguaje natural de signos.

- Enséñale a tu bebé las señas que necesite. Las señas más importantes para desarrollar y aprender serán las que tu bebé requiera para expresar sus necesidades diarias, como hambre, sed y cansancio.

- Sé consecuente. Al ver las mismas señas una y otra vez, tu bebé llegará a comprenderlas e imitarlas rápidamente.

- Habla y haz las señas a la vez. Para asegurarte de que tu bebé aprenda tanto la seña como la palabra, usa ambas a la vez.

- Difunde las señas entre toda la familia. Mientras más gente en la vida de tu bebé pueda hablar su lenguaje, más feliz estará. Los hermanitos, los abuelos, las personas que lo cuiden y todos los que pasen mucho tiempo con tu bebé deberían familiarizarse al menos con las señas más importantes.

- Sigue las señas de tu bebé. Muchos

bebés inventan sus propios signos. Si el tuyo lo hace, usa siempre los que él invente, que serán más significativos para él.

◆ No lo presiones. El lenguaje de señas, al igual que cualquier forma de comunicación, debería desarrollarse naturalmente y al propio ritmo del bebé. Los bebés aprenden mejor por medio de la experiencia, y no mediante una instrucción formal. Si tu bebé parece frustrado con las señas, se resiste a usarlas o muestra indicios de estar sobrecargado, no fuerces las cosas.

Aunque el lenguaje por señas puede hacer la vida un poquito más fácil durante esa etapa pre-verbal, ciertamente no es necesario para una buena comunicación entre padres e hijos ni vitales para una buena relación entre ellos ni tampoco decisivos para el desarrollo del lenguaje. Por eso, si el sistema oficial de señas no te resulta cómodo o te parece que no da resultados con tu bebé, no te sientas obligada a crearlo o usarlo. Durante miles de años los padres se las han ingeniado para descifrar lo que quieren decir sus hijos sin el beneficio de un sistema formal de señas para bebés (por lo general, porque se han acostumbrado a interpretar una variedad de indicios no verbales, desde gestos hasta gruñidos), y tú también puedes hacerlo.

TODAVÍA NO GATEA

"El bebé de mi hermana empezó a gatear a los seis meses. El mío ya tiene casi ocho meses, y no ha demostrado ningún interés en gatear. ¿Está atrasado en su desarrollo?".

Nunca es justo comparar, especialmente en lo que se refiere a gatear que, por lo general, se considera una habilidad opcional y no por la cual se

pueda medir el desarrollo. Algunos bebés ya gatean a los seis meses (en especial si han pasado mucho tiempo supervisados jugando boca abajo), aunque lo más común es que lo hagan cerca de los nueve meses. Actualmente, una mayor cantidad de bebés gatea más tarde (porque pasan

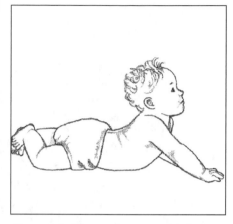

Algunos bebés empiezan a desplazarse sobre sus barrigas. Aunque muchos logran gatear en cuatro patas, algunos pocos seguirán arrastrándose hasta poder pararse.

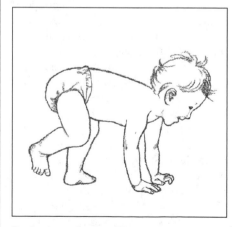

La postura de movilizarse con manos y pies es una combinación entre gatear y caminar. Algunos bebés podrían elegirla desde el principio y luego mantenerla mientras que para otros puede ser la etapa previa a caminar.

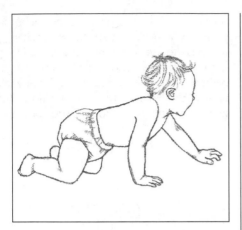

Trasladarse usando manos y rodillas es la técnica clásica del gateo. Algunos bebés se sienten tan contentos de movilizarse así, que no se molestan en caminar durante meses.

menos tiempo boca abajo), y una minoría significativa nunca llega a hacerlo. Nada de esto es motivo de preocupación, siempre que vayan alcanzando otros hitos importantes del desarrollo (como sentarse, una habilidad que los bebés deben dominar antes de que puedan intentar gatear). Los que optan por no gatear están limitados en su movilidad por poco tiempo, hasta que se las ingenian para levantarse, desplazarse (de la silla a la mesa de centro hasta el sofá) y finalmente caminar. De hecho, muchos bebés que nunca gatean terminan caminando antes que aquellos que lo hacen hábilmente, que podrían conformarse con estar a gatas durante meses. Como gatear, al contrario que sentarse o levantarse, no es una parte del desarrollo que se pueda pronosticar, no está incluido en la mayoría de las escalas de evaluación.

Aun entre los bebés que gatean, hay varios estilos. Moverse sobre la barriga o a rastras, suele ser el paso anterior a moverse con las manos o las rodillas, o gatear, aunque algunos bebés siguen moviéndose a rastras. Muchos empiezan a gatear hacia atrás o hacia los lados, y no

consiguen avanzar hacia delante durante semanas. Algunos se deslizan sobre una rodilla o sobre la colita, y otros se mueven con manos y pies, una etapa que muchos bebés alcanzan justo antes de caminar. El método que elija el bebé para trasladarse de un punto a otro es mucho menos importante que el hecho de estar haciendo un esfuerzo por movilizarse solo (sin embargo, si no parece estar usando por igual ambas mitades de su cuerpo –brazos y piernas–, coméntaselo al pediatra).

Algunos bebés no gatean porque no les han dado la oportunidad. Un bebé que pasa la mayor parte de su día confinado en una cuna, un cochecito, un portabebés, un corralito y/o ExerSaucer, o acostado de espaldas, no aprenderá a pararse a gatas o a poner en movimiento manos y rodillas. Intenta que tu bebé pase mucho tiempo supervisado boca abajo en el piso (no te preocupes de que se ensucie, siempre que hayan limpiado el piso o hayan pasado la aspiradora para remover las pequeñas partículas y lo hayan despejado de objetos peligrosos). Para estimularlo a ir hacia adelante, trata de colocar su juguete favorito o un objeto interesante a corta distancia delante de él. Sin embargo, cúbrele las rodillas, ya que las rodillas desnudas sobre un piso duro y frío o una alfombra rugosa pueden ser incómodas y desalentarlo en sus intentos por gatear. Retírale el andador fijo si usa uno, y limita el corralito para cuando no puedas vigilarlo.

De un modo u otro, tu bebé empezará a movilizarse en los próximos meses –y a meterse en problemas– y te quedarás pensando "¿por qué me apuré tanto…?".

SE DESPLAZA DE COLITA

"Nuestra pequeña anda de un lado a otro sobre su colita en vez de gatear. Se desplaza, pero parece extraño".

Para un bebé determinado a desplazarse de un sitio a otro, el estilo y la gracia no tienen mucha importancia. Y tampoco debería importarte a ti. Mientras tu hija intente desplazarse sola, no importa la manera en que lo haga. Sólo tienes que preocuparte si parece que no es capaz de coordinar ambos lados de su cuerpo, en otras palabras, si no puede sincronizar el movimiento de brazos y piernas. Esto podría ser una señal de discapacidad motriz, para la cual un tratamiento temprano puede ser muy útil.

UNA CASA PATAS PARA ARRIBA

"Ahora que mi bebé gatea y lo toma todo, no puedo con todo el desorden que causa. ¿Debo tratar de controlarlo a él –y el revoltijo–, o simplemente rendirme?".

El desorden podría ser tu peor enemigo, pero es el mejor amigo de un bebé aventurero. Una casa que se mantiene compulsivamente ordenada representa tanto interés y desafío para un bebé que empieza a movilizarse como un estanque a Cristóbal Colón o una plaza de estacionamiento a Marco Polo. Dentro de lo razonable (no hace falta que dejes que destroce tu chequera o reprograme tu teléfono celular) y lo seguro, tu bebé necesita satisfacer y extender su curiosidad a medida que flexiona sus músculos. Dejarlo deambular –y desordenar– libremente, es tan importante para su crecimiento intelectual como para su desarrollo físico. Aceptar esta realidad es importante para tu salud mental; los padres que se oponen y luchan por mantener la casa tan impecable como lo era antes de la llegada de su bebé, se decepcionarán y los inundará una sensación abrumadora de frustración y ansiedad.

Sin embargo, puedes tomar algunas medidas para que sea más fácil hacer frente a la realidad:

Empieza por asegurar la casa. Aunque estará bien para él esparcir la ropa interior por el piso del dormitorio o construir una casa con servilletas en el linóleo de la cocina, no lo es apilar botellas de vino para ver qué ocurre o vaciar el limpiador con cloro sobre la alfombra. Por eso, antes de dejarlo libre, verifica que la casa sea segura tanto para él como también para la misma casa (consulta la página 449).

Limita el caos. ¿Eres una obsesiva de la limpieza? Entonces te hará mucho más feliz si tratas de limitar el desorden a uno o dos cuartos o áreas de la casa. Eso significa dejar que el bebé tenga libertad sólo en su propia habitación y quizás en la cocina, el cuarto familiar o la sala, dondequiera que tú y él pasen juntos la mayor parte del tiempo. Usa puertas cerradas o cercas para bebés, para delimitar las áreas. Si vives en un departamento pequeño, es posible que no seas capaz de imponerle tales restricciones. En ese caso, deberías resignarte a desórdenes diarios y limpiezas nocturnas.

Reduce también la posibilidad de revoltijos, colocando los libros en bloques muy ajustados en las estanterías a que tenga acceso tu bebé (pero deja algunos de sus libros indestructibles donde pueda alcanzarlos y sacarlos fácilmente); pon seguros a prueba de niños en algunos de los armarios y cajones más vulnerables (especialmente los que contengan artículos frágiles, valiosos o peligrosos); mantén los adornos fuera de las mesas bajas, dejando sólo algunos pocos con los que no te importe que juegue. Separa para él un cajón o un armario y llénalo de objetos divertidos como tacitas y platos de papel, cucharas de madera, una taza o una vasija de metal, tazas medidoras de plástico y cajas vacías.

No te sientas culpable de no permitir que tu bebé adorne el baño con lápiz labial o crema de afeitar, que arranque las páginas de tu libro favorito, que vacíe las cajas de cereal por todo el piso de la cocina ni que redecore la casa como le guste. Establecer límites no sólo te ayudará a mantener tu sanidad mental sino también contribuirá al desarrollo de tu bebé –los niños progresan realmente cuando les imponen límites–, enseñándole la importante lección de que otras personas, incluso los padres, también tienen posesiones y derechos.

Limítate a ti misma. No sigas a tu bebé mientras va causando estragos, quitándole todas las cosas que tome. Esto lo frustrará y le hará sentir que todo lo que hace no sólo es inaceptable sino esencialmente en vano. Y te frustrará a ti si él vuelve a rehacer el desorden que acabas de arreglar. En cambio, haz la limpieza a fondo dos veces por día, una vez al término de su período de juegos matutino, mientras duerme la siesta o está en su corralito de juegos o en su sillita alta, y otra al final de la tarde o después de que se haya ido a la cama.

Enséñale una lección de limpieza… una y otra vez. No hagas la limpieza a fondo cuando él esté alrededor. Pero al final de cada sesión de juegos recoge un par de cosas con él y dile (aunque todavía no tenga la edad suficiente como para comprender) "¿puedes ayudar a mami a recoger este juguete y guardarlo?". Entrégale uno de los cubos para que lo vuelva a poner en la caja de los juguetes, dale una olla para que la coloque de nuevo en el estante o un papel arrugado para que lo bote en la papelera, y aplaude cada esfuerzo que haga. Aunque en los próximos años desordenará mucho más de lo que limpiará, estas primeras lec-ciones le ayudarán a comprender finalmente que lo que se saca tiene que volver a su lugar.

Déjalo en paz para desordenar. No te quejes constantemente sobre el desorden que hace ni le hagas sentir que se está portando mal ni que está mal que manifieste su saludable curiosidad natural ("si doy vuelta esta taza de leche, ¿qué pasará?", "si saco todas estas prendas del cajón, ¿qué voy a encontrar?"). Si se trata de algo que no quisieras que se repita, díselo, pero como maestra y no como jueza.

No lo evites, pero no lo imites. No decidas que como de todos modos estás librando una batalla perdida, sería mejor dejar que se acumule el desorden y lo ignores. Vivir de esa manera no ayudará a tu moral ni será beneficioso para tu bebé. A pesar de que es saludable para el bebé que le permitan armar un revoltijo, no es saludable que esté siempre rodeado del desorden. Le dará una sensación de seguridad saber que a pesar de que deja un mundo desordenado al acostarse, volverá a estar ordenado por la mañana. Y también le resultará más divertido y satisfactorio volver a desordenar; ¿qué tiene de divertido, después de todo, desordenar un cuarto que ya está hecho un desastre?

Designa un lugar como santuario. No siempre podrás arreglar todo el desorden que vaya dejando tras de sí tu pequeño huracán, pero trata de mantener un lugar de calma en medio de la tormenta –por ejemplo, tu dormitorio, el estudio o la sala– impidiendo que el bebé juegue allí o asegurándote de que siempre quede ordenado por la tarde o por la noche. Entonces, al final de cada día, tendrás un refugio para escapar.

Juega a lo seguro. La actitud de dejar que desordene todo lo que quiera termina donde empiezan las amenazas a la seguridad. Si el bebé derrama su jugo o vacía el recipiente de agua del perro, limpia inmediatamente. Los derrames frescos convierten un piso sin alfombra en una pista de patinaje donde las caídas serán inevitables. También recoge las hojas de papel y las revistas en cuanto tu bebé se canse de ellas, y mantén siempre las vías de circulación (en especial las escaleras) despejadas de juguetes, particularmente los que tengan ruedas.

COME DEL PISO

"Mi hija siempre deja caer su galleta en el piso y después la recoge y se la come. Parece muy antihigiénico. ¿Es seguro?".

Incluso si no mantienes tus pisos "tan limpios como para comer sobre ellos", será seguro para tu hijita hacer un picnic en ellos. A pesar de que hay gérmenes en el piso, no los hay en una cantidad significativa. Y en general, son gérmenes a los cuales tu pequeña ya ha estado expuesta antes, particularmente si ha estado jugando con frecuencia en el piso. Lo mismo se aplica para los pisos de otros hogares, supermercados y tiendas, (pero si el que tu pequeña recoja una galleta de un piso ajeno hiere tu sentido estético, no tiene nada de malo en botarla a la basura y reemplazarla por otra). Ten en cuenta que cada encuentro con un virus o una bacteria desarrolla inmunidad y la hace más fuerte, de modo que no te preocupes la próxima vez que tu niña muerda el mango del carrito de compras.

Sin embargo, hay excepciones. Aunque las bacterias no tienen mucha oportunidad de multiplicarse en superficies secas, sí pueden hacerlo con mucha rapidez en las húmedas o mojadas. Si tienes la opción (en otras palabras, si puedes interceptar el objeto antes de que acabe dentro de la boca de tu hija), no le dejes comer alimentos que se hayan caído en el baño, en charcos o en otras superficies húmedas o mojadas. La humedad en los alimentos en sí también puede ser un problema. Una galleta o cualquier alimento que se lo haya llevado a la boca por un momento, y después dejado (aun en un lugar limpio) durante algunas horas mientras se multiplican las bacterias, no es apto para consumo. Por eso, no dejes restos húmedos donde tu hija pueda recogerlos nuevamente. Por supuesto, no siempre tendrás la opción; los bebés suelen recoger alimentos que han dejado tiempo atrás (o vasos con boquilla llenos con jugo de tres días) y llevárselos a la boca antes de que puedas detenerlos. Pero por suerte, pocas veces se enferman por ese motivo. Otra excepción: si tu casa tiene pintura con plomo que está en mal estado en las paredes, los picnics en el piso no serán seguros para tu hija (consulta la página 375).

También deberás estar alerta cuando estén al aire libre. Aunque más de un bebé ha dejado caer un biberón en la calle y después se lo ha llevado a la boca sin efectos negativos, sin duda hay más riesgo de contraer gérmenes repugnantes donde los perros defecan y orinan y la gente escupe. Reemplaza o enjuaga cualquier alimento, biberón, chupete o juguete que se haya caído en la calle, especialmente si el suelo está húmedo. Usa toallitas humedecidas para limpiar una tetina o juguete cuando no hay agua corriente disponible. En los patios de juegos, en los que no se admiten perros y donde los adultos se cuidan de escupir, probablemente hay menos motivos para preocuparse, siempre y cuando el suelo no esté mojado (un cepillado rápido para quitar la suciedad de la superficie debería ser suficiente). Pero incluso ahí, los charcos pueden albergar gérmenes peligrosos que causan enfermedades, y tanto los bebés como sus juguetes y bocadillos deben ser mantenidos a distancia. Para evitar tener que elegir entre calmar a un bebé que da alaridos y jugar a lo seguro, botando un bocadillo por temor a que no esté limpio, siempre lleva extra *snacks*.

Trata de lavar las manos de tu pequeña con frecuencia (un buen hábito para que se acostumbre desde muy chica, de todos modos) o usa toallitas humedecidas o un gel antibacterial si no tienes agua y jabón a mano.

Come Tierra...
o Algo Peor

"Mi bebé se lleva todo a la boca. Ahora que pasa jugando mucho tiempo en el piso, tengo menos control sobre lo que se mete en la boca. ¿Qué es seguro y qué no lo es?".

Las bocas de los bebés reciben todo lo que cabe dentro de ellas: tierra, arena, comida de perros, insectos, bolitas de polvo, comida en mal estado, incluso el contenido de un pañal sucio. Aunque obviamente lo mejor es evitar que pruebe esa colección de porquerías, no siempre es posible. Pocos bebés superan la etapa del gateo sin llevarse a la boca por lo menos algo que sus padres consideran repugnante y algunos no pueden evitarlo un solo día.

Pero tienes mucho menos de qué preocuparte de lo que es insalubre que de lo que se usa para desinfectar. Una bocanada de tierra rara vez le hará daño a alguien, pero sólo lamer algunos productos de limpieza podría causar graves daños. Como no puedes mantenerlo todo fuera del alcance de las manos curiosas de tu bebé, concéntrate en las sustancias que sean potencialmente más peligrosas (en la página 452 encontrarás una lista), y preocúpate menos del ocasional insecto o pelo del perro que se

haya colado en su boquita. Si lo sorprendes con esa carita de travieso (como el gato que está a punto de tragarse al canario), presiónale las mejillas con el pulgar y el índice de una mano para abrirle la boca y quítale con la otra mano lo que tenga adentro.

El mayor motivo de preocupación –además de las sustancias evidentemente tóxicas– son los alimentos en proceso de descomposición. Las bacterias u otros microorganismos causantes de enfermedades pueden multiplicarse rápidamente a temperatura ambiente, por lo tanto, mantén fuera del alcance del bebé los alimentos que se han descompuesto o que están a punto de hacerlo, los que se encuentran con mayor frecuencia en los recipientes de la comida de las mascotas, en la basura de la cocina y en el piso sin barrer de la cocina o el comedor.

También deberías ser muy cuidadosa de no dejar que tu bebé se lleve a la boca objetos suficientemente pequeños como para tragar o atragantarse: botones, tapitas de botella, clips, alfileres, croquetas para mascotas y monedas, entre otros. Antes de que lo sientes a jugar en el piso, revisa bien la superficie para detectar cualquier objeto que tenga menos de 1 3/8 pulgadas de diámetro (aproximadamente el diámetro del tubo del rollo de papel higiénico) y retíralo si lo encuentras. También deja fuera de su alcance los objetos que sean potencialmente tóxicos, como productos de limpieza. Consulta Cómo hacer tu hogar seguro para el bebé (página 449), donde encontrarás consejos adicionales acerca de lo que debes mantener fuera de su alcance.

Se Ensucia

"Si se lo permitiera, a mi hijita le encantaría gatear en el patio de juegos. Pero el suelo está tan sucio…".

Recurre al quitamanchas y deja de resistirte a que tu hija se ensucie jugando. Los bebés que son obligados a mirar desde afuera cuando en realidad les gustaría estar en medio de la acción, probablemente permanecerán tan impecables como insatisfechos. Los niños son sumamente lavables. La suciedad más visible puede ser removida con toallitas humedecidas o toallitas húmedas mientras estás todavía en el patio de juegos o en tu jardín, y la tierra se irá más tarde con un baño. Por eso, ignora aquello que hiere tu sensibilidad y, después de fijarte que no haya vidrios rotos o caquita de perro en su camino, permite a tu pequeña deportista una buena sesión de gateo supervisada. Si se topa con algo realmente sucio, limpia sus manos con una toallita humedecida y déjala que siga jugando.

No a todos los bebés les gusta ensuciarse y algunos prefieren ser espectadores que jugadores. Si es el caso de tu pequeña, asegúrate de que no esté dudando sólo porque cree que tú no quieres que se ensucie. Estimúlala a ser poco a poco más activa, pero no la fuerces.

Los zapatos suaves o zapatillas de deporte protegerán sus pies cuando esté gateando sobre concreto y no hay problema de que juegue con los pies descalzos sobre el césped en clima cálido. Será menos duro para sus rodillas (aunque un desafío para tus habilidades de lavandera) si usa pantalones o mamelucos (enteritos) durante esas excursiones. Si te enorgullece que luzca fresca y limpia en público, mantén un conjunto de ropa para jugar en la bolsa del bebé y cámbiala antes de dejarla en libertad; después, lávala y vuelve a ponerle la ropa limpia antes de salir de nuevo.

ERECCIONES

"Cuando le cambio los pañales a mi bebé, a veces tiene erecciones. ¿Le estaré moviendo demasiado el pene?".

Mientras le estés moviendo el pene sólo lo necesario para limpiarlo cuando le cambias el pañal o a la hora del baño, quiere decir que no se lo estás moviendo demasiado. Las erecciones de tu bebé son la reacción normal al tacto de un órgano sexual sensible, como también las erecciones del clítoris de una niña, que son menos visibles pero probablemente igual de comunes. Un bebé también podría tener una erección cuando el pañal roza su pene, cuando está amamantándose, o cuando lo lavas en la bañera. Todos los niños tienen erecciones a veces (aunque sus padres no lo adviertan), pero algunos las tienen con mayor frecuencia que otros. Y esas erecciones no requieren ninguna atención especial de tu parte.

EL DESCUBRIMIENTO DE LOS GENITALES

"Mi hijita empezó recientemente a jugar con sus genitales cada vez que le quito el pañal. ¿Es normal a una edad tan temprana?".

Si se siente bien, los seres humanos lo hacen. Y en eso se basó la madre naturaleza cuando creó los genitales; si los hizo placenteros al tacto, fue para que fueran tocados, al principio por su dueño y a la larga, cuando llegara el momento, por un miembro del sexo opuesto, asegurando así la perpetuación de la especie.

Los bebés son seres sexuales desde el nacimiento o, para ser más precisos, desde antes del nacimiento; se han observado erecciones en los fetos de los varoncitos dentro del útero. Algunos, como tu hijita, empiezan a explorar su sexualidad en la mitad del primer año, y otros no lo hacen hasta el fin del primer año. Este interés es inevitable y saludable como parte del desarrollo de un bebé al igual que antes experimentó una fascinación por los dedos de las manos y los pies. Tratar de reprimir esa curiosidad (como generaciones anteriores se sentían obligadas a hacer) es tan erróneo como reprimir su curiosidad por los deditos de las manos y los pies.

Sin importar lo que algunos te podrían decir, no hay peligro –ni físico ni psicológico– de que los bebés o los niños se toquen sus propios genitales. Sin embargo, hacer que un bebé o un niño se sienta "sucio" o "malo" por hacerlo, puede ser perjudicial y tener un efecto negativo en su futura sexualidad y autoestima. Hacer de la auto-estimulación un tabú, también podría hacerla más tentadora.

El temor de que los dedos que tocan los genitales no estén limpios como para llevárselos a la boca, tampoco tiene fundamento; todos los gérmenes que están en la zona genital de un bebé son suyos y no imponen riesgos. Pero si ves que tu niñita se toca con manos muy sucias, es buena idea que se las laves para evitar la posibilidad de una infección vaginal. Los genitales de los varones no tienen la misma susceptibilidad, pero tanto a los niños como a las niñas deberían lavarles las manos después de haber tocado un pañal sucio.

Cuando tu pequeña tenga edad suficiente para entender, tendrás que explicarle que esa parte de su cuerpo es privada y que, a pesar de que está bien que ella se la toque, no está bien que lo haga en público ni que deje que nadie más se la toque.

USO DEL CORRALITO

"Cuando compramos el corralito hace un par de meses, nuestro bebé estaba fascinado. Pero ahora comienza a llorar para que lo saquemos a los cinco minutos".

Hace un par de meses, tu bebé no se sentía encerrado en el corralito; por el contrario, parecía su propio parque de diversiones. Ahora empieza a darse cuenta de que hay todo un mundo –o por lo menos un cuarto familiar– allí afuera, y está deseoso de explorarlo. Las cuatro paredes que antes delimitaban su paraíso, ahora representan barreras insoportables ya que lo encierran, mirando lo que no puede alcanzar.

Responde a la insinuación de tu bebé y empieza a usar el corralito sólo en casos de emergencia, para esos momentos en que necesita estar confinado por su propia seguridad, o brevemente y no demasiado seguido, para tu propia conveniencia (mientras limpias el piso de la cocina, pones algo en el horno, respondes el teléfono, vas al baño o te arreglas para recibir visitas de último momento). Limita el tiempo en que está "sentenciado" a no más de cinco a quince minutos a la vez, que es el máximo que puede tolerar un bebé activo de ocho meses. Varía la compañía que tenga, rotando con frecuencia sus juguetes para que no se aburra antes de tiempo. Si prefiere verte y escucharte mientras juega, mantén el corralito cerca de ti; si parece estar contento más tiempo cuando no estás a la vista, ponlo en el cuarto de al lado (pero asegúrate de que lo puedas oír y de vigilarlo frecuentemente). Si protesta antes de tiempo, intenta darle algunos juguetes nuevos –unas ollas o sartenes, quizás, o una o dos botellas plásticas vacías de gaseosa (sin la tapita)–, algo con lo que no esté acostumbrado a jugar dentro del corralito. Y si eso no funciona, libéralo tan pronto como puedas.

Mantente alerta ante cualquier posibilidad de fuga. Los bebés extremadamente ágiles e ingeniosos podrían ser capaces de escaparse, trepándose a juguetes grandes (por lo tanto, no los dejes en el corralito y tampoco dejes juguetes colgados sobre las barandas).

"Mi hija se quedaría en el corralito todo el día si la dejara, pero no estoy segura de que debería hacerlo".

Algunos bebés tranquilos parecen perfectamente felices dentro del corralito durante horas, incluso hacia finales del primer año. Quizás no saben lo que se están perdiendo o tal vez no son demasiado enérgicos como para exigir su libertad. Y aunque dicha situación permite a los padres hacer muchas cosas, impide que sus bebés realicen las suyas, intelectual o físicamente. Por eso, estimula a tu hija a ver el mundo desde una nueva perspectiva. Al principio, podría mostrarse temerosa de dejar el corralito, un poco inquieta por dejar la seguridad de sus cuatro paredes. Siéntate junto a ella sobre el piso sin barreras, juega con ella, dale su juguete o manta favoritos, o aplaude sus intentos por gatear para hacer la transición más fácil.

SESIONES DE LECTURA

"Me gustaría que mi hija desarrollara un interés en la lectura. ¿Es demasiado pronto como para que le empiece a leer?".

En esta época en que la televisión seduce a los niños alejándolos de los libros tan pronto y fácilmente, es probable que nunca sea demasiado pronto como para empezar a leerle a un niño. Algunos incluso creen que tiene su valor leer a un bebé que todavía está en el útero, y muchos comienzan a leerles poco después del nacimiento. Pero no es hasta pasada la segunda mitad del primer año de vida que el bebé se convierte en un participante activo en el proceso de la lectura, aunque sólo sea para empezar a mordisquear las puntas de los libros. Pronto empieza a prestar atención a las palabras que vas leyendo (a esta altura, al ritmo y sonido de las palabras en vez de sus significados), y a las ilustraciones (disfrutando del color y las formas, aunque no relacionando necesariamente las figuras con objetos conocidos).

Para asegurarte de que tu bebé se convierta pronto en un ratón de biblioteca, sigue las siguientes estrategias:

Lee para ti misma. Leerle a tu hija tendrá menos impacto si tú misma pasas más tiempo frente al televisor que detrás de un libro (o periódico o revista). Aunque es difícil para los padres de niños pequeños encontrar un momento libre para leer con tranquilidad, vale la pena el esfuerzo. Al igual que con cualquier comportamiento, deseable o indeseable, es mucho más probable que los niños practiquen más lo que tú hagas que lo que tú digas. Lee en voz alta algunas páginas de un libro apoyado en algo mientras le das el pecho o el biberón, lee un libro en su cuarto mientras ella juega, mantén un libro en tu mesa de luz para leer antes de dormirte y para mostrarle a tu pequeña ("éste es el libro de mamá").

Reúne una colección infantil. Las librerías ofrecen una infinidad de libros para niños, pero sólo unos pocos son apropiados para un principiante. Busca lo siguiente:

◆ Una confección sólida a prueba de toda destrucción. Los más resistentes son los libros con páginas de cartón laminado y bordes redondeados, que pueden ser chupados sin desintegrarse y pasar las páginas sin que se suelten. Los libros laminados o de tela suave son buenos, siempre que queden extendidos al abrirse. Una espiral de plástico sobre un libro con hojas de cartón es muy conveniente, porque no sólo permite que el libro quede extendido cuando está abierto, sino también porque el bebé puede jugar con el fascinante diseño en espiral (debe ser flexible, y no rígido, para que no pinche los dedos pequeños). Los libros de vinilo son buenos para la hora del baño, uno de los pocos momentos en que los niños pequeños están sentados con tranquilidad el tiempo suficiente para una sesión de lectura. Para evitar que les salga moho, sécalos bien después de cada baño y guárdalos en un lugar seco.

◆ Ilustraciones que incluyan imágenes llamativas, brillantes y realistas, de temas familiares, en especial animales, vehículos, juguetes y niños. Las imágenes deben ser sencillas, no recargadas, para que tu pequeña no se sienta abrumada.

◆ Un texto que no sea demasiado complicado. Las rimas tienen la mejor probabilidad de mantener la atención de un bebé cuando se las estás leyendo, ya que le atraerán los sonidos y no los conceptos, y pasarán muchos meses antes de que pueda seguir el hilo de un cuento. Los libros de una sola palabra por página también son convenientes, ya que ayudan a aumentar su comprensión del vocabulario y más adelante el vocabulario para hablar.

◆ Libros de actividades. Los libros que estimulan juegos como las escondidas ("¡no está! ¡aquí está!"), o los libros para tocar y sentir, que fomentan el aprendizaje de texturas por medio del tacto, y los que tienen sorpresas ocultas debajo de la tapa, para alentar la participación.

◆ Material de lectura desechable. A los bebés les gusta tocar y mirar revistas con muchas ilustraciones a todo color. Por eso, en vez de reciclar las revistas viejas, mantén una colección para tu hijita. Por supuesto, cuando se haya cansado de ellas, probablemente tendrás que reciclarlas de todos modos.

Aprende a leer en un estilo maternal. Sí, tú sabes cómo leer en voz alta, pero cuando le lees a un bebé, necesitas leer con estilo. El ritmo, el tono y la inflexión son importantes. Lee despacio, con una voz cadenciosa y con un énfasis exagerado en las partes que corresponda. Detente en cada página para resaltar los puntos más importantes ("mira el niñito que va rodando por la colina" o "¿ves cómo se ríe el perrito?") o para mostrarle los animales o las personas ("ésa es una vaca, una vaca dice 'muu'" o "hay un bebé en la cuna, el bebé se va a dormir").

Haz de la lectura un hábito. Incorpora la lectura en la agenda de tu hijita, dedicándole unos pocos minutos por lo menos dos veces al día, cuando esté tranquila pero alerta, y después que le hayas dado de comer. Antes de la siesta, después del almuerzo, después del baño y antes de irse a la cama son momentos propicios para la lectura. Pero mantén el programa solamente si tu hijita es receptiva; no le impongas un libro cuando ella esté de ánimo para gatear o hacer música con las tapas de dos ollas. La lectura nunca debería ser una tarea.

Mantén la biblioteca abierta. Guarda los libros valiosos y destructibles en una estantería alta para las sesiones de lectura supervisadas por los papás, pero ten otra biblioteca pequeña (para evitar abrumarla) y variada (para evitar aburrirla), con libros a prueba de bebés donde pueda alcanzarlos y disfrutarlos. A veces, un bebé que se resiste a sentarse para una sesión de lectura con mamá o papá estará feliz de "leer" por su cuenta, dando vuelta las páginas y mirando las imágenes a su propio ritmo.

DIESTRO O ZURDO

"Me he dado cuenta de que mi bebé busca y recoge los juguetes con ambas

LA SEGURIDAD EN LA CUNA AHORA

A medida que el bebé se vuelve más activo y aventurero, se le abre un nuevo mundo y, por consiguiente, muchas posibilidades de meterse en problemas. Y aunque la cuna podría parecer el refugio más seguro para tu pequeño explorador, no pasará mucho tiempo antes de que sea capaz de escalar las cuatro barandas. Si bien algunos bebés nunca intentan escaparse de sus cunas, muchos lo hacen, y por eso es prudente empezar a tomar medidas ahora para prevenirlo:

◆ Si todavía no lo has hecho, baja el nivel del colchón todo lo que sea posible. Además, revisa periódicamente los soportes del colchón para asegurarte de que no estén sueltos; si lo están, un bebé activo puede empujar el colchón hacia abajo y lastimarse.

◆ Considera remover los protectores de la cuna, ya que algunos bebés se las ingenian para treparse a ellos y facilitar su fuga (algunos padres de dormilones inquietos prefieren mantenerlos para evitar que se golpeen la cabeza contra los costados).

◆ No dejes juguetes grandes en la cuna que el bebé pueda apilar y usar como un escalón rumbo a la libertad... y a los problemas. Retira cualquier móvil del que se pueda colgar para pararse.

◆ Sigue evitando el uso de almohadas y frazadas acolchadas en la cuna, no sólo por el peligro del SIDS (que todavía está presente, aunque mucho menos), sino porque un bebé listo (¿no lo son todos?) puede apilarlas para usarlas como escalera.

◆ Nunca uses un toldo sobre la cuna. Luce muy lindo, pero puede estrangular o sofocar a tu bebé.

◆ Mantén la cuna por lo menos a un pie de distancia de todos los muebles y las paredes, para evitar darle a tu bebé un apoyo para trepar. Como ya se ha dicho, la cuna no debe estar al alcance de una cortina o del cordón de una persiana (todos los cordones deberían estar atados).

◆ Una vez que el bebé pueda levantarse, probablemente usará la baranda de la cuna como galleta de dentición. Si quieres proteger a tu bebé de la baranda y a la baranda del bebé, instala una protección sobre ella.

◆ Si pese a todos tus esfuerzos tu bebé trata de escapar de la cuna, coloca algunas almohadas o mantas mullidas sobre el piso junto a la cuna para suavizar su aterrizaje.

◆ Cuando el bebé alcance las 35 pulgadas, es hora de que se gradúe de la cuna a la cama.

---

manos. ¿Debo tratar de estimularlo a usar la derecha?".

Vivimos en un mundo que no es equitativo en lo que respecta al uso de las manos, privilegiando a los que usan la mano derecha y dejando a los zurdos que se las arreglen por su cuenta. Casi todas las puertas, planchas, peladores, tijeras y juegos de mesa están diseñados para los diestros. Y los zurdos están destina-dos a golpear codos en la mesa, saludar con la que para ellos es la mano "equivocada", y usar su reloj pulsera en la muñeca "que no corresponde". En el pasado, algunos padres reacios a relegar a sus hijos a la minoría, habitualmente trataban de forzar a los zurdos a usar la mano derecha.

En el pasado, los expertos creían que dicha presión de los padres para cambiar lo que probablemente es un rasgo genético conducía a la tartamudez y a una variedad de problemas de aprendizaje. Ahora, aunque todavía no recomiendan tratar de cambiar la condición natural de un niño, sospechan que hay varias características genéticas relacionadas con los zurdos. Muchas de ellas parecen relacionarse con las diferencias entre zurdos y diestros con respecto al desarrollo de los hemisferios derecho e izquierdo del cerebro. En los zurdos, el lado derecho del cerebro es dominante por lo que destacan en áreas como las relaciones espaciales, y es por eso quizás que están bastante representados en terrenos como el deporte, la arquitectura y el arte. Como hay más hombres que mujeres zurdos, también se cree que los niveles de testosterona, una hormona masculina, influyen de algún modo sobre el desarrollo del cerebro y el uso más hábil de la mano. Se necesitan muchos más estudios antes de poder comprender plenamente qué determina que una persona sea diestra o zurda y de qué modo eso afecta las diferentes áreas de la vida.

Al principio, la mayoría de los bebés usa las dos manos por igual. Una pequeña minoría muestra una preferencia por una mano u otra antes de los dieciocho meses (y unos pocos parecen favorecer una mano al principio, para luego cambiar), pero la mayoría de los niños no mostrará preferencia hasta los dieciocho a veinticuatro meses. Es importante dejar que el bebé use la mano con la que se siente más cómodo, y no la que a ti te gustaría que usara. Como un 70% de la población es diestra (10% es zurda y 20% ambidiestra), puedes asumir, hasta que te demuestre lo contrario, que el tuyo también lo será. Ofrécele objetos a su mano derecha. Si los busca y los atrapa con la izquierda o si los toma con la derecha y luego los pasa a la mano izquierda, que así sea. Si te preocupa que demuestre una preferencia tan temprano, coméntaselo al pediatra en la siguiente visita.

UN HOGAR A PRUEBA DE NIÑOS

"Siempre he dicho que un bebé no iba a cambiar nuestro modo de vida. Pero ahora que nuestra hijita gatea por todos lados, muchos de los objetos valiosos que hemos recolectado durante los últimos años están en peligro. ¿Debo guardarlos o tratar de enseñarle a permanecer lejos de ellos?".

Muchas tiendas de objetos de porcelana estarían tan "felices" de recibir a un toro en la tienda como a un bebé de siete u ocho meses. Y, de hecho, tus objetos valiosos tienen tanta probabilidad de sobrevivir en una sala con tu bebé como lo estarían en una plaza de toros.

Por eso, si no deseas ver el cristal de Baccarat que compraste en París o el jarrón Wedgwood que tu mejor amiga te regaló para tu boda rotos en mil pedazos a los pies de tu hijita, ponlos fuera de su alcance hasta que tenga la edad y responsabilidad suficientes como para tratarlos con cuidado, lo que podría no ocurrir hasta antes de un par de años. Haz lo mismo con los objetos (sean o no de arte) suficientemente pesados como para lastimarla si los hace caer.

Sin embargo, tu familia no debería pasar los próximos años en una casa despojada de objetos (por el bien de tu hijita como por el de ustedes). Si deseas que ella aprenda a convivir con los artículos más finos y frágiles en la vida, debería estar expuesta a algunos aun a esta edad. Deja a su alcance algunas de las piezas más resistentes y menos costosas de tu colección. Cuando se acerque a ellas dile firmemente "no, no toques eso. Eso es de mamá y papá". Entrégale un juguete y dile que es suyo. Si insiste en alcanzar el objeto prohibido, quítaselo (demasiados "no" empiezan a perder su efecto) y vuelve a ponerlo otro día. Aunque no puedes contar con que cumplirá ahora (los bebés pequeños tienen poca memoria), con el tiempo comprenderá. A medida que vaya creciendo puedes realizar sesiones de práctica en las que ella pueda sostener y tocar los objetos frágiles con tu atenta vigilancia, para darle una valiosa experiencia en el manejo de los objetos valiosos. Una vez que puedas confiar en que no se acercará o los tratará con cuidado, puedes volver a lucir el Baccarat y el Wedgwood.

Todo acerca de:
CÓMO HACER TU HOGAR SEGURO PARA EL BEBÉ

Si pones a un frágil recién nacido junto a un robusto bebé de siete meses, en comparación el primero te parecerá muy indefenso y mucho más vulnerable a los daños. Pero en realidad, el más vulnerable es el bebé mayor. Sus habilidades recientemente adquiridas no acompañadas de buen juicio, hacen que los bebés en el segundo semestre de su primer año corran muchos riesgos para su salud. Y una vez que son capaces de movilizarse por sí solos, el hogar promedio se vuelve para ellos tan peligroso para explorar como emocionante.

Un bebé que ya tiene movilidad en un hogar que no ha sido preparado a prueba de niños está en riesgo permanente. Por lo general, hace falta una combinación de factores para que se produzca un accidente o una lesión, incluyendo un objeto o sustancia peligrosos (en el caso de un bebé, quizás una escalera o un medicamento), una víctima vulnerable (tu bebé es el principal candidato) y posiblemente condiciones ambientales (escaleras sin cerca de protección, un botiquín de primeros auxilios sin cerrojo), que permiten que la víctima y el peligro se encuentren. En el caso de las lesiones de los bebés, también podría depender de la escasa vigilancia –a veces sólo por un instante– de uno de los padres o de los cuidadores.

Para reducir al mínimo la posibilidad de una lesión, todos estos factores deben ser modificados de alguna manera. Los objetos y sustancias peligrosos deben ser retirados de su alcance, el bebé tiene que volverse menos vulnerable por medio de un entrenamiento gradual, las condiciones de riesgo del ambiente deben ser modificadas (con cercas en las escaleras, cerrojos en los armarios) y, tal vez lo más importante, los cuidadores del niño deben estar siempre alertas, especialmente en momentos de estrés, cuando ocurre la mayoría de los accidentes. Debido a que muchas lesiones se producen en casas de otros –en especial en las de los abuelos–, deberías extender estas medidas de seguridad a los hogares que el bebé visite con asiduidad y ofrecer este capítulo como material de lectura a aquellas personas que cuiden con frecuencia de tu bebé. Aquí te indicamos cómo modificar los factores que contribuyen a los accidentes.

CAMBIA TU COMPORTAMIENTO

Como cambiar el comportamiento de tu bebé será un proceso educativo largo y lento, que puede empezar ahora pero que no se completará durante muchos años, es en realidad tu comportamiento el que tendrá mayor impacto sobre la seguridad de tu hijo en esta etapa.

◆ Vigila siempre. Aunque te esmeres al máximo por hacer segura tu casa, recuerda que no puedes hacerla completamente a prueba de accidentes. Tu vigilancia o la de otro cuidador debe ser permanente, sobre todo si tu bebé es muy ingenioso.

◆ No permitas que tu atención se distraiga ni por un instante cuando estés usando productos de limpieza caseros, medicinas, artefactos eléctricos u otras sustancias u objetos peligrosos cuando tu bebé está por ahí. Sólo basta un segundo para que el bebé se meta en serias dificultades. Los artículos muy peligrosos –como las herramientas eléctricas– no deben ser usadas cuando el menor esté dando vueltas, a menos que haya otro adulto vigilándolo.

◆ Vigílalo especialmente durante los momentos de estrés y los momentos estresantes del día. Mientras estás distraída (el teléfono está sonando, la televisión está a todo volumen, la cena está hirviendo en la olla) podrías olvidarte de sacar el cuchillo de la mesa, asegurar al bebé en la sillita alta o cerrar la cerca de las escaleras.

◆ Nunca dejes al bebé solo en un auto o en la casa, ni siquiera por un instante. Tampoco lo dejes solo en un cuarto de tu casa, excepto dentro de un corralito o de la cuna, o en un cuarto absolutamente asegurado y sólo por unos pocos minutos (siempre que puedas oírlo, a menos que esté durmiendo). No dejes a un bebé solo, ni siquiera encerrado "con seguridad" en una cuna o un corralito, despierto o dormido, acompañado por un niño en edad preescolar (que a menudo no conocen su propia fuerza o no se dan cuenta de las posibles consecuencias de sus acciones) ni con una mascota (incluso una dócil).

◆ Elige ropa adecuada. Usa sólo ropa de dormir resistente al fuego. Asegúrate de que los pies del pijama no estén demasiado flojos, que los dobladillos del pantalón no sean demasiado largos, o que los calcetines o pantuflas no sean demasiado resbaladizos para un bebé que se puede levantar o que empieza a caminar. Evita las bufandas o pañuelos largos en los que el bebé se pueda tropezar, quedar enredado o que supongan un riesgo de estrangulamiento. Del mismo modo, aleja los cordeles de más de 6 pulgadas (quítalas de los suéteres, capuchas de las chaquetas y otras prendas de vestir).

◆ Si todavía no lo has hecho, familiarízate con los procedimientos de emergencia y primeros auxilios (consulta las páginas 637-668). No siempre podrás prevenir lesiones, pero saber qué hacer en el caso de que ocurra algo grave, podría salvar vidas.

◆ Dale a tu bebé mucha libertad supervisada. Una vez que hayas hecho el ambiente que lo rodea lo más seguro posible, evita estar encima de él (pero sin dejar de vigilarlo). Aunque desearás que tu bebé tenga conciencia de los peligros, no querrás desalentar la experimentación normal de la infancia. Los niños, al igual que los adultos, aprenden de sus errores; no permitirles nunca cometer un error puede impedir su crecimiento. Y un niño que tiene miedo de correr, trepar o probar cosas nuevas no sólo se pierde la educación que viene acompañada del juego libre, sino también mucha de la diversión de la infancia.

CAMBIA EL ENTORNO DEL BEBÉ

Hasta ahora, tu bebé ha visto tu hogar principalmente desde tus brazos, al nivel de tus ojos. Pero ahora que empieza a verlo desde abajo a gatas, tú también tendrás que empezar a verlo desde esa perspectiva. Un modo de hacerlo es agacharte en el piso, y desde allí verás una multitud de peligros que quizás ni te imaginabas que existían. Otro modo de examinarlo es a 3 pies de altura sobre el piso, el rango habitual del alcance de un bebé.

Cambios en toda la casa. A medida que inspeccionas tu casa, examina y cambia lo siguiente según sea necesario:

◆ Las ventanas. Si están por encima del nivel del piso, instala rejas de seguridad según las instrucciones del fabricante o ajústalas para que no puedan abrirse más de 6 pulgadas. Aleja de las ventanas cualquier mueble en el que se pueda trepar.

◆ Las cuerdas de las persianas y las cortinas. Átalas para que el bebé no se enrede y evita los lazos. No coloques una cuna, un corralito de juegos o una silla o cama en las que el bebé se pueda trepar que estén al alcance de una cuerda. Llama al Consejo de Seguridad de Cortinas y Persianas (www.windowcoverings.org/Spanish/) para recibir un set gratuito de seguridad para las cuerdas.

◆ Cables de electricidad. Retíralos de donde el bebé pueda alcanzarlos, detrás de los muebles para que no se los lleve a la boca, con el riesgo de recibir una descarga eléctrica, o que no pueda tirar de ellos, haciendo caer lámparas u otros objetos pesados. No los pongas debajo de las alfombras, donde podrían recalentarse y provocar un incendio.

◆ Tomacorrientes. Cúbrelos con cubiertas protectoras para tomacorrientes o coloca muebles pesados delante de ellos para impedir que el bebé pueda insertar algo (como una horquilla) o los tantee con un dedito babeado y reciba una descarga.

◆ Muebles inestables. Retira del camino por ahora las sillas, mesas u otros muebles desvencijados o inestables, que puedan caerse si el bebé tira de ellos. Asegura firmemente las estanterías de libros y otras estructuras que pueda hacer caer.

◆ Cajones de las cómodas. Mantenlos cerrados y, si es posible, con cerrojo, para que el bebé no se pueda trepar a ellos y abrir uno o más cajones que se le puedan caer encima. Si la cómoda no es estable, considera sujetarla a la pared.

◆ Las superficies pintadas al alcance del bebé. Asegúrate de que no contengan plomo. Si lo tienen o si no estás segura, vuelve a pintarlas o empapélalas. Si un examen revela plomo en la pintura, consulta a un experto sobre lo que puedes hacer.

◆ Ceniceros. Ponlos fuera del alcance del bebé para que no toque un resto de colilla o pruebe un puñado de colillas y ceniza. O, lo que es mejor para la salud de tu bebé y para su seguridad, prohíbe completamente el tabaco en tu hogar.

◆ Plantas caseras. Mantenlas fuera del alcance del bebé, donde no pueda arrancarlas o mordisquearlas. Ten especial cuidado con las plantas venenosas (consulta la página 463).

◆ Perillas sueltas en muebles o armarios.

CONTROL DE ENVENENAMIENTO

Todos los años se reportan más de un millón de intoxicaciones accidentales de niños menores de seis años en los Estados Unidos. Es lamentable, pero no sorprendente. Los niños, en especial los muy pequeños, hacen gran parte de sus descubrimientos del mundo que los rodea por la boca. Casi todo lo que recogen va directamente a su boca. Todavía no han aprendido a distinguir las sustancias o los objetos entre "seguros" y "no seguros", ya que todo les resulta igualmente "interesante". Tampoco sus papilas gustativas están suficientemente desarrolladas como para advertirles, como a los adultos, que una sustancia es peligrosa porque tiene un gusto muy malo.

Para proteger a tu pequeño inocente de los peligros, cumple sin falta con las siguientes reglas:

♦ Guarda con seguro las sustancias potencialmente venenosas, fuera de su alcance y de su vista; incluso los bebés que gatean pueden subirse a sillas bajas, banquetas o almohadones.

♦ Cumple con todas las reglas de seguridad para administrar o tomar medicamentos (consulta la página 598).

♦ Evita comprar limpiadores caseros, detergentes para ropa y otras sustancias que vengan en envases de colores brillantes o llamativos. Atraerán la atención de tu bebé. Si es necesario, cubre las ilus-

traciones con cinta adhesiva negra (pero sin tapar las instrucciones o advertencias). También evita las sustancias tóxicas con fragancias alimenticias atractivas (como menta, limón o damasco).

♦ Compra productos con envases a prueba de niños, cuando sea posible.

♦ Hazte el hábito de volver a guardar en un lugar seguro cualquier sustancia peligrosa inmediatamente después de cada uso. No dejes una lata de aerosol para sacar brillo a los muebles o una caja de bolas de naftalina en el piso ni "por un minuto" mientras atiendes el teléfono.

♦ Guarda por separado los alimentos de los no comestibles y nunca pongas estos últimos en envases vacíos de alimentos (por ejemplo, blanqueador en una botella de jugo de manzana, o aceite lubricante en un frasco de mermelada). Los bebés aprenden rápidamente a identificar de dónde proviene su comida, y no comprenden por qué no pueden beber lo que está en la botella de jugo o lamer lo que hay en el frasco de mermelada).

♦ Evita comprar y dejar a la vista artículos no comestibles que parezcan alimentos (como cera o frutas de cristal).

♦ Desecha las sustancias potencialmente venenosas. Vacíalas según las instruccio-

Retira o asegura todas las que sean suficientemente pequeñas como para ser tragadas (más pequeñas que el puño del bebé) o para causar asfixia.

♦ Radiadores. Pon barreras alrededor o cubiertas para radiador, durante la temporada de calefacción.

♦ Escaleras. Coloca una cerca en la parte superior y otra a la altura del tercer escalón desde la base.

♦ Pasamanos y barandas. La brecha entre los postes verticales en los pasamanos de las escaleras o las barandas de los balcones debe ser inferior a 4 pulgadas, y ninguno debe estar suelto. Si la brecha es demasiado grande, instala un Plexiglás, plástico claro o una barrera de malla sobre las barandas.

♦ Chimeneas, calentadores, cocina, calefactores de piso. Coloca parrillas protectoras u otras barreras para

nes de la etiqueta y enjuaga los recipientes antes de desecharlos a menos que la etiqueta diga lo contrario, y ponlas de inmediato en un cubo de la basura herméticamente cerrado. Nunca las arrojes a una papelera o al recipiente de basura de la cocina.

◆ Elige los productos relativamente menos peligrosos en vez de los que traigan una larga lista de advertencias, cuando sea posible. Entre los productos de uso doméstico que suelen ser considerados menos peligrosos se encuentran: blanqueadores sin cloro, vinagre, Bon Ami, carbonato de sodio, aceite de limón, cera de abeja, aceite de oliva para muebles, papel matamoscas sin sustancias químicas, pegamentos Elmer's, aceite mineral (para lubricación, no para uso interno), destapadores de cañería de aire comprimido en vez de líquidos o gránulos corrosivos.

◆ Coloca etiquetas con la palabra VENENO en todos los productos venenosos. Si no puedes encontrar dichas etiquetas, sencillamente marca con una X cada producto, usando cinta adhesiva negra (sin tapar las instrucciones ni las advertencias). Con el tiempo, tu niño llegará a reconocer que esos productos son peligrosos.

◆ Piensa en todos los siguientes productos como potencialmente venenosos si los traga tu bebé (los que tienen un aste-

risco probablemente ni siquiera deberías tenerlos en casa):

Bebidas alcohólicas
Mercurio amoniacal (no es útil para usos medicinales)*
Anticongelante
Aspirina o acetaminofeno
Ácido bórico
Aceite alcanforado
Blanqueador con cloro
Cosméticos
Detergentes para el lavaplatos
Destapador de cañerías
Lustramuebles
Veneno para insectos o roedores
Píldoras o gotas de hierro (incluso las del bebé)
Kerosene
Lejía*
Medicamentos de todo tipo (las variedades para niños que huelen y saben bien pueden ser especialmente tentadoras)
Bolas de naftalina
Enjuague bucal
Productos para el cuidado de las uñas
Perfume
Petróleo (gasolina)*
Trementina o aguarrás (no es útil)
Aceite de gaulteria (no es útil para usos medicinales)
Píldoras para dormir
Tranquilizantes
Herbicidas

impedir que los deditos toquen superficies calientes (aun la parrilla en un calefactor de piso puede calentarse lo suficiente como para causar quemaduras de segundo grado) o las llamas. Desconecta los radiadores portátiles cuando no los uses, y si es posible, guárdalos fuera del alcance de los niños.

◆ Manteles. Si cuelgan a los costados de la mesa y no están bien sujetos,

quítalos hasta que tu bebé aprenda a no tirar de ellos, o mantenlo alejado del piso cuando el mantel está puesto en la mesa.

◆ Mesas con cubiertas de vidrio. Cúbrelas con un acolchado espeso o déjalas fuera del alcance del bebé por ahora.

◆ Bordes afilados o esquinas de las mesas, cómodas y demás. Si el bebé puede tropezarse con ellos, cúbrelos con cubiertas acolchadas caseras o compradas y protectores para las esquinas.

◆ **Alfombras pequeñas.** Deben ser antideslizantes. No las coloques en la parte superior de las escaleras ni dejes que queden arrugadas.

◆ **Baldosas del piso y alfombras.** Repara las secciones sueltas para impedir tropiezos.

◆ **Los extremos de goma de los topes de las puertas.** Retíralos porque presentan un riesgo de asfixia. O retira completamente el tope de la puerta e instala una bisagra en V en la parte superior de la puerta.

◆ **Adornos y sujeta-libros pesados.** Colócalos donde el bebé no pueda alcanzarlos y tirar de ellos; los bebés tienen más fuerza de lo que imaginas.

◆ **Cajas para los juguetes.** Deben tener tapas livianas con mecanismos de cierre de seguridad (o sin tapa), como también orificios de ventilación (en el caso de que el bebé quedara encerrado). O, mejor todavía, no uses cajones para juguetes. En general, los estantes abiertos son más seguros para guardar juguetes.

◆ **Cuna.** Una vez que tu bebé empiece a demostrar interés en levantarse (no esperes hasta que logre esa hazaña), deberás hacer algunos ajustes (consulta la página 447).

◆ **Desorden en el piso.** Trata de mantenerlo despejado para impedir tropiezos. Limpia lo que se derrame y recoge los papeles inmediatamente.

◆ **Garaje, sótano y zonas de pasatiempos.** Bloquéalos de forma segura y mantén a los niños alejados, ya que estas áreas suelen contener una serie de elementos peligrosos y/o sustancias tóxicas.

◆ **Otras áreas con objetos peligrosos o rompibles,** como una sala con una colección de finas tazas de té. Coloca una cerca u otra barrera para mantener al bebé a raya o pon los objetos bajo llave.

También mantente alerta a la cantidad de artículos peligrosos que se encuentran en una casa típica y guárdalos en un lugar seguro, por lo general, en cajones, armarios o cómodas a prueba de niños, o en estantes fuera de su alcance (te sorprenderás lo alto que pueden llegar a subir algunos bebés). Cuando estés usando estos artículos, asegúrate de que tu bebé no los pueda alcanzar cuando le das la espalda, y acuérdate siempre de guardarlos en cuanto hayas terminado de usarlos o cuando veas alguno que ha quedado afuera. Ten especial cuidado con:

◆ **Elementos afilados** como tijeras, cuchillos, abrecartas, navajas de afeitar (no las dejes al costado de la bañera o en la papelera), y hojas de afeitar.

◆ **Artículos que se puedan tragar** como canicas, monedas, alfileres y todo lo que sea menor de 1 3/8 pulgadas de diámetro (alrededor del diámetro del rollo de papel higiénico).

◆ **Lapiceras, lápices y otros artículos para escribir** (sustitúyelos por lápices gruesos no tóxicos).[2]

◆ **Artículos de costura y tejido,** particularmente alfileres y agujas, dedales, tijeras, hilo y botones.

◆ **Bolsas livianas de plástico** como las de la verdura, la tintorería y el emba-

---

2. Algunos niños disfrutan de usar lápices o lapiceras al igual que mamá y papá. Si le agrada a tu bebé, deja que los use sólo cuando esté sentado con total seguridad y lo puedas vigilar con atención.

laje de la ropa nueva (los bebés se pueden sofocar si se colocan ese tipo de bolsas sobre la cara).

◆ Artículos inflamables como fósforos y cajas de fósforos, encendedores y colillas de cigarrillo calientes (por lo demás, cualquier cigarrillo es peligroso, tanto como tóxico y como riesgo de atragantarse).

◆ Herramientas de tu oficio o pasatiempo: pinturas y diluyentes, si hay un artista en la casa; alfileres y agujas, si alguien cose; herramientas de carpintería, si hay un carpintero, etcétera.

◆ Juguetes para niños mayores. Los juguetes de los hermanos mayores, por lo general, no deberían ser usados por los bebés o menores de tres años. Esto incluye juegos de construcción con piezas pequeñas, muñecas con accesorios diminutos, bicicletas, patinetas, autos y camiones en miniatura, y todo lo que tenga puntas afiladas, piezas pequeñas, partes pequeñas removibles o frágiles, o conexiones eléctricas.

◆ Pequeñas baterías cilíndricas: aquellas que se usan en relojes pulsera, calculadoras, audífonos, cámaras, etc. (son fáciles de tragar y pueden liberar contenidos peligrosos en el esófago o estómago del bebé).

◆ Imitación de alimentos en cera, papel maché, goma o cualquier otra sustancia que no sea segura para que un bebé o niño se lleve a la boca (una manzana de cera, una vela que huele y luce como un helado de crema, una goma de borrar que huele y luce como una fresa).

◆ Materiales de limpieza.

◆ Vidrio, porcelana y otros artículos frágiles.

◆ Bombillas, especialmente las pequeñas, como las luces de noche, que un bebé puede llevarse a la boca y romper.

◆ Joyas, particularmente de cuentas, que se pueden desprender, y las piezas pequeñas como anillos (todos son atractivos para el bebé y se tragan con facilidad). Por el mismo motivo, los bebés no deberían usar joyas.

◆ Bolitas de naftalina (son venenosas).

◆ Betún (además de causar un desastre, puede enfermar al bebé).

◆ Perfumes y todos los cosméticos (son potencialmente tóxicos); vitaminas y medicamentos.

◆ Silbatos de juguete (el bebé se puede asfixiar con ellos, como también con la pequeña bolita en el interior si se suelta).

◆ Mantén las carteras o bolsos de las invitadas fuera del alcance del bebé. Pueden contener artículos de perfumería, remedios u otros objetos peligrosos para él.

◆ Globos (inflados o reventados, porque pueden ser inhalados y causar asfixia).

◆ Alimentos pequeños y duros para comer con la mano, como nueces o pasas, palomitas de maíz o caramelos duros que puedan quedar en los platos de golosinas (el bebé se puede atragantar con ellos). Lo mismo con las croquetas de mascotas.

◆ Armas y municiones, reales o de juguete (si es que debes tenerlas en tu casa).

◆ Lejía y ácido; por ejemplo, algunos productos de limpieza para destapar cañerías (es mejor que no tengas estos productos en tu casa).

> ## CONTROL DE ENVENENAMIENTO
>
> **Llama al 800-222-1222**

◆ Bebidas alcohólicas (una cantidad que sólo sirve para relajarte podría enfermar gravemente a tu bebé).

◆ Cordones, cuerdas, juguetes que cuelgan de la cuna, casetes de música o cualquier otra cosa que pueda enredarse alrededor del cuello de un bebé y estrangularlo.

◆ Cualquier otra cosa que haya en tu casa que pueda ser peligroso si un bebé se lo lleva a la boca o lo traga. Consulta la lista de venenos en la página 452.

Cambios para la seguridad en caso de incendio. Enterarse de que uno o varios niños mueren en un incendio es sumamente doloroso. Pero peor todavía es saber que el incendio pudo haberse evitado o detenido antes de que alcanzara proporciones fatales. Revisa cada rincón de tu casa en busca de posibles riesgos de incendio para asegurarte de que "aquí no puede suceder":

◆ La ropa de dormir de tu bebé y tus niños debe cumplir con las normas federales de resistencia a las llamas.

◆ Si en tu casa se permite fumar, bota cuidadosamente las colillas y cenizas de cigarro o cigarrillo, las cenizas de la pipa y los fósforos usados y nunca los dejes donde un bebé pueda alcanzarlos. Cualquier fumador en tu casa debe hacerse el hábito de botar de inmediato las colillas, y tú deberías vaciar rápidamente los ceniceros cuando tengas invitados que fumen.

◆ No permitas que nadie (incluidas las visitas) fume en la cama o mientras se queda dormido en el sofá.

◆ Mantén fuera del alcance de niños y bebés los fósforos y los encendedores.

◆ No permitas que se acumulen escombros (especialmente inflamables como pintura o pintura descascarada).

◆ Evita usar líquidos inflamables, kerosene y otros productos comerciales para remover las manchas de la ropa. Otro motivo para evitarlos: son venenosos si se ingieren.

◆ No permitas que nadie (niño o adulto) permanezca cerca de una chimenea encendida, estufa a leña, vela o calentador si usa mangas largas colgantes, chales largos o faldones, todos los cuales podrían arder accidentalmente.

◆ Mantén las velas encendidas fuera del alcance de pequeñas manos curiosas en lugares donde no se puedan volcar y apágalas antes de salir de la habitación. Mantén las luces del árbol de Navidad a una altura suficiente como para que un niño no pueda alcanzarlas y derribar el árbol.

◆ Cubre las lámparas halógenas con una cubierta de seguridad.

◆ Haz revisar todos los años tu sistema de calefacción, ten cuidado de no sobrecargar los circuitos eléctricos, retira siempre con cuidado los enchufes (sin tirar del cordón), y revisa regularmente los artefactos y cordones de los electrodomésticos para comprobar si están desgastados o si tienen conexiones sueltas. Si usas fusibles en vez de interruptores, usa solamente fusibles de 15 amperios para la iluminación. Nunca sustituyas ninguna otra cosa por un fusible.

EQUIPO DE SEGURIDAD

Las compras para tu bebé incluyen mucho más que ropa adorable, cochecitos de moda y el último modelo de la sillita para el auto. También tendrás que llenar tu carrito de compras con los siguientes productos esenciales a prueba de niños, con el fin de que tu hogar sea un lugar seguro para tu bebé:

◆ Seguros para armarios y cajones de la cocina (para mantenerlos a salvo de los deditos curiosos)

◆ Pestillos para los armarios (con el mismo propósito)

◆ Protectores de cocina

◆ Protectores de plástico transparente de las esquinas de los muebles (para suavizar las esquinas de las mesas y amortiguar los golpes)

◆ Protectores de los pomos de las puertas (para dificultar que los pequeños las abran)

◆ Protectores de bordes (para hacer lo mismo con los bordes afilados)

◆ Cubiertas para tomacorrientes

◆ Cubierta de seguridad para el grifo de la bañera

◆ Adhesivos antideslizantes para la tina del baño

◆ Taburete de peldaños resistente y antideslizante

◆ Seguros a prueba de niños para las puertas de acceso al patio

◆ Seguros para el inodoro (ventosas o pestillo para mantener la tapa cerrada cuando no se está usando)

◆ Evita usar calentadores portátiles cuando haya niños en la casa. Si debes usarlos, deben apagarse automáticamente si se caen o si se les coloca algo encima. Y nunca dejes al bebé sin vigilar cerca de uno.

◆ Coloca extintores en los lugares donde el riesgo sea mayor, como la cocina o el cuarto de la caldera, cerca de la chimenea o estufa a leña, y el garaje. Controla el indicador de presión por lo menos una vez al año o, mejor, dos veces por año (puedes hacerlo cuando cambias las baterías de los detectores de humo). Compra sólo los que hayan sido probados por un laboratorio independiente y etiquétalos por el tamaño y el tipo de incendio que pueden extinguir (por lo general, combustible, líquidos inflamables o eléctricos). En caso de una emergencia, puede usarse bicarbonato de soda para extinguir incendios en la cocina. Trata de apagar un incendio solamente si es pequeño y contenido (como en el horno, una sartén, o un cesto de basura) y si estás entre las llamas y una salida. Si no lo puedes detener, sal de la casa.

◆ Instala detectores de humo e incendio según las recomendaciones del departamento de bomberos de tu área, si no lo has hecho todavía. Revisa una vez por mes para comprobar si están en buenas condiciones de funcionamiento y si las baterías no se han agotado.

◆ Instala escalas de cuerda en algunas ventanas superiores para facilitar el escape; enseña a los niños mayores y a los adultos a usarlas. Practica bajar por ellas sosteniendo una muñeca.

◆ Traza un plan de escape y practícalo para que todos los que viven o trabajan en tu casa sepan cómo salir segura y rápidamente en caso de emergencia, y dónde reunirse con otros miembros de la familia. Designa a los padres y otros adultos para que cada uno evacúe a un niño. Asegúrate de que todos (incluso las niñeras) sepan que la prioridad en el caso de incendio es salir de la casa inmediatamente, sin preocuparse por la ropa, salvar los objetos de valor o apagar las llamas (la única excepción es un fuego bien contenido que pueda ser apagado por un extintor de incendios). La mayoría de las muertes se produce por asfixia o quemaduras debido a las emanaciones y el humo, y no directamente por las llamas. Debes llamar de inmediato a los bomberos desde un celular, teléfono público o desde la casa de un vecino.

Cambios en la cocina. Haz una inspección especial de la cocina, uno de los lugares más fascinantes de la casa para tu bebé que ahora se moviliza, y también uno de los más peligrosos. Puedes hacerla más segura si tomas las siguientes medidas:

- Coloca pestillos a prueba de niños a los cajones o armarios que contengan todo lo que deba estar prohibido para los pequeños, como objetos de vidrio rompible, instrumentos cortantes, compuestos peligrosos de limpieza, remedios o alimentos peligrosos (tales como nueces o palomitas de maíz, con las que se puede atragantar, y ají picante). Si tu bebé se las ingenia para abrir los pestillos de seguridad (algunos muy astutos lo logran), deberás poner todos los artículos peligrosos fuera de su alcance o impedir totalmente su paso a la cocina con una cerca u otra barrera. Lo que esté fuera de su alcance irá cambiando a medida que crezca y, por lo tanto, también deberán cambiar tus arreglos de almacenamiento.

- Deja por lo menos un armario para que tu pequeño explorador lo disfrute libremente (el bebé tiene menos probabilidad de apretarse un dedito en un armario que en un cajón). Algunas ollas y cacerolas resistentes, cucharas de madera, coladores, paños de cocina y boles de plástico, entre otros, pueden ofrecer gran entretenimiento y satisfacer suficientemente la curiosidad del bebé como para mantenerlo alejado de los lugares prohibidos.

- Mantén los mangos de las ollas y cacerolas al fuego mirando hacia atrás y fuera del alcance del bebé, y usa los quemadores de atrás si es posible. Si los controles están en el frente, rodéalos con algún tipo de barrera para hacerlos inalcanzables o ponles cubiertas. Un cierre de seguridad para electrodomésticos mantendrá inaccesibles los hornos y microondas convencionales.

- Mantén siempre bien cerrada la puerta del lavavajillas. Un bebé que use una puerta abierta para levantarse podría enfrentar numerosos peligros, incluidos cuchillos.

- No sientes nunca a un bebé sobre el mostrador de la cocina cerca de electrodomésticos, la cocina o cualquier otro elemento peligroso, porque podrías encontrarte de pronto con sus deditos en la tostadora, sus manos en una olla caliente, o un cuchillo en dirección de una boquita abierta en cuanto te des vuelta.

- Nunca dejes una bebida caliente o un bol de sopa en el borde de una mesa donde tu bebé pueda alcanzarlos.

- Mantén en un cajón cerrado con tranca o en un armario alto las cajas de envoltorio plástico, papel aluminio, papel de cera, papel pergamino o cualquier otra caja con un borde dentado, que pueden cortar fácilmente los deditos.

◆ Mantén las bolsas de plástico fuera de su alcance.

◆ Coloca los imanes del refrigerador lo suficientemente altos como para que el bebé no pueda alcanzarlos o evita usarlos, porque suponen un riesgo de atragantamiento.

◆ Mantén la basura en un recipiente herméticamente cerrado que el bebé no pueda abrir, o debajo del fregadero o lavaplatos, detrás de una puerta con seguro. A los niños les encanta hurgar en la basura y los peligros son muchos, desde alimentos en mal estado hasta trozos de vidrio.

◆ Limpia rápidamente todo lo que derrames, ya que hacen los pisos resbaladizos.

◆ Vacía los baldes de agua en cuanto hayas terminado de usarlos; un bebé o un niño puede tropezar y ahogarse.

◆ Cumple con las reglas de seguridad para elegir, usar y guardar detergentes de cocina, polvos limpiadores, lustradores de plata y cualquier producto de limpieza (consulta la página 452).

Cambios en el baño. Para los bebés, el baño es casi tan atractivo como la cocina e igualmente peligroso. Una manera de mantenerlo fuera de sus límites, es colocarle un gancho o un pestillo alto en la puerta y mantenerla cerrada cuando no uses el cuarto de baño. Asegúralo, tomando las siguientes precauciones:

◆ Mantén fuera del alcance del bebé todos los medicamentos (incluso los que no necesitan receta médica, como antiácidos), enjuague bucal, pasta de dientes, vitaminas en píldoras, preparados y rociadores para el cabello, lociones para la piel y cosméticos.

◆ Mantén los estantes inferiores de los armarios y gabinetes del baño libres de bolitas de algodón, hisopos o cualquier otra cosa con lo que los niños se puedan atragantar.

◆ No uses ni dejes que nadie use un secador de cabello cerca de tu bebé cuando él esté en el baño o jugando con agua. No le seques el pelo con el secador.

◆ Nunca dejes pequeños electrodomésticos enchufados cuando no los estás usando. Un bebé podría mojar un secador de cabello en el inodoro y recibir una descarga eléctrica fatal, encender una afeitadora y cortarse, o quemarse con un rizador. Desenchufar los aparatos podría no ser suficiente, si tu pequeño tiene buena destreza manual (esos pequeños genios a veces se las ingenian para enchufar un aparato, con resultados posiblemente desastrosos). Lo mejor es no dejar esos aparatos a su alcance bajo ninguna circunstancia.

◆ Mantén la temperatura del agua de tu casa a 120°F (o menos) para evitar quemaduras accidentales, y cierra siempre el grifo del agua caliente antes del agua fría. Cada tanto prueba la temperatura con el codo antes de meter a tu bebé en la bañera. Si tu bañera no tiene un fondo antideslizante, colócale algunos adhesivos antideslizantes.

◆ Si habitas en una vivienda multifamiliar, como un edificio de departamentos, es posible que no tengas acceso al calentador de agua o la posibilidad de fijar una temperatura segura. Consulta con el propietario. Si la temperatura no está fijada a un nivel seguro, busca instalar en la bañera un artefacto de plomería especial para evitar quemaduras, ya que los accidentes con el agua caliente del grifo son los más comunes (algunos

códigos de viviendas podrían reque-
rirlo).

◆ Cuando no lo uses, mantén cerrada
la tapa del inodoro con gomas de succión, seguros u otro artefacto diseñado especialmente para este propósito. Casi todos los bebés consideran
el inodoro como una pequeña piscina
privada, y les encanta jugar en él en la
primera oportunidad que encuentran. No sólo es antihigiénico, sino
que además un niño pequeño lleno
de energías podría caerse adentro de
cabeza, con resultados catastróficos.

◆ Invierte en una cubierta protectora
para el grifo de la bañera a fin de prevenir golpes o quemaduras si el bebé
se cae contra él.

◆ No dejes a tu bebé en la bañera sin
vigilancia, aunque ya pueda sentarse
bien, ni siquiera en la sillita especial
de baño. Deberías cumplir con esta
regla hasta que tu pequeño tenga
cinco años.

◆ Nunca dejes agua en la bañera
cuando no esté en uso; un niño
pequeño podría resbalarse mientras
está jugando y se puede ahogar
incluso hasta en un par de pulgadas
de agua.

**Cambios para mayor seguridad en
exteriores.** Aunque la mayoría de las
lesiones de los niños suceden en la casa,
pueden ocurrir algunas graves también
en tu propio jardín –o en uno ajeno– al
igual que en las calles y patios de juegos.
Muchos de estos accidentes son relativamente fáciles de prevenir:

◆ Nunca dejes a un bebé o un niño
pequeño jugar solo afuera. Aun un
bebé en un arnés de seguridad, durmiendo una siesta en un cochecito,
necesita ser vigilado todo el tiempo,
ya que se podría despertar repentina-

mente y quedar enganchado en el
arnés mientras lucha por zafarse. Un
bebé que duerme sin estar asegurado
debe estar bajo el ojo atento de
alguien en todo momento. Cualquier
niño que se quede solo por un instante puede ser lastimado por una
mascota sin correa o ser víctima de
secuestro.

◆ Mantén las piscinas, incluyendo las
inflables, y cualquier otro depósito de
agua (aunque apenas tengan un par
de pulgadas de agua) fuera del
alcance de bebés y niños pequeños, ya
sea que gateen, caminen solos o se
trasladen en andador. Pon cercas alrededor de toda la piscina con una
puerta de cierre automático y considera instalar una alarma de piscina.
Mantén las cercas o puertas alrededor de la piscina cerradas con seguro
todo el tiempo. Vacía y da vuelta las
piscinas inflables y seca cualquier otra
área donde se acumule agua antes de
permitir que el bebé juegue cerca.

◆ Revisa los patios de juego públicos
antes de dejar que tu bebé juegue.
Aunque es fácil mantener tu propio
patio libre de excrementos de perro
(pueden alojar gusanos), vidrios rotos
y otros residuos peligrosos, los guardianes de los lugares públicos
podrían tener mayores dificultades
para hacerlo.

◆ No basta decir "¡por favor, no te
comas las flores!". Evita plantar especies venenosas (consulta el recuadro
en la página 463), o por lo menos pon
una cerca donde el bebé no pueda
alcanzarlas. Además, comienza a
enseñarle a tu bebé que jamás debe
comer plantas, ya sea dentro o fuera
de la casa. Aunque una planta no sea
venenosa, quítale inmediatamente
cualquier hoja o flor que se lleve a la
boca.

◆ Asegúrate de que el equipo de juegos en exteriores sea seguro. Debe tener una construcción sólida, estar montado correctamente, asegurado con firmeza al suelo e instalado por lo menos a seis pies de distancia de cercas o muros. Pon tapones en la cabeza de tornillos y pernos para prevenir lesiones con los bordes duros o afilados, y revisa periódicamente si hay alguno suelto. Evita los ganchos en S para los columpios (las cadenas pueden soltarse y enganchar la ropa), y los anillos en cualquier parte del equipo que tengan un diámetro de 5 a 10 pulgadas, ya que la cabeza de un pequeño podría quedar atascada. Los columpios deben ser de materiales suaves (como cuero o lona en vez de madera o metal) para prevenir lesiones graves en la cabeza. Las mejores superficies de juego al aire libre son de 12 pulgadas de arena, mantillo, viruta de madera, gravilla o algún material que permita la absorción de impactos, como pavimentos de caucho. Las aberturas en las barandillas y los espacios entre las plataformas y entre los peldaños de la escalera deberían medir menos de 3 ½ pulgadas o más de 9 pulgadas para que los niños no queden atrapados en esos espacios.

Cambios en tu Bebé

Es mucho más probable que las lesiones las sufran quienes son susceptibles a ellas y, por supuesto, los bebés caen dentro de esa categoría. Y no es demasiado pronto como para empezar a reforzar la seguridad de tu bebé a la vez que refuerzas la seguridad de tu casa. Enséñale sobre los peligros cada vez que los encuentres. Simula tocar el extremo de una aguja, por ejemplo, diciendo "¡ay!" y retirando el dedo con una mueca de dolor. Acumula y emplea un vocabulario de palabras ("oh", "pupa", "caliente", "afilado") y frases de advertencia ("no se toca", "eso es peligroso", "ten cuidado", "eso te va a lastimar", "eso te hará pupa"), para que tu bebé los asocie automáticamente con los objetos, sustancias y situaciones peligrosas. Al principio, tu dramatización parecerá entrarle por un oído y salirle por el otro, y así será. Pero, poco a poco, su cerebro empezará a almacenar la información, y un día te darás cuenta de que tus lecciones se han arraigado. Empieza a enseñarle ahora lo siguiente:

Objetos afilados o con punta. Cada vez que uses un cuchillo, tijeras, navaja o abrecartas frente a tu bebé, no olvides mencionarle que es afilado, que no es un juguete y que sólo los puede tocar mamá, papá u otro adulto. A medida que tu bebé crezca y mejore su control de la motricidad fina enséñale a cortar con una tijerita para niños y un cuchillo para untar. Por último, avanza al uso supervisado de la versión "adulta" de estos implementos.

Sustancias calientes. Incluso un bebé de siete u ocho meses empezará a darse cuenta cuando le repitas que tu café (o las hornallas, un fósforo o una vela encendidos, un radiador o calefactor, una chimenea) está caliente y no se debe tocar. Muy pronto la palabra "caliente" le indicará automáticamente "no tocar". Dale un ejemplo haciendo que toque algo caliente, pero no tanto como para quemarse, por ejemplo, una taza de café bastante tibia. Cuando un niño ya es suficientemente grande como para encender un fósforo o llevar una taza de café, se le debe enseñar la manera segura de hacerlo.

Escalones. Generalmente se aconseja a los padres que coloquen cercas de seguridad en las escaleras cuando sus bebés empiezan a movilizarse, ya sea por sí mismos o con andadores (consulta la página 370 para enterarte de por qué los andadores móviles no son aconsejables). Por una parte, ésta es una importante precaución de seguridad que pocas familias toman. Por otro lado, el bebé que no sabe nada sobre los escalones excepto que están prohibidos, es quien corre el mayor riesgo de caerse la primera vez que descubre una escalera sin obstáculos. Por eso, pon una cerca en la parte superior de cada escalera de más de tres escalones. Para un bebé, bajar es mucho más complicado y, por lo tanto, más peligroso que subir. Pero también coloca una cerca abajo, a la altura del tercer escalón, para que el bebé pueda practicar subir y bajar en condiciones seguras. Cuando se vuelva más diestro en este terreno, abre la cerca de vez en cuando para permitirle que recorra todo el trayecto mientras tú te paras o te agachas a uno o dos escalones por debajo de él, lista para ayudarlo si sus pequeños pies o manos se resbalan. Una vez que aprenda a subir, enséñale a bajar con seguridad, una tarea mucho más exigente que podría tomarle varios meses. Los niños que saben cómo subir y bajar los escalones están mucho más seguros si se topan con una escalera sin protección –como les ocurre a todos los niños de vez en cuando– que los que no tienen esa experiencia. Sin embargo, sigue manteniendo las cercas de protección, ajustándolas cuando no estés cerca para vigilar a tu bebé, hasta que se convierta en un diestro escalador de escaleras, lo que ocurrirá en algún momento alrededor de los dos años de edad.

Peligros eléctricos. Los tomacorrientes, los cordones de electricidad y los electrodomésticos son de un gran atractivo para las curiosas mentes y manos pequeñas. No basta distraer a un bebé que se dirige a investigar un tomacorriente sin protección o esconder todos los cordones visibles en tu casa. También es necesario recordarle repetidamente que son peligrosos ("¡ay!") y enseñar a los niños más grandes el uso cuidadoso de la electricidad y los peligros de mezclarla con agua.

Bañeras, piscinas y otras atracciones acuáticas. Jugar con agua es divertido y educativo: estimúlalo. Pero también enséñale a tu bebé a no meterse en la bañera, una piscina, un estanque, entre otros, sin mamá o papá u otro adulto (y esto incluye también a los bebés y niños que hayan asistido a clases de natación). No hay modo de que un niño esté completamente libre de peligro en el agua y, por eso, nunca puedes dejar a uno cerca del agua sin vigilancia, pero puedes empezar a enseñarle reglas de seguridad en esta materia.

Sustancias venenosas. Seguramente, siempre guardas con seguro los limpiadores caseros, los remedios y demás. Pero supongamos que tus padres te visitan y tu padre deja su medicamento para el corazón en la sala. O estás en la casa de tu hermana, y ella guarda el cloro y el detergente para lavaplatos en un armario sin seguro debajo del fregadero. Entonces, estás buscando problemas si no has empezado a enseñar a tu bebé las normas de seguridad sobre las sustancias. Repite estos mensajes una y otra vez:

◆ No comas ni bebas nada a menos que mamá o papá u otro adulto que conozcas te lo dé (éste es un concepto difícil para un bebé, pero muy importante para que todos los niños lo lleguen a captar con el tiempo). No comas ni bebas nada que no sea "comida" y "bebida".

◆ Los remedios y las vitaminas no son golosinas, aunque a veces tienen sabores que los hacen parecer como

LUZ ROJA PARA LAS PLANTAS

Muchas plantas comunes para la casa y el jardín son venenosas si se comen. Como los niños tienen la tendencia a llevarse todo a la boca, incluyendo las hojas y las flores de las plantas, las variedades venenosas deben estar fuera de su alcance. Coloca las plantas de interior bien alto, donde las hojas o flores no puedan caer al piso, y donde el bebé no pueda llegar a tirar de ellas, gateando o trepando. O, mejor todavía, regala las plantas de interior venenosas a amistades sin hijos. Etiqueta las plantas que conserves con el nombre botánico correcto, para que en el caso de que tu bebé llegara a ingerir accidentalmente alguna hoja, flor o fruto, puedas dar la información precisa al centro de intoxicación o al pediatra. Coloca las plantas, incluso las no venenosas, donde no puedan ser derribadas con un empujón.

Las siguientes plantas de interior son venenosas, algunas en dosis muy peque-ñas: dieffenbachia, hiedra inglesa, dedalera, bulbos de jacintos (y sus hojas y flores en cantidad), hortensia, tallo y rizoma del lirio (iris), lirio del valle, filodendro, cereza de Jerusalén.

Las plantas de jardín que son venenosas, incluyen: azalea, oreja de elefante (caladium), narciso y bulbos de narciso, daphne, hiedra inglesa, dedalera, bulbos de jacintos (y sus hojas y flores en cantidad), hortensia, tallo y rizoma del lirio (iris), semillas y hojas de tejo japonés, delfinio, laurel, lirio del valle, semillas de campanillas, adelfa, alheña o ligustro, rododendro, hojas de ruibarbo, guisantes de olor (especialmente las "arvejas" que son las semillas), hojas de las plantas de tomate, vainas y semillas de glicina, tejo.

Las plantas favoritas de las fiestas como acebo y muérdago, y en menor medida, flor de Pascua o Navidad (que es irritante pero no venenosa), también están en la lista de peligro.

---

tal (nunca te refieras a los remedios o las vitaminas en gotas del bebé como "golosinas" o "delicioso"). No las comas ni las bebas a menos que mamá o papá u otro adulto que conozcas te las dé.

◆ No te lleves nada a la boca que no sepas lo que es.

◆ Sólo mamá o papá u otro adulto pueden usar remedios, limpiadores en polvo, cera en aerosol o cualquier otra sustancia potencialmente venenosa. Repite este mensaje cada vez que tomes o des una medicina, friegues la bañera, lustres los muebles, etcétera.

También hay importantes reglas y procedimientos de seguridad fuera del hogar, y no es demasiado pronto para comenzar a enseñárselos a tu bebé:

Peligros de la calle. Empieza a enseñarle desde ahora a comportarse en la calle. Cada vez que cruces una calle con tu bebé, explícale que hay que mirar y oír por si vienen vehículos, que hay que cruzar en las esquinas y no en el medio y cuando la luz indica "caminar". Si en tu vecindario hay entradas para vehículos, debes explicarle que también hay que "detenerse, mirar y escuchar". Una vez que tu hijo camine, enséñale a no cruzar jamás la calle sin que le dé la mano a un adulto, incluso cuando no hay tráfico.

También es buena idea darle la mano en las aceras, aunque a muchos niños les encanta la libertad de caminar por su cuenta. Si se lo permites (probablemente tendrás que hacerlo al menos parte del tiempo), deberás vigilarlo literalmente, cada segundo, ya que es todo lo que hace falta para que un niño se lance al paso de un auto. Cada vez que no obedezca la prohibición de salir solo a la calle merece una enérgica reprimenda.

Asegúrate además de que tu bebé no sepa salir de la casa o el departamento sin ti u otro adulto. De vez en cuando, un niño sale solo por la puerta delantera y se mete en problemas. Un seguro fuera de su alcance te ayudará a prevenir esta potencial tragedia.

Seguridad en el auto. Tu bebé no sólo debe acostumbrarse a sentarse en un asiento infantil para auto en la parte trasera, sino también entender por qué es esencial cuando crezca. Si permites una excepción, aunque sea una vez, a tu pequeño le resultará muy difícil aceptar que usar un asiento de seguridad para auto no es negociable. También explícale otras reglas de seguridad para el auto, como no arrojar juguetes ni jugar con los seguros de las puertas o los botones de las ventanas.

Seguridad en el patio de juegos. Incluso un bebé puede empezar a aprender las reglas de seguridad para el patio de juegos. Enséñale a no enrollar las cadenas de un columpio (cuando él o alguien más esté en él o aunque esté vacío), a no empujar un columpio vacío, ni caminar frente a uno en movimiento. Practica tú misma estas reglas, y menciónaselas regularmente a tu bebé. También explícale que es necesario esperar hasta que el niño que está delante en el tobogán esté fuera de la rampa antes de deslizarse, y que es peligroso treparse por la rampa.

Los niños aprenden muchísimo por el ejemplo de los padres. Por eso, el mejor modo de enseñarle a tu bebé a que viva de manera segura es practicarlo tú misma. Si te haces el hábito de abrocharte el cinturón de seguridad y obedecer las señales del tránsito, probablemente tu bebé y tú crecerán con los mismos hábitos de seguridad.

❖ ❖ ❖

El noveno mes

No hay suficientes horas de vigilia durante el día para un bebé activo de ocho meses que se pone en marcha (o que al menos lo intenta) cada vez que tiene la oportunidad. El bebé es además un comediante en ciernes (que hará cualquier cosa por hacer reír), un ávido imitador (que disfruta copiando los sonidos que tú haces), y un actor nato ("y como broche de oro, creo que volveré a imitar esa tos... una vez más"). Ahora es capaz de comprender conceptos más complejos, como la permanencia de los objetos (o sea, que cuando papá se oculta detrás de un menú, por ejemplo, sigue estando allí), y es mucho más sofisticado en sus juegos. Pero esta nueva madurez tiene su precio: la ansiedad ante los extraños. Antes se sentía feliz en cualquier par de brazos acogedores, pero de pronto se ha vuelto muy selectivo para elegir su compañía. Sólo mamá, papá, la niñera favorita y muy pocos más se incluyen en la lista del bebé.

Lo que tu bebé podría estar haciendo

Todos los bebés van cumpliendo hitos según su propio ritmo de desarrollo. Si te parece que tu bebé no ha alcanzado uno o más de estos hitos, no te preocupes porque probablemente lo hará muy pronto. El ritmo de desarrollo de tu bebé es normal para él. Además, ten en cuenta que puede haber quedado rezagado en algunas actividades (como gatear) si no pasó mucho tiempo jugando boca abajo. Algunos bebés no pasan por la etapa de gateo, y eso también está bien. Si algo te preocupa respecto a su desarrollo (porque has notado que no alcanzó una meta o si crees que experimenta una demora evolutiva), no dudes en consultarlo con el pediatra en la próxima visita, aunque él no te lo plantee. Los padres suelen notar matices en el desarrollo de sus bebés que a los médicos se les pasan por alto. Por lo general, los bebés prematuros alcanzan estos hitos más tarde que otros de la misma edad y, a menudo, lo hacen cuando se aproximan a su edad estimada (la que tendrían si hubieran nacido a término) y, a veces, más tarde.

A los nueve meses tu bebé... debería ser capaz de:

◆ esforzarse por tomar un juguete fuera de su alcance

◆ buscar un objeto que se ha caído

...probablemente será capaz de:

◆ ponerse de pie mientras está sentado

◆ avanzar a rastras o gatear[1]

◆ sentarse, estando boca abajo

◆ protestar si tratan de quitarle un juguete

◆ mantenerse de pie, sosteniéndose de alguien o de algo

◆ recoger un objeto pequeño con el pulgar y otro dedo (mantén todos los objetos peligrosos fuera de su alcance)

◆ decir "mamá" o "papá", indiscriminadamente

◆ jugar a las escondidas ("¡no está! ¡aquí está!")

... tal vez podría ser capaz de:

◆ caminar sosteniéndose de un mueble

◆ jugar "Palmas, palmitas" (aplaudiendo) o hacer adiós con la mano

◆ comprender la palabra "no" (pero no siempre obedecerla)

...incluso podría ser capaz de:

◆ "jugar a la pelota" (haciéndola rodar hacia ti)

◆ beber de un vaso solo

◆ recoger con precisión un objeto diminuto con el pulgar y el índice (mantén todos los objetos peligrosos fuera de su alcance)

◆ permanecer de pie solito por un instante

◆ permanecer de pie solito sin problemas

◆ decir "mamá" o "papá", indiscriminadamente

◆ decir una palabra que no sea "papá" y "mamá"

◆ responder a una orden sencilla con gestos ("dame eso", estirando la mano)

Qué puedes esperar en el control médico de este mes

Cada médico tendrá su propio enfoque para los exámenes de rutina del bebé. Tanto la organización del examen físico como el número y tipo de técnicas de evaluación y procedimientos aplicados, variarán según las necesidades individuales del bebé. Pero, en general, cuando tu bebé tiene alrededor de nueve meses, puedes esperar lo siguiente en una visita al médico:

◆ Preguntas acerca de cómo está la situación en casa con el bebé, contigo y con el resto de la familia, y sobre la alimentación, sueño y pro-

---

1. Los bebés que pasan poco tiempo boca abajo durante el período de juego podrían lograrlo más adelante, y no es motivo de preocupación (consulta la página 234).

greso general del pequeño, como también acerca del cuidado infantil si es que estás trabajando fuera de casa.

◆ Medidas de peso, altura y circunferencia de la cabeza del bebé, y una evaluación de su progreso desde el nacimiento.

◆ Examen físico, incluyendo volver a chequear cualquier problema previo.

◆ Evaluación evolutiva. El pediatra podría practicar una serie de pruebas al bebé para evaluar su capacidad de sentarse de manera independiente, de levantarse con o sin ayuda, de alcanzar y agarrar objetos, de pasar sus deditos por objetos diminutos y recogerlos, de buscar un objeto oculto o que se ha caído, de responder a su nombre, de reconocer palabras como "mamá", "papá", "adiós" y "no", y de disfrutar juegos sociales como "Palmas, palmitas" y las escondidas ("¡no está!, ¡aquí está!"). O quizás podría basarse en la observación y en tus informes acerca de lo que el bebé hace.

◆ Vacunas, si no las recibió antes y si el bebé goza de buena salud y no hay otras contraindicaciones. No te olvides de informar al médico previamente si tuvo alguna reacción antes.

◆ Posiblemente un examen de hemoglobina o hematocritos para detectar la presencia de anemia (por lo general, con un pinchazo en un dedo).

◆ Orientación sobre lo que puedes esperar en el siguiente mes con respecto a la alimentación, el sueño, el desarrollo y la seguridad infantil.

Las preguntas que tú podrías querer hacer, si es que el médico no las ha contestado antes:

◆ ¿Qué alimentos puedes comenzar a darle ahora al bebé? ¿Cuándo puedes darle cítricos, pescado, carnes, clara de huevo, si no lo has hecho ya?

◆ ¿Cuándo deberías destetarlo del biberón, si lo toma, o del pecho?

También plantea las preocupaciones que te hayan surgido en el último mes. Anota la información y las instrucciones del médico. Registra la información en un archivo permanente de salud (como peso del bebé, altura, circunferencia de la cabeza, vacunas, nuevos alimentos, resultados de exámenes, enfermedades y remedios recetados, entre otros).

La alimentación de tu bebé: CÓMO ESTABLECER BUENOS HÁBITOS DESDE AHORA

Todos los hemos conocido. Los padres que se lamentan cuando sus hijos preescolares claman por el cereal azucarado en el supermercado, que se quejan cuando los pequeños exigen papas fritas en vez de algún alimento saludable en el restaurante, que se desesperan cuando los niños rechazan el sándwich con pan de trigo integral que le ofrecen en la casa de algún amigo, o cuando insisten en tomar soda en vez de jugo a la hora de la cena. La verdad es que a todos los padres les encantaría que sus hijos comieran alimentos más nutritivos, aunque en el fondo están convencidos de que están librando una batalla perdida. Después de todo, ¿acaso los niños no nacen con una preferencia por la comida chatarra?

Aunque te sorprenda, no es así. El paladar del niño nace puro y los gustos que adquieren dependen de los alimentos que se les ofrecen, aun en esos primeros meses de su alimentación. Lo que llegue a preferir tu bebé –sándwiches en pan blanco o integral, una manzana o un paquete de papitas fritas como *snack*, cereal con pasas o con dulce de malvavisco al desayuno– estará influido principalmente por los alimentos que le ofrezcas desde ahora en la bandeja de su silla alta.

Por eso, para no terminar lamentando los hábitos alimenticios de tu bebé más adelante, aliméntalo correctamente.

Opta por el trigo integral. La preferencia por el trigo integral sobre el blanco es en realidad una buena forma de discriminación para enseñar a los niños pequeños. Aunque un niño acostumbrado a los granos integrales no crecerá necesariamente sin que le guste el blanco, tiene más probabilidades de optar por lo más saludable cuando se les da la opción. O, por lo menos, será menos probable que lo rechace cuando se lo den. Elige productos de granos integrales en el supermercado, cocina con harina integral en casa y, cuando sea posible, pide pan integral en el restaurante.

El dulce puede esperar. Mientras más tardes en darle alimentos realmente dulces, más oportunidades tendrá tu bebé de adquirir el gusto por los alimentos salados o ácidos. No supongas que tu bebé no comerá requesón o yogur a menos que estén mezclados con puré de banana madura, o que rechazará el cereal si no lo endulzas con puré de manzana o de durazno. Los bebés cuyas papilas gustativas no han sido endulzadas, no sólo aceptarán esos alimentos sin aditivos, sino que les llegarán a encantar. Sírvele frutas, pero como postre, después de haberle ofrecido algo que no sea dulce, como vegetales (que le deberías servir pronto y a menudo). Comienza a darle poco a poco algunos bocadillos dulces (de preferencia endulzados con jugo de frutas en vez de azúcar), pero no te acostumbres a darle galletas en vez de fruta fresca por la tarde, a endulzar todas las comidas o a untar mermelada en cada galleta salada que le des a tu bebé. Siendo realistas, es más probable que tu bebé experimente el lado dulce de la vida si tiene hermanitos mayores en la casa (los más pequeños siempre quieren lo que tienen los niños más grandes), pero si no es así, podrías ser capaz de mantenerlo a distancia de lo dulce hasta que cumpla el primer año o aun más tarde.

Sírvele la leche sin aditivos. Cuando el pediatra te permita darle leche de vaca a tu bebé, por lo general al año, ofrécesela sin aditivos. La leche chocolatada está cargada de calcio, pero también de azúcar. Considera, además, que cada vez que disfrazas el sabor de la leche (aunque sea en un batido), estarás saboteando el paladar de tu bebé por el gusto puro. Guarda esas estrategias para cuando llegue la rebelión de "¡no quiero leche!" durante la primera infancia y los años preescolares.

Olvídate de la sal. Los bebés no necesitan sal en sus alimentos más allá de la que se encuentra naturalmente. No aliñes con sal las comidas que le prepares a tu bebé, y ten especial cuidado de no darle bocadillos salados, ya que pueden crearle el hábito poco saludable de preferir los alimentos ricos en sodio.

Dale variedad a la dieta de tu bebé. No es de sorprender que muchos bebés rechacen los alimentos que no les resultan familiares. En la mayoría de los casos, sus padres les han servido lo mismo desde el principio (el mismo cereal cada mañana para el desayuno, las mismas variedades de alimentos para bebés en el almuerzo y la cena día por medio), sin ofrecerles nunca una variedad o la oportunidad de probar algo distinto. Sé aventurera para alimentar a tu bebé (dentro de los límites establecidos por el pediatra o exigidos por la edad del pequeño). Intenta darle diferentes tipos de cereal de grano integral, calientes o fríos; variedades de pan integral (avena y centeno, además de trigo) en formas diferentes (rollos, *bagels*, rebanadas, y más adelante pitas); diferentes tipos de pasta; productos lácteos en diferentes versiones (yogur, requesón, queso suizo y cheddar); otros vegetales y frutas además de zanahorias, arvejas y bananas (cubitos de camote, melón cantalupo maduro y tajadas de mango y arándano fresco cortado por mitades, entre otros).

La variedad a esta altura no garantiza que tu bebé no pasará por una fase exclusiva de macarrones con queso, como le sucede a la mayoría de los niños tarde o temprano. Sin embargo, la familiaridad con una variedad de alimentos le dará una base dietética más amplia y, a la larga, una mejor nutrición.

Permite algunas excepciones. A todos nos atrae lo prohibido… es parte de la naturaleza humana. Si prohíbes totalmente la comida chatarra, lo único que lograrás es hacerla más atractiva para tu bebé. Por eso, una vez que tenga edad suficiente como para comprender el concepto "de vez en cuando", deja que la pruebe ocasionalmente. Mientras no sea parte de su dieta diaria –y que no se la sirvas en reemplazo de alimentos saludables–, no comprometerá su nutrición.

Predica con el ejemplo. Es mucho más probable que los niños hagan lo que sus padres practican que lo que éstos les predican. Abastece la cocina de alimentos saludables y disfruta al comerlos tú misma, y de esta manera podrás esperar que tu bebé siga tus pasos saludables.

Por supuesto, mientras estás practicando, no está mal que prediques un poquito. Comienza a enseñarle a tu bebé desde edad temprana que el azúcar no es bueno y que la fruta sí lo es, y que el pan de trigo integral es mejor para el organismo que el pan blanco.

Lo que podrías estar preguntándote

DARLE DE COMER EN LA MESA

"Hemos alimentado a nuestro bebé por separado, manteniéndolo en el corralito mientras comemos. ¿Cuándo debería empezar a comer con nosotros?".

Dar de comer al bebé mientras ellos mismos comen es una verdadera proeza que pocos padres pueden dominar, al menos con elegancia o sin la necesidad de recurrir a un par de antiácidos después de cada comida. Por eso, hasta que tu bebé pueda comer en forma competente de su propia mano, podrías seguir alimentándolo por separado. Pero eso no significa que no empiece a compartir algunas comidas con los adultos (siempre que tus horarios lo permitan) para practicar los modales en la mesa y la sociabilidad. Cada vez que sea práctico y deseable, acerca su sillita alta a la mesa a la hora de la comida, asegúralo firmemente en un asiento adosado a la mesa, dale sus propias herramientas para comer (platos irrompibles y una cuchara solamente) y algunos alimentos que pueda comer con la mano, e inclúyelo en la conversación de la mesa. Pero no olvides reservar algunas cenas sólo para adultos a fin de mantener (o devolver) el romance a sus vidas.

PÉRDIDA DE INTERÉS EN TOMAR EL PECHO

"Cada vez que intento amamantar a mi bebé, él parece querer hacer algo diferente: juega con mis botones, me tira del cabello, mira la pantalla de la televisión… cualquier cosa, menos alimentarse del pecho".

En los primeros meses, cuando todo el universo del lactante parece girar en torno a los pezones de mamá, parece imposible siquiera pensar que llegará un momento en que perderá el interés en ellos. Y aunque muchos bebés siguen apasionadamente prendidos al pecho materno hasta el momento del destete, unos pocos pierden interés alrededor del noveno mes. Algunos sencillamente rechazan el pecho por completo; otros succionan con seriedad durante uno o dos minutos y después retiran la boca; y hay quienes se distraen con facilidad mientras se alimentan, ya sea por lo que sucede alrededor o por su deseo de practicar sus nuevas proezas físicas. A veces el boicot es transitorio. Quizás el bebé está experimentando un reajuste en sus necesidades nutricionales, o a lo mejor rechaza el gusto distinto de tu leche producido por los cambios hormonales en tu ciclo menstrual o por el gusto al ajo de la pasta

al pesto que cenaste la noche anterior. O quizás la pérdida de apetito es temporal a causa de un virus o la dentición.

O también podría ser que poco a poco está perdiendo interés en amamantarse. Aunque a menudo el bebé sabe lo que le conviene, lamentablemente ésta es una excepción. Según la Academia Americana de Pediatría, lo mejor es que se siga amamantando hasta cumplir el año (si es posible). Por eso, no te rindas a darle el pecho sin librar una pelea civilizada. Si continúa con su huelga de lactancia, responde con las siguientes estrategias:

◆ Busca paz y tranquilidad. Un bebé de ocho o nueve meses, cada vez más curioso, se distrae fácilmente con cualquier cosa: el televisor, la sirena de un camión de bomberos que pasa por la calle, o el perro que pasa cerca. Para facilitar la concentración del bebé, dale el pecho en una habitación tranquila con poca iluminación. Acúnalo y dale palmadas suaves mientras succiona a fin de relajarlo.

◆ Dale el pecho cuando esté somnoliento. Amamántalo temprano por la mañana, antes de que se active su pequeño motor inquieto. O después de un baño tibio por la noche. O después de un relajante masaje (consulta la página 338). O justo después de la siesta. Si está suficientemente cansado, podría no darse cuenta de lo que está sucediendo o no importarle demasiado.

◆ O dale el pecho mientras estás en marcha. Algunos bebés prefieren saber que son partícipes de la acción, para estar seguros de que no se están perdiendo de nada. Si así ocurre con tu pequeño manojo de energías, dale el pecho mientras caminas por la casa (para aliviar tus brazos, asegúralo en un canguro).

¿LECHE DE VACA? TODAVÍA NO

¿Estás pensando en cambiar la dieta de tu bebé reemplazando la leche materna o la fórmula por leche de vaca? Piénsalo bien. La leche de vaca no es adecuada para los seres humanos de nueve meses (encontrarás las razones en la página 297). Es por eso que la Academia Americana de Pediatría aconseja no dar leche de vaca hasta el primer cumpleaños. El yogur de leche entera y el queso duro son buenas adiciones a la dieta de tu bebé (a menos que los antecedentes familiares de alergia hayan obligado al pediatra a prohibirlos también), y algunos médicos permiten pequeñas cantidades de leche entera mezcladas en el cereal o incluso un poquito en una taza como práctica. Pero espera a que el médico te dé luz verde antes de darle leche de vaca en vez de leche materna o fórmula. Y cuando hagas el cambio, asegúrate de que tu bebé sólo reciba leche entera hasta el segundo cumpleaños (a menos que el pediatra te recomiende otra cosa).

Si de todos modos tu bebé sigue indiferente al pecho, es posible que esté a punto del destete. Aunque tal vez tú no estés lista para dar este paso, quizás no haya nada que puedas hacer para evitarlo. Al igual que muchas madres que ya lo han entendido, puedes guiar al bebé al pecho, pero no puedes obligarlo a succionar.

Lo ideal es que te sigas extrayendo leche para amamantar al bebé por lo menos hasta el final del primer año. Si sientes que no puedes bombear todo lo necesario para el consumo de tu pequeño, tendrás que cambiar a la fórmula. Puedes darle la leche materna o la fórmula en un biberón, si ya está bebiendo de uno, aunque algunos pocos bebés a esta edad que no quieren amamantarse también se resisten a beber de un pezón de goma. Si es así con tu bebé, o si nunca ha tomado de un biberón (no tiene mucho sentido que empieces ahora con uno ya que la AAP recomienda destetarlo del biberón al año, de todos modos), trata de darle la leche materna o la fórmula en un vaso o una taza, al menos parte del tiempo. Esto suele satisfacer a los bebés que no quieren alimentarse mientras están acostados. Los bebés que comenzaron antes a usar un vaso o una taza suelen dominar la técnica a esta edad y los que no lo hicieron, la aprenden rápidamente.

Si definitivamente decides destetarlo, hazlo poco a poco, tanto por la salud del bebé como por tu propia comodidad. El destete gradual le dará tiempo a aumentar su consumo de fórmula antes de abandonar de manera definitiva la leche materna. Y les dará a tus pechos la oportunidad de reducir lentamente tu producción, para evitar la congestión (consulta la página 529 si necesitas consejos para el destete. Si tu bebé se niega completamente a tomar el pecho, consulta la página 530 para facilitar un destete abrupto).

¿CAPRICHOS PARA COMER?

"Cuando comencé a darle alimentos sólidos por primera vez, mi hijita parecía encantada con todo lo que le servía, pero últimamente sólo quiere comer pan".

Según cuentan los padres, algunos niños (hasta la adolescencia, cuando la compra del supermercado se acaba a los tres días) parecen alimentarse básicamente de aire, amor y alguna ocasional corteza de pan. Pero pese a las preocupaciones de los padres, aun los bebés muy quisquillosos para comer logran consumir durante el día lo necesario para desarrollarse. Los niños están programados para comer lo que necesitan para vivir y para crecer, a menos que algo altere esa programación al principio de su historia alimenticia.

A esta altura del desarrollo, casi todos los bebés siguen recibiendo una gran porción de sus necesidades nutritivas a través de la leche materna o la fórmula, y esto suele ser complementado por los trocitos de sólidos que reciben durante el día. Pero a los nueve meses, los requisitos nutricionales empiezan a aumentar, y la necesidad de leche a disminuir. Para asegurarte de que el consumo de tu hija siga satisfaciendo sus necesidades, incorpora los siguientes métodos a tus estrategias para alimentarla:

Deja que coma pan. O cereal o bananas, o cualquier cosa que le guste. Muchos bebés y niños pequeños parecen aferrarse a un alimento por semana (o por mes), y se niegan a comer cualquier otra cosa durante ese tiempo. Y es mejor respetar sus preferencias y rechazos dietéticos, aunque se vayan a los extremos: cereal para desayuno, almuerzo y cena, por ejemplo. A la larga, si se le da la oportunidad de probar por su cuenta –y se le ofrece una amplia variedad de alimentos entre los cuales elegir–, el niño expandirá su repertorio de gustos.

Añade cuando puedas. Aunque no deberías darle comida a la fuerza, no tiene nada de malo que intentes darle algo de vez en cuando. Unta el pan con puré de banana o requesón, o derrite sobre el pan una tajada de queso suizo. O recurre a una tostada francesa (usando sólo la yema), servida entera o cortada en trocitos. O trata de hornear o comprar panes que incorporen otros ingre-

dientes nutritivos, como calabaza, zanahoria, queso o fruta. Si es el cereal lo que le encanta a tu pequeña, sírveselo en medio de trocitos de banana, puré de manzana o cubitos de durazno cocido o de frutas secas cocidas (que también añadirán hierro). Si las bananas son su pasión, trata de servírselas acompañadas de una pequeña porción de cereal o requesón, o aplástalas sobre el pan.

Olvídate de la papilla. A lo mejor, la reciente rebelión de tu hija podría ser sencillamente su modo de comunicarte que ya está harta de los purés y las papillas, y que está lista para comer algo más digno de los adultos. Si comienzas a darle alimentos con más consistencia y que pueda comer con la mano, que sean suficientemente blandos para manejarlos, pero interesantes en gusto y textura para satisfacer su paladar más maduro, podrías convertirla en la sibarita que aspiras.

Varía el menú. ¿No será que tu pequeña está cansada de comer siempre lo mismo? Un cambio podría ser lo que necesita para abrirle el apetito (consulta la página 468).

Da vuelta la tortilla. A lo mejor, lo que mantiene su boquita firmemente cerrada a la hora de comer es un atisbo de independencia. Dale a ella misma la responsabilidad de alimentarse, y es posible que abra la boca a una amplia gama de experiencias alimenticias que nunca aceptaría de la cuchara que le ofreces (para saber cuáles son los alimentos más convenientes para el bebé que se alimenta solo, consulta la página 432).

No ahogues su apetito. Muchos bebés y niños pequeños comen muy poco, porque beben demasiado jugo, fórmula o leche materna. Tu pequeña no debería beber más de 4 a 6 onzas de jugo de fruta y no más de 16 a 24 onzas diarias de fórmula (o de leche después del primer año). Si quiere beber más que eso, dale agua o jugo aguado, distribuyendo el líquido a lo largo del día. Si estás amamantando no podrás saber exactamente cuánta leche está tomando, pero puedes estar segura de que darle el pecho más de tres o cuatro veces por día interferirá con su apetito, por lo tanto, reduce la cuota.

Limita los bocadillos. ¿Qué hacen los padres cuando el bebé se niega a desayunar? Lo inundan de bocadillos durante toda la mañana, lo que significa que probablemente no tendrá hambre a la hora de almuerzo. ¿Y qué sucede después que rechaza el almuerzo? El bebé vuelve a tener hambre por la tarde, siguen los bocadillos y no tiene lugar para la cena. Evita este ciclo perjudicial para el apetito, limitando los *snacks* a uno a media mañana y uno a media tarde, no importa lo poco que tu hija consuma a la hora de las comidas. Sin embargo, puedes aumentar un poquito la cantidad a la hora de los bocadillos, para que pueda sortear el paso de una comida ligera o nula a la siguiente alimentación.

No dejes de sonreír. La mejor manera de abrir la puerta a un problema permanente con la alimentación es demostrarle tu frustración cuando da vuelta la cara de la cuchara, quejarte cuando la sacas de su sillita alta con la pancita tan vacía como cuando la sentaste, o pasarte una hora tratando de forzar un par de cucharadas en su boquita cerrada herméticamente tratando de engatusarla o con ruegos o trucos como el "chu-chu-tren". Ella debe sentir que come porque tiene hambre, y no porque tú quieras que coma. Por eso, trata a toda costa de no hacer de su alimentación (o falta de ella) un drama, aunque se pierda algunas comidas. Si claramente no quiere más o no desea comer para nada, retírale el plato y pon fin a la comida sin más trámite.

¿UN POCO DE CEREAL CON CALABAZA?

¿Tu bebé ha pasado de los colados y los alimentos blandos a gustos y texturas nuevos e interesantes? ¡En buena hora para tu pequeño gourmet! Pero en tu entusiasmo por estimular la variedad y aventura en la sillita alta, no te olvides de incluir algún cereal enriquecido con hierro en la dieta diaria de tu bebé. Aunque parezca aburrido, es el modo más fácil de asegurarle un consumo adecuado de hierro (a menos que tu bebé sea alimentado con fórmula).

Por supuesto, la pérdida del apetito a corto plazo puede acompañar resfríos y otras enfermedades agudas, particularmente cuando hay fiebre. Rara vez un bebé mostrará falta de apetito crónico debido a anemia (consulta la página 407) o a desnutrición (ambas poco comunes entre los bebés de clase media en los Estados Unidos). Si la pérdida de apetito de tu bebé está acompañada de falta de energías, falta de interés en su ambiente, una demora en el desarrollo, aumento de peso insuficiente o un marcado cambio de personalidad (irritación o nerviosismo repentinos, por ejemplo), consulta al pediatra.

AUTOALIMENTACIÓN

"Cada vez que le acerco la cuchara, ella la toma. Si tiene el tazón cerca, le mete los deditos y todo queda hecho un desastre mientras intenta alimentarse sola. Al final, no come nada y yo me frustro".

Claramente, es hora de pasarle la cuchara a la nueva generación. Tu pequeña está manifestando su deseo de ser independiente, al menos en la mesa. Estimúlala en vez de desalentarla. Pero para reducir el desorden y la suciedad e impedirle que pase hambre hasta que domine los modales en la mesa, ve dándole poco a poco la responsabilidad, si es posible.

Empieza dándole una cuchara para que la sostenga mientras tú continúas alimentándola. Es posible que al principio no haga más que agitarla, y que cuando la llene y se la lleve a la boca, por lo general, la sostenga boca abajo. Pero sostener una cuchara podría mantenerla suficientemente satisfecha como para que tú te encargues de la mayor parte de la alimentación, al menos por un rato. El siguiente paso es darle alimentos para comer con la mano que ella misma se pueda llevar a la boca mientras tú la alimentas con la cuchara. La combinación de alimentos que pueda comer con la mano y una cuchara personal (y/o una taza o vaso para que dé sus traguitos), por lo general mantiene a un bebé ocupado y feliz el tiempo suficiente como para que mamá o papá le den el resto de la comida, aunque no siempre.

Algunos bebés insisten en hacerlo todo solitos; si éste es el único modo en que tu hija comerá, déjala. Las comidas tomarán más tiempo y causarán un desastre al principio, pero la experiencia hará que tu pequeña se alimente con mayor eficiencia más pronto. Y si pones papel de diario o una lámina de plástico sobre el piso, debajo de la silla de tu bebé, al menos la limpieza será más fácil.

Hagas lo que hagas, no dejes que la hora de comer se convierta en una batalla, porque de lo contrario, te arriesgarás a que tu hija desarrolle problemas alimenticios permanentes. Cuando la autoalimentación se transforma únicamente en juego y nada de comer (un poco de juego es normal), toma el control de la cuchara y encárgate de la alimentación. Si tu pequeña se resiste, es hora de limpiarle

la zanahoria del mentón y el yogur de entre los dedos y dar por finalizada la sesión.

CAQUITA EXTRAÑA

"Cuando le cambié el pañal a mi hijita, me quedé sorprendida. Su caquita parecía llena de granos de arena, aunque nunca juega con arena".

Justo cuando te estabas aburriendo de cambiar pañales, aparece otra sorpresa. A veces es fácil darse cuenta de qué fue lo que comió el bebé para producir un cambio en su caquita. ¿Color anaranjado? Probablemente, las zanahorias. ¿Rojo brillante? Quizás la remolacha o jugo de remolacha. ¿Motas o vetas negras? Bananas. ¿Objetos extraños negros y pequeños? Por lo general, *blueberries* o pasas. ¿Bolitas verde claro? Tal vez, arvejas. ¿Bolitas amarillas? Maíz. ¿Semillas? Lo más probable, tomates, pepinos o melón de los que no se removieron todas las semillas. Como los bebés no mastican bien y su aparato digestivo no está plenamente maduro, lo que entra suele salir casi sin cambios en color y textura.[2] La caquita arenosa, como la del pañal de tu bebé, es muy común, y no porque los niños coman en la caja de arena (aunque lo hacen si tienen la oportunidad), sino porque algunos alimentos –especialmente Cheerios y cereales de avena similares, y peras–, suelen parecer arenosos una vez que pasan por el aparato digestivo.

Los cambios extraños en la caquita del bebé, no sólo se deben a elementos naturales en su dieta, sino también a los sintetizados en el laboratorio alimenticio (la mayoría de los cuales no son ade-

---

2. Si aplastas o cortas las pasas, frutas del bosque, arvejas y granos de maíz no sólo serán más fáciles de digerir sino también más seguros para comer.

cuados para los bebés, sin embargo a veces encuentran la manera de llegar a esas pancitas). Se sabe que ese tipo de productos han coloreado la caquita de manera notable, desde un alarmante verde fosforescente (de una bebida con sabor a uva) hasta un rosado chocante (de cereal con sabor a frutas del bosque).

Por eso, antes de alarmarte al ver lo que llena el pañal, piensa en lo que ha estado llenando su pancita. Si sigues con dudas, llévale una muestra al pediatra.

CAMBIOS EN LAS PAUTAS DE SUEÑO

"De un día para otro, mi hijita ya no quiere dormir la siesta en la mañana. ¿Es suficiente una sola siesta al día?".

Aunque una sola siesta diaria podría no ser suficiente para los padres exhaustos, es todo lo que muchos bebés necesitan a medida que se acercan a su primer cumpleaños. Algunos pocos incluso tratan de renunciar a las dos siestas a esta altura. La mayoría de las veces, es la siesta matutina la primera que se elimina, aunque ocasionalmente es la siesta de después del almuerzo. Los bebés de algunos padres afortunados siguen durmiendo siesta dos veces al día hasta bien entrado el segundo año, y esto también es perfectamente normal siempre que no parezca interferir con un buen sueño por la noche. Si interfiere, habría que eliminarle una siesta.

Cuánto duerme es menos importante que el hecho de qué tan bien funciona con lo que realmente duerme. Si tu hija se niega a dormir una o ambas siestas, y parece de mal humor y cansada a la hora de cenar, es posible que necesite dormir un poco más, pero protesta porque no quiere perder ese tiempo precioso durmiendo (que podría usar para la actividad y exploración). Si no duerme las siestas necesarias estará menos feliz y colaboradora durante el día, y a menudo le costará más dormirse y dormirá menos por la noche. Al estar sobrecargada y excesivamente cansada, tendrá dificultades para relajarse y reposar.

Si te parece que tu hija no duerme las siestas que necesita, haz un esfuerzo especial para estimularla a que duerma más. Trata de acostarla en una habitación oscura sin distracciones, después de darle de comer, cambiarle los pañales y de relajarla con música suave y un masaje (consulta la página 338). No te des por vencida inmediatamente si no se duerme; algunos bebés necesitan más tiempo para relajarse durante el día. Si eso no funciona, es posible que tengas que sacarla de paseo en el cochecito o a dar una vuelta con ella en el auto (muchos bebés urbanos duermen sus siestas en los cochecitos, y los suburbanos en el auto). Si es necesario, y si has elegido este método para que se duerma de noche, trata de entrenarla a dormir (consulta la página 390), antes de resignarte a que no duerma la siesta, pero no durante tanto tiempo como lo harías en la noche. Más de veinte minutos de llanto y ahí se va la hora de la siesta.

"Pensábamos que habíamos hecho todo bien. Nuestro bebé siempre se iba a dormir sin protestar, pero ahora parece que quiere quedarse despierto y jugar toda la noche".

Es como mudarte de pronto de un pequeño pueblo en el Medio Oeste a la ciudad de Nueva York. Hace un par de meses, no había muchas atracciones para mantenerse despierto por la noche. Ahora, con tantos descubrimientos por hacer, juguetes con que jugar, gente para interactuar, y progresos físicos para perfeccionar (¿quién quiere acostarse cuando estás empezando a aprender a ponerte de pie?), tu bebé no quiere perder tiempo durmiendo.

Lamentablemente, éste es otro caso en que el bebé no sabe lo que es bueno para él. Al igual que un bebé que no duerme lo suficiente durante el día, uno que se duerme demasiado tarde por la noche puede sentirse muy cansado, lo que a su vez le impide relajarse completamente. Los niños que no duermen lo suficiente tienen más probabilidades de tener problemas para dormirse y de despertarse durante la noche. También podrían estar de mal humor durante el día y más propensos a sufrir accidentes.

Si tu bebé no se duerme fácilmente por la noche, asegúrate de que esté durmiendo lo suficiente durante el día (consulta las páginas 360 y 475). A continuación, establece una rutina para la hora de dormir; si ya has fijado una, pero la has aplicado sin mucho entusiasmo, comienza a hacerlo metódicamente. Si una niñera o los abuelos son los encargados de hacerlo dormir de vez en cuando, asegúrate de que estén familiarizados con el ritual.

Si no estás segura de qué debes incluir en la rutina para la hora de dormir, puedes tratar alguno o todos los siguientes métodos:

Un baño. Después de un día de limpiar el piso con las rodillas, de frotarse la cabeza con puré de banana y de rodar en la caja de arena, el bebé necesita un baño. Y el baño vespertino no sólo lo limpia, sino que también lo relaja. El agua tibia y calmante tiene poderes mágicos para inducir al sueño, por lo tanto, no los malgastes bañándolo temprano en el día. También podrías probar lociones para bebés a la hora de dormir o jabones de baño enriquecidos con lavanda y manzanilla, conocidas por sus propiedades calmantes y relajantes.

Un ambiente propicio al sueño. Baja las luces, apaga el televisor, haz salir del cuarto a los niños más grandes, y mantén las distracciones al mínimo.

Un cuento, una canción, un abrazo. Después de que le hayas cambiado el pañal y puesto el pijama, siéntate junto a él en una silla o sofá cómodos, o en su cama si ya tiene la suya. Léele algún cuento sencillo, si se queda quieto oyéndolo, con una voz suave y monótona en vez de una voz animada y vivaz. O, si prefiere, deja que él mire las ilustraciones. Cántale canciones de cuna, abrázalo, pero reserva para otras ocasiones las sesiones de diversión más movida (como los juegos de "lucha libre" y las cosquillas). Una vez que el bebé tiene el motor en marcha, es difícil apagarlo. Si disfruta de los masajes, éste es el momento ideal para relajarlo de ese modo. Las investigaciones sugieren que los bebés que reciben masajes antes de dormirse producen en mayor cantidad la hormona melatonina que induce al sueño.

Una luz para los asustadizos. Algunos bebés le temen a la oscuridad. Si ése es el caso del tuyo, deja encendida una luz nocturna para que le haga compañía.

Las buenas noches. Pon a dormir un juguete o a uno de sus peluches favoritos. Estimula a tu bebé a que les diga adiós, y que también se despida de los animalitos de peluche, los hermanos, la mamá y el papá. Reparte besos, arrópalo en la cuna y sal de la habitación.

Si llora cuando te vas, regresa por un momento para asegurarte de que esté bien, vuelve a besarlo y luego sal de la habitación otra vez. Si sigue llorando, y si has escogido este camino, probablemente necesitarás probar uno de los métodos para hacer que duerma toda la noche descritos a partir de la página 390. Es probable que den resultado, pero podría ser más difícil para ti ahora que no sólo es más grande sino también más ingenioso. A esta edad, probablemente sabrá cómo hacerte regresar a la habitación o por lo menos cómo hacerte sentir culpable si no regresas. Es posible que se levante en repetidas ocasiones y grite hasta que le ayudes a bajarse de la cuna de nuevo. O podría empezar a llamar "ma-má" o "pa-pá", lo que hará mucho más difícil para ti no responder. Y en vez de tranquilizarse con una visita, como podría pasar con un bebé más pequeño, es probable que se ponga furioso cuando vuelvas a dejarlo. Lo mejor que puedes hacer con ese pequeño sabelotodo, es tratar de mantenerte alejada completamente mientras él recupera el hábito de dormirse solito.

"No hemos podido establecer una rutina de sueño para nuestro bebé, porque siempre se duerme mientras toma del pecho antes de que podamos empezarla".

Si habitualmente tu bebé se duerme con la última sesión alimenticia de la tarde, sigue toda la rutina de acostarlo, incluyendo las buenas noches, antes de comenzar a darle el pecho. O si quieres intentar quitarle el hábito de dormirse mientras se alimenta, trata de darle el pecho antes del baño en condiciones poco propicias para el sueño, con muchos ruidos, luces y actividad, y la promesa de un baño y un cuento más adelante. Si se queda dormido pese a todos tus esfuerzos, trata de despertarlo para el baño. Si tampoco resulta, vuelve a amamantarlo después de la rutina de acostarlo y vuelve a intentarlo en un par de semanas.

"Realmente queremos que nuestra hija aprenda a dormirse sola cuando se despierta durante la noche. Pero ahora que le están saliendo los dientes, me siento culpable de dejarla llorar".

Hay muchas maneras de consolar a un bebé al que le están saliendo los dientes, pero lamentablemente todas requieren que corras a su lado. Será más fácil si has decidido compartir la habitación con ella, y no tanto si estás decidida a que se duerma solita. El problema es el siguiente: mientras lo peor de la dentición suele durar sólo unas pocas noches (y despierta al bebé breve y esporádicamente), tenerte cerca por la noche puede convertirse rápidamente en un hábito difícil de romper. En otras palabras, el dolor de la dentición la mantendrá despierta durante poco tiempo, pero saber que tú aparecerás cuando ella llore podría mantenerla despierta indefinidamente.

Es buena idea espiar a tu pequeña cuando llore durante la noche para asegurarte de que no se ha levantado ni se ha atascado mientras está de pie en la cuna, incapaz de volverse a acostar, como suele ocurrir a esta edad. También está bien ofrecerle algún consuelo (tanto como quieras y por tanto tiempo como te parezca); unas palmaditas, una canción de cuna suave, un anillo de dentición. Pero si tu objetivo es hacer que ella vuelva a dormirse sola, trata de no tomarla en brazos. Comprueba si puede tranquilizarse sola (si tu presencia se lo impide, considera quedarte afuera de su habitación).

Si por la noche parece inconsolable, consulta al pediatra sobre la posibilidad de darle una dosis de acetaminofeno para bebés antes de acostarla. Pero mantente alerta de que sus despertadas nocturnas no se deban a una enfermedad –una infección de oído, por ejemplo, cuyo dolor suele empeorar por la noche–, que ese analgésico podría ocultar.

SE PONE DE PIE

"Nuestro bebé acaba de aprender a ponerse de pie. Parece como que le encantara durante unos pocos minutos, pero después se pone a llorar. ¿Es posible que le duelan las piernas al estar de pie?".

Si las piernas de tu bebé no estuviesen listas para sostenerlo, no se pondría de pie. Llora de frustración y no de dolor. Al igual que la mayoría de los bebés que acaba de aprender a pararse, queda varado en esta posición hasta que se cae, se desploma, o lo ayudan a bajarse. Y aquí es donde está tu participación. En cuanto notes que empieza a frustrarse, ayúdalo suavemente a sentarse. Hazlo lentamente, para que aprenda a hacerlo solo, lo que podría tardar algunos días o, a lo sumo, unas pocas semanas. Mientras tanto, tendrás que ir muchas veces a rescatarlo, quizás incluso en la mitad de la noche, si decide practicar esa posición mientras los demás duermen.

"Mi hijita trata de ponerse de pie sosteniéndose de cualquier cosa en la casa. ¿Debo preocuparme por su seguridad?".

A medida que los bebés aprenden a levantarse, después a desplazarse y finalmente a caminar, entran en una etapa en la que tienen más fuerza física de la que su cerebro se puede hacer responsable, lo que los pone en un alto riesgo de lastimarse. Aunque sea angustioso, a esta edad tu pequeña necesita muchas oportunidades de explorar el mundo que la rodea. Tu trabajo es hacer ese ambiente lo más seguro posible.

Asegúrate de que todo aquello en lo que se quiera apoyar para ponerse de pie sea seguro (agáchate hasta su nivel para determinar cuáles podrían ser). Las mesas, estanterías, cómodas, sillas y lámparas de piso inestables deberían ser aseguradas firmemente al piso (y los cajones de la cómoda deberían tener seguros), retiradas o mantenidas fuera del alcance de tu bebé por ahora. Debes esconder los cordones de los electrodomésticos o asegurarlos a la pared para que tu hija no pueda tirarlos, evitando así que los

aparatos se le caigan encima. Debes cubrir las esquinas y los bordes agudos de las mesas de centro en el caso de que se caiga encima de ellas (probablemente le ocurrirá, y a menudo). Debes guardar ahora los adornos frágiles o peligrosos que antes no podía alcanzar. Si tienes un lavavajillas, mantenlo cerrado cuando no lo uses (es fácil abrir la puerta, y su contenido —como cuchillos, vasos y restos de detergente—, es peligroso). Para prevenir resbalones y tropiezos, los cordones de los aparatos eléctricos deben estar fuera de su camino, no deben quedar papeles en el piso, y cualquier líquido que se derrame sobre el piso debe limpiarse rápidamente. Y para que sus pies no le jueguen una mala pasada, mantén sus pies descalzos o con calcetines o pantuflas antideslizantes en vez de zapatos con suelas lisas o calcetines resbaladizos.

Cuando un bebé comienza a ponerse de pie, en poco tiempo empezará a desplazarse de un lado a otro en la habitación (de la silla a la mesa, a la pared al sofá y a las piernas del papá, por ejemplo). Como siempre, una mayor movilidad va acompañada de mayores riesgos. Para proteger a tu pequeña móvil, asegúrate de que cada rincón de cada cuarto de tu casa (excepto los que siempre tengas a puertas cerradas) sea a prueba de bebés. Si no les prestaste atención cuando tu hija empezó a gatear, consulta los consejos de la página 449 para hacer más segura la casa.

PIES PLANOS

"Las plantas del pie de mi bebé se ven totalmente planas cuando se para. ¿Es posible que tenga pies planos?".

En los bebés, los pies planos son la regla y no la excepción. Y es una regla en la que probablemente no encontrarás una excepción. Esto se debe a varios motivos: para empezar, como los bebés no caminan demasiado, los músculos de los pies todavía no se han ejercitado lo suficiente como para desarrollar completamente los arcos. En segundo lugar, un cúmulo de grasa llena el arco, lo que hace difícil distinguirlo, en especial en los bebés regordetes. Y cuando empiezan a caminar, se paran con los pies separados para lograr equilibrio, poniendo más peso en el arco y dando al pie una apariencia más plana.

En casi todos los niños, la apariencia de pie plano disminuirá poco a poco con los años, y cuando hayan crecido completamente el arco estará bien formado. Sólo en un pequeño porcentaje los pies permanecerán planos (no es un problema serio de todos modos), pero por ahora no se puede pronosticar.

¿DEMASIADO PRONTO PARA CAMINAR?

"Nuestra hijita quiere caminar todo el tiempo, sosteniéndose de la mano de cualquier adulto dispuesto a ayudarla. ¿Es posible que si empieza a caminar antes de estar lista se lastime las piernas".

Es más probable que tú te lastimes la espalda que ella las piernas. Si las piernas de tu hija no estuvieran listas para este tipo de actividad previa a caminar, no estaría tan interesada en hacerlo. Al igual que ponerse de pie a temprana edad, caminar temprano (con o sin ayuda) no puede causar piernas arqueadas (en realidad una característica normal en los menores de dos años) u otro problema físico. De hecho, estas dos actividades son beneficiosas, ya que ejercitan y fortalecen algunos de los músculos que se usan al caminar sola. Y si anda descalza, también le ayudará a fortalecer sus pies. Por eso, mientras tu espalda resista, déjala que camine para alegrar sus piernas.

Un bebé que no quiere "caminar" a esta altura, por supuesto, no debería ser presionado a hacerlo. Al igual que con otros aspectos del desarrollo, sigue las pistas que te dé tu líder de tamaño diminuto.

DESARROLLO LENTO

"Nuestro bebé comenzó a sentarse bien solito hace muy poco, mucho más tarde que los de nuestros amigos. ¿Deberíamos preocuparnos?".

El ritmo de desarrollo de cada bebé está predeterminado principalmente por sus genes, que establecen la rapidez con que se desarrolla su sistema nervioso. Está programado para sentarse, levantarse, ponerse de pie, caminar, sonreír por primera vez y decir su primera palabra a una cierta edad. Muy pocos se desarrollan a un ritmo uniforme en todas las áreas; la mayoría es más rápido en unas y más lento en otras. Un bebé, por ejemplo, podría ser más rápido en sonreír y hablar (habilidades sociales y de lenguaje), pero no levantarse hasta tener casi un año (habilidad motora gruesa). Otro podría caminar (habilidad motora gruesa) a los ocho meses, pero no hacer un agarre de pinza (habilidad motora fina) hasta después de su primer cumpleaños. El ritmo al que se desarrollan las habilidades motrices no está relacionado de ningún modo con la inteligencia. Ten en cuenta, además, que el desarrollo de determinadas habilidades se puede retrasar debido a que un bebé no ha tenido muchas oportunidades de practicarlas. Esto es particularmente cierto para la habilidad de sentarse; si tu bebé pasa gran parte del tiempo de espaldas, asegurado a una sillita infantil, o en un portabebés o canguro, es posible que no haya tenido muchas oportunidades de ingeniárselas para sentarse.

Incluso hacer más cosas más tarde que otros niños no suele ser motivo de preocupación, siempre y cuando el desarrollo esté dentro de la amplia gama considerada normal (como es decididamente en el caso de sentarse) y progrese de una etapa a la siguiente. Sin embargo, cuando un niño alcanza hitos del desarrollo mucho después que los demás, es necesario consultar al pediatra. En la mayoría de los casos, este tipo de consultas tranquilizarán a los padres. Algunos niños maduran con más lentitud, pero son perfectamente normales. De vez en cuando, será necesario practicar algunos exámenes médicos para determinar si realmente existe un problema, como puede ocurrir a veces.

Muy de vez en cuando, el pediatra no manifiesta preocupación, pero los padres siguen teniendo dudas pese a lo que diga el doctor. Para mayor tranquilidad, pide que te deriven a un especialista en desarrollo. A veces el pediatra, que ve al bebé para evaluaciones breves, se pierde algunas señales de un desarrollo insuficiente que los padres ven o sienten y que un experto realizando análisis más de fondo puede notar. La consulta tiene un doble propósito. En primer lugar, si la inquietud de los padres resulta ser realmente innecesaria, la preocupación al menos sobre el desarrollo dejará de existir. En segundo lugar, si verdaderamente existe un problema, una intervención temprana podría marcar una enorme diferencia.

ANSIEDAD ANTE LOS DESCONOCIDOS

"Nuestra hijita siempre ha sido amistosa y sociable. Pero cuando el otro día vinieron a la ciudad mis suegros, con los que siempre le encantó jugar, lloraba cada vez que se le acercaban. ¿Qué le sucede?".

Madurez… de una especie muy inmadura. Aunque va a mostrar una clara preferencia por su madre y su padre después de un par de meses, un bebé de menos de seis meses por lo general responde de manera positiva ante cualquier adulto. Ya sea que se trate de adultos conocidos o desconocidos, los ubicará en la categoría de personas que son capaces de hacerse cargo de sus necesidades. Con frecuencia, a medida que se aproxima a los ocho o nueve meses, empieza a darse cuenta de la situación: que la mamá y el papá, y posiblemente una o dos personas más de la familia, son sus principales cuidadores, y que debe mantenerse cerca de ellos y lejos de cualquiera que pueda tratar de separarlo de ellos ("ansiedad ante los desconocidos", el término oficial de este fenómeno, puede comenzar a los seis meses o incluso antes). Durante esta etapa, incluso los otrora adorados abuelos (y a veces las adoradas niñeras) podrían ser rechazados de vez en cuando, a medida que el bebé se aferra desesperadamente a sus padres (sobre todo al que le da mayor atención).

La ansiedad ante los desconocidos podría desaparecer pronto o no llegar a su punto máximo hasta pasado el año. Alrededor de dos de cada diez bebés nunca la desarrollan (posiblemente porque estos bebés se adaptan fácilmente a cualquier tipo de situación nueva), o se les pasa tan rápidamente que ni se les llega a notar. Si tu hija demuestra ansiedad ante los extraños, no la presiones para que sea sociable. Lo será tarde o temprano, y es mejor que lo haga en sus propios términos. Mientras tanto, advierte a amistades y familiares que está atravesando por una etapa de aprensión (para que no lo tomen como algo personal) y que se asusta con cualquier intento de aproximación. Sugiéreles que en vez de tratar de abrazarla o tomarla en brazos inmediatamente, traten de vencer su resistencia poco a poco, sonriéndole, hablándole, ofreciéndole un juguete, mientras ella se siente segura sentada en tu falda. Poco a poco entrará en confianza, y aunque no lo haga, por lo menos no habrá lágrimas ni malos sentimientos en el camino.

Si de pronto no quiere quedarse con una niñera que has tenido durante algún tiempo, es probable que una vez que salgas de la casa y la dejes sola con ella se tranquilizará, sin importar cuánto haya llorado en tu presencia. Si es una niñera nueva, quizás necesitarás pasar algún tiempo adicional de orientación con ella antes de que esté dispuesta a quedarse con la recién llegada. Si está realmente inconsolable cuando la dejas con una niñera, conocida o nueva, es hora de reevaluar el cuidado de tu bebé. Quizás la niñera no le está dando el tipo de atención y cariño que necesita, aun si parece dedicada en tu presencia. O quizás sea sencillamente un caso extremo de ansiedad ante los desconocidos. Algunos bebés, especialmente los que se amamantan, pueden llorar durante horas cuando mamá se va, incluso cuando el papá o la abuela se quedan a cuidarlos. En ese caso, tendrías que limitar el tiempo que pasas alejada de tu hijita, si es posible, hasta que supere esta etapa de la "mamá desaparecida". Si no te resulta posible (si trabajas fuera de la casa y debes dejarla con una niñera o en una guardería), acompáñala durante todo el tiempo que puedas cuando estés en la casa.

OBJETOS DE SEGURIDAD

"Durante los dos últimos meses, nuestro bebé se ha vuelto cada vez más apegado a su manta. Incluso la arrastra cuando está gateando. ¿Eso significa que se siente inseguro?".

Se siente un poco inseguro, y con buena razón. En el último par de meses ha descubierto que es una persona individual, y no una extensión de los brazos de sus padres. El descubrimiento es sin duda interesante (¡tantos desafíos!) pero también asusta (¡tantos riesgos!). Muchos bebés, cuando se dan cuenta de que mamá y papá no siempre pueden estar disponibles para apoyarse en ellos a partir de ahora, se apegan a un objeto de consuelo de transición (una manta suave, un animalito de peluche, un biberón, un chupete) como una especie de sustituto. Al igual que los padres, el objeto ofrece seguridad –especialmente cuando el bebé está frustrado, enfermo, cansado, explorando nuevos horizontes o experimentando transiciones de cualquier tipo–, pero al contrario que los padres, está bajo su control. Para el bebé que tiene dificultades en separarse de sus padres, llevar el objeto de seguridad a la cama le ayuda a dormir solo.

A veces, un bebé que no se había apegado a un objeto de seguridad antes lo hará repentinamente cuando enfrente una situación nueva e inquietante (por ejemplo, una nueva niñera o una nueva guardería, la mudanza a una casa nueva, etc.). El objeto de consuelo de transición suele ser abandonado entre los dos y los cinco años (aproximadamente al mismo tiempo que un niño deja de chuparse el pulgar, otro hábito de consuelo), pero a menudo no lo deja hasta que se pierde, se rompe o por cualquier otro motivo deja de estar disponible. Algunos niños se lamentan durante uno o dos días, pero después siguen con sus vidas mientras que otros, apenas notan la desaparición del viejo amigo.

Aunque los padres (u otros cuidadores) nunca deben burlarse ni regañar a un bebé o un niño por un objeto de seguridad, o presionarlo para que lo abandone, a veces es posible establecer algunos límites para hacer ese hábito menos problemático y para ayudar al pequeño a la inevitable separación:

◆ Si el hábito está en sus primeras etapas y todavía no está muy arraigado, puedes tratar de prevenir futuros problemas limitando su uso a la casa o a la hora de dormir (pero no te olvides de llevarlo durante las vacaciones o cuando tengan que dormir afuera). Si es un hábito del que ya no se puede desprender, no te preocupes de fijarle límites; deja que lo lleve consigo (en el cochecito, en el auto, a la guardería, donde sea).

◆ Antes de que el objeto empiece a acumular suciedad que tu bebé pueda oler, lávalo. De lo contrario, podría aficionarse tanto al olor como al objeto en sí, y quejarse furiosamente si se lo devuelves lavado con una fragancia a primavera. Si no puedes quitárselo cuando está despierto, lávalo mientras duerme.

◆ Si el objeto es un juguete, podrías invertir en otro igual. Tendrás un sustituto a mano en caso de pérdida, te permite lavarlos alternativamente, y rotarlos para que ninguno de los dos se ensucie demasiado. Si se trata de una manta, también podrías considerar comprar otra igual, o cortarla en varias secciones para que las piezas perdidas o gastadas puedan ser reemplazadas cuando sea necesario.

◆ Mientras menos hables del objeto, mejor será. Pero a medida que tu hijo vaya creciendo, podrías recordarle cada tanto que cuando sea "grande" no necesitará más la manta o cualquier otro objeto de consuelo.

◆ Aunque es aceptable un biberón vacío o con agua, no dejes que tu bebé use un biberón (o un vaso con boquilla) de jugo o de leche como objeto de consuelo. Succionar dichos líquidos durante largos períodos, especialmente de noche, puede causar caries e interferir con el consumo adecuado de alimentos sólidos.

◆ Tu bebé debe recibir el confort (y amor y atención) que necesita de ti, también, y no sólo en forma de numerosos abrazos y besos, sino de frecuentes sesiones de diálogo y de juegos.

Aunque el apego a un objeto de seguridad es una etapa normal de desarrollo para muchos bebés (aunque no todos), un pequeño que se obsesiona tanto con el objeto que no le permite pasar tiempo suficiente interactuando con la gente, jugando con los juguetes o practicando habilidades físicas, podría tener alguna necesidad emocional insatisfecha. Si crees que éste puede ser el caso de tu bebé, consúltalo con su médico.

SIN DIENTES

"Nuestra hija tiene casi nueve meses y todavía no le ha salido un solo diente. ¿Qué podría estar retrasando su dentición?".

Disfruta de esas sonrisas desdentadas mientras duran, y tranquilízate ya que hay muchos bebés de nueve meses que son sólo encías –e incluso algunos pocos que cumplen su primer año sin un solo diente para morder su pastel de cumpleaños–, porque tarde o temprano el hada de los dientes viene a visitar a todos los bebés. Aunque en promedio, el primer diente aparece a los siete meses, el rango va desde los dos meses (ocasionalmente antes) hasta los doce meses (a veces después). La dentición tardía suele ser hereditaria, y no es reflejo del desarrollo de tu bebé (es probable que su segunda dentición también se demore). Por otra parte, la falta de dientes no tiene por qué interferir con el paso de tu bebé a alimentos más consistentes; con o sin dientes, los bebés utilizan las encías para masticar hasta que aparecen los molares en la mitad del segundo año.

Todavía sin Cabello

"Nuestra hijita nació sin cabello y todavía no tiene más que pelusitas. ¿Cuándo le crecerá el pelo?".

A los padres cansados de oír "qué niño tan bonito" cada vez que salen con su niña tan bonita, y ansiosos porque no queden dudas de que es una niña, con cabello largo y rulos, esa apariencia engañosa suele ser frustrante. Pero, al igual que la falta de dientes, la falta de cabello no es inusual a esta altura, y tampoco permanente. La falta de cabello es más común entre los bebés de cabello claro y no es un anticipo de que tendrá poco pelo más adelante en su vida. Con el tiempo le aparecerá el cabello (aunque quizás no en gran cantidad hasta avanzado el segundo año). Por ahora, agradece que no tengas que lidiar con una cabellera enredada cuando le aplicas el champú y la peinas.

Todo acerca de: LOS JUEGOS DE LOS BEBÉS

Cuando se trata del cuidado del bebé, mucho ha cambiado desde la época de nuestras abuelas. Pero con todo lo que hay de nuevo, hay algunas cosas que nunca cambian, especialmente los juegos que adoran los bebés.

Atesorados a lo largo del tiempo como cualquier reliquia, las escondidas (¡no está!, ¡aquí está!) y "este dedito se fue a la feria…" que tanto deleitaban al bebé de tu abuela, también encantarán a los tuyos. Pero esos juegos hacen algo más que entretener: mejoran las habilidades de socialización, enseñan conceptos como la permanencia de los objetos (¡no está!, ¡aquí está!), la coordinación de palabras y acciones ("la araña pequeñita"), la habilidad para contar ("uno, dos, tres") y habilidades de lenguaje (ojos, nariz, boca).

Es probable que aunque no hayas oído una canción de cuna en décadas, recordarás muchas de las que te cantaba tu madre ahora que ocupas su lugar. Y si no es así, pídele que te refresque la memoria con sus favoritas (una madre nunca olvida). Recurre también a los recuerdos de los familiares de mayor edad para que te enseñen las canciones folclóricas típicas, canciones de cuna y juegos infantiles que de otro modo se perderían.

Refresca tu memoria o aprende algunos juegos nuevos de la siguiente lista:

Escondidas (¡no está!, ¡aquí está!). Cúbrete la cara (con las manos, el extremo de una manta, un trozo de tela, el menú en un restaurante o escondiéndote detrás de una cortina o al pie de la cuna) y di: "¿dónde está mamá?" (o "papá"). Después descubre tu cara y di "¡aquí está!" o di "no está" cuando te cubras la cara y "aquí está" cuando la descubras. De un modo u otro, prepárate a repetirlo hasta el cansancio, ya que a la mayoría de los bebés les encanta este juego.

Aplaudir. Cuando cantas "Si tú tienes muchas ganas de aplaudir" o algún otro juego de palmas, toma las manos de tu bebé y enséñale a aplaudir. Al principio, es probable que sus manos no se abran completamente, pero a la larga adquirirá la habilidad de mantenerlas planas, aunque podría no ser hasta el final del año. No lo presiones. También podría pasar algún tiempo antes de que pueda aplaudir por sí solo, pero eso también llegará. Mientras tanto, podría disfrutar de tomar tus manos y aplaudir juntos.

Puedes agregar un juego de escondidas a los aplausos o puedes llevar el ritmo con los pies.

La araña pequeñita. Usa los dedos, el pulgar de una mano y el índice de la otra, para representar una araña que trepa por una red invisible, y canta "La araña pequeñita / subió, subió, subió". Luego usa tus dedos para imitar la lluvia que cae, y continúa: "vino la lluvia / y se la llevó". Estira tus brazos hacia arriba y hacia afuera para "salió el sol / y todo lo secó". Y luego regresa al punto de partida, la araña vuelve a subir a la telaraña y terminas con "la araña pequeñita / subió, subió, subió".

Los deditos. Toma el meñique de tu bebé y empieza con "este dedito compró un huevito". Pasa al siguiente dedito y dile "éste lo echó a cocer". Y el siguiente: "éste le echó la sal". Con el cuarto dedo: "éste lo probó". Y con el pulgar: "¡y este dedito gordo se lo comió!", y luego desplaza los dedos rápidamente por sus brazos, piernas, debajo de los brazos y el cuello, haciéndole cosquillas suavemente (si a tu bebé no le gusta que le hagan cosquillas, haz sólo el movimiento).

Tan grande. Pregúntale: ¿qué tan grande es el bebé? (o usa el nombre del bebé, el del perro o el de un hermanito) y ayúdale a que abra los brazos todo lo posible mientras exclamas "¡así de grande!".

Ojos, nariz, boca. Toma las dos manos del bebé entre las tuyas, y toca tus ojos, después tu nariz y tu boca (para darle un beso) y ve nombrando cada uno a medida que avanzas: "ojos, nariz, boca, beso". No hay nada mejor para enseñar rápidamente estas partes del cuerpo.

A la rueda, rueda. Prueba con este juego una vez que tu bebé camine. Sostenle las manos, invita a un hermanito, otro niño, algún adulto a formar la rueda y da vuelta en círculos cantando, para luego dejarse caer en el piso. Una variante es que todos comienzan a saltar.

Uno, dos, tres... Cuando suban una escalera o le cuentes los dedos inventa o recita estas líneas: "uno, dos, tres, todo el mundo está al revés. Tres, cuatro, cinco, damos un brinco. Seis, siete, ocho, allí viene Pinocho. Nueve y diez: ¡hacemos todo otra vez!".

◆ ◆ ◆

El décimo mes

Lo único que disminuye en el bebé este mes es su ritmo de crecimiento, además de su apetito. Pero está bien, ya que los bebés activos prefieren mil veces explorar la sala de estar que permanecer sentados inmóviles en su sillita alta. Como buen explorador, está dispuesto a llegar adonde no había llegado antes, lo que a menudo significa que está siempre listo para trepar. Lamentablemente, esta destreza llega mucho antes que la habilidad para bajarse, lo que suele dejarlo atascado (esas exploraciones también lo exponen a un mayor peligro, por lo tanto, no dejes nunca de vigilarlo). El bebé comprende cuando le dices "no", pero es posible que empiece a tantear tus límites desafiándote, o quizás ya tenga práctica para desoír la orden. Además, va mejorando su memoria y también empiezan a multiplicarse sus temores (que van de la mano con el aumento de las habilidades cognitivas) como, por ejemplo, a la aspiradora, que tal vez tengas que usar sólo cuando el bebé está durmiendo.

Lo que tu bebé podría estar haciendo

Todos los bebés van cumpliendo hitos según su propio ritmo de desarrollo. Si te parece que tu bebé no ha alcanzado uno o más de estos hitos, no te preocupes porque probablemente lo hará muy pronto. El ritmo de desarrollo de tu bebé es normal para él. Además, ten en cuenta que puede haber quedado rezagado en algunas actividades (como gatear) si no pasó mucho tiempo jugando boca abajo. Algunos bebés no pasan por la etapa de gateo, y eso también está bien. Si algo te preocupa respecto a su desarrollo (porque has notado que no alcanzó una meta o si crees que experimenta una demora evolutiva), no dudes en consultarlo con el pediatra en la próxima visita, aunque él no te lo plantee. Los padres suelen notar matices en el desarrollo de sus bebés que a los médicos se les pasan por alto. Por lo general, los bebés prematuros alcanzan estos hitos más tarde que otros de la misma edad y, a menudo, lo hacen cuando se aproximan a su edad estimada (la que tendrían si hubieran nacido a término) y, a veces, más tarde.

A los diez meses tu bebé... debería ser capaz de:

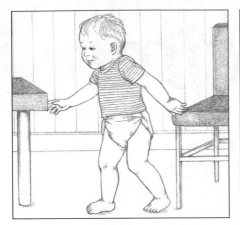

Muchos bebés de diez meses han domi-
nado el "control de crucero", el último paso
antes de caminar sin ayuda. Sosteniéndose
cuidadosamente con una mano a algún
objeto de apoyo, se dirigen hacia otro mue-
ble estirando primero la otra mano y des-
pués un pie. Asegúrate de que lo haga a
pie firme, dejándolo que sólo se desplace
con ayuda de sillas y mesas estables.

- mantenerse de pie, sosteniéndose de alguien o de algo

- ponerse de pie mientras está sentado

- protestar si tratan de quitarle un juguete

- decir "mamá" o "papá", indiscriminadamente

- jugar a las escondidas ("¡no está! ¡aquí está!")

- intercambiar gestos contigo

...probablemente será capaz de:

- sentarse, estando boca abajo

- jugar "Palmas, palmitas" (aplaudiendo) o hacer adiós con la mano

- recoger un objeto pequeño con el pulgar y otro dedo (mantén todos los objetos peligrosos fuera de su alcance)

- caminar sosteniéndose de un mueble)

- comprender la palabra "no" (aunque no siempre la obedezca)

...tal vez podría ser capaz de:

- permanecer de pie solito por un instante

- decir "mamá" o "papá", indiscriminadamente

- señalar algo que quiere alcanzar

...incluso podría ser capaz de:

- manifestar sus necesidades sin recurrir al llanto

- "jugar a la pelota" (haciéndola rodar hacia ti)

- beber de un vaso solo

- recoger con precisión un objeto diminuto con las puntas del pulgar y el índice (mantén todos los objetos peligrosos fuera de su alcance)

- permanecer de pie solito sin problemas

- hablar como en una jerga precaria, que suena como si se tratase de un lenguaje extranjero inventado

- decir una palabra que no sea "papá" y "mamá"

- responder a una orden sencilla con gestos ("dame eso", estirando la mano)

- caminar bien solo

Qué puedes esperar en el control médico de este mes

Durante este mes, la mayoría de los médicos no programa visitas regulares para los bebés saluda-bles. Llámalo si tienes alguna preocupación que no pueda esperar hasta la cita del mes siguiente.

La alimentación de tu bebé:
CUÁNDO DESTETAR

Esos primeros días de lactancia –cuando cometías errores en cada sesión, cuando pasabas tanto tiempo curando tus pezones irritados como dándole el pecho al bebé, cuando a veces te salía leche en los lugares más insospechados–, han pasado a ser un recuerdo borroso. En estos días, la lactancia es algo instintivo para ti y tu bebé, que ambos pueden practicar mientras duermen (y probablemente a menudo lo hacen). Sientes como si hubieras estado amamantando toda la vida y, en cierto modo, te agradaría poder hacerlo para siempre. Y al mismo tiempo, quizás te estés preguntando si ya ha llegado la hora de ponerle punto final.

¿Cuándo debes destetar? Es una pregunta sin respuestas definitivas, ni siquiera para "los expertos". En última instancia, mamá, todo depende de ti, aunque probablemente tendrás que considerar varios factores antes de tomar una decisión.

Los hechos. Lo has oído hasta el cansancio: aunque amamantar un poco es mejor que nada, la AAP recomienda que lo ideal es que lo sigas haciendo durante todo un año, y a partir de entonces todo el tiempo que tú y tu bebé lo deseen.

Esperar hasta el primer cumpleaños para destetar significa que el bebé que nunca ha tomado un biberón (por lo menos de fórmula) puede pasar directamente de la leche materna a una taza o vaso de leche entera, sin un cambio provisional de fórmula.

Muchas mujeres deciden seguir amamantando hasta el segundo año y más allá, y está bien. Sin embargo, como los niños activos necesitan más proteínas, vitaminas y otros nutrientes de los que la leche materna por sí sola puede ofrecer, requieren también su cuota de comida y leche.

Aunque se ha especulado que seguir amamantando al niño después de su primer cumpleaños e incluso hasta los años preescolares puede limitar su desarrollo social y emocional, no hay ninguna evidencia que confirme esa teoría. Los niños mayorcitos que se amamantan tienen exactamente las mismas probabilidades de sentirse seguros, felices e independientes que los que se destetan antes.

Si decides seguir dándole el pecho después de su primer año, hay un par de hechos más que considerar. En primer lugar, succionar toda la noche (algo que los bebés que duermen con la mamá pueden disfrutar) al igual que las alimentaciones prolongadas con biberón durante la noche, puede provocar caries, aunque los niños amamantados, como grupo, desarrollan menos caries que los alimentados con biberón. En segundo lugar, succionar demasiado mientras están acostados (más común durante la noche), puede conducir a un mayor riesgo de infecciones de oído –aunque, también como grupo, los niños amamantados sufren menos de este tipo de infecciones. Evitar estos inconvenientes es simple: dale el pecho a la hora de acostarse, pero no durante la noche.

Tus sentimientos. ¿Sigues disfrutando de la lactancia tanto como antes? ¿No tienes ninguna prisa en renunciar a esta parte especial de tu relación con el bebé? Entonces continúa el tiempo que tú y tu bebé quieran.

¿O ya estás empezando a cansarte de desabotonarte la blusa todo el día (o toda la noche)? ¿Estás empezando a extrañar la relativa libertad y flexibilidad que parecen inalcanzables mientras estás amamantando (aunque amamantar a un bebé algo mayorcito por lo general te ata menos)? ¿Te incomoda la idea de dar el pecho a un niño mayor? Si empiezas a tener sentimientos encontrados sobre la lactancia, el radar de tu bebé seguramente lo captará. Incluso, podría considerarlo como un rechazo personal en vez de un rechazo a la lactancia. Por eso el destete, preferiblemente después del primer cumpleaños, podría ser lo más conveniente.

Los sentimientos de tu bebé. Algunos bebés se destetan solos. A través de sus acciones y reacciones (inquietud e indiferencia ante el pecho, una succión irregular y breve), demuestran que están listos para obtener su nutrición líquida por otros medios. Ten en cuenta, sin embargo, que es posible malinterpretar las señales del bebé. A los cinco meses, la falta de interés en la lactancia podría ser sólo un indicio de su creciente interés en el medio ambiente; a los siete meses, podría insinuar un deseo de actividad física que supera cualquier otro deseo; a los nueve meses o después, suele significar una creciente independencia y madurez. A cualquier edad, podría ser una respuesta a una enfermedad o la dentición. A ninguna edad debes interpretarlo como un rechazo hacia ti, sino sólo a la leche que le das (los bebés que parecen perder interés en el pecho a menudo se los puede convencer de continuar y los que se distraen fácilmente a menudo se los puede reorientar al pecho; consulta los consejos en la página 470). El bebé tiene más probabilidades de destetarse por sí solo entre los nueve y los doce meses. Si el apego de tu bebé al pecho no muestra ninguna señal de ceder para cuando cumple los dieciocho meses (lo que no es poco común), es posible que nunca tome la iniciativa de destetarse solo.

Tu situación. Aunque se recomienda que los bebés se sigan amamantando por lo menos durante un año completo, no siempre es práctico o deseable. A veces el trabajo se interpone y la logística de extraerte leche para llenar los biberones diarios empieza a complicarse. A veces son otras actividades (desde la escuela hasta los deportes pasando por la vida amorosa) las que la mujer encuentra incompatibles con dar el pecho. Si la lactancia no se ajusta más con tu vida o tu estilo de vida, considera destetar, ya sea parcial o totalmente. Sin embargo, cuando sea posible, no intentes destetar durante otro cambio importante en tu vida o en la de tu bebé (lee más abajo). Una enfermedad o la necesidad de viajar también podrían exigir el destete. En este caso, puede que no haya más remedio que hacerlo repentinamente.

La situación de tu bebé. El mejor momento de destetar al bebé es cuando todo está tranquilo en el hogar. Para no sobrecargarlo con una presión adicional, no conviene destetarlo durante enfermedades, la dentición, una mudanza, las vacaciones, tu regreso al trabajo, un cambio de niñera o cualquier otro tipo de cambio o de estrés en la vida del bebé.

Tu salud. Si estás constantemente agotada y no parece haber otra explicación que las demandas físicas y emocionales de la lactancia, podrías consultar con tu doctor la conveniencia de destetar para que puedas recuperar tus fuerzas. Sin embargo, antes de hacerlo asegúrate de que no se trata de algún otro motivo más fácil de solucionar, como una nutrición inadecuada y/o un descanso insuficiente.

La salud de tu bebé. A veces el suministro de leche materna parece disminuir excesivamente a medida que el bebé crece. Si tu bebé está ganando poco peso, si está sin energías, irritable o muestra otros signos de retraso en su desarrollo (el pediatra determinará si es así), la leche materna podría no estar satisfaciendo su cuota de necesidades nutricionales. Considera la posibilidad de darle más sólidos, complementar con fórmula o destetarlo completamente. A veces, un bebé destetado tiene un repentino interés en otras formas de alimentación que no le llamaban la atención cuando el pecho materno estaba disponible y empieza a progresar de nuevo.

Otras fuentes de nutrición. Si tu bebé siempre ha aceptado el biberón, el paso del destete al biberón será relativamente fácil. Del mismo modo, si tu bebé ha aprendido a tomar líquidos en un vaso o una taza con cierta habilidad, será posible destetarlo directamente al vaso o la taza hacia fines del año (sin pasar por el biberón). Si, por el contrario, tu bebé se resiste a tomar leche de cualquier otra fuente que no sea tu pecho, el destete tendría que esperar hasta que domine el uso del biberón o la taza.

La edad de tu bebé. Si ninguno de los dos quiere poner un límite a la lactancia, la edad de tu bebé no tendrá importancia y pueden continuar por el tiempo que quieran. Si, por el contrario, te sientes lista, aquí hay algo para tener en cuenta. Incluso si ellos no toman la iniciativa, casi todos los bebés estarán preparados para el destete alrededor del primer cumpleaños, cuando puedes comenzar a darle leche entera de vaca en una taza o un vaso (no es necesaria la fórmula). Muchos de ellos tienen menos necesidad de succionar, se resisten a ser sostenidos o a sentarse quietos durante las alimentaciones (algunos incluso prefieren alimentarse de pie) y generalmente son más independientes. También podrían estar menos aferrados a sus hábitos que los más grandecitos, lo que hace que ellos sean más fáciles de destetar (relativamente).

Tomar la decisión del destete es sólo un paso en el largo proceso del cambio del pecho a otras fuentes de nutrición (un proceso que ya comenzó con el primer sorbo del biberón o la primera cucharadita de sólidos). Más allá de cuándo y cómo llegue el momento para ti, el destete seguramente te provocará sentimientos encontrados. Por una parte, probablemente te aliviará librarte de las tareas de la lactancia, y te entusiasmará la perspectiva de una mayor libertad (una salida por la noche a la ciudad, un fin de semana afuera). Sin duda, estarás orgullosa de que tu bebé haya dado un paso más en el camino hacia el crecimiento. Pero, al mismo tiempo, es probable que te sientas un poco triste al término de este capítulo en la vida de tu hijito, por la ruptura de ese vínculo y por la certeza de que tu bebé nunca volverá a depender tanto de ti.

Ya sea tarde o temprano, el destete es un paso inevitable en el desarrollo del bebé. Tu hijo (aunque se amamante con todas las ganas) tal vez sólo extrañará la lactancia por un breve período, y seguramente se adaptará con mayor rapidez de la que en el fondo te gustaría. Y tú también sobrevivirás este momento decisivo en la maternidad, aunque quizás seguirás experimentando cierta nostalgia cuando veas a otras madres amamantar, incluso años después.

Lo que podrías estar preguntándote

UNA MESA REVUELTA

"Mi bebé no come nada hasta que lo revuelve todo, lo aplasta y frota en el cabello. ¿Deberíamos tratar de enseñarle modales en la mesa?".

Comer con un bebé promedio de nueve o diez meses es suficiente para hacer perder el apetito a cualquiera. Juega tanto como come, y no es inusual que la mayoría de la comida termine encima de él (como también de su ropa, su sillita alta y el perro de la familia que aguarda ansioso debajo de la mesa) que dentro de su pancita.

Eso se debe a que el momento de la comida ya no es sólo para alimentarse sino también para explorar y descubrir. Al igual que en la caja de arena y en la bañera, el bebé está aprendiendo sobre causa y efecto, texturas y diferencias de temperatura. Cuando presiona el yogur en su puño, aplasta el camote sobre la mesa, lanza una bolita de avena desde la bandeja de su sillita alta, frota la banana contra su camiseta, hace burbujas en su taza de jugo, destroza las galletas saladas con los dedos, es tanto un lío para ti como una experiencia de aprendizaje para él.

Prepárate para el caos a la hora de comer, y abastécete de una gran cantidad de toallitas de papel durante meses hasta que tu bebé haya aprendido todo lo posible acerca de las fascinantes propiedades físicas de los alimentos y ya esté listo para empezar a comerlos regularmente. Eso no quiere decir que tengas que sonreír (si puedes) y no tomar algunas medidas en defensa de tu sensibilidad y tu hogar, además de preparar a tu bebé para un futuro de buenos modales (al menos respetables) en la mesa:

Cubre al bebé. Una onza de protección vale más que una libra de toallitas de papel. Usa todas las medidas de protección a tu alcance: coloca papel de diarios alrededor de la base de la sillita alta o la mesa, para botarlos después de la comida. Colócale un babero limpio que le cubra el frente y los hombros (un bolsillo canguro, que impida que el cereal y los camotes aterricen en sus piernas y el piso, es una ventaja), o usa baberos desechables (que también pueden resultar prácticos para las comidas en viaje). Arremángalo hasta arriba de los codos para mantener las mangas secas y relativamente limpias. Si la temperatura del ambiente lo permite, sería más conveniente darle las comidas que causan mayor suciedad vestido sólo con su pañal.

Rechaza las ofensivas extremas. Aunque no deseas inhibir la experimentación de tu bebé, tampoco querrás que deshaga y destruya a su gusto. Por eso, dale su comida en un bol en vez de un plato plano del que pueda desplazar la comida fácilmente. O pónsela directamente en la bandeja de su sillita alta (asegurándote antes de que esté muy limpia). Usar un bol que se adhiera a la mesa o la bandeja con ventosas permite mayor protección, pero sólo funciona con una superficie no porosa como el plástico, y sólo si la superficie y las ventosas están limpias. Para reducir al mínimo los derrames, considera ofrecerle las bebidas en un vaso con boquilla hasta que pueda dominar mejor un vaso regular. Si prefiere beber sin boquilla, simplemente ponle una onza de líquido en un vaso regular, y dáselo cuando esté listo para un trago, pero mantenlo fuera de su alcance entre un sorbo y otro. No le ofrezcas más que un bol de comida a la vez, ni le sirvas más de dos o tres alimentos en el recipiente, ya que los bebés tienden a abrumarse si se enfrentan a muchas opciones y reaccionan jugando y arrojando la comida en vez de comer. Todos los utensilios y platos deben ser irrompibles, por seguridad y por economía.

Sé neutral. Como te habrás dado cuenta, los bebés son actores natos. Si respondes riéndote a las travesuras que hace en la sillita alta, sólo lo alentarás para que las repita. Las críticas también suelen tener el mismo efecto. Y los retos y advertencias como "¡deja de hacer eso!" no sólo no frenarán el comportamiento, sino que probablemente lo intensificarán. La mejor política es no hacer comentarios. Si, por el contrario, tu bebé come algunos bocados sin ensuciar, ya sea con la cuchara o con los dedos, elógialo con entusiasmo. Hazle saber, cuando sea posible, que los modales cuentan.

Responde con la cuchara. Aunque no haga otra cosa que golpearla contra la bandeja (mientras continúe usando la otra mano para transportar el alimento), ponle una cuchara en la mano al comienzo de la comida, y también periódicamente durante todo el proceso. Con el tiempo (aunque quizás no por varios meses), se acostumbrará a la idea de que la debe usar para comer.

No tomes la sartén por el mango. Algunos padres desesperados tienden a tomar acciones desesperadas, en este caso, dejar el control de la alimentación y, por lo tanto, la capacidad del bebé para hacer un lío, totalmente fuera de su control. Pero aunque ese método haga la hora de comer mucho más limpia, también demorará al bebé en el aprendizaje de alimentarse solo y, como consecuencia, también retrasará el desarrollo de hábitos saludables de alimentación y buenos modales en la mesa.

Enseña con el ejemplo. No son los sermones los que le enseñarán a tu bebé los buenos modales en la mesa a largo plazo, sino lo que observe durante las comidas familiares. Si otros miembros de la familia comen con los dedos, engullen vorazmente, mastican haciendo muchos ruidos, se abalanzan sobre la comida en vez de pedir que se la pasen, si todos hablan con la boca llena o, peor aún, si nadie dice una sola palabra durante la comida, tu bebé cultivará esos hábitos en vez de los que quisieras inculcarle.

Reconoce cuándo parar. Cuando la cantidad de tiempo dedicado a jugar con la comida comienza a superar significativamente el tiempo dedicado a comer, es el momento de parar. Limpia la mesa y retira a tu bebé de su sillita alta cuando llegue ese momento. Es poco probable que el bebé proteste (después de todo, el aburrimiento a la hora de comer es lo que ha provocado su comportamiento), pero si lo hace, distráelo con un juguete o una actividad.

SACUDE, BALANCEA Y SE GOLPEA LA CABEZA

"A mi bebé le ha dado por golpearse la cabeza contra la pared o el costado de la cuna. Aunque es doloroso verlo, él

*no parece sentir dolor sino, por el
contrario, parece feliz".*

Parece que tu bebé hubiera descubierto que tiene ritmo y ésa es su manera de expresarlo, por lo menos hasta que aprenda a bailar o a tocar su batería de juguete. Golpearse la cabeza (como sacudirla, menearla, hacerla rebotar, todo lo que es común a esta edad) es un movimiento rítmico, y estos movimientos, especialmente de su propia creación, son fascinantes para los bebés. Aunque casi todos los bebés rockeros se mecen al oír música cuando están despiertos, esos movimientos parecen ser algo más que una simple diversión. Se sospecha que algunos de esos bebés tratan de reproducir la sensación de ser mecidos por la mamá o el papá. O que en la etapa de la dentición pueden estar tratando de lidiar con el dolor, en cuyo caso esos movimientos rítmicos continuarán sólo durante ese período, a menos que para ese entonces se hayan convertido en un hábito. Para los que golpean, mecen o menean la cabeza durante la siesta, la hora de acostarse o cuando se despiertan en la mitad de la noche, estas actividades parecen ayudarles a dormir y quizás es una manera de descargar las tensiones acumuladas durante el día. Ese comportamiento a veces es desencadenado, o aumentado, por el estrés en la vida del bebé (destete, aprender a caminar, tener una nueva niñera, etc.). Aunque es probable que niños y niñas tengan este comportamiento por igual, golpearse la cabeza es mucho más común en los niños.

El balanceo de la cabeza comienza alrededor de los seis meses, pero por lo general empiezan a golpearla contra algo alrededor de los nueve meses. Estos hábitos pueden durar unas pocas semanas, unos cuantos meses o un año o más. Pero la mayoría de los niños los abandonan cuando cumplen los tres años, sin intervención de los padres. Retarlos, burlarse de ellos o llamar la atención sobre su comportamiento no sólo no es conveniente, sino que además podría empeorar el problema.

Aunque resulte difícil de creer, sacudir, menear e incluso golpearse la cabeza no es por lo general perjudicial para la salud del bebé. Ni tampoco se asocia con trastornos neurológicos o psicológicos en un niño que tiene un desarrollo normal. Si tu bebé parece feliz, si no se golpea la cabeza con furia, y si no se está lastimando constantemente (un moretón ocasional no es causa de alarma), no hay motivo para preocuparse. Pero si estas actividades le llevan mucho tiempo, si parece mostrar algún otro comportamiento inusual, si se desarrolla con lentitud o parece triste la mayor parte del tiempo, consulta al pediatra.

No puedes forzar a un bebé a abandonar uno de estos hábitos antes de que esté listo, pero los siguientes consejos podrían facilitarte a ti y a tu bebé acostumbrarse al hábito y facilitar su abandono:

◆ Dale a tu bebé extra amor, atención, abrazos y mimos durante el día y a la hora de acostarse.

◆ Ofrécele otras actividades rítmicas (más aceptables para ti) durante el día. Podría ser: mecerte en una mecedora con él o mostrarle cómo mecerse solo en una mecedora para niños; darle uno o más instrumentos de juguete, o simplemente una cuchara y una olla con las que pueda hacer sonidos; columpiarlo; hacerlo bailar al ritmo de música animada, y jugar con él a "Palmas, palmitas" u otros juegos de manos, especialmente acompañados por música.

◆ Dale mucho tiempo para jugar activamente durante el día y amplias oportunidades para relajarse antes de irse a la cama.

◆ Establece una rutina regular y relajante antes de dormir que incluya juegos tranquilos, abrazos, un poquito de masaje (consulta la página 338) y quizás mecerlo un poco (aunque no al extremo de dormirlo).

◆ Si tu bebé se golpea la cabeza sobre todo en la cuna, no lo acuestes hasta que esté somnoliento.

◆ Si tu bebé se mece o golpea en la cuna, reduce al mínimo el peligro para los muebles y paredes (que suele ser mucho más serio que cualquier daño para el bebé), colocando la cuna sobre una alfombra espesa y removiendo las ruedecitas para que la cuna no se desplace sobre el piso. Coloca la cuna tan lejos como sea posible de las paredes o de otros muebles y, de ser necesario, acolcha la parte exterior de la cuna para suavizar el impacto. Recuerda revisar periódicamente la cuna para prevenir que los tornillos se aflojen, si tu bebé la mueve mucho.

◆ Puedes tratar de proteger la cabeza de tu bebé colocando protectores de cuna (o volver a ponerlos si los habías sacado) y una estera sobre el piso donde suele golpear si no está alfombrado (pero es probable que no se satisfaga con los golpes sobre el acolchado y que tienda a hacerlo en una superficie dura).

Se Tira el Pelo

"Cuando mi hija está somnolienta o de mal humor, se tira un mechón de cabello".

Tirarse el pelo es otra manera en la que un bebé o un niño pequeño libera tensiones o trata de reproducir la comodidad que sentía cuando tomaba el pecho o el biberón, cuando daba golpecitos al pecho materno o le tiraba el pelo a mamá. Como es más probable que anhele esa comodidad durante períodos de estrés, sobre todo cuando está cansada o de mal humor, es más probable que lo haga en esos momentos.

Ocasionalmente, tirar o retorcer el pelo, que suele ir acompañado con el hábito de chuparse el pulgar, es común y puede prolongarse durante la niñez sin efectos negativos. Pero si lo hace con frecuencia y con tal fuerza que se queda con mechones de pelo en la mano, obviamente debes detenerla. Estos consejos pueden ayudarte:

◆ Proporciónale más confort y atención, en especial en momentos de mayor estrés.

◆ Déjale el cabello corto para que no pueda agarrarlo bien.

◆ Dale algún juguete, por ejemplo, un peluche con pelo largo para que pueda tirarle el cabello.

◆ Interésala en otras actividades que mantengan sus manos ocupadas, particularmente cuando empiece a tironear su cabello.

Si nada da resultado, consulta al pediatra.

Rechina los Dientes

"A menudo oigo que mi bebé rechina los dientes cuando lo acuesto para una siesta. ¿Es esto perjudicial?".

Al igual que golpearse o sacudir la cabeza, tironearse el pelo o chuparse el pulgar, rechinar los dientes suele ser la manera en que algunos bebés descargan la tensión. Para minimizarlo, reduce todo lo posible la tensión en la vida de tu bebé y asegúrate de que tenga muchos otros canales para descargarla, como actividad

EL CÍRCULO SOCIAL DEL BEBÉ

Ahora que tu bebé está listo para más entretenimiento del que tú sola puedes ofrecerle, unirte a un grupo de juegos le dará el estímulo adicional que tanto anhela. Sin embargo, los beneficios de un grupo de juegos no sólo son para el bebé. De hecho, es probable que tú recibas más beneficios que él. Las ventajas del grupo de juegos incluyen:

Conversación adulta. Los balbuceos de tu bebé pueden ser los sonidos más dulces a tus oídos, pero si eres como la mayoría de las madres, especialmente las que se quedan en sus casas, es probable que extrañes el diálogo adulto. Reunirte regularmente con otras madres te dará la oportunidad de decir y escuchar oraciones completas.

Entretenimiento para el bebé. Aunque todavía es demasiado pronto en la carrera social de tu pequeño para esperar que juegue en grupo, al final del primer año casi todos los bebés se vuelven más capaces de interactuar significativamente con sus pares, por lo general, en forma de juego paralelo (cuando juegan uno al lado de otro). Asimismo, tiene un gran valor de entretenimiento que el bebé observe jugar a otros, y si el grupo de juego se reúne en otra casa, probar juguetes nuevos y estimulantes.

Establecer amistades. Y eso va para los dos. Si el grupo de juegos tiene éxito, tu bebé podría tener la oportunidad de compartir con los mismos niños regularmente durante años. Las amistades forjadas en un grupo de juegos podrían continuar en forma de citas para jugar mucho después que la escuela y otras obligaciones empiecen a interferir con las reuniones regulares del grupo original. Y si el grupo de juegos está en el vecindario, muchos de los niños podrían terminar en las misma escuela (una familiaridad que podría brindar mayor seguridad en ese primer día de clases). En cuanto a ti, la oportunidad de crear una nueva red de amistades con ideas afines podría ser muy beneficiosa, en especial si tu antigua red de amistades todavía no ha iniciado la fase de la vida con hijos.

Recursos y recomendaciones. Ya sea que estés en busca de un nuevo pediatra o estés preguntándote cuándo y cómo destetar, es probable que alguien en el grupo de juegos te pueda dar un consejo o una recomendación.

Apoyo de gente con experiencia. Reunirse regularmente con otras madres y padres podría recordarte que no eres la única que tiene: a) un bebé que no duerme, b) falta de tiempo para el romance en el matrimonio, c) frustraciones vocacionales, d) un criadero de pelusas en la sala o e) todas las anteriores.

Hay muchos modos de encontrar un grupo de juegos. Pregunta a tu alrededor o busca folletos de promoción en las tiendas del barrio, la biblioteca local, centros comunitarios, lugares de culto, hospital o consultorio médico, o revisa la publicación local de padres y madres.

Si tú (y un grupo de amigas) prefieres empezar con un grupo de juegos propio, primero tienes que considerar varias cosas, entre ellas:

◆ ¿Cuál será el rango de edad de los niños? No todos tienen que tener exactamente la misma edad, pero a esta altura de su vida una diferencia de sólo unos pocos meses es más conveniente que una diferencia de un año o más. Esto garantizará que puedan jugar con los mismos juguetes y relacionarse más o menos al mismo nivel.

◆ ¿Con qué frecuencia se reunirá el grupo: semanalmente, dos veces por semana, semana por medio?

◆ ¿Qué día y hora son los más convenientes para ti y el resto de los padres y madres? Una vez que elijas un horario, trata de mantenerlo en la medida de lo posible. Mantener cierta regularidad es un ingrediente importante para el éxito de un grupo de juegos. Evita la hora de la siesta y los momentos del día donde el bebé suele estar de mal humor (como avanzada la tarde).

◆ ¿Dónde se reunirá el grupo? ¿En la casa

de una persona o se irá rotando de casa en casa? ¿En un parque local o en un centro comunitario? Rotar el lugar de encuentro estimula el entusiasmo de los miembros del grupo de bebés, a la vez que reparte equitativamente las responsabilidades entre los adultos. También significa que los niños tendrán la oportunidad de jugar con juguetes diferentes. Cambiar el lugar a una plaza de juegos o un parque cuando el clima sea favorable (o a un centro comunitario o un museo cuando no lo sea) permitirá un agradable cambio de escenario para todos los participantes.

◆ ¿Cuántos participantes habrá? ¿Se establecerá un límite en el número de padres y bebés que puedan asistir? Demasiados padres y bebés (digamos quince pequeños) podría resultar en un grupo demasiado tumultuoso y muy pocos (dos o tres bebés) podría significar muy poca estimulación. Y ten en cuenta que no todos los miembros asistirán a todas las reuniones del grupo de juego debido a resfríos, citas con el pediatra y otros conflictos de horarios.

◆ ¿Se servirán refrescos? ¿El anfitrión será el único responsable de proporcionar los bocadillos? Si hay niños con alergias alimenticias en el grupo ¿se acordarán de ellos? ¿Habrá reglas que restrinjan los alimentos y bebidas azucarados o la elección de bocadillos quedará a discreción de la dueña de casa?

◆ ¿El grupo ofrecerá actividades estructuradas para padres e hijos o será un tiempo de juego para los niños y de interacción social para los adultos? Ten en cuenta que los padres podrían tener que pasar una buena parte del tiempo actuando como árbitros y pacificadores hasta que los niños tengan edad suficiente (por lo menos hasta los tres o cuatro años) para que jueguen tranquilos regularmente.

◆ ¿Habrá reglas de disciplina y de comportamiento? Tal vez te interesará especificar que los padres sean responsables de controlar la conducta de sus hijos solamente.

Una vez que hayas definido los parámetros del grupo de juegos, el próximo paso será promover el grupo. Corre la voz entre amigos y vecinos, distribuye folletos, anúncialo en el periódico de la comunidad o publicación de padres, coméntaselo a otras madres en el parque de juegos de tu vecindario. Una vez que consigas algunos padres y madres interesados, estarás lista para jugar (siempre podrás agregar otros miembros más adelante).

Además de la diversión, hay algunos riesgos potenciales al unirte o formar un grupo de juegos. Por una parte, ver otros bebés de la edad de tu hijito todas las semanas podría preocuparte innecesariamente acerca de cómo se va desarrollando en comparación con otros (la solución: recuerda –y repítelo una y otra vez– que el rango de lo que es normal es muy amplio en lo que respecta al desarrollo físico, verbal y social de un bebé). Otro inconveniente es la probabilidad de que tu bebé comparta por lo menos tantos gérmenes como juguetes con los otros miembros del grupo. Éste es un resultado inevitable de las actividades de grupo en la primera infancia, nada para preocuparse y de hecho, es probable que resulte en menos resfríos más adelante en su vida. Pero será útil establecer la regla de que "los bebés enfermos se queden en su casa". Otro riesgo potencial es que sin darte cuenta podrías imponer presiones sociales a tu bebé. Los grupos de juegos deben ser divertidos y no estresantes. Si tu bebé desea participar, está muy bien. Y si no quiere, también está bien.

Ten en cuenta, además, que si bien unirte o formar un grupo de juegos puede ofrecer muchos beneficios, no es de ningún modo un requisito de los primeros años. Tu bebé podría disfrutar de jugar con otros bebés, pero ciertamente no lo necesita. Si ambos reciben mucha estimulación sin un grupo de juegos, o si tú trabajas y no tienes tiempo para participar, o si no te agradan las experiencias estructuradas de grupo y prefieres los encuentros casuales con otras madres y sus bebés, no te sientas obligada a adherirte a la idea del grupo de juegos.

física y juguetes que pueda sacudir. Mucho amor y atención antes de la siesta o de la hora de dormir por la noche también pueden disminuir la necesidad de rechinar los dientes, ayudando al bebé a relajarse. En la mayoría de los casos, el hábito se abandona a medida que el bebé comienza a mejorar sus habilidades para sobrellevar situaciones y antes de que pueda provocar un daño a los dientes.

La tensión no siempre es la causa de que el bebé rechine los dientes. A veces, un bebé descubre accidentalmente ese recurso cuando experimenta con sus dientes nuevos, disfruta de la sensación y del sonido, y lo añade a su creciente repertorio de habilidades. Pero, al poco tiempo, la novedad se termina y pierde interés en su orquesta dental.

Si el rechinar de dientes de tu bebé se vuelve más frecuente en vez de disminuir, y estás preocupada de que pueda dañarle los dientes, consulta al pediatra o a un dentista.

MORDISCOS

"Mi bebé ha empezado a mordernos de manera juguetona, en el hombro, la mejilla o cualquier área blanda y vulnerable. Al principio nos hacía gracia, pero ahora estamos empezando a preocuparnos de que esté adquiriendo un mal hábito. ¡Y además, duele!".

Es perfectamente natural que tu bebé ponga a prueba su nuevo juego dental en cualquier superficie posible, incluida tú. Pero también es natural que tú no quieras que te muerda, y que quieras poner fin a esa práctica. Morder puede convertirse en un mal hábito y, a medida que aparecen más dientes, cada vez más doloroso para sus víctimas.

Los mordiscos al principio son juguetones y experimentales; el bebé no tiene la menor idea de que está lasti-

mando a alguien de esa manera. Después de todo, se ha cansado de morder el anillo de dentición, juguetes de peluche y barandas de la cuna sin haber recibido una sola queja. Pero una reacción humana produce una interesante relación de causa y efecto, y a menudo estimula más causas (mordiscos) en busca de más efectos (reacción). Encuentra divertida la expresión del rostro de mamá cuando le muerde el hombro, hilarante la mirada y exclamación ("¡ay!") del papá, y una clara señal de aprobación la reacción de la abuela cuando dice "¿no es encantador?, me acaba de morder". Curiosamente, aun una exclamación furiosa ("¡ay!") o una reprimenda enérgica pueden reforzar el hábito de morder, ya sea porque el bebé las encuentra divertidas o porque las considera un desafío a su floreciente sentido de independencia, o ambas cosas. Y si respondes con un mordisco, puede empeorar la situación; no sólo es cruel, sino que le sugiere que lo que es bueno para ti también lo es para él. Por el mismo motivo, los mordiscos de amor de los padres o los abuelos también pueden estimular al bebé a morder.

La manera más efectiva de responder es alejar al pequeño mordedor con suavidad y naturalidad del lugar donde está mordiendo diciéndole firmemente "no se muerde". Después, desvía rápidamente su atención con una canción, un juguete u otra distracción. Haz esto cada vez que muerda y con el tiempo comprenderá el mensaje.

PARPADEO

"Durante las dos últimas semanas, mi hijita ha estado parpadeando mucho. No parece que estuviera incómoda ni tampoco que tenga problemas a la vista, pero no dejo de preocuparme de que pueda ser algo malo".

Es más probable que tenga que ver con su curiosidad. Ella sabe cómo se ve el mundo con los ojos abiertos, ¿pero qué ocurre si entrecierra los ojos, o si los abre y los cierra rápidamente? Los resultados de sus experimentos pueden ser tan curiosos que podría seguir parpadeando hasta que se acabe la novedad. Cuando sea mayor, alrededor de los dos años, probablemente probará experimentos similares con las orejas, poniendo los dedos en ellas o cubriéndoselas con las manos para comprobar qué ocurre con el sonido.

Por supuesto, si te parece que tu hijita tiene dificultades para reconocer personas y objetos, o si el parpadeo o entrecerrar los ojos parecen ser desencadenados por una sensibilidad a la luz del día (no desagradablemente brillante), consulta al médico de inmediato. De lo contrario, si el hábito no ha desaparecido para el momento de la próxima visita al pediatra, menciónaselo.

Entrecerrar los ojos es otro hábito temporal que algunos bebés practican, también para el cambio de escenario. En este caso tampoco deberías preocuparte, a menos que estuviera acompañado de otros síntomas o fuese persistente, en cuyo caso debes consultar al pediatra.

CONTIENE LA RESPIRACIÓN

"Recientemente, mi bebé ha empezado a contener la respiración durante ataques de llanto. Hoy la contuvo tanto tiempo que se desmayó. ¿Podría ser peligroso?".

Invariablemente, son los padres los que sufren más cuando el bebé contiene la respiración. Mientras el adulto que presencia el episodio es probable que se quede nervioso durante horas, incluso un bebé que se pone azul y se desmaya después de contener la respiración se recupera rápida y completamente cuando se activan los mecanismos automáticos de las vías respiratorias y se reanuda la respiración.

Los episodios de contener la respiración suelen ser precipitados por enojo, frustración o dolor. El llanto, en vez de disminuir, se vuelve cada vez más histérico, el bebé empieza a hiperventilarse y finalmente deja de respirar. En los episodios leves, los labios se ponen azules. En los casos más severos, el cuerpo del bebé se pone azul y luego pierde el conocimiento. Mientras está inconsciente, el cuerpo podría ponerse rígido o moverse nerviosamente. El episodio suele terminar en menos de un minuto, mucho antes de que pueda ocurrir un daño cerebral.

Aproximadamente uno de cada cinco niños contiene la respiración en un momento u otro. Algunos sólo tienen episodios ocasionales, y otros podrían tener uno o dos al día. Ese hábito tiende a ser hereditario y es más común entre los seis meses y los cuatro años, aunque ocasionalmente puede empezar antes o continuar por más tiempo.

Contener la respiración generalmente se distingue de la epilepsia (no están vinculados de ningún modo) por el hecho de que es precedido del llanto y que el bebé se pone azul y pierde la conciencia antes de que su cuerpo se vuelva rígido o sufra un espasmo. En la epilepsia, generalmente no hay un factor desencadenante, y el niño no suele ponerse azul antes de un ataque.

No es necesario ningún tratamiento para un niño que se ha desmayado al contener la respiración. Y aunque no existe una cura segura para esta condición –aparte del paso del tiempo–, es posible evitar algunas de las rabietas que pueden dar lugar a esos episodios:

◆ Asegúrate de que tu bebé descanse lo suficiente. Un bebé que está agotado o estimulado en exceso es más susceptible que uno bien descansado.

◆ Sé selectiva con tus batallas. Demasiados "no" podrían frustrarlo mucho.

◆ Trata de calmar al bebé antes de que pierda el control, usando música, juguetes u otras distracciones (pero no alimentos, ya que creará otro mal hábito).

◆ Trata de reducir la tensión alrededor del bebé –la tuya y la de los demás– si es posible.

◆ Responde tranquilamente cada vez que contiene la respiración, ya que tu ansiedad podría empeorarla.

◆ No cedas después de un episodio. Si tu bebé se da cuenta de que puede conseguir lo que desea conteniendo la respiración, lo repetirá con frecuencia, especialmente a medida que se convierta en un niño más manipulador.

◆ Algunas investigaciones han demostrado que dichos episodios suelen terminar cuando el bebé empieza a recibir un suplemento de hierro. Consulta con el médico para saber si esta opción podría ser un buen tratamiento para tu bebé.

Si los episodios de tu bebé son severos, si duran más de un minuto, si no están relacionados con el llanto ni dolor ni frustración, o si te preocupan por cualquier otro motivo, consúltalo con el pediatra lo antes posible.

CLASES PARA BEBÉS

"He visto tantos avisos de clases para bebés que siento como que estuviera privando a mi hijita si no la inscribo por lo menos en una".

Con trece años de escuela por delante (hasta diecisiete si cuentas los años de jardín infantil y muchos más si hablamos de la universidad), realmente no hay necesidad de que te apresures a inscribirla en clases. Especialmente si consideras que los bebés aprenden mejor no por medio de la instrucción (sobre todo una instrucción formal) sino a través de la experiencia; el tipo de experiencia que adquieren cuando tienen mucho tiempo y oportunidades para explorar el mundo a su manera, con un poco de ayuda de sus amigos adultos. De hecho, si se espera que aprenda de un modo determinado, en un tiempo determinado, en un lugar determinado o a un ritmo determinado, puede apagar el entusiasmo natural de un niño por aprender, sobre todo las experiencias nuevas que en definitiva le ayudarán a aprender más. Las actividades muy estructuradas y comenzar con clases tan pronto en su vida también pueden conducirla al agotamiento cuando empiece la escuela formal.

Por cierto, tu hijita no necesita recibir clases de arte, música o natación a su edad, ni tampoco se quedará "rezagada" aunque sea la única niña de la cuadra que no lo haga. De hecho, podría llegar a ser la niña de la cuadra que disfrute más de dichas actividades, sencillamente porque no la presionaron para que participara en ellas a tan temprana edad. Pero si bien las clases no son necesarias para los bebés, podría ser beneficioso –para ella y para ti– que se unan a algunas actividades de grupo. Después de todo, es bueno que tu hijita juegue cerca de otros niños –probablemente todavía no está preparada para jugar con ellos– y conozca y pase un tiempo con otros adultos. Y para ti será agradable tener la oportunidad de hablar con otros padres y madres para compartir preocupaciones y experiencias y captar algunas nuevas ideas para jugar con tu hijita.

Aquí encontrarás algunos medios para beneficiarte de las actividades de grupo con tu bebé, sin los inconvenientes potenciales de una inscripción prematura:

- Llévala a una plaza de juegos del barrio. Aunque todavía no camine, disfrutará de los columpios para bebés, los mini toboganes y la caja de arena, y se divertirá especialmente observando a otros niños.

- Inicia o incorpórate a un grupo de juegos. Si no conoces a otras madres con bebés de la edad de tu hija, coloca avisos de reclutamiento en la oficina del pediatra, en el periódico de un grupo local de padres, en tu iglesia e incluso en el supermercado. Los grupos de juegos, que suelen reunirse semanalmente en casas o en plazas de juegos, por lo general son muy informales y entregan una introducción ideal a las actividades de grupo (consulta la página 494).

- Inscríbela en una clase informal de ejercicios, música, arte o movimientos para bebés, teniendo en cuenta los principios aconsejados en la página 341. Recuerda que en cualquier clase en que esté inscrita tu hija, la palabra clave debe ser diversión y no aprendizaje.

ZAPATOS PARA CAMINAR

"Nuestra hija acaba de dar sus primeros pasos. ¿Qué tipo de zapatos necesitará ahora?".

¿Los mejores zapatos para quien empieza a caminar? ¡Ninguno! Los expertos coinciden en que los pies, al igual que las manos, se desarrollan mejor cuando están desnudos, sin nada que los cubra o confine, ya que caminar descalzo ayuda a formar los arcos y fortalecer los tobillos. Y al igual que las manos del bebé no necesitan guantes en un clima cálido, sus pies no necesitan zapatos en interiores ni en superficies seguras al aire libre, excepto cuando hace frío. Incluso caminar en superficies irregulares, como arena, es bueno para sus pies ya que obliga a los músculos a trabajar más.

Sin embargo, por seguridad e higiene (no querrás que pise vidrios rotos o excrementos de perro), al igual que por apariencia, tu pequeña necesitará zapatos para la mayoría de las salidas, así como para ocasiones especiales (¿qué vestido de fiesta no pide zapatitos Mary Janes, o un trajecito marinero sin los clásicos zapatos bicolores?). Elige los zapatos que casi no lo sean, buscando las siguientes características:

Suelas flexibles. Los zapatos que se doblan con relativa facilidad cuando se les dobla la punta hacia arriba interfieren menos con el movimiento natural del pie. La mejor apuesta es buscar suelas de cuero o de goma que se doblen fácilmente. Muchos médicos recomiendan zapatillas de deporte por su flexibilidad, pero algunos sostienen que los zapatitos tradicionales para los niños que empiezan a caminar son aun más flexibles y que, por lo tanto, es menos probable que los bebés se caigan con ellos. Pide una recomendación al pediatra y prueba con los que estén disponibles en los comercios locales antes de hacer una selección.

Corte bajo. Aunque los zapatos de corte alto pueden permitir más estabilidad que los de corte bajo, la mayoría de los expertos considera que son demasiado restrictivos y que interfieren con el movimiento de los tobillos. Desde luego, no deben usarse para apoyar a un bebé que todavía no está listo para caminar.

Parte superior porosa y flexible. Para mantenerse saludables, los pies necesitan respirar y hacer mucho ejercicio. Respiran mejor y tienen la mayor libertad de movimientos con zapatos de cuero, tela o lona.

El plástico y el cuero artificial suelen ser sofocantes y a veces rígidos, y hacen que el pie transpire excesivamente. Evita los zapatos "para correr" con bandas anchas de goma alrededor, ya que también pueden aumentar la sudoración. Si le compras a tu hija zapatos o botas de lluvia de plástico o goma, úsalos sólo cuando sea necesario y quítaselos en cuanto vuelva a estar en interiores.

Suelas planas antideslizantes y sin taco. El bebé que empieza a caminar tiene dificultades suficientes para mantener el equilibrio sin tener que lidiar además con suelas resbaladizas. Las suelas de goma, particularmente cuando son acanaladas, suelen proporcionar una superficie menos resbaladiza que el cuero, a menos que éste también sea acanalado. Si un par de zapatos aparentemente adecuado es demasiado resbaladizo, frota un poco las suelas con papel de lija o con tiras de cinta adhesiva.

Apoyo firme para el talón. La parte trasera del zapato (por encima del talón) debe ser firme, no débil. Es mejor si el borde superior es acolchado, con suaves costuras y sin irregularidades que puedan causar irritación a la parte posterior del talón de tu hijita.

Espacio confortable. Es mejor que los zapatos sean demasiado grandes que demasiado pequeños, pero por supuesto lo mejor es que calcen bien. Aunque los zapatos no pueden proporcionar tanta libertad al pie como cuando están descalzos, los zapatos demasiado ajustados no dan ninguna libertad. Si deberá usar los zapatos con calcetines gruesos, no te olvides de llevar un par cuando le pruebes los zapatitos. Mídele los pies y pruébale los zapatos (los dos) para ver el tamaño cuando tu pequeña está de pie con todo su peso sobre los pies. La parte superior del zapato no debe quedar abierta cuando está de pie (aunque está

bien si lo hace cuando camina), ni tampoco los talones deben deslizarse de arriba a abajo con cada paso. Para comprobar el ancho, trata de apretar el zapato en su punto más ancho. Si puedes atrapar un poquitito entre tus dedos, el ancho está bien; si puedes apretar un buen trozo del zapato, quiere decir que es demasiado ancho; si no puedes atrapar nada, es demasiado estrecho. Para comprobar el largo, presiona con el pulgar entre los dedos de los pies de tu pequeña y la punta del zapato. Si hay un ancho del pulgar (o media pulgada), el largo está bien. La parte posterior del zapato debe quedar ceñida, pero no apretada. Si el talón de tu hija se desliza con facilidad, el zapato es demasiado grande; si el zapato aprieta el talón, es demasiado pequeño. Una vez que le hayas comprado un par de zapatos, revisa el ajuste pasadas algunas semanas, ya que a los bebés les crece el pie rápidamente y los zapatos les quedan chicos a veces en seis semanas, a menudo cada tres meses. Cuando la distancia de los dedos del pie a la punta del zapato se reduce a menos de la mitad del ancho de un pulgar, empieza a pensar en zapatos nuevos. Si compruebas que tiene enrojecido el talón o la punta de los dedos cuando le quitas los zapatos, significa que ya no le calzan bien.

Formas estándar. Los estilos inusuales –como botas de vaquero o zapatos de fiesta con punta aguda– pueden estar a la moda, pero también pueden distorsionar el pie a medida que crece. Busca en cambio un zapato con un empeine y punta amplios y tan planos como un panqueque.

La durabilidad no es un requisito en los zapatos de los niños, ya que en poco tiempo les quedan chicos. Debido al alto precio de los zapatos para niños y a su corta vida, la tentación de dejar sus zapatitos a los hermanos menores es grande, pero resístela. Los zapatos se amoldan a la forma de quien los usa, y usar zapatos moldeados por otra persona no es saludable para los pies pequeños. La única excepción son esos zapatos (como los de vestir) que son ligeros, que han mantenido su forma y que no están gastados en la zona del talón.

Un buen zapato sólo lo es en cuanto lo es el calcetín que lleva adentro. Los calcetines, al igual que los zapatos, deben calzar bien y ser de un material que permitan que los pies respiren (como algodón). Los calcetines demasiado ajustados pueden dificultar el crecimiento del pie; los que son demasiado largos pueden arrugarse y causar irritaciones o ampollas, aunque ese problema puede solucionarse doblando cuidadosamente la parte superior de los calcetines largos antes de calzarle los zapatos. Los calcetines elásticos suelen adaptarse bien, pero mantente alerta cuando lleguen a ser demasiado pequeños y empiecen a apretar, lo que podrás comprobar por las marcas que dejan en el pie. Los bebés sensibles al tacto apreciarán la costura en la base de los dedos de los pies en vez de en la punta, donde pueden causar fricción.

El Cuidado del Cabello

"Nuestra hijita nació con mucho cabello y se le ha vuelto muy desordenado y difícil de dominar".

A los padres de incontables bebés de nueve meses sin pelo, les encantaría tener este problema. Pero manejar un cabello rebelde de hebras superfinas, particularmente de una personita que se retuerce y no coopera, puede hacer renunciar a la mejor peluquera. Es probable que la situación empeore antes de que mejore; para algunos niños y preescolares, cada sesión de champú y peinado es motivo de una rabieta. Pero en

vez de cortarle el pelo muy corto (que, si eres valiente, podría ser el mejor camino a seguir), podrás lograr los mejores resultados con el menor esfuerzo, aprovechando los siguientes consejos:

◆ Desenreda el cabello antes de empezar a aplicarle el champú para evitar más enredo después.

◆ Trata de usar una combinación de champú y acondicionador, o un spray para desenredar que no necesite enjuague. Facilitarán el peinado.

◆ Usa un peine de dientes anchos o un cepillo que tenga cerdas con extremos cubiertos de plástico para peinar el cabello húmedo. El peine de dientes finos tiende a partir las puntas y también tira más.

◆ Desenreda desde los extremos, manteniendo una mano firme en las raíces del cabello para reducir los tirones en el cuero cabelludo y el dolor que lo acompaña.

◆ No seques el cabello del bebé con el secador.

◆ No trences el cabello del bebé ni lo tires con fuerza para hacerle una cola o trenzas, ya que estos estilos pueden producir áreas de calvicie o disminución del cabello. Si quieres hacerle trenzas o una cola, hazlas bien sueltas y átalas con broches protectores o gomitas revestidas en vez de gomitas o hebillas regulares, que pueden tirar del cabello y dañarlo. No uses broches ni hebillas muy pequeñas (o con partes diminutas), ya que pueden presentar un riesgo de asfixia (consulta la página 454). Antes de acostarla, quítale las gomitas, broches y hebillas.

◆ Recórtale el cabello (o haz que se lo recorten en una peluquería especializada en niños y en paciencia) al menos cada dos meses, para que

crezca más saludable. Recorta el fle-
quillo cuando le llegue hasta las cejas.

◆ Planea arreglarle el cabello cuando
no esté cansada, de mal humor o
cuando no tenga hambre. Haz la
sesión más agradable, ocupándola
con un juguete antes de empezar, si es
posible una muñeca con el cabello
largo y un peine. O ponla frente a un
espejo para que pueda ver tu trabajo
en su cabello. A la larga, podría
aprender a apreciar el resultado final
y a hacer las sesiones más tolerables.

TEMORES

*"A mi bebé le encantaba verme pasar
la aspiradora, pero ahora lo aterroriza al igual que todo lo que emita
sonidos fuertes".*

Eso se debe a que está madurando.
Cuando tu bebé era más pequeño,
los ruidos intensos no lo asustaban –aunque al principio pudieran sobresaltarlo–
debido a que no percibía la posibilidad
de que pudiesen estar asociados al peligro. Ahora, a medida que aumenta su
comprensión del mundo, también lo
hacen sus temores.

Hay muchas cosas en la vida cotidiana de un bebé que, aunque inofensivas
para ti, pueden provocar terror en él:
sonidos, como el rugido de la aspiradora;
el ronroneo de la licuadora, el ladrido de
un perro, el ulular de una sirena, el tirar la
cadena del inodoro, el gorgoteo del agua
al sacar el tapón de la bañera. Así también, que le quiten la camisa por la
cabeza, que lo alcen alto por el aire (especialmente si ya ha empezado a trepar, a
ponerse de pie o a desarrollar la percepción del espacio), que lo metan en la
bañera, al igual que el movimiento de un
juguete a cuerda o mecánico.

Es probable que todos los bebés
experimenten temores en algún momento, aunque algunos los superan con tanta
rapidez que sus padres nunca se dan
cuenta. Los niños que viven en un
ambiente animado y activo, especialmente uno con hermanos mayores, tienden a experimentar estos temores antes y
también a superarlos antes.

Tarde o temprano, la mayoría de los
niños deja atrás los temores de la primera
infancia. Hasta entonces, puedes ayudar
a que los sobrelleve (que probablemente
se multiplicarán en el próximo año) de
la siguiente manera:

No lo fuerces. Enfrentar a tu bebé cara a
cara con la aspiradora no sólo no ayudará sino que podría intensificar su
temor. A pesar de que esta fobia te
parezca irracional, para él es muy legí-
tima. Él necesita esperar y enfrentar a
esa bestia ruidosa en sus propios términos y tiempos, cuando se sienta seguro.

No hagas burlas. Burlarte de los temores
de tu bebé, llamándolos ridículos o riéndote de ellos, sólo servirá para debilitar
su autoestima y su capacidad de hacerles
frente. Toma en serio sus temores, porque él lo hace.

Acepta y solidariza. Si aceptas los temores de tu bebé como algo real y le ofreces
consuelo según sea necesario, le ayudarás
a superarlos con mayor rapidez. Si llora
cuando enciendes la aspiradora (o tiras la
cadena o enciendes la licuadora), tómalo
en brazos enseguida y dale un abrazo
reconfortante. Pero no exageres, porque
podrías reforzar la idea de que hay motivos para tener miedo.

**Tranquilízalo y apóyalo, y después
refuerza su confianza y habilidades.**
Aunque solidarices con sus temores, tu
objetivo final es ayudarle a vencerlos. Él
puede lograrlo sólo si se familiariza con
las cosas que teme, aprendiendo qué
hacen y cómo funcionan, y obteniendo
cierta sensación de control sobre ellas.

Déjalo tocar o aun jugar con la aspiradora cuando esté apagada y desenchufada (probablemente la máquina le despierta tanto temor como fascinación).

Una vez que se sienta cómodo al jugar con la aspiradora mientras está apagada, trata de sostenerlo firmemente con un brazo mientras pasas la aspiradora con la otra, si esto no le asusta. Después muéstrale cómo encender la máquina, ayudándole un poquito con el interruptor si le resulta un poco difícil. Si le tiene miedo al ruido que se produce al tirar la cadena del inodoro, haz que él arroje un poco de papel higiénico y anímalo a que tire la cadena cuando se sienta preparado. Si le teme al sonido del agua cuando sacas el tapón de la bañera, déjalo que observe cómo se va el agua cuando él está a salvo afuera de la bañera, completamente vestido y, si es necesario, en tus brazos. Si le tiene miedo a los perros, intenta jugar con uno mientras él te observa a la distancia y desde un lugar seguro (quizás sentado en la falda del papá). Cuando por fin esté dispuesto a acercarse a un perro, anímalo (mientras lo sostienes) a acariciar a un perro que sepas que es manso y que no se sobresaltará.

Todo acerca de:
EL COMIENZO DE LA DISCIPLINA

Seguramente aplaudiste entusiasmada la primera vez que tu bebé intentó con éxito ponerse de pie, y lo felicitaste con orgullo cuando pasó de avanzar a rastras a gatear. Ahora te estás cuestionado si realmente había motivo para celebrar. Junto con la nueva movilidad, el bebé ha desarrollado tal capacidad para meterse en problemas que puede competir con las travesuras de Daniel el travieso. Si tu bebé no está tratando de apagar el televisor, quizá está tirando con éxito el mantel (junto con el frutero) de la mesa del comedor; desenrollando con alegría rollos enteros de papel higiénico o vaciando aplicadamente el contenido de cajones, armarios y libreros sobre el piso. Antes, todo lo que tenías que hacer para mantener seguro al bebé y a tu hogar era dejarlo en un lugar seguro; ahora, ese paraíso ya no existe.

Por primera vez, es muy probable que te sientas disgustada en vez de orgullosa por las proezas de tu bebé. Y por primera vez, es posible que se haya planteado el tema de la disciplina en tu hogar. Es el momento adecuado. Si esperas a introducir la disciplina en la vida de un bebé mucho después de los diez meses, podría hacer la tarea mucho más difícil; tratar de haberlo hecho mucho antes, antes de que la memoria se ha desarrollado, habría sido inútil.

¿Por qué disciplinar a un bebé? En primer lugar, para inculcarle el concepto del bien y el mal. Aunque pasará mucho tiempo antes de que tu bebé lo comprenda, es ahora cuando debes empezar a enseñarle a distinguir lo correcto de lo incorrecto, a través del ejemplo y la orientación. En segundo lugar, para plantar las semillas del autocontrol. No florecerán durante un tiempo, pero a menos que lo hagan en determinado momento, tu bebé no podrá funcionar eficazmente. En tercer lugar, para enseñarle el respeto a los derechos y sentimientos ajenos, de modo que el pequeño pase der ser un bebé y niño normalmente centrado en sí mismo a un niño y un adulto sensible y considerado. Y, por último, para proteger a tu bebé, tu hogar y tu salud mental, tanto ahora como en los meses de travesuras por delante.

A medida que te embarcas en un programa de disciplina infantil, ten en cuenta lo siguiente:

◆ Aunque para muchas personas la palabra disciplina se asocia con el castigo, en realidad proviene de la palabra latina "enseñar".

◆ Cada niño es diferente, cada familia es diferente, cada situación es diferente. Pero hay reglas universales de comportamiento que se aplican a todos, en todo momento.

◆ Hasta que los niños no comprendan lo que es seguro y lo que no lo es, o por lo menos qué acciones están permitidas y cuáles no, los padres tienen cien por ciento la responsabilidad de mantener un ambiente seguro, así como también de cuidar sus propias pertenencias y las de los demás.

◆ Retirar el amor paternal y maternal amenaza la autoestima del niño. Es importante que los pequeños sepan que siguen siendo amados incondicionalmente, aun cuando los padres desaprueben su conducta.

◆ La disciplina más efectiva no es la más estricta ni la más permisiva. Una estricta disciplina que se basa totalmente en la vigilancia de los padres en vez de en la estimulación del desarrollo del autocontrol, suele crear niños totalmente sometidos a los padres, pero totalmente incontrolables cuando están fuera de su alcance o de otra autoridad adulta. Por otra parte, los padres muy permisivos tienen escasas probabilidades de que sus niños

tengan una buena conducta y sean capaces de desenvolverse en el mundo real. Los niños a quienes se les toleran todos sus caprichos suelen ser egoístas, groseros y descorteses, inclinados a discutir y reticentes a obedecer.

Ambos extremos de disciplina pueden hacer que el niño no se sienta amado. Los padres estrictos pueden parecer crueles y, por lo tanto, poco cariñosos; los padres permisivos pueden dar la impresión de que no les importa. La disciplina más educativa cae entre una y otra: establece límites justos y los hace cumplir firme, pero cariñosamente.

Eso no significa que no haya variaciones normales en los estilos de disciplina. Algunos padres son simplemente más relajados y otros más rígidos, lo que está bien siempre que no lleguen a los extremos.

◆ Una disciplina efectiva es individualizada. Si tienes más de un hijo, seguramente habrás notado diferencias de personalidad desde el nacimiento. Esas diferencias incidirán en cuál es la mejor disciplina para ellos. Uno, por ejemplo, se abstendrá de jugar con un tomacorriente después de una suave reprimenda. Otro no tomará tu advertencia en serio a menos que tu voz no sea firme o quizás vehemente. Un tercero podría necesitar que lo retires físicamente de la fuente de peligro. Adapta tu estilo a tu bebé.

◆ Las circunstancias pueden alterar la respuesta del niño a la disciplina. Un niño que normalmente requiere advertencias enérgicas podría sentirse abrumado si lo reprenden cuando está cansado o le están saliendo los dientes. Cambia de intensidad, si es necesario, para satisfacer las necesidades inmediatas de tu bebé.

◆ Los niños necesitan límites. Por lo general, no pueden controlarse a sí mismos ni sus impulsos y se asustan al perder el control. Los límites justos, y adecuados a su edad, establecidos por sus padres e impuestos con amor y de manera consecuente, permiten un control reconfortante para mantenerlos seguros y estables mientras exploran y crecen. Ampliar esos límites porque "sólo es un bebé" no es justo para tu pequeño ni para quienes ven violados sus derechos. La tierna edad –por lo menos después de los diez meses– no debería dar carta blanca para tirar del pelo a un hermano o para hacer pedazos la revista de mamá antes de que ésta la lea. Planificar con tiempo y enseñar al bebé a vivir dentro de ciertos límites desde temprana edad, puede ayudar a calmar parte de la agitación de los terribles dos años. También será necesario para tener éxito en una sociedad llena de límites: en la escuela, el trabajo y el juego.

Cuáles serán esos límites, dependerá en parte de tus prioridades. En algunos hogares, mantener los pies fuera del sofá y no comer en la sala son cuestiones importantes. En otros, es imprescindible no acercarse al escritorio del papá o de la mamá. En la mayoría de las familias, se esperan muestras clave de cortesía y etiqueta ("gracias", "por favor", así como compartir y respetar los sentimientos de otros). Establece cuidadosamente las reglas que harás cumplir y limita su número. Demasiadas reglas le darán pocas oportunidades al bebé de que aprenda de sus propias exploraciones y sus propios errores.

Ten en cuenta la edad de tu bebé cuando establezcas –y hagas cumplir– las reglas para él. Si bien es razonable que esperes que un niño de tres años diga "por favor" y "gracias" o que guarde sus juguetes, evidentemente no es razonable esperarlo de un niño de un año. Esperar más de lo que tu bebé puede dar, estará destinado al fracaso.

Es mucho más fácil hablar sobre establecer y hacer cumplir los límites para el bebé que ponerlos en práctica. Es tentador ceder ante un bebé adorable que te regala una sonrisa encantadora cuando le dices "¡no!" o ante otro bebé dulce y sensible que rompe a llorar cada vez que escucha esa palabra. Pero sé firme y recuerda que es por el bien de tu bebé. Es posible que ahora no parezca vital impedir que tu bebé lleve las galletitas a la sala, pero si no aprende a cumplir ahora por lo menos algunas pocas reglas, será más difícil hacerle cumplir las muchas más que enfrentará con el tiempo. Puedes seguir anticipando protestas, pero poco a poco te darás cuenta de que tu hijo irá aceptando cada vez más sus límites con total naturalidad.

◆ Un bebé que se mete en problemas no es "malo". Los bebés y niños pequeños no distinguen entre lo correcto y lo incorrecto, por lo que sus acciones no pueden considerarse como malas. Aprenden del mundo mediante la experimentación, la observación de causa y efecto, y poniendo a prueba a los adultos. ¿Qué pasa si doy vuelta un vaso de jugo? ¿Sucederá de nuevo? ¿Y otra vez? O ¿qué hay dentro de los cajones de la cocina y qué pasará si saco todo lo que hay adentro? ¿Cuál será la reacción de mamá?

Si le dices una y otra vez que es malo puedes dañar su ego y afectar su confianza en sí mismo y sus logros más adelante. Y el niño que oye "eres un niño malo" una y otra vez, podría cumplir la profecía más adelante ("si dicen que soy malo, debo serlo"). Critica sus acciones, pero no a él ("morder es malo" y no "tú eres malo").

◆ **Es importante ser consecuente.** Una vez que has fijado un número justo de reglas adecuadas para su edad, hazlas cumplir regularmente. No hay nada más perturbador para un niño que las reglas que se aplican sólo a veces, o que varían dependiendo de si la mamá, el papá o la niñera están de guardia. Si los zapatos arriba del sofá están prohibidos hoy, pero permitidos mañana, o si lavarse las manos antes de la cena era obligatorio ayer, pero no necesario hoy, la única lección que aprenderá es que el mundo es confuso y que las reglas no tienen sentido.

◆ **El seguimiento es crucial.** Levantar la mirada de tu libro para murmurar "no" a un bebé que está tirando de los cables del televisor, pero no insistir lo suficiente como para asegurarse de que se detenga, no es una disciplina eficaz (además de no ser segura). Si tus acciones no parecen hablar tan alto como tus palabras, tus advertencias perderán impacto. Cuando el primer "no" es ineficaz, toma medidas inmediatas, especialmente en una situación tan peligrosa. Deja tu libro, toma en brazos a tu bebé y llévalo lejos de los tentadores cables de la TV, preferiblemente a otra habitación. Después, distrae su mente del televisor con uno de sus juguetes favoritos. Para la mayoría de los bebés, corazón que no ve corazón que no siente, aunque algunos pocos podrían tratar de volver "a la escena del crimen", en cuyo caso podrías tener que bloquearle el paso. La distracción, cuando funciona, también permite evitar la humillación al bebé que ha sentido ese "no" como un desafío a su ego.

◆ **Los bebés y los niños pequeños tienen memoria limitada.** No puedes esperar que aprendan la lección la primera vez, y puedes esperar que repetirán una acción indeseable una y otra vez. Sé paciente y prepárate para repetir el mismo mensaje: "No toques el televisor" o "no comas la comida del perro" todos los días, durante semanas antes de que sea comprendido o que esas acciones pierdan su atractivo.

◆ **Los bebés disfrutan el "juego del no".** A la mayoría de los bebés les encanta el desafío del "no" de los papás y mamás tanto como el desafío de subir las escaleras o insertar una pieza en el espacio indicado en un clasificador de figuras geométricas. Por eso, no importa cuántas veces te desafíe, no dejes que tu prohibición se convierta en un juego o termine en un ataque de risa. De ser así, tu bebé no te tomará en serio.

◆ **Demasiados "no" pierden su eficacia y son desalentadores.** Tú no querrías vivir en un mundo gobernado por un dictador implacable cuyas tres palabras favoritas fueran "¡no!", "¡no!", "¡no!". Y tampoco querrás que tu bebé viva en un ambiente semejante. Limita los "no" a aquellas situaciones en las que se vea amenazado el bienestar del bebé, el de otra persona o el de tu casa. Recuerda que no todos los temas merecen una pelea. Te harán falta menos los "no" si creas un ambiente a prueba de niños en tu hogar (consulta la página 449), con muchas oportunidades para la exploración en condiciones seguras.

Junto con cada "no", trata de ofrecer un "sí" como alternativa. "No, no

PEGAR O NO PEGAR: HE AQUÍ LA CUESTIÓN

Aunque las nalgadas se han transmitido de generación en generación en muchas familias, muchos expertos coinciden en que no son ni han sido nunca un modo efectivo de disciplinar a un niño. Los pequeños a quienes les dan nalgadas pueden abstenerse de repetir una travesura en vez de arriesgarse a que les vuelvan a pegar, pero sólo obedecen mientras ese riesgo está presente. Las nalgadas podrían detener una posible acción indeseable del bebé, pero no cambiará su comportamiento. No le enseña a diferenciar el bien del mal (sólo por lo que reciben una palmada y por lo que no la reciben), que es, después de todo, el objetivo más importante de la disciplina.

Las investigaciones demuestran que el beneficio a corto plazo de las nalgadas –la obediencia instantánea (por el momento)– se ve superado con creces por los riesgos potenciales a largo plazo. Se ha comprobado que los golpes promueven violencia, agresión y otras conductas antisociales. Por otra parte, enseña a los niños que el mejor modo de zanjar disputas es a través de la fuerza, y les niega la oportunidad de aprender (mediante el ejemplo de los padres) rutas alternativas, menos dolorosas, de lidiar con la ira y la frustración. También representan un abuso de poder de una persona grande y poderosa frente a otra pequeña y débil (un modelo que no querrás que tu hijo siga más adelante en el patio de juegos). Y además, puede causar heridas graves a un niño, a menudo sin querer, sobre todo en momentos de ira. Pegarles después de que se pasa el enojo, aunque podría causar menos daño físico, parece aún más cuestionable que hacerlo bajo el impulso del calor del momento. Es sin duda mucho más fríamente calculado y todavía menos efectivo para corregir la conducta. De hecho, los expertos consideran que hay una zona imprecisa entre donde termina la nalgada y donde comienza el abuso infantil.

Considerando que las nalgadas tienen consecuencias negativas y no son más efectivas que otras formas de disciplina, la APP recomienda que los padres usen otros métodos para disciplinar a sus hijos pequeños como la técnica conocida como "tiempo fuera" o "pausa obligada" (cuando el niño tiene edad suficiente como para comprender su significado) o el refuerzo positivo. Si se le pega al niño espontáneamente debido a la ira, la AAP recomienda que los padres expliquen a sus hijos más adelante, con calma, por qué lo hicieron, la conducta específica que provocó su reacción, qué tan enojados se sintieron, y que también se disculpen (todo esto, claro está, para los niños que tienen edad suficiente para comprender).

Si no es recomendable que los padres le den nalgadas a sus hijos, es aún menos aconsejable que lo haga otra persona. Aunque con el padre o la madre el niño suele tener la certeza de que el castigo provino de alguien que lo cuida, con alguien que no es de la familia no existe la misma seguridad. Las niñeras, las maestras y otros que cuidan a tu hijo deben ser instruidos para que jamás lo golpeen ni le propinen ninguna forma de castigo físico.

Algunos expertos (y padres) coincidirán en que una palmada en la mano o la colita puede estar justificada en una situación peligrosa para transmitir un mensaje claro a un niño demasiado pequeño como para comprender las palabras (por ejemplo, cuando un niño se suelta de la mano de un adulto en la calle o se acerca a una estufa caliente y no escucha las reprimendas). Sin embargo, una vez que tiene capacidad de entender, la fuerza física ya no se justifica.

puedes jugar con el libro de papá, pero puedes mirar este otro", o "no puedes vaciar el estante de los cereales, pero sí puedes vaciar el de las ollas y cacerolas". En vez de "no, no toques estos papeles en el escritorio de mamá" al bebé que acaba de arrojar varios artículos al piso, dile "estos papeles tienen que ir en el cajón de mamá. Veamos si podemos guardarlos en su sitio y cerrar el cajón". Este recurso transmite el mensaje sin hacer que tu bebé se sienta "mal".

Alguna que otra vez, cuando no haya mucho en juego o cuando te des cuenta de que has cometido un error, deja que el bebé gane. Una victoria ocasional le ayudará a compensar las muchas derrotas que debe soportar cada día.

♦ Los niños necesitan que se les permita cometer algunos errores y aprender de ellos. Si haces imposible que tu hijo cometa un desliz (escondiendo todos los adornos, por ejemplo), no tendrás que decir que no muy a menudo, pero también te perderás importantes oportunidades de enseñar. Permite un margen de errores para que tu bebé pueda aprender de ellos (aunque por supuesto, debes evitar los que sean peligrosos y/o costosos, preparando tu casa y haciéndola a prueba de bebés).

♦ La corrección y la recompensa dan mejor resultado que el castigo. El castigo, siempre de dudoso valor, es particularmente inútil para los niños pequeños, ya que no comprenden por qué están siendo castigados. Un bebé es demasiado pequeño para asociar que no puede ir al patio de juegos con el hecho de haber derramado la sal del salero, o para comprender que se le está negando un biberón por haber mordido a su hermana. En vez de castigar el mal comportamiento, reco-

noce cuando se porta bien. El refuerzo positivo, la recompensa y el elogio por la buena conducta, dan mucho mejor resultado. Refuerza la confianza en sí mismo en vez de aplastarla y alienta el buen comportamiento. Otro enfoque productivo, que enseña que las acciones tienen consecuencias, es hacer que el "culpable" ayude a remediar los resultados de la mala acción: limpiar la leche derramada, recoger los paños de cocina dispersos en el suelo, entregarte los libros para que los vuelvas a poner en el estante.

♦ La ira provoca ira. Si tienes un arranque de furia cuando tu bebé rompe tu loza favorita, lanzándola por la habitación como si fuera una pelota, es probable que lo mantenga furioso en vez de que responda con remordimiento. Si es necesario, respira hondo y cuenta hasta diez para recuperarte antes de encarar al bebé. Una vez que te hayas tranquilizado, explícale que lo que hizo está mal, y por qué ("eso no era un juguete, sino un plato de mamá. Lo rompiste y ahora mamá está triste"). Esto es importante aunque la explicación parezca entrarle por un oído y salirle por el otro, o si ya está distraído.

En los momentos de mayor ansiedad, trata de recordar (aunque no siempre sea fácil) que tu objetivo a largo plazo es enseñar el comportamiento correcto, y que gritar o darle una palmada le enseñará una conducta equivocada y sentará un mal ejemplo de lo que es apropiado cuando estás enojada. No te preocupes si de vez en cuando te resulta imposible frenar tu enojo. Como mamá y ser humano tienes derecho a tu cuota de errores y debilidades, y tu bebé debe saberlo. Mientras tus enojos sean relativamente pocos, espaciados y breves, no interferirán con una maternidad efectiva. Y cuando ocurran, discúlpate: "siento haberte gritado, pero estaba muy enojada". Si además le dices "te amo" y le das un cálido abrazo, no sólo lo tranquilizarás sino que le harás saber que a veces nos enojamos con las personas que amamos y que esos sentimientos son aceptables.

◆ La disciplina no está totalmente privada de humor. Nada aligera más la vida que el humor, y también es una herramienta disciplinaria sorprendentemente efectiva. Úsalo en situaciones que de otro modo te llevarían a la exasperación, por ejemplo, cuando tu bebé se resiste a que le pongas el traje para la nieve. En vez de trenzarte en una lucha infructuosa en medio de gritos de protestas, corta la rabieta y la resistencia con alguna tontería inesperada. Por ejemplo, haz como que vas a ponerle el trajecito al perro (o al gato, o a la muñeca, o a ti misma). La incongruencia de lo que estás proponiendo, probablemente tranquilizará a tu bebé lo suficiente como para que cumplas tu objetivo.

Puedes recurrir al humor en una serie de situaciones disciplinarias. Haz demandas mientras simulas que eres un perro o un león, Barney o algún otro de los personajes favoritos de tu bebé; realiza las tareas que no le gusten, acompañadas de canciones ridículas ("es así como nos lavamos la cara, lavamos la cara, lavamos la cara"); llévalo al temido cambiador cabeza abajo (por supuesto bien sujetado); haz muecas frente al espejo con el bebé en vez de retarlo y decirle que no llore. Si los dos se toman con menos seriedad con más frecuencia tus días tendrán más chispa, particularmente a medida que se aproxime el a veces tormentoso segundo año. Sin embargo, mantente seria cuando se trate de una situación de peligro, ya que aun una sonrisa puede ser fatal para la eficacia de la lección que estás tratando de enseñar.

◆ Los accidentes requieren un tratamiento diferente al de la mala conducta intencional. Recuerda que todos tienen derecho a cometer errores, pero los bebés, debido a su inmadurez emocional, física e intelectual, tienen derecho a cometer muchos más. Cuando tu bebé da vuelta una taza de leche al tratar de alcanzar un trozo de pan, una respuesta apropiada sería "¡uy!, se dio vuelta la leche. Trata de tener más cuidado, cariño". Pero cuando lo hace intencionalmente, es más adecuado decirle "la leche es para beber y no para derramarla. Si la botas, se hace un lío y se desperdicia la leche. Ves, ahora no hay más". En cualquiera de los casos, es conveniente entregarle al bebé una toalla de papel para que ayude a limpiar, llenar tazas con cantidades más pequeñas de líquido en el futuro, y asegurarte de que tu bebé tenga muchas oportunidades de realizar experimentos derramando líquidos en la bañera o en otros sitios más apropiados.

◆ Los padres tienen que ser los adultos de la familia. Eso significa mantener la calma cuando el bebé estalla en una rabieta, disculparte cuando cometes un error, no exigir siempre que las cosas se hagan a tu manera cuando podrían hacerse a la manera de tu bebé. En definitiva, actuar de acuerdo con tu edad al igual que el bebé actúa de acuerdo con la suya.

◆ Los niños merecen respeto. En vez de tratar a tu bebé como un objeto, una posesión o "simplemente como un bebé", trátalo con el respeto que le darías a cualquier otra persona. Sé amable (usa las palabras "por favor", "gracias" y "permiso"), ofrece explicaciones sencillas (aunque no creas que las llegue a entender) cuando prohíbes algo, sé comprensiva y solidaria con sus deseos y sentimientos (aunque no permitas que los exteriorice todos), evita avergonzarlo (reprendiéndolo delante de extraños) y escucha lo que está tratando de decir. En esta etapa pre-verbal, cuando los gruñidos y las señales con las manos son sus principales modos de comunicación, escuchar es un desafío, y lo sigue siendo hasta que el habla se hace evidente y el lenguaje está bien desarrollado (entre los tres y los cinco años), y es importante hacer el esfuerzo. Recuerda que también es frustrante para el bebé (consulta Lenguaje de señas en la página 435 para conocer las maneras de reducir esta brecha en la comunicación).

◆ Debería haber una distribución equitativa de derechos entre padres e hijos. Cuando el bebé es pequeño, es fácil que los padres se equivoquen en este terreno, inclinándose a uno u otro extremo. Algunos derogan todos sus derechos en favor del bebé, basando sus vidas según los horarios del bebé, dejándolo todo al primer quejido del bebé, anteponiendo siempre las necesidades del bebé a las suyas, y a la larga terminan enseñándole que sus derechos son los únicos que cuentan. Otros viven sus vidas como si todavía no tuvieran hijos. Sin pensar mucho en las necesidades de su bebé, lo arrastran a fiestas cuando está cansado, pasan por alto la hora de los cuentos en la cama para ver un partido de béisbol por televisión y optan por quedarse en la casa un domingo por la tarde en vez de llevarlos a una plaza de juegos. Estos padres les enseñan a sus hijos que sus derechos no tienen ninguna importancia. Para ser justos, la vida familiar no debería estar centrada completamente en el bebé ni en los padres. Lo que se necesita es un equilibrio.

◆ Nadie es perfecto y tampoco debes esperar que nadie lo sea. Evita fijar pautas que tu bebé no pueda cumplir. Los niños necesitan todos los años que les da la niñez para desarrollarse, hasta el punto en el que pueden comportarse como adultos. Y a medida que crecen y maduran, también necesitan saber que tú no esperas perfección a ninguna edad. Elogia sus logros particulares en vez de hacer declaraciones rotundas: "Te portaste muy bien en el supermercado" en vez de "eres el mejor bebé del mundo". Como nadie puede ser "bueno" todo el tiempo, esos elogios desmedidos reiterados pueden hacer temer al niño que tus expectativas no podrán ser satisfechas. También ayuda a que el niño se acostumbre a los elogios y que esté siempre dependiendo de las alabanzas y las palmaditas en la espalda para sentirse bien acerca de sí mismo.

Tampoco deberías esperar perfección de ti misma. Los padres que nunca pierden la paciencia, que nunca gritan o que nunca han sentido siquiera el más remoto deseo de darle una palmada a un niño revoltoso no existen. Y ventilar verbalmente tus sentimientos de enojo y frustración de vez en cuando (sin concretar ese impulso de pegarle; consulta el recuadro en la página 507), podría ser mejor que tragártelos. La rabia contenida suele explotar inadecuadamente, a menudo de una manera muy desproporcionada con la travesura del momento.

Sin embargo, si te das cuenta de que estás perdiendo la paciencia con tu bebé muy a menudo, trata de determinar la causa. ¿Estás enojada por ser la responsable de todas las tareas del cuidado del bebé? ¿Estás realmente enojada contigo misma o con alguien más y estás desquitándote con tu bebé? ¿Has fijado demasiados límites o has dado demasiadas oportunidades para que el bebé se meta en problemas? Si es así, trata de remediar la situación.

◆ Los niños necesitan saber que tienen algún control sobre sus vidas. Para una buena salud mental, todo el mundo –incluso los bebés– necesitan sentir que tienen al menos parte de la sartén por el mango. Al bebé no siempre le será posible salirse con la suya, pero cuando sea apropiado, permíteselo. Dale la oportunidad de tomar algunas decisiones: la galleta salada o el pedazo de pan, el columpio o el tobogán, el babero con el elefante o el babero con el payaso. No le des demasiadas opciones (podrían abrumarlo) y reconoce cuando no le corresponde al bebé tomar una decisión (por ejemplo, si no quiere sentarse en la silla del auto).

◆ ◆ ◆

El undécimo mes

Es posible que este mes tengas en tus manos a un Bebé Houdini, cuyas principales obsesiones sean entrar donde no debe y escaparse de donde no debe. No hay estantes demasiado altos, ni manijas de los armarios demasiado inaccesibles como para detener a un bebé de diez meses en una misión de búsqueda y (lo que aparenta ser) destrucción. Como un experto artista del escape, el bebé tratará ahora de zafarse de los cambios de pañal, de los cochecitos, de las sillitas altas. En otras palabras, de cualquier situación de encierro. Sus grandes progresos físicos (incluso, para algunos pocos, esos trascendentales primeros pasitos) vienen acompañados por increíbles avances verbales, no tanto en el número de palabras habladas sino en el número de palabras comprendidas. Los libros se convierten en una experiencia mucho más interesante y enriquecedora a medida que el bebé empieza a reconocer e incluso a señalar las ilustraciones que le son familiares. De hecho, señalar se convierte en su actividad favorita, sin importar lo que el bebé esté haciendo, como una manera de comunicarse sin palabras.

Lo que tu bebé podría estar haciendo

Todos los bebés van cumpliendo hitos según su propio ritmo de desarrollo. Si te parece que tu bebé no ha alcanzado uno o más de estos hitos, no te preocupes porque probablemente lo hará muy pronto. Recuerda que algunos bebés progresan en ciertas áreas (habilidades motoras gruesas, por ejemplo), mientras se retrasan un poquito en otras (habilidades verbales, quizás). El ritmo de desarrollo de tu bebé es normal para él. Si algo te preocupa respecto a su desarrollo (porque has notado que no alcanzó una meta o si crees que experimenta una demora evolutiva), no dudes en consultarlo con el pediatra en la próxima visita, aunque él no te lo plantee. Los padres suelen notar matices en el desarrollo de sus bebés que a los médicos se les pasan por alto. Por lo general, los bebés prematuros alcanzan estos hitos más tarde que otros de la misma edad y, a menudo, lo hacen cuando se aproximan a su edad estimada (la que tendrían si hubieran nacido a término) y, a veces, más tarde.

A los once meses, tu bebé... debería ser capaz de:

◆ sentarse, estando boca abajo

◆ recoger un objeto pequeño con el pulgar y otro dedo (mantén todos los objetos peligrosos fuera de su alcance)

◆ comprender la palabra "no" (aunque no siempre la obedezca)

...probablemente será capaz de:

◆ jugar "Palmas, palmitas" (aplaudiendo) o hacer adiós con la mano

◆ caminar sosteniéndose de un mueble

◆ señalar algo que quiere alcanzar

...tal vez podría ser capaz de:

◆ recoger con precisión un objeto diminuto con las puntas del pulgar y el índice (mantén todos los objetos peligrosos fuera de su alcance)

◆ permanecer de pie solito por un instante

◆ decir "mamá" o "papá", indiscriminadamente

◆ decir una palabra que no sea "papá" y "mamá"

...incluso podría ser capaz de:

◆ permanecer de pie solito sin problemas

◆ manifestar sus necesidades sin recurrir al llanto

◆ "jugar a la pelota" (haciéndola rodar hacia ti)

◆ beber de un vaso solo

◆ hablar como en una jerga precaria, que suena como si se tratase de un lenguaje extranjero inventado

◆ decir tres o más palabras además de "papá" y "mamá"

◆ responder a una orden sencilla sin gestos ("dame eso", sin estirar la mano)

◆ caminar bien

Qué puedes esperar en el control médico de este mes

Durante este mes, la mayoría de los médicos no programa visitas regulares para los bebés saludables, lo que resulta conveniente ya que a la mayoría a esta edad no les agrada que los sostengan inmóviles durante la consulta. Los que padecen de ansiedad frente a los desconocidos podrían no apreciar al médico, sin importar lo afectuoso y amistoso que éste sea. Llámalo si tienes alguna preocupación que no pueda esperar hasta la cita del mes siguiente.

La alimentación de tu bebé: EL DESTETE DEL BIBERÓN

Si se les pregunta a los pediatras cuándo hay que destetar al bebé del biberón, la mayoría responderá que al año, y decididamente no después de los dieciocho meses. Pero si se les pregunta a los padres y madres cuándo destetaron a sus hijos del biberón, la mayoría responderá que lo hicieron mucho más tarde que eso. Hay una serie de razones por las cuales los padres (y los bebés) se aferran al biberón durante más tiempo de lo que recomiendan los médicos. Esas razones van desde la conveniencia para los padres hasta la comodidad del bebé, pasando por menos lío para todos. Si combinas un poco el cansancio de los padres y el apego infantil, no es de extrañar que millones de niños de dos y tres años todavía mantengan el hábito del biberón.

Pero éste es el mensaje que la mayoría de los expertos desea hacer llegar a los padres y madres: lo mejor para tu bebé es que lo destetes del biberón al año, o lo antes posible después del primer cumpleaños. Y los motivos son muchos. En primer lugar, al igual que con muchos otros objetos de apego en la primera infancia (como el chupete, ser mecido para dormirse, etc.), los viejos hábitos son difíciles de abandonar. Y mientras más arraigados los hábitos (y más grande el bebé), mayor será la dificultad. Retirar el biberón a un bebé relativamente flexible de un año es juego de niños comparado con tratar de quitárselo a uno obstinado de dos años.

En segundo lugar, cuando un bebé mayor usa el biberón, corre el riesgo de desarrollar caries y no solamente por el hecho de tener dientes. Mientras un niño suele ser alimentado en brazos de los padres –y el biberón es retirado cuando concluye la alimentación–, un niño que se desplaza suele llevar consigo el biberón a donde vaya. Beber constantemente permite que la leche o el jugo bañe de azúcar los dientes y pueda causar caries.

Tercero, los niños que usan el biberón terminan bebiendo más jugo o leche de lo que deberían, llenándose con demasiados líquidos y consumiendo muy pocos sólidos. Además de ponerse caprichosos para comer (lo que no es de sorprender porque sus barriguitas siempre están llenas de jugo y leche), pueden terminar careciendo de nutrientes importantes. Si sus biberones están llenos de jugo –particularmente de manzana– también pueden terminar sufriendo diarrea crónica.

Y si todavía no estás convencida de pasar al vaso o la taza en uno o dos meses más, considera estos inconvenientes para el desarrollo: un niño que está succionando constantemente del biberón sólo tiene una mano libre para jugar y explorar, y una boca siempre llena para hablar.

Si todavía no le has comenzado a dar líquido en un vaso o taza, consulta la página 363 con consejos sobre cómo empezar. Aunque el proceso es relativamente fácil –aunque engorroso–, hacer que tu bebé abandone totalmente el biberón y tome todo su líquido de una taza o un vaso es un poco más complicado. Si sigues las siguientes sugerencias podrás hacer un poco más fácil la transición del biberón a la taza o vaso cien por ciento:

Espera el momento adecuado. No destetes a tu bebé del biberón si está enfermo, muy cansado o incluso hambriento. A un bebé de mal humor no le hará ninguna gracia tus intentos por destetarlo. Y espera hasta que se haya asentado después de algún gran cambio, como la llegada de una nueva niñera o cualquier otra etapa estresante.

No te apresures. A menos que quieras hacer que tu bebé deje el hábito de una vez –una técnica más adecuada para un niño más grande o uno en edad preescolar con cuya ayuda puedas contar–, el mejor modo de hacer la transición del biberón a la taza o vaso es ir disminuyendo la frecuencia de los biberones y aumentando la de las tazas o vasos. Aquí encontrarás algunos modos de lograrlo:

◆ Elimina una sesión de biberón por vez para reemplazarlo por una taza o vaso. Espera algunos días o una semana antes de reemplazar el siguiente. El biberón que le das en la mitad del día podría ser el más fácil de eliminar primero. Los de la mañana y a la hora de acostarse podrían ser los más difíciles de reemplazar.

◆ Pon menos cantidad de fórmula o leche (fórmula para los bebés de menos de un año, leche entera para los de más de un año) en cada biberón que toma normalmente tu bebé y termina cada sesión de biberón con un vaso o taza. Ve disminuyendo poco a poco la cantidad de fórmula o leche en el biberón, para ir aumentando la cantidad de fórmula o leche en el vaso o taza.

◆ Sírvele solamente agua en el biberón, empezando por una alimentación por vez. Deja la leche, la fórmula o el jugo para el vaso. Tu bebé podría llegar a la conclusión de que el biberón ya no vale la pena. Pero asegúrate de que reciba una cantidad suficiente de fórmula o leche o suficiente calcio por medio de otros alimentos.

Mantén el biberón fuera de su vista. Ojos que no ven... corazón que no siente. Mantener el biberón alejado de tu bebé (durante las alimentaciones lo reemplazas con un vaso o taza) hará que lo extrañe menos. Escóndelo en la despensa, colócalo en un estante alto, y cuando hayas llegado a la última alimentación y estés lista para sustituirlo completamente, bótalo. Al mismo tiempo, asegúrate de que tu bebé vea su vaso o taza con frecuencia: en el refrigerador, en el mostrador de la cocina, en la mesa del comedor.

Dale color. Dale a tu bebé tazas de colores brillantes, adornadas con sus personajes favoritos o traslúcidas para que pueda ver el líquido burbujeante en su interior. En definitiva, el modelo que le produzca mayor entusiasmo.

Espera un desastre. A menos que estés usando un vaso con boquilla (que no deberías usar todo el tiempo; consulta el recuadro en la página 364), deberías esperar unas cuantas salpicaduras hasta que tu bebé haya aprendido a beber bien del vaso o taza. Deja que experimente (y que lo haga por sí mismo) y protege los pisos, paredes y a ti misma con papeles de diarios, delantales y toallas. No te tientes a tomar el control del vaso o taza y llevárselo tú misma a la boca para reducir el revoltijo. El biberón estaba bajo el control del bebé y el vaso o taza también necesita estarlo.

Espera menos. Es decir, menos leche. Tu bebé tomará menos onzas de fórmula o leche durante el proceso de destete del biberón. Una vez que se acostumbre a tomar toda su cuota diaria de líquido desde el vaso o taza, la cantidad que consuma aumentará.

Enseña con el ejemplo. A esta edad, a los bebés les encanta imitar a los adultos (particularmente a los adultos que aman). Toma ventaja de esta necesidad de imitar y bebe de un vaso o taza junto con tu bebé (o haz que los hermanitos mayores también lo hagan frente a él).

Sé positiva. Cada vez que tu bebé use un vaso o taza, aplica el refuerzo positivo. Aplaude cuando sostenga el vaso (aunque no beba de él). Y felicítalo con entusiasmo cuando tome un poco.

Ten paciencia. Al igual que Roma, el destete del biberón no se conquista en un día. Pueden pasar varias semanas, incluso uno o dos meses, hasta que el proceso se complete. Los primeros días serán difíciles pero, al igual que la mayoría de las etapas en la crianza de los hijos, ser consecuente (sin ceder y otorgarle de nuevo el biberón) y darle tiempo te permitirá una transición más fácil. Y si tarda mucho tiempo debido a que tu bebé está realmente apegado al biberón, no dejes de intentar. No importa si toma más tiempo, siempre y cuando logres el objetivo final.

Dale amor extra. Para muchos bebés, el biberón no solamente proporciona nutrición sino también comodidad. A medida que limites el tiempo que tu bebé tiene el biberón, prepárate para darle más abrazos, más sesiones de juego, un cuento más por la noche sentado en tu falda, u otro animalito de peluche para ayudarle a que se sienta seguro y protegido.

Lo que podrías estar preguntándote

PIERNAS ARQUEADAS

"Mi hija recién comenzó a dar sus primeros pasos y parece tener las piernas arqueadas".

Arqueadas hasta los dos años, patizambas a los cuatro, las piernas de una niña pequeña no son precisamente las que le darán una carrera de supermodelo. Pero incluso las piernas que desfilan hoy por las pasarelas de la moda, probablemente estaban torcidas cuando dieron sus primeros pasos. Casi todos los niños tienen las piernas arqueadas (las rodillas no se tocan cuando están parados con los pies juntos) durante los primeros dos años de vida. Después, a medida que pasan más tiempo caminando, se vuelven patizambos (las rodillas se juntan, pero no así los tobillos). Recién en la adolescencia las rodillas y los tobillos se alinean y las piernas parecen adoptar la forma normal. No se necesitan zapatos especiales ni aparatos ortopédicos (barras, abrazaderas u otros aparatos por el estilo) ni incidirán en absoluto en esta progresión normal.

De vez en cuando, un médico advertirá una verdadera anormalidad en las piernas de un pequeño. Quizás una sola pierna está torcida, o una rodilla cede hacia adentro, o quizás el bebé es patizambo (aunque a veces sólo luce así debido a muslos muy regordetes) o la torcedura normal se hace cada vez más pronunciada cuando empieza a caminar. En esos casos, o si hay antecedentes en la familia de adultos con piernas arqueadas o patizambos, el bebé podría necesitar una evaluación más profunda, ya sea de su médico o de un pediatra ortopédico. Dependiendo del caso particular, podría recomendarse o no un tratamiento. Afortunadamente, el raquitismo, que fue alguna vez la causa más común de piernas arqueadas permanentes, es muy infrecuente en los Estados Unidos, gracias a la fortificación de la fórmula, la leche y otros productos lácteos con vitamina D.

DESNUDEZ DE LOS PADRES

"A veces me visto frente a mi bebé, pero estoy empezando a preguntarme hasta cuándo debo permitir que me vea desnuda".

Todavía tienes algún tiempo antes de empezar a esconderte detrás de puertas para vestirte y desvestirte. Los expertos coinciden en que hasta los años preescolares, la desnudez de los padres no afecta al niño en modo alguno (más allá de los tres o cuatro años, el consenso desaparece. Algunos consideran que a esa altura podría ser menos conveniente que los niños vean desnudo al progenitor del sexo opuesto). Por cierto, un niño de menos de un año es demasiado joven para ser estimulado al ver desvestirse a su madre (aunque a un lactante podría hacérsele agua la boca al ver a su expendedora favorita de leche). También es demasiado pequeño como para recordar, años después, lo que ha visto. De hecho, es muy poco probable que note algo especial sobre mamá en traje de Eva al igual que con su mejor vestido, y probablemente lo ignorará.

Sin embargo, si tu bebé muestra curiosidad por lo que ve y quiere tocarte el vello del pubis o pellizcarte los pezones, no dudes en poner fin a cualquier exploración que te incomode. Pero actúa con naturalidad y no reacciones exageradamente. Después de todo, su interés en tus partes íntimas no es menos saludable que su interés en tus partes públicas, como la nariz o las orejas (aunque estará más fascinado por las primeras, ya que suelen estar cubiertas). "Eso es de mamá" es una respuesta que ayudará a que el bebé empiece a comprender el concepto de intimidad del cuerpo y le ayudará a mantener cubiertas sus propias partes privadas más adelante, pero sin sentido de culpa.

Lo mismo, por supuesto, se aplica a una niña y su padre. La desnudez no es un problema en esta etapa (aunque cubrirse también está bien).

CAÍDAS

"Desde que mi bebé empezó a caminar, siento como si estuviera viviendo al borde del desastre. Se tropieza con sus propios pies, se golpea la cabeza en las esquinas de las mesas, se cae de las sillas…".

Esta es una edad en la que muchos padres temen que ni ellos ni sus bebés sobrevivirán. Labios partidos, ojos negros, chichones, golpes, moretones e incontables sustos para el bebé. Nervios de punta y latidos acelerados para mamá y papá.

Pero los bebés no se amedrentan. Algo que es positivo, porque de no ser así nunca aprenderían a moverse por su cuenta o aprenderían poca cosa en general. Aunque el dicho afirma que se puede aprender a montar después de siete caídas, aprender a caminar y trepar requiere muchas más, y siete o más caídas no son infrecuentes en una sola mañana. Algunos niños aprenden a ser precavidos con bastante rapidez. Después de la primera caída de la mesa del café se retiran durante algunos días y después actúan con más cautela. Otros (aquellos que probablemente siempre disfrutarán viviendo al límite, para desesperación de los padres) parecen que nunca aprenderán acerca del concepto de precaución, y que nunca sentirán temor ni dolor; cinco minutos después de haberse caído por décima vez, vuelven en busca de la undécima caída.

Aprender a caminar es cuestión de prueba y error o, más precisamente, de un paso y una caída. No puedes ni debes interferir con el proceso de aprendizaje. Tu papel, además del de espectadora orgullosa pero nerviosa, es hacer todo lo posible por asegurarte de que cuando se caiga, no se haga daño. Aunque una caída en la alfombra de la sala puede lastimar su orgullo, una caída por la escalera puede lastimarlo mucho más. Golpearse contra el borde redondeado del sofá puede provocar algunas lagrimitas, pero embestir la esquina aguda de una mesa de vidrio puede hacerlo sangrar. Para disminuir la posibilidad de lesiones graves, preocúpate de que tu casa sea segura para tu bebé (consulta la página 449). Y aunque hayas retirado de su paso los riesgos más evidentes, recuerda que el elemento de seguridad más importante en tu hogar eres tú (o quienquiera que cuide de tu bebé). Si bien necesita mucha libertad para explorar el mundo que lo rodea, sólo se le debe permitir bajo una cercana y constante supervisión adulta.

Sin embargo, aun en el hogar más precavido pueden producirse lesiones graves. Prepárate para esta posibilidad sabiendo qué hacer en caso de que ocurra; toma un curso de reanimación cardiopulmonar para bebés y aprende los procedimientos de primeros auxilios a partir de la página 637.

La reacción de los padres suele determinar la respuesta del bebé a cada percance. Si cada caída moviliza a uno o más adultos alarmados que corren a rescatarlo gritando a coro "¿estás bien?", entre jadeos y estremecimientos, lo más probable es que tu soldado caído reaccione exageradamente tal como quienes lo rodean —derramando tantas lágrimas cuando esté lastimado como cuando no lo esté— y pronto podría volverse excesivamente precavido o perder su sentido de la aventura, quizás hasta el punto de vacilar en encarar los desafíos normales que plantea el desarrollo físico. Si, por otra parte, la reacción del adulto es un sosegado "oh, te caíste, pero estás bien. ¡Arriba!", entonces probablemente el niño siempre estará bien dispuesto, tomando con calma los tumbos menores y volviendo a ponerse de pie sin alterarse.

TODAVÍA NO SE PONE DE PIE

"Aunque lo ha estado intentando por algún tiempo, mi pequeña todavía no se ha puesto de pie. Me preocupa que no esté desarrollándose normalmente".

Para los bebés, la vida es una serie interminable de desafíos físicos, emocionales e intelectuales. Las habilidades que los adultos dan por sentadas –girar, sentarse, pararse– son para ellos obstáculos exigentes que deben enfrentar y dominar a costa de un gran esfuerzo. Y en cuanto superan uno, aparece otro a continuación.

En cuanto a ponerse de pie, hay bebés que dominarán esta habilidad tan pronto como los cinco meses y otros que lo lograrán hasta bien pasado el primer año, aunque la mayoría caerá (o mejor dicho se parará) en algún momento entre esos dos extremos. El peso del bebé podría influir para determinar cuándo se levantará por primera vez; un bebé más pesado tiene más carga que levantar que otro más liviano, y por eso el esfuerzo necesario podría ser mayor. Por otra parte, un bebé fuerte y bien coordinado podría ser capaz de ponerse de pie pronto, sin importar lo que pese. El bebé que queda confinado gran parte del día en una silla, un cochecito o un corralito de juegos con paredes de malla no será capaz de practicar su habilidad de ponerse de pie. Ni tampoco querrá practicar si se ve rodeado de muebles frágiles que ceden ante todo intento por aferrarse a ellos para pararse. Los zapatos o calcetines resbalosos también podrían dificultar los esfuerzos por levantarse, y además pueden causar caídas que enfrían el entusiasmo por esa actividad; los pies descalzos o las pantuflas con suelas antideslizantes dan al bebé un mayor sustento. Puedes estimular a tu hija a tratar de ponerse de pie colocando alguno de sus juguetes favoritos en un lugar donde tenga que ponerse de pie para alcanzarlos. También ayúdala a pararse en tu falda con frecuencia, lo que fortalecerá los músculos de sus piernas como también su confianza.

La edad promedio para conquistar el objetivo de pararse son los nueve meses, y la mayoría de los niños, aunque por cierto no todos, lo ha logrado ya a los doce meses. Por supuesto, es buena idea consultar con el pediatra si tu hijita no se ha puesto de pie para su primer cumpleaños, sólo para descartar la posibilidad de un problema. En estos momentos, todo lo que necesitas hacer es sentarte a esperar que tu pequeña se ponga de pie sola, cuando le llegue el momento. Los niños adquieren confianza cuando se les permite progresar a su propio ritmo, descubriendo que "puedo hacerlo yo solo". Tratar de forzar a un pequeño a que se pare o camine antes de estar listo, podría hacerlo retroceder en vez de avanzar.

LESIONES EN LOS DIENTES

"Mi hijito se cayó y se rompió un trocito de diente. ¿Debo llevarlo al dentista?".

Como esas adorables perlitas se caerán de todos modos para dar lugar a dientes permanentes, una pequeña resquebrajadura en el diente de un bebé por lo general no es motivo de preocupación y es bastante común, considerando el número de tumbos que el niño promedio da durante el transcurso de un día. De todos modos, es buena idea asegurarte de que no sea más que una cuestión de estética. En primer término, haz un examen rápido del diente. Si ves que tiene bordes afilados, llama al dentista cuando puedas. Podría querer suavizarle el borde o arreglarlo con un empaste o una corona. Sin embargo, llámalo enseguida si tu bebé parece estar dolorido (incluso días después), si el diente parece haber cambiado de posición o haberse infectado (las encías inflamadas te pueden dar la pista), o si ves una mancha rosada en el centro del diente lesionado. Cualquiera de estos síntomas podría indicar que la fractura ha llegado al nervio. En ese caso, el dentista deberá determinar –mediante una radiografía– si debe extraer el diente o si debe tratar el nervio (tratamiento conducto). Si no se trata, una lesión del nervio puede dañar el diente permanente que ya se está formando en la boca de tu bebé. De cualquier manera, trata de sonreír: lo más probable es que haya muchos más golpes mientras aprende a caminar.

EL COLESTEROL EN LA DIETA DEL BEBÉ

"Mi esposa y yo somos muy cuidadosos en cuanto al colesterol en nuestras dietas, pero cuando le preguntamos al pediatra si debíamos empezar a darle a nuestro hijo leche descremada al año, respondió que no, solamente leche entera. ¿Eso significa que no tenemos que preocuparnos para nada de su colesterol?".

El niño en el primer y segundo año de vida está en una posición envidiable, por lo menos desde el punto de vista de los padres que extrañan su tocino con huevos diarios. La grasa y el colesterol no sólo no son peligrosos para la salud del bebé, sino por el contrario, se considera que son esenciales para el crecimiento adecuado y para el desarrollo del cerebro y el resto del sistema nervioso.

De todos modos, aunque deberías pensar incluir en la dieta de tu bebé leche entera y productos lácteos con leche entera (incluso yogur y quesos de leche entera) hasta su segundo cumpleaños, conviene que tomes medidas para asegurarle un futuro cardiovascular más seguro, inculcándole desde ahora hábitos alimenticios saludables:

Mantén la mantequilla a raya. Si tu bebé se acostumbra al pan, panqueques, vegetales, pescado y otros alimentos cocinados y servidos sin agregarles mantequilla o margarina, no anhelará ese gusto más adelante. Y cuando sea mayor, si quiere untar algo en el pan, probablemente no exagerará (para mantener a raya el colesterol en la familia, cuando compres margarina escoge la que sea baja en ácidos grasos; por lo general, las margarinas más blandas son más saludables para el corazón que las variedades en barra).

Renuncia a las fritangas. Los alimentos fritos no deberían ser parte de la dieta de nadie. Sirve o pide papas al horno o cocina al horno las papitas en vez de darle papas fritas a tu bebé. Asa a la parrilla la pechuga de pollo o las croquetas de pollo, en vez de freírlas, haz el pescado saltado o cocínalo en el horno. Cuando cocines con grasas, escoge las que sean ricas en poliinsaturados como aceite de oliva, canola, cártamo, girasol, maíz o aceite de soya en vez de grasas saturadas, como aceite de palma o de coco, mantequilla vegetal hidrogenada o grasa, manteca de coco o grasas animales.

Sé exigente con las proteínas. La carne roja está bien para el bebé (y, de hecho, es una buena fuente de hierro). Pero también es importante que tu hijo pruebe las fuentes de proteína bajas en colesterol y grasa (como pescado, aves sin piel, frijoles y guisantes secos, y tofu), aunque sólo sea para que no se críe rechazando todo lo que no sean hamburguesas. Está bien evitar completamente la carne roja, pero en ese caso es importante que tu bebé reciba otras fuentes de hierro en su dieta. Los huevos son una excelente fuente de proteína para el bebé; si escoges los huevos ricos en omega-3 le suministrarás también ácidos grasos favorables para el cerebro y el corazón.

Dale preferencia al pescado. No hay un alimento más saludable para el corazón que el pescado, particularmente las variedades con alto contenido de aceites omega-3 (como salmón y sardinas), que lo convierten en un hábito conveniente de adquirir temprano en la vida. Dale a tu bebé una variedad de pescados frescos, en especial los que tengan un gusto agradablemente suave y una textura fácil de masticar. Algunos pescados son mejores para el bebé que otros, y algunos se deberían evitar por completo debido a la contaminación con mercurio; consulta la página 382. Siempre revisa cuidadosamente que el pescado que le sirvas no tenga ninguna espina.

Lee la etiqueta. La mayoría de la grasa y el colesterol en las dietas tanto de adultos como de niños está oculta en los alimentos que se compran preparados. No es de sorprender que las papitas fritas y otros bocadillos sean una fuente abundante de grasa para los estadounidenses, pero también lo son los pasteles y los bizcochos. Para evitar las grasas ocultas insalubres, lee cuidadosamente las etiquetas. Busca productos sin grasa, o sin grasas o aceites saturados.

No te apresures con la "comida rápida". Aunque sean para chuparse los dedos, casi todas las comidas rápidas son ricas en grasa, colesterol y sodio, y escasas en nutrientes y fibras importantes. También pueden ser muy adictivas. Si no te apresuras a servirle a tu bebé ese tipo de comidas, evitarás que se aficione a ellas a edad temprana. Otro motivo para no apurarte a dárselas: casi toda la comida rápida es inadecuada para el bebé desde el punto de vista nutritivo. Aunque las hamburguesas preparadas en casa son una buena opción, las variedades de las comidas rápidas contienen demasiado sodio. Lo mismo que las croquetas de pollo de las comidas rápidas, el plato favorito de los preescolares. Al bebé le sentará mejor comer las caseras (cocinadas en el horno) o marcas integrales que se venden en los mercados de alimentos saludables. Lo mismo puede decirse de las papas fritas; no hay necesidad de dárselas a probar tan temprano en su vida, especialmente debido a que están cargadas de sal y grasas insalubres. Si vas con toda la familia a restaurantes de comida rápida, no lo hagas con frecuencia y escoge cuidadosamente del menú. Las buenas opciones para los bebés incluyen pollo a la parrilla y papas al horno.

VAIVENES EN EL CRECIMIENTO

"La pediatra acaba de decirme que mi hijo ha bajado del percentil 90 al 50 en altura. Me dijo que no me preocupara, pero parece una baja demasiado grande".

Los bebés y los niños saludables vienen en todos los tamaños. Cuando un médico evalúa su progreso, se fija en algo más que la curva del gráfico de crecimiento. ¿Van altura y peso de la mano? ¿El bebé está completando las etapas evolutivas (sentarse, ponerse de pie, por ejemplo) más o menos en el tiempo adecuado? ¿Está activo y alerta? ¿Parece feliz? ¿Se relaciona bien con sus padres? ¿El cabello y la piel lucen saludables? Al parecer la pediatra está satisfecha con el modo en que tu bebé crece y se desarrolla, y a menos que tengas algún motivo (aparte de esta caída en altura) para creer

que algo anda mal, deberías hacerle caso a esa evaluación.

El motivo más común para esa variante de crecimiento en esta etapa es que un bebé que nació de gran tamaño se está acercando al tamaño al que está genéticamente predestinado. Si ambos padres no son muy altos, no deberías esperar que tu hijo se quede en el percentil 90 (lo más probable es que no sea así). Sin embargo, la altura no se hereda por medio de un solo gen. Por eso, un niño con un padre de 6 pies y una madre de 5 pies es probable que no llegue a la vida adulta con la altura de uno o del otro. Lo más probable es que quede en alguna altura intermedia. Sin embargo, en promedio, cada generación es un poquito más alta que la anterior.

De vez en cuando, lo que parece ser un cambio repentino es sólo resultado de un error de medida, ya sea en la última visita o en alguna anterior. Los bebés suelen ser medidos estando acostados, y un bebé que se mueve puede producir medidas inexactas. Cuando el niño puede ser medido de pie, es posible que parezca perder más o menos una pulgada debido a que sus huesos se asientan un poco cuando está parado.

Como es importante mantener registros de salud precisos, anota las estadísticas de tu bebé en cada revisión. Y después haz todo lo posible por olvidarlas. Como te darás cuenta pronto, los niños crecen demasiado rápido de todos modos.

Todo acerca de: CÓMO AYUDAR AL BEBÉ A HABLAR

El bebé ya ha recorrido un largo camino. Desde un recién nacido cuyo único medio de comunicación es a través del llanto, y que no comprende nada más que sus propias necesidades, a un bebé de seis meses que empieza a pronunciar sonidos articulados, a comprender palabras y a manifestar enojo, frustración y felicidad. De un bebé de ocho meses capaz de transmitir mensajes por medio de sonidos y gestos primitivos a uno de diez meses que empieza a pronunciar (o pronunciará pronto) sus primeras palabras reales. Y sin embargo, con todos esos logros alcanzados, todavía hay asombrosos avances a la vuelta de la esquina. En los próximos meses, la comprensión de tu bebé aumentará a un ritmo increíble; alrededor del año y medio, habrá un espectacular incremento también en el número de palabras habladas.

Aquí encontrarás algunas maneras de ayudar al desarrollo del lenguaje de tu bebé:

Nombra, nombra, nombra. Todo lo que rodea a tu bebé tiene un nombre, ¡úsalos! Indica verbalmente los nombres de los objetos en el ambiente del bebé (bañera, inodoro, fregadero, cocina, cuna, lámparas, silla, sillón, y así sucesivamente); juega a "ojos-nariz-boca" (toma la mano de tu bebé y toca tus ojos, tu nariz y tu boca, y besa su mano en la última parada), y señala otras partes del cuerpo. Señala los pájaros, perros, árboles, hojas, flores, autos, camiones y camiones de bomberos mientras caminas por la calle. No dejes de señalarle la gente: mamás, papás, bebés, mujeres, hombres, niñas, niños. Además, usa el nombre del bebé constantemente para ayudarle a desarrollar su sentido de identidad.

Escucha, escucha, escucha. Tan importante como lo que le dices a tu bebé es dejarle decir lo que él quiera decirte. Aunque todavía no hayas distinguido ninguna palabra concreta, escucha su murmullo y responde: "Oh, eso es muy interesante", o "¿es así?". Cuando hagas una pregunta, espera una respuesta, incluso si es sólo una sonrisa, un gesto corporal o un balbuceo indescifrable.

Haz un esfuerzo por distinguir palabras de las divagaciones verbales de tu bebé; muchas "primeras palabras" son tan confusas que los padres no las advierten. Trata de comparar las palabras irreconocibles de tu bebé con los objetos que podrían representar; es posible que no suenen ni remotamente parecidas, pero si el pequeño usa constantemente la misma "palabra" para el mismo objeto, eso cuenta. Cuando tengas problemas para traducir lo que tu bebé está pidiendo, señala posibles candidatos ("¿quieres la pelota?, ¿la botella?, ¿el rompecabezas?") dándole la posibilidad de indicarte si has adivinado. Habrá frustraciones por ambas partes hasta que los pedidos del bebé se vuelvan más comprensibles, pero si continúas intentando actuar como intérprete ayudarás a acelerar su desarrollo del lenguaje, así como también le darás a tu bebé la satisfacción de ser comprendido al menos en parte.

Concéntrate en los conceptos. Mucho de lo que das por sentado, tu bebé todavía tiene que aprenderlo. Éstos son algunos conceptos que puedes ayudar a desarrollar en tu bebé; probablemente se te ocurrirán muchos otros. Asegúrate de decir la palabra para el concepto correspondiente mientras tu bebé y tú lo representan.

◆ *Caliente y frío.* Deja que tu bebé toque la parte exterior de tu taza de café caliente y después un cubito de hielo; agua fría, luego agua tibia; avena caliente, luego leche fría.

◆ *Arriba y abajo.* Levanta con cuidado a tu bebé en el aire y después desciéndelo hasta el piso; coloca un objeto sobre la cómoda, y después ponlo en el piso; lleva a tu bebé a lo alto del tobogán y después abajo.

◆ *Adentro y afuera.* Coloca bloques en

una caja o un balde y después sácalos; haz lo mismo con otros objetos.

◆ *Vacío y lleno.* Muestra a tu bebé un recipiente lleno de agua de la tina y después otro vacío. Un balde lleno de arena y después otro vacío.

◆ *Parado y sentado.* Párense los dos de la mano y después siéntense juntos (juega a la ronda para ayudarle a comprender este concepto).

◆ *Mojado y seco.* Compara un trapo mojado con una toalla seca; el cabello del bebé recién lavado con tu cabello seco.

◆ *Grande y pequeño.* Coloca una pelota grande junto a una pequeña; muéstrale que "papá (o mamá) es grande y el bebé es pequeño", mirándose al espejo.

Explica el ambiente y la causa y efecto. "El sol es brillante por eso tenemos luz". "El refrigerador mantiene los alimentos fríos, para que tengan buen gusto y se mantengan frescos". "Mamá usa un pequeño cepillo para lavarte los dientes, uno mediano para cepillarte el cabello y uno grande para fregar el piso". "Si das vuelta el interruptor hacia arriba, se enciende la luz, si lo das vuelta hacia abajo, se oscurece". Y así sucesivamente. Una comprensión cada vez mayor del ambiente que lo rodea, como también la sensibilidad hacia otras personas y sus necesidades y sentimientos, es un paso mucho más importante para que tu bebé llegue a dominar el lenguaje y la lectura que aprender a repetir como un loro palabras sin sentido.

Ponle color a su vida. Comienza a identificar los colores cuando sea apropiado. "Mira, ese globo es rojo, igual que tu camisa", "ese camión es verde; tu cochecito es verde, también", "mira esas lindas flores amarillas". Sin embargo, ten en cuenta que la mayoría de los niños no "aprende" los colores hasta alrededor de los tres años.

Sé tu propia intérprete. Usa frases adultas y después "tradúcelas" al lenguaje simplificado de los bebés: "Ahora tú y yo vamos a dar un paseo. Papá, abuela, *bye-bye*". "Oh, ya terminaste tu bocadillo. Pablito ya se lo comió". Hablar el doble le ayudará a comprender el doble.

No hables como bebé. Usar un lenguaje adulto simplificado, en vez de hablar como bebé, le ayudará a aprender a hablar correctamente más rápido: "¿Laurita quiere su biberón?" es mejor que "el bebé *quere* su *chupi-chupi*?". Pero está bien usar diminutivos con los pequeños, ya que son naturalmente más atractivos.

Empieza a utilizar los pronombres. Aunque es probable que tu bebé no use los pronombres correctamente durante un año o más, el final del primer año es un buen momento para empezar a familiarizarlo con ellos, usándolos junto con los nombres. "Papá va a darle a Martita su desayuno. Yo voy a darte a ti algo para comer". "Este libro es de mamá —es mío— y ese libro es de Carlitos, es tuyo". Esto último también enseña el concepto de propiedad.

Estimula la respuesta del bebé. Usa cualquier recurso que se te ocurra para tratar de que tu bebé responda, ya sea con palabras o con gestos. Preséntale alternativas: "¿Quieres pan o galletas?". "¿Quieres usar tu pijama con el ratón Mickey o el que tiene aviones?". Y luego dale la oportunidad de señalar o indicar verbalmente su selección, que después deberás nombrar. Hazle preguntas: "¿estás cansado?", "¿quieres un bocadillo?", "¿quieres subirte al columpio?". Probablemente te hará una indicación con la cabeza antes de pronunciar sí o no, pero de todos modos representa una respuesta. Haz que te ayude a encontrar objetos (aunque no estén realmente perdidos): "¿puedes encontrar la pelota?". Deja que se tome su tiempo para encontrar el objeto y recompénsalo con aplausos. También cuenta si mira en la dirección correcta: "¡muy bien, ahí está la pelota!".

Nunca fuerces la situación. Estimula a tu bebé a hablar, diciéndole: "Dile a mamá lo que quieres", cada vez que use una comunicación no verbal (señalando, o con otros signos o gruñendo) para indicar una necesidad. Si el bebé vuelve a gruñir o señalar, ofrécele una elección, por ejemplo: "¿quieres el osito o el perro?". Si recibes una respuesta no verbal, nómbralo tú misma: "ah, es el perro lo que quieres", y después entrégaselo. Nunca le niegues algo porque no lo pueda nombrar o porque pronuncie su nombre incorrectamente. Con el tiempo, las respuestas verbales serán más numerosas que las no verbales.

Usa instrucciones sencillas. A veces, alrededor del primer año (a menudo antes), la mayoría de los niños puede comenzar a seguir órdenes sencillas, pero sólo si son formuladas una a la vez. En vez de decirle "por favor, recoge la cuchara y dámela", intenta decirle primero "por favor, recoge la cuchara", y cuando lo haya hecho, añade "ahora por favor dale la cuchara a papá". También puedes ayudarle a progresar más rápido en su respuesta a las órdenes, pidiéndole algo que de todos modos está a punto de hacer. Por ejemplo, si tu bebé está por alcanzar una galleta, dile "recoge la galleta". Estas técnicas le ayudarán a desarrollar la comprensión, que debe preceder al habla.

Corrige cuidadosamente. Muy rara vez un niño dice siquiera una sola palabra a la perfección, y ninguno dice todo con la precisión de un adulto. Muchas consonantes podrían estar fuera de su capacidad de comprensión durante varios años, y podría omitir el final de las palabras durante muchos meses más ("ma le" podría significar "más leche"). Cuando tu bebé pronuncie mal una palabra, no lo corrijas como si fueras una maestra exigente; demasiadas críticas podrían desalentar al bebé. En cambio, utiliza un enfoque más sutil, enseñándole sin sermonearlo para proteger su sensible ego. Cuando el bebé mire al cielo y diga "una, tela", respóndele "muy bien: allí está la luna y las estrellas". Aunque sus errores de pronunciación sean adorables, resiste la tentación de repetirlos, lo que le resultará confuso (se supone que el bebé debe aprender su verdadera pronunciación).

Amplía tu repertorio de lectura. Las rimas siguen siendo las favoritas de los bebés en sus primeros años de vida, como también los libros con ilustraciones de animales, vehículos, juguetes y niños. Algunos pocos pequeños están listos para disfrutar de historias muy sencillas, aunque muchos no estarán dispuestos a sentarse quietos por lo menos durante varios meses más. Aun los que están listos, por lo general no aguantan más de tres o cuatro minutos con un libro a esta edad, ya que su capacidad de concentración sigue siendo baja. Podrás prolongarlo si haces que la lectura sea interactiva, permitiendo que el bebé participe plenamente. Haz una pausa para comentar las ilustraciones ("¡mira, ese gato tiene un sombrero!"), pídele que señale los objetos que le son familiares (nombrarlos vendrá más adelante), y nombra los que él no haya visto antes o no recuerde. Poco a poco (más bien pronto para algunos niños), tu bebé será capaz de anticipar las últimas palabras de las rimas u oraciones de sus libros favoritos.

Piensa en números. Contar podría estar muy lejos todavía, pero no así el concepto de uno o muchos. Los comentarios como "toma, puedes tener una galleta" o "mira cuántos pajaritos hay en ese árbol" o "tú tienes dos gatitos" le inculcarán algunos conceptos matemáticos básicos. Cuenta o recita "uno, dos, mi corazón" cuando subas la escalera con él, particularmente una vez que pueda caminar mientras le sostienes ambas manos. Canta rimas que incluyan números como "Tengo, tengo, tengo / tú no tienes nada / tengo tres ovejas / en una cabaña". Y cuando digas "tres ovejas", muéstrale tres dedos y después ve plegando un dedo a la vez para "mostrarle" una por una las ovejas. Incorpora los números en la vida del bebé. Cuando hagas cálculos, cuéntalos de uno en uno hasta diez; cuando añadas harina a la masa, cuenta las tazas una por una mientras lo haces; cuando agregues banana a su cereal, cuenta las rebanadas.

Usa señas. Muchos padres disfrutan el uso de signos y gestos con las manos para estimular la comunicación con su bebé, mejorar la comprensión e incluso, tal como demuestran algunos estudios, para promover el desarrollo del lenguaje. Para más información sobre el uso de los signos con el bebé, consulta la página 435.

◆ ◆ ◆

CAPÍTULO 16

El duodécimo mes

A esta altura, la vida es un juego para el bebé o, mejor dicho, muchos juegos diferentes en una secuencia rápida, debido a su limitada capacidad de concentración. Y hay un juego en especial que muy pronto le resultará fascinante: dejar caer objetos (el bebé ya se ha dado cuenta de cómo soltarlos), verlos caer, ver a mamá y papá recogerlos, y repetir la secuencia una y otra vez, hasta que los padres tengan la espalda dolorida y la paciencia agotada. Los juguetes con ruedas para empujar podrían convertirse en sus favoritos; a medida que el bebé lucha por dominar la habilidad motriz gruesa más difícil –caminar–, estos juguetes podrían ofrecerle la seguridad que necesita para estar de pie y, a la larga, poner un pie delante de otro. Este mes también podrías notar señales de que tu bebé –aun con lo pequeño y adorable que es– no seguirá siendo un bebé por mucho tiempo más. Lento, pero seguro, empezarás a notar ciertos comportamientos (una independencia creciente, el comienzo de la etapa de negatividad, rabietas primitivas, obstinación) que anticipan el tema del año que está por delante: soy un niño pequeño y estoy aquí para que me escuchen.

Lo que tu bebé podría estar haciendo

Todos los bebés van cumpliendo hitos según su propio ritmo de desarrollo. Si te parece que tu bebé no ha alcanzado uno o más de estos hitos, no te preocupes porque probablemente lo hará muy pronto. El ritmo de desarrollo de tu bebé es normal para él. Si algo te preocupa respecto a su desarrollo (porque has notado que no alcanzó una meta o si crees que experimenta una demora evolutiva), no dudes en consultarlo con el pediatra en la próxima visita, aunque él no te lo plantee. Los padres suelen notar matices en el desarrollo de sus bebés que a los médicos se les pasan por alto. Por lo general, los bebés prematuros alcanzan estos hitos más tarde que otros de la misma edad y, a menudo, lo hacen cuando se aproximan a su edad estimada (la que tendrían si hubieran nacido a término) y, a veces, más tarde.

A los doce meses, tu bebé... debería ser capaz de:

TÚ CONOCES AL BEBÉ MEJOR QUE NADIE

Cuando se trata del desarrollo de tu bebé, incluso los expertos coinciden en que tú también estás cerca de serlo, aunque no tengas un diploma en desarrollo infantil. A diferencia de un pediatra, que suele ver a tu bebé sólo una vez al mes o menos –y que atiende a otros cientos de bebés–, tú lo ves todos los días. Y tú eres quien pasa más tiempo que nadie interactuando con él. Probablemente, notas matices en su desarrollo que otros podrían no advertir.

Cada vez que tengas alguna preocupación sobre el desarrollo de tu bebé –ya sea porque está retrasado en algunas áreas, o porque parece haber olvidado alguna habilidad después de dominarla, o quizás porque presientes que algo podría no estar bien– habla con el doctor. Los expertos en desarrollo infantil creen que los padres no son sólo los mejores promotores de sus hijos sino que además pueden ser decisivos para el diagnóstico temprano de trastornos en el desarrollo, como el autismo. Un diagnóstico temprano puede permitir el tipo de intervención rápida que podría marcar una enorme diferencia en el desarrollo a largo plazo de un niño con autismo u otro trastorno evolutivo.

Para ayudar a los padres a que ayuden mejor a sus hijos, los médicos han establecido varias situaciones de alerta en el desarrollo que conviene tener en cuenta desde los doce meses. Es de esperar que tu pediatra considere esas advertencias durante las revisiones de rutina. Pero si tú notas que tu bebé de un año no intercambia sonidos contigo, si no sonríe o gesticula contigo, si no establece contacto visual contigo, si no señala o usa otros gestos para satisfacer sus necesidades, si no disfruta de los juegos sociales como las escondidas o "Palmas, palmitas", si no responde cuando lo llamas por su nombre o no mira cuando tú le señalas algo, díselo al médico. Es posible que no haya nada malo, pero nuevas evaluaciones, o quizás la recomendación a un especialista, pueden ayudar a determinar si hay motivos para preocuparse.

- caminar sosteniéndose de un mueble
- usar unos pocos gestos para señalar sus necesidades

...probablemente será capaz de:

- jugar "Palmas, palmitas" (aplaudiendo) o hacer adiós con la mano (la mayoría de los niños logra ambas cosas a los trece meses)
- beber de un vaso solo
- recoger con precisión un objeto diminuto con las puntas del pulgar y el índice (muchos bebés no lo consiguen hacer hasta casi los quince meses; como siempre, mantén todos los objetos peligrosos fuera de su alcance)
- permanecer de pie solito por un instante (muchos no lo logran hasta los trece meses)
- decir "mamá" o "papá", indiscriminadamente (la mayoría dirá al menos una de las dos a los catorce meses)
- decir una palabra que no sea "papá" y "mamá" (muchos no dirán su primera palabra hasta los catorce meses o más)

...tal vez podría ser capaz de:

- "jugar a la pelota" (haciéndola rodar hacia ti; muchos no lo consiguen hasta los dieciséis meses)
- permanecer de pie solito sin problemas (muchos no lo hacen hasta los catorce meses)

◆ hablar como en una jerga precaria (suena como si se tratase de un lenguaje extranjero; la mitad no empieza a hacerlo hasta después de su primer año, y muchos recién a los quince meses)

◆ caminar bien (tres de cada cuatro bebés no caminan bien hasta los trece meses y medio, y muchos hasta bastante más tarde. Quienes gatean bien pueden demorarse más en caminar; siempre que el resto del desarrollo sea normal, caminar tarde rara vez es motivo de preocupación)

...incluso podría ser capaz de:

◆ decir tres o más palabras además de "papá" y "mamá" (más o menos la mitad de los bebés no alcanza esta etapa hasta los trece meses, y muchos podrían tardar hasta los dieciséis)

◆ responder a una orden sencilla sin gestos ("dame eso", sin estirar la mano; la mayoría no alcanza esta etapa hasta después de su primer año, y muchos recién hasta los dieciséis meses)

Qué puedes esperar en el control médico de este mes

Cada médico tendrá su propio enfoque para los exámenes de rutina del bebé. Tanto la organización del examen físico como el número y tipo de técnicas de evaluación y procedimientos aplicados, variarán según las necesidades individuales del bebé. Pero, en general, cuando tu bebé tiene alrededor de doce meses, puedes esperar lo siguiente en una visita al médico:

◆ Preguntas acerca de cómo está la situación en casa con el bebé, contigo y con el resto de la familia, y sobre la alimentación, sueño y progreso general del pequeño.

◆ Medidas de peso, altura y circunferencia de la cabeza del bebé, y una evaluación de su progreso desde el nacimiento.

◆ Examen físico, incluyendo volver a chequear cualquier problema previo. Ahora que el bebé puede levantarse, le examinará los pies y las piernas estando parado con o sin apoyo, y cómo camina si es que ya lo hace.

◆ Un examen de anemia, si no lo ha hecho antes.

◆ Evaluación evolutiva. El pediatra podría practicar una serie de pruebas al bebé para evaluar su capacidad de sentarse de manera independiente, de levantarse y movilizarse (o incluso caminar), de buscar y agarrar objetos, de recoger con precisión un objeto diminuto con las puntas del pulgar y el índice, de buscar un objeto oculto o que se ha caído, de responder a su nombre, de cooperar para vestirlo, de reconocer y posiblemente pronunciar palabras como "mamá", "papá", "adiós" y "no", y de disfrutar juegos sociales como "Palmas, palmitas" y las escondidas. O quizás podría basarse en la observación y en tus informes acerca de lo que el bebé hace.

◆ Vacunas, si no las recibió antes y si el bebé goza de buena salud y no hay otras contraindicaciones. No te olvides de consultar previamente si tuvo alguna reacción antes (se le tomará una prueba de tuberculosis, sólo si tu pequeño corre un alto riesgo de haber estado en contacto con una persona infectada. Podría recibirla antes, o al mismo tiempo, que la vacuna MMR).

◆ Orientación sobre lo que puedes esperar en el siguiente mes con respecto a la alimentación, el sueño, el desarrollo y la seguridad infantil.

◆ Recomendaciones sobre suplementos de fluoruro, de ser necesario.

Tal vez quieras hacerle al pediatra las siguientes preguntas, si es que no las ha contestado antes:

◆ ¿Qué alimentos puedes comenzar a darle ahora al bebé? ¿Cuándo puedes darle trigo, cítricos, pescado, carnes, tomate, fresas y clara de huevo, si no lo has hecho ya?

◆ ¿Cuándo deberías destetarlo del biberón, si lo toma, o del pecho, si no lo has hecho todavía? ¿Cuándo puedes comenzar a darle leche entera?

◆ ¿Debes llevarlo al dentista? La AAP recomienda que los niños tengan su primera inspección dental entre el primer y el segundo año, o antes si corren un alto riesgo de caries.

◆ También plantea las preocupaciones que te hayan surgido en el último mes. Anota la información y las instrucciones del médico. Registra la información en un archivo permanente de salud (como peso del bebé, altura, circunferencia de la cabeza, vacunas, resultados de exámenes, enfermedades y remedios recetados, entre otros).

La alimentación de tu bebé: EL DESTETE DEL PECHO

El destete podría estar a la vuelta de la esquina, o podría ocurrir dentro de algunos meses (o aun años). Sea como sea, es un gran paso en ese largo camino hacia la independencia; un paso que significa que tu pequeño nunca volverá a depender tanto de ti para una alimentación (aunque puedes esperar muchos años de "¡Mamá, tengo hambre!", "¿qué hay para cenar?"). También es un paso casi tan trascendente para ti como para tu hijo, para el que deberás estar preparada física y emocionalmente. Para el apoyo y estrategias que necesitarás en esta etapa clave, llegue cuando llegue, lee lo siguiente.

EL DESTETE DEL PECHO

A medida que enfrentas uno de los mayores desafíos hasta ahora en el cuidado de tu bebé, podría consolarte saber que probablemente ya empezaste el proceso. La primera vez que le ofreciste un traguito de una taza, un sorbo de un biberón, o un mordisco de una cuchara, diste un paso hacia el destete. Desde entonces has estado dando otros pequeños pasos.

El destete es básicamente un proceso de dos fases:

PARA TU PROPIA COMODIDAD

A veces las mamás tienen más dificultades con el destete que sus bebés, tanto física como emocionalmente. El destete gradual hacia el final del primer año o después del primer cumpleaños probablemente ayudará a evitar mayores incomodidades físicas. Tal vez no experimentarás demasiada –o ninguna– congestión (si te ocurre, lee los consejos más abajo). Destetar de a poco también reducirá el impacto emocional para ti, aunque en realidad no lo eliminará totalmente. El destete, al igual que la menstruación, el embarazo, el parto y el período posparto, es una etapa de agitación hormonal y suele producir una depresión leve, mal humor y cambios de ánimo. Los sentimientos se ven exagerados por una sensación de pérdida y tristeza debido a que abandonas esta relación tan especial con tu bebé, especialmente si no planeas tener más hijos (en algunas pocas mujeres la depresión después del destete, similar a la depresión posparto, puede ser profunda y requiere ayuda profesional inmediata; consulta la página 749 para conocer las señales de advertencia).

Si necesitas destetar repentinamente, en especial en los primeros meses cuando tu suministro de leche es más abundante, podrías experimentar un mayor malestar. Como por ejemplo, una congestión extrema acompañada de fiebre y síntomas parecidos a los de la gripe. Además, la posibilidad de infección de los pechos y otras complicaciones es mucho mayor que con un destete gradual. Las compresas calientes y/o duchas calientes, además de Tylenol, pueden darte algún alivio. También podría ayudarte extraerte suficiente leche como para aliviar la congestión, pero no tanta como para estimular su producción. Consulta a tu médico si los síntomas no disminuyen después de 24 horas.

El destete repentino también podría ser estresante para el bebé. Si lo haces sin ninguna preparación anterior, asegúrate de darle a tu pequeño mucha atención, amor, mimos extras, y trata de reducir otras situaciones de estrés en su vida. Si tienes que ausentarte de tu casa, recuerda al papá, la abuela, otro familiar o una niñera cariñosa que hagan lo mismo.

Varias semanas después de destetar, tus pechos podrían parecer totalmente vacíos de leche. Pero no te sorprendas si todavía eres capaz de extraerte pequeñas cantidades de leche meses o incluso un año o más después. Esto es perfectamente normal. También es normal que los pechos tarden en recuperar su forma anterior, y a menudo terminan un poco más grandes o más pequeños. Con frecuencia quedan menos firmes, tanto por factores hereditarios como por el embarazo y la lactancia.

Primera fase: haz que el bebé se acostumbre a alimentarse de otra fuente además de tus pechos. Como un bebé que se amamanta puede tardar un mes o más en acostumbrarse a beber de una taza (y a veces un tiempo considerable antes de que esté dispuesto siquiera a probar otros métodos de alimentación), lo mejor es presentarle nuevos métodos bastante antes del momento en que esperes completar el destete.[1] Por eso es buena idea empezar la primera fase del destete ahora, incluso si no planeas destetarlo hasta que cumpla el año o más

---

1. Si decides destetar del pecho al biberón, recuerda que es buena idea destetar al bebé del biberón hacia el primer año o poco después, a fin de evitar los problemas de caries causadas por su uso excesivo (consulta la página 513).

LA LECHE AL DÍA

¿Estás pensando destetar a tu bebé del pecho o la fórmula cuando cumpla su primer año? ¿No estás segura de qué tipo de leche deberías darle después en taza o en biberón? La Academia Americana de Pediatría recomienda leche entera, que suministra la grasa y el colesterol extra que los niños pequeños necesitan para el desarrollo óptimo del cerebro y el sistema nervioso hasta que cumplen los veinticuatro meses de vida. Pero no cualquier tipo de leche entera. Por cuestión de seguridad, dale a tu pequeño sólo leche pasteurizada (no cruda).

Una vez que hayas reemplazado la lactancia a pedido o calibrado los biberones con la alimentación en taza, podrías preguntarte cómo serás capaz de determinar si tu bebé está recibiendo suficiente leche. El hecho es que casi todos los niños a quienes se les ofrece una opción bien equilibrada de alimentos saludables y se les permite saciar su apetito terminarán, en promedio, consumiendo todo lo que necesitan para nutrirse, incluyendo calcio. Beberán suficiente leche (y/o comerán suficientes alimentos que proporcionan calcio) cada día (o casi todos los días) sin que sus padres lleven la cuenta de cada onza.

Si quieres asegurarte de que éste sea el caso de tu bebé, puedes probar el siguiente experimento: mide tres tazas de leche todas las mañanas durante una semana (el requisito diario del bebé, además de un poquito extra para permitir el derrame). Viértela en un frasco limpio y refrigérala. Sirve toda la leche del bebé (para el cereal, para beber, para mezclar con puré de papas u otros vegetales). Si se ha terminado al final de casi todos los días, significa que tu bebé está consumiendo lo que necesita. No te preocupes si no la ha terminado todos los días o si, una o dos veces durante la semana, sobra bastante leche, especialmente si tu bebé también está recibiendo calcio (y proteína) de otras fuentes, como queso y yogur. Sin embargo, si te parece que rechaza regularmente los alimentos que proporcionan calcio y proteína, consulta al pediatra para saber si necesitas darle un poco más.

Ten en cuenta también que los niños amantes de la leche pueden consumir demasiado y dejar poco espacio para los demás alimentos en la dieta. Si tu bebé bebe regularmente mucho más de tres tazas de leche al día, en especial si está flaqueando en el consumo de sólidos, podrías tener que restringirla un poquito.

---

adelante (tal como lo recomienda la Academia Americana de Pediatría).

Mientras más tardes en presentarle un sustituto del pecho (la taza o vaso es el sustituto ideal a esta edad), más lento y difícil resultará el destete. Eso se debe a que, mientras más grande es el bebé, más obstinadamente se opondrá a los cambios. Si tu bebé se muestra muy inflexible con la taza o vaso, podrías tratar de vencer su resistencia de las siguientes maneras:

◆ Deja que le dé hambre. La idea no es privarlo de comida por horas, sino solamente que llegue al punto en que el hambre lo desgaste un poco. Trata de omitir (o posponer) una sesión de pecho al día y ofrécele el vaso o la taza. Si el bebé no tiene más alternativa, podría decidirse a tomar un sorbo.

◆ No dejes que te vea. Al igual que cuando le presentaste el biberón (si es que lo hiciste), es más probable que el bebé acepte la taza cuando la mamá no sea quien se la ofrezca.

◆ Varía los contenidos del vaso o la taza.

Algunos bebés se muestran más inclinados a aceptar la taza si está llena de la leche materna a la que están familiarizados. Otros son más abiertos a la experiencia si no se les recuerda el pecho materno. En ese caso, sustitúyela con fórmula (antes de que cumpla el año) o una mezcla de jugo y agua. Después de un año (con el visto bueno del pediatra), puedes pasar directamente a la leche entera de vaca.

◆ Varía las tazas o vasos. Si has probado con una taza o vaso regular, prueba con un vaso con boquilla. Si has probado el vaso con boquilla, intenta cambiarlo por uno regular. Es muy probable que los vasos decorados con figuritas le resulten más atractivos.

◆ Persevera. Sé paciente y despreocupada (como si no te importara si el bebé toma o no del vaso o la taza), y dale tiempo. A la larga, todos los niños aprenden a beber de un vaso o taza.

Segunda fase: disminuye la lactancia. A diferencia de un fumador que deja el cigarrillo o un adicto al chocolate que renuncia a él, hacerlo de golpe no es el mejor camino para un bebé que deja el pecho. Tampoco es lo mejor para la madre cuyos pechos pasan a retiro. Para el bebé es muy perturbador. Para la mamá, no sólo están los aspectos emocionales (agravados por los repentinos estragos hormonales), sino también los físicos. Las filtraciones, la congestión, los conductos obstruidos y las infecciones son más probables si la lactancia se detiene de repente. Por eso, a menos que haya de por medio una enfermedad, una necesidad urgente de viajar sin el bebé, o algún otro acontecimiento en tu vida que haga necesario el destete apresurado, hazlo lentamente. Desteta poco a poco, empezando por lo menos varias semanas –o hasta meses– antes de la fecha en que

te propongas hacerlo de manera definitiva. Aplaza el proceso completamente en momentos de cambio (mayores o menores) en la vida de tu bebé, como cuando llega una nueva niñera a su vida, mamá vuelve al trabajo, o la familia se muda a una nueva casa.

El método más común para el destete es empezar a eliminar sesiones de pecho de a una a la vez. Espera por lo menos unos cuantos días, aunque preferiblemente una semana, hasta que tus pechos y tu bebé se hayan adaptado a esa pérdida antes de imponer otra. La mayoría de las madres encuentra más fácil omitir primero la alimentación en la que el bebé parece menos interesado y toma menos, o la que interfiere más con la actividad de la mamá. En el caso de una madre que trabaja fuera de casa, suele ser la alimentación del medio día. Con los bebés menores de seis meses, que dependen principalmente de la leche para su nutrición, cada sesión de pecho debería ser reemplazada por fórmula. Con bebés mayores de seis meses y los que ya empiezan a caminar, un bocadillo o una comida (con una bebida en un vaso) pueden reemplazar las sesiones de pecho.

Si has estado dando el pecho a pedido, y la demanda ha sido muy irregular (en otras palabras, si has respondido a cada exigencia de tu bebé), podrías tener que reglamentarte un poco, a través de un horario regular y de un menor número de sesiones de pecho antes de que puedas pensar seriamente en destetar.

Más allá de cuál es el horario de una madre, las alimentaciones por la mañana temprano y tarde por la noche –las que dan el mayor confort y placer para la mamá y el bebé– suelen ser las últimas en eliminarse. De hecho, algunas mujeres siguen dándoles una o dos de dichas alimentaciones a sus bebés parcialmente destetados durante semanas o meses, sólo por la satisfacción que les proporciona (esta opción no está disponible para todas; algunas mujeres descubren que su producción de leche disminuye rápidamente después de haber reducido las sesiones de lactancia).

Para algunas mujeres, en especial las que pasan en su casa tiempo completo, disminuir la cantidad en todas las sesiones de alimentación, en vez de eliminar sesiones individuales, es un método que funciona bien. ¿Cómo funciona? Para empezar, al bebé se le da una onza de fórmula (o de leche entera de vaca si ya ha cumplido su primer año) en la taza o el biberón antes de darle el pecho, y después se lo deja menos tiempo succionando del pecho. Poco a poco, a lo largo de varias semanas, se aumenta la cantidad en la taza o el biberón y se disminuye el tiempo que se alimenta del pecho. A la larga, el bebé va consumiendo cantidades adecuadas de fórmula o leche y se completa el destete.

Una enfermedad ocasional, una dentición dolorosa o un cambio desorientador de ambiente o de rutina (como podría ocurrir en vacaciones), pueden producir un retroceso y hacer que el bebé exija el pecho más a menudo. Sé comprensiva y no te preocupes: ese contratiempo sólo será temporal. Una vez que la vida del bebé vuelva a la normalidad, podrás recomenzar tu misión.

Ten en cuenta que amamantar es sólo una parte de tu relación con el bebé. Abandonar esa función no debilitará los lazos ni disminuirá el amor mutuo. De hecho, algunas mujeres sienten que la relación se fortalece porque pasan menos tiempo amamantando y más tiempo interactuando activamente.

Durante el destete o después, tu bebé podría recurrir a otras fuentes de confort, como el pulgar o una manta. Eso es normal y saludable. También podría necesitar que le des atención extra, y debes dársela libremente. Sin embargo, la mayoría de los bebés no parece extrañar el pecho durante mucho tiempo. Algunos, de hecho, hacen la transición tan rápido que sorprenden a sus madres, todavía nostálgicas de los buenos tiempos de la lactancia.

Lo que podrías estar preguntándote

LA PRIMERA FIESTA DE CUMPLEAÑOS

"Toda la familia se está preparando para el primer cumpleaños de mi hija. Quiero que la fiesta sea especial, pero no quiero que sea demasiado para ella".

Muchos padres, presos del entusiasmo de planear una fiesta en el primer cumpleaños de su bebé, parecen perder de vista el hecho de que su bebé sigue siendo, de muchos modos… un bebé. La gala que planean con tanto cuidado pocas veces es adecuada para el invitado de honor, que probablemente se abrumará por la presión (demasiados invitados, demasiadas emociones, el tipo equivocado de entretenimiento) y pasará gran parte de la celebración en lágrimas.

Si quieres una celebración del primer cumpleaños digna de recordar, en vez de una que preferirías olvidar, sigue la siguiente estrategia:

Limita el número de invitados. Una sala llena de gente, incluso con caras conocidas, probablemente será abrumadora para tu pequeña, y lo más probable es que se aferre a ti bañada en lágrimas. Deja la lista larga de invitados para su boda y haz que ésta sea una celebración íntima, limitándola a algunos pocos familiares y amigos íntimos. Si pasa algún tiempo con otros bebés de su edad, podrías invitar a dos o tres; si no lo hace, su primera fiesta probablemente no será la mejor ocasión para iniciar su vida social.

Lo mismo con la decoración. Una habitación decorada con todo lo que la tienda de artículos de fiesta te pueda ofrecer, podría ser un sueño para ti, pero una pesadilla para tu hija. Demasiados globos, serpentinas, banderines, máscaras y sombreros, al igual que demasiada gente, podría ser excesivo para una niña de un año. Por eso, es conveniente una decoración sencilla, quizás con un tema que sepas que ella apreciará (su personaje favorito, por ejemplo, o también coloridos ositos de peluche). Si los globos son parte de tu plan, recuerda retirarlos cuando termine la fiesta, ya que los niños pequeños pueden asfixiarse con los trocitos de goma que quedan después de que se pinchan (los globos Mylar son una opción más segura).

Busca el momento oportuno. El horario es vital para la fiesta del primer año. Trata de organizar las actividades del gran día para cuando tu pequeña esté bien descansada, haya sido alimentada recientemente (no pospongas su almuerzo suponiendo que comerá en la fiesta) y en su horario regular. No planees una fiesta matutina si ella suele dormir siestas por la mañana, ni una fiesta al comienzo de la tarde si suele darle sueño después del almuerzo. Invitar a un bebé cansado a participar en la fiesta, es una invitación al desastre. Programa una fiesta breve, una hora y media como máximo, para que ella misma no esté hecha un desastre cuando termine la celebración o, peor todavía, en medio de la fiesta.

Deja que coma pastel. Pero asegúrate de que no sea el tipo de pastel que no debería comer (con chocolate, nueces o miel). En cambio, sirve un pastel de zanahoria o banana cubierto con crema batida fresca no azucarada o glaseado de queso crema, ya sea en forma de (o decorado con) su personaje favorito si tú preparas el pastel y te dejas llevar por tu veta artística. Si te agrada, sirve tu creación con helado. Corta el pastel a la hora en que sueles darle su bocadillo, si es posible, manteniendo sus porciones diminutas para evitar desperdicio. Finalmente, si decides servir alimentos para picar, escógelos pensando en la seguridad tanto como en la nutrición. Una fiesta de cumpleaños no es el momento oportuno para arriesgarse a que un bebé se atragante con palomitas de maíz, maní, salchichas de cóctel, uvas, vegetales crudos o pequeños *pretzels*. También, por seguridad, insiste en que todos los pequeños invitados coman sentados.

No contrates payasos. O magos, o cualquier otro animador pagado o voluntario que podría atemorizar a tu bebé o a alguno de sus compañeritos. Los niños de un año son especialmente sensibles e impredecibles. Lo que les encanta en un momento, los puede aterrorizar al siguiente. Tampoco trates de organizar a los niños en juegos formales, ya que todavía no están listos para eso. Sin embargo, si hay varios invitados pequeños, ten a mano una selección de juguetes para juegos no estructurados, con suficientes ejemplares del mismo objeto para evitar la competencia. Los artículos simples y seguros, como pelotas grandes de goma, libros de cartón o juguetes de baño, son divertidos y pueden ser distribuidos a los pequeñitos justo antes de abrir los regalos.

No esperes una actuación. Sería agradable, por supuesto, que tu hija sonriera para la cámara, que diera unos pasitos para lucirse, que abriera cada regalo con interés y emitiera un ruidito de aprobación, pero no lo des por sentado. Ella podría aprender a apagar las velitas si practica suficientemente durante el mes anterior a la fiesta, pero no esperes una cooperación plena, ni la presiones para que lo haga. En cambio, déjala que sea como es, aunque eso signifique que se retuerza en tus brazos durante la pose para la foto, se niegue a pararse sobre sus pies durante la exhibición de caminata o se ponga a jugar con la caja vacía en vez del regalo costoso que traía en su interior.

Regístralo para la posteridad. La fiesta se terminará tan rápido como la infancia de tu hija. Registrar la ocasión con fotos o en video bien valdrá la pena el esfuerzo.

TODAVÍA NO CAMINA

"Hoy es el primer cumpleaños de mi hijo y todavía ni siquiera ha intentado dar sus primeros pasos. ¿No debería estar caminando a esta altura?".

Puede ser apropiado para un bebé dar sus primeros pasos en la fiesta de su primer cumpleaños (y un gran entretenimiento para los adultos, por cierto), pero pocos están dispuestos o en condiciones de hacerlo. Aunque algunos comienzan a caminar semanas o incluso meses antes, otros no alcanzarán esa meta trascendente hasta mucho después (a veces cuando mamá y papá no están presentes). Si bien pasar el primer cumpleaños sin dar un solo paso podría ser decepcionante para los familiares, y especialmente para los que han preparado el equipo de video para capturar el hecho histórico, de ningún modo es una señal de un problema de desarrollo.

La mayoría de los niños, de hecho, no empieza a caminar hasta después de su primer cumpleaños. Y la edad a la que el

---

UNA PRÁCTICA PARA EVITAR

Ahora que tu hijo se para en sus dos pies, o casi, podrías tentarte a probar una de las actividades favoritas de la primera infancia: tomarlo entre dos de las manos y levantarlo para balancearlo en el aire. Pero resiste la tentación. Como las articulaciones del niño todavía no están lo suficientemente firmes, balancearlo sosteniéndolo de las manos o girarlo o tironearlo repentinamente de un brazo (para que se mueva más rápido) puede dislocarle el codo o el hombro, lo que resulta muy doloroso aunque fácil de reparar.

---

bebé da sus primeros pasitos, ya sea nueve meses, quince meses o más tarde, no es reflejo de su inteligencia o su éxito futuro en alguna área (incluso el atlético).

El momento en que un bebé empieza a caminar suele estar relacionado con su composición genética, ya que caminar pronto o tarde viene de familia. O también puede estar vinculado con su peso y contextura: un bebé fuerte y muscular tiene mayor probabilidad de caminar antes que un niño apacible y rollizo, y uno con piernas cortas y macizas antes que otro con piernas largas y delgadas con las que le cuesta mantenerse en equilibrio. O con su personalidad: un niño que asume riesgos tiene mayor probabilidad de caminar antes que otro naturalmente cauteloso. También podría estar relacionado con cómo y cuándo aprende a gatear. Un bebé que no gatea bien o que no gatea en absoluto, a veces camina antes que el bebé que está perfectamente contento movilizándose a gatas.

Una experiencia negativa –quizás una mala caída la primera vez que un bebé de un año se soltó de la mano de uno de los padres– también podría retrasar esos primeros pasos. En ese caso, el bebé podría no volver a arriesgarse hasta estar muy estable, en cuya oportunidad podría largarse como un profesional, en vez de con la torpeza rígida de un aficionado. El niño que ha sido presionado por los padres demasiado ansiosos para que practique varias veces al día podría rebelarse (particularmente si es obstinado), y caminar de manera independiente más tarde de lo que lo habría hecho si se le hubiese permitido hacerlo en sus propios términos y a su propio ritmo. Los primeros pasos de un bebé que ha visto su energía consumida por una infección de oídos, la gripe u otra enfermedad podrían posponerse hasta sentirse mejor. Un bebé que ha estado movilizándose de una habitación a otra podría retroceder repentinamente a la pauta de una caída cada tres pasitos cuando no se siente bien, sólo para volver a moverse en cuanto se vuelve a sentir bien.

Un bebé que siempre está confinado dentro de un corralito de juego con paredes de malla (en el que no puede apoyarse para ponerse de pie), sentado en su cochecito, dejado en un ExerSaucer, o que tenga pocas ocasiones de desarrollar los músculos de las piernas y la confianza, parándose y movilizándose, podría tardar en caminar. De hecho, también podría desarrollarse con lentitud en otros frentes. Dale a tu bebé mucho tiempo y espacio para practicar ponerse de pie, movilizarse, pararse y dar pasitos en una habitación que no tenga alfombras repartidas por el suelo ni un piso resbaloso que le puedan provocar un desliz, y que tenga muchos muebles seguros para apoyarse sobre ellos, dispuestos uno cerca del otro para que se desplace con seguridad o dé pasitos muy pequeños. Lo hará mejor si está descalzo, ya que los bebés usan los dedos de sus pies para aferrarse cuando dan sus primeros pasos; los calcetines son resbalosos, y los zapatos demasiado rígidos y pesados.

Aunque muchos bebés perfectamente normales, incluso muy despiertos,

no caminan hasta la segunda mitad de su segundo año de vida –en especial si uno o sus dos padres no lo hicieron–, un bebé que no está caminando a los 18 meses debería ser examinado por su médico para descartar la posibilidad de que factores físicos o emocionales estén interfiriendo con su capacidad para caminar. Sin embargo, incluso a esa edad –y por supuesto a los doce meses– un niño que aún no camina no es una señal de alarma.

Mayor Ansiedad de Separación

"Hemos dejado a nuestro bebé con una niñera antes, pero ahora hace un escándalo cada vez que nos dirigimos a la puerta para salir".

Para un niño de un año, separarse de sus padres por la noche no sólo aumenta su dolor sino también sus lamentos. Y tu bebé no es el único en esta situación. La ansiedad de separación afecta en cierto grado a la mayoría de los bebés, y a algunos muy profundamente.

Aunque te podría parecer que tu hijo está retrocediendo –después de todo, nunca le había molestado antes quedarse con la niñera–, la ansiedad de separación es en realidad una señal de que está madurando. En primer lugar, se está volviendo más independiente, pero con condiciones (tu presencia). Cuando se aventura a explorar el mundo en dos pies (o a gatas), se consuela sabiendo que tú estás muy cerca por si te necesita. Cuando se separa de ti (como cuando se aleja para explorar el jardín de juegos) lo hace en sus propios términos. Pero cuando tú te separas de él (como cuando lo dejas con una niñera para salir a comer y ver una película), no es él quien decide. Y aquí entra a jugar la ansiedad. En segundo lugar, ahora es capaz de comprender el complejo concepto (para un bebé) de la permanencia de los objetos, que cuando alguien o algo no está visible, sigue existiendo.

Cuando era más pequeño y tú te ibas, no te extrañaba; si no estabas frente a su vista, no estabas en su mente. Ahora, cuando no te ve, tú sigues en gran medida en su mente, lo que significa que ahora puede extrañarte. Y como todavía no ha entendido el concepto aún más complejo del tiempo, no tiene idea de cuándo volverás o si lo harás. Esto es motivo de una mayor ansiedad. También influye el que tenga una mejor memoria, otra señal de que está madurando. Tu bebé recuerda qué significa cuando te pones tu abrigo y le dices "adiós". Ahora es capaz de anticipar que te irás durante un período indefinido cuando sales por la puerta. Un niño que no se ha quedado muy seguido con una niñera (y comprueba que sus padres regresan con frecuencia), podría preguntarse si alguna vez volverás, lo que aumenta su ansiedad.

Aunque algunos bebés pueden dar señales de ansiedad de separación tan pronto como a los siete meses, por lo general, en la mayoría se agudiza entre los doce y los dieciocho meses. Pero, al igual que todo lo relacionado a su desarrollo, la etapa de ansiedad de separación varía de un niño a otro. Algunos bebés y niños pequeños jamás la experimentan, mientras que otros la sufren mucho más adelante, entre los tres y los cuatro años. Para algunos sólo dura unos pocos meses; para otros se prolonga durante años, a veces continuamente y otras de manera intermitente. Determinado estrés en su vida, como una mudanza, un nuevo hermanito, una nueva niñera e incluso tensión en el hogar, pueden desencadenar un primer episodio de ansiedad de separación o uno de tantos.

La ansiedad de separación se manifiesta más frecuentemente cuando dejas a tu bebé en manos de otra persona, cuando vas a trabajar, cuando sales en la noche o cuando lo dejas en una guardería. Pero también puede ocurrir cuando lo acuestas por la noche (consulta la página 540). Sin importar cuál es el motivo desencadenante, los síntomas son los mismos: se aferrará a ti desesperadamente (con una fuerza sobrehumana que hace que esos brazos y deditos sean muy difíciles de separar), llorará sin consuelo, resistirá todos los intentos de la niñera para calmarlo y te dejará muy en claro que no quiere que te vayas. Todo eso te hará sentir culpable y alterada, preguntándote si la separación vale la pena por la ansiedad que provoca en él y en ti.

Pero aunque te resulte perturbador, la ansiedad de separación es normal para el desarrollo de tu bebé, tan normal como aprender a caminar y hablar. Si le ayudas ahora a aprender a manejar las separaciones le servirá para enfrentarlas mejor cuando sea un niño más grande.

Para disminuir la ansiedad de tu bebé y tu sentido de culpa, y para que se adapte mejor a quedarse solo con una niñera y separado de ti, sigue los siguientes consejos antes de salir:

◆ Asegúrate de dejar a tu bebé con una niñera que además de ser confiable, sea comprensiva, paciente, receptiva y cariñosa, sin importar lo difícil que resulte el momento de la separación.

◆ Pídele a la niñera que llegue por lo menos quince minutos antes de tu partida (o antes, si es la primera vez que lo cuidará) para que los dos realicen alguna actividad en conjunto (jugar con un rompecabezas, armar estructuras con bloques, acostar al osito a dormir) mientras tú todavía estás cerca. Sin embargo, ten en cuenta que tu bebé podría negarse a relacionarse con la niñera mientras todavía estés en la casa (incluso si ya está familiarizado con ella). Después de todo, aceptar jugar con la niñera podría significar que está de acuerdo con que lo dejes solo con ella. Pero no te preocupes; una vez que te hayas ido, lo más probable es que comience a jugar con ella.

◆ Si es posible, trata de programar las salidas después de siestas y de sesiones de alimentación. Los bebés son más sensibles a todo tipo de ansiedad cuando están cansados o tienen hambre. También están siempre más sensibles cuando están enfermos, aunque si tú no puedes cancelar tus planes, no hay mucho que puedas hacer al respecto.

◆ Avísale previamente a tu bebé de tu partida. Si tratas de evitar un escándalo saliendo de la casa sin que te vea (o cuando duerme), le dará pánico cuando se dé cuenta de que te has ido (o cuando se despierte y no estés allí). También podría empezar a temer que podrás irte sin advertencia en cualquier momento, y podría responder con un apego excesivo hacia ti. En cambio, dile que saldrás de casa diez a quince minutos antes de tu partida. Si le das más tiempo del señalado podría olvidarse, y si le das menos tiempo podría no tener la oportunidad de adaptarse.

◆ Toma seriamente la ansiedad de tu bebé. Con tranquilidad y cariño (pero sin ninguna muestra de estrés) dile que sabes que está alterado y que no quiere que te vayas, pero que volverás pronto.

◆ Haz que cada partida esté acompañada de un ritual alegre, con un abrazo y un beso por parte de ambos. Pero no prolongues las despedidas ni las hagas demasiado sentimentales. Mantén una sonrisa aunque él esté llorando y trata de tomar la situación con calma (si tú pareces contrariada, él intuirá que hay algo que temer). Si hay una ventana, él y la niñera te pueden decir adiós mientras te alejas.

◆ Asegúrale que regresarás. "Hasta la vista, *baby*" son frases que puedes usar para que él la empiece a asociar con tu partida y con tu regreso.

◆ Una vez que te vayas, ándate. Si vuelves a aparecer en la puerta después de haber salido, sólo harás la situación más difícil para ti, tu bebé y la niñera.

◆ Si es posible, empieza con separaciones breves. Limita la primera a una o dos horas. Una vez que esté confiado de que regresarás, podría tolerar más esas breves salidas y estar listo para otras más largas. Aumenta el tiempo de tu ausencia de a quince minutos por vez, hasta que puedas ausentarte varias horas. A medida que tu bebé se vaya acostumbrando a estar separado de ti, puedes prolongar tus ausencias.

◆ Dile a tu bebé cuándo regresarás. Aunque todavía no lo comprenda, es buena idea empezar a inculcarle conceptos de tiempo que a la larga podrá entender: "vendré después de que duermas la siesta" o "volveré cuando estés cenando" o "te veré cuando despiertes".

Recuerda que la ansiedad de separación no es eterna. Con bastante rapidez, tu hijo aprenderá a separarse de ti fácilmente y sin tristeza. Demasiado fácilmente y sin tristeza, para tu parecer. Un día, cuando tu adolescente salga rumbo a la escuela con un "adiós" mecánico y (si se lo pides cariñosamente) con un beso todavía más mecánico, recordarás con nostalgia los días en que no podías separar esos deditos y brazos aferrados a ti.

APEGO AL BIBERÓN

"Esperaba destetar a mi hijo del biberón al año, pero está tan apegado a él que ni siquiera puedo sacárselo un minuto, y ni qué hablar definitivamente".

Al igual que su osito de peluche o manta favoritos, el biberón es una fuente de confort emocional y gratificación para un niño pequeño. Pero al contrario que los objetos de seguridad adorables, el biberón puede ser perjudicial si se usa de manera inadecuada o si se usa mucho pasado el primer cumpleaños.

Esto significa que tienes razón, que el mejor momento para quitárselo es ahora. Para saber por qué es sabio hacerlo ahora, consulta la página 513. Y para saber cómo hacerlo poco a poco, consulta la página 514.

CÓMO ACOSTAR AL BEBÉ QUE HA SIDO DESTETADO

"Nunca he acostado a mi hija cuando está despierta, ya que siempre se queda dormida mientras la amamanto. ¿Cómo podré hacer que se duerma en la noche después de destetarla?".

Qué fácil ha sido para tu pequeña succionar con gran felicidad hasta quedarse dormida. Y qué fácil ha sido para ti amamantar, asegurándote una noche tranquila libre de problemas. A partir de ahora, sin embargo, si estás realmente dispuesta a destetarla de su alimentación nocturna, acostarla requerirá un poco más de esfuerzo por ambas partes.

Al igual que un hábito para dormirse –desde las píldoras hasta los programas nocturnos de televisión–, el hábito de la alimentación nocturna puede superarse. Una vez que se supera,

---

SI LA VACA NO TE SIRVE

Tu pequeño de un año está listo para pasar de la fórmula a la leche. El único problema es que es alérgico a la leche de vaca y el pediatra te ha sugerido que la sustituyas por leche de soya. Si te preocupa que tu hijo no reciba suficiente grasa en su dieta, ya que la leche de soya sólo tiene más o menos la mitad de grasa de la leche entera, tranquilízate. Aunque es cierto que la leche de soya sola no le suministrará toda la grasa que un niño menor de dos años necesita para el desarrollo óptimo del cerebro, la leche no será la única fuente de grasa en su dieta. Recibirá mucha grasa a través de una dieta equilibrada que incluya carne, pescado, aves y aceites de cocina (pregúntale al pediatra de qué manera tu pequeño puede satisfacer todas sus necesidades de grasa con otros alimentos). Después de su segundo cumpleaños, sus necesidades de grasa disminuirán, aproximadamente a las mismas de un adulto.

---

tu bebé habrá dominado una de las habilidades más valiosas en la vida: conciliar el sueño sin ayuda. Para hacer realidad este objetivo, sigue el siguiente plan, empezando mucho antes del momento en que quieras destetar:

Mantén los viejos rituales. Una rutina antes de acostarse, con cada tema en el programa llevado a cabo en el mismo orden todas las noches, puede surtir su magia soporífica en cualquier persona, adulto o niño. Si todavía no has establecido un ritual para tu bebé, hazlo por lo menos dos semanas antes de que planees destetarla del pecho durante la alimentación nocturna. También asegúrate de que las condiciones ambientales sean propicias para dormir: la habitación a oscuras, a menos que tu hija prefiera una luz nocturna, ni demasiado calurosa ni demasiado fría, y silenciosa; con el murmullo habitual en el resto de la casa para hacerle saber que estás allí si te necesita (consulta la página 475 para obtener más consejos sobre cómo hacer dormir al bebé; lee también la siguiente pregunta).

Agrega una novedad. Una semana o pocos días antes de la fecha indicada, agrega un bocadillo a su ritual nocturno (si es que no está incluido ya). Ella puede comer el bocadillo luego de que le pongas el pijama, mientras tú le lees un cuento. El bocadillo debe ser ligero, pero satisfactorio (un pequeño *muffin* de grano integral y una media taza de leche –una vez que haya cumplido el año– o quizás un trozo de queso y una galleta de arroz), y deja que lo disfrute en tu falda, si a ella le agrada. La mini comida no sólo reemplazará con el tiempo al pecho, sino también la leche tendrá un efecto inductor del sueño. Por supuesto, si le has estado cepillando los dientes antes de acostarla, ahora tendrás que cambiar esa parte de su rutina hasta después del bocadillo. Si tiene sed después de que le has lavado los dientes, ofrécele agua.

Rompe el viejo hábito, pero no trates de reemplazarlo por uno nuevo. Tu hija podría quedarse dormida mientras la meces, le cantas o a través de otro recurso para dormir. Pero si quieres que se acostumbre a dormir sola, tendrás que dejar que ella encuentre la manera de conciliar el sueño por su cuenta. Hazle muchos mimos durante la rutina nocturna, y después acuéstala sequita, feliz (ojalá), cómoda y adormecida, pero despierta.

No hay inconveniente si quieres quedarte un rato, dándole suaves palmadas y tranquilizándola. Consulta la página 390 para obtener más consejos sobre cómo ayudar al bebé a dormirse por sí solo.

Espera algunos llantos. Posiblemente unos cuantos, al principio. Es probable que tu pequeña se resista a esta nueva rutina nocturna, y que lo haga ruidosamente. Muy pocos bebés aceptarán el cambio sin protestar, aunque algunos podrían aceptarlo mucho más fácilmente si la mamá (y sus pechos, un recordatorio constante) no es quien los acuesta. Pero puedes esperar también que tu bebé se adaptará con bastante rapidez al ritual nocturno sin el pecho materno, al igual que a todos los aspectos del destete.

ANSIEDAD DE SEPARACIÓN A LA HORA DE ACOSTARSE

"Nuestro bebé solía dormirse fácilmente y dormía toda la noche. Pero de pronto se ha empezado a aferrar a nosotros y llora cuando lo acostamos, y además se despierta llorando durante la noche".

La ansiedad de separación, ese duende travieso de día que suele alcanzar su punto más alto entre los doce y los catorce meses, también puede aparecerse de noche. De hecho, como la separación por la noche deja a un bebé completamente solo, puede provocar todavía mayor ansiedad que durante el día.

Para los padres que duermen con el bebé, no es problema ya que no hay separación. Para los padres que desean seguir durmiendo solos (o comenzar a hacerlo), hay soluciones frente a la ansiedad de separación durante la noche. Para ayudar a tu bebé a conquistar sus temores de estar solo:

◆ Asume que es normal. La mayoría de los bebés que sufre de ansiedad de separación durante el día, también la experimentará por la noche. Esto no quiere decir que tu bebé siente que no lo quieren o no lo cuidan, ni que tú estés haciendo algo mal. Esto significa que está creciendo, pero todavía tiene mucho camino por recorrer (consulta la página 536 para más información sobre la ansiedad de separación).

◆ **Mantén un ambiente tranquilo a la hora de acostarlo.** Intenta que la hora o dos horas antes de acostarlo sean lo más tranquilas, reconfortantes y acogedoras posible, especialmente si has estado en el trabajo todo el día, pero también si has estado ocupada en la casa. Trata de darle a tu bebé toda la atención que puedas y espera a que se duerma antes de ocuparte de otras tareas, como preparar la comida, cenar o ponerte al día con el papeleo. Esto le ayudará a mantener un bajo nivel de estrés antes de acostarse, y llevarse a la cama la atención de mamá y papá.

◆ **Mantén las rutinas.** Una rutina nocturna no es sólo para hacerlo dormir, sino también para reconfortarlo en una etapa de la vida de tu bebé en que el bienestar proviene de la consistencia. Cada noche le asegura que los mismos hechos ocurrirán en la misma secuencia (la falta de sorpresas significa menos ansiedad). Una rutina a la hora de acostarse también puede convertirse en el inicio de un ciclo nocturno que tu bebé llegará a anticipar (en lugar del miedo), comenzando con un baño, seguido por acostarse y dormir, y terminando con el despertarse por la mañana. Intenta no alejarte de la rutina ni siquiera en los detalles, como invertir el orden del baño con el bocadillo u omitir la canción de cuna. El bienestar del bebé viene al saber exactamente lo que puede esperar (consulta la página 476 para más información sobre los rituales a la hora de dormir).

◆ **Llena el vacío con un objeto de transición.** Alrededor del primer año de vida, cuando las transiciones resultan tan difíciles para los pequeños, un objeto de transición (o de confort) a menudo le ayuda a llenar el vacío. Podría ser un animalito de peluche favorito, una pequeña manta (para sostener; las mantas grandes todavía no se recomiendan a esta edad; consulta la página 555), o incluso un recordatorio seguro de ti (como una camisa que hayas usado). No todos los niños se reconfortan con dichos objetos, pero muchos lo hacen. Con el objeto en su posesión, es posible que a tu bebé le resulte menos estresante cuando te alejas y facilite esa complicada transición de la vigilia al sueño.

◆ **Reconfórtalo, pero sin sentimentalismos.** Dale a tu bebé un abrazo y un beso antes de acostarlo en la cuna, y después dile buenas noches. La consistencia también es importante en esta circunstancia; es conveniente que tus palabras de despedida sean siempre las mismas al igual que el resto de la rutina para dormir (algo así como "buenas noches, que duermas bien; te veré cuando llegue el día"). Un tono de voz cariñoso y suave, le ayudará; si tu bebé siente que tú estás ansiosa por dejarlo, él también lo estará.

Si tu bebé llora, cálmalo y consuélalo, volviendo a acostarlo si se pone de pie. Pero no lo tomes en brazos, no enciendas la luz ni te quedes hasta que se haya dormido. Usa esta estrategia también si tu bebé vuelve a levantarse durante la noche. Sé consistente en el modo en que lo consuelas, usando las mismas técnicas y las mismas palabras, pero trata de hacerlo cada vez menos cada noche, ofreciéndole confort primero desde el costado de la cuna, después a unos pasos de distancia, y finalmente desde la puerta. En este momento puede servir una frase como "Mamá (o papá) está aquí. Vuelve a dormir. Te veré en la mañana", para reforzar el mensaje de que la noche terminará con un nuevo día.

◆ Sé constante. Vale la pena repetirlo, y repetirlo... Sin constancia, la vida es confusa para los niños pequeños. Y sin constancia, las técnicas de crianza están destinadas al fracaso. Con determinación de tu parte, tu bebé aprenderá a superar la ansiedad de separación nocturna, y dejará de resistirse a acostarse y dormir.

◆ Trata de no sentirte culpable. Quedarte con el bebé toda la noche no le ayudará a superar la ansiedad de separación nocturna (al igual que evitar dejarlo con una niñera no le ayudará a superar la ansiedad de separación durante el día). Pero sí lo hará una rutina constante, aplicada con amor.

Algunos bebés también empiezan a despertarse por la noche cuando le comienzan a salir los molares. Si es así, consulta la página 477.

TIMIDEZ

"Mi marido y yo somos muy extrovertidos, y nos sorprende ver lo tímida que es nuestra hija".

La naturaleza indecisa de un bebé frente a situaciones nuevas y a gente nueva a esta edad no suele ser resultado de la timidez sino de un comportamiento normal del desarrollo. Varios factores contribuyen a esta conducta, que suele ser común en casi todos los niños:

◆ Ansiedad frente a los desconocidos. Algunos bebés empiezan a manifestar esta reticencia frente a todos, con excepción de mamá y papá, a partir de los siete meses, aunque muchos no comienzan a manifestar timidez ante los extraños hasta acercarse al primer año (consulta la página 480).

◆ Ansiedad de separación. Las situaciones que requieren socializar, a veces exigen separarse de mamá y papá. Que se aferre a ti en un grupo de juegos o cuando una amiga de la familia trata de tomarla en brazos, no es necesariamente una señal de que tu hija sea tímida, sino que teme aventurarse sin tu compañía a esta altura de su desarrollo (consulta la página 536).

◆ Ansiedad frente a lo "no familiar". Para un bebé que recién aprende a movilizarse, el mundo es un lugar fascinante para explorar, pero también puede provocar temor. La independencia que le permite pararse sobre sus dos pies es estimulante, pero a la vez puede ser desconcertante. En vista de tantos cambios, los bebés más grandes y los niños pequeños suelen apartarse de lo que no les es familiar y se reconfortan con la rutina. Esta actitud vacilante se puede interpretar fácilmente como timidez.

◆ Ansiedad social. Lo que parecer ser timidez, podría ser en realidad sólo una falta de experiencia social. Esto es especialmente probable si tu hija ha hecho la mayor parte de su socialización contigo o con una sola cuidadora, y no ha estado expuesta desde edad temprana a situaciones de grupo (como una guardería infantil). Es demasiado pronto para suponer que tu pequeña no se destacará en sociedad (a través de mucha práctica y sin presionarla). Para el tercer cumpleaños, muchos niños que parecían "tímidos", hacen rápidos progresos en el arte de la socialización.

Por supuesto, algunos niños son más tímidos por naturaleza y otros más extrovertidos. De hecho, las investigaciones demuestran que muchos rasgos de la personalidad son al menos parcialmente predeterminados por la genética. Algunos investigadores han descubierto que la timidez está determinada en un 10% por la naturaleza y el 90% restante por la crianza; otros consideran que la genética desempeña un papel mayor. Aunque no sea una característica que manifiesten sus padres, la transmiten a sus hijos. Si bien es posible que los padres ayuden a modificar la timidez en sus hijos –y ayudarles a convertirse en parte de la fiesta, o aun en el alma de la fiesta–, no es posible hacerla desaparecer por completo. Ni tampoco debería ser su objetivo. La timidez debe ser respetada como parte de la personalidad de un niño.

Aunque muchos niños "tímidos" mantienen un rinconcito interior reservado durante todas sus vidas, casi todos resultan ser adultos bastante extrovertidos. No es la insistencia ni las presiones de los padres para actuar en sociedad lo que hace perder la timidez a un niño, sino ser criados con amor y mucho apoyo. Llamar la atención sobre la timidez de una niña ("¡qué tímida es esta niña!") sólo la intensificará; presentarla como una falla sólo afectará su autoconfianza, que a su vez la hará más insegura en situaciones sociales. Por otra parte, apoyar su autoestima le ayudará a sentirse más a gusto con los demás, lo que a la larga contribuirá a disminuir su timidez.

Por ahora, alienta a tu hija en situaciones sociales (por ejemplo, siéntate con ella en el piso y así se sentirá más cómoda jugando en la fiesta de cumpleaños de otro niño; sujétala para que se sienta segura cuando los demás se acerquen a saludarla). Pero no la presiones. Deja que tu hija responda a la gente en sus pro-

pios términos y a su propio ritmo, haciéndole entender que siempre estarás ahí para ella si necesita una pierna a la que aferrarse o un hombro donde ocultar su cabecita.

HABILIDADES SOCIALES

"Hemos participado en un grupo de juego en las últimas semanas y he notado que mi hija no juega con los otros niños. ¿Cómo puedo lograr que sea más sociable?".

No puedes y no deberías intentarlo. Aunque un niño es un ser social desde su nacimiento, no es capaz de ser realmente sociable hasta por lo menos los dieciocho meses, como comprobarás si observas "jugar" a cualquier grupo de bebés y niños pequeños. Aunque los pequeños en un grupo de juegos pueden interactuar (a menudo lo suficiente para agarrar la palita de otro niño o empujar a otro para alejarlo de un juguete que ha llamado su atención), casi todos sus juegos los realizan de manera paralela, es decir, juegan uno al lado del otro, pero no juntos. Es posible que disfruten de observar a los niños mientras juegan, pero no necesariamente unirse a ellos. Natural y normalmente egocéntricos, todavía no son capaces de reconocer que otros niños pueden ser excelentes compañeros de juegos. De hecho, todavía los ven en gran medida como objetos; como objetos móviles e interesantes, pero objetos al fin de cuentas.

Todo esto es completamente adecuado a su edad. Aunque los niños de un año que han tenido mucha práctica en juegos de grupo podrían progresar más rápidamente en cuanto a sociabilidad, todos los niños progresan tarde o temprano. Si presionas a tu hija para que juegue con otros niños en su grupo, sólo le harás apartarse completamente de dichas situaciones. Para un mejor resultado, dale a tu hija la oportunidad de socializar y déjala que lo haga a su propio ritmo.

COMPARTIR

"Mi bebé pertenece a un grupo de juegos. Él y los otros chicos parecen pasar la mayoría del tiempo peleando por los mismos juguetes. ¿Cuándo mejorará la situación?".

Tú y los otros padres del grupo de juegos pueden estar seguros de que seguirán actuando como árbitros por lo menos durante dos años más. Recién en la segunda mitad del segundo año de vida el niño empieza a comprender la idea de que un objeto que desea puede pertenecer a otra persona, un concepto que debe adquirir para entender lo que significa compartir, lo que sucederá en algún momento alrededor de los tres años. Hasta ese instante de iluminación, "mío" será el único término de posesión en su vocabulario. Por ahora, las necesidades y deseos de tu hijo serán lo único que le importen, y seguirá tratando a sus pares como objetos sin necesidades ni deseos propios. No es de sorprender que él no será el único. Como esta conducta es completamente adecuada a su edad (los bebés y los niños pequeños deben aprender y preocuparse de ellos mismos antes de aprender y preocuparse de los demás), cada niño en su grupo de juegos seguirá creyendo que su deseo de jugar con cualquier o todos los juguetes es un derecho absoluto.

Más adelante en el segundo y tercer años las tácticas para llegar a un mutuo acuerdo –como establecer un horario para que tres niños puedan turnarse para jugar con el mismo juguete– ayudará a estimular la noción de compartir y ayudará a mantener la paz, pero aún son demasiado complicadas para que un niño de esta edad las pueda comprender

o respetar. Una buena idea es tener varios juguetes iguales o similares en las sesiones de juegos, lo que reducirá los conflictos. De no ser así, la distracción de un adulto –para desviar la atención del juguete en disputa a otro juego o actividad– suele dar resultado.

Enséñale a compartir mediante el ejemplo cada vez que puedas (cuando le ofrezcas a tu bebé la oportunidad de jugar con tu revista, hazle entender que "estás compartiendo mi revista"; cuando le des un trocito de tu sándwich, dile que "estás compartiendo mi sándwich"). No convertirás a tu hijo en un modelo de generosidad de la noche a la mañana, pero te permitirá reforzar los valores que quieres inculcarle. Por otra parte, presionar a tu hijo para que comparta, no sólo herirá el sentido naciente de su individualidad, sugiriendo que sus necesidades son menos importantes que las de otros, sino también podría convertirlo en un acaparador. Un niño que siente que sus posesiones siempre están en peligro, estará menos dispuesto a compartirlas libremente y más dispuesto a guardarlas celosamente.

También es importante mantener la perspectiva cuando tu hijo se niegue a que otro pequeño toque siquiera sus camiones u ositos, cuando no comparta ni una sola de sus galletas con un niño en el parque, y cuando proteste si a su primo más pequeño le dan un paseo en su cochecito. Después de todo, ¿cuántas veces dejas que una amiga –y ni digamos un extraño– conduzca tu auto, tome prestada una joya preciada, o tome tu lugar en tu sillón favorito?

EL BEBÉ DA GOLPES

"Mi hijo está en un grupo de juegos con otros niños que son un poquito más grandes. Algunos de ellos golpean cuando no consiguen lo que quieren, y

mi hijo ha empezado a hacerlo también. ¿Qué debo hacer?".

En primer lugar, conviene comprender por qué tu hijo golpea. Golpear, al igual que otras formas de comportamiento agresivo, es común entre los niños de un año por muchas razones. Por un lado, es una forma de comunicación. Como todavía carecen del vocabulario que un día les permitirá decir "¡me estás haciendo enojar!" o "¡devuélveme mi camioncito!", golpear puede expresar lo que las palabras todavía no pueden. Por otra parte, es una forma de liberar su frustración. Frustración por ser un pececito tan pequeño en una laguna cada vez más grande; frustración en gran medida por ser incapaz de controlar y manipular su entorno (y a quienes están en él); frustración por sus habilidades todavía limitadas (que parecen que no pueden seguir el ritmo de lo que quisiera lograr). Si añades a todos esos factores el egocentrismo natural del pequeño (que hace que un niño trate a sus pares como objetos, y que va de la mano, o del puño, de una falta de empatía), una falta fundamental de control de los impulsos (no piensa antes de golpear), una escasez de habilidades sociales (éstas no vienen como equipo estándar en un ser humano, sino que deben ser aprendidas y practicadas en el tiempo), y un afán de imitación (es probable que adquirió el hábito de pegar de los que golpean), no es de sorprender que el grupo de juegos de tu hijo se haya convertido en una sesión de boxeo. La reacción interesante que despierta el golpe (por lo general, el llanto) alienta a su repetición.

Sin embargo, sólo porque los golpes sean comprensibles no significa que sean aceptables. Mucho antes de que un niño sea capaz de comprender que está lastimando a alguien cuando golpea, es capaz de comprender que los golpes no están permitidos. Cuando tu hijo golpea (o muerde o muestra otra forma de comportamiento agresivo indeseable), responde de forma inmediata con firmeza y calma. El enojo sólo logrará intensificar la ira de tu pequeño. Y si le das una bofetada o unas nalgadas sólo le estarás enseñando que la violencia es una buena manera de resolver un conflicto (o de expresar el enojo). Reaccionar exageradamente al incidente, sólo animará a que repita el hecho en la búsqueda de una mayor atención. En cambio, dile sencillamente "no se pega. Golpear lastima" y retíralo enseguida del lugar de la pelea. Sin más manifestaciones de protestas, distráelo con un juguete u otra actividad. Y luego, prepárate para repetir la secuencia completa unas docenas de veces antes de que tu hijo empiece a captar el mensaje (ten en cuenta que aun cuando empiece a comprender que golpear no es aceptable, la falta de control de sus impulsos de vez en cuando lo llevará a lanzar algún golpe de todos modos).

Mientras tanto, intenta siempre que las sesiones de juegos con otros niños sean cuidadosamente supervisadas. Aunque el golpe de un niño rara vez tiene la fuerza suficiente como para lastimar a un compañero de juego, siempre existe la posibilidad de que un niño use más que su puño para golpear. Hay un mayor riesgo de lesión si lo hace con el pie, un juguete, una piedra o un palo.

Además, debido a que la agresividad normal de un niño puede agravarse por la falta de sueño y por el hambre, asegúrate de que tu hijo llegue al grupo de juegos descansado y alimentado.

"OLVIDAR" UNA HABILIDAD

"El mes pasado mi hija decía 'adiós' todo el tiempo, pero ahora parece haberse olvidado cómo hacerlo. Pensé que avanzaría en su desarrollo y no que se retrasaría".

Ella *está* avanzando en su desarrollo, a otras habilidades. Es muy común que un bebé practique el perfeccionamiento de una actividad casi continuamente durante algún tiempo –para deleite suyo y de todos los demás– y luego, una vez que lo ha dominado, lo deje a un lado para dedicarse a un nuevo desafío. Aunque tu pequeña se ha cansado de su viejo truco de decir adiós con las manos, es muy probable que esté entusiasmada con lo que está ensayando ahora, quizás "ladrar" cada vez que ve un animal de cuatro patas y jugar a las escondidas y a "Palmas, palmitas". Todo lo cual también olvidará momentáneamente cuando pierda el encanto. En vez de preocuparte por lo que tu hija parece haber olvidado, estimúlala en cada nueva actividad en la que esté empeñada.

Sólo debes preocuparte si tu bebé de pronto parece incapaz de hacer muchas cosas que solía hacer antes, y si no está aprendiendo nada nuevo. De ser así, consúltalo con el pediatra.

PÉRDIDA DE APETITO

"De un momento a otro, mi hijo parece haber perdido interés en sus comidas; sólo picotea y no ve el momento de salirse de su sillita alta. ¿Podría estar enfermo?".

Lo más probable es que la madre naturaleza lo haya puesto en una dieta de mantenimiento, porque si siguiera comiendo como lo hizo al comienzo de su vida y si continuara subiendo de peso al mismo ritmo, pronto se parecería a un dirigible pequeño en vez de un niño pequeño. La mayoría de los bebés triplica su peso al nacer en el primer año de vida; en el segundo año sólo agrega un tercio de su peso. Por eso, esta actual disminución en su apetito es el modo que tiene el organismo de tu bebé de asegurar el descenso normal en la tasa de aumento de peso.

También hay otros factores que podrían estar afectando ahora los hábitos alimenticios de tu bebé. Uno de ellos es el mayor interés en el mundo que lo rodea. Durante la mayor parte de su primer año de vida, las comidas –ya sea en tus brazos o en una sillita alta– eran acontecimientos trascendentes en su existencia. Ahora representan una interrupción inoportuna en su agitado día, y prefiere estar en movimiento que sentado quieto frente a un tazón de cereal (¡hay tantas cosas que hacer, tantos lugares que ver, tantas travesuras que hacer... que las horas del día no alcanzan!).

La creciente independencia también puede influir en la reacción de un niño a la comida que se le ofrece en el plato. El bebé que va camino a convertirse en un niño podría decidir que él, y no tú, debería ser el árbitro de la cena. En los meses siguientes podría manifestar gustos cambiantes de un día para el otro: queso para acompañar todos sus alimentos durante una semana, el rechazo de todo lo que sea vagamente queso a la siguiente. Y es mejor aceptar su planificación dictatorial del menú que combatirla, siempre que sus nuevos gustos apunten a alimentos nutritivos. Con el tiempo, sus excentricidades alimenticias disminuirán, aunque es casi seguro que empeorarán antes de mejorar. El control de la cuchara también podría ser un motivo de conflicto con tu descendiente cada vez más independiente; si todavía no le has asignado la tarea de alimentarse, éste podría ser un buen momento. Deja que él mismo se alimente (lo mejor que pueda) con una cuchara propia y una variedad de alimentos que pueda comer con sus manos.

Quizás tu bebé esté en huelga alimenticia porque no le gusta estar confinado en su sillita alta. De ser así, trata de sentarlo a la mesa familiar en una silla ajustable segura. O quizás no pueda quedarse quieto como el resto de la familia. En este caso, no lo sientes hasta que la comida esté servida, y bájalo de la silla cuando comience a inquietarse, pero vigílalo atentamente mientras tú terminas tu comida. O sírvele antes de que tú comas.

Algunos bebés pierden el apetito temporalmente durante las etapas de la dentición, en especial cuando les aparecen los primeros molares, lo que no representa un motivo de preocupación. Si la pérdida de apetito de tu bebé va acompañada de mal humor, si se muerde los dedos o presenta otros síntomas de dentición, puedes estar segura de que se le pasará en cuanto se acabe la molestia. Tampoco te preocupes si su pérdida de apetito va de la mano de síntomas de alguna enfermedad leve, como un resfrío o fiebre. Eso es típico, y en cuanto se mejora, lo más probable es que recupere el apetito. Pero consulta al pediatra si deja de subir de peso, si se ve demasiado delgado, débil, apático e irritable o si tiene el cabello particularmente seco y dañado y la piel seca con poco color.

Aunque no hay nada que puedas (o debas) hacer sobre la pérdida de apetito como resultado de la disminución normal en la tasa de crecimiento, hay maneras de asegurarte de que coma lo suficiente para crecer (lee la siguiente pregunta).

REMILGOS PARA COMER

"Me temo que mi hija no está consumiendo suficientes proteínas o vitaminas debido a que no quiere comer carne ni vegetales".

Padres y madres de niños melindrosos (en otras palabras, la mayoría de los padres de bebés más grandes y niños

---

EL MANÍ EN LA DIETA

A muchos niños –y a sus padres– les encanta la mantequilla de maní o cacahuete. A los niños les gusta por su sabor (¿qué sería del sándwich de mantequilla de maní y mermelada… sin la mantequilla de maní?). A los padres les encanta porque es una fuente económica y versátil de proteínas, fibra, vitamina E y minerales que aun el niño más exigente come sin dar pelea.

Pero las alergias alimenticias, en general, y al maní en particular, están aumentando entre los niños, afectando a este favorito de las loncheras. Todavía está en discusión cuándo comenzar a incluir maní en la dieta del bebé, pero si no hay antecedentes de alergias alimenticias en la familia, es probable que tu pediatra le dé el visto bueno a la mantequilla de maní suave una vez que el bebé haya cumplido su primer año (para reducir el riesgo, espárcela muy fina, nunca permitas que la coma con el dedo o a cucharadas, y espera hasta que cumpla cuatro años antes de darle la variedad con trocitos de maní molido). Si hay antecedentes familiares de alergias (ya sea al maní o a otros alimentos), debes evitar los productos de maní hasta que el médico lo autorice, probablemente no antes de los dos años, y posiblemente no antes de los tres o cuatro, o incluso más adelante. Estas normas se aplican a los cacahuetes o a los frutos secos picados finos. Los frutos secos enteros presentan un riesgo de atragantamiento y no se les deben dar a los niños hasta que cumplan cuatro o cinco años.

Actualmente, los investigadores están desarrollando tratamientos para la alergia al maní. Estos estudios son preliminares y los expertos advierten que los padres no deben intentar tratar la alergia de sus niños por cuenta propia.

pequeños), no teman. En primer lugar, las necesidades nutricionales de un bebé de un año son sorprendentemente escasas, lo que significa que se satisfacen con facilidad. En segundo lugar, esas necesidades no sólo se satisfacen a través de los alimentos más obvios (proteína en la carne y el pescado, vitamina A en el brócoli), sino también por medio de otros alimentos inesperados y más aceptados por los bebés:

◆ Proteína. Tu bebé puede consumir suficiente proteína aunque ponga mala cara frente a la carne y las aves, y aun al pescado. El requesón, los quesos duros, la leche, el yogur, los huevos, los cereales y panes de trigo integral, el germen de trigo, los frijoles, las arvejas y las pastas (especialmente las marcas ricas en proteínas) son fuentes de proteína. De hecho, el requisito proteínico de todo un día para un bebé de un año se puede satisfacer con 2 2/3 tazas de leche y 2 rodajas de pan integral; o 2 tazas de leche y 1 onza de queso suizo; o 1 taza de leche, 1 taza de yogur, 1 tazón pequeño de avena y 1 rodaja de pan integral; o 1 taza de leche, ¼ taza de requesón, 1 tazón de Cheerios u otro cereal de avena en forma de círculo, y 2 rodajas de pan integral.

Si a tu bebé no le gustan directamente los alimentos con proteínas, disfrázalos. Prepara batidos de frutas con yogur o leche; panqueques con leche, huevos y germen de trigo; tostadas francesas con pan integral, huevos y leche (mientras más tiempo dejes el pan en la mezcla de huevos/leche, más absorberá); agrega queso a los huevos revueltos; prepara la pasta rica en proteínas con salsa de carne y queso rallado. Consulta también las recetas a partir de la página 832.

◆ Vitaminas vegetales. Puedes servirle todas las vitaminas en vegetales en

una variedad de disfraces tentadores: *muffins* de calabaza, pastel de zanahoria, salsa de tomate o queso y brócoli picado fino o de coliflor sobre la pasta, panqueques vegetarianos, vegetales mezclados con salsa de queso o en un guiso de fideos. A veces los vegetales cocidos servidos con una salsa (por ejemplo, de yogur frío o de queso caliente) son más aceptables para un bebé exigente de un año debido a que son divertidos de comer. Esto es especialmente cierto cuando el niño tiene hambre, y por eso considera servirle vegetales con salsa como un aperitivo. O deja de lado los vegetales por ahora, aunque deberías seguir ofreciéndoselos cuando tú los estás comiendo. Muchas de las frutas favoritas, incluyendo el melón cantalupo, mango, durazno amarillo y damasco (chabacano) proporcionan las vitaminas halladas en los vegetales de hojas verdes y amarillas que en general no son del gusto de los niños. El camote, aunque técnicamente es un vegetal, sabe como una fruta cuando es cocido hasta ablandarlo y cortado en cubos.

Además, ten en cuenta lo siguiente cuando alimentes a tu consumidor exigente:

Deja que el apetito del bebé sea tu guía. Deja que coma de buena gana cuando tenga hambre y que escoja selectivamente cuando no. Nunca lo fuerces, pero ábrele el apetito a la hora de las comidas, limitando los bocadillos poco antes.

No le hagas perder el apetito. Mucho jugo (más de 4 a 6 onzas diarias) puede llenar a un bebé, sin dejarle lugar para sólidos nutritivos. Lo mismo ocurre con demasiada fórmula o leche, que pueden apagar su limitado apetito. Por eso, limita estrictamente la cantidad de jugo y no le ofrezcas más fórmula o leche de la que necesita un bebé a esta edad (consulta el recuadro en la página 531). Pasar del biberón a la taza te facilitará imponerle esos límites.

Deja que tu bebé prepare la cena. O por lo menos deja que ayude. Mientras más participe el niño en el proceso de preparar la comida que llega a su plato, más probable es que la consuma. Por eso, si está interesado, deja que te ayude a escoger los frijoles verdes en el supermercado y que los coloque en la bolsa de plástico. Que cepille una zanahoria, con un cepillo fino. O que corte la lechuga para colocarla en el tazón. Un sentido de propiedad de la comida ("¡yo lo hice!"), puede impulsarlo a probar alimentos que de otra manera podría haber rechazado. Más adelante, trata de plantar con él una pequeña huerta de vegetales (si es que tienes el espacio y la motivación) para llevar los productos a la mesa. La jardinería podría vencer su resistencia a los alimentos verdes.

No te rindas. Sólo porque tu bebé no coma hoy la carne (o pollo o pescado) y la espinaca (o brócoli o zanahorias), no significa que no las comerá mañana. Ponlas regularmente a su alcance en la mesa familiar en varias formas, pero nunca lo fuerces a comerlas. Un día podría sorprenderte al servirse solo.

No te preocupes si está consumiendo o no una dieta equilibrada, ni tampoco un solo día equilibrado. Fíjate en cambio en su consumo de alimentos durante la semana para determinar si está consumiendo todo lo necesario de la Docena Diaria (consulta la página 353).

AUMENTO DEL APETITO

"Pensé que un niño de un año debía experimentar una disminución en su apetito, pero el de mi hija ha aumentado sustancialmente. No está gorda, pero me preocupa que llegue a estarlo si sigue comiendo a este ritmo".

Lo más probable es que esté comiendo más debido a que está bebiendo menos. Los bebés que acaban de ser destetados del pecho o del biberón para pasar a la taza es más probable que reciban menos de su consumo total de calorías de leche y de otros líquidos y lo compensan aumentando su consumo de sólidos. Aunque podría parecer que tu hija está consumiendo más calorías, probablemente está recibiendo lo mismo o menos, sólo que de una forma diferente. O también puede ser que esté comiendo más debido a que atraviesa un aumento repentino de crecimiento o porque está más activa –posiblemente porque está caminando mucho– y su organismo necesita las calorías extra.

Cuando a un bebé saludable se le permite comer según su apetito –mucho o poco– sin interferencia de los padres, seguirá creciendo a un ritmo normal. Si las curvas de peso y altura de tu hija no se alejan repentinamente una de otra, no hay necesidad de preocuparse de que esté comiendo más de la cuenta. Presta más atención a la calidad, en vez de la cantidad, de lo que consume. Asegúrate de que su buen apetito no se desperdicie en alimentos poco nutritivos y que su dieta no esté sobrecargada de productos ricos en grasas (que podrían conducir a la obesidad). Toma nota también de la motivación que tiene para comer. Si te parece que come por aburrimiento, por ejemplo, en vez de hacerlo por hambre, es conveniente asegurarse de que se mantenga bien ocupada fuera de la cocina entre las comidas. También puedes evitar inculcarle malos hábitos alimenticios; no le des siempre un bocadillo para el cochecito o la silla del auto, por ejemplo, o cuando llora en el supermercado.

O si sospechas que está comiendo a causa de una necesidad emocional, asegúrate de que tenga suficiente atención y dedicación. Cuando se caiga y se lastime, dale un abrazo en vez de una galleta.

SE NIEGA A ALIMENTARSE SOLO

"Me consta que mi hijo es perfectamente capaz de alimentarse solo, ya que lo ha hecho varias veces. Pero ahora se niega absolutamente a sostener su biberón, su vaso o manejar la cuchara".

La lucha interna entre el deseo de seguir siendo un bebé y las ganas de crecer, sólo ha comenzado para tu hijo. Aunque ya es capaz de encargarse de una de sus necesidades, no está seguro de querer hacerlo si eso significa renunciar al seguro y confortable rol de bebé. Al igual que con todos los aspectos de la separación, está lleno de ambivalencia.

No lo fuerces a crecer demasiado pronto. Cuando quiera comer solo, déjalo. Pero cuando quiera que le den de comer, hazlo tú. Con el tiempo, el niño grande triunfará sobre el bebé, si dejas que esos dos impulsos de su personalidad se resuelvan de manera natural, aunque el conflicto interno (y su ambivalencia) probablemente reaparecerá en cada etapa de su desarrollo hasta la adultez y en cada separación. Mientras tanto, dale la oportunidad de ser autosuficiente. Pon el biberón, el vaso y la cuchara a su alcance sin insistir en que los use. Ofrécele a menudo alimentos para comer con la mano al igual que ocasiones de comer bocadillos. Pocos niños a esta edad son verdaderamente eficientes con la cuchara, y la mayoría hará las primeras pruebas de alimentarse con los deditos de cada mano. Además, trata de no desalentar inconscientemente esos esfuerzos, insistiendo en que lo haga sin ensuciar (no podrá hacerlo durante unos cuantos meses más).

Cuando se alimente solo, refuerza su decisión dándole mucho aliento, elogios y atención reconfortante. El bebé necesita saber que dejar de ser alimentado por mamá o papá no significa abandonar a mamá o papá.

UNA INDEPENDENCIA CRECIENTE

"Mi hijita no termina de decidirse sobre lo que quiere. En un momento está persiguiéndome por toda la casa, aferrándose a mis piernas cuando trato de hacer una tarea doméstica. Y, luego, cuando me siento para darle un abrazo, trata de alejarse de mí".

Entrar en conflicto es algo normal para un niño de un año. Al igual que el bebé que se niega a comer solo, tu hija se debate entre un anhelo de independencia y el temor a pagar un precio demasiado alto por esa independencia. Cuando tú estás ocupada con otra cosa que no sea ella, especialmente cuando te mueves más rápido de lo que ella te puede seguir, se preocupa de que esté perdiendo su control sobre ti y el amor, sustento, confort y seguridad que tú representas, y reacciona aferrándose a ti. Por otra parte, cuando tú te muestras más disponible, es capaz de hacerse la interesante y poner a prueba su independencia en la seguridad de tu presencia.

A medida que se siente más cómoda con su independencia y más segura por el hecho de que tú seguirás siendo su mamá y papá sin importar cuánto crezca, se aferrará menos. Pero esta batalla interior se manifestará en repetidas ocasiones en los próximos años, probablemente hasta cuando ella se convierta en mamá.

Mientras tanto, puedes ayudarle a que ella manifieste su independencia haciéndola sentir más segura. Si estás en la cocina pelando zanahorias y ella está detrás de la mampara en la sala, conversa con ella, detente cada tanto y visítala, o invítala a que te ayude, sentándola en su sillita alta junto a ti frente al fregadero de la cocina, por ejemplo, y dale unos calabacines y un cepillo suave para vegetales. Apoya y aplaude los pasos de tu hija hacia la independencia, pero sé paciente, comprensiva y acogedora cuando vacile y vuelva al consuelo de tus brazos.

También sé realista en cuanto a la cantidad de tiempo que humanamente puedes dedicarle en respuesta a su demanda. Habrá momentos en los que tendrás que dejar que se te aferre llorando a tus piernas mientras sirves la cena y otros en los que sólo serás capaz de darle una atención intermitente mientras te encargas de las cuentas. Tan importante como saber que tú siempre la querrás y satisfarás sus necesidades es saber que los demás, entre ellos tú, también tienen necesidades.

LENGUAJE NO VERBAL

"Nuestra hija pequeña dice muy pocas palabras, pero parece haber desarrollado un lenguaje de signos. ¿Puede ser que tenga un problema de audición?".

Lo más probable es que tu pequeña no oiga mal, sino que sea muy ingeniosa. Mientras tu hija parezca entender lo que le dices y trate de imitar sonidos, incluso sin éxito, es casi seguro que su audición es completamente normal. Su uso de signos u otros modos más primitivos de expresar necesidades y pensamientos (como gruñidos) no es más que una manera ingeniosa de lidiar con una desventaja temporal: un vocabulario comprensible limitado. Algunos niños simplemente tienen más dificultad que otros para formar palabras a esta edad; para

muchos la dificultad continúa, por lo general hasta los años preescolares y a veces hasta el jardín de niños y el primer grado. Puede que digan "queo" en vez de "quiero" y "luf" en lugar de "luz" cuando la mayoría de los demás pequeños de su edad hablan claramente.

Para compensar la inhabilidad de comunicarse verbalmente, muchos de estos niños desarrollan sus propias formas de lenguaje. Algunos, como tu pequeña, son buenos hablando con las manos. Señalan lo que desean y apartan lo que no quieren. Agitar la mano significa adiós, un dedito en alto es arriba, un dedito hacia el piso es abajo. Podrían ladrar para señalar a un perro, tocarse la nariz para "decir" elefante o sus orejas para conejo. Algunos tararean canciones para comunicarse: "arrorró mi niña…" cuando se adormecen y "que llueva, que llueva…" cuando cae un chaparrón, o el tema musical de su programa favorito cuando quieren ver televisión (consulta la página 435 para saber más acerca de la comunicación por signos con tu bebé).

Como esto requiere mucha creatividad y un deseo intenso de comunicarse –ambas cualidades positivas para cultivar–, deberías hacer todo lo posible para descifrar el lenguaje especial de tu niña y demostrarle que lo comprendes. Pero no pierdas de vista que el objetivo final es el habla. Cuando ella tararee una canción de cuna, dile "¿quieres irte a dormir?". Cuando te señale la leche pregúntale "¿te gustaría un vaso de leche?". Si se toca las orejas cuando ve un conejito en un libro de cuentos, dile "¡tienes razón! Es un conejo. El conejo tiene orejas largas".

Sin embargo, si no parece oír cuando le hablas a su espalda o desde otra habitación, o si no comprende las órdenes sencillas, entonces deberías pedir al pediatra que examine su audición.

DIFERENCIAS DE GÉNERO

"Estamos tratando muy seriamente de no criar a nuestros hijos de una manera sexista. Pero nos hemos dado cuenta de que, hagamos lo que hagamos, no podemos hacer que nuestro hijo alimente a una muñeca: prefiere arrojarla contra la pared".

Estás haciendo el mismo descubrimiento que muchos padres y madres bien intencionados han hecho antes, decididos a evitar moldear a sus hijos en estereotipos sexuales. La igualdad entre los sexos es un ideal presente, pero no siempre coincide con lo que la madre naturaleza tiene en mente. Los niños y las niñas, según parecen, son moldeados tanto en el útero como en el patio de juegos.

Según los científicos, las diferencias entre los sexos comienzan en el útero cuando las hormonas sexuales, como la testosterona y el estradiol, empiezan a producirse. Los fetos de los varones reciben más de la primera y las mujeres más de la segunda. Esto al parecer determina un desarrollo cerebral algo distinto, como también diferentes puntos fuertes y enfoques hacia la vida.

Aunque queda mucho por hacer para que los científicos puedan precisar exactamente las diferencias, está claro que existen algunas diferencias desde el nacimiento. Incluso, antes de llegar a casa desde el hospital, las niñas podrían concentrar su atención durante más tiempo en los rostros, particularmente de quienes están hablando. Las niñas reaccionan más al tacto, el dolor y el ruido; los niños reaccionan más a los estímulos visuales. Las niñas son más sensibles, pero son más fáciles de calmar y consolar; los niños tienden a llorar más y a ser más irritables. Éstas y todas las diferencias, por supuesto, se aplican para hombres y mujeres como grupos y no necesariamente como individuos. Algunas niñas pueden tener más características "masculinas" que algunos niños, y algunos varones podrían tener más características "femeninas" que algunas niñas.

También parece ser que desde temprano en su vida los hombres tienen más masa muscular, pulmones y corazones más grandes, y una sensibilidad menor al dolor, mientras que las niñas tienen más grasa corporal, una forma diferente en su pelvis y un modo diferente de procesar oxígeno en los músculos, lo que les da menos resistencia que los varones más adelante en su vida. Sin embargo, las niñas pequeñas decididamente no son el sexo más débil, ya que tienden desde el comienzo a ser más saludables y resistentes que los varones.

Desde temprano, al parecer, las niñas generalmente muestran más interés en la gente y los niños en las cosas, y ése podría ser el motivo de que a más niñas les gusten las muñecas y jugar a probarse ropa, mientras que a más niños les gustan los autos y los camiones de bomberos. ¿Pero acaso el hecho de que una niña se divierta con las muñecas mientras el niño juega con los camioncitos significa que sus destinos están predestinados? En parte, sí: las niñas se convertirán en mujeres y los niños en hombres. Pero gran parte de sus actitudes dependerá de la actitud de sus padres; gran parte de su conducta dependerá del ejemplo que le den sus padres. Es posible criar niños que no sean "sexistas" en sus puntos de vista, que respeten a varones y mujeres, que no elijan sus papeles futuros en la vida siguiendo algún tipo de estereotipo, sino sobre la base de sus propias fortalezas y deseos, y que –no importa el género– tengan relaciones ricas en sus vidas. Sigue los siguientes consejos para ayudarte a alcanzar esos objetivos:

- Recuerda que el hecho de que existan diferencias innatas entre los varones y las mujeres, de ninguna manera significa que un sexo sea de modo alguno mejor o peor, más fuerte o más débil. Las diferencias son enriquecedoras, la uniformidad es limitante. Transmite esta actitud a tus hijos.

- Trata a tus hijos como individuos. Si bien como grupo los hombres tienen más músculos y son más agresivos que las mujeres, hay algunas mujeres que tienen más músculos y son más agresivas que algunos varones. Si tienes una hija con más características "masculinas" o un hijo con más características "femeninas" no los reprendas ni los menosprecies, ni intentes tampoco obligarlos a cambiar. Estimúlalos a que aprovechen sus fortalezas y no que las supriman. Acepta, ama, apoya y estimula a tu hijo exactamente tal como es.

- Suaviza los extremos. Aceptar a tu hijo tal como es no significa que nunca le ayudes a modificar conductas que podrían perjudicarlo en su vida. Si un niño es demasiado agresivo, hay que enseñarle a moderar esa agresividad. Por otra parte, si es demasiado pasivo, hay que estimular su seguridad en sí mismo.

- Elige los juguetes no porque trates de reforzar o cambiar un estereotipo, sino porque creas realmente que tu hijo los disfrutará y se beneficiará con ellos. Si un niño usa un juguete de manera distinta a la que tú esperas (los niños y las niñas usan los mismos juguetes de maneras diferentes, e incluso dentro de cada sexo el uso también varía), acéptalo. Recuerda que un niño no tiene que acunar a una muñeca para convertirse en un padre cariñoso; el ejemplo del padre

cariñoso (o de otro varón cariñoso en su vida) tendrá mucho mayor impacto.

- No te dejes engañar por las trampas sexistas. No le digas a tu bebé lloroso que no llore, porque es un niño grande y después mimes a su hermanita cuando ella esté llorando. No limites tus halagos a una hija diciéndole "qué linda te ves" y a un hijo "trepas muy bien", o "qué niño más grande eres". Di todo eso, por cierto, cuando sea adecuado. Pero también felicita a un varón por ser cariñoso

EL DESAFÍO DE LOS PRIMEROS AÑOS DE LA INFANCIA

¿Crees que ya has visto todas las señales de la negatividad? ¿Te parece que ya no te sorprenderá ninguna conducta obstinada? Esto es sólo un anticipo de lo que serán los años de la primera infancia, cuando estas conductas centrada en niños pequeños y su mayor voluntad te encantarán y te exasperarán, te fascinarán y te frustrarán, poniendo a prueba tu ingenio y tu paciencia. Desde los caprichos alimenticios hasta los rituales, los niños tienen un modo particular de enfrentar la vida que mantiene a sus padres a la expectativa y ávidos de consejos para saber cómo manejar a su descendiente extravagante y extremadamente independiente. Como muchos de esos comportamientos aparecen hacia fines del primer año de vida, este capítulo te entregará algunos consejos para hacer frente a esa etapa exigente de la primera infancia. Pero para recibir orientación en muchos temas más, lee Qué esperar el segundo año (*What to Expect the Second Year*).

con su hermanita y a una niña por lanzar bien la pelota. La personalidad de un pequeño tiene muchas facetas, todas las cuales necesitan ser cultivadas.

◆ Trata de evitar hacer juicios de valor sobre diferentes tipos de habilidades o papeles en la vida. Si, por ejemplo, le das a tus hijos la impresión de que el cuidado de los niños es una tarea que merece poco respeto, ni los varones ni las niñas lo valorarán cuando sean adultos. Si les das la impresión de que ir a trabajar a una oficina es de algún modo más importante que ser madre de tiempo completo o que trabajar en un ambiente que no sea una oficina, tampoco valorarán estas últimas opciones.

◆ Distribuye las tareas familiares según habilidades, intereses y tiempo, en vez de hacerlo según un estereotipo concebido o para quebrar ese estereotipo. Eso significa que quien mejor cocine debería ocuparse del grueso de esa tarea (el otro cónyuge puede lavar los platos y limpiar), y que quien sea más ordenado con los números debería hacerse cargo de las finanzas. Las tareas que nadie quiera hacer deberían rotar, designadas por acuerdo mutuo, o relegadas al impulso del momento ("querido, ¿podrías sacar la basura por favor?"), aunque este último sistema podría fallar totalmente a menos que se aproveche la ocasión (como cuando nadie la saca por cuenta propia).

◆ Da el ejemplo. Decide qué cualidades tú y tu pareja valoran más en los varones y las mujeres, y trata de cultivarlas en ustedes mismos al igual que en tus hijos. Los niños desarrollan su identidad sexual parcialmente mediante el juego con los de su propio sexo y en parte mediante la identifi-

cación con el progenitor del mismo sexo. Una vez más, las muñecas no le enseñarán tanto a un pequeño sobre el cuidado como un papá cuidadoso (o algún otro varón importante en su vida). Un bate y una pelota tienen menos probabilidad de estimular a una niña a desarrollar sus aptitudes físicas que una madre que sale a trotar todos los días.

LA TRANSICIÓN A LA CAMA

"Estamos esperando un segundo bebé en seis meses. ¿Cuándo y cómo deberíamos pasar a nuestro hijo de su cuna a una cama?".

Que tu hijo esté preparado o no para dormir en una cama dependerá más de su edad, tamaño, desarrollo y espíritu de aventura que si hay o no un nuevo hermanito en camino. La regla generalmente aceptada es la siguiente: si un bebé tiene una altura de 35 pulgadas o si puede treparse para salirse de una cuna por sí solo (o si lo ha intentado y casi lo ha logrado), está listo para dormir en una cama. Algunos niños particularmente ágiles pueden salirse de la cuna antes de alcanzar la altura de las 35 pulgadas; otros, menos osados, podrían no intentarlo nunca. Aun un niño más alto que esté perfectamente contento en su cuna, y no trate de escaparse, no tiene que dejarla hasta estar preparado.

Como tu hijo mayor todavía será muy pequeño cuando nazca el nuevo bebé, es improbable que esté preparado para el gran paso a una cama de "niños grandes". Aunque lo sea, podría sentirse desplazado si haces el cambio justo cuando llega el nuevo bebé. Una mejor idea sería pasarlo ahora a una cuna que se pueda convertir en una cama pequeña cuando esté listo.

El Uso de la Almohada

"Nunca he puesto almohadas ni mantas en la cuna de mi hija debido al riesgo de SIDS. Pero ahora que tiene once meses me pregunto si es seguro dejar que duerma con ellas".

Es posible que no concibas una cama sin almohada (o dos o tres) para descansar la cabeza, y una frazada acolchada para arroparte. Pero para un bebé que ha dormido en posición plana y descubierta sobre el colchón desde el nacimiento, las almohadas y las mantas no significan nada. Y lo que no conoce no le molesta ni le quita el sueño. Y eso está bien. Aunque la etapa del mayor riesgo de sofocación y SIDS ha pasado a esta edad, la mayoría de los expertos aconseja evitar las almohadas hasta que los bebés comiencen a dormir en una cama o entre los dieciocho y los veinticuatro meses. Para entonces, aun el riesgo más pequeño ya ha pasado. Otro consejo que podrías considerar: algunos expertos dicen que dormir sobre una superficie plana es mejor para todos, incluidos bebés y adultos.

En cuanto a la frazada, sirve el mismo consejo: es mejor tarde que temprano. Aunque algunos padres empiezan a arropar a sus bebés con una manta alrededor de los doce meses, la mayoría de los expertos aconseja esperar por lo menos hasta la mitad del segundo año. El riesgo de usar una manta, especialmente en un bebé activo, está menos relacionado con la posibilidad de sofocación y más con la de quedarse enredado en la manta cuando se para en la cuna, lo que predispone a caídas, magullones y frustración. Muchos padres optan en cambio por ponerles pijamas "con pies" encima de otro más liviano de algodón para mantenerlo abrigado en las noches frías.

Cuando decidas darle a tu hija una almohada y una manta, no dejes que tu preferencia por la ropa de cama mullida guíe tu elección. Escoge una almohada para "niño" que sea más pequeña y muy plana y una manta ligera.

Ver Televisión

"Me siento muy culpable, porque ahora dejo que mi hija vea dibujos animados cuando comienzo a preparar la cena. A ella parece encantarle, pero me preocupa que se haga adicta a la televisión".

No eres la única que está preocupada, ya que la mayoría de los expertos también lo está. Según la organización *Nielsen Media Research*, los niños de dos a doce años de edad ven un promedio de veinticinco horas de televisión por semana. Si tu hija entra en ese rango, habrá pasado quince mil horas pegada al televisor para el momento en que se gradúe de la secundaria, unas cuatro mil horas más de las que habrá pasado en la escuela. Si no se vigilan cuidadosamente sus hábitos ante el televisor, los investigadores dicen que habrá presenciado dieciocho mil asesinatos, incontables robos, violaciones, bombas, palizas, y más sexo casual que lo que puedas imaginarte. También habrá sido el blanco inocente de trecientos cincuenta mil avisos que tratan de venderle (y a ti, por medio de ella), productos a veces de dudoso valor.

Pasar demasiado tiempo frente al televisor tiene otras desventajas. Se asocia a la obesidad, a un bajo desempeño escolar y a un mayor riesgo de desarrollar problemas de atención más adelante. Como puede reducir la interacción entre los miembros de la familia (especialmente si se enciende durante las comidas o si los niños tienen TV en su habitación), también puede promover una brecha en la comunicación. Quizás lo peor de todo, es que puede crear una imagen del mundo distorsionada y falsa y confundir el sistema de valores del niño, estableciendo normas de conducta y creencias no aceptadas en el mundo real.

La programación destinada a los niños es, por supuesto, mucho mejor para los niños que la programación dedicada a televidentes adultos. Aunque todavía contiene elementos negativos para los televidentes más pequeños que espera atraer, la programación infantil es mucho mejor de lo que solía ser, gracias a los esfuerzos de organismos reguladores. La mayoría de los programas destinados a los más pequeños es de alta calidad y ofrece una buena dosis de educación además de su valor como entretenimiento. Muchos programas (particularmente en PBS, pero también en otras emisoras) se esfuerzan por enseñar no sólo números y letras, sino también valores positivos como compartir, autocontrol, tolerancia racial, cooperación, conciencia ambiental y bondad hacia el prójimo. Algunos tienen también un componente interactivo, lo que hace de la televisión algo menos que una actividad pasiva.

Se han realizado muy pocas investigaciones acerca del efecto de la televisión en bebés y niños pequeños, pero un estudio sugiere que, aunque ver televisión no es perjudicial para los niños pequeños, tampoco hace mucho para ayudarles a promover sus habilidades visuales y de lenguaje. Sobre la base de éstas y otras evidencias, muchos expertos –incluyendo los de la Academia Americana de Pediatría– coinciden en que, aun con lo mejor que tiene la televisión para ofrecer, no es muy positiva para los niños de un año. La AAP recomienda que los padres esperen hasta que sus hijos tengan dos años antes de dejarles ver televisión. Antes de esa edad, los bebés y niños pequeños necesitan y pare-

cen beneficiarse más con la interacción persona a persona con los padres u otros cuidadores; el tipo de interacción que ayuda a establecer esas conexiones cerebrales fundamentales, el tipo de interacción que nutre el desarrollo social, emocional e intelectual del niño. Aunque la televisión podría promover el aprendizaje, no permite que los niños pequeños aprendan de la experiencia ni de las exploraciones prácticas, que es la mejor manera de aprender.

Probablemente el mayor problema potencial que tiene instalar a tu hija frente al televisor, es la facilidad con la que podría convertirse en un hábito. No tanto para tu bebé (que a esta edad todavía puede ser distraída fácilmente por muchas otras actividades), sino para ti. Muchas madres y padres atareados usan el televisor como niñera, y aunque es completamente comprensible (la televisión puede mantener concentrado a un pequeño –y en un mismo lugar– mientras mamá o papá preparan la cena, revisan el correo o hablan por teléfono) y, aunque quizás a veces resulta inevitable, no es prudente hacerlo con regularidad. Es muy fácil que esos "cinco minutos mientras lavo los platos" se prolonguen a veinte, después a media hora, más adelante una hora y después… ya te puedes hacer una idea. Además, los expertos aconsejan enérgicamente que si un niño pequeño ve televisión, es mucho mejor que lo haga junto al papá o la mamá, que pueden hacer la experiencia más educativa e interactiva haciendo preguntas, señalando imágenes, discutiendo temas, algo que no es posible cuando los padres usan la TV como niñera.

Algunas familias decidirán que no es realista esperar hasta que sus hijos tengan dos años antes de que comiencen a ver televisión (especialmente cuando hay hermanos mayores en casa). Pero cuando la televisión pase a ser una parte de la vida de tu hija, trata de imponer límites estrictos desde el comienzo. Un solo programa no comercial con valores rescatables, es suficiente como para empezar. Evita mantener la televisión encendida para tu propia distracción mientras tu hija está despierta, en especial durante las comidas, cuando la interacción familiar se puede perder ante el efecto hipnótico de la TV. Aunque no siempre será posible, ve televisión con ella cuando puedas, reforzando lo que ella vea en la pantalla, al igual que lo harías cuando mira la página de un libro de cuentos.

En vez de depender de la TV como única distracción audiovisual de tu niña, recurre también a grabaciones y CDs, que requieren imaginación visual (algo que la televisión no ofrece), estimulan la creatividad y, cuando son musicales, ofrecen oportunidades para que se expresen mediante el canto y la danza.

Y aquí hay otro motivo para evitar o limitar la televisión en esta etapa: nunca volverá a ser tan fácil de hacerlo. Los primeros dos años son la única etapa en la que podrás evitar las disputas por el televisor con tu hija. Una vez que comience el período preescolar –y se vea influenciada por los otros niños con padres más tolerantes a la TV–, la edad de la inocencia frente a la caja hipnótica habrá pasado para siempre.

MULTIMEDIOS PARA BEBÉS

"He visto programas de computación y páginas electrónicas dedicados específicamente a los bebés. ¿Debo exponerlo ya a esa experiencia?".

En una cultura donde probablemente los preescolares que todavía no saben leer tienen tantos conocimientos de informática como sus padres, era sólo cuestión de tiempo antes de que comenzaran a comercializar programas comnputacionales para los bebés. Pero los programas *lapware*, así llamados porque están destinados a niños tan pequeños que todavía necesitan sentarse en la falda de un adulto para ver la pantalla y alcanzar el teclado, rápidamente están ganando popularidad entre los padres deseosos de dar a sus hijos la ventaja tecnológica que ellos nunca tuvieron.

Los programas y páginas electrónicas *lapware*, destinados principalmente al grupo de niños de nueve a veinticuatro meses de edad, incluyen actividades entretenidas y educativas como clasificar objetos, escuchar sonidos de animales, vestir a personajes en la pantalla, armar rompecabezas sencillos, jugar a las escondidas y escuchar cuentos. Algunos programas informáticos y páginas permiten que los padres incorporen fotografías y voces familiares, para deleite de los jóvenes participantes. Los teclados para bebés, con grandes botones de colores brillantes, invitan a pulsarlos; una esfera rodante, más fácil de manipular que un ratón, tiene en cuenta la limitada habilidad motriz fina de los pequeños usuarios.

Son educativos, divertidos y a muchos pequeños les encantan tanto que reclaman su turno frente a la computadora cada vez que tienen la oportunidad. Pero los programas *lapware* –al igual que los programas televisivos y los DVD educativos– han sido objeto de debate entre los expertos en desarrollo infantil. Muchos expertos coinciden en que para los niños menores de dos años no existe tal cosa como "medios educativos" (aunque sean anunciados como tal), y lo mejor para contribuir al desarrollo del cerebro de tu hijo es mucha interacción con mamá y papá. De hecho, las investigaciones no han encontrado evidencias de que exponer a los bebés y niños pequeños a cualquier tipo de multimedia mejora su lenguaje ni sus habilidades visuales.

Eso no quiere decir que estos programas sean perjudiciales. Pero antes de encender la computadora, considera sus ventajas y desventajas. Entre las primeras, tu hijo se familiarizará con las computadoras desde edad temprana, lo que podría brindarle habilidades valiosas para perfeccionar, y posiblemente una ventaja tecnológica más adelante (aunque si aprende esas habilidades un poco más tarde en su vida, en los años preescolares o de jardín, probablemente le darán la misma ventaja). Los programas *lapware* pueden proporcionarle un buen ejercicio motor fino y, por medio de gráficos y juegos, gran parte de la estimulación que anhela. También podrían promover el aprendizaje (aunque probablemente no tanto como si le lees, si juegas con él otros juegos que no sean en la computadora o si compartes con él una variedad de experiencias fuera del hogar). Los juegos de computadora para bebés también responden a su deseo natural de imitar a otros en el hogar, tal como servir la cena desde una cocina de juguete o balbucear en un teléfono de juguete. Finalmente, como se necesita la participación de un adulto –o al menos de su falda–, los programas *lapware*, al contrario que la televisión (en que los padres simplemente pueden instalarlos frente a ella), estimulan a padres e hijos a pasar juntos "momentos de calidad", aprendiendo y divirtiéndose (aunque, una vez más, esos "momentos de calidad" pueden darse por medio de numerosas actividades no tecnológicas).

Por otra parte, alimentar a tu hijo con una dieta de computadoras tan pronto en su vida tiene algunos aspectos negativos. Para empezar, a diferencia de otros tipos de juego, el de la computadora no desafía demasiado la mente de tu bebé. Cuando él arma un rompecabezas en el piso de la sala, tiene que imaginar visualmente cómo calzará la pieza, después girar la pieza en su mano para reflejar esa imagen, y finalmente llevarla hasta el tablero. Cuando arma un rompecabezas en la computadora, puede hacerlo presionando teclas al azar, lo que provoca acciones en la pantalla. Los programas *lapware* tampoco promueven la creatividad. Mientras el alcance de visión de tu hijo frente a la pantalla de la computadora está limitado a lo que le da el programa o la página electrónica, su imaginación es ilimitada cuando juega a desempeñar distintos papeles con una familia de ositos de peluche o con un garaje de juguete lleno de autitos. Además, demasiado tiempo frente a la computadora puede limitar la oportunidad que tienen los niños de aprender habilidades fundamentales para su vida que no vienen de la experiencia cibernética, como aprender a controlarse y a llevarse bien con los demás. Interactuar de vez en cuando con una máquina está bien, pero lo que los niños pequeños realmente necesitan es interactuar con las personas. Aunque son por lo general más interactivos que la televisión, los juegos de computadora siguen siendo mucho más pasivos que otros tipos de juego. Esto los hace particularmente inadecuados para un niño activo de un año que quiere (y debe) estar sobre la marcha durante la mayor parte de su tiempo despierto, explorando el mundo de cerca y personalmente. Aunque los juegos *lapware* garantizan que pasarán tiempo juntos, algunos expertos sugieren que la computadora realmente puede llegar a interponerse entre los padres y el niño. Según estos expertos, las actividades uno a uno libres de interferencia tecnológica –como leerle a tu pequeño, bailar o hacer rodar una pelota con tu hijo, jugar a servir el té– entregan mucha más calidad a los "momentos de calidad" que el uso de la computadora. Además, se preguntan ¿cuál es la prisa?

Aunque todavía no hay pruebas de que los programas de computación y páginas electrónicas obstaculicen o perjudiquen el desarrollo cerebral en bebés y niños pequeños, es conveniente actuar con precaución teniendo en cuenta los siguientes principios:

◆ Recuerda la palabra *lap* en *lapware*. Nunca asegures a tu bebé en una silla para sentarlo solo frente a la computadora.

◆ No le des más de lo que pueda absorber. Limita el uso de 10 a 15 minutos por vez. Demasiado tiempo frente a la computadora puede disminuir el tiempo dedicado a promover el desarrollo social, emocional, físico e intelectual. Previene que el bebé aprenda a la antigua, es decir, haciendo. Además, no fuerces a un bebé que se ha cansado de aporrear el teclado –y que preferiría estar aporreando una mesa de carpintero de juguete– a sentarse quieto más tiempo frente a la computadora del que aguanta su atención o su paciencia.

◆ Usa los juegos de computadora por los motivos adecuados. Son entretenidos, algo estimulantes y algo educativos. Pero no elevarán el coeficiente intelectual de tu bebé, no le darán una ventaja en la escuela ni lo convertirán en un genio de la tecnología.

Y por cierto, si optas por ignorar la moda de la tecnología para bebés y reservar ese tiempo para sesiones con libros de cuentos y canciones infantiles (además de los tradicionales mimos), no te preocupes de estar privando a tu pequeño de la preparación que necesitará en un mundo conectado. Habrá mucho tiempo para conectarlo a él también.

HIPERACTIVIDAD

"Mi hija está activa todo el día, ya sea gateando, caminando, trepando, pero siempre moviéndose. Me temo que termine convirtiéndose en una niña hiperactiva".

Al ver el ritmo frenético de un niño pequeño promedio, es fácil entender por qué tantos padres de niños de un año se preguntan lo mismo que tú. Pero no te preocupes. Lo que parece un nivel anormalmente elevado de actividad para alguien que nunca ha tratado antes de mantenerse a la par de un niño pequeño, es muy probable que sea perfectamente normal. Después de muchos meses de frustración, la movilidad por la que tu hija luchó por lograr durante tanto tiempo finalmente le pertenece. No es de extrañar entonces que esté en constante movimiento (corriendo, caminando, gateando o trepando) cada vez que puede. Para ella, el día es demasiado corto para todas las expediciones en las que se quiere embarcar.

Todavía es demasiado pronto como para preocuparte por una verdadera hiperactividad, llamada científicamente Trastorno de déficit de atención e hiperactividad (ADHD, por sus siglas en inglés). Tal diagnóstico sólo se contempla en los primeros años escolares, cuando está claro que el rango de atención de un niño no ha aumentado adecuadamente. Por ahora, la atención fugaz de tu pequeña y su propensión al movimiento constante son tan apropiados a su edad como sus sucios hábitos alimenticios. Cuando se haga necesario frenar a tu muñequita movediza a la hora de acostarse, puedes lograrlo con un baño tibio y algunas actividades relajantes, como un masaje (si le gusta) y un poco de lectura o canciones a media voz.

NEGATIVIDAD

"Desde que mi hijo aprendió a mover la cabeza y decir "no", ha estado respondiendo negativamente a todo, incluso a cosas que estoy segura que él quiere".

Felicitaciones: tu bebé se está convirtiendo en un niño pequeño. Y con esta transición viene el comienzo de un patrón de comportamiento que vas a ver cada vez más, con creciente intensidad, en el próximo año: la etapa de negatividad.

Pese a lo difícil que puede resultar ser el receptor, la etapa de negatividad es una parte normal y saludable del desarrollo de un niño pequeño. Por primera vez es capaz de ser su propia persona en vez de tu bebé maleable, de ejercitar algún poder, poner a prueba sus límites y desafiar la autoridad de los padres. Y, lo más importante, es que es capaz de expresar sus propias opiniones clara y perfectamente. Y, según ha descubierto, la opinión que tiene mayor impacto es "¡no!"

Afortunadamente, en esta etapa de negatividad, es probable que tu hijo no quiera decir "no" con la ferocidad con que lo expresa. De hecho, a menudo pensará precisamente lo contrario, como cuando dice que no a la banana que estaba pidiendo a gritos o mueve la cabeza cuando le ofreces sentarlo en el columpio que sabes que le encanta. Al igual que ponerse de pie o dar pasitos, aprender a decir no y a mover la cabeza son habilidades que necesita practicar, incluso cuando no vengan al caso. El hecho de que los bebés siempre aprenden a decir "no" con la cabeza antes de asentir con ella tiene menos que ver con la negatividad que con el hecho de que es un movimiento menos complicado y más fácil de ejecutar, que requiere menos coordinación.

La verdadera negatividad a veces puede evitarse con una pequeña manipulación verbal de tu parte. Si no quieres escuchar un no, no le hagas una pregunta a la que pueda responderte así. En vez de "¿quieres una manzana?", prueba "¿qué prefieres, una manzana o una banana?" ofreciéndole una fruta en cada mano para que tu bebé señale su preferencia. En vez de "¿quieres ir al tobogán?", dile "¿qué prefieres, el tobogán o el columpio?". Sin embargo, ten en cuenta que algunos niños responderán que no incluso a preguntas de ese tipo.

De vez en cuando, un niño de once o doce meses incluso representará una versión primitiva de las rabietas de "los terribles dos años". Éstas suelen ser risibles, aunque si te ríes de ellas (o del uso enérgico del "no" y de los movimientos de cabeza) sólo servirá para prolongar ese comportamiento y estimular su repetición. A pesar de que no siempre funcionará más adelante en su vida (un niño mayor puede mantener una rabieta a todo pulmón hasta que él o sus padres se rindan), ignorar la rabieta de un bebé de un año por lo general logrará que abandone la lucha y tímidamente se retirará para ir a divertirse con un juguete. La distracción, un abrazo cariñoso o un poquito de humor también pueden dar buenos resultados.

Es posible que sigas escuchando los "no" durante por lo menos otro año, y casi seguramente se intensificarán antes de disminuir. La mejor manera de enfrentar este período tormentoso es prestar poca atención al comportamiento negativo; mientras más rezongues por sus "no", más de ellos oirás. Si mantienes esta etapa de negatividad en perspectiva sin perder el sentido del humor, tal vez no logres reducir los "no", pero te ayudará a lidiar con ellos.

Todo acerca de:
CÓMO ESTIMULAR A TU BEBÉ DE UN AÑO

Primeras palabras. Primeros pasos. Con estos dos hitos alcanzados o a punto de alcanzar, el juego del aprendizaje se vuelve más apasionante que nunca. El mundo está creciendo a pasos agigantados; dale a tu bebé de un año de edad la oportunidad de explorarlo y aprender de él, promoviendo a la vez su constante desarrollo físico, social, intelectual y emocional, ofreciéndole lo siguiente:

Un espacio seguro para caminar, en interiores y exteriores. El caminante novato, generalmente se opone a que lo aseguren en un cochecito o en una mochila, por lo tanto, recurre a estas opciones sólo cuando sea necesario. Estimula a tu bebé a caminar tan a menudo como sea posible, pero mantente muy atenta a los peligros, especialmente cerca de las calles, carreteras y entradas de vehículos. Si el bebé todavía no camina, coloca algunos objetos atractivos fuera de su alcance para incentivarlo a que se levante o gatee hacia ellos. Los juguetes para empujar también pueden ayudar a estabilizar a un bebé que todavía vacila entre pararse y caminar.

Un espacio seguro para trepar bajo la atenta mirada. A los bebés les encanta subir escaleras (cuando no puedes vigilarlos, es imprescindible poner una barrera), treparse a un tobogán (quédate detrás de él, por si acaso), subirse a una silla baja o bajarse de la cama. Déjalo que experimente, pero quédate junto a él lista para salir al rescate si es necesario.

Estimula la actividad física. El bebé inactivo podría necesitar un poquito de persuasión para moverse. Es posible que tengas que ponerte a gatas y gatear tú misma, desafiándolo de manera juguetona a que te siga ("¡a ver si me alcanzas!") o que se escape ("¡te voy a alcanzar!"). Guarda los juguetes u otros de sus objetos favoritos fuera de su alcance para estimularlo a que se mueva y vaya en su búsqueda. El bebé temeroso podría necesitar apoyo moral y físico. Estimúlalo, pero no lo presiones. Sube y deslízate por el tobogán con un niño tímido hasta que se sienta lo suficientemente cómodo para hacerlo solo. Pasea junto con el bebé que aún no se decide a caminar solo, dándole una mano (o las dos) para apoyarlo. Súbete con él a un columpio "para niños grandes" hasta que tu pequeño esté dispuesto a columpiarse solo.

OJO POR OJO

Todos los padres esperan que sus hijos acudan a ellos en busca de orientación. Bueno, según algunas investigaciones interesantes, los niños buscan orientación en sus padres (y en otros adultos), y mucho antes de lo que se suponía. Los científicos descubrieron que los bebés de doce meses son más propensos a mirar en la dirección de un objeto si un adulto ha mirado antes en esa dirección. Según los investigadores, esto demuestra que los bebés ya a esta edad comprenden el significado de los ojos, y empiezan a recurrir a ellos en busca de pistas sociales (la cuestión es ¿funcionará el experimento con dieciséis años de edad?).

Un ambiente variado. El bebé que no ve más que el interior de su casa, el auto de la familia y el supermercado, será un niño que esté muy aburrido (ni que mencionar el aburrimiento de quien lo cuida). Hay un mundo fascinante más allá de la puerta y tu bebé debería verlo diariamente. Incluso salir bajo la lluvia o la nieve puede ser una experiencia educativa (siempre que no haya peligro de inundación o de ventisca). Recorran los patios de juego cercanos, los parques, los museos de arte (los niños pequeños suelen fascinarse con las pinturas y las estatuas), un museo para niños (si tienes suerte de tener uno cerca), las jugueterías, los restaurantes (elige los que reciban de buen modo a los niños), las tiendas de mascotas y los centros comerciales u otras áreas con muchas vitrinas y gente para ver.

Juguetes para tirar y empujar. Los juguetes que necesitan ser empujados o tirados proporcionan la práctica a los niños que recién han comenzado a caminar y la confianza (y apoyo físico) a los que todavía vacilan. Los juguetes en los que los bebés pueden montarse e impulsarse con los pies, pueden ayudar a caminar a algunos niños mientras que para otros es más fácil caminar por cuenta propia.

Materiales creativos. Jugar con los lápices de colores proporciona una enorme satisfacción a muchos bebés de un año. Si fijas el papel con una cinta adhesiva a una mesa, el piso o un caballete impedirá que se deslice de un lado a otro, y si le retiras los lápices tan pronto después de que los use (para que no los use donde no deba o para evitar que los muerda), le enseñará su uso adecuado. No permitas que use bolígrafos o lápices, excepto bajo atenta vigilancia, ya que las puntas agudas pueden ser desastrosas si los agita cerca de sus ojitos. La pintura de dedos puede ser divertida para algunos mientras que otros pueden sentirse incómodos con los dedos sucios (aunque lavarle las manos le demuestran que esa condición es sólo temporal, algunos niños siguen resistiéndose a este tipo de arte). Los juguetes musicales también pueden ser divertidos, pero busca uno que tenga buena calidad de sonido. El bebé también puede aprender a improvisar musicalmente, por ejemplo con una cuchara y la base de una olla, si le das primero una demostración de cómo hacerlo.

Los juguetes para poner y sacar. A los bebés les encanta poner y sacar objetos, aunque esta última habilidad se desarrolla antes que la primera. Puedes comprarle juguetes para poner y sacar, o simplemente usar objetos de la casa como cajas vacías, cucharas de madera, tazas de medida, servilletas y tazas y platos desechables. Llena una canasta con una variedad de objetos pequeños (aunque no tanto como para que se los lleve a la boca y se atragante). Tú serás la que irá poniendo la mayoría de los objetos en la canasta hasta que tu bebé se haga más diestro. La arena, o si estás dentro de la casa, arroz crudo o agua (puedes limitar su uso a la bañera y a la sillita alta) permiten que pongas y quites objetos, mientras los viertes. A casi todos los niños les encantan esos materiales, pero es necesaria una supervisión constante.

Clasificadores de formas y figuras. Por lo general, mucho antes de que los bebés puedan decir redondo, cuadrado o triángulo, han aprendido a reconocer estas formas y pueden colocar los bloques correctamente en el tablero clasificador de formas. Estos juguetes también enseñan destreza manual y, en algunos casos, los colores. Sin embargo, ten en cuenta que el bebé podría necesitar muchas demostraciones y asistencia antes de dominar esa habilidad.

Juguetes de destreza. Los juguetes que requieren doblar, retorcer, empujar, presionar y tirar estimulan a los niños a usar sus manos de muchas maneras. Es posible que necesiten muchas demostraciones antes de que puedan dominar algunas de las maniobras más complicadas, pero una vez que lo hacen, estos juguetes pueden proporcionar horas de juego concentrado.

Juguetes de baño para el agua. Estos juguetes enseñan muchos conceptos y permiten disfrutar del juego en el agua, sin mojar los muebles ni el piso. La bañera también es un lugar apropiado para hacer burbujas, aunque al principio tendrás que ser tú quien las haga.

Sigan al líder. Papá empieza a aplaudir, y luego mamá. De esta forma, estimulan al bebé a que también lo haga. Después papá agita sus brazos y mamá hace lo mismo. Después de un tiempo, el bebé seguirá el ejemplo sin que se lo indiquen y, a la larga, será capaz de ser el líder del juego.

Libros, revistas, o cualquier cosa que tenga ilustraciones. No puedes tener caballos, elefantes o leones vivos en la sala de tu casa, pero puedes hacer que ellos visiten tu hogar en un libro o una revista. Lee y hojea libros con tu bebé varias veces al día. Cada sesión será breve, probablemente no más de unos pocos minutos, debido a la limitada capacidad de atención de tu bebé, pero juntos sentarán las bases para disfrutar más adelante de la lectura.

Materiales para "jugar a". Los platos de juguete, equipos de cocina, alimentos de juguete, casitas, camiones y autitos, sombreros, zapatos de adultos, cojines... casi todo puede ser transformado mági-

SEGURIDAD ANTE TODO

Tu bebé se está volviendo cada vez más inteligente y coordinado, aunque pasará un largo tiempo antes de que su juicio esté a la altura de su inteligencia y sus habilidades motrices. Como ahora es capaz de planear y ejecutar nuevas acciones para meterse en problemas, esas mismas vivezas y habilidades lo ponen en un mayor riesgo que antes.

Por eso, a medida que inicia su segundo año de vida, mantén una constante vigilancia como también todas las medidas de seguridad que ya has puesto en práctica. Pero también haz un nuevo inventario de seguridad, teniendo en cuenta que tu niño es ahora –o será pronto– un trepador experto. Esto significa que prácticamente nada en tu casa que no esté bajo llave o cerrojo estará a salvo de sus manos pequeñas. Cuando revises tu hogar, no sólo te fijes en las cosas que tu hijo de un año pueda alcanzar desde el piso, sino también cualquier cosa que pueda alcanzar trepándose. Sería prudente que retires o pongas a salvo todos los objetos que puedan ser peligrosos para el bebé (o viceversa). Considera, además, que los niños pequeños pueden ser muy ingeniosos para conseguir lo que desean, ya sea apilando libros para alcanzar un estante, encaramándose en una silla para llegar a una ventana, parándose sobre un juguete para alcanzar el mostrador de la cocina. También asegúrate de que todo aquello a lo que pueda treparse –sillas, mesas, estantes– sea suficientemente sólido como para mantener su peso. Sigue imponiendo límites ("¡no, no puedes treparte en eso!"), pero no dependas todavía de que tu hijo tan pequeño recuerde mañana la prohibición de hoy.

camente en la imaginación de un bebé. Este tipo de juego desarrolla las habilidades sociales como también la coordinación motriz (ponerse y quitarse ropa, "batir" huevos o "cocinar" una sopa), la creatividad y la imaginación.

Paciencia. Aunque las habilidades que exhiben los bebés a esta edad han avanzado a pasos agigantados en comparación con las que tenían a los seis meses, su capacidad de atención no ha seguido el mismo ritmo. Algunos juguetes podrían acaparar su atención durante un período prolongado, pero sólo tendrán un interés pasajero en la mayoría de las actividades. Su rango de atención podría ser todavía más breve cuando la actividad exige estar sentado quieto, como para leerle un cuento. Comprende esas limitaciones y no presiones a tu hijo de un año más allá de ellas. Y definitivamente, no te preocupes; a medida que crezca también aumentará su capacidad de atención.

Aplauso (pero no ovaciones). Celebra a tu bebé cuando domine nuevas habilidades. Los logros, aunque son satisfactorios, a menudo significan más cuando van acompañados del reconocimiento. Pero no lo celebres demasiado o con mucha frecuencia, porque de lo contrario podría convertirse en un bebé dependiente de los aplausos e incapaz de imponerse desafíos a menos que lo celebres. La autocomplacencia (enorgullecerse de sus propios logros) es también importante, y a veces debería ser todo lo que el bebé necesita.

◆ ◆ ◆

Parte 2

DE ESPECIAL INTERÉS

CAPÍTULO 17

Un bebé para todas las estaciones

Sin importar en qué momento del año nació, tu bebé experimentará las cuatro estaciones en sus primeros doce meses de vida. Y a medida que vayan pasando esas temporadas –con sol, viento, calor, frío, lluvia y, en algunos climas, con nieve intermitente– te plantearás una serie de nuevos interrogantes. Preguntas que no se aplican necesariamente a la vida de tu bebé sino a una estación particular del año; preguntas sobre su alimentación, vestuario y juegos en climas extremos; sobre las quemaduras por el sol o por el frío; acerca de las mallas metálicas para ventanas o chimeneas; sobre decoraciones para las fiestas y quizás hasta lecciones de natación. Lee a continuación para que tú y tu bebé estén preparados para todas las estaciones.

Lo que podrías estar preguntándote en el verano

CÓMO MANTENER FRESCO AL BEBÉ

Durante el verano no hay problemas para vestirse. ¿O no es así? Ésta es una escena común de verano: una mamá en pantaloncitos cortos, una camiseta sin mangas y sandalias, empujando un cochecito con un bebé tan abrigado como para el invierno en el ártico. El hecho es que los bebés –aun los más pequeños– no necesitan estar más abrigados que los adultos en un clima cálido. Abrigarlo de más no sólo es innecesario sino que puede ser peligroso y provocar consecuencias tan indeseables como fiebre miliar y, en casos extremos, un golpe de calor.

A menos que tú tengas un termómetro personal poco fiable (siempre tienes

SARPULLIDO DE VERANO

Es lo que muchos bebés están llevando cada temporada veraniega: sarpullido. También conocida como fiebre miliar, esta erupción cutánea que deja manchas rojas diminutas en la cara, cuello, axilas y parte superior del torso, es causada cuando la transpiración se acumula debido a la obstrucción de las glándulas sudoríparas. Aunque el sarpullido suele desaparecer por sí solo en una semana, se puede tratar dándole al bebé un baño frío (como siempre, usa un jabón muy suave), pero evita polvos o lociones que pueden bloquear aún más la salida de la transpiración. Llama al médico si aparecen pústulas, mayores inflamaciones o enrojecimiento, ya que esos síntomas podrían indicar una infección bacteriana o candidiasis.

calor cuando los demás tienen frío, o viceversa), viste a tu bebé como tú te vestirías. Si estás cómoda con pantalones cortos y una camiseta sin mangas, tu bebé estará bien con un vestuario infantil equivalente. Si te sofocas de calor con un suéter, a tu bebé le pasará lo mismo. La ropa ligera, suelta, de colores claros será la más cómoda cuando suba la temperatura; un gorrito o sombrero ligero y permeable protegerá la cabecita del bebé sin sobrecalentarla. El material debe absorber la transpiración, pero cuando la ropa se humedece deberías cambiarla. Por eso, es conveniente que te acostumbres a llevar un juego extra de ropa para el bebé.

Si bien un portabebés o canguro de tela gruesa pueden mantenerlo abrigado durante el invierno, también podrían hacerlo transpirar en verano, especialmente si lo cubres de pies a cabeza. La falta de ventilación en combinación con tu calor corporal y una alta temperatura exterior podrían causar un calor excesivo dentro de los confines del portabebés.

En interiores, cuando hace calor, tu bebé disfrutará de los efectos del aire acondicionado o del ventilador al igual que tú. Sólo preocúpate de que el aire no le dé directamente, que la temperatura ambiente no baje más allá de los 72°F y que el equipo de refrigeración y sus cables eléctricos estén fuera del alcance del bebé. En las noches calurosas puede dormir sólo con el pañal, pero necesitará un pijama ligero si el aire acondicionado está funcionando.

Las manos o pies fríos no indican que tu bebé tenga frío, pero la transpiración (revisa el cuello, la cabeza, las axilas) es una señal de que tiene demasiado calor.

GOLPE DE CALOR

Aunque los padres suelen preocuparse de si sus bebés tienen mucho frío, a veces no se dan cuenta de que tener mucho calor puede ser igualmente peligroso. En el primer año de sus vidas, los bebés son particularmente vulnerables al calor debido a que sus sistemas de regulación de la temperatura todavía no se han desarrollado y les resulta difícil refrescarse. Como resultado, el sobrecalentamiento puede provocar un golpe de calor grave e incluso fatal. Y suele producirse repentinamente. Tienes que estar atenta a las siguientes señales: piel caliente y seca (a veces húmeda), fiebre muy alta, diarrea, agitación o letargo, confusión, convulsiones y pérdida de conciencia. Si tu bebé presenta estos síntomas, busca inmediatamente ayuda médica de emergencia y sigue los procedimientos de primeros auxilios de la página 652.

Como con la mayoría de las emergencias médicas, es mejor prevenir que curar. Puedes prevenir un golpe de calor de las siguientes maneras:

- *Nunca* dejes a un bebé o un niño en un vehículo estacionado en un clima caluroso o templado, ni siquiera por un momento (ten en cuenta que los bebés y los niños nunca deben quedar solos en los autos estacionados sin importar el clima). Aun con las ventanas abiertas, la temperatura interior puede subir de manera rápida y peligrosa. Por ejemplo, cuando la temperatura exterior es de 96°F, en el interior del vehículo puede superar los 105°F dentro de quince minutos *cuando las ventanas están abiertas a la mitad,* y llegar a casi 150°F cuando están cerradas. Los bebés pueden morir rápidamente en esas condiciones.

- No envuelvas en mantas o almohadillas térmicas a un bebé con fiebre. Un niño con fiebre necesita enfriarse y no calentarse. Transpirar no es un tratamiento recomendado para ningún tipo de clima.

- Vístelo con ropa ligera en un clima caluroso y evita que le dé directamente el sol. Evita que se sobrecaliente en un portabebés.

- Asegúrate siempre de que tu hijo ingiera una cuota extra de líquido en clima caluroso.

Demasiado Sol

Hubo un tiempo en que los niños bronceados, tras horas de exposición al sol en una tarde de verano, eran considerados saludables mientras que los niños pálidos, por pasar demasiado tiempo en interiores, eran considerados "enfermizos". Se creía entonces que los rayos del sol eran tan saludables como un pastel de manzana y tan regenerativos como una semana en el campo.

Hoy se sabe que los rayos del sol no son exactamente lo que recomienda el médico para el bebé. Por el contrario, lo recomendado ahora es que no lo expongas al sol. Demasiado tiempo bajo el sol sin protección puede producir cáncer de piel (incluyendo el melanoma, potencialmente fatal), manchas y arrugas y envejecimiento prematuro de la piel. Aunque el bronceado luce "saludable", en realidad es un signo de lesión en la piel y es la forma en que ese órgano sensible trata de protegerse de un mayor daño.

La exposición excesiva a los rayos del sol también se ha asociado estrechamente al desarrollo de cataratas (mucho más comunes en climas soleados), y se ha descubierto que reduce los niveles de beta-caroteno en el organismo (una sustancia que se cree protege contra el cáncer). Si eso no basta para darte un panorama sombrío de la exposición a los rayos del sol, ten en cuenta lo siguiente: también puede precipitar otras enfermedades, o agravarlas, entre ellas el herpes simple y otras enfermedades virales de la piel: vitíligo (manchas blancas o decoloración de la piel), fenilcetonuria (PKU) y eczema fotosensible. A quienes toman determinados antibióticos (como tetraciclina) u otros medicamentos, les puede causar graves efectos secundarios. Un prontuario bastante largo para lo que alguna vez fue considerado un remedio para todo uso.

Tomar sol todos los días solía ser considerado vital para el crecimiento y desarrollo saludables de los niños, ya que era la única fuente disponible de vitamina D, necesaria para desarrollar huesos firmes. Actualmente, las fórmulas, la leche y muchos productos lácteos están fortalecidos con esta vitamina, que también se encuentra en los suplementos que reciben los niños que sólo se alimentan con leche materna. Por eso, los padres no necesitan sacrificar el futuro de la piel de sus hijos para asegurarles la dosis requerida de vitamina D.

Para que tu bebé no sufra las consecuencias del exceso de sol, ten en cuenta los siguientes hechos y consejos.

SOL – HECHOS INDISCUTIBLES:

◆ Los niños son particularmente sensibles a las quemaduras de sol debido a su fina piel. Un sólo episodio de graves quemaduras durante la infancia o la niñez duplica el riesgo de la variante más mortal de cáncer de piel, el melanoma maligno. Incluso un bronceado aparentemente inocente sin quemaduras, en los primeros años de vida, ha sido asociado a los carcinomas de células basales y de células escamosas, los tipos más comunes de cáncer de piel, así como también al envejecimiento prematuro de la piel. Se considera que el sol es responsable de al menos 90% de todas las variantes de cáncer de piel, la mayoría de las cuales podría haberse evitado.

◆ No existe un bronceado seguro, ni siquiera si se ha adquirido gradualmente. Un bronceado base tampoco protege la piel de daños posteriores.

◆ Las personas de piel blanca y ojos y cabellos claros son las más vulnerables, aunque nadie está a salvo de los efectos peligrosos de los rayos del sol.

◆ La nariz, labios y orejas son las partes del cuerpo más susceptibles al daño por el sol.

QUÉ DEBES BUSCAR EN UN PROTECTOR SOLAR

Un SPF alto. Los filtros solares se clasifican según el factor de protección solar (SPF, por sus siglas en inglés) de 2 a tan alto como 50. Cuanto mayor sea el número, mayor será la protección. Para los bebés y los niños se recomienda un SPF de por lo menos 15, aunque uno de 30 a 45 es mejor para las pieles muy claras o sensibles. No uses productos bronceadores en bebés o niños, ya que no protegen en lo más mínimo.

Eficacia. Busca un producto que contenga ingredientes que impidan el paso tanto de los rayos ultravioleta cortos (UVB) del sol, que queman y pueden causar cáncer, como también de los rayos ultravioleta largos (UVA) que broncean, y que pueden dañar la piel a largo plazo, y reforzar los efectos cancerígenos de los rayos UVB.

Seguridad. Algunos ingredientes de los filtros solares son irritantes o provocan reacciones alérgicas en algunas personas, especialmente en niños con pieles tiernas. Los más peligrosos son los denominados PABA (ácido para-aminobenzoico) y formas de PABA (padimato O o PABA octyl dimethyl, por ejemplo), fragancias y colorantes. Para mayor seguridad, haz una prueba con un filtro solar nuevo en el antebrazo de tu bebé, cuarenta y ocho horas antes de usarlo en todo el cuerpo. Si has empezado a usar un producto y tu bebé desarrolla un sarpullido rojo con picazón o manifiesta cualquier otro tipo de reacción cutánea, o si sus ojos parecen irritados, prueba otro producto, preferiblemente hipoalergénico o uno diseñado para niños. Si tu bebé tiene la piel sensible, busca un producto con el ingrediente activo dióxido de titanio, un bloqueador libre de sustancias químicas.

Protección en el agua. Si tu bebé pasa tiempo en el agua, elige un producto que sea a prueba de agua (lo que significa que mantendrá su eficacia después de cuatro sumergidas de veinte minutos) o resistente al agua (mantendrá su eficacia después de dos zambullidas).

◆ La intensidad del sol es mayor, y sus rayos más peligrosos, entre las 10 de la mañana y las 3 de la tarde (o las 11 a. m. y 4 p. m. en el horario de verano).

◆ Un 80% de la radiación del sol penetra la capa de nubes, por lo tanto, se necesita protección tanto en los días nublados como en los días soleados.

◆ El agua y la arena reflejan los rayos del sol, aumentando el riesgo de daño a la piel y la necesidad de protección en la playa, lago o piscina.

◆ La piel mojada permite una mayor penetración de los rayos ultravioletas que la piel seca, y por eso se necesita protección extra en el agua.

◆ El calor extremo, el viento, mayor altitud y la cercanía al ecuador también acentúan los peligros de los rayos del sol, por lo que debes extremar las precauciones en esas condiciones.

◆ La nieve sobre el suelo en días soleados puede reflejar suficientemente los rayos del sol como para causar quemaduras.

SOL – CONSEJOS DE SEGURIDAD:

◆ Evita exponer a un bebé menor de seis meses a un sol fuerte, particularmente en el momento de mayor intensidad en el verano o en climas que son cálidos todo el año. Protégelo con una sombrilla o parasol en el cochecito.

◆ Si no hay una sombra adecuada, aplica un protector solar en la cara, manos y cuerpo del bebé por lo menos quince minutos (pero preferiblemente media hora) antes de la exposición al sol. Aplícaselo generosamente a un bebé mayor y úsalo en cantidades más pequeñas en un menor de seis meses

(pero de todos modos sigue limitando su exposición directa a los rayos del sol). Evita que el protector solar entre en contacto con su boca, ojos o párpados. Para una protección extra en áreas muy sensibles, como labios, nariz y orejas, consulta al pediatra sobre la conveniencia de usar un protector o barra labial u óxido de zinc. Usa un protector solar resistente al agua en caso de que el bebé se bañe en el mar o piscina.

◆ Vuelve a aplicarle el protector solar cada dos o tres horas, con mayor frecuencia cuando el bebé juegue en el agua o si transpira mucho. Lleva el protector en la bolsa de los pañales en caso de que lo necesites inesperadamente.

◆ Las primeras exposiciones al sol usando protección no deberían durar más de unos pocos minutos y pueden ir aumentando poco a poco, en un par de minutos diarios, hasta un total de veinte minutos.

◆ Expuestos al sol, todos los bebés y niños deberían usar sombreros ligeros con visera para proteger los ojos y la cara, y camisas para proteger el torso, incluso cuando estén en el agua. La ropa debe ser de tela ligera y de tejidos bien entrelazados. Dos capas ligeras protegen mejor que una, ya que los rayos pueden atravesar algunas telas, pero evita vestirlo con demasiada ropa.

◆ La exposición al sol daña los ojos al igual que la piel. Los niños que pasan mucho tiempo al sol deberían usar lentes que filtren los rayos nocivos. Por lo tanto, una vez que tenga ocho o nueve meses (especialmente si frecuenta regularmente el patio de juegos), es hora de brindarle esa protección. La etiqueta de los lentes de sol debe decir "100% protección UV" y deben cumplir con las normas del American National Standards Institute (ANSI). Acostumbrar a un bebé a usar lentes de sol facilitará que lo haga más adelante.

♦ Durante el clima caluroso, trata de programar la mayoría de las actividades al aire libre temprano por la mañana o al final de la tarde. Mantén a los niños fuera del alcance del sol del mediodía siempre que te sea posible.

♦ Si tu hijo está tomando algún medicamento, asegúrate de que no le cause una mayor sensibilidad a la luz del sol antes de exponerlo.

♦ Da un buen ejemplo protegiendo tu propia piel de los estragos de los rayos del sol con un sombrero, protector solar y sombrilla.

SIGNOS DE QUEMADURAS DE SOL

Muchos padres y madres suponen que sus bebés están muy bien al sol siempre que no presenten un enrojecimiento de la piel. Por desgracia, están equivocados. Las quemaduras de sol no se pueden ver en el momento en que ocurren, y cuando se ven, ya es demasiado tarde. Recién después de dos a cuatro horas al sol la piel se vuelve roja, caliente e inflamada, y el color no se vuelve rojo intenso hasta diez a catorce horas después de la exposición. Una mala quemadura también producirá ampollas acompañadas de dolor localizado y, en los casos más graves, dolor de cabeza, náuseas y escalofríos. El enrojecimiento normalmente comienza a desvanecerse y los síntomas disminuyen después de cuarenta y ocho a setenta y dos horas, a cuya altura la piel, incluso en casos leves, puede empezar a pelarse. Sin embargo, de vez en cuando el malestar puede continuar durante una semana a diez días. Consulta la página 657 para consejos sobre el tratamiento de quemaduras de sol.

PICADURAS DE INSECTOS

Aunque la mayoría de los insectos son inofensivos, sus picaduras y morderuras casi siempre causan dolor o una picazón incómoda, y a veces pueden transmitir enfermedades serias o causar una reacción alérgica seria. Por lo tanto, es prudente proteger a tu bebé de los insectos y sus picaduras cada vez que puedas (consulta la página 654 para saber cómo tratar las picaduras).

PROTECCIÓN CONTRA MORDEDURAS O PICADURAS

Abejas y otros insectos con aguijón. Mantén al bebé lejos de los lugares donde se congregan las abejas, como campos de tréboles y flores silvestres, huertos de frutas o cerca de bebederos para pájaros. Protégelo incluso en tu propio jardín, en especial en los días soleados y calurosos o después de una lluvia intensa. Si descubres un panal de abejas o de avispas en o cerca de tu casa, haz que un experto lo remueva. Para evitar atraer a las abejas, viste a tu familia para jugar en el jardín con ropa blanca o pastel en vez de colores oscuros o brillantes o con flores impresas. No uses polvos o lociones fragantes, colonia o rociador aromático para el cabello.

Mosquitos. Se crían en el agua, y por eso es conveniente secar los charcos, bebederos para pájaros, canaletas y otras áreas y objetos que acumulen agua cerca de tu casa, como los juguetes que quedan en el jardín, columpios y cubiertas de piscina. Mantén al bebé en interiores al atardecer cuando pululan los mosquitos, así como las rejillas protectoras en las ventanas en buen estado. Un mosquitero sobre el cochecito del bebé puede ayudar a protegerlo. Para los bebés de más de seis meses, usa un repelente de insectos para niños, o los elaborados con aceite de citronela o de semilla de soya (aunque estos productos son menos efectivos que los que contienen DEET; lee más abajo). Sigue las instrucciones del fabricante cuando apliques el repelente, úsalo con moderación, evita que llegue a la cara o las manos del bebé, y quítalo con agua y jabón cuando entres a la casa. Las fórmulas con loción son más fáciles de controlar; las emanaciones de los rociadores pueden ser inhaladas y llegar a los ojos.

Garrapatas del ciervo. Antes de recorrer lugares donde hay muchas garrapatas, aplica un repelente de insectos a tu bebé que contenga baja concentración (30% o menos) de DEET (si el bebé tiene más de dos meses) en la ropa y en pequeñas cantidades en la piel descubierta. Para impedir una ingestión, no se lo apliques en las manos. Revisa a toda tu familia y a las mascotas por si tienen garrapatas (son más fáciles de detectar en la ropa de colores ligeros y se aferran menos a los tejidos ajustados). Para prevenir la enfermedad de Lyme, remueve las garrapatas enseguida (consulta la página 654).

Cualquier tipo de picadura o mordedura de insectos. Mantén cubiertos los brazos, piernas, pies y cabeza del bebé en las zonas donde puede haber cualquier tipo de insecto. Donde haya muchas garrapatas, inserta el dobladillo de los pantalones dentro de los calcetines.

Un Verano Seguro

La llegada del verano anuncia una nueva serie de posibilidades de lesiones. Las siguientes precauciones te ayu-

darán a reducir la posibilidad de que las amenazas se vuelvan realidad:

◆ Como el clima caluroso suele significar ventanas abiertas, instala protectores de ventanas que cumplan con las normas federales para salidas de emergencia en todas las ventanas de tu casa. No dependas de los mosquiteros, ya que un bebé los puede empujar fácilmente. Si no tienes protectores de ventanas en tu hogar, o donde estés de visita, abre las ventanas no más de 6 pulgadas (y asegúrate de que no se puedan abrir más), o ábrelas sólo desde la parte superior. También puedes comprar topes de ventanas que se pueden colocar en el marco, para impedir que la ventana se abra más de 4 pulgadas. Algunas ventanas nuevas ya vienen con los topes instalados. No pongas muebles ni nada debajo de las ventanas sobre lo que se pueda trepar un bebé.

◆ También las puertas suelen quedar abiertas durante el verano, lo que invita a los insectos reptantes a entrar y a los niños pequeños a salir y meterse en dificultades. Mantén todas las puertas trabadas, incluso las puertas corredizas y mallas metálicas.

◆ En exteriores, nunca le quites la vista de encima a un bebé que pueda gatear o dar pasitos, y presta especial atención a las áreas donde hay columpios y otros juegos de jardín. Cualquier equipo en tu propio patio debe estar por lo menos a 6 pies de distancia de las cercas o paredes, y debe tener una superficie protectora por debajo (goma, arena, gravilla o corteza). Los bebés menores de un año sólo deberían ser colocados en columpios con cinturones de seguri-

¿AGUA?

Durante esos días agobiantes de verano (que pueden empezar a fines de la primavera y prolongarse hasta el otoño en algunos lugares), o en un clima caluroso todo el año, tu bebé necesita más líquidos para reemplazar los que pierde con la transpiración. Los bebés menores de seis meses que sólo se alimentan con leche materna, casi siempre pueden conseguir los líquidos adicionales que necesitan amamantándose más seguido, pero consulta con el pediatra para saber si deberías ofrecerle un poquito de agua en los días muy calurosos. Para los muy pequeñitos alimentados con fórmula, el médico podría sugerir darles agua entre uno y otro biberón, pero sólo hazlo si te lo recomienda. A los bebés mayorcitos se les debe ofrecer pequeñas cantidades de agua o jugo de frutas diluido en tazas o biberones (darle demasiada agua no es bueno para los bebés; consulta la página 191).

Una vez que hayas empezado a darle jugos, los de frutas como melón, durazno y tomate pueden proporcionarle líquidos adicionales. No le sirvas bebidas azucaradas con azúcar como gaseosas, bebidas o refrescos de frutas, porque pueden aumentar la sed (y de todos modos no son adecuados para los bebés), ni bebidas que tengan añadidos de sal (como bebidas especiales para deportistas).

---

dad y correas para la entrepierna o en columpios especialmente diseñados para los más pequeños. No lo dejes jugar en toboganes metálicos cuando hace calor sin tocarlos primero, ya que al sol pueden calentarse lo suficiente como para producir quemaduras.

◆ No pongas al bebé en el suelo donde el césped está alto, sobre matorrales o donde pudiera haber hiedra venenosa, roble o zumaque venenoso, o donde pueda alcanzar o mordiscar otras flores, arbustos o árboles venenosos. En zonas boscosas, tu bebé debe estar protegido con ropa que lo cubra. Si tu bebé accidentalmente entra en contacto con hiedra, roble o zumaque venenoso, quítale toda la ropa protegiendo a la vez tus manos con guantes o toallas de papel. Lávale la piel cuidadosamente con agua y jabón lo más pronto posible, de preferencia dentro de los primeros cinco minutos. También deberías lavar todo lo que hubiese estado en contacto con las plantas (ropa, coche-cito, incluso el perro). Debes lavar los zapatos, si son lavables, o por lo menos limpiarlos a fondo. Si presenta una reacción, aplícale calamina u otra loción calmante para aliviar la picazón (consulta la página 644).

◆ Como el clima caluroso invita a los asados, toma medidas para prevenir quemaduras accidentales. Mantén las parrillas fuera del alcance de las manos pequeñas. No dejes sillas ni ninguna otra cosa sobre la que el bebé pueda trepar en pos de esas atracciones al fuego. Las parrillas de mesa y los *hibachi* sólo deben colocarse sobre superficies estables. Recuerda que el carbón puede permanecer caliente durante largo tiempo. Para reducir el riesgo de quemaduras, rocía los carbones con agua cuando termines de cocinar, y después bótalos donde tu bebé no pueda alcanzarlos. Nunca uses parrillas en un espacio cerrado, tanto por el riesgo de envenenamiento con monóxido de carbono como por el riesgo de incendio.

BEBÉ AL AGUA

Los padres y madres, ansiosos por hacer que sus bebés crezcan "a prueba de agua", como también para darles una ventaja en la competencia con sus pares, suelen entusiasmarse por inscribirlos en clases de natación. Pero según la Academia Americana de Pediatría, como también indican muchos otros expertos en seguridad, las clases de natación no son una buena idea para los bebés. Aunque es fácil enseñarles a flotar –los niños pequeños flotan naturalmente porque tienen una mayor proporción de grasa corporal que los adultos–, es improbable que puedan emplear esta habilidad en una situación en la que esté en riesgo la vida. Las clases de natación tampoco los harán mejores nadadores que si toman clases más adelante, durante la niñez. Por el contrario, hay algunas dudas sobre si los niños menores de tres años pueden beneficiarse de alguna manera con las clases de natación. Y además, existen riesgos potenciales para la salud. Para empezar, si a los bebés se les permite sumergir la cabeza en el agua, corren el riesgo de la "intoxicación por agua" (consulta la página 575). Por otra parte, la exposición temprana a las piscinas públicas podría aumentar el riesgo de infecciones como diarrea (por tragar gérmenes junto con el agua de la piscina), el llamado oído de nadador u otitis externa (por el agua que entra en el oído) y la comezón del nadador y otras irritaciones de la piel.

Eso no significa que no debas intentar que tu bebé se sienta cómodo en el agua, un primer paso importante en el entrenamiento para la seguridad en el agua. Sin embargo, antes de zambullirte con tu bebé, familiarízate con los siguientes principios. También tenlos en cuenta si planeas inscribir a tu bebé en una clase de natación:

◆ Un bebé no debería entrar en una piscina o en ninguna extensión grande de agua hasta controlar bien la cabeza, es decir, cuando pueda elevarla en un ángulo de 90 grados. Antes de dominar esta habilidad, por lo general entre los cuatro y los cinco meses, podría sumergir accidentalmente la cabeza en el agua.

◆ Un bebé con cualquier tipo de problema médico crónico, incluyendo

---

DESCOMPOSICIÓN DE ALIMENTOS

Para los adultos, los alimentos en mal estado pueden arruinar un día de verano. Para los bebés y los niños pequeños, la intoxicación alimenticia que causan puede ser mucho más peligrosa. Por eso, toma precauciones especiales con la comida del bebé en climas calurosos, cuando las altas temperaturas crecientes pueden hacer que las bacterias se multipliquen mucho más rápido. Sigue los consejos de las páginas 366 y 367 para reducir el riesgo de intoxicación alimenticia. Mantén varias bolsas pequeñas con hielo en el congelador, listas para llevar. Cuando salgas, usa una de esas bolsas para mantener frías la fórmula, la leche materna extraída, las jarras abiertas de jugos o los alimentos para bebés, o alimentos de mesa perecederos, o coloca bebidas en un termo o en una jarra con cubitos de hielo (sólo para el jugo, ya que la fórmula o la leche materna no deben ser diluidas con hielo derretido). Una nevera portátil pequeña proporciona protección extra en las salidas largas y es fácil de llevar. No uses alimentos ni bebidas (excepto cajas de jugo y tarros de alimentos infantiles sin abrir), cuando sientas que no están frías al tacto.

infecciones de oído frecuentes, debería tener el visto bueno del pediatra antes de que le permitas jugar en el agua. Un bebé con un resfrío u otra enfermedad (en especial diarrea) no debería tener ninguna actividad en el agua, aparte de la bañera, hasta su recuperación total.

◆ El bebé al que le gusta el agua y está acostumbrado a ella, probablemente estará menos seguro cerca del agua que quien le tiene temor. Por eso, no dejes a un niño sin vigilar junto al agua (una piscina, un jacuzzi, una bañera, lago, océano, charco) en ningún momento, ni siquiera a uno que haya tomado "lecciones" de natación, o que esté usando flotadores de brazos u otro tipo de flotador. Un niño puede ahogarse en menos tiempo en el que tardas en contestar el teléfono y en apenas un par de pulgadas de agua. Si debes alejarte del agua, aunque sea por un segundo, lleva al bebé contigo.

◆ Todas las actividades de un niño pequeño en el agua deberían ser acompañadas por un adulto responsable, que no le tenga miedo al agua, ya que puede transmitir esta sensación al menor.

◆ Los instructores de natación para niños pequeños deben estar calificados para enseñar a nadar a los bebés y acreditados para practicar la reanimación cardiopulmonar (CPR) infantil. Cada clase debe ser adecuada para la edad y el desarrollo del bebé. Desconfía de cualquier instructor o programa que prometa convertir a tu bebé en un niño "a prueba de ahogo".

◆ Un bebé que teme al agua o se resiste a que lo mojen no debe ser obligado a participar en juegos acuáticos.

◆ El agua en la que juegue un niño pequeño debe estar agradablemente tibia. En general, a los bebés les agrada que el agua esté a una temperatura de entre 84°F y 87°F. Los menores de seis meses nunca deberían ser sumergidos en agua más fría. La temperatura ambiente debe estar por lo menos tres grados por encima de la del agua, y el juego en el agua no debería pasar de sesiones de treinta minutos, para evitar enfriamientos. Además, para reducir el riesgo de infección, el agua de la piscina debe estar adecuadamente clorada y cualquier extensión de agua (como lago, estaque o mar) debe estar libre de contaminación y acreditada, por las autoridades locales como un lugar seguro para la familia.

◆ Los bebés en pañales deben usar protectores impermeables con elástico ajustado alrededor de la pierna o aquellos especialmente diseñados para el agua. No debes preocuparte demasiado de que se filtre orina en el agua, pero es conveniente sacar al bebé del agua si se ha hecho caquita, aunque sea en una piscina clorada.

◆ La cabeza o rostro del bebé no deben ser sumergidos. Aunque los bebés contienen instintivamente la respiración debajo del agua, siguen tragando. Y tragar mucha agua, lo que muchos bebés hacen durante los juegos acuáticos, puede diluir la sangre y provocar una "intoxicación por agua". La sangre diluida puede reducir peligrosamente los niveles de sodio. La posterior inflamación del cerebro puede causar inquietud, debilidad, náusea, contracciones musculares, estupor, convulsiones e incluso coma. Los bebés son mucho más vulnerables que los adultos a este tipo de intoxicación debido a su menor volumen de sangre (no hace falta demasiada agua para diluirla) y porque tienden a tragar todo lo que tienen en la boca. Esa intoxicación es una condición engañosa. Como el bebé no manifiesta ninguna señal de dificultad mientras está en el agua, y como los síntomas pueden no aparecer hasta tres a ocho horas después de ingerirla, la enfermedad no suele asociarse con el agua. La inmersión también aumenta el riesgo de infección, particularmente de los oídos, como también de hipotermia (temperatura corporal peligrosamente baja).

◆ Cualquier tipo de flotador, como flotadores de brazos o colchones, dan un falso sentido de seguridad al bebé y a los padres. En un instante el niño puede resbalarse o caer de un flotador. Los bebés y niños pequeños deben usar los chalecos salvavidas aprobados por la Guardia Costera, pero aun éstos nunca deben sustituir la vigilancia constante de un adulto.

◆ Un juguete que se mece en el agua de la piscina puede ser una atracción fatal para un bebé curioso. Mantén todos los objetos fuera de la piscina cuando no los estén usando.

◆ Una piscina fija, una piscina inflable o un chorro acuático sin su cubierta de desagüe no debe usarse hasta que el desagüe esté reparado. Un bebé o un niño pequeño podrían lastimarse gravemente por la fuerza de la succión.

◆ Los adultos que supervisen a los bebés o niños cerca del agua deben familiarizarse con las técnicas de reanimación (consulta la página 661), preferiblemente asistiendo a un curso práctico. El equipo de rescate, como salvavidas, y un cartel con la técnica de la reanimación cardiopulmonar, deben estar cerca de las áreas de natación. También debe haber un teléfono a mano para llamadas de emergencia.

Lo que podrías estar preguntándote en el invierno

CÓMO MANTENERLO ABRIGADO

¡Hace frío afuera! Al igual que cuando hace calor, tu propia comodidad puede ser tu guía para vestir a bebés y niños. Pero los menores de seis meses –debido a que tienen una mayor proporción de superficie corporal con respecto al peso corporal, y a que todavía no pueden tiritar para generar calor– necesitan un poquito más de protección que tú en clima frío.

Aunque el clima sólo esté ligeramente fresco, un bebé pequeño debe usar un sombrero para retener el calor. Cuando las temperaturas se acercan a los bajo cero, debería usar regularmente sombrero, mitones, botitas y calcetines abrigadores, además de una bufanda. Cuando sopla el viento y las temperaturas son muy bajas, le puedes envolver la bufanda alrededor de la cabeza, pero ten cuidado de no taparle la nariz (la bufanda debe estar bien atada para no engancharse en las ruedas del cochecito o el equipo del patio de juegos). Una cubierta impermeable mantendrá el cochecito protegido del viento y de la nieve y preservará el calor. Pero aun un bebé bien abrigado y protegido no debe

UN CLIMA CAPRICHOSO

Si hay un clima que confunde aun a quienes encabezan las listas de las personas mejor vestidas, es el clima cambiante, tan frecuente en la primavera y el otoño. Para los padres inexpertos de un bebé pequeño, la incertidumbre es aún mayor. ¿Cómo elegir la ropa para vestirlo cuando el día empieza como un corderito y puede llegar a rugir como un león (o al revés)?

Por lo general, la ropa en capas es la clave para vestirlo adecuadamente en un clima cambiante. Las más prácticas son las capas de ropa ligeras, que pueden agregarse o quitarse fácilmente a medida que el clima varía de una temperatura a otra. Un suéter o manta extra siempre vale la pena en caso de que el termómetro baje de pronto. Un sombrero también es buena idea para un bebé en casi cualquier clima: uno muy liviano con visera cuando está templado y otro más abrigado en los días borrascosos. Un bebé más grande puede prescindir del sombrero cuando las temperaturas fluctúan entre los 60 ó 70°F y el sol o el viento no son demasiado fuertes. Y recuerda que una vez que el termostato de tu bebé se regula (alrededor de los seis meses), debes dejar que tu propia comodidad sea la guía para abrigarlo. Para saber si está cómodo, basta que le toques los brazos, los muslos o la nuca (pero no las manos y los pies, que casi siempre están fríos en los bebés más pequeños). Si notas frías esas partes del cuerpo y/o si tu bebé está quejoso, podría tener frío.

---

estar a la intemperie en clima muy frío durante períodos largos.

Durante el clima frío, es mejor y menos restrictivo vestirlo con varias capas de ropa ligera que un par de ropa abrigada. Si por lo menos una de las capas es de lana, el bebé estará más abrigado. Los trajes de pluma o de imitación proporcionan un abrigado buzo de nieve o enterito.

Los siguientes consejos para el invierno te ayudarán a mantener a tu bebé abrigado y cómodo:

- Asegúrate de que tu bebé haya comido o coma un bocadillo antes de salir, ya que se necesitan muchas calorías para mantener la temperatura corporal en clima frío.

- Si la ropa de tu bebé se moja, entra y cámbiasela inmediatamente.

- Un bebé que se para en sus dos pies debe usar botas impermeables revestidas cuando camine en medio del clima invernal. Las botitas deben ser suficientemente amplias como para permitir la entrada de aire, que le darán algún aislamiento extra, para circular alrededor de los pies con medias.

- En un auto, quítale el gorro y una o más capas de ropa, si es posible, para evitar el sobrecalentamiento. Si no puedes, mantén el interior del automóvil fresco. También quítale un poco de ropa dentro de un autobús o un tren calefaccionado.

- Cuando hay viento, usa una loción o crema suaves humectantes en la piel expuesta del bebé para impedir que se le agriete.

- No te preocupes si tu bebé tiene moqueo nasal cuando está al aire libre en clima frío (no puedes contraer un resfrío por tener frío). Los cilios respiratorios, o pequeños cabellos, que suelen mover las secreciones nasales al fondo de la nariz en vez de sacarlas, se paralizan temporalmente por el frío. Una vez que vuelva a interiores, el moqueo debería detenerse. Un poquito de crema o vaselina debajo de la nariz (no en ella) ayudará a impedir que la piel se agriete.

CONGELACIÓN

Aunque no debes preocuparte de que tu bebé moquee, preocúpate si notas que la nariz, o las orejas, mejillas, dedos de las manos o de los pies, se le ponen muy fríos y blancos o de un gris amarillento. Esto indica congelamiento, que puede causar lesiones muy serias. Las partes del cuerpo afectadas deben ser recalentadas inmediatamente. Consulta la página 638 para saber cómo hacerlo.

Después de una exposición prolongada al frío, la temperatura corporal de un bebé puede caer por debajo de los niveles normales. En este caso, se trata de una emergencia médica y debes llevarlo de inmediato a la sala de urgencias más cercana si lo sientes inusualmente frío al tacto, aun debajo de la ropa. Mientras tanto, quítale la ropa mojada, envuélvelo en mantas abrigadas o en cualquier otra tela que tengas a mano, dale algo caliente para tomar si es posible (leche materna, fórmula o sopa tibia) y mantenlo próximo a tu cuerpo para darle calor.

Previene esas emergencias vistiéndolo adecuadamente, protegiendo las áreas expuestas de la piel, y limitando el tiempo que pase en exteriores cuando hace mucho frío.

QUEMADURA POR LA NIEVE

No sólo el bebé que va a las playas tropicales durante las vacaciones de invierno corre peligro de quemarse por el sol en invierno; también lo es un bebé durante una Navidad, Hanuka o Kwanzaa blancas. Como la nieve refleja hasta el 85% de los rayos ultravioletas del sol, incluso un sol débil de invierno puede quemar la piel sensible del bebé si rebota en un paisaje nevado. Por eso, protégele la piel con ropa, un sombrero con visera y protector solar si vas a pasar bastante tiempo en medio del sol y de la nieve.

CÓMO MANTENERLO ABRIGADO EN INTERIORES

En clima frío, la habitación del bebé debería tener una temperatura de entre 68°F y 72°F durante el día y unos 68°F por la noche. Si la temperatura interior es más alta de lo mencionado, el aire caliente seco puede secarle las membranas mucosas de la nariz y hacerlas más vulnerables a los gérmenes del frío, y también secar la piel y provocar picazón. Por la noche, mantenlo abrigado con sábanas de franela para la cuna, que tienden a sentirse cómodas al tacto aun en las noches frías. Ten en cuenta que se necesita más abrigo durante la noche cuando el metabolismo se reduce, pero por cuestión de seguridad sólo deberías ponerle un pijama con "pies" afelpados. Pero no caigas en el error común de abrigarlo excesivamente en la cama: si se despierta por la noche transpirando, eso es exactamente lo que estás haciendo.

PIEL SECA

Pocas personas, de cualquier edad, están a salvo de que la piel se les reseque y les provoque picazón durante el invierno. Aunque la mayoría supone que el simple hecho de proteger a los bebés de los embates del viento y el frío en exteriores les mantendrá la piel suave y elástica, no es así. La principal causa de la piel reseca en invierno está adentro y no afuera de la casa. En la mayoría de los hogares, una vez que comienza la temporada de la calefacción, el aire en el interior se vuelve caluroso y seco. Es precisamente este aire seco y caliente el que más contribuye a que la piel se reseque durante el invierno. Puedes ayudar a combatir este efecto de las siguientes maneras:

Aumenta la humedad en tu hogar. Consigue un humidificador para tu sistema de calefacción, o al menos uno para la habitación del bebé. En la página 51 encontrarás el tipo de humificador más conveniente para comprar.

Aumenta la humedad al interior de tu bebé. Los bebés (y todos los demás) humedecen su piel desde adentro y desde afuera. Asegúrate de que beba suficiente líquido.

Aumenta la humedad en la piel del bebé. Si aplicas una loción de buena calidad a la piel húmeda del bebé inmediatamente después del baño, le ayudarás a retener la humedad. Pídele al pediatra que te recomiende un producto particular, o compra uno que diga "hipoalergénico" en la etiqueta.

Usa menos jabón. El jabón seca. Pocas veces necesitas usarlo en bebés pequeños, excepto una vez por día en el área del pañal. Los bebés que gatean podrían necesitarlo en las rodillas, pies y manos. Pero en general, usa muy poco jabón: particularmente, evita usar el jabón de burbujas o jabón líquido para hacer burbujas durante el baño del bebé, ya que el agua jabonosa reseca más que el agua clara. Usa un jabón suave o un limpiador

hidratante para la piel; pídele al médico que te recomiende uno.

Baja la calefacción. Mientras más caliente esté la casa, más seco estará el aire (suponiendo que no se humidifique el ambiente junto con la calefacción). Para los bebés de poco más de unas semanas de vida, la temperatura en la casa no debe sobrepasar los 68°F. Si el bebé parece tener frío con esta temperatura, es mejor añadirle capas de ropa que grados de temperatura.

EL CALOR DEL HOGAR

Antes de que hubiera televisores, había chimeneas para reunir a las familias alrededor del fuego en las frías noches de invierno. Aun hoy, el fuego crepitante en el hogar puede rivalizar con los mejores programas de televisión dando calidez reconfortante a cuerpo y alma. Sin embargo, cuando el círculo familiar incluye bebés o niños pequeños, el truco requiere mantenerlos seguros cerca del fuego. Cubre la chimenea, incluso cuando se haya apagado el fuego (porque las brasas pueden permanecer calientes durante horas), con una pantalla lo suficientemente pesada para que las manos pequeñas no la puedan mover, por más fuertes y persistentes que sean. Si no puedes proteger a un bebé o un niño pequeño de las superficies calientes con barreras adecuadas, no deberías encender la chimenea. Para mayor protección, enseña a tu bebé desde temprano que el fuego es "¡caliente!" y que tocarlo puede producir mucho dolor. El tiro de la chimenea debe estar limpio para que el cuarto no se llene de humo y no provoque un incendio. Si el bebé u otros miembros de la familia tienen algún problema respiratorio crónico, como asma, consulta con el médico si el uso de la chimenea podría empeorarlo.

Los Riesgos de las Fiestas

Nada es más maravilloso para un niño pequeño que un hogar que ha sido decorado para las fiestas. Pero si no se toman las precauciones adecuadas, nada puede ser más peligroso. Los siguientes elementos representan amenazas potenciales para tu bebé. Algunos deben ser usados con cuidado y otros bajo ninguna circunstancia, o por lo menos hasta que el bebé sea más grande, más cuidadoso y menos vulnerable.

Muérdago y cereza de Jerusalén. Los dos pueden ser mortíferos si se comen. No los lleves a tu hogar ni dejes que tu bebé juegue cerca de ellos si estás de visita en otra casa.

Acebo. Esta planta es sólo ligeramente venenosa (para que un bebé sufra consecuencias graves debería ingerir grandes cantidades), pero es prudente mantenerla fuera de su alcance. Sin embargo, el llamado cactus de Navidad es seguro.

Flor de Nochebuena. Esta belleza navideña puede causar irritación local en la boca y quizás un serio contratiempo estomacal si se ingiere en grandes cantidades. Mantenla fuera del alcance de los niños.

Siempreverde. El árbol natural cortado debe ser fresco y bien regado, y las hojas verdes secas deben eliminarse para evitar peligro de incendio. Pero los árboles artificiales tampoco son totalmente seguros: elige uno que tenga la etiqueta "resistente al fuego", y nunca uses luces eléctricas en un arbolito metálico. No permitas juegos sin supervisión cerca de un árbol: el bebé podría derribarlo al tirar de una rama.

Hojas de pino. Bárrelas regularmente y, si es posible, mantén los pinos, coronas y ramas fuera del alcance de bebés y niños pequeños. Las hojas de pino pueden causar una persistente tos ronca si se alojan en la tráquea; busca ayuda médica si sospechas que es el caso.

Pisapapeles con escenas de nieve. Pese a que el líquido en su interior no es venenoso, una vez rotos pueden contaminarse de gérmenes. Bótalos si se rajan.

Ornamentos de fibra de cristal para el árbol. Estos ornamentos pueden irritar la piel y los ojos y causar hemorragia interna si se tragan. Si los quieres usar, colócalos a una altura en la que el bebé no los pueda alcanzar.

Rocío de nieve artificial o papel afelpado. Estos pueden agravar un problema respiratorio. No los uses si alguien en tu familia los padece.

Luces del arbolito. Debido a que los bebés podrían morder estos ornamentos tentadores y cortarse internamente, cuélgalos fuera de su alcance. Mantén también los cables lejos de sus manos. Ten especial cuidado con las luces pequeñas intermitentes, ya que contienen una sustancia química que es peligrosa si se traga.

Velas. Enciéndelas y mantenlas completamente fuera del alcance del bebé, y, por supuesto, lejos de cortinas o de cualquier otro material inflamable. Nunca las dejes encendidas y sin vigilancia; asegúrate de que estén totalmente apagadas antes de salir de la casa o irte a la cama. Si las exhibes en una ventana, las cortinas deben estar bien aseguradas a distancia.

Mini decoraciones. Los ornamentos muy pequeños del arbolito, las luces, *dreidels* o cualquier objeto más pequeño que el diámetro del tubo de un rollo de papel higiénico (con partes pequeñas que se pueden romper o extraer) pueden causar asfixia. No los uses o úsalos solamente donde el bebé no pueda alcanzarlos.

Guirnaldas navideñas, ornamentos de vidrio o plástico y espuma de poliestireno. Todos estos adornos tentadores pueden provocar asfixia. Si se les muerde un trocito, puede quedar atascado en la garganta o, dependiendo de qué esté hecho, causar hemorragia interna.

Conservantes para el arbolito. Si los usas, vigila que un bebé curioso no meta sus manos en la maceta para comer un bocadillo original, pero dañino para la salud.

Regalos. Lo más probable es que los regalos que tienes para el bebé sean perfectamente seguros y adecuados para él, pero es posible que los que tengas para otros miembros de la familia no lo sean. Por eso, después de desenvolverlos, todos los regalos que puedan resultar peligrosos para tu bebé deben quedar fuera de su alcance.

Alimentos y bebidas. No sólo el decorado es potencialmente peligroso; también lo que está sobre la mesa. Todos los años, cientos de niños pequeños llegan a las salas de emergencia de los hospitales después de haber bebido un Martini, un trago de cerveza, una copa de ponche de huevo o un ponche cargado que han quedado descuidadamente a su alcance. Otros se atragantan con aceitunas, nueces, bocadillos, golosinas duras y otras delicias favoritas de los mayores. Por eso, sé prudente cuando organices una fiesta de fin de año. Las bebidas alcohólicas o los comestibles inadecuados no deben quedar desatendidos, ni siquiera por un instante, sobre mesas de café o extremos de las mesas donde hasta los pequeños que gatean pueden alcanzarlos. Ten en cuenta que, más allá de la temporada, determinados alimentos –como el pastel de frutas remojado en licor, las palomitas de maíz, el chocolate, las nueces y cualquier producto con miel– no son adecuados para los bebés.

Por eso, a decorar, festejar y celebrar con cuidado. Pero no te conformes con esto. Sólo por si acaso ocurre algún contratiempo pese a todas tus precauciones, prepárate para las fiestas familiarizándote con las técnicas de primeros auxilios y de reanimación cardiopulmonar, si no lo estás todavía, y teniendo a mano el número telefónico del centro para el control de intoxicaciones (800-222-1222).

REGALOS SEGUROS

Lo primero que debe estar en la lista de regalos de los padres cuando van a comprar los juguetes es la seguridad. Aunque las jugueterías sean muy tentadoras en la temporada de fiestas, resístelas hasta haberte familiarizado completamente con los consejos para comprar artículos seguros y útiles para tu bebé, a partir de la página 340. Recuerda que no siempre puedes confiar en que los fabricantes producirán lo mejor para tu bebé, y particularmente en la temporada de fiestas, debes estar atenta.

PAPEL DE REGALO

Cuando se trata de envolver los regalos durante las fiestas, no todo lo que brilla es necesariamente seguro. Son muy festivos, pero esos moños y cintas –e incluso el papel para envolver– pueden conllevar riesgo de atragantamiento o asfixia a un bebé curioso que explora bajo el arbolito o la menorah. Por eso, mantén los regalos envueltos –o el papel de envolver– fuera del alcance del bebé.

Todo acerca de:
LA TEMPORADA DE VIAJES

Antes de la maternidad, cualquier temporada era propicia para viajar. Podían ser excursiones veraniegas a la casa de amigos en la playa, vacaciones de invierno con los padres en la calidez del sur, fines de semana de esquí entre semanas de trabajo intenso, visitas sin prisas a la primavera parisina, escapadas de fines de semana al Caribe mientras nevaba en casa, o a las montañas cuando el calor y la humedad se hacían insoportables. ¿Y ahora? Considerando el esfuerzo que exige llevar al bebé a una simple salida de compras –las horas de planificación, su esforzada ejecución y las 20 libras de bebé, equipos y suministros sobre tus hombros doloridos– la logística de unas vacaciones de dos semanas, o aun una visita de dos días a la casa de la abuela, podrían parecer demasiado abrumadores como para considerarlo siquiera.

Pero no necesitas esperar que tu hijo tenga edad suficiente para cargar su propio equipaje o que se vaya a un campamento de verano para satisfacer tus ansias de viajes o los ruegos de la abuela para que la visites. Aunque tus vacaciones con el bebé a cuestas pocas veces representarán un descanso y siempre serán un desafío, pueden ser tan posibles de realizar como agradables.

PLANIFICA CON ANTICIPACIÓN

Con la llegada del bebé, se acabaron los días en que podías improvisar un viaje de fin de semana por un impulso de último momento, cuando con mucho entusiasmo y muy poco equipaje podías ir a cualquier destino. Ahora es más probable que pases más tiempo planificando que viajando. Los preparativos para cualquier viaje con el bebé deben incluir:

Un programa moderado. Olvida esos itinerarios que invitan a visitar seis ciudades en cinco días. En cambio, programa uno a un ritmo moderado con mucho tiempo libre: un día extra por si llegas a necesitarlo, una tarde extra en la playa o por la mañana junto a la piscina por si lo deseas.

Actualiza los pasaportes. No podrás llevar a tu bebé al exterior con tu propio pasaporte. En estos días todos los viajeros, sin importar su edad, necesitan su propio pasaporte. Para informarte sobre la obtención de un pasaporte para tu bebé y otras informaciones de viaje, consulta www.travel.state.gov.

Toma precauciones médicas. Si viajas al exterior, consulta con el pediatra para asegurarte de tener las vacunas al día. Si viajas a destinos exóticos, pregúntale si tu bebé y tú podrían necesitar vacunas específicas (contra la fiebre amarilla, por ejemplo) o tratamientos preventivos (para prevenir la hepatitis A y/o la malaria). Para información más actualizada sobre estas y otras precauciones que podrías necesitar antes de un viaje, visita la página electrónica en español del Centro para el Control de las Enfermedades (CDC, por sus siglas en inglés) sobre información de viajes (www.cdc.gov/spanish/temas/viajero.html). O pídele al médico que te recomiende una clínica de viajes para asesoramiento específico y protección para visitar destinos exóticos.

¿PASAJE PARA DOS?

En estos días, la seguridad es más estricta que nunca para viajar con un bebé. Si viajas sola con tu bebé al extranjero, podrías necesitar autorización escrita del padre para viajar, o una prueba de que eres la única tutora. Las políticas varían de un país a otro (y podrían variar incluso de un día a otro, dependiendo de quién esté a cargo de Inmigración al llegar a un destino), por lo tanto, es conveniente averiguar bien antes de viajar. Debes consultar con la aerolínea y tu agente de viajes, como también en el consulado o la embajada del país al que viajes. Lleva más de lo que creas necesitar: por ejemplo, la carta de autorización con sello del notario, por si acaso te la piden.

Antes de hacer un viaje prolongado, programa una visita al pediatra si ha pasado algún tiempo desde la última vez. Además de asegurarte de que tu bebé goce de buena salud, la consulta te dará la oportunidad de conversar sobre tu viaje con el médico y hacerle las preguntas que podrían quitarte el sueño cuando estés lejos, en momentos en que quizás sea imposible, o al menos poco práctico, llamar al consultorio. Si llevaste al bebé al médico hace sólo un mes, tal vez sólo necesites hacer una consulta telefónica.

Si tu bebé está tomando remedios, debes llevar las dosis suficientes para el viaje, además de una receta en el caso de que se pierdan o encuentres algún otro problema. Si debes refrigerar un remedio, podría ser difícil mantenerlo en hielo todo el tiempo, por lo tanto pregúntale al médico si es posible sustituirlo por otro que no lo requiera. Como la nariz congestionada puede ser muy incómoda para el bebé, interferir con el sueño y causarle dolor de oído en el avión, pídele al pediatra que te recomiende un descongestionante en caso de que tu bebé se resfríe. Si viajas a un lugar donde podrías tener el problema conocido como "diarrea del viajero", lleva líquidos para la rehidratación infantil. Para cualquier remedio que lleves, debes conocer la dosis adecuada para la edad de tu bebé, como también las condiciones de su administración y los posibles efectos secundarios. También es útil, especialmente para viajes largos, tener el nombre de un pediatra en tu o tus destinos. Por supuesto, también puedes llamar al pediatra de tu bebé en busca de consejo cualquiera sea tu destino.

Ten en cuenta la hora. La hora del día o de la noche en que empieces tu viaje dependerá, entre otras cosas, de cómo el bebé reaccione a los cambios en sus horarios, tu manera de viajar, tu destino y cuánto tardarán en llegar allí. Por ejemplo, si sales de la costa este hacia el oeste en avión, tiene sentido que planees llegar más o menos a la hora en que el bebé se va a la cama (hora del este). Suponiendo que haya dormido una siesta durante el viaje, la excitación y el caos de la llegada probablemente permitirán que se quede despierto un par de horas más después de su horario de acostarse. Esto le permitiría dormir hasta una hora respetable de las 5 ó 6 de la mañana (hora del Pacífico) en vez de despertarse cargado de energía a las 3 ó 4 de la madrugada (por supuesto, tendrás que rezar para que los trenes y los aviones partan a tiempo).

Considera las ventajas de viajar en horas de menor movimiento, en que es más probable que haya asientos vacíos sobre los cuales gatear y menos pasajeros para incomodar.

Si tu bebé suele dormirse en el auto y planeas un viaje de larga distancia, si es posible, trata de manejar en las horas en que suele dormir, durante la siesta o la noche. De otro modo, podrías llegar a destino con un bebé que ha dormido todo el día y está listo para jugar toda la noche. Si tu bebé duerme sin problemas en trenes o aviones, pero se despierta de mal humor en ese tipo de espacios reducidos, coordina la hora de la siesta con el horario del viaje. Pero si tu bebé se muestra siempre demasiado excitado como para dormir en esos ambientes, planea viajar después de la hora de la siesta para evitar el mal humor durante el viaje.

Podría parecer lógico que lo mejor es llegar a destino lo más rápido posible. Pero no siempre es así. Para un bebé activo, por ejemplo, un vuelo de conexión con algún tiempo para descargar tensiones entre una etapa y otra del viaje podría ser mejor que un vuelo directo largo.

Pide con anticipación. Cuando viajes en avión, no planees alimentar a un bebé mayorcito con la comida regular de la aerolínea, ya que los alimentos que ofrecen por lo general no son adecuados para los bebés. En estos días, muchas aerolíneas están reduciendo gastos recortando los extras –incluso en alimentos–, pero en algunos vuelos más largos podrías ser capaz de hacer un pedido especial, como por ejemplo, un plato de requesón y frutas y pan integral para tu bebé mayorcito. Sin embargo, aunque hayas hecho un pedido especial, ten a mano una cantidad sustancial de bocadillos. Cuando los vuelos se demoran o cuando los pedidos especiales se olvidan (ambos casos muy frecuentes en estos días), las largas demoras entre comidas podrían desconsolar al bebé y arruinar la vida de los que tengas cerca. Para los vuelos en los que no sirven comidas –sólo esas bolsitas de almendras que no son aptas para un bebé– lleva suficiente comida como para mantenerlo tranquilo hasta la llegada.

Algunas aerolíneas, en especial en vuelos transatlánticos, ofrecen alimentos para bebés, biberones, pañales y moisés. Pregunta si los hay disponibles en tu vuelo al hacer la reserva.

Busca asientos convenientes. Si viajas por aire, viaja en los horarios de menos concurrencia y haz que la aerolínea te reserve un asiento vacío, o aprovecha el descuento del 50% ofrecido para los menores de dos años. Lleva contigo la silla para el auto donde se sienta mirando hacia atrás (debe estar aprobada por la FAA) y úsala: la falda no es segura durante el despegue, el aterrizaje o las turbulencias.

Un asiento junto al pasillo para ti (de modo que puedas caminar un poco cuando sea necesario) y una junto a la ventanilla para el bebé (interesante si hay nubes o puestas de sol para observar) son ideales, pero no siempre posibles. Hagas lo que hagas, no aceptes asientos en el medio de la sección central de asientos, no sólo por ti, sino también por quienes se sienten a tu alrededor.

Aunque puedes (y deberías) reservar espacio en muchos trenes en el país, no puedes reservar asientos específicos. Sin embargo, puedes reservar compartimientos con cama para algunos viajes de larga distancia. Eso te dará un margen de privacidad, algo que realmente apreciarás cuando debas pasar largas horas o días en un tren con un bebé.

Reserva con tiempo. Quizás supongas que cuando viajes por tierra fuera de temporada no será necesario reservar habitaciones de moteles con anticipación. Pero en este país de viajeros, muchos establecimientos junto a carreteras, especialmente los que ofrecen tarifas más baratas, suelen colgar por las noches el cartel de "No hay vacantes". Por eso, planea por anticipado dónde vas a pasar la noche, reserva más tiempo para llegar a destino de lo que puedas suponer que vas a necesitar, y reserva una habitación de motel con una cuna (ésta debe cumplir con las normas descritas en la página 54 o, si puedes, lleva una cuna portátil).

Escoge un motel acogedor. Cuando sea posible, busca un hotel o motel que ofrezca facilidades a las familias; muchos no lo hacen. Una clave de lo que puedes esperar es si tienen o no disponibles cunas y servicio de niñeras. Probablemente tendrás una estada poco cómoda en un hotel sin esas facilidades. Y probablemente, tampoco te sentirás bienvenida.

Aprovisiónate. Andar de un lado a otro, especialmente si viajas sin otro adulto o con más de un niño, será más fácil si tienes el equipo adecuado:

◆ Un portabebés, si el bebé es pequeño. Te liberará las manos para ocuparte del equipaje, lo que será importante al embarcar y desembarcar. Pero no te olvides de doblar las rodillas cuando recojas tu colección de maletas, para que el bebé no se caiga.

◆ Un cochecito sombrilla liviano y muy compacto para un bebé mayorcito. Puedes colgar bolsos de las manijas, pero ten cuidado de que el cochecito no se vuelque hacia atrás. La mayoría de las aerolíneas te permitirá dejar el cochecito en el mostrador de entrada justo antes de subir al avión y te lo devolverá cuando llegues a destino, en cuanto bajes del avión.

◆ Un asiento portátil de bebé: uno de tela no agrega peso extra a tu equipaje.

◆ Un asiento de auto aprobado por la FAA. Puedes llevarlo y usarlo durante el vuelo. Si viajas en tren y planeas alquilar un auto a tu llegada, puedes alquilar también un asiento de bebé, pero asegúrate de elegir el

adecuado para la edad de tu hijo al momento de reservar el automóvil.

También puedes alquilar o pedir prestado otros artículos como cunas, corralitos, sillitas altas y sillitas para comer al llegar a destino. Trata de reservarlos con anticipación.

No hagas olas antes de navegar. Para evitar problemas innecesarios en tu viaje, evita los cambios innecesarios justo antes de partir. No trates de destetar a tu bebé, por ejemplo, justo antes de la partida, ya que los ambientes desconocidos y los cambios de rutina serán suficientemente estresantes como para que además le agregues otras tensiones. Además, la lactancia es la manera más fácil de alimentar al bebé y la más reconfortante para él cuando estás en la ruta. Tampoco comiences a darle por primera vez sólidos justo antes de viajar. Empezar a alimentarlo con la cuchara ya es suficiente desafío en casa, para ustedes dos. Pero si tu bebé está listo para comer alimentos con la mano, considera comenzar a dárselos antes del viaje. Llevar bocadillos te ayudará a mantenerlo ocupado y feliz en el camino.

Si tu bebé no está durmiendo toda la noche, éste no es el momento de remediar la situación. Es probable que vuelva a despertarse por la noche durante un viaje (y por un tiempo después del regreso), y dejar que el bebé llore a todo pulmón por la noche en una habitación de hotel o en la casa de la abuela no mejorará tus vacaciones ni te hará sentir bienvenida en el lugar.

Confirma. El día anterior a tu partida, confirma todas tus reservaciones si no lo has hecho antes, y llama para confirmar la hora de salida antes de salir de casa. No querrás llegar al aeropuerto para descubrir que tu vuelo ha sido cancelado o retrasado cuatro horas, o a la estación para enterarte de que el tren va a partir más tarde.

Cómo Empacar

Aunque prácticamente todo te sería útil en tu viaje, incluyendo el fregadero de la cocina (para enjuagar los biberones que se caen al piso y fregar las manchas), la realidad aconseja otra cosa. Por otra parte, tampoco sería aconsejable salir de viaje con mucho menos de lo necesario. Opta en cambio por un término medio (aunque pesado), llevando sólo lo absolutamente necesario y sé lo más eficiente que puedas en tu selección: jabón líquido para bebé, acetaminofeno o ibuprofeno, dentífrico y demás en porciones para viajes; pañales desechables extra absorbentes; una selección de ropa con estampados vivos, que ocultarán bien las manchas y permitirán más tiempo entre un lavado y otro, y de telas ligeras, que se secarán rápidamente si necesitas enjuagarlas.

Puedes empacar menos si estarás en algún sitio donde puedas conseguir lo que falte (como comprar una camiseta en una tienda de recuerdos), pero si vas a hacer caminatas en los Adirondacks o acampar en el parque Yosemite, todo lo que puedas llegar a necesitar deberías tenerlo en tu mochila. Ten en cuenta que las regulaciones de las aerolíneas limitan la cantidad de líquidos que puedes llevar en el avión. Consulta la página electrónica de la Administración de Seguridad en el Transporte para las regulaciones al día (www.tsa.gov/espanol). Para un viaje típico, probablemente querrás empacar lo siguiente:

Una bolsa de pañales. Conviene que sea liviana, recubierta en plástico, con bolsillos exteriores para llevar toallitas de papel, toallitas, biberones y otros artículos que puedas necesitar en un apuro, y con una correa para no tener que ocupar una mano en cargarla. Los artículos que querrás llevar en la bolsa incluyen:

- Una chaqueta liviana para el bebé (lo mejor es que sea impermeable de nailon con capucha, ya que también sirve para la lluvia) o suéter en el caso de que haga frío en el auto, el tren, el avión o el autobús.

- Una cantidad suficiente de pañales extra absorbentes para la primera etapa de tu viaje, y algunos más en caso de una demora o de algún problema estomacal del pequeño viajero. Planea comprar pañales durante el viaje, en vez de cargar paquetes desde casa, a menos que viajes en auto y tengas espacio suficiente, o a menos que no puedas comprarlos en tu destino.

- Toallitas húmedas para tus manos (y las del bebé) y para la colita del bebé. También pueden servir para higienizar el brazo del asiento del avión que tu bebé se dedique a mordisquear, o la ventana del tren que le tiente chupar, y para limpiar lo que pueda derramar sobre la ropa o el tapizado antes de que queden manchas.

- Ungüento o crema para el sarpullido del pañal, ya que los alimentos a los que el bebé no esté acostumbrado, menos cambios de pañal y el clima caluroso pueden provocar sarpullido.

- Un babero impermeable grande, o un par desechables, para proteger la ropa. Si accidentalmente dejas el babero de plástico en un restaurante o si se te acaban los desechables, lleva un alfiler de gancho para enganchar la servilleta del restaurante en la ropa del bebé.

- Algunas bolsas con cierre hermético para colocar biberones con filtraciones, baberos o ropa sucia, y los pañales sucios cuando no haya a mano un cesto de basura.

- Protector solar, si en tu destino se pronostica mucho sol o nieve.

- Una manta o acolchado liviano para que el bebé duerma o juegue tanto en el camino como en las casas que visites. O un chal que puedas llevar sobre los hombros y usar para el bebé cuando sea necesario.

- Un acolchado impermeable pequeño para proteger las camas de los hoteles y otras superficies cuando tengas que cambiarle los pañales al bebé.

- Un objeto reconfortante para tu bebé, si tiene alguno favorito (y quizás uno extra, en caso de que se pierda).

- Un par de calcetines o botitas para un bebé descalzo, en caso de que el aire acondicionado sea demasiado frío.

- Cubiertas de plástico para los tomacorrientes si tu bebé gatea o camina, a fin de asegurar las habitaciones de hoteles o casas que visites. También podrías llevar un seguro para la tapa del inodoro, si a tu bebé le atrae jugar con agua (algunas cadenas hoteleras ofrecen lo necesario para que las habitaciones sean a prueba de bebés).

- Un amplio suministro de bocadillos y bebidas. No confíes en que podrás conseguir alimentos adecuados para tu bebé en el camino, en el avión o en el tren. Lleva suficiente alimento y bebidas para una o dos comidas más de las que esperas, por si acaso. Dependiendo del repertorio culinario de tu hijo, lleva alimentos para bebé (deshidratados si debes viajar sin mucho peso), galletas integrales, pequeños recipientes de trocitos de cereal seco para mordisquear, fórmula lista para usar en botellas desechables para el biberón del bebé, jugo de frutas aguado en una pequeña botella o termo con taza (si tu bebé tiene un vaso con boquilla favorito llévalo también). Lleva botes de tres onzas de alimentos para bebés a fin de ofrecerle variedad y evitar el desperdicio de comida.

- Cucharitas desechables en una bolsa de plástico, para alimentar al bebé en el camino.

- Toallitas de papel sin desenrollar, que son más prácticas, más firmes y por lo general más absorbentes que las servilletas.

- Algo conocido y algo nuevo para entretener a tu bebé: lo conocido para que le resulte reconfortante y lo nuevo para entusiasmarlo con el desafío. Un pequeño tablero de actividades y un libro de cartón con ilustraciones brillantes son buenas opciones para un bebé mayorcito; un espejo, un sonajero y un animalito musical de peluche para uno más pequeño. Deja en casa los juguetes con muchas piezas que puedan perderse o que sean demasiado abultados para empacar y usar en espacios reducidos, como también los que hacen ruido (y dan dolor de cabeza). Si al bebé le están saliendo los dientes, lleva un par de objetos que pueda morder.

- Una cartera pequeña. Como tienes un número limitado de manos, llevar una maleta de mano separada te resultará prácticamente imposible como también un poquito riesgoso (puedes parecer distraída y desorganizada y ser presa fácil de un carterista). Por eso, guarda los artículos personales, pasajes y tu billetera con identificación, tarjetas de crédito, información sobre seguro médico y copias de recetas de remedios, como también el teléfono del pediatra y los nombres de médicos recomendados en tu destino, en una cartera pequeña, fácil de identificar por el tacto, dentro de la bolsa de pañales.

O bien, como alternativa, ten tu billetera a mano en tu bolsillo (si la ropa con la que viajas tiene bolsillos seguros y profundos te hará la vida más fácil).

- Un teléfono celular para usar en caso de emergencias, médicas o de cualquier otro tipo.

- Si tienes todavía espacio (y ganas), lleva una pequeña cubierta plástica resistente para proteger los muebles y alfombras de los hoteles y para servir como protección oportuna debajo de la sillita alta del bebé en los restaurantes.

Un bolso para la ropa del bebé. Para llevar el guardarropa del bebé, lo mejor es un bolso de mano pequeño, liviano, no rígido, con una correa para el hombro o para usar como mochila. Como puede ser transportado cómodamente en el auto, el avión o el tren, podrás extraer una muda de ropa limpia sin inconvenientes y sin tener que hurgar en tu propia maleta en público. Si embargo, si decides empacar la ropa del bebé en tu maleta y si no la tendrás a mano mientras viajas (porque irá con el equipaje en el avión, tren o autobús, o en el maletero del auto), debes llevar una muda o dos para el bebé en la bolsa de pañales.

Un bolso con artículos médicos y de tocador. Este bolso no debe estar nunca al alcance de un bebé curioso (puede estar, por ejemplo, en el compartimiento elevado en aviones y trenes), y preferiblemente no debería ser fácil de abrir para un niño. Lo mejor es que sea impermeable y lavable por dentro y que tenga una correa para el hombro. Mantén este bolso contigo para tener los remedios a mano, si es necesario, y para impedir que los líquidos se dañen (se pueden congelar en la bodega de los aviones). Puede contener lo siguiente:

- Cualquier receta de remedios y vitaminas para todo el viaje, acetaminofeno o ibuprofeno para bebé o cualquier otro remedio recomendado por el médico.

- Para los viajes al aire libre, repelente de insectos, loción de calamina, medicina para picaduras de insectos, y un equipo para picaduras de abejas si el bebé es alérgico.

- Un botiquín con curitas y almohadillas de gasa con autoadhesivo, crema antibacterial (como bacitracina), bandas elásticas para torceduras, termómetro, pinzas, cortaúñas para bebés.

- Jabón líquido para bebé, que sirve para limpiar tanto el cabello como la piel. Los jabones de los hoteles, por lo general, no son lo suficientemente suaves para bebés.

- Dentífrico infantil, gasa o un dedal desechable diseñado especialmente para lavar los dientes de los bebés, si los tiene.

- Una navaja multiusos con abrelatas y tijeras (pero no trates de llevarla en el avión porque te la quitarán antes de abordar).

- Una lucecita de noche, si a tu bebé le agrada dormir con una encendida.

¿LLEGAR A DESTINO ES LA MITAD DE LA DIVERSIÓN?

Es poco probable, pero al menos puedes intentar que sea la mitad de complicado. Ya sea que viajes por carretera, aire o la línea férrea, hay varios modos de facilitar tu viaje.

Si viajas en avión. El avión tiene la ventaja de ser, por lo general, el medio comercial más veloz para ir de un sitio a otro. Puedes hacer el vuelo tan placentero (o al menos relativamente) como cómodo, si tienes en cuenta los siguientes consejos:

◆ Considera pedir asientos de la primera fila de cada sección. Ofrecen más espacio para las piernas, para maniobrar y para privacidad, aunque menos espacio para la bolsa de los pañales. Otra ventaja: no hay asientos frente a ti en los que el bebé pueda golpear, ni pasajeros frente a ti que el bebé pueda incomodar.

◆ Llega con tiempo suficiente para ocuparte de los detalles previos al embarque, como el equipaje y la asignación de asientos, y para pasar por los controles de seguridad, aunque no tan temprano como para tener que esperar demasiado en el aeropuerto.

◆ Algunas aerolíneas dejan embarcar primero a las familias con niños, permitiéndoles acomodarse y colocar el equipaje en los armarios superiores antes de que suba el resto de los pasajeros. Pero si sabes que tu bebé estará inquieto en un lugar cerrado (recuerda que no podrás caminar por el pasillo durante el embarque), podrías preferir esperar y subir al final. Si viajas con otro adulto, pregunta si uno de ustedes puede embarcar con el pasaje mientras el otro pasa más tiempo con el bebé en el espacio abierto de la sala de espera.

◆ Coordina las alimentaciones del bebé con el despegue y el aterrizaje. Los niños son más sensibles que los adultos a la presión en los oídos, y a veces les causa dolor el cambio de presión del aire en la cabina durante el ascenso y el descenso. Las alimentaciones con biberón (con leche extraída o fórmula) o los alimentos para comer con la mano, o un chupete, hacen que el bebé trague constantemente y ayuda a prevenir el dolor del cambio de presión y el llanto que suele acompañarlo. No es práctico amamantar durante esos momentos, ya que el bebé deberá tener puesto el cinturón de seguridad.

◆ Si tu bebé se queja muy ruidosamente, acepta la ayuda generosa de otros pasajeros, si te la ofrecen, y no prestes atención a quienes te miren con mala cara.

◆ Dale a tu bebé mucho líquido durante el vuelo; el viaje en avión deshidrata. Si estás amamantando, tú también debes tomar líquidos extra, pero recuerda que las bebidas con cafeína o con alcohol no cuentan.

◆ Si tu bebé prefiere alimentos calientes, pregúntale a una auxiliar de vuelo si puede calentarte el biberón y el alimento del bebé (sin las tapas). Pero recuerda agitar o revolver y controlar cuidadosamente la temperatura antes de dárselo para evitar quemaduras, ya que los microondas pueden calentar de manera irregular. También ten en cuenta que en los aviones con demasiados pasajeros, las auxiliares de vuelo quizás no puedan ayudarte con este tipo de pedidos.

◆ Si viajas sola con el bebé, pídele a una auxiliar de vuelo que lo sostenga mientras vas al baño, pero trata de esperar hasta que se haya completado el servicio de comidas del avión.

◆ Desembarca entre los últimos y así evitarás el exceso de gente y tendrás tiempo para recoger todas tus pertenencias (informa a quien te esté esperando que serás la última en bajar del avión).

Si viajas en tren. Aunque demora más

que el avión, viajar en tren permite a los niños un poquito más de movilidad. Tu viaje familiar en tren será más fácil si recuerdas:

◆ Abordar lo antes posible para encontrar un asiento conveniente. Si frente al primer asiento de un vagón no hay un pasajero en silla de ruedas (que tiene prioridad), resulta conveniente para una familia debido al espacio abierto al frente, donde el bebé puede dormir una siesta o jugar. También es conveniente la unidad de cuatro asientos en los extremos de la mayoría de los vagones, que permite a las familias estar más cómodas. Si el tren está lleno, porque viajas las horas de mayor tráfico y tu viaje es largo, tiene sentido que compres un asiento para tu bebé. Si tienes un solo asiento, es tan conveniente elegir el de la ventana (para que el bebé pueda observar el paisaje) como el del pasillo (para poder caminar con tu bebé si se inquieta).

◆ Acuérdate de llevar un portabebés si viajas sola y si el bebé puede viajar en él. Sin el portabebés te podría resultar imposible ir al baño (no dejes a tu bebé ni por un solo instante con un extraño, por más amistoso que parezca).

◆ Si tu viaje en tren es largo, lleva una variedad de juguetes para sacar uno nuevo cuando tu bebé se canse. O haz algo de turismo. Mirar por la ventana y señalarle autos, caballos, vacas, perros, gente, casas, el cielo y las nubes es una actividad que ha salvado a muchos padres después de agotar todos sus recursos.

◆ Ten a mano muchos bocadillos para ti y para tu bebé. Las filas para comprar comida en los trenes suelen ser largas y no es de extrañar que cuando llegues al mostrador ese sándwich de pollo con el que contabas se haya acabado.

Si tú vas manejando. Viajar en auto es más lento que otras formas de transporte, más cansador para ti si manejas, y representa un mayor encierro para el bebé. Pero te da el lujo de viajar a tu propio ritmo, detenerte donde y cuando quieras y tener transporte cuando llegues a destino. Haz los viajes en el auto familiar más seguros, más placenteros y más cómodos, siguiendo estos consejos:

◆ Debe haber cinturones de seguridad para todos los adultos y los niños más grandes, asientos infantiles para los más pequeños, y el auto no debe ponerse en marcha hasta que todos tengan los cinturones ajustados y las

---

A GRAN ALTURA

Si te diriges a una zona muy por encima del nivel del mar, debes tomar ciertas precauciones. Como los rayos del sol son más intensos en la altura, debes preocuparte particularmente de usar bloqueador y limitar la exposición al sol. Y como aumenta la necesidad de líquido, tu bebé mayorcito necesitará varias onzas adicionales diarias de jugo de fruta o de agua mientras estén a mayor altitud.

Para un bebé anémico, el menor nivel de oxígeno en el aire podría acelerar su ritmo cardíaco y respiratorio y causar fatiga. Esto no es motivo de preocupación a menos que tu bebé tenga una infección u otra dolencia médica, como una enfermedad del corazón, en cuyo caso deberías consultar con el pediatra antes de viajar. Pero programa pausas frecuentes para descansar.

puertas estén con seguro (consulta las páginas 152-153 para más consejos sobre seguridad en los asientos infantiles para auto).

♦ Haz paradas frecuentes (cada dos horas más o menos es ideal), ya que los bebés se inquietan sentados en sus asientos durante tramos muy largos. Cuando te detengas, saca al bebé para que tome aire fresco y, si es el caso, para que gatee o camine. Aprovecha también las paradas para alimentar al bebé.

♦ Cambia los papeles. Para un cambio de ritmo y de compañía para todos, alterna la conducción sentándote junto al bebé para entretenerlo.

♦ Coloca juguetes en el asiento del bebé con cuerdas de plástico (de no más de 6 pulgadas), y así no tendrás que quitarte el cinturón de seguridad para recoger los juguetes en el piso.

♦ Si estás manejando en clima frío, en especial si se ha pronosticado una tormenta, lleva ropa extra y mantas en caso de que te quedes atascada. Un auto puede convertirse rápidamente en un refrigerador mortal en temperaturas bajo cero.

♦ Nunca dejes a un bebé en un auto estacionado en clima caluroso o siquiera templado. Aun con las ventanillas abiertas, el auto puede transformarse rápidamente en un horno mortal. En definitiva, nunca dejes a un bebé o un niño solo en un auto, sin importar el tipo de clima.

En Hoteles y Moteles o en otros Hogares Lejos de Casa

La primera noche fuera de casa con tu bebé podría ser un poquito descon-

certante. Pero todos podrán dormir mejor si tomas las siguientes precauciones:

♦ A tu llegada a destino, revisa las condiciones de seguridad para bebés en la habitación que ocuparás, especialmente si tu hijo es capaz de movilizarse. Algunas cadenas hoteleras orientadas a familias ofrecen juegos de seguridad para niños; de no ser así, tendrás que llevar tu propio equipo. Las ventanas abiertas, cables eléctricos y vidrios, entre otros, no deben ser accesibles (consulta las páginas 451-456). Cubre los tomacorrientes expuestos y mantén cerrada la puerta del baño. Revisa las condiciones de seguridad de la cuna (consulta la página 447). Si la habitación tiene minibar, pide que lo vacíen o asegúrate de que esté cerrado con seguro.

♦ Si colocas al bebé sobre la cama para cambiarle el pañal o para que juegue, usa un acolchado impermeable, tanto para proteger la cama del bebé y al bebé de un cubrecama probablemente antihigiénico.

♦ Cuando alimentes al bebé en la habitación, coloca papeles de diarios o una cubierta de plástico sobre el piso para proteger la alfombra, tanto por cortesía como para evitar cualquier cobro por daños.

♦ No encierres a un bebé activo. Está bien que gatee bajo tu vigilancia a menos que la alfombra esté visiblemente sucia o que lo dejes explorar pero, como siempre, bajo la atenta vigilancia de un adulto. Revisa bien debajo de la cama, para comprobar que no haya objetos peligrosos (o antihigiénicos).

♦ Contrata a una niñera por medio del hotel. La mayoría de los hoteles y centros turísticos ofrecen algún tipo de servicio de cuidado infantil. Pero el servicio ofrecido puede variar mucho. Puede ser una camarera que busque ganarse algún dinero extra, o una lista de teléfonos de agencias de niñeras en la zona (tú debes llamarlas y contratarlas), o quizás un programa de atención de niños en el mismo hotel (más frecuente entre los centros turísticos grandes orientados a familias). Trata a las niñeras que encuentres en tu viaje como lo harías en tu casa: entrevista a la persona (o por lo menos al servicio), si es posible, y comprueba que cuente con todos los certificados, seguros y garantías necesarios. Recíbela en el mostrador del botones o en la oficina del conserje para asegurarte de que estás frente a la persona correcta.

¡A DIVERTIRSE!

Ya has planeado, empacado, arrastrado las maletas y viajado. ¡Es hora de divertirse! Aquí encontrarás algunas pautas generales para asegurarte una feliz estada con tu bebé:

◆ Sé realista respecto al itinerario. No podrás mantener el mismo ritmo con un bebé a cuestas que como lo harías sólo con un grupo de adultos. Mientras más actividades planees, menos te divertirás.

◆ Sé flexible con el itinerario. Si planeabas manejar directamente desde Savannah hasta Miami, pero el bebé no soporta seguir en su asiento al llegar a Daytona, considera agregar una escala para pasar allí la noche. Si has programado dos días de excursiones en Atenas, pero el mal humor del bebé está arruinando la visión de las ruinas para todos, posterga el Partenón hasta otro día.

◆ Elige lugares en los que el bebé no estará encerrado ni requerirán que esté en silencio durante largos períodos. Los monumentos al aire libre, parques, zoológicos e incluso algunos museos pueden resultar interesantes para bebés y niños pequeños, aunque se pasen la mayor parte del tiempo mirando a la gente. Contrata a una niñera, si es posible, cuando quieras ir a la ópera, a un concierto o al teatro.

◆ Para que todos se diviertan, recuerda que las necesidades del bebé tienen prioridad. Si el bebé no duerme la siesta ni come a tiempo, o si en reiteradas ocasiones lo acuestan tarde, todos sufrirán las consecuencias. De hecho, el único programa en el que no deberías ser flexible es en el de tu bebé. Haz lo que hagan los demás dondequiera que vayas, pero sólo si tu bebé se puede adaptar fácilmente.

◆ ◆ ◆

Cuando el bebé está enfermo

No hay nada más triste, vulnerable e indefenso que un bebé enfermo. Con excepción, claro, de los padres del bebé enfermo.

La enfermedad de un niño, aun una leve, suele afectar a la mamá y al papá más duramente que al bebé, en especial cuando se trata de la primera enfermedad del primer hijo. Tienen que lidiar con la ansiedad cuando aparecen los primeros síntomas, la alarma cuando parecen empeorar o cuando aparecen otros, la indecisión de si llamar o no al pediatra y cuándo (los niños casi siempre se enferman en la mitad de la noche o los fines de semana, fuera de las horas habituales de consulta), la espera nerviosa de la respuesta del médico (interminable, aunque sólo se trate de quince minutos), la odisea de darle los remedios y una preocupación sin fin.

Aunque parezca difícil de creer, la situación tarde o temprano mejora. Con experiencia, los padres aprenden a tratar a un bebé afiebrado o con vómitos con menos pánico y más confianza. Para alcanzar más pronto esa fase, te ayudará aprender a evaluar los síntomas, a tomar e interpretar la temperatura, a saber cómo alimentarlo cuando está enfermo, a conocer las enfermedades más comunes de la infancia, y a reconocer y actuar frente a una verdadera emergencia.

Antes de llamar al médico

Casi todos los pediatras esperan que los padres los llamen si creen que su bebé está realmente enfermo, no importa la hora del día o de la noche. Pero antes de marcar ese número probablemente ya familiar, ten una lista escrita con toda la información que tu pediatra podría necesitar saber para evaluar la situación con certeza.

Empieza con los síntomas. Las enfer-

INTUICIÓN MATERNAL

A veces, aunque no puedas identificar ningún síntoma en particular, algo te hace sentir que tu bebé no está bien. En ese caso, llama al médico. Lo más probable es que te tranquilice, pero también es posible que tu intuición maternal haya detectado algo imperceptible que necesita atención.

medades más sencillas sólo presentarán dos o tres síntomas –en algunos casos podría ser uno solo–, pero preparar una lista te asegurará de que no te olvides de ningún detalle. Debes decirle al médico cuándo aparecieron los primeros síntomas; qué fue lo que los provocó, si es el caso; qué los agrava o los alivia (por ejemplo, mantener al bebé erguido disminuye la tos, o comer lo hace vomitar más), y qué remedios caseros o sin receta médica le has dado. También será conveniente informar al pediatra si tu bebé ha estado en contacto con un primo con varicela, por ejemplo; con un hermanito con diarrea, o con cualquier otra persona con una enfermedad contagiosa; si se ha lastimado últimamente, como en una caída, o si ha estado enfermo en el último tiempo. Y no supongas que el pediatra tiene necesariamente su expediente a mano. Menciónale la edad del bebé, cualquier problema médico crónico que tenga y cualquier medicamento que le estés dando.

Ten a mano el nombre y teléfono de una farmacia abierta en caso de que el pediatra necesite autorizar telefónicamente una receta, y una libreta y lapicera para anotar las instrucciones que te dé.

Temperatura. La vieja técnica de tomarle la temperatura con los labios en la frente es muy poco confiable (aunque más precisa que hacerlo con la mano), en especial si has tomado recientemente una bebida fría o caliente, o si acabas de llegar del calor o del frío. Aunque podrías considerar tantear la temperatura de esta manera (particularmente si no tienes un termómetro a mano, teniendo en cuenta que el método es más confiable para comprobar que no hay fiebre y no que la hay), no confíes en su precisión. En cambio, recurre al termómetro si sospechas que tu bebé tiene fiebre (consulta la página 631). Recuerda que además de la enfermedad, la lectura del termómetro puede verse afectada por factores como la temperatura del ambiente o del aire (la temperatura del bebé será probablemente mayor después de pasar la mañana en un departamento sobrecalentado que después de llegar de la nieve); el nivel de actividad (el ejercicio, un juego activo, y un llanto intenso pueden subir la temperatura), y la hora del día (las temperaturas suelen aumentar al avanzar el día). Si el bebé tiene la frente fría, puedes suponer que la fiebre no es significativa.

Pulso cardíaco. En algunos casos, saber cuál es el pulso cardíaco de tu bebé podría resultar útil para el pediatra. Si tu bebé parece no tener energía o tiene fiebre, tómale el pulso en la parte superior del brazo (o braquial; mira la ilustración en la página siguiente). El rango normal en los bebés es muy superior que en los niños mayores y los adultos: entre 120 y 140 latidos por minuto cuando están despiertos (aunque puede bajar a 70 cuando duermen y llegar a más de 170 latidos por minuto cuando lloran).

Respiración. Si tu bebé tiene dificultades para respirar, si tose o parece respirar apresurada o irregularmente, controla las respiraciones contando cuántas veces en un minuto su pecho se expande y se contrae. La respiración es más rápida durante una actividad (como llorar) que durante el sueño, y podría acelerarse o reducirse por una enfermedad. Los recién nacidos suelen tener una frecuen-

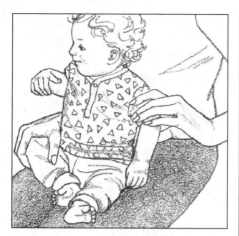

Practica a tomarle el pulso braquial (del brazo) cuando tu bebé está saludable y tranquilo.

cia de 40 a 60 respiraciones por minuto; los bebés de un año de sólo 25 a 35. Si notas que el pecho de tu bebé no se expande y contrae con cada respiración, o si su respiración parece trabajosa o áspera (no relacionada con la nariz tapada), díselo también al médico.

Síntomas respiratorios. ¿A tu bebé le moquea la nariz? ¿La tiene tapada? ¿La secreción de la nariz es aguada o espesa? ¿Clara, blanca, amarilla o verde? ¿Tose? ¿Te parece que su tos es seca, entrecortada, pesada, con "gallo"? ¿Cuando tose despide mocos? (A veces la mucosa sale despedida con una tos fuerte). ¿Respira con dificultad (como un silbido principalmente al espirar)? ¿Hace un sonido estridente (como un gruñido que le sale de la laringe)?

Comportamiento. ¿Notas algún cambio en el comportamiento de tu bebé? ¿Lo describirías cansado y sin energía, malhumorado e irritable, inconsolable o apático? ¿O muestra su alegría habitual? ¿Puedes provocarle una sonrisa (si es que ya ha comenzado a sonreír)?

Sueño. ¿Tu bebé está inusualmente somnoliento o duerme mucho más que de costumbre? ¿O tiene problemas para dormirse?

Llanto. ¿Tu bebé llora más que de costumbre? ¿Su llanto tiene un tono o intensidad diferentes, por ejemplo, agudo?

Apetito. ¿Tu bebé está comiendo como siempre? ¿Se niega a tomar del pecho o el biberón y/o rechaza los sólidos? ¿O está comiendo normalmente?

Piel. ¿La piel de tu bebé parece diferente de algún modo? ¿Está roja y sonrojada? ¿Blanca y pálida? ¿Azulada o gris? ¿Está húmeda y caliente (sudorosa) o húmeda y fresca (fría)? ¿O inusualmente seca? ¿Tiene los labios, las fosas nasales o las mejillas excesivamente secos o agrietados? ¿Hay manchas o lesiones en alguna parte de la piel del bebé: en las axilas, detrás de las orejas, en los miembros o el tronco, o en algún otro sitio? ¿Cómo describirías su color, forma, tamaño, textura? ¿El bebé parece tratar de rascarse?

Boca. ¿Tu bebé tiene hinchadas las encías donde los dientes podrían estar por salir? ¿Alguna mancha roja o blanca o alguna parte visible en las encías, dentro de las mejillas o en el paladar o la lengua?

Garganta. ¿Tu bebé tiene la garganta enrojecida? ¿Ves alguna mancha blanca o roja?

Fontanela. ¿El punto blando de la cabeza de tu bebé está hundido o es protuberante?

Ojos. ¿Los ojos del bebé lucen diferentes de lo habitual? ¿Están vidriosos, ausentes, hundidos, apagados, llorosos o enrojecidos? ¿Tienen círculos negros alrededor o parecen parcialmente cerrados? Si tienen una secreción, ¿cómo describirías el color, consistencia y cantidad?

Orejas. ¿Tu bebé se tironea o se toca las

orejas? ¿Presenta alguna secreción en una de ellas?

Sistema digestivo. ¿El bebé ha estado vomitando? ¿Con qué frecuencia? ¿Vomita mucho material o lo que despide es mayormente seco? ¿Cómo describirías el vómito (como leche cuajada, con mucosa, rosado, sangriento)? ¿Es un vómito violento? ¿Proyecta a gran distancia? ¿Te parece que hay algo específico que le provoca los vómitos, como por ejemplo, comer? ¿Has notado algún cambio en su caquita? ¿Tiene diarrea con mucosa aguada y suelta o caquita con sangre? ¿Hace caquita con más frecuencia, repentina y enérgicamente? ¿Parece estreñido? ¿Hay algún aumento o disminución de saliva? ¿O notas que tiene dificultades para tragar?

Sistema urinario. ¿Los pañales están menos mojados que de costumbre? ¿O parecen más mojados? ¿Hay algún cambio en el olor o el color (amarillo oscuro, por ejemplo, o rosado)?

Abdomen. ¿Te parece que la barriga de tu bebé parece distinta, como por ejemplo más chata, más redondeada, más abultada? Cuando la presionas suavemente, o cuando le levantas las rodillas hasta el abdomen, ¿te da la impresión de que le duele? ¿Dónde te parece que le duele: a la derecha o a la izquierda, arriba o abajo del abdomen?

Síntomas motores. ¿Tu bebé ha tenido o tiene escalofríos, temblores o convulsiones o sus músculos están rígidos? ¿Te parece que tiene el cuello rígido o que le cuesta moverlo; puedes inclinarle la barbilla sobre el pecho? ¿Te parece que hay dificultades para moverle cualquier otra parte del cuerpo?

¿Cuánto descanso necesita un bebé enfermo?

Los bebés tienen mucho que aprender, pero en lo que respecta a sus propios cuerpos, a menudo son ellos quienes les dan lecciones a sus padres. Puedes confiar en que tu bebé te dirá cuánto descanso necesita durante una enfermedad. No con palabras, naturalmente, sino con acciones. Un niño muy enfermo abandonará sus actividades diarias para tomarse el descanso que necesita, mientras que otro que esté medianamente enfermo o camino de la recuperación estará activo y juguetón. En cualquiera de los dos casos no necesitarás imponerle ninguna restricción. Sigue las pistas que el bebé te dé (si alguien necesita un descanso cuando un bebé está enfermo, son los padres).

Cómo alimentar a un bebé enfermo

La pérdida de apetito suele acompañar a una enfermedad. A veces, como en el caso de los trastornos digestivos, es algo positivo, ya que reducir la comida le da al estómago y los intestinos un descanso mientras se recuperan. Pero otras veces, como cuando hay fiebre, no es tan positivo, ya que el menor apetito significa que el bebé no está consumiendo las calorías necesarias para avivar la fiebre que combate la infección.

Para casi todas las enfermedades leves que no afectan el sistema digestivo no es necesaria una dieta especial (excepto la señalada para enfermedades específicas). Pero se aplican varias reglas especiales para alimentar a cualquier bebé enfermo:

Refuerza los líquidos. Si tu bebé tiene fiebre, una infección respiratoria (como resfrío, gripe o bronquitis), o una enfermedad gastrointestinal con diarrea, debes dar preferencia a los líquidos –que ayudan a impedir la deshidratación– sobre los sólidos. Los bebés que sólo toman leche materna o fórmula deben alimentarse tan seguido como quieran, a menos que el pediatra te recomiende otra cosa. Los bebés mayorcitos también pueden recibir líquidos y alimentos con alto contenido de agua (jugos, jugos de frutas, sopas, gelatinas y postres de jugos congelados, si ya se los has comenzado a dar). Ofrécele líquidos con frecuencia durante todo el día, incluso si el bebé no toma más que un sorbito cada vez. El pediatra podría recomendarte la reposición de líquidos (rehidratación) si ha tenido mucha diarrea y vómitos y/o si el bebé parece estar deshidratado.

Dale el gusto. Cuando se está enfermo, hay preferencia por ciertos alimentos. Respeta especialmente las preferencias de tu bebé cuando una enfermedad le ha alterado el apetito. Si eso significa nada más que leche materna o fórmula y bananas durante cuatro días, está bien.

No lo fuerces. Incluso si tu bebé no ha probado bocado en veinticuatro horas, no lo fuerces. Los bebés tienden a consumir lo que necesitan cuando lo necesitan. Una vez que se recupere de la enfermedad, también lo hará su apetito. De hecho, los bebés suelen compensar con creces las comidas que se han perdido después de estar enfermos, comiendo en cantidad y recuperando el peso perdido. Sin embargo, informa al pediatra sobre su pérdida de apetito.

Cuando necesita remedios

Pocos bebés logran superar su primer año de vida sin contraer alguna enfermedad o condición que necesite medicamentos. Ya sea que el pediatra te recete o recomiende esos remedios, es conveniente que sepas mucho más que dónde ir a comprarlos. Para asegurarte de que tu bebé reciba el tratamiento adecuado, tendrás que hacer las preguntas que correspondan.

QUÉ DEBERÍAS SABER SOBRE LOS MEDICAMENTOS

Tanto el médico como el farmacéutico (o el folleto sobre el remedio que viene en el envase) podrán responder las siguientes preguntas. Como probablemente recibirás la información mientras sostienes a un bebé lloroso (y/o a las 3 de la mañana, mientras te caes del sueño), no dependas de tu memoria. Anota las respuestas para poder consultarlas después.

◆ ¿Cuál es el nombre genérico del remedio? ¿La marca comercial, si tiene alguna?

◆ ¿Qué se supone que hace?

◆ ¿Cuál es la dosis adecuada para tu bebé? (Recuerda el peso aproximado de tu bebé para que el pediatra, si es necesario, calcule la dosis que corresponda).

◆ ¿Con qué frecuencia debes dárselo? ¿Deberías despertar a tu bebé a la mitad de la noche para dárselo?

◆ ¿Debe tomarlo antes, durante o después de las comidas?

◆ ¿Debe tragarlo con determinados líquidos y no con otros?

◆ ¿Cuáles son los efectos secundarios más comunes que puedes esperar?

◆ ¿Qué reacciones adversas pueden ocurrir? ¿Qué es lo que deberías reportar al médico? (Recuérdale al pediatra de cualquier otra reacción negativa que haya tenido en el pasado).

◆ Si tu bebé tiene una afección médica crónica, ¿el remedio puede tener un efecto desfavorable? (Recuérdale esa condición al pediatra, ya que quizás no tenga a mano el expediente de tu hijo).

◆ Si tu bebé está tomando cualquier otro remedio, ¿tomar el nuevo podría tener consecuencias negativas?

◆ ¿En cuánto tiempo puedes esperar una mejoría?

◆ ¿Cuándo deberías contactar nuevamente al médico si no notas mejoría?

◆ ¿Cuándo puedes descontinuar el remedio?

CÓMO DARLE CORRECTAMENTE LOS MEDICAMENTOS

Los remedios son para curar o aliviar síntomas, pero cuando se usan incorrectamente pueden provocar más daño que mejoría. Adopta siempre las siguientes reglas cuando administres medicamentos:

◆ No les des nunca un remedio a un bebé menor de tres meses (ni siquiera los que no necesitan receta médica), a menos que lo prescriba el médico.

◆ No uses un remedio si ha pasado la fecha de vencimiento, o si ha cambiado de textura, color u olor. Envuelve las medicinas que han expirado y bótalas a la basura.

◆ Mide cuidadosamente los remedios según las instrucciones del pediatra, o de las etiquetas del producto si es de venta libre.[1] Usa una cuchara calibrada, cuentagotas, jeringa oral de plástico o tacita especial (los puedes comprar por lo general en la farmacia) para medir con precisión; las cucharas de cocina son variables y por eso es preferible no usarlas.

◆ Lleva la cuenta de la hora en que le das cada dosis para saber siempre cuándo le diste la última. Esto reducirá el riesgo de que olvides una dosis o la dupliques sin darte cuenta (como los bebés tienden a mantener los remedios en sus organismos durante más tiempo que los niños mayores o los adultos, los remedios en sus sistemas pueden aumentar rápidamente al nivel de sobredosis). Pero no te preocupes si te demoras un poquito con una dosis; vuelve al horario adecuado con la dosis siguiente.

◆ Revisa la etiqueta del envase para saber cómo guardar el remedio y sigue las instrucciones. Algunos remedios deben guardarse en el refrigerador o a temperaturas frescas, y a otros deben ser agitados antes de usarlos.

---

1. No hay ninguna dosis recomendada para niños menores de dos años en las etiquetas de productos infantiles para reducir la fiebre. Esto se debe a que la dosis adecuada se basa en el peso de tu bebé, y no en su edad. Pregúntale al pediatra o al farmacéutico cómo medir la dosis adecuada.

- Si las instrucciones de la etiqueta discrepan con las instrucciones del médico y/o las del farmacéutico, llama al médico o farmacéutico para resolver el conflicto antes de dar el remedio.

- Lee siempre la etiqueta antes de dar un remedio, aunque estés segura de tener el frasco adecuado. Si la habitación está oscura, revisa primero la etiqueta a la luz.

- No des a tu bebé los remedios recetados para otros (incluso a un hermanito) sin la aprobación del médico. No uses ni siquiera un remedio que le hayan recetado antes a tu bebé sin la autorización del médico.

- No le des remedios al bebé mientras esté acostado, ya que podría atragantarse. Levántale la cabeza ligeramente, o siéntalo.

- No agregues remedios en una botella de jugo o de fórmula a menos que el médico lo recomiende. El bebé podría no consumir toda la botella y, por lo tanto, no recibir la dosis necesaria. Además, algunos medicamentos son menos efectivos cuando se mezclan con el ácido de los jugos.

- Dale siempre los antibióticos durante el tiempo recetado, a menos que el pediatra te indique otra cosa, aunque te parezca que tu bebé está completamente recuperado.

- Si tu bebé presenta una reacción adversa a un remedio, deja de dárselo temporalmente y consulta enseguida al pediatra.

- No le sigas dando un remedio después del tiempo especificado por el médico; tampoco empieces a darle uno después de haberlo interrumpido, sin consultar primero al médico.

- En el historial médico de tu bebé, anota los remedios que le des, la enfermedad para la que se los diste, el lapso que se lo diste y cualquier efecto secundario o adverso para referencia futura (consulta la página 621).

CÓMO AYUDARLE A TRAGAR EL REMEDIO

Aprender cómo darle correctamente un medicamento al bebé es sólo un primer paso para los padres y, por lo general, el más fácil. Pero hacerlo es otra historia. En lo que respecta a muchos niños, la cura suele ser peor que la enfermedad, y sin su cooperación, hacer que lo traguen puede convertirse en una verdadera odisea. E incluso cuando lo tragan, suele salir tan rápido como entró (sobre el bebé, la mamá, los muebles y el piso).

Si tienes suerte, tu bebé será uno de los pocos que se entusiasme con el ritual de la medicina e incluso con el gusto extraño y almibarado de las vitaminas, antibióticos o analgésicos, y que prepare la boquita golosa en cuanto vea el cuentagotas. Pero si no eres tan afortunada (lamentablemente, es lo más probable), enfrentarás a un bebé que se resistirá con fuerza a tus intentos por darle cualquier dosis. Probablemente, no hay técnicas que hagan placentero darle un medicamento a un bebé con esa actitud de rechazo, pero los siguientes consejos te ayudarán a que los ingiera con menos problemas:

- A menos que el doctor te recomiende darle el remedio durante o después de las comidas, planea dárselo justo antes de alimentarlo. Primero, porque el bebé estará más dispuesto a aceptarlo cuando tenga hambre, y segundo porque si lo vomita, será menos el alimento que se pierda.

◆ Enfría el remedio si eso no afecta su potencia (pregúntale al farmacéutico), ya que el gusto podría ser menos pronunciado al estar frío.

◆ Pregúntale al farmacéutico si puedes disimular el gusto desagradable de un remedio con algún sabor, como FlavorX (ten en cuenta que todos los remedios deben ser mantenidos con seguridad fuera del alcance del bebé, pero especialmente aquellos cuyo sabor le encantan).

◆ Pídele al farmacéutico que te recomiende una cuchara o jeringa de plástico que te permita introducir mejor la medicina en el interior de la boquita del bebé, pero no le des más de lo que el bebé puede tragar de una vez. Si rechaza el remedio en cuentagotas, cuchara o jeringa y acepta en cambio una tetina, trata de poner la dosis en la tetina de un biberón o en un chupete diseñado para dar remedios para que el bebé lo chupe. A continuación, dale agua en la misma tetina para que el remedio restante sea enjuagado en la boca del bebé.

◆ Dirige la cuchara hacia la parte posterior de la boca, y el cuentagotas o jeringa entre los molares o entre la parte posterior de la encía y la mejilla, ya que las papilas gustativas están concentradas en el frente y el centro de la lengua (aquí el truco es evitarlas tanto como sea posible). Pero evita que el cuentagotas o la cuchara toquen la parte posterior de la lengua, ya que podrían provocarle arcadas al bebé.

◆ Como último recurso, mezcla el remedio con una cantidad pequeña de fruta colada o jugo de frutas (1 ó 2 cucharaditas), pero sólo si el médico o farmacéutico no objetan esa mezcla. No diluyas el remedio con mucho alimento o jugo, porque entonces tu bebé podría no tomarlo todo. A menos que tu bebé vacile ante los alimentos nuevos, usa una fruta o jugo que no le resulten familiares, ya que el remedio podría dar un gusto desagradable a un sabor familiar, haciendo que el bebé lo rechace en el futuro.

◆ El acetaminofeno que viene en cápsulas para espolvorear es insípido y puede vaciarse en una cucharadita de jugo o fruta, lo que podría facilitar su administración.

◆ Acepta ayuda cuando puedas. Sostener a un bebé inquieto y que no coopera mientras tratas de llevar una cuchara llena hasta el borde a una boquita que se cierra es un desafío hasta para una mamá pulpo, y a veces, es casi imposible para la especie con dos brazos. Si no tienes cerca a tu pareja o a otra persona para sostener al bebé, trata de usar un asiento infantil o una sillita alta como ayuda, pero no olvides de asegurarlo antes de empezar.

Si tienes que hacerlo sola sin un asiento en el que sentar al bebé que se resiste, prueba el siguiente sistema: primero, mide la dosis de la medicina y tenla lista para usar sobre una mesa a tu alcance, ya sea en cuentagotas, jeringa, tacita o cuchara medicinal (que no debería estar llena hasta el borde). Siéntate derecha en una silla y coloca al bebé en tu falda, mirando hacia adelante. Coloca tu brazo izquierdo sobre su cuerpo, sosteniendo firmemente sus brazos. Tómale la mandíbula con la mano izquierda, con el pulgar sobre una mejilla y el índice en la otra. Inclínale un poco la cabecita hacia atrás y presiónale suavemente las mejillas para que abra la boca. Con la mano derecha (invierte la mano si eres zurda) dale el remedio. Mantén la presión sobre sus mejillas

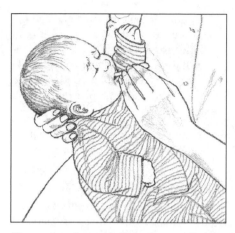

Usa una cuchara medicinal o cuentagotas para darle con facilidad el remedio en la boquita.

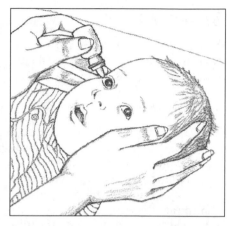

Si le sostienes la cabeza cuando le echas gotas en los ojos te asegurarás de que por lo menos algo de la medicina llegue a destino.

hasta que trague el remedio. La rapidez es esencial para el éxito de esta maniobra; si te demoras más de unos pocos segundos, tu bebé empezará a resistirse a que lo mantengas inclinado.

◆ Sopla suavemente su carita mientras le das el medicamento. Provocarás así el reflejo de tragar en los bebés más pequeños.

◆ Si un poco de líquido se le escapa de la boca, usa tu dedo para que vuelva a entrar. Tu bebé probablemente chupará el resto de tu dedo.

◆ Si cada dosis es una lucha, pregúntale al pediatra si te puede recetar una concentración más alta del remedio, o una medicación diferente que requiera menos dosis al día.

◆ Acércate a tu bebé con confianza, aunque las experiencias pasadas te hayan enseñado a esperar lo peor. Si se da cuenta de que estás esperando una batalla, seguramente la tendrás. Es posible que tengas que dar la pelea de todos modos, pero un acercamiento confiado podría cambiar la situación en tu favor.

Los problemas de salud más comunes en los bebés

En su primer año de vida, los bebés son por lo general saludables, y casi todas las enfermedades a las que son susceptibles son cuestión de una sola vez (consulta el gráfico a partir de la página 844 para conocer los detalles). Pero hay algunas enfermedades que son tan comunes, o que tienden a repetirse con tanta frecuencia en algunos bebés, que los padres deben informarse sobre ellas lo que más puedan. Éstas incluyen alergias, resfrío común, estreñimiento, infección de oído y enfermedades gastrointestinales con diarrea y vómitos.

ALERGIAS

Síntomas: dependen del órgano o sistema inflamado por la hipersensibilidad. Aquí se describen los sistemas del cuerpo más comúnmente afectados, y los síntomas y condiciones correspondientes:

◆ El aparato respiratorio superior: moqueo nasal (rinitis alérgica), sinusitis (aunque no en los bebés), dolor de oído (otitis media), irritación de garganta (tanto como resultado de respirar aire seco por la boca como por alergia), secreción pos-nasal (una secreción de mucosa de la parte posterior de la nariz a la garganta que puede provocar tos crónica), crup espasmódico. La inflamación de la garganta dificulta la respiración.

◆ El aparato respiratorio inferior: bronquitis alérgica, asma.

◆ El aparato digestivo: diarrea líquida, a veces con sangre; vómitos; gases.

◆ La piel: dermatitis atópica, incluyendo sarpullidos con picazón como eczema (consulta la página 361), urticaria (con manchas rojizas abultadas y con picazón), y edema facial (hinchazón de la cara, especialmente alrededor de los ojos y la boca, que no pica tanto como la urticaria).

◆ Los ojos: picazón, coloración rojiza, llorosos y otros indicios de conjuntivitis alérgica.

Temporada: cualquier momento del año para la mayoría de las alergias; primavera, verano u otoño para las asociadas al polen.

Causa: la liberación de histamina y otras sustancias del sistema inmunológico como resultado de la exposición a un alérgeno en un bebé hipersensible al alérgeno o a uno similar (la sensibilización ocurre en una exposición anterior). La tendencia a la alergia viene de familia. La manera en que se manifiesta la alergia suele ser diferente en los distintos miembros de la familia: uno tiene fiebre del heno, otro padece de asma y

ALERGIAS Y MASCOTAS

Para reducir el riesgo de desarrollar alergia a las mascotas, los padres y los médicos han creído por mucho tiempo que los bebés nacidos en una familia con antecedentes de alergias deberían mantenerse distanciados de los animalitos, lo que se traduce en que esos niños crecen familiarizándose con los perritos en sus libros de cuentos, pero no en sus hogares. Sin embargo, nuevas evidencias sugieren ahora que tener animales en casa podría, por el contrario, proteger a los niños de alergias a las mascotas. Los investigadores han descubierto que los bebés que viven con gatos o perros desde su primer año de vida, tienen menor probabilidad de desarrollar alergia a las mascotas a los siete años. Y dos o más mascotas en el hogar parecen proteger más que una sola.

Como los investigadores todavía no saben por qué tener una mascota parece proteger a los niños de desarrollar alergias, es poco probable que los médicos hagan una recomendación general a las familias con antecedentes de alergia de comprar un gato o un perro. Y ten en cuenta además que aunque tener una o dos mascotas podría impedir que los niños desarrollen alergias, el pelo de los animales decididamente provoca estornudos y sibilancias en cualquier miembro de la familia que ya tenga una alergia, en cuyo caso tú deberás mantener a tu mascota en su casita.

otro puede desarrollar urticaria después de comer fresas.

Método de transmisión: la inhalación (por ejemplo, de polen o caspa de animales), ingestión (de leche o claras de huevo), inyección (de penicilina o picadura de insecto), o contacto (jabones para la ropa, pintura) con el alérgeno.

Duración: variable. La duración de un solo episodio de alergia puede variar de unos pocos minutos a varias horas o incluso varios días. Algunas alergias, como a la leche de vaca, son superadas; otras cambian a medida que los niños crecen para pasar de un tipo de alergia a otro. Muchas personas alérgicas tienen alergias de una clase u otra durante toda su vida.

Tratamiento: el tratamiento más exitoso para la alergia, aunque a menudo también el más difícil, es remover el alérgeno de la vida de la persona. Aquí encontrarás algunos medios para eliminar los alérgenos del ambiente de tu bebé, ya sea decididamente alérgico (difícil de determinar ya que las pruebas de la piel no son muy precisas en los niños menores de dieciocho meses) o posiblemente alérgico:

◆ Alérgenos alimenticios (consulta Cambios en la dieta en la página 605).

◆ Polen. La alergia al polen es rara en los bebés, pero si tú y el pediatra sospechan que es el caso de tu hijo (la pista es la persistencia de los síntomas mientras hay polen en el aire y su desaparición cuando ya no está), mantenlo en interiores la mayor parte del tiempo cuando haya mucho polen en el aire o cuando esté muy ventoso durante la temporada del polen (primavera, fines del verano, u otoño, dependiendo de la clase de polen), dale baños diarios y lávale el pelo con champú (para remover el polen) y usa aire acondicionado cuando haga calor en vez de abrir las ventanas y permitir la entrada del polen. Si tienes una mascota, el animal también podría recoger polen cuando está afuera, y por eso también deberías bañarlo con frecuencia.

◆ Caspa de animales. A veces las mismas mascotas causan alergia. Si este es el caso, o podría ser, trata de mantener a tu bebé y a la mascota en habitaciones diferentes, o mantén al animal afuera (en casos graves, la única solución sería encontrar otro hogar para la mascota). Como el pelo de los caballos también puede causar alergia, no compres un colchón con pelo de caballo para la cuna.

◆ Ácaros del polvo. Estas criaturas microscópicas no son un problema para la mayoría de las personas, pero pueden afectar mucho a quienes tienen una excesiva sensibilidad a ellas. Limita la exposición de tu bebé, aunque sea solamente por sospecha, manteniendo las habitaciones libres de polvo.

Limpia seguido con un trapo húmedo o rociador de muebles cuando el bebé no esté en la habitación; pasa la aspiradora a las alfombras y los muebles tapizados y limpia frecuentemente los pisos con un trapeador humedecido; evita las colchas, las alfombras y las cortinas de felpilla y otros elementos que atraen polvo donde el bebé duerme y juega; lava frecuentemente los juguetes de felpa; guarda las prendas en bolsas de plástico para la ropa; pon filtros en la ventilación de aire caliente; instala un filtro de aire. También puedes comprar una aspiradora o purificador de aire con filtros HEPA para atrapar los ácaros del polvo y otros alérgenos. Las cortinas, alfombras sueltas o artículos similares deben ser lavados por lo menos dos veces al mes, o guardados en otro sitio. Como los ácaros del polvo sobreviven con la humedad en el aire, reduce el nivel de humedad.

◆ Moho. Controla la humedad en tu hogar con un deshumidificador bien mantenido, ventilando bien y despejando el vapor de la cocina, del lavadero y los baños. Las áreas donde es probable que crezca el moho (recipientes de basura, refrigeradores, cortinas de baño, azulejos del baño, rincones húmedos) deben limpiarse minuciosamente con un agente anti-moho. En exteriores, asegúrate de que el desagüe alrededor de tu casa funcione bien, no dejes que se acumulen hojas o restos de plantas, y permite, si es posible, que el sol caiga de lleno sobre el patio y la casa para prevenir la formación del moho en las áreas húmedas. Cuando llueva, cubre la caja de arena de juegos de tu bebé.

◆ Veneno de abejas. Las personas alérgicas al veneno de las abejas deben evitar los espacios abiertos donde se sabe que hay abejas o avispas. Si tu bebé presenta dicha alergia, todas las personas que lo cuiden deberían estar provistas de un equipo de emergencia para picaduras de abeja y saber cómo usarlo.

◆ Alérgenos de todo tipo. Muchos otros alérgenos e irritantes potenciales también pueden ser removidos del ambiente de tu bebé: mantas de lana (cúbrelas o usa mantas de algodón o material sintético); almohadas de plumas (usa almohadas rellenas de espuma o de poliéster hipoalergénico cuando el bebé tenga la edad como para usarlas); el humo del tabaco (no dejes que nadie fume en la casa, ni cerca del bebé en otros sitios); perfumes (usa toallitas y rociadores sin fragancia); jabones (usa solamente los hipoalergénicos); detergentes (podrías

¿ES ALERGIA O SÓLO INTOLERANCIA?

Si asistes a una cena en estos días, tendrás la impresión de que las alergias alimenticias están alcanzando proporciones de epidemia. Desde los que rechazan la sopa ("lácteo") hasta quienes se excusan de comer pan ("trigo"), cada vez más comensales están absteniéndose de comer alimentos a los que creen ser alérgicos. Pero en realidad las verdaderas alergias alimenticias que afectan el sistema inmunológico son relativamente poco comunes. Casi todas las "alergias" son en realidad sensibilidad o intolerancia a un alimento en particular. ¿La diferencia? La persona que tiene alergia a un alimento debe evitarlo completamente (en especial cuando la alergia causa una reacción severa), aun en porciones mínimas. La persona que tiene intolerancia no necesita ser tan cuidadosa tratando de evitar el alimento en particular (ya que las reacciones por lo general no son más que una incomodidad), y a veces pueden comer porciones pequeñas o moderadas sin sentir el efecto. Mientras un bebé que es meramente intolerante a la lactosa (carece de la enzima necesaria para digerir el azúcar en la leche) puede padecer dolor abdominal, gases y posiblemente diarrea cuando le dan leche, un bebé que tenga una verdadera alergia a la leche también presentará sangre y/o mucosa en la caquita. Por eso, si tu bebé experimenta lo que parecen ser síntomas "alérgicos" después de comer determinado alimento, consulta al pediatra, quien podría ser capaz de determinar si tu bebé es alérgico o simplemente sensible.

tener que cambiar a un detergente sin fragancia o usar jabón en escamas para bebé para lavar la ropa).

Como la alergia es una reacción hipersensible del sistema inmunológico a una sustancia extraña, desensibilizarlo (por lo general, mediante dosis inyectadas cada vez mayores del mismo alérgeno) a veces resulta exitoso para eliminar las alergias, especialmente al polen, polvo y caspa de animales. Sin embargo, excepto en casos serios, la desensibilización no comienza hasta que el niño tiene cuatro años. Antihistamínicos y esteroides podrían usarse para contrarrestar la respuesta alérgica y reducir la inflamación de las membranas mucosas de bebés y niños.

Cambios en la dieta:
◆ La eliminación de posibles alérgenos en la dieta, usando siempre sustitutos que sean equivalentes en nutrición (consulta la Docena Diaria en la página 353). Retira cualquier alimento que sospeches sea alérgeno (como leche de vaca, trigo, claras de huevo y cítricos) de la dieta de tu bebé bajo supervisión médica; si los síntomas desaparecen en unas pocas semanas, probablemente has descubierto al culpable. Tendrás mayor confirmación si los síntomas vuelven cuando ese alimento se reincorpora a la dieta (pero inténtalo sólo si te lo aconseja el pediatra). Sustituye, según sea necesario, avena, arroz y harina de cebada para trigo; fórmula de soya o hidrolizada[2] para fórmula de leche de vaca; yema de huevo para huevos enteros; y mangos, melones cantalu-

pos, brócoli, coliflor y pimientos rojos dulces para cítricos.

Prevención:
◆ Amamantar durante por lo menos seis meses –preferiblemente por un año o más– podría ser de ayuda. Esto es especialmente importante si hay antecedentes familiares de alergia.

◆ La AAP recomienda introducir gradualmente los alimentos sólidos a partir de los cuatro a seis meses. Asegúrate de comenzar a darle un alimento a la vez (consulta la página 352) y observa cuidadosamente si tiene alguna reacción. Demorar la introducción de los sólidos después de los seis meses (incluso alimentos muy alergénicos como productos lácteos, pescados o huevos) no parece prevenir las alergias, aun en los bebés con fuertes antecedentes familiares de alergia. Se necesita más investigación en esta materia; por lo tanto, es conveniente que consultes al pediatra acerca de recomendaciones específicas para tu bebé.

Complicaciones:
◆ Asma

◆ Anafilaxia que, aunque rara, es potencialmente mortal sin tratamiento

Cuándo llamar al médico: poco después de que sospeches que tu bebé tiene una alergia. Llámalo nuevamente cada vez que presente síntomas nuevos. Y llama de inmediato si hay cualquier indicio de asma (resuello), dificultad para respirar o signos de conmoción (desorientación, jadeos, pulso acelerado, palidez, frío, piel húmeda, somnolencia o pérdida de conocimiento).

Posibilidad de que se repita: algunas alergias desaparecen en la edad adulta para nunca volver; otras reaparecen en distintas formas.

---

2. Un 40% de los bebés alérgicos a la leche de vaca es también alérgico a la soya, de modo que la fórmula hidrolizada es por lo general una apuesta más segura. No uses las llamadas leches de soya, ya que no proporcionan una nutrición adecuada para los bebés.

¿RESFRÍO O ALERGIA?

Los síntomas de los resfríos y las alergias son tan similares que es difícil distinguirlos. Pero con una pequeña tarea detectivesca, podrás descubrir la causa de la congestión de tu bebé. Si respondes que sí a una o más de las siguientes preguntas, es probable que se trate de una alergia:

◆ ¿Los síntomas duran más de 10 a 14 días? (Aunque esto también puede indicar que un resfrío se ha convertido en una infección secundaria: consulta al pediatra).

◆ ¿Estornuda mucho?

◆ ¿Tu bebé siempre moquea o tiene la nariz congestionada o goteante?

◆ La mucosa que sale de la nariz del bebé ¿es clara y fina, en vez de ser amarilla o verde y espesa?

◆ ¿Te parece que está constantemente frotando, tirando o empujando su nariz?

◆ ¿Tiene los ojos llorosos y rojos? ¿Se frota frecuentemente los ojos cuando no está cansado?

◆ ¿Tiene un sarpullido?

Condiciones con síntomas similares:

◆ Resfrío común (consulta el recuadro más arriba)

◆ Bronquitis (aunque un niño que parezca presentar repetidos brotes de esta enfermedad es probable que tenga asma)

◆ Enfermedades gastrointestinales (similares a los síntomas del aparato digestivo)

◆ Sensibilidad a los alimentos (similares a los síntomas del aparato digestivo); consulta el recuadro en la página 604

RESFRÍO COMÚN O INFECCIÓN DE LAS VÍAS RESPIRATORIAS SUPERIORES

El resfrío común es aún más común entre los más pequeños. Esto se debe a que los bebés y los niños pequeños todavía no han tenido la oportunidad de desarrollar inmunidades contra los diferentes virus del resfrío. Por eso, prepárate a lidiar

más de una vez con la nariz congestionada de tu hijo durante sus dos primeros años de vida, y probablemente más si tu bebé asiste a una guardería o si tiene hermanitos mayores.

Síntomas:

◆ Moqueo nasal (la secreción es líquida al principio y después más espesa y amarillenta)

◆ Estornudos

◆ Congestión nasal

A veces:

◆ Tos seca, que puede empeorar cuando el bebé está acostado

◆ Fiebre

◆ Picazón en la garganta

◆ Fatiga leve

◆ Pérdida de apetito

Temporada: todo el año, pero es más común cuando los niños mayorcitos están en la escuela.

Causa: se sabe que más de 100 virus diferentes causan resfríos.

CÓMO QUITARLE FUERZA A LA GRIPE

La mayoría considera que la gripe es sólo un escalón más arriba que el resfrío, por lo menos para los jóvenes saludables. Un poquito de fiebre, unos días en cama sin trabajo o escuela, uno que otro escalofrío y una tos persistente, pueden ser episodios lamentables y molestos, pero no peligrosos (a menos que se trate de un anciano o un enfermo).

En estos días la comunidad médica está tratando de cambiar esa impresión y recomienda encarecidamente a los padres a vacunar a los pequeños contra la gripe, junto con los abuelos y bisabuelos. Aunque es cierto que las enfermedades y complicaciones serias de la gripe son mayores en personas de más de 65 años, las tasas de infección son realmente más altas entre los niños. Y en los bebés y los niños pequeños la gripe puede ser más fuerte de lo que los padres podrían esperar. De hecho, los niños de entre seis y veintitrés meses que contraen gripe a menudo necesitan ser hospitalizados.

Afortunadamente, hay una vacuna disponible para los bebés mayores de seis meses que los protege de la gripe (consulta la página 257). La vacuna suele ofrecerse a principios de octubre (la temporada de gripe en los Estados Unidos generalmente va de noviembre a abril). La vacuna desarrolla protección a partir de las dos semanas y dura hasta un año. Los bebés necesitan dos vacunas –dadas con una distancia de por lo menos un mes entre una y otra– la primera vez que son vacunados en su vida. Pide, si es posible, una vacuna libre de thimesoral.

Por ahora, no hay vacunas para bebés menores de seis meses. Hasta que los expertos desarrollen una, los padres pueden proteger a sus bebés de la exposición al virus vacunándose ellos mismos, a sus otros hijos y a otros miembros del hogar. Recuerda también que aunque tu familia haya sido vacunada, es importante lavarse las manos muy bien y a menudo para impedir la propagación de los muchos otros virus comunes que causan enfermedades similares a resfríos y gripe.

Para más información sobre la gripe, consulta la página 852.

Método de transmisión: por lo general se transmite de persona a persona.

Período de incubación: de uno a cuatro días.

Duración: por lo general, de tres a diez días, pero en los niños pequeños los resfríos pueden durar más.

Tratamiento: no hay cura conocida, pero los síntomas pueden tratarse, según sea necesario:

◆ Succionar la mucosidad con un aspirador nasal (mira la ilustración en la página 610). Si la mucosidad está dura, suavízala antes de succionarla con gotas nasales salinas de venta libre. Esto podría ser necesario para ayudar al bebé tanto a alimentarse como a dormir (si tu bebé se resiste a la succión, puedes usar sólo las gotas salinas para aflojar la mucosidad a fin de que pueda expulsarla o tragarla).

◆ Humidificación (consulta la página 841) para ayudar a humedecer el aire, reducir la congestión y facilitar la respiración del bebé.

◆ Deja que el bebé duerma con la cabeza elevada para facilitarle la respiración, colocando debajo del colchón de la cuna un par de almohadas u otro soporte (nunca pongas almohadas en la cuna con el bebé).

CÓMO TRATAR LOS SÍNTOMAS DEL BEBÉ

SÍNTOMA	TRATAMIENTO ADECUADO
Tos	Aire humidificado*
	Aumento de líquidos*
	Disminución de productos lácteos para los bebés más grandes a quienes este tipo de productos parezcan aumentar la producción de mucosa
	Medicina para la tos (pero sólo si la receta el médico, ya que dicho tratamiento suele ser inadecuado para bebés)
Tos perruna	Abundante vapor *
	Una salida fuera de la casa
Diarrea	Posibles cambios en la dieta (consulta la página 615)
	Medicina antidiarreica (pero sólo si la receta el médico, ya que dicho tratamiento suele ser inadecuado para bebés)
Dolor de oído	Analgésico, como acetaminofeno o ibuprofeno
	Calor seco local en la oreja (agua templada en una bolsa de agua caliente)
	Descongestionante (pero sólo si lo receta el médico, ya que dicho tratamiento suele ser inadecuado para bebés)
	Antibióticos, sólo si son recetados para la infección
	Gotas para los oídos, sólo si son recetadas
Fiebre	Aumento de líquidos (consulta la página 634)
	Consumo adecuado de calorías, si es posible
	Medicación para la fiebre, como acetaminofeno o ibuprofeno, según lo recomiende el médico
	Baño tibio o frotación (mejor si se usa junto con la medicación para reducir la fiebre; consulta la página 634)
	Ropa ligera y temperatura fresca en la habitación (consulta la página 634)
Picazón	Loción de calamina o pramoxina, como Caladryl (pero evita los antihistamínicos tópicos)
	Un baño confortablemente tibio (prueba el agua con el codo o la muñeca)
	Baño tibio relajante*

*Consulta Referencias útiles (página 840) para saber cómo seguir este tratamiento.

SÍNTOMA	TRATAMIENTO ADECUADO
Picazón (continuación)	Baño de avena coloidal (como Aveeno)
	Prevenir que el bebé se rasque y evitar así una infección (mantenle las uñas cortas y limpias; cúbrele las manos con calcetines pequeños o mitones cuando duerme)
	Analgésico como acetaminofeno (pero no aspirina; consulta la página 635)
	Antihistamínico oral (pero sólo si lo receta el médico, ya que dicho tratamiento suele ser inadecuado para bebés)
Congestión nasal	Aire humidificado*
	Irrigación con solución salina*
	Aspiración nasal*
	Mantener la cabeza del bebé en alto*
	Aumento de líquidos*
	Gotas nasales salinas
	Descongestionante (pero sólo si lo receta el médico, ya que dicho tratamiento suele ser inadecuado para bebés)
	Gotas nasales, si te las recetan
Dolor o molestia por una lesión menor	Consuelo (abrazos, mimos)
	Distracción
	Analgésico, como acetaminofeno o ibuprofeno
	Calor o frío en el área, según sea adecuado
Dolor de garganta	Alimentos y bebidas no ácidas, calmantes
	Analgésico, como acetaminofeno o ibuprofeno
	Tratamiento para la fiebre, si es necesario
Dolor de la dentición	Consuelo (abrazos, mimos)
	Algo frío (y seguro) para la encía, como un anillo muy frío de dentición
	Presión en las encías (consulta la página 359)
	Analgésico, como acetaminofeno o ibuprofeno, o analgésico tópico solamente si lo receta el médico
Vómitos	Aumento de líquidos, con pequeños sorbos (consulta la página 615)
	Dieta restringida (consulta la página 615)

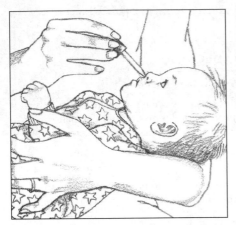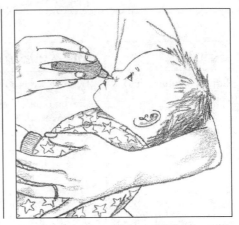

A un bebé que tiene dificultades para respirar por su nariz congestionada, las gotas de solución salina (izquierda) para aflojar la mucosidad y la aspiración (derecha) para succionarla, le darán un agradable alivio.

◆ Descongestionantes, sólo si te los recomienda el médico (rara vez son para bebés), a fin de facilitarle comer y dormir; por lo general, no surten efecto y pueden provocar mal humor en algunos bebés.

◆ Gotas nasales que no contengan medicación, si te las recomienda el médico, para aliviar la congestión. Pero sigue las instrucciones cuidadosamente debido a que estas gotas pueden tener efectos secundarios y una sobredosis puede ser perjudicial. Su uso durante más de unos pocos días puede causar una recaída y hacer que el bebé se sienta peor.

◆ Vaselina o algún ungüento similar aplicado suavemente fuera y debajo de la nariz para evitar el agrietamiento y enrojecimiento de la piel. Pero ten cuidado y no dejes que entre en las fosas nasales, donde podría inhalarla o bloquearle la respiración.

◆ Remedios para la tos, pero sólo para aliviar una tos seca que interfiera con el sueño, y únicamente si lo receta el pediatra (la mayoría de los médicos pone en duda la efectividad y seguridad de dar remedios para la tos a niños pequeños). Los antibióticos no ayudarán y no deberían usarse a menos que haya una infección bacteriana secundaria.

Cambios en la dieta: el bebé puede continuar con una dieta normal (aunque muchos pierden el apetito), con las siguientes excepciones:

◆ Aumenta su consumo de líquidos para ayudarle a reemplazar los que ha perdido a causa de la fiebre, la respiración por la boca o el moqueo. Si el bebé tiene edad suficiente, podría resultarle más cómodo beber de una taza que tomar del pecho o del biberón con una nariz congestionada.

◆ Si te lo recomienda el pediatra, reduce su consumo de productos lácteos (pero no de leche materna o fórmula), ya que es posible que puedan espesar las secreciones.

Prevención: toda la familia debe lavarse cuidadosamente las manos, en especial cuando alguien tiene un resfrío y, sobre todo, antes de tocar al bebé o sus cosas. Además, es necesario taparse la boca al toser o estornudar.

Complicaciones: los resfríos a veces se vuelven infecciones de oído o bronquitis. En los bebés y niños pequeños, la bronquitis viral es la extensión natural de un resfrío en las vías respiratorias de los pulmones. Por lo general, no requiere un tratamiento por separado y mejora por sí sola. Sin embargo, si la tos se mantiene mucho después de que han desaparecido los otros síntomas del resfrío, díselo al pediatra. Con menor frecuencia, a veces un resfrío puede conducir a una neumonía o sinusitis.

Cuándo llamar al médico:

◆ Si es el primer resfrío; si tu bebé tiene menos de tres meses y una temperatura superior a 100.4°F

◆ Si la fiebre aumenta de repente o si continúa durante más de dos días

◆ Si la tos seca dura más de dos semanas, está interfiriendo con el sueño

MANOS SIEMPRE LIMPIAS

El mejor modo de impedir la propagación de cualquier tipo de infección es lavarse las manos frecuentemente, después de cambiar el pañal, después de usar el inodoro o de sonarse la nariz, antes de manipular la comida, y demás. Lávate las manos con jabón y agua caliente, por lo menos durante diez segundos.

del bebé, causa ahogos o vómitos, se vuelve sibilante, espesa y despide mucosa, o si se presentan dificultades para respirar. Una tos que dura más de tres semanas en un bebé o seis en un bebé más grande podría necesitar una consulta con un especialista.

◆ Si presenta una secreción nasal espesa, de color amarillo verdoso, y dura más de un día, o si la secreción está manchada de sangre.

EL "PROGRAMA" DE LOS RESFRÍOS FRECUENTES

¿Te parece que tu bebé se hubiera inscrito en el programa de resfríos frecuentes, contagiándose de cada uno de los resfríos que contraen sus hermanitos mayores o trayendo uno de la guardería semana por medio? ¡No te preocupes! Aunque pondrán a prueba tu paciencia y la nariz de tu bebé, esas dolencias leves frecuentes no le harán ningún daño y, por el contrario, hasta podrían brindarle algún beneficio.

¿El beneficio? Los resfríos frecuentes (como también infecciones de oído y otras a causa de virus) fortalecen el sistema inmunológico de tu bebé, haciéndolo menos vulnerable a la infección más adelante. De hecho, los bebés en guarderías (que se enferman con mayor frecuencia que los que se quedan en casa) son mucho menos susceptibles a los resfríos y otras infecciones a medida que crecen y entran en la escuela.

Los resfríos frecuentes tampoco parecen tener ningún efecto en el desarrollo futuro de tu bebé. Los investigadores han descubierto que los niños que contraen múltiples resfríos, infecciones de oído y diarrea no están menos preparados para el jardín de infantes y tienen tantas habilidades sociales como sus pares que se enfermaron menos (además, estos niños ya han aprendido a compartir… ¡al menos sus gérmenes!).

TOS REPENTINA

Si tu bebé o niño pequeño empieza a toser de pronto y de manera descontrolada sin que parezca tener un resfrío u otra enfermedad, considera la posibilidad de que haya inhalado algo que lo esté ocasionando. Consulta la página 657 para informarte sobre tratamientos de emergencia.

◆ Si llora demasiado (tirándose o no de las orejas)

◆ Si pierde completamente el apetito

◆ Si parece realmente malhumorado

Posibilidad de que se repita: como tener un resfrío causado por un virus no inmuniza al bebé de un resfrío causado por otro virus, los bebés que no han tenido la oportunidad de desarrollar inmunidad a los más de cien virus existentes, pueden tener un resfrío tras otro.

Condiciones con síntomas similares:
◆ La rubeola y la varicela comienzan con síntomas parecidos a los del resfrío; busca más información sobre estas enfermedades (consulta la tabla a partir de la página 844)

◆ Alergias respiratorias

◆ Gripe

ESTREÑIMIENTO

Este problema es muy poco común en los bebés amamantados (aunque hagan caquita con poca frecuencia y parezca que tengan dificultades para expulsarla) debido a que su caquita nunca es dura (en un recién nacido amamantado, el hecho de que no haga caquita con mucha frecuencia, sin importar lo blanda que sea, puede ser una señal de que no está comiendo lo suficiente: consulta la página 182). Sin embargo, el estreñimiento puede afectar a los bebés alimentados con fórmula.

Síntomas: hace caquita con muy poca frecuencia y es dura (a menudo pequeñas bolitas) y tiene dificultad para expulsarla. Sin embargo, la poca frecuencia por sí sola no es una señal de estreñimiento y podría ser la pauta normal de tu bebé.

◆ Caquita manchada de sangre, si hay fisuras anales (grietas en el ano causadas por el paso de caquita dura)

◆ Malestar gástrico y dolor abdominal

◆ Mal humor

Temporada: cualquier momento.

Causa: un aparato digestivo lento, enfermedad, insuficiente fibra en la dieta, no beber lo necesario, poca actividad, o una fisura anal que le provoca dolor al hacer caquita y, rara vez, una afección médica más grave.

Duración: puede ser crónico u ocurrir sólo de vez en cuando.

Tratamiento: aunque el estreñimiento no es inusual en los bebés alimentados con biberón, los síntomas siempre deberían ser informados al médico que puede, si es necesario, comprobar si hay alguna anormalidad que pudiera causarlo. Un estreñimiento ocasional o uno crónico leve suele tratarse con cambios en la dieta (lee en la página siguiente); un aumento de ejercicio puede ser de ayuda (en el caso de los bebés, trata de moverles las piernas simulando los movimientos de bicicleta cuando notes que tienen dificultad para hacer caquita). No le des laxantes, enemas ni ningún medicamento sin instrucciones del médico.

MEDICINA COMPLEMENTARIA Y ALTERNATIVA

La mayoría de los padres no consideraría tratar los síntomas de un bebé con nada más fuerte que acetaminofeno sin llamar primero al pediatra. Algunos ni siquiera recurrirían a un Tylenol infantil sin la aprobación del médico. Sin embargo, muchos de esos mismos padres y madres no dudarían en visitar una tienda naturista para buscar un remedio holístico para el resfrío, la gripe o el estreñimiento de su bebé, ni se detendrían a pensar si deben consultar primero con el médico antes de darle un remedio de hierbas.

Son muchos los que piensan así. Según algunas estimaciones, hasta un 40% de los padres y madres en los Estados Unidos se ha sumado a las filas de quienes eligen terapias alternativas para sus hijos. Ya sea una dosis de equinácea para frenar un resfrío incipiente, una inhalación de lavanda para aliviar el estrés, una botella de manzanilla para tranquilizar a un bebé con cólicos, o una visita al quiropráctico para evitar las reiteradas infecciones de oído, la medicina complementaria y alternativa (CAM, por sus siglas en inglés) ha encontrado su lugar en el cuidado infantil.

Pero la cuestión es si la CAM es para los niños. Durante años, la medicina alternativa –y sus practicantes– era considerada algo marginal. Hoy está integrada de una manera u otra en casi todas las áreas de la medicina tradicional, desde la cardiología hasta la oncología. Pero lamentablemente, el estudio de la CAM en la práctica pediátrica ha quedado muy rezagado. Prácticamente no se han probado terapias de CAM en niños, por la tanto, determinar qué tratamientos son seguros para los pacientes más pequeños y cuáles no lo son es una ciencia imprecisa... aun para los científicos. Para los padres, que sólo cuentan con información sin documentación o prueba sobre esta materia, las respuestas son todavía más distantes.

Aunque se están realizando algunos estudios, falta mucho camino por recorrer. Mientras tanto, esto es lo que debes tener en cuenta antes de recurrir a la CAM para la salud de tu bebé. En primer lugar, a diferencia de los remedios con o sin receta, las medicinas herbales no están rigurosamente reguladas por la FDA. No han sido puestas a prueba por su efectividad, seguridad y dosis adecuadas, ni siquiera en adultos. En segundo lugar, "natural" no necesariamente significa seguro. Los remedios herbales no son necesariamente más seguros que las preparaciones farmacéuticas, y en algunos casos podrían ser mucho menos seguros. De hecho, algunos remedios herbales pueden causar graves efectos secundarios en los niños; otros pueden interferir con el cuidado tradicional que el niño está recibiendo, interactuando mal con un remedio recetado, por ejemplo. Tercero, si bien seguramente hay terapias de CAM que son beneficiosas, llevar a cabo cualquier tratamiento –tradicional o alternativo– sin consultar a un médico entendido, es poco sensato y potencialmente inseguro. Si consideras usar una terapia CAM para tu bebé, consulta siempre primero con el pediatra.

Cambios en la dieta: hazlos sólo después de consultar con el pediatra:

◆ Si ya se los has comenzado a dar, ofrécele una o dos onzas de jugo de ciruela o de manzana en biberón, taza o cuchara.

◆ Si ya come sólidos, auméntale las frutas (excepto banana) y vegetales.

◆ Para los bebés mayorcitos, reduce los productos lácteos (menos la leche materna o la fórmula).

Prevención: cuando añadas sólidos a la dieta del bebé, incluye en su mayor parte granos integrales además de muchas frutas y vegetales. También asegúrate de que su consumo de líquidos sea adecuado y de que el bebé tenga muchas oportunidades de realizar actividad física.

Complicaciones:
◆ Fisuras

◆ Caquita retenida (que no pasa naturalmente y que puede ser doloroso extraer manualmente)

◆ Si sigue manifestándose crónicamente durante los años de la primera infancia y preescolares, es posible que tengas dificultades para enseñarle a ir al baño solo.

Cuándo llamar al médico: si tu bebé parece estar estreñido a menudo o con frecuencia; si el problema aparece de pronto y no había sido notado antes; o si hay sangre en la caquita.

Posibilidad de que se repita: el problema puede convertirse en un "hábito" si no se le trata cuando ocurre por primera vez.

Condiciones con síntomas similares:
◆ Obstrucciones o anormalidades intestinales

DIARREA

Este problema también es inusual en los bebés que se amamantan, debido a que parece haber ciertas sustancias en la leche materna que destruyen muchos de los microorganismos causantes de la diarrea.

Síntomas:
◆ Caquita líquida y aguada (no granulosa como la de un bebé amamantado)

A veces:
◆ Mayor frecuencia

◆ Mayor tamaño

◆ Mucosa en la caquita

◆ Sangre en la caquita

◆ Vómitos

Causa: muy variada:
◆ Infección gastrointestinal (virus, por lo general, rotavirus; también bacteria, parásitos)

◆ A veces, otra infección

◆ Dentición (posiblemente)

◆ Sensibilidad a algún alimento en la dieta

◆ Demasiada fruta o jugo (particularmente manzana o pera)

◆ Antibióticos (darle yogur con cultivos vivos a un bebé que toma antibióticos podría prevenir este tipo de diarrea)

Método de transmisión: los casos de infección pueden ser transmitidos por la vía caquita-mano-boca. También por alimentos contaminados.

Período de incubación: depende del organismo causante.

Duración: por lo general, desde unas pocas horas hasta varios días, pero algunos casos pueden volverse crónicos si no se descubre y corrige la causa.

Tratamiento: depende de la causa, pero los tratamientos más comunes son los dietéticos (lee en la página siguiente). A veces puede recetarse algún remedio. No le des un antidiarreico a un bebé sin autorización del pediatra, ya que algunos pueden ser perjudiciales para los niños pequeños. Evita que la colita de tu bebé se irrite, cambiándole el pañal lo antes posible después de que los ensucie y aplicándole un ungüento espeso después de cada cambio. Si presenta sarpullido del pañal, consulta la página 299.

Un bebé muy enfermo podría necesitar hospitalización para estabilizar los líquidos corporales.

Cambios en la dieta:

◆ En la mayoría de los casos, lo mejor es seguir amamantándolo o alimentándolo con fórmula. Como un bebé con diarrea podría desarrollar temporalmente intolerancia a la lactosa, puede ser conveniente cambiar a una fórmula a base de soya, sin lactosa, si la diarrea no mejora con la fórmula que toma regularmente.

◆ Dale mucho líquido (por lo menos dos onzas por hora) para reemplazar los que pierde con la diarrea. A veces suele recomendarse un líquido rehidratante, como Pedialyte, que se vende sin receta en cualquier farmacia. Ofrécele un poco de líquido con cuchara, taza o biberón cada dos o tres minutos, hasta completar 8 onzas entre una caquita y otra. No le des bebidas endulzadas (como colas), jugos de frutas sin diluir, bebidas atléticas, glucosa disuelta en agua o mezclas caseras con sal y azúcar.

◆ Sigue dándole sólidos, si el bebé los consume regularmente. Mientras más pronto se alimente, menos seria será la diarrea. Las investigaciones demuestran que consumir grasa y fibra abulta más la caquita. La avena y el yogur (que tiene la ventaja de tener bacterias "buenas" que ayudan a la digestión) son buenas elecciones. También son adecuadas pequeñas cantidades de alimentos con proteínas, como pollo. Evita otras frutas (además de bananas) y vegetales por ahora.

◆ Si vomita, por lo general no hay que reanudar los sólidos hasta que terminen los vómitos. Pero ofrécele tragos de líquidos claros (jugos diluidos o fluido rehidratante, si se lo recetan). Si se los das en pequeñas cantidades (no más de una o dos cucharadas por vez, y menos a un bebé más pequeño), aumentarás la posibilidad de que los retenga. Una vez que deje de vomitar, puedes añadir los alimentos mencionados anteriormente.

◆ Cuando la caquita empiece a volver a la normalidad, por lo general después de dos o tres días, el médico te recomendará que empieces a volver a la dieta regular. Sin embargo, sigue limitando los productos lácteos (excepto la leche materna y la fórmula) por uno o dos días más.

◆ Si la diarrea dura dos semanas o más en un bebé que toma el biberón, el pediatra podría recomendar un cambio de fórmula.

Prevención: la diarrea no siempre puede prevenirse, aunque pueden reducirse los riesgos:

◆ Prestar atención a la higiene en la preparación de los alimentos (página 366).

◆ Todos los que cuidan del bebé deben lavarse bien las manos después de tocar los pañales y de ir al baño.

◆ Diluir los jugos de frutas para el bebé; limitar su consumo a no más de 4 a 6 onzas diarias; cambiar a jugo de uvas blancas (consulta el recuadro en la página 617).

Complicaciones:

◆ Sarpullido del pañal

◆ Deshidratación, si la diarrea es seria y no se trata

Cuándo llamar al médico: si una o dos veces notas su caquita aguada, no es motivo de preocupación. Pero lo siguiente podría indicar una diarrea que necesita atención médica:

- Si sospechas que el bebé puede haber consumido alimentos o fórmula en mal estado.

- Si el bebé ha hecho caquita aguada durante veinticuatro horas.

- Si el bebé vomita reiteradamente (más de lo que suele devolver) o si ha estado vomitando durante veinticuatro horas.

- Si hay sangre en la caquita del bebé.

- Si el bebé tiene fiebre o parece enfermo.

- Llama inmediatamente si el bebé muestra signos de deshidratación: disminución significativa de la cantidad de orina (los pañales no están tan mojados como de costumbre y/o si la orina es amarilla); ojos secos y hundidos; fontanela hundida ("punto blando" de la cabeza); piel reseca; poca saliva.

Posibilidad de que se repita: probablemente, si no se ha eliminado la causa. Algunos bebés son más propensos a la diarrea.

Condiciones con síntomas similares:
- Alergias alimenticias
- Intoxicación alimenticia
- Deficiencias de enzima

INFLAMACIÓN DEL OÍDO MEDIO (OTITIS MEDIA)

Los bebés y niños pequeños son más susceptibles al dolor de oídos de todo tipo por varios motivos. La mayoría supera esta debilidad.

Síntomas: en la otitis media aguda (AOM, por sus siglas en inglés), o infección del oído medio, los síntomas incluyen:

Normalmente:
- Dolor de oído (a menudo empeora por la noche). Los bebés a veces se tiran o frotan las orejas, pero por lo general no dan indicación de dolor excepto por el llanto, y a veces ni siquiera eso; si lloran al tomar del pecho o del biberón podría indicar dolor de oído que se ha extendido hasta la mandíbula

- Fiebre, que podría ser leve o muy alta

- Fatiga y mal humor

- Moqueo y congestión nasal (a menudo, pero no siempre)

A veces:
- Náusea y/o vómito
- Pérdida de apetito

De vez en cuando:
- Ningún síntoma evidente

Al examinarlo, el tímpano aparece rosado (durante las primeras etapas de la infección) y después rojo y abultado. En muchos casos, la AOM mejora sin tratamiento (aunque la decisión de tratarla o de "esperar y ver" debe dejarse al pediatra; consulta la página 618 para leer más sobre el tratamiento). A veces, sin embargo, si la infección no se trata, la presión puede reventar el tímpano, lanzando pus en el canal del oído y aliviando la presión. El tímpano cicatriza con el tiempo, pero el tratamiento ayuda a impedir daños más adelante.

En la otitis media serosa (SOM, por sus siglas en inglés), también conocida como otitis media con efusión, o con líquido en el oído medio, los síntomas incluyen:

¿JUGO PARA TU BEBÉ ENFERMO?

¿Tu bebé se siente mal porque le duele la barriga? Podría haber llegado el momento para un cambio de jugo. Los investigadores han descubierto que los niños se recuperan con más rapidez de la diarrea cuando beben jugo de uvas blancas en vez de los tradicionales jugos de manzana y de pera. También es menos probable que experimenten recaídas con el jugo de uva blanca. Al parecer, la composición de azúcar y carbohidrato del juego de la uva blanca es mejor para el sistema digestivo (y mucho menos exigente para la lavandería que su prima morada). Los jugos de manzana y pera contienen naturalmente sorbitol (un carbohidrato indigerible que puede causar gases, hinchazón e incomodidad) y una mayor cantidad de fructosa que glucosa. Por el contrario, la uva blanca no tiene sorbitol y tiene la misma cantidad de fructosa y glucosa.

Pero antes de pasar a la uva blanca, consulta al pediatra, quien podría recomendar en cambio agua o líquidos de rehidratación. En algunos casos, demasiado jugo de cualquier tipo puede provocar problemas de barriguita.

Normalmente:
◆ Pérdida de la audición (temporal, pero puede ser permanente si la condición persiste durante varios meses sin recibir tratamiento)

A veces:
◆ Sonidos como "clic" o "pop" al tragar o succionar (según han reportado niños mayores)

◆ Ningún síntoma, aparte del líquido en el oído

Temporada: todo el año, aunque es mucho más común en invierno.

Causa: por lo general bacterias o virus, aunque también la alergia puede causar inflamación en el oído medio. Los bebés y niños pequeños pueden ser más vulnerables debido a la forma y tamaño de sus trompas de Eustaquio; porque tienen más probabilidades de sufrir infecciones respiratorias, que suelen preceder a las infecciones de oído; porque tienen una respuesta inmunológica poco desarrollada, o porque a menudo son alimentados mientras están recostados de espaldas. Las trompas de Eustaquio, que filtran fluidos de los oídos a la parte posterior de la nariz y la garganta y mantienen el oído medio ventilado con aire, son más cortos en un bebé que en un adulto, por lo tanto, los gérmenes pueden viajar fácilmente por ellos hasta el oído medio. Y como esos conductos son horizontales en vez de verticales (como en los adultos), ese drenaje resulta insuficiente, sobre todo en los bebés que pasan mucho tiempo de espaldas. Su pequeño diámetro también hace que las trompas tengan más probabilidades de obstruirse (al hincharse por una alergia o una infección, como un resfrío, por una malformación o por hipertrofia de adenoides). Esta obstrucción aumenta la concentración de fluidos, un excelente caldo de cultivo para las bacterias causantes de infecciones, provocando una otitis media serosa.

Método de transmisión: no es directo (no se puede "pescar" una infección del oído), pero los niños en una guardería pueden ser más vulnerables simplemente porque se resfrían más, lo que puede provocar infecciones de oído. Podría haber una predisposición familiar a estas infecciones.

Período de incubación: suele ocurrir después de un resfrío o una gripe.

Duración: puede durar unos pocos días o puede volverse crónica.

Tratamiento: las infecciones de oído requieren consultar a un médico; no intentes tratarlas por cuenta propia. El tratamiento puede incluir:

◆ Antibióticos, cuando sea necesario (a veces son absolutamente necesarios y otras veces no; lee más abajo). Cuando se recetan antibióticos, dáselos siempre por todo el tiempo recetado –generalmente cinco o diez días– para evitar que se vuelva a infectar, una infección crónica o la resistencia a los antibióticos. Los descongestionantes normalmente no ayudan.

◆ Una vigilancia cuidadosa en situaciones que no requieren un tratamiento inmediato con antibióticos. Las investigaciones han demostrado que la mayoría de casos no complicados de otitis media aguda se cura en cuatro a siete días sin tratamiento. Pregunta al pediatra si los antibióticos son absolutamente necesarios para la infección de tu bebé.

◆ Gotas para los oídos, si las receta el médico.

◆ Acetaminofeno o ibuprofeno para bebés para el dolor y/o la fiebre.

◆ Calor aplicado a la oreja en forma de una almohadilla térmica en el nivel mínimo, una bolsa de agua caliente llena con agua tibia, o compresas tibias (consulta la página 841). Puedes usar cualquiera de estos métodos mientras tratas de comunicarte con el pediatra.

◆ En algunos casos –como cuando el fluido (otitis media serosa) no responde a la terapia con antibióticos– el médico podría recomendar que tu bebé se someta a una miringotomía con inserción de un tubo, una cirugía menor que drena el fluido en el oído infectado por medio de una pequeña incisión en el tímpano. Durante el procedimiento, se inserta un pequeño tubo que permite que el aire llegue al oído medio (considéralo como una "trompa de Eustaquio artificial"). Suele hacerse con anestesia general y es usado en los casos que no responden bien a otros tratamientos. Por lo general, la inserción de tubos se considera si el fluido ha permanecido en el oído del bebé durante seis meses –o en ambos oídos durante más de tres meses– sin que haya experimentado mejoría. El tubo normalmente se cae después de seis a ocho meses y a veces antes. La inserción de tubos rara vez se realiza en los niños menores de doce meses, debido a que los riesgos de la anestesia son mayores que los de la infección, y además, porque es improbable que los bebés tan pequeños hayan tenido fluido en sus oídos durante tres a seis meses. La Academia Americana de Pediatría no recomienda la miringotomía por sí sola, sin la inserción de un tubo, ni la amigdalectomía (extirpación de las amígdalas) para tratar la otitis media.

◆ Exámenes periódicos de oído hasta que el oído (u oídos) haya vuelto a la normalidad, para asegurarse de que la condición no se haya vuelto crónica.

◆ Eliminación o tratamiento de alergias asociadas a infecciones de oído reiteradas.

Cambios en la dieta: líquidos extra para la fiebre. Si se recetan antibióticos, el yogur de leche entera con cultivos activos (si ya le has comenzado a dar productos lácteos) puede ayudar a impedir el malestar estomacal que suelen causar dichos remedios.

Prevención: todavía no se conoce ningún medio seguro para prevenir la otitis media. Sin embargo, recientes investigaciones sugieren que los siguientes factores pueden reducir el riesgo de infecciones de oído en los bebés:

- Una buena salud general a través de una nutrición y descanso adecuados, y atención médica regular

- Lactancia durante por lo menos seis meses, y preferiblemente durante todo el primer año de vida

- Vacuna para la gripe, vacuna antineumocócica (consulta la página 257)

- Una posición más erguida para comer, especialmente cuando el bebé padece una infección respiratoria

- Uso de biberones en ángulo en vez de los tradicionales

- Una posición ligeramente elevada de la cabeza para dormir, cuando el bebé está resfriado (pon un par de almohadas debajo del colchón a la altura de la cabeza del bebé, pero no directamente debajo de su cabeza)

- En un avión, darle el biberón o el chupete al despegar y especialmente al aterrizar, cuando ocurre la mayoría de los problemas de oído debido a los cambios en la presión del aire

- Uso limitado del chupete durante el día

- Antibióticos preventivos de dosis bajas (recetados para impedir la infección) para los niños con frecuentes infecciones de oído durante el período culminante de la temporada de la otitis media, o justo cuando el bebé se resfría, a fin de prevenir una infección de oído secundaria

- Ambiente libre del humo del cigarrillo (el humo de segunda mano puede provocar más congestión, lo que a su vez puede causar otitis media serosa)

- Cuidado del bebé en la casa en vez de guarderías, donde es más probable que los niños contraigan otitis media

Complicaciones:
Entre otras:
- Otitis media crónica con pérdida de audición

- Mastoiditis (una afección rara en la que se infecta el hueso mastoideo del cráneo)

- Meningitis, neumonía

Cuándo llamar al médico: al principio, tan pronto sospeches que tu bebé puede tener dolor de oído. Nuevamente, si los síntomas no parecen empezar a desaparecer dentro de los dos días, o si el bebé parece empeorar. Incluso si no crees que se trata de una infección de oído, llámalo si de pronto te parece que el bebé no oye tan bien como siempre.

Posibilidad de que se repita: algunos bebés nunca tienen infecciones de oído y otros las tienen una o dos veces durante la infancia, sin que se repitan más adelante. Otros, en cambio, las tienen reiteradamente hasta los años preescolares.

Condiciones con síntomas similares: un objeto extraño en el oído, oído de nadador y dolor debido a una infección respiratoria que puede parecer dolor de oído. La dentición a veces puede provocar un dolor de oído "referido".

REFLUJO GASTROESOFÁGICO (GER)

Desde hace poco, ha habido un aumento aparentemente notable en el número de bebés con reflujo gastroesofágico, y no porque haya más niños que estén desarrollando esa condición sino porque son más los que están recibiendo un diagnóstico certero. Los médicos creen que muchos bebés a los que se diagnosticaban cólicos en el pasado sufrían en realidad de reflujo gastroesofágico. Es una condición común en los bebés menores de un año y todavía más en los bebés prematuros.

Síntomas: El GER es similar a la acidez estomacal (reflujo ácido) en los adultos. El ácido en el estómago sube hasta el esófago o incluso hasta la parte posterior de la garganta, haciendo que devuelva o vomite frecuentemente y causando irritación del esófago, que manifiesta con llantos e incomodidad difícil de acallar. Los síntomas incluyen:

- Llanto repentino o inconsolable, dolor agudo y resistencia durante la alimentación
- Devolver frecuentemente, además de vómitos
- Vómitos violentos
- Vómitos horas después de comer
- Pautas irregulares para comer, como negarse a comer o comer y beber constantemente
- Lento aumento de peso
- Malos hábitos para dormir
- Arcadas o atragantamiento
- Eructos e hipo frecuente
- Dificultad para tragar o hacer ruidos al tragar
- Babeo excesivo

A veces:
- Tos crónica, crup recurrente
- Enrojecimiento o dolor de garganta frecuente

- Infecciones de oído frecuentes
- Problemas respiratorios, incluyendo respiración sibilante, disnea, asma, bronquitis, neumonía y apnea

Temporada: cualquier momento.

Causa: el reflujo gastroesofágico es la vuelta del contenido del estómago al esófago. Normalmente, al tragar, el esófago lanza los alimentos o líquidos al estómago mediante una serie de contracciones. Una vez que el alimento ha entrado en el estómago, se mezcla con ácidos para iniciar la digestión. Cuando esto sucede, el círculo de músculos al final del esófago se cierra para evitar que el alimento vuelva a subir. En los bebés prematuros y algunos nacidos a término, la unión entre el estómago y el esófago no está totalmente desarrollada y a veces se relaja en vez de tensarse. Esta relajación de los músculos permite que el líquido y el alimento vuelvan a subir. El reflujo del contenido con ácido del estómago irrita la cubierta del esófago y causa una especie de acidez estomacal.

Duración: el reflujo gastroesofágico por lo general comienza entre las dos y cuatro semanas de vida y puede durar hasta que el niño tiene uno o dos años. Los síntomas se agudizan alrededor de los cuatro meses y empiezan a disminuir alrededor de los siete meses cuando el bebé comienza a sentarse derecho y a consumir más alimentos sólidos.

Tratamiento: los casos leves de reflujo gastroesofágico son comunes, por lo general no necesitan ningún tratamiento, y disminuyen por sí solos a lo largo de un período de meses. Para casos más serios, el tratamiento no está enfocado a curar la enfermedad sino hacer que el bebé se sienta mejor hasta que pueda superarlo. Usa las estrategias de prevención (descritas en la

HISTORIAL MÉDICO DEL BEBÉ

Si no tienes espacio suficiente en el libro de nacimiento de tu bebé, compra un cuaderno para usarlo como su registro permanente de salud. Anota todas las estadísticas del nacimiento de tu bebé, como también información sobre cada enfermedad, remedios que le dieron, vacunas, médicos y demás. Aquí encontrarás una muestra de lo que deberías incluir.

AL NACER

Peso: Altura: Circunferencia de la cabeza:

Condición al nacer:

Puntuación Apgar al minuto y a los cinco minutos:

Resultados de otras pruebas:

Cualquier problema o anormalidad:

ENFERMEDADES INFANTILES
(para cada enfermedad, anota la siguiente información):

Cuándo empezó: Cuándo se recuperó:

Síntomas:

Médico consultado:

Diagnóstico:

Instrucciones:

Medicaciones dadas: Por cuánto tiempo:

Efectos secundarios:

VACUNAS

Tipo: Recibida: Reacciones:

página 622) para aliviar el malestar de tu bebé. Los remedios que reducen la acidez estomacal, que neutralizan los ácidos estomacales, o que aumentan la motilidad estomacal, a veces ayudan, pero sólo dáselos si el médico los receta o los recomienda para tu bebé. Si la condición es seria y otras formas de tratamiento han fallado, podría practicarse una cirugía para fortalecer el esfínter esofágico interior.

Cambios en la dieta:

◆ Evita darle demasiado de comer. Dale en cambio cantidades más reducidas de leche materna, fórmula o alimentos sólidos con mayor frecuencia.

◆ Cuando el bebé tiene edad suficiente como para comer sólidos, sírvele alimentos más espesos, en vez de más finos y aguados. La gravedad hace que los alimentos más pesados bajen más fácilmente. Además, evita los alimentos ácidos (una vez que se los has comenzado a dar) o grasos en grandes cantidades.

Prevención: el reflujo gastroesofágico no siempre puede prevenirse, pero hay algunas medidas que puedes tomar para reducir su intensidad:

◆ Amamántalo durante el mayor tiempo posible. Por lo general, el reflujo es mucho menos severo en los lactantes porque la leche materna se digiere más fácil y rápidamente que la fórmula y actúa como un antiácido natural. Si le das el pecho a tu bebé, elimina la cafeína de tu dieta, que se sabe contribuye al reflujo.

◆ Intenta que las alimentaciones sean muy tranquilas y apacibles, evitando interrupciones.

◆ Haz eructar a tu bebé con frecuencia.

◆ Coloca a tu bebé erguido durante las alimentaciones y durante una o dos

horas después. Si es posible, hazlo en un lugar tranquilo. Si tu bebé se queda dormido después de comer, ponlo en una cama plana, pero con una inclinación para que su cabeza quede más elevada. Puedes hacerlo colocando un par de almohadas debajo del colchón. No uses ninguno de esos apoyos especialmente diseñados para dormir (ni siquiera los diseñados para bebés con reflujo), porque son considerados inseguros y un riesgo de síndrome de muerte súbita infantil.[3]

◆ Intenta ofrecerle un chupete después de cada alimentación, ya que la succión a veces alivia el reflujo.

◆ Evita jugar con el bebé o moverlo demasiado inmediatamente después de comer. Tampoco lo bañes después de alimentarlo.

◆ No fumes cerca del bebé. La nicotina estimula la producción de ácido gástrico.

Complicaciones:

◆ El bebé no progresa

◆ Brotes severos de atragantamiento

◆ Silbido al respirar, neumonía por aspiración y otros problemas pulmonares

◆ Apnea

Cuándo llamar al médico:

◆ Cuando el reflujo gastroesofágico es suficientemente serio como para interferir con el aumento de peso o el sueño.

---

3. Aunque cambiar al bebé de posición durante y después de una alimentación puede dar resultado para algunos bebés, algunas evidencias sugieren que colocarlo derecho podría en realidad empeorar el reflujo. Consulta al pediatra para determinar lo mejor para tu bebé.

◆ Si tu bebé parece sufrir mucho dolor.

Posibilidad de que se repita: la buena noticia es que casi todos los bebés que padecen reflujo gastroesofágico lo superan. Y una vez que lo hacen, por lo general no se repite. De vez en cuando, el reflujo puede seguir hasta la vida adulta.

Condiciones con síntomas similares:
◆ Infecciones virales o bacterianas

◆ Asma

◆ Estenosis pilórica

◆ Enfermedades metabólicas

◆ Enfermedad de Hirschsprung

INFECCIÓN DEL TRACTO URINARIO (UTI)

Las infecciones del tracto urinario (UTI, por sus siglas en inglés) son infecciones bacterianas del aparato urinario (riñones, uréteres, vejiga, y uretra).

Síntomas: los síntomas de una infección urinaria pueden ser difíciles de reconocer en un bebé o niño pequeño, pero es importante prestar atención cuando un pequeño está enfermo con fiebre y le resulta difícil orinar. Los síntomas incluyen:

◆ Fiebre inexplicable en un bebé

◆ Llanto, irritabilidad, sostenerse los genitales o mostrar otros signos de dolor al orinar

◆ Dolor de estómago o espalda (difícil de detectar en bebés)

◆ Orina maloliente

◆ Orina turbia

◆ Orina con sangre (marrón, roja o rosa)

◆ Orina más frecuente de lo habitual

◆ Náusea, vómitos o diarrea con otros síntomas urinarios

◆ Menor apetito o falta de interés en comer

◆ Mal humor

◆ Escaso crecimiento del bebé

Temporada: todo el año.

Causa: el tracto urinario incluye los riñones, la vejiga, los tubos que transportan la orina desde los riñones hasta la vejiga (uréteres) y el tubo que lleva la orina desde la vejiga hasta el exterior del cuerpo (uretra). Las infecciones del tracto urinario ocurren cuando bacterias (o rara vez, un virus o un hongo) empiezan a crecer en su interior. Las infecciones urinarias son comunes en los niños pequeños porque la uretra es muy corta, por lo tanto, facilita el acceso de las bacterias a la vejiga.

Método de diagnóstico: el médico deberá efectuar un cultivo de orina esterilizada para determinar si el niño tiene una infección. Para poder hacer esto con un bebé, es posible que le cubra los genitales con una bolsa de plástico para recolectar la orina. Este método de recolección no es muy preciso, debido a que las bacterias (del recto, del ambiente) pueden contaminar la muestra. Una mejor manera de recolectar una muestra de orina para un cultivo es insertar un catéter por la uretra y retirar la orina directamente de la vejiga.

Método de transmisión: la bacteria puede provenir de la piel alrededor del recto y de los genitales y después subir por la uretra hasta la vejiga. Algunas infecciones urinarias son causadas por bacterias en la sangre que fluye por los riñones.

Duración: depende del tipo de infección y su gravedad.

Tratamiento: la mayoría de las infecciones urinarias son tratadas eficazmente con antibióticos.

Cambios en la dieta:
◆ Mayor consumo de líquidos

Prevención: algunos niños son vulnerables a las infecciones urinarias debido a su anatomía. Las medidas preventivas incluyen:

◆ Cuando le cambies el pañal, límpialo siempre de adelante hacia atrás (aun si es un varón).

◆ Tu bebé debe beber mucho líquido para ayudar a desalojar de su organismo cualquier bacteria indeseable.

◆ Evita darle baños de burbujas y usar jabones perfumados, que pueden irritar los genitales, especialmente en las niñas.

◆ Algunos estudios sugieren que el jugo de *cranberry* es efectivo contra las infecciones urinarias, pero todos los estudios se han hecho en adultos y no en niños. Es mejor que consultes con el pediatra.

◆ Posiblemente, la circuncisión. Algunas investigaciones indican que los varones no circuncidados son ligeramente más propensos a las infecciones urinarias.

Complicaciones: las infecciones urinarias no tratadas pueden conducir a infecciones renales que, de no ser tratadas, pueden causar graves daños.

Cuándo llamar al médico: si tu bebé tiene fiebre durante algunos días sin ningún indicio de resfrío (como moqueo nasal), si parece que siente dolor al orinar, o si experimenta cualquiera de los síntomas enumerados antes.

Posibilidades de que se repita: puede repetirse en cualquier momento.

VIRUS RESPIRATORIO SINCITIAL (RSV)

El virus respiratorio sincitial (RSV, por sus siglas en inglés) es la principal causa de las infecciones del aparato respiratorio inferior en los bebés y niños pequeños. Aproximadamente, dos tercios de los bebés se infectan con el virus respiratorio sincitial durante su primer año de vida. Para la mayoría de los bebés, la infección no causa más que una enfermedad leve. Sin embargo, en ciertos bebés de alto riesgo, el virus respiratorio sincitial puede conducir a algo mucho más grave.

Síntomas: en la mayoría de los bebés, el virus causa síntomas que se parecen a los del resfrío común, incluyendo:

◆ Congestión nasal

◆ Moqueo nasal

◆ Fiebre baja

◆ Menor apetito

◆ Mal humor

En algunos bebés, a veces puede causar síntomas (bronquiolitis) del aparato respiratorio inferior (pulmones):

◆ Respiración acelerada

◆ Ensanchamiento de las fosas nasales

◆ Latido acelerado del corazón

◆ Tos seca

◆ Resoplidos

◆ Un evidente color azulado de la piel alrededor de la boca (cianosis)

◆ Sonido sibilante al respirar

◆ La piel entre las costillas se hunde con cada aspiración

◆ Falta de energía, somnolencia, deshidratación

Temporada: aumenta entre octubre y abril.

Causa: el virus respiratorio sincitial es un virus tan común que casi todos los adultos y los niños son afectados por él tarde o temprano. Un virus común del resfrío o una infección RSV leve afectan sólo la nariz y la parte superior de los pulmones. Pero estos síntomas pueden empeorar rápidamente en algunos bebés cuando el virus infecta los pulmones, inflamando la parte inferior de los pulmones y las pequeñas ramas internas de las vías respiratorias, dificultando la respiración (esa infección se llama bronquiolitis). Para la mayoría de los bebés, la enfermedad es leve. Pero los bebés en riesgo (como, por ejemplo, los bebés prematuros cuyos pulmones no están todavía desarrollados y que no han recibido suficientes anticuerpos de sus madres para ayudarles a combatir el virus respiratorio sincitial cuando se exponen a él) tienen mayor probabilidad de contraer una bronquiolitis seria y terminar en el hospital. Se consideran bebés de alto riesgo a:

◆ Los nacidos prematuramente

◆ Los que tenían una enfermedad pulmonar preexistente

◆ Los que no se amamantan

◆ Los expuestos al humo del tabaco

◆ Los provenientes de nacimientos múltiples (como mellizos), ya que es más probable que sean prematuros

◆ Los que nacieron dentro de los seis meses de la temporada del virus respiratorio sincitial (nacimiento en abril o más tarde)

◆ Los que asisten a una guardería infantil, debido a que es más probable que se expongan al virus respiratorio sincitial.

◆ Los que tienen hermanos en edad escolar, ya que la exposición a la enfermedad es más probable

Método de transmisión: el virus respiratorio sincitial es altamente contagioso y se transmite por contacto directo mano a mano de las personas infectadas. La infección también puede propagarse a través del aire, tosiendo y estornudando. Este virus puede sobrevivir de cuatro a siete horas en superficies como cunas y mesones.

Método de diagnóstico: el diagnóstico se suele hacer por medio de un hisopo nasal, con una radiografía de pecho para confirmarlo.

Período de incubación: de cuatro a seis días desde la exposición.

Duración: los niños con una bronquiolitis del virus respiratorio sincitial leve son tratados en su casa y mejoran de tres a cinco días, aunque podrían seguir contagiando hasta durante una semana.

Tratamiento: para aquellos cuyo virus respiratorio sincitial ha causado una bronquiolitis más seria:

◆ Administrar oxígeno si presenta dificultades respiratorias o si los niveles de oxígeno en la sangre son bajos. Rara vez los bebés podrían tener que ser conectados brevemente a un respirador artificial.

◆ Salbutamol o epinefrina racémica, medicamentos que abren las vías respiratorias y se dan por medio de un nebulizador, podrían ser de ayuda. El nebulizador convierte el remedio líquido en un vaho que se inhala.

◆ Se ha descubierto que los esteroides reducen la inflamación en los pulmones y a veces se usan para tratar los casos de bronquiolitis serias del virus respiratorio sincitial.

◆ Los antibióticos no son efectivos debido a que el RSV es un virus y no una bacteria.

Cambios en la dieta: al igual que con el resfrío común, el bebé debe beber mucho líquido.

Prevención:
◆ Amamántalo, si es posible.

◆ Haz que todos en la casa se laven muy bien las manos.

◆ Mantén a los niños mayores lejos del bebé si están resfriados, tienen fiebre o moqueo nasal.

◆ No lleves a un bebé de alto riesgo a lugares con mucha gente como centros comerciales durante la temporada del virus respiratorio sincitial.

◆ No fumes alrededor de tu bebé.

◆ Existe un medicamento para prevenir el virus respiratorio sincitial, pero no para tratarlo. La inyección, llamada Synagis, no ofrece protección a largo plazo y debe aplicarse mensualmente en el hospital a los bebés de alto riesgo, durante la temporada de RSV. Además, el medicamento es bastante caro.

Complicaciones:
◆ Los niños de alto riesgo infectados con el virus a menudo deben ser hospitalizados

◆ Deshidratación

◆ Fallas respiratorias

Cuándo llamar al médico:
◆ Si tu bebé tiene algún síntoma de bronquiolitis (consulta la página 844).

◆ Si persiste la fiebre durante más de cuatro a cinco días y/o se mantiene alta pese a darle acetaminofeno.

◆ Si tu bebé experimenta cambios en el modo de respirar (respiración acelerada, con silbido, o si la piel entre las costillas se contrae con cada aspiración) o si es difícil calmarlo.

Posibilidad de que se repita: casi todos los niños se recuperan plenamente sin efectos duraderos. Es común que se vuelvan a infectar durante su vida, aunque los síntomas del aparato respiratorio inferior son más comunes en los bebés y niños pequeños y más marcados en la primera infección. En los niños mayores, el virus respiratorio sincitial no se puede distinguir del resfrío común.

Condiciones con síntomas similares:
◆ Resfrío común

◆ Asma (aunque con menor frecuencia en los bebés más pequeños)

◆ Neumonía

◆ El reflujo gástrico con aspiración del contenido del estómago también puede producir los síntomas de la bronquiolitis, pero en estos casos los síntomas parecidos a los del resfrío no aparecen antes de la dificultad para respirar.

Todo acerca de:
LA FIEBRE

Aunque tal vez recuerdes a tu madre sentada a tu lado, termómetro en mano, anunciando con voz preocupada "Tienes fiebre, mejor sería llamar al doctor", la fiebre no siempre ha sido considerada motivo de alarma. En la antigüedad, la alta temperatura era muy bien recibida porque estaban convencidos de que quemaba los malos "humores". Hipócrates también especulaba que la fiebre hacía más bien que mal. En la Edad Media, a veces la fiebre se inducía para combatir la sífilis y algunas otras infecciones. Y de hecho, históricamente la fiebre se consideraba tan beneficiosa que ni siquiera se la trataba. Sólo comenzó a tratarse hace unos cien años, cuando entró en escena la aspirina, con su capacidad para reducir la fiebre. Sin embargo, con la llegada de la aspirina, vino una reformulación de la opinión médica sobre la fiebre. A lo largo de gran parte del siglo XX, aun el más mínimo aumento de temperatura se volvió motivo de preocupación, y la fiebre muy alta motivo de pánico generalizado.

Curiosamente, resulta que Hipócrates y la gente de la antigüedad tenían una mejor noción de la fiebre que la comunidad médica moderna de hace unas pocas generaciones. Las investigaciones han confirmado que la mayoría de las fiebres sirve para curar, en vez de dañar; que existe para expulsar, si no los malos humores, al menos los gérmenes dañinos que invaden y amenazan el cuerpo. En vez de ser una condición para temer y combatir, ahora se reconoce que la fiebre es parte importante de las defensas del cuerpo contra la infección. La fiebre no es una enfermedad, sino por el contrario, es un signo de enfermedad, y del esfuerzo que hace el organismo para superar esa enfermedad.

Así es como hoy los científicos creen que la fiebre juega su papel. En respuesta a los invasores como virus, bacterias y hongos, los glóbulos blancos en la sangre producen una hormona llamada interleucina, que viaja hacia el cerebro para ordenar al hipotálamo que suba el termostato del cuerpo. Cuando aumenta

CONVULSIONES EN UN BEBÉ AFIEBRADO

De vez en cuando, la fiebre causa convulsiones en bebés y niños pequeños, por lo general en cuanto ésta comienza. Aunque las convulsiones febriles pueden atemorizar a los padres, ahora los médicos creen que no son peligrosas (consulta la página 633 para saber cómo manejarlas sin riesgos). Los estudios han demostrado que los niños que tienen convulsiones febriles simples y breves no muestran más adelante impedimentos neurológicos ni mentales. Los bebés que han tenido alguna vez convulsiones con fiebre tienen una probabilidad del 30% al 40% de que se repitan, y el tratamiento médico no modifica ese riesgo. Ni tampoco el tratamiento de la fiebre durante la enfermedad parece reducir la incidencia de convulsiones en esos niños predispuestos, probablemente porque las convulsiones ocurren casi siempre justo cuando la fiebre sube al comienzo de una enfermedad, antes de que se pueda aplicar un tratamiento.

la temperatura del cuerpo, el resto del sistema inmunológico es capaz de combatir mejor las infecciones. Los virus y las bacterias crecen mejor en temperaturas más frías, y por eso la fiebre hace que el organismo resulte menos propicio para la infección. La fiebre también puede reducir los niveles de hierro a la vez que aumenta la necesidad de los invasores de ese mineral (prácticamente matándolos de hambre). Y cuando es un virus el que ha lanzado el ataque, la fiebre ayuda a reforzar la producción de interferón y otras sustancias antivirales en el organismo.

Cuando la temperatura de una persona sube repentinamente un par de grados por encima de lo normal (98.6°F tomada por la boca), paradójicamente el cuerpo siente escalofríos. Estos escalofríos sirven para estimular un mayor aumento de temperatura de varias maneras. El escalofrío involuntario que normalmente se produce le da la señal al organismo para subir su termostato un poquito más y hace que el afiebrado tome otras medidas que aumentan la temperatura corporal: beber bebidas calientes, colocarse otra manta, ponerse un suéter. Al mismo tiempo, los vasos sanguíneos periféricos se contraen para reducir la pérdida de calor y los tejidos del cuerpo –como la grasa almacenada– se reducen para producir calor (por eso es importante consumir calorías extra cuando se tiene fiebre).

Un estimado de 80% a 90% de los casos de fiebre en los bebés está relacionado con infecciones virales autolimitadas (consiguen una mejoría sin tratamiento). La mayoría de los médicos actualmente no recomienda intentar reducir esa fiebre en los bebés mayores de seis meses, a menos que sea de 102°F (por vía rectal) o más, y algunos esperan por temperaturas significativamente más altas antes de aconsejar a los padres a que recurran al cuentagotas siempre que

el bebé no se sienta incómodo (para saber cuándo llamar al médico en casos de fiebre, consulta la página 632). Sin embargo, podrían sugerir el uso de acetaminofeno o ibuprofeno en bebés incluso con temperaturas más bajas para aliviar molestias y dolores, hacer que se sienta más cómodo, facilitar su sueño y, a veces, para hacer que los padres nerviosos se sientan mejor. Y aunque la fiebre podría no necesitar tratamiento, sí podría necesitarlo la enfermedad que la está desencadenando. Por ejemplo, una enfermedad causada por una bacteria normalmente debe tratarse con antibióticos, que eliminarán la infección (e indirectamente bajarán la temperatura). Dependiendo de la enfermedad, del antibiótico seleccionado, del nivel de comodidad del bebé y del grado de fiebre, los antibióticos y los reductores de fiebre podrían o no recetarse simultáneamente.

A diferencia de otros casos de fiebre relacionados con infecciones, la fiebre asociada a la conmoción por una invasión bacteriana generalizada del cuerpo, como en la septicemia (envenenamiento de la sangre), requiere tratamiento médico inmediato para disminuir la temperatura corporal. Lo mismo con la fiebre asociada a un golpe de calor.

Normalmente, la temperatura corporal está en su nivel más bajo (tan bajo como 96.5°F tomada por vía oral) en la mitad de la noche (entre las 2 y las 4 de la mañana), sigue relativamente baja (tan baja como 97°F) al levantarse por la mañana, y luego va subiendo lentamente durante el día hasta que alcanza su máximo (unos 99°F) entre las 6 y las 10 de la noche.

Tiende a ser ligeramente superior cuando hace calor, menor cuando hace frío, y más alta durante el ejercicio que en reposo. Es más volátil y variable en los bebés y niños pequeños que en los adultos.

La fiebre se comporta de manera

diferente en enfermedades diferentes. En algunas, puede mantenerse alta hasta que el bebé se mejora; en otras, será consistentemente menor en la mañana y superior en la tarde, alcanzará un máximo periódicamente, o subirá y bajará sin ninguna pauta evidente. Esa pauta a veces ayuda al pediatra a hacer su diagnóstico.

Cuando la fiebre es parte de la respuesta del organismo a la infección, las temperaturas por encima de los 105°F son raras y las superiores a 106°F inauditas. Pero cuando la fiebre es resultado de una falla en el mecanismo de regulación de calor del cuerpo, como en un golpe de calor, las temperaturas pueden elevarse hasta los 114°F. Tales temperaturas pueden ocurrir cuando el ambiente está muy caluroso y el cuerpo no puede refrescarse eficazmente. Esto puede ocurrir ya sea por una anormalidad interna o, más comúnmente, por el sobrecalentamiento causado por una fuente de calor, como un sauna o una tina caliente, por ejemplo, o el interior de un auto estacionado cuando hace calor (la temperatura dentro del auto puede subir rápidamente hasta 113°F incluso con las ventanas abiertas dos pulgadas y mientras la temperatura exterior es de sólo 85°F). El sobrecalentamiento también puede deberse a una actividad física agotadora en clima muy caluroso o húmedo, o por estar demasiado abrigado en clima cálido. Los bebés y los ancianos son los más vulnerables a las enfermedades por el calor debido a que sus mecanismos de regulación de la temperatura son menos confiables. La fiebre causada por la falla de la regulación del calor corporal es una enfermedad en sí, y no sólo no es beneficiosa sino además peligrosa, y requiere tratamiento inmediato. Las temperaturas extremadamente altas (superiores a los 106°F), cualquiera sea su causa, requieren un tratamiento inmediato para impedir daños en el cerebro y otros órganos. Se cree que cuando la fiebre es así de alta deja de ser beneficiosa, y que sus efectos positivos sobre el sistema inmunológico podrían revertirse.

CÓMO TOMAR LA TEMPERATURA AL BEBÉ

La mayoría de los médicos prefiere un indicador más preciso sobre la temperatura del bebé que el beso de papá o mamá en su pequeña frente (aunque el beso será bien recibido por un niño que no se siente bien). Aquí aparece el termómetro.

Tomar la temperatura durante el curso de una enfermedad puede ayudar a responder preguntas como "¿El tratamiento ha reducido eficazmente la temperatura?". O "¿Le ha subido la fiebre, lo que quiere decir que ha empeorado?". Pero ten en cuenta que si bien medir la temperatura puede ser útil, no es necesario hacerlo cada hora. En la mayoría de los casos, una vez por la mañana y otra al anochecer es suficiente. Tómala en la tarde sólo si el bebé parece estar repentinamente más enfermo. Si el bebé

LA FIEBRE NO LO DICE TODO

La fiebre no es la única señal de enfermedad, y por sí sola puede ser una medida poco confiable de lo realmente enfermo que está un bebé. Un bebé que presenta una fiebre moderadamente alta, pero que está alegre y activo es probable que esté menos enfermo que un bebé con fiebre baja (o sin fiebre), pero que está claramente sin ánimo y sin energía. Después de tomarle la temperatura a tu bebé, fíjate también en otros parámetros del bienestar como su apariencia, su comportamiento y cómo está comiendo.

parece estar mejor y tus labios confirman que la fiebre ha disminuido, realmente no necesitas una segunda opinión del termómetro.

Las temperaturas suelen tomarse por la boca, el recto, la axila o la oreja. Como poner el termómetro en la boca del bebé es peligroso (la mayoría de los médicos no recomiendan tomar la temperatura por vía oral hasta que el niño tiene cuatro o cinco años), por ahora puedes elegir uno de los métodos alternativos.

Antes de empezar. Intenta mantener al bebé tranquilo durante media hora antes de tomarle la temperatura, ya que el llanto o los gritos podrían elevar una temperatura ligeramente alta a una más alta. Aunque es necesario evitar darle alimentos o bebidas calientes o fríos antes de tomarle la temperatura oral porque puede afectar la medición, esta precaución no es necesaria cuando le tomas la temperatura por el recto, la axila o el tímpano.

Cómo elegir el termómetro. La AAP recomienda a los padres que dejen de usar termómetros de mercurio debido al peligro de la exposición a esta sustancia. En cambio, elige uno de entre las siguientes opciones:

◆ *Termómetros digitales.* Son seguros, fáciles de usar, relativamente baratos y se pueden conseguir fácilmente. Pueden usarse para tomar temperaturas por el recto, la axila y la boca (pero lógicamente no uses el mismo termómetro para medir la temperatura por vía oral y por vía rectal). Con un termómetro digital podrás obtener la lectura en unos veinte a sesenta segundos, una verdadera ventaja cuando estás lidiando con un bebé que no deja de moverse. Busca un termómetro que tenga el extremo flexible para mayor comodidad. Si quieres, puedes usar cubiertas desechables que se venden en las farmacias, aunque no son necesarias.

◆ *Termómetros chupete.* Diseñados en forma de chupete, y para dar una lectura oral en un bebé demasiado pequeño como para usar un termómetro oral, suelen dar una temperatura entre 0.2°F y 0.5°F menos que los termómetros rectales. Y como requieren un promedio de tres minutos para dar la lectura, son difíciles de usar con bebés que oponen resistencia y, por lo tanto, no son muy confiables.

◆ *Termómetros de tímpano.* Estos termómetros miden la temperatura en la oreja, y son bastante caros. Y aunque se obtiene la lectura en segundos, pueden ser difíciles de colocar (aunque algunos tienen guías para asegurarte de hacerlo adecuadamente). Por lo general, la lectura del tímpano es menos precisa que la de la axila, pero ninguna es tan precisa como la rectal, que sigue siendo considerada la mejor. Las lecturas de tímpano podrían ser aún menos precisas en los bebés pequeños, que tienen canales auditivos muy angostos. La mayoría de los expertos coincide en que deberías esperar a usarlos hasta que tu bebé tenga por lo menos tres meses, y preferiblemente más de un año. La cera en los oídos también puede interferir con la lectura, independientemente de la edad del niño. Si tienes un termómetro de tímpano, pídele al médico que te haga una demostración sobre su correcto uso.

◆ *Termómetros de la arteria temporal.* Este termómetro mide las temperaturas con un transductor que se hace rodar por la frente y algunos estudios han demostrado que es muy preciso, aunque no tanto como el rectal. Es fácil de usar y también más fácil de conseguir que en el pasado, aunque es costoso.

Cómo tomar la temperatura:

◆ *Rectal:* prepara el termómetro lubricando la punta del sensor con vaselina y desnuda la colita del bebé mientras le hablas suavemente. Luego, pon al bebé boca abajo sobre tu falda (lo que permite que le cuelguen las piernas y facilita la inser-

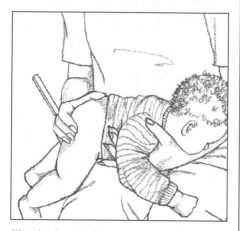

El método rectal

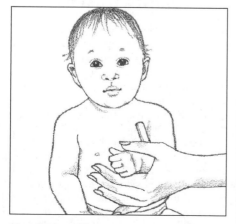

El método axilar

ción) o sobre una cama o un cambiador (donde le puedes colocar una almohada pequeña o una toalla enrollada debajo de las caderas para que la colita le quede levantada). Para distraerlo, cántale su canción favorita o pon su libro o juguete favorito frente a sus ojos. Ábrele las nalgas con una mano, exponiendo el ano. Con la otra, introduce en el recto aproximadamente una pulgada de la punta del termómetro, teniendo cuidado de no forzarlo. Sostén el termómetro en su lugar hasta que oigas un "bip", usando tus otros dedos para presionar las nalgas una contra otra a fin de impedir que se salga el termómetro y que el bebé se mueva. Sin embargo, retira el termómetro de inmediato si el bebé empieza a resistirse con energía.

◆ *Axilar (debajo del brazo):* una lectura axilar es útil cuando un bebé tiene diarrea o cuando no se queda quieto para una lectura rectal, o si solamente tienes a mano un termómetro oral (que nunca debe utilizarse por vía rectal). Puedes usar un termómetro digital rectal u oral para una lectura en la axila. Quítale la camisa al bebé para que no se interponga entre el termómetro y su piel, y asegúrate de que la axila esté seca. Coloca la punta del termómetro bien arriba de la axila y sostenle el brazo sobre él, presionando suavemente el codo contra el costado del bebé. Distrae al bebé según sea necesario.

◆ *De tímpano:* usa uno que te oriente a colocarlo en la posición correcta, o pídele al médico que te haga una demostración.

Cómo leer el termómetro: la temperatura rectal es la más precisa, porque toma la temperatura interna del cuerpo. Las temperaturas obtenidas por vía rectal, que son más frecuentes en los bebés, suelen ser entre medio y un grado más altas que las determinadas por vía oral, y las axilares son aproximadamente un grado inferior que las temperaturas orales. La norma para una lectura oral es de 98.6°F, para la rectal 99.6°F y para la axilar 97.6°F. Una fiebre de 102.2°F tomada por vía rectal equivale más o menos a 101.2°F por vía oral y 100.2°F por vía axilar.

Cómo guardar el termómetro: después de cada uso, lávalo con agua fría jabonosa, enjuágalo y frota la punta del sensor con alcohol. Ten cuidado de no mojar la pantalla digital, el botón de encendido/apagado o la cubierta de la batería.

CÓMO EVALUAR LA FIEBRE

Más que la temperatura corporal, el comportamiento es mejor indicador para determinar cuán enfermo está un bebé. Un niño puede estar gravemente enfermo, por ejemplo, tener neumonía o meningitis, pero no tener fiebre, o tener fiebre alta con un resfrío leve.

En las siguientes circunstancias un bebé con fiebre requiere atención médica inmediata (llama al médico incluso en medio de la noche, o ve a la sala de emergencia si no lo encuentras):

◆ Un bebé menor de dos meses con una fiebre de más de 100.2°F medida por vía rectal.

◆ Un bebé de más de dos meses con una fiebre superior a los 105°F por vía rectal.

◆ El bebé tiene una convulsión por primera vez (cuerpo rígido, ojos en blanco, sacude brazos y piernas).

◆ El bebé llora desconsoladamente (y no son cólicos, claramente), llora

como si estuviera dolorido cuando lo tocan o lo mueven, o lloriquea, no responde o se muestra sin fuerza.

◆ El bebé tiene manchas púrpuras en cualquier parte de la piel.

◆ El bebé tiene dificultad para respirar una vez que le has aclarado las fosas nasales.

◆ El cuello del bebé parece rígido y se resiste a que le inclinen la cabeza hacia el pecho.

◆ La fiebre comienza después de un período de exposición a una fuente externa de calor como el sol en un día caluroso o el interior cerrado de un auto en tiempo muy caluroso. Un golpe de calor es una posibilidad (consulta la página 652) y necesita atención médica urgente.

◆ Un aumento repentino de temperatura en un bebé con fiebre moderada que está demasiado abrigado o envuelto en mantas. Esto debe tratarse como enfermedad por el calor.

ANTES DE ESA PRIMERA FIEBRE

El mejor momento para preguntarle al pediatra qué hacer cuando tu bebé tiene fiebre es antes de que tenga esa primera fiebre, especialmente porque es más probable que ocurra en la mitad de la noche (Ley de Murphy de la crianza). La visita al pediatra del bebé sano a los dos meses de vida, es un buen momento para hacer esa consulta. Pregunta, por ejemplo, cuándo llamar al médico, cuándo darle medicación y qué otros métodos deberías probar para reducir la fiebre.

CÓMO LIDIAR CON LAS CONVULSIONES FEBRILES

Las convulsiones a causa de la fiebre suelen durar uno o dos minutos. Si tu bebé las experimenta, mantén la calma (recuerda que este tipo de convulsiones no es peligrosa) y cumple con los siguientes pasos. Mantén al bebé en tus brazos o sobre una cama u otra superficie suave, de costado, con la cabeza más baja que el cuerpo, si es posible. No trates de alimentarlo ni de ponerle nada en la boca y quítale cualquier cosa que tenga en ella (como por ejemplo, un chupete). Los bebés suelen perder el conocimiento durante una convulsión, pero casi siempre se reaniman rápidamente sin ayuda. Cuando termina la convulsión, el bebé por lo general quiere dormir.

Una vez que terminen las convulsiones, deberías llamar al médico. Cualquier convulsión que dure cinco minutos o más requiere atención inmediata de emergencia: llama al 911 o al número de emergencia local. Si no consigues ayuda inmediata y tu bebé tiene más de seis meses (como la mayoría de los bebés que tiene convulsiones), puedes darle una dosis de acetaminofeno o ibuprofeno para tratar de reducir la temperatura mientras esperas (pero no mientras duran las convulsiones). También puedes darle un baño de esponja. Pero no pongas al bebé en la bañera para reducir la fiebre, ya que podría tener otra convulsión y tragar agua.

- ◆ El médico te ha dicho que lo llames inmediatamente si tu bebé tiene fiebre.

- ◆ Sientes que algo anda muy mal, pero no sabes exactamente qué.

En las siguientes circunstancias un bebé con fiebre requiere atención médica tan pronto como sea factible:

- ◆ La temperatura es superior a 100.4°F tomada por vía rectal en bebés de dos a seis meses o más de 102.6°F en bebés mayores de seis meses (o cualquier temperatura a la que el pediatra te recomiende que lo llames). Aunque esas temperaturas no son en sí un indicador de que el bebé está muy enfermo (los bebés pueden tener temperaturas de 104°F con enfermedades leves), consulta al pediatra por si acaso. Recuerda que los bebés más pequeños necesitan atención médica ante cualquier fiebre que supere los 100.2°F.

- ◆ El bebé tiene una condición crónica como enfermedades cardíacas, renales, neurológicas o enfermedad de células falciformes u otro tipo de anemia crónica.

- ◆ El bebé tiene convulsiones febriles y ha tenido convulsiones con fiebre en el pasado.

- ◆ El bebé muestra signos de deshidratación: orina con poca frecuencia, su orina es de color amarillo oscuro, escasa saliva y lágrimas, labios y piel resecos, ojos y fontanela hundidos.

- ◆ El comportamiento del bebé parece atípico: está excesivamente malhumorado, sin energía o somnoliento; no puede dormir; está sensible a la luz; llora más que de costumbre; se niega a comer; se tira de las orejas.

- ◆ Una fiebre que ha sido leve durante un par de días aumenta repentinamente; o un bebé que ha estado enfermo varios días con un resfrío de pronto empieza a tener fiebre (esto puede indicar una infección secundaria, como otitis media o neumonía).

- La fiebre no baja luego de darle remedios para reducirla.

- Una fiebre leve (menor de 102°F por vía rectal) con ligeros síntomas de resfrío o gripe que dura más de tres días.

- La fiebre se mantiene por más de veinticuatro horas cuando no hay otros signos visibles de enfermedad.

CÓMO TRATAR LA FIEBRE

Si tu bebé tiene fiebre, toma las siguientes medidas según sea necesario, a menos que el pediatra te haya recomendado otro curso de acción.

Mantenlo fresco. Contrariamente a la creencia popular, mantener abrigado a un bebé afiebrado con mantas, ropa gruesa o subir la temperatura en su habitación no es una práctica segura. Estas medidas, por el contrario, pueden conducir a un golpe de calor, aumentando la temperatura del bebé a niveles peligrosos. Vístelo con ropa ligera para permitir liberar el calor corporal (no necesita más que un pañal en clima caluroso) y mantén la temperatura de la habitación entre 68°F y 70°F (cuando sea necesario mantener el aire fresco, usa aire acondicionado o ventilador si los tienes, pero mantén al bebé fuera de la ruta de la corriente de aire).

Aumenta su consumo de líquidos. Como la fiebre aumenta la pérdida de agua a través de la piel, es importante que un bebé afiebrado beba una cantidad adecuada de líquido. A los bebés pequeños hay que darles leche materna o fórmula frecuentemente. A los más mayorcitos, hay que ofrecerles con frecuencia buenas fuentes de líquidos. Estas incluyen (si ya se los has comenzado a dar) jugos diluidos y jugos de frutas (como cítricos y melones), agua, sopas claras y postres de gelatina (consulta la página 837). Estimúlalo a que beba con frecuencia pero no lo fuerces. Si el bebé se niega a beber cualquier líquido por varias horas durante el día, díselo al pediatra.

Dale remedios para reducir la fiebre, si es necesario. La decisión de si darle a tu bebé remedios para bajarle la fiebre (y cuándo), debe basarse en las recomendaciones del médico (que es de esperar hayas recibido con anterioridad). En general, la mayoría de los médicos acepta que los padres les den acetaminofeno a los bebés de más de dos meses de edad cuando tienen fiebre alta (más de 100.4°F por vía rectal en bebés de dos a seis meses, y más de 102.6°F en mayores de seis meses) antes de llamarlos. Si la fiebre baja después de darle la medicina y no hay otras indicaciones de que el bebé necesite atención médica inmediata (consulta Cómo evaluar la fiebre en la página 632), llama al médico en cuanto sea conveniente (por la mañana si la fiebre empezó en la mitad de la noche, por ejemplo). Si no le baja la temperatura o si sube, o si notas que el bebé está muy incómodo, llama al médico enseguida, incluso si es pasada medianoche.

Frotación con paños y agua tibia. Este tratamiento popular en el pasado ahora sólo se recomienda en determinadas circunstancias, como cuando el remedio para reducir la fiebre no da resultado (la temperatura no le baja una hora después de que le das la medicina); cuando tratas de bajar la fiebre a un bebé menor de seis meses sin medicamentos; o cuando tratas de hacer que el bebé muy afiebrado se sienta menos incómodo.

Sólo debe usarse agua tibia (temperatura corporal, ni caliente ni fría al tacto). El uso de agua fresca o fría, o de alcohol (alguna vez un método popular

¿ACETAMINOFENO O IBUPROFENO?

Hay muchos tipos de analgésicos y medicinas en el mercado para reducir la fiebre, pero sólo dos deben ser considerados para niños pequeños: acetaminofeno (Tylenol, Tempra, Panadol y marcas genéricas) e ibuprofeno (Motrin, Advil y marcas genéricas). Dar aspirinas a los niños se volvió tabú después de que se descubrió que los pequeños que habían tomado aspirina para tratar los síntomas de infecciones virales como la gripe tenían un riesgo mayor de contraer el síndrome de Reye, un trastorno inusual y potencialmente fatal que afecta el cerebro y el hígado. Debido a este mayor riesgo, la Academia Americana de Pediatría recomienda no dar aspirina a los niños a menos que un médico la recete específicamente.

Tanto el acetaminofeno como el ibuprofeno funcionan tan bien como la aspirina para aliviar el dolor o la fiebre (y también muchos niños les encuentran buen gusto), aunque trabajan de manera diferente en el organismo y tienen efectos secundarios diferentes. Durante muchos años, el acetaminofeno fue la primera opción como analgésico frente a la aspirina. Después apareció el ibuprofeno líquido sin necesidad de receta, y muchos pediatras empezaron a recomendarlo debido a que es ligeramente más poderoso y tiene una acción más duradera (dosis de seis a ocho horas en comparación con cuatro a seis del acetaminofeno).

El acetaminofeno para niños está disponible en jarabe líquido, gotas, rociador o supositorios (que pueden resultar útiles cuando un pequeño con gastroenteritis necesita tomar medicamentos para la fiebre, pero vomita, o cuando el bebé se resiste a tomarlo por la boca). El ibuprofeno también está disponible en forma de líquido o gotas. El ibuprofeno sólo debe darse a niños mayores de seis meses, y nunca a niños que están deshidratados o vomitan continuamente, o quienes tienen dolor abdominal.

Estos medicamentos tienen pocos efectos secundarios cuando se usan adecuadamente, y esta es la parte difícil. Aunque el acetaminofeno es considerado seguro cuando se usa tal como se recomienda, puede ser peligroso tomarlo regularmente durante más de una semana. Una dosis excesiva de acetaminofeno (unas 15 veces la dosis recomendada) puede causar daño fatal al hígado, y probablemente es por eso que el acetaminofeno infantil líquido viene en botellas tan pequeñas (y el motivo por el que todos los remedios deberían ser guardados fuera del alcance del bebé). El mayor inconveniente del ibuprofeno es la posibilidad de irritación estomacal. Para evitar este efecto secundario, dale a tu bebé el medicamento con algo de comer o de tomar.

Algunos pediatras han recomendado alternar dosis de acetaminofeno e ibuprofeno para tratar la fiebre en los niños, pero la mayoría de los profesionales coincide ahora en que hacerlo a largo plazo no es beneficioso y, por el contrario, podría ser perjudicial. Ha habido algunos casos de problemas renales causados por la terapia de combinación de estos dos fármacos a largo plazo.

Si tu bebé tiene más de seis meses y presenta dolores o fiebre, empieza con cualquiera de las dos medicinas que tengas en tu botiquín (si tu bebé tiene menos de seis meses, sólo dale acetaminofeno). Si eso no da resultado, trata con el otro, siempre que estés segura de darle las dosis que corresponden, espera hasta que sea seguro darle otra dosis de medicamento (por lo menos cuatro horas con acetaminofeno y por lo menos seis horas con ibuprofeno) y sigue las instrucciones de la etiqueta y el consejo del médico. Y cuando no los estés usando, guárdalos bajo llave y fuera del alcance de bebés y niños (como todos los remedios).

para reducir la fiebre), puede aumentar en vez de reducir la fiebre al provocar escalofríos, que confunden al cuerpo haciendo que suba el termostato. Además, las emanaciones del alcohol pueden ser perjudiciales si se inhalan. El uso de agua caliente aumentará también las temperaturas corporales y puede, al igual que abrigarlo excesivamente, conducir a una emergencia por calor. Puedes frotar a un niño afiebrado dentro o fuera de la bañera, pero en cualquiera de los casos la habitación debe tener una temperatura templada y estar libre de corrientes de aire (si esta práctica parece molestar al bebé, deja de hacerlo).

◆ **Frotación fuera de la bañera.** Ten listos tres paños húmedos en una bañera o lavamanos con agua tibia antes de empezar. Pon sobre la cama o tu falda una cubierta o plástico impermeables; coloca encima una toalla gruesa, y pon al bebé boca arriba sobre ella. Desvístelo y cúbrelo con una manta liviana o una toalla. Estruja uno de los paños húmedos para que no gotee, dóblalo y colócalo sobre la frente del bebé (vuelve a humedecerla si ves que empieza a secarse en cualquier momento mientras lo frotas). Toma otro paño y empieza a frotar suavemente la piel del bebé, exponiendo un área de su cuerpo a la vez y manteniendo el resto ligeramente cubierto. Concéntrate en el cuello, la cara, el estómago, en la parte interior del pliegue de los codos y las rodillas, pero también incluye el área debajo de los brazos y alrededor de la ingle. La sangre atraída a la superficie por la frotación será enfriada a medida que el agua tibia se evapore sobre la piel. Cuando el paño con que lo frotas empiece a secarse, cámbialo por el tercero. Sigue frotando a tu bebé alternando paños según sea necesario,

durante por lo menos veinte minutos a media hora (es lo que tarda en bajar la temperatura del cuerpo). Si en cualquier momento el agua en la bañera o lavamanos se enfría, agrégale suficiente agua tibia para volver a calentarla.

◆ **Frotación en la bañera.** Para muchos bebés, los baños son relajantes y reconfortantes, especialmente cuando están enfermos. Si es el caso de tu bebé, haz la frotación en la bañera. Igualmente, el agua debe estar a la temperatura corporal y debes frotarlo durante por lo menos veinte minutos a media hora para bajarle la temperatura. Si el bebé ha tenido una convulsión febril, no realices esta práctica en la bañera.

Qué no debes hacer. Tan importante como saber qué hacer cuando tu bebé tiene fiebre es saber qué no debes hacer:

◆ No lo obligues a reposar. Un bebé realmente enfermo querrá descansar, ya sea dentro o fuera de la cuna. Si tu bebé no quiere estar en la cuna, la actividad moderada está bien, pero no estimules una actividad agotadora ya que podría elevar la temperatura corporal, especialmente en una habitación cálida.

◆ No lo abrigues ni lo envuelvas demasiado.

◆ No lo cubras con una toalla o una sábana húmedas, ya que podría impedir que el calor escape a través de la piel.

◆ No "mates de hambre" la fiebre. La fiebre aumenta la necesidad de calorías y, de hecho, los bebés enfermos necesitan más calorías, y no menos.

◆ No le des aspirina ni acetaminofeno cuando sospeches que sufre de un golpe de calor. En cambio, consulta la página 652.

◆ ◆ ◆

El abecé de los primeros auxilios

L as pequeñas lesiones son inevitables. Y ocurren aunque estés consciente, siempre alerta y hayas tomado todas las precauciones habidas y por haber. Es de esperar que la mayoría de las lesiones que sufra tu bebé sean leves (de las que se curan con un beso y un par de mimos). Aun así, tendrás que saber cómo responder en caso de un accidente mayor y cómo tratar las lesiones que necesitan algo más que caricias (tales como cortes, contusiones, quemaduras y fracturas). Y ése es el objetivo de este capítulo. Será todavía más útil si lo refuerzas tomando un curso de primeros auxilios. Pero no esperes hasta que tu bebé se caiga por las escaleras o que mastique una planta venenosa para comenzar a averiguar qué hacer en un caso de emergencia. Ahora –antes de que esos incidentes ocurran– familiarízate con los procedimientos para el tratamiento de lesiones comunes tal como lo hiciste para aprender a bañar al bebé o cambiarle el pañal, y revisa las menos comunes cuando corresponda (por ejemplo, las mordeduras de serpientes si vives en una zona desértica o

antes de salir de campamento). Y todos los que cuidan a tu bebé deben hacer lo mismo.

Aquí encontrarás las lesiones más comunes, lo que deberías saber sobre ellas, cómo tratarlas (o no tratarlas), y cuándo buscar asistencia médica. Los tipos de lesiones están presentados por orden alfabético (por ejemplo, ahogo, asfixia, astillas), con lesiones numeradas individualmente para encontrarlas con mayor facilidad en casos de emergencias.

AHOGO (LESIONES POR INMERSIÓN)

1. Aun un niño que revive rápidamente después de ser sacado inconsciente del agua, debe ser examinado por un médico. En el caso del niño que permanece inconsciente, haz que alguien llame al servicio médico de urgencia, si es posible, mientras tú comienzas a darle reanimación cardiopulmonar (CPR, consulta la página 661). Incluso si no hay nadie disponible para pedir asistencia telefónica, inicia inmediatamente CPR y llama después. No detengas la CPR hasta que el niño se reanime o hasta que llegue ayuda, no importa cuánto tarde. Si vomita, hazlo girar de costado para evitar que se atragante. Si sospechas que tiene un golpe en la cabeza o una lesión en el cuello, inmoviliza esas partes (#20).

ASFIXIA

(Consulta la página 657)

ASTILLAS O ESQUIRLAS

Consulta #16

CHOQUE ELÉCTRICO

2. Corta el contacto con la fuente de electricidad desconectando la corriente, si es posible, o separa al niño de la corriente usando un objeto seco no metálico como una escoba de madera, una escalera de mano de madera, una soga, un almohadón, una silla o incluso un libro grande. Llama en busca de asistencia médica de urgencia y, si el bebé no respira, inicia CPR (consulta la página 661).

CONGELAMIENTO E HIPOTERMIA

3. Los bebés son extremadamente vulnerables al congelamiento, en especial de dedos de manos y pies, orejas, nariz y mejillas. En estos casos, la parte afectada se pone muy fría y se vuelve blanca o de color gris amarillento. Si notas esos signos en tu bebé, trata de calentar inmediatamente las partes congeladas contra tu pecho; ábrete el abrigo y camisa y presiona al bebé contra tu piel. En cuanto sea posible, llévalo al médico o a una sala de emergencias. Si no puedes hacerlo inmediatamente, lleva al bebé al interior y comienza un proceso gradual de recalentamiento. No pongas a un bebé en ese estado junto a un radiador, estufa, fogata o lámpara de calor o infrarrojo, porque la piel dañada podría quemarse; no trates de ponerle la parte afectada en agua caliente, porque podría agravar el daño. No lo frotes. En cambio, sumerge los dedos afectados directamente en agua a unos 102°F, o sea, apenas un poquito más tibia que la temperatura normal del cuerpo y ligeramente más templada al tacto. Para las partes que no se pueden sumergir, como nariz, orejas y mejillas, utiliza compresas (con trapos o toallas mojadas) a la misma temperatura, pero no apliques presión. Sigue remojando hasta que la piel retome su color, por lo general, de treinta a sesenta minutos (añade agua templada según sea necesario), mientras lo amamantas o le das líquidos tibios (no calientes) en un biberón o una taza. Cuando la piel congelada se recalienta se pone roja y se hincha ligeramente, y podrían salir ampollas. Si a esta altura el bebé no ha sido visto por un médico, es importante que reciba atención médica ahora.

Si después de que se han recalentado las zonas dañadas tienes que volver a salir para llevar al bebé al médico (o a cualquier otro sitio), ten especial cuidado en mantener tibias las áreas afectadas durante el camino, ya que si se vuelven a congelar, los tejidos podrían padecer más daño.

Mucho más frecuente que la congelación y mucho menos seria es la congelación superficial. En esta última, la parte afectada está fría y pálida, pero el proceso de recalentamiento (como en la congelación) requiere menos tiempo y causa menos dolor y menos hinchazón. Al igual que en la congelación, evita el calor seco y que la zona afectada vuelva a congelarse. Aunque no es necesario ir al consultorio o a la sala de emergencias, es prudente llamar al médico.

Después de una exposición prolongada al frío, la temperatura corporal de un bebé podría caer por debajo de los niveles normales. Esta urgencia médica es conocida como hipotermia. Si un bebé parece inusualmente frío al tacto no pierdas tiempo y llévalo inmediatamente a la sala de emergencias más cercana. En el camino, mantenlo pegado al calor de tu cuerpo.

CONMOCIÓN O SHOCK

4. La conmoción puede producirse en casos de lesiones o enfermedades graves. Los signos incluyen piel fría, húmeda, pálida; pulso rápido y débil; escalofríos; convulsiones; y, a menudo, náusea o vómitos, sed excesiva y/o respiración poco profunda. Llama inmediatamente al 911. Mientras esperas asistencia médica, coloca al bebé de espaldas. Aflójale la ropa ajustada, eleva sus piernas sobre una almohada o sobre una prenda de vestir doblada para forzar el flujo de sangre al cerebro, y cúbrelo ligeramente para impedir que se enfríe o que sufra pérdida del calor corporal. Si la respiración parece fatigosa, eleva un poco su cabeza y hombros. No le des alimentos ni agua ni uses una bolsa de agua caliente para abrigar a un bebé en shock.

CONVULSIONES

5. Los síntomas de un ataque o convulsión incluyen: colapso, los ojos giran hacia arriba, el cuerpo se pone rígido y luego se sacude de manera incontrolable y, en los casos más graves, dificultad para respirar. Las convulsiones breves a veces van acompañadas de fiebre (consulta la página 627). Haz lo siguiente: despeja el área alrededor del bebé, pero no lo restrinjas excepto si es necesario para evitar que se lastime. Aflójale la ropa alrededor del cuello y el tronco, y acuéstalo de lado con la cabeza más baja que el nivel de las caderas. No le pongas nada en la boca, ni siquiera alimentos o bebidas, ni le des el pecho ni el biberón. Llama al médico. Cuando haya pasado la convulsión, refréscalo con una esponja y agua fría si tiene fiebre, pero no lo bañes ni le arrojes agua en la cara. Si no respira, practica inmediatamente CPR (consulta la página 661).

CORTES
Consulta #12, #13

DEDOS, LESIONES EN LOS
Consulta #18, #36

DESMAYO/PÉRDIDA DE CONOCIMIENTO

6. Escucha su respiración y, si no la oyes, empieza CPR *inmediatamente* (consulta la página 661). Si compruebas que respira, acuéstalo a lo largo y cúbrelo ligeramente para abrigarlo, si es necesario. Afloja la ropa alrededor del cuello. Gira la cabeza del bebé a un lado y despéjale la boca de alimentos u objetos. Comprueba si tuvo contacto con alguna medicina o algún producto de limpieza para el hogar (de ser así, llama al Centro de Control de Envenenamiento, **800-222-1222**). No le des nada de comer ni beber. Llama inmediatamente al pediatra.

DIENTES, LESIONES EN LOS
Consulta #27, #28

DISLOCACIONES

7. Las dislocaciones de hombro y codo no son tan comunes en los bebés como entre los niños pequeños, que las sufren en su mayoría porque suelen ser tirados del brazo por los adultos con prisa (o alzados al aire por los brazos). Una deformidad del brazo o la incapacidad de moverlo, generalmente combinada con un llanto persistente a causa del dolor, son señales típicas. Una visita al consultorio del médico o a la sala de emergencias, donde un profesional experimentado volverá a colocar en su lugar la parte dislocada, le dará un alivio casi instantáneo. Si el dolor parece intenso, aplica una compresa fría e inmoviliza la parte lesionada con una tablilla antes de salir (consulta las páginas 841 y 645), pero no le des alimentos ni bebidas.

ENVENENAMIENTO

8. Ingestión de veneno. Cualquier sustancia no alimenticia es un veneno potencial. Si tu bebé pierde el conocimiento y sabes o sospechas que ha tragado una sustancia peligrosa, inicia de inmediato el tratamiento de emergencia. Coloca al bebé boca arriba sobre una mesa y controla su respiración (consulta la página 662). Si no hay signos de respiración, practica en seguida CPR. Llama al número de asistencia médica de urgencia después de un minuto, y después continúa realizando CPR hasta que el bebé se reanime o hasta que llegue ayuda.

Los síntomas varían de acuerdo con el tamaño del bebé y con el producto ingerido (en algunos casos podría no haber ningún síntoma). Algunas situaciones características sin síntomas incluyen: somnolencia, agitación u otro comportamiento que se aparta de lo habitual; un pulso acelerado irregular y/o respiración agitada; diarrea o vómitos; excesiva humedad en los ojos, transpiración, salivación; piel y boca calientes y secas; pupilas dilatadas o contraídas; parpadeo, movimientos de ojos hacia los lados; temblores o convulsiones.

Si tu bebé presenta varios de estos síntomas (y no pueden ser explicados de ningún otro modo), o si tienes evidencia de que tu bebé definitiva o posiblemente ha ingerido una sustancia peligrosa, no intentes tratarlo por tu cuenta. Por el contrario, llama *inmediatamente* al Centro de Control de Envenenamiento al **800-222-1222**, o al médico o a la sala de emergencias del hospital para recibir instrucciones. Llama incluso si no hay síntomas, ya que podrían aparecer recién después de varias horas. Lleva hasta el teléfono el envase de la sustancia sospechosa, con la etiqueta intacta, como también todo el contenido restante. Reporta el nombre de la sustancia (o de la planta si tu bebé ha ingerido una) y cuánto crees (o sabes) que puede haber ingerido, si es posible determinar la cantidad. También prepárate a dar información sobre la edad, el tamaño y peso de tu bebé, además de los síntomas.

Nunca le des carbón activado (usado para absorber el veneno) ni nada que provoque vómitos (incluyendo jarabe de ipecacuana) sin recomendación del médico. El tratamiento equivocado puede generar muchos más daños que beneficios.

9. Emanaciones o gases nocivos. Las emanaciones de gasolina, del tubo de escape de los automóviles, de algunas sustancias químicas venenosas y del humo denso de las llamas pueden ser tóxicas (el monóxido de carbono es la causa principal de muertes por envenenamiento en los Estados Unidos, y sus síntomas suelen parecerse a los de la gripe). Permite que el bebé respire aire fresco (abre las ventanas o sal al exterior con el bebé de inmediato). Si no respira, inicia *inmediatamente* CPR (consulta la

PREPÁRATE

- Consulta al pediatra cuál sería el mejor plan a seguir en caso de que tu bebé sufra una lesión: llamar al consultorio, acudir a la sala de emergencias o seguir otro procedimiento. Las recomendaciones podrían variar, dependiendo de la gravedad de la lesión, del día de la semana y de la hora.

- Mantén tus suministros de primeros auxilios (consulta la página 52) en un botiquín o caja a prueba de niños y fácilmente manejable para poder llevarlo hasta el lugar del accidente. Debes tener a mano un teléfono celular o inalámbrico cargado, para llevarlo al lugar donde se produjo la lesión o alrededor de tu casa.

- Cerca de cada teléfono de tu casa coloca los números de los médicos que consulta tu familia, el Centro de Control de Envenenamiento (**800-222-1222**), la sala de emergencias del hospital más cercano (o al que planees ir), tu farmacia, el Servicio Médico de Emergencia (911), como también el teléfono de alguna persona amiga o vecina a quien puedas llamar en caso de emergencia. Guarda una ficha con los mismos números en la bolsa de los pañales.

- Entérate con anticipación de la ruta más rápida a la sala de emergencias u otra dependencia médica de urgencias.

- Asiste a un curso de reanimación cardiopulmonar (CPR) para bebés y mantén tus habilidades al día y listas para usar con repasos periódicos y prácticas regulares con una muñeca en casa.

Además, familiarízate con los procedimientos de primeros auxilios para lesiones comunes.

- Ten dinero en efectivo guardado en un lugar seguro en caso de que necesites tomar un taxi con prisa para ir a la sala de emergencias o al consultorio médico.

- Aprende a enfrentar con tranquilidad los accidentes menores de modo que puedas mantener la calma si ocurre algo más grave. Tu actitud y tono de voz (o el de alguna otra persona a cargo del bebé) afectará la manera en que el bebé reacciona a una lesión. Si manifiestas pánico o preocupación podrías atemorizar a tu bebé. Un niño alterado tendrá menos probabilidad de cooperar ante una emergencia y será más difícil de tratar.

- Recuerda que el cariño es a menudo el mejor tratamiento para las lesiones menores. Pero ajusta tu actitud a la gravedad de la herida. Una sonrisa, un beso y una frase reconfortante ("estás bien") es todo lo que hace falta para calmar un pequeño chichón en la rodilla. Pero una dolorosa pinchadura en un dedo probablemente requerirá una dosis más intensa de besos y alguna distracción. En la mayoría de los casos, deberás calmar a un bebé antes de aplicarle primeros auxilios. Sólo en las situaciones en que esté en riesgo su vida (que son afortunadamente pocas, y en las que los bebés no suelen resistirse), perder tiempo en tranquilizarlo interferirá con el resultado del tratamiento.

página 661) y sigue hasta que respire con normalidad o hasta que llegue asistencia médica. Si es posible, haz que alguien llame al Centro de Control de Envenenamiento o a un servicio médico de urgencia mientras tú continúas practicando CPR. Si no hay nadie alrededor, tómate un momento para llamar en busca de ayuda después de un minuto de esfuerzos de reanimación, y después vuelve de inmediato a realizar CPR. A menos que una ambulancia esté en camino, llévalo rápidamente al hospital, pero no si para hacerlo debes interrumpir la CPR, o si tú también estuvieses expuesta a las emanaciones y tu juicio se ve afectado. Haz que otra persona maneje. Aunque logres restablecer la respiración del bebé, necesitará atención médica inmediata.

HERIDAS PUNZANTES

Consulta #15

HERIDAS EN LA PIEL

Importante: La exposición al tétanos es una posibilidad ante un corte o lesión en la piel. Si tu bebé tiene una herida abierta en la piel, comprueba que su vacuna antitetánica está al día. Además, mantente alerta para detectar signos de una posible infección (inflamación, calor, sensibilidad, coloración rojiza del área circundante, secreción de pus de la herida) y llama al médico si se presentan.

10. Magullones o marcas amoratadas. Estimúlalo a un juego tranquilo para dar descanso al área lastimada, si es posible. Aplícale compresas frías, una bolsa de hielo o hielo envuelto en un paño durante treinta minutos (no apliques el hielo directamente a la herida). Si la piel está agrietada, trata el magullón como lo harías con un corte (#12, #13). Llama inmediatamente al médico si se debe a una lesión causada por objetos con piezas giratorias o si una mano o un pie se ha atascado en los rayos de una rueda en movimiento. Los magullones que parecen surgir de la nada o que coinciden con una fiebre también deben ser revisados por un médico.

11. Rasguños o raspaduras. En este tipo de lesiones (más comunes en rodillas y codos), se pierde la capa (o capas) superior de la piel, dejando el área abierta y sensible. Por lo general, se produce un ligero sangrado en las áreas de raspados más profundos. Limpia suavemente la herida con agua y jabón para remover el polvo y otros objetos extraños, usando gasa o algodón esterilizados o una toallita. Si el bebé se resiste con fuerza, trata de remojar el área rasguñada en la bañera, o ponla debajo del agua del grifo. Aplica presión si el sangrado no se detiene. Cubre con una curita estéril que no se pegue a la herida.

12. Cortes pequeños. Lava el área lastimada con agua y jabón y después haz correr agua del grifo sobre el corte para eliminar el polvo y los cuerpos extraños. Aplica una curita esterilizada que no se pegue a la herida. Una curita en forma de mariposa (mira la ilustración) mantendrá cerrado un corte pequeño mientras cicatriza. Para impedir una infección,

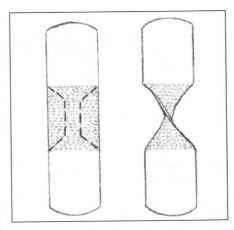

Una venda en forma de mariposa mantendrá cerrada una herida profunda para que cicatrice. Si no tienes una a mano, rebaja una curita regular y dale una torsión completa para formar una mariposa firme.

aplica una solución antiséptica o un ungüento antibacteriano (como bacitracina; pídele una recomendación al pediatra) antes de poner la venda. Llama al médico ante cualquier corte en el rostro del bebé.

13. Cortes grandes. Con una gasa esterilizada, un pañal limpio, una toalla sanitaria, una toallita limpia o, si es necesario, tus dedos, aplica presión para tratar de contener la sangre, elevando al mismo tiempo la parte lastimada por encima del nivel del corazón, si es posible. Si persiste la hemorragia después de quince minutos de presión, agrega más gasas o toallitas y aumenta la presión (no te preocupes de que puedas hacerle daño aplicando demasiada presión). Si es necesario, mantén la presión hasta que llegue asistencia médica o hasta que lleves al bebé al consultorio o a la sala de emergencias. Si tiene otras heridas, trata de atar o vendar lo que estés usando como objeto de presión de modo que puedas tener las manos libres para tratarlas. Aplica una venda esterilizada no adhesiva a la herida cuando el sangrado se detenga, pero no demasiado apretada para no interferir con la circulación. No uses yodo, solución de Burrow u otro

---

CÓMO VENDAR UNA PEQUEÑA HERIDA

Como madre, puedes esperar que a lo largo de los años utilizarás docenas, o posiblemente cientos, de curitas y vendas sobre cortes y rasguños, a veces grandes, en su mayoría pequeños. Los siguientes consejos te ayudarán a vendar con mayor facilidad mientras las heridas sanan más pronto:

◆ Trata la lesión adecuadamente (consulta las lesiones individuales).

◆ Para mejorar su adhesión, aplica siempre las curitas a una piel limpia y seca.

◆ Si tu bebé se resiste a las vendas o tiende a quitárselas, o para esos lugares donde es difícil que se adhieran, considera aplicarle una venda líquida, en gel o en atomizador. Son costosas, pero en algunos casos valen la pena.

◆ En heridas abiertas, usa sólo vendas esterilizadas o vendas de gasa que no hayan sido abiertas antes de usar. No toques la almohadilla con tus dedos sino sólo la cinta adhesiva.

◆ Usa almohadillas no adhesivas y/o un ungüento antibiótico para impedir que la venda se adhiera a la herida. Si se adhiere, remójala en agua tibia en vez de tratar de arrancarla.

◆ Excepto para los cortes que deben permanecer cerrados, venda las heridas sin apretar para permitir la entrada de aire.

◆ No coloques una venda alrededor de un dedo de la mano o el pie demasiado ajustada como para cortar la circulación.

◆ Remueve la venda una vez al día para comprobar cómo está cicatrizando la herida (el mejor momento es durante o justo después de un baño, cuando la venda está mojada y floja y saldrá sin tironearla). Vuelve a vendar la herida, si todavía luce carne viva o abierta. Si se ha formado una costra en un rasguño o si un corte se ha cerrado, no hace falta seguir cubriéndolos.

◆ Cambia las vendas con mayor frecuencia si se mojan o ensucian.

antiséptico sin recomendación del médico. Lleva el bebé al consultorio (llama antes) o a la sala de emergencias si tiene heridas abiertas, que parecen profundas o si el sangrado no se detiene en treinta minutos. Las laceraciones en la cara mayores de media pulgada, profundas o que sangran profusamente podrían requerir puntos o adhesivo quirúrgico.

14. Hemorragia intensa. Busca atención médica de urgencia llamando al 911 o dirigiéndote enseguida a la sala de emergencias más cercana en caso de una extremidad cercenada (#45) y/o si la sangre sale efusivamente. Mientras tanto, eleva la extremidad por encima del nivel del corazón, si es posible, y aplica presión con gasas, un pañal, una toalla sanitaria, una toallita o una toalla. Aumenta la presión si el sangrado no se detiene. No apliques un torniquete sin recomendación del médico, ya que a veces puede ser más perjudicial que beneficioso. Mantén presión hasta que llegue asistencia médica.

15. Heridas punzantes. Sumerge la herida en agua jabonosa tibia durante quince minutos, si es posible. Consulta al pediatra o dirígete a la sala de emergencias. No remuevas ningún objeto (como un cuchillo o una estaca) que sobresalga de la herida, ya que esto podría aumentar la hemorragia. Envuélvelo, si es necesario, para impedir que se mueva. Mantén al bebé tan quieto como puedas para evitar que la herida empeore.

16. Astillas o esquirlas. Lava el área lastimada con agua y jabón y después adormécela con una bolsa de hielo (consulta la página 841). Si la astilla está completamente incrustada, trata de removerla con una aguja de coser, que debes esterilizar antes con alcohol o la llama de un fósforo. Si un extremo de la astilla está claramente visible, trata de removerla con pinzas (también esterilizadas con una llama o alcohol). No trates de removerla con tus uñas, ya que podrían estar sucias. Después de remover la astilla lava la herida. Si no puedes remover la astilla con facilidad, trata de sumergir el área lesionada en agua jabonosa tibia durante quince minutos, tres veces al día durante un par de días, lo que podría ayudar a sacarla. Si no sale, o si el área se infecta (si se pone roja, si se calienta o se hincha), consulta al médico. También llámalo si la astilla estaba incrustada profundamente y si las vacunas del tétanos de tu bebé no están al día.

HIEDRA VENENOSA, ROBLE VENENOSO, ZUMAQUE VENENOSO

17. La mayoría de los niños que toma contacto con hiedra venenosa, roble venenoso o zumaque venenoso tendrá una reacción alérgica (por lo general, un sarpullido rojizo y con picazón, posible inflamación, ampollas y secreciones) que se desarrolla dentro de doce a cuarenta y ocho horas y puede durar entre diez días y cuatro semanas. Si sabes que tu bebé ha tenido contacto con esas plantas, retíralas de su ropa, protegiendo tus manos de la savia (que contiene la resina que desencadena la reacción) con guantes, toallas de papel o un pañal limpio. El sarpullido en sí no es contagioso y no se propagará de una persona a otra o de una parte del cuerpo a otra una vez que hayas lavado la savia (hazlo lo más rápido posible, de preferencia dentro de diez minutos).

Para impedir que se "pegue", lava cuidadosamente la piel con jabón y deja correr el agua fría durante por lo menos diez minutos; enjuaga minuciosamente. En caso de apuro, usa una toallita húmeda. También lava todo lo que pueda haber estado en contacto con las plantas (incluyendo ropa, mascotas, cochecito); la resina que causa el sarpullido puede seguir activa hasta durante un año en dichos objetos. Los zapatos pueden ser limpiados a fondo con un trapo si no son lavables.

Si el bebé experimenta una reacción, la loción de calamina o una loción anti-comezón que contenga pramoxina (como Caladryl) puede aliviar la picazón, pero evita las lociones que contienen antihistamínicos (aunque el médico puede recomendarte un antihistamínico oral para reducir la picazón y evitar que el bebé se rasque, o en el caso más serio de hiedra venenosa o inflamación en zonas sensibles, un esteroide oral durante algunos días). Acetaminofeno, ibuprofeno, compresas frías y/o un baño con harina de avena también podrían producir alivio. Córtale las uñas al bebé para evitar que se rasque. Consulta al pediatra si el sarpullido es serio o si afecta los ojos, la cara o los genitales.

HIPOTERMIA

Consulta #3

HUESOS ROTOS O FRACTURAS

18. Posibles fracturas de brazos, piernas, clavícula o dedos. Es difícil determinar cuándo un bebé sufre una fractura ósea. Los signos incluyen: un sonido de chasquido en el momento de la fractura; deformidad (aunque esto también podría indicar una dislocación, #7); incapacidad de moverse o soportar peso en esa parte; mucho dolor (el llanto persistente puede ser una señal); entumecimiento y/o cosquilleo (nada de lo cual te podrá decir el bebé); hinchazón y decoloración. Si sospechas que se ha fracturado una extremidad, no muevas al bebé (si es posible) sin consultar al médico primero, a menos que sea nece-

sario por seguridad. Si debes moverlo de inmediato, primero trata cuidadosamente de inmovilizar la extremidad lesionada entablillándola en la posición en que está, con una regla, una revista, un libro u otro objeto firme, acolchado con una tela suave para proteger la piel. O usa una almohada pequeña y firme para entablillar. Afirma la tablilla en el lugar de la fractura, por arriba y abajo, con vendas, tiras de ropa, bufandas o corbatas, pero no muy ajustadas como para dificultar la circulación. Comprueba constantemente que la tablilla no esté dificultando la circulación. Si no tienes a mano ningún objeto para entablillar la extremidad fracturada del bebé, trata de hacerlo con tu propio brazo. Aunque las fracturas de los niños pequeños suelen curarse rápidamente, es necesario un tratamiento médico para asegurar una cicatrización adecuada. Lleva a tu hijo al médico o a la sala de emergencias incluso si sólo sospechas que ha sufrido una fractura.

19. Fracturas complicadas. Si el hueso sobresale de la piel, no lo toques. Cubre la lesión con gasa esterilizada o con un pañal de tela limpio; controla el sangrado con presión (#13, #14) y busca asistencia médica de urgencia. No le des a tu bebé alimentos ni bebidas.

20. Posible lesión en el cuello o la espalda. Si sospechas de una lesión en el cuello o la espalda, no muevas a tu bebé *de ninguna manera*. Pide asistencia médica de urgencia. Mientras esperas que llegue ayuda, cubre a tu bebé y mantenlo cómodo y, si es posible, coloca algunos objetos pesados (como libros) alrededor de su cabecita, para mantenerla inmovilizada. No le des alimentos ni bebidas. Si hay sangrado intenso (#13), si está en shock (#4), o si no respira (consulta la página 664), dale tratamiento inmediato.

INGESTIÓN DE OBJETOS

21. Monedas, canicas, pilas o baterías de botón y objetos redondos similares. Cuando un bebé se ha tragado un objeto de ese tipo y no parece tener ninguna dificultad, es mejor esperar que el objeto sea expulsado por el aparato digestivo. La mayoría de los niños expulsará un objeto pequeño en dos o tres días. Vigila la caquita para comprobar que ha salido. La excepción: si el bebé se ha tragado una pila o batería de botón o un imán, consulta inmediatamente al pediatra.

Sin embargo, si después de ingerir ese tipo de objetos tu bebé tiene dificultades para tragar, o si resuella, babea, tiene arcadas, vomita o si las dificultades para tragar se presentan más adelante, es posible que el objeto esté alojado en el esófago. Llama al médico y lleva al bebé a la sala de emergencias de inmediato.

Si tose o si tiene dificultades para respirar, es posible que el objeto haya sido inhalado en vez de tragado; en este caso, trátalo como si fuese una asfixia (consulta la página 657).

22. Objetos afilados. Consigue atención médica de inmediato si traga un objeto afilado (un alfiler, una espina de pescado, un juguete con bordes afilados). Es posible que lo tengan que remover con un instrumento especial en la sala de emergencias.

INSECTOS, PICADURAS O MORDEDURAS

Consulta #48

LABIOS, FISURAS O CORTADURAS

Consulta #25, #26

LESIONES ABDOMINALES

23. Hemorragia interna. Un golpe fuerte en el abdomen de tu bebé puede provocar una lesión interna. Los signos de dicha lesión incluyen: hematoma o decoloración del abdomen; sangre expulsada al vomitar o toser, de color rojo oscuro o brillante y con la consistencia de granos de café (esto también podría ser señal de que el bebé ha tragado una sustancia cáustica); sangre (puede ser de color rojo oscuro o brillante) en la caquita u orina; conmoción (piel fría, húmeda, pálida; pulso débil y rápido; escalofríos; confusión; y posiblemente náusea, vómitos y/o respiración superficial). Llama al 911 para asistencia médica de urgencia. Si el bebé parece estar en shock (#4), trátalo inmediatamente. No le des alimentos ni bebidas.

24. Cortes o laceraciones en el abdomen. Trátalos como cualquier otro corte (#12, #13). En el caso de una laceración mayor, los intestinos podrían sobresalir. No trates de ponerlos de nuevo en el abdomen. En cambio, cúbrelos con una toallita humedecida limpia o un pañal limpio y busca inmediatamente asistencia médica.

LESIONES EN LA BOCA

25. Cortes en el labio. Pocos bebés escapan al primer año sin por lo menos un corte en los labios. Por fortuna, estos cortes parecen mucho peores de lo que son en realidad y cicatrizan mucho más rápido de lo que piensas. Para aliviar el dolor y controlar el sangrado, aplica una bolsa de hielo sobre la herida. O deja que el bebé (si es mayorcito) chupe una paleta de helado. Si el corte se abre, o si el sangrado no se detiene en diez o quince

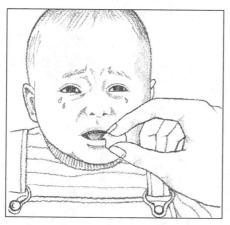

Aplicar presión a un corte en el labio con un trocito de gasa sostenido entre el pulgar y el índice detendrá el sangrado.

minutos, llama al pediatra. A veces, una herida en el labio se debe a que el bebé ha mordido un cable eléctrico. Si sospechas que ha sido así, llama al médico.

26. Cortes dentro del labio o la boca (incluyendo la lengua). Estas lesiones también son frecuentes en los niños pequeños. Una bolsa de hielo para los niños más chicos o una paleta de helado para chupar aliviarán el dolor y controlarán el sangrado dentro del labio o la mejilla. Para contener el sangrado en la lengua, si no se detiene espontáneamente, aplica presión con un trozo de gasa o un trapo limpio. Si la lesión es en la parte posterior de la garganta o el velo del paladar (la parte más posterior del paladar), si hay una herida punzante causada por un objeto afilado (como un lápiz o un palito), o si el sangrado no se detiene en diez o quince minutos, llama al médico.

27. Pérdida de un diente. Son muy escasas las probabilidades de que el dentista trate de reimplantar un diente de bebé (ya que dichas implantaciones suelen producir abscesos y rara vez se mantienen), por lo tanto, las precauciones para conservar el diente son innecesa-

rias. Sin embargo, el dentista querrá ver el diente para estar seguro de que está completo. Los fragmentos que quedan en las encías podrían ser expulsados y tragados por el bebé, con peligro de que se atragante. Por eso, lleva contigo el diente cuando lleves al bebé al dentista o a la sala de emergencias si no puedes contactar a un dentista.

28. Diente roto. Limpia cuidadosamente los restos del diente en la boca con agua tibia y una gasa o un trapo limpio. Asegúrate de que los fragmentos del diente no queden en la boca, ya que el bebé podría atragantarse. Coloca compresas frías (consulta la página 841) en la cara, sobre la zona del diente lastimado, para reducir al mínimo la inflamación. Llama al dentista en cuanto puedas para recibir más instrucciones.

LESIONES EN LA CABEZA

Importante: las lesiones en la cabeza son por lo general más graves si el pequeño se cae sobre una superficie dura desde una altura igual o mayor que su propia altura, o si se golpea con un objeto pesado. Los golpes en los costados de la cabeza podrían causar más daños que en el frente o la parte de atrás.

29. Cortes y contusiones en el cuero cabelludo. Debido a la cantidad de vasos sanguíneos que hay en el cuero cabelludo, es común que se produzca un sangrado intenso luego de un corte en la cabeza, incluso pequeño, y las contusiones tienden a hincharse del tamaño de un huevo con mucha rapidez. Trátalos como lo harías con cualquier corte (#12, #13) o magullón (#10). Consulta al médico en caso de cortes en el cuero cabelludo, excepto los muy pequeños.

30. Traumatismo craneal posiblemente grave. Casi todos los bebés experimentan varios chichones menores en la cabeza durante su primer año. Por lo general, no necesitan más que unos pocos besos de mamá o papá, aunque es prudente vigilarlos cuidadosamente durante seis horas después de un golpe fuerte en la cabeza. Llama inmediatamente al médico o pide asistencia médica de urgencia si tu bebé presenta algunos de los siguientes signos después de un golpe en la cabeza:

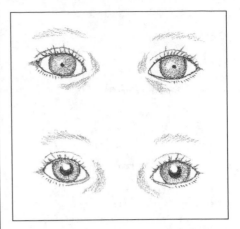

Las pupilas (el círculo oscuro en el centro del ojo) deben achicarse en reacción a la luz (arriba) y agrandarse después de que se retira la luz (abajo).

- Pérdida del conocimiento. Si tu bebé ha perdido el conocimiento, llama inmediatamente al 911 (un breve período de adormecimiento podría ser común y no un motivo para preocuparse, pero llama al médico para estar segura)

- Convulsiones

- Dificultad para despertarlo. Revísalo cada una o dos horas durante las siestas diurnas, o dos o tres veces en la noche durante las primeras seis horas después de ocurrida la lesión, para estar segura de que está alerta. Si no puedes despertarlo, contrólale la respiración (consulta la página 662)

- Más de uno o dos episodios de vómitos

- Una depresión o hendidura en el cráneo, o una hinchazón tan abultada sobre la herida que no puedes saber si el cráneo está hundido

- Incapacidad de mover un brazo o una pierna

- Filtración de sangre o un líquido aguado desde las orejas o la nariz

- Formación de áreas amoratadas alrededor de los ojos o detrás de las orejas

- Dolor evidente durante más de una hora que interfiere con la actividad normal o el sueño

- Mareo que persiste más allá de una hora después de la lesión (el equilibrio del bebé parece en problemas)

- Si el tamaño de las pupilas se ve desigual, o si las pupilas no se achican (constricción; mira la ilustración) como respuesta a la luz de una linterna de bolsillo o si no se agrandan (dilatación) ante el retiro de la luz, llama inmediatamente al 911

- Palidez inusual que persiste durante más de un rato

- Tu bebé no se comporta como de costumbre: parece mareado, confuso, no te reconoce y está inusualmente torpe, entre otros

Mientras esperas que llegue asistencia médica, mantenlo acostado y tranquilo, y si vomita, ponlo de lado. Si es necesario, aplica el tratamiento para shock (#4). Practícale CPR (consulta la página 661) si el bebé deja de respirar.

No le des alimentos ni bebidas hasta que hables con el médico.

LESIONES EN LA LENGUA

Consulta #26

LESIONES EN LA NARIZ

31. Hemorragia nasal. Manteniendo al bebé en posición erguida o inclinado ligeramente hacia adelante, aprieta son suavidad ambas fosas nasales entre el pulgar y el índice durante diez minutos (el bebé empezará automáticamente a respirar por la boca). Trata de calmarlo, porque el llanto aumentará el flujo de sangre. Si la hemorragia persiste, apriétale la nariz durante otros diez minutos. Si esto no da resultado y sigue saliendo sangre, llama al médico, manteniendo siempre al bebé en posición erguida. Si la nariz le sangra frecuentemente, aunque logres detenerla con facilidad, debes informar al pediatra.

32. Objeto extraño en la nariz. La dificultad para respirar por la nariz y/o un olor desagradable, y a veces un flujo de sangre, podrían ser indicios de que algo le ha entrado en la nariz. Mantenlo tranquilo y haz que respire por la boca. Remueve el objeto con tus dedos si puedes alcanzarlo fácilmente, pero no le introduzcas nada ni uses pinzas ni cualquier otro objeto, ya que podrías lastimar la nariz si el bebé se mueve repentinamente, o puedes empujar más adentro el objeto extraño. Si no puedes removerlo, sopla fuertemente por tu nariz y trata de que el bebé te imite. Si no lo logras, llévalo al médico o a la sala de emergencias.

33. Golpes en la nariz. Si le sangra la nariz, mantenlo en posición erguida e inclinado hacia adelante para disminuir

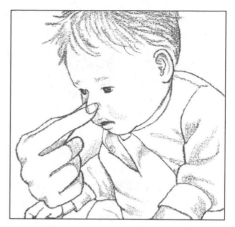

Presionar el orificio nasal detendrá el flujo de sangre de la nariz.

la posibilidad de que trague la sangre y se atragante con ella (#31). Usa una bolsa de hielo o compresas frías (consulta la página 841) para reducir la inflamación. Consulta con el médico para asegurarte de que no haya fractura.

LESIONES EN EL OÍDO

34. Un objeto extraño en el oído. Trata de desalojar el objeto a través de las siguientes técnicas:

- Si es un insecto, usa una linterna para tratar de atraerlo.

- Si es un objeto metálico, intenta extraerlo con un imán (pero no introduzcas el imán en su oreja).

- Si es un objeto de plástico o de madera que está a la vista y no está alojado profundamente en la oreja, vierte una gota de un pegamento de secado rápido (no uses uno que pueda adherirse a la piel) en un clip estirado y toca con él el objeto. No lo introduzcas en el oído interno. Espera que el pegamento se seque y después retira el clip, ojalá con el objeto adherido. No intentes esta técnica si no hay nadie a tu alrededor que te ayude a mantener al bebé quieto.

Si todas estas técnicas fallan, no trates de extraer el objeto con los dedos o con un instrumento. En cambio, lleva al bebé al consultorio médico o a la sala de emergencias.

35. Daño en el oído. Si un objeto puntiagudo ha sido introducido en el oído o si tu bebé muestra señales de una lesión en el oído (sangrado del canal auditivo, dificultad repentina para oír, lóbulo de la oreja inflamado), llama al médico.

LESIONES EN LOS DEDOS DE MANOS O PIES

36. Magullones. Los bebés, eternos curiosos, son particularmente vulnerables a magullones dolorosos al atraparse los deditos en cajones y puertas. En esos casos, sumerge el dedito lastimado en agua con hielo. Se recomienda hasta una hora de remojo, con una pausa cada quince minutos (lo suficiente para que el dedo vuelva a calentarse), a fin de evitar la congelación. Lamentablemente, pocos bebés se quedarán quietos tanto tiempo, aunque podrías intentarlo durante algunos minutos utilizando la distracción o la fuerza. Un dedo del pie lesionado también se beneficiará con el remojo, aunque a menudo no es práctico con un bebé que se resiste. Los dedos de manos y pies magullados se hincharán menos si se mantienen elevados; tampoco será fácil cuando se trata de un bebé.

Si el dedo lastimado de una mano o un pie se hincha rápidamente, si se deforma o no puede enderezarse, podría tratarse de una fractura (#18). Llama

inmediatamente al médico si la magulladura se debe a una lesión por algún objeto con piezas giratorias o si una mano o un pie se ha atascado en los rayos de una rueda en movimiento.

37. Sangre debajo de la uña. Cuando un dedo de la mano o del pie sufre una contusión, podría formarse un coágulo de sangre debajo de la uña, causando una presión dolorosa. Si sale sangre debajo de la uña, presiónala para estimular su flujo, lo que ayudará a aliviar la presión. Sumerge la lesión en agua con hielo si el bebé la tolera. Si el dolor persiste, podría ser necesario hacer una perforación en la uña para aliviar la presión. El médico puede hacerlo, o podría indicarte cómo hacerlo.

38. Uña rota. Si se rompe sólo una pequeña parte, asegúrala con un trocito de cinta adhesiva o una curita hasta que la uña haya crecido a un punto en que pueda ser cortada. Si se rompe completamente, córtala siguiendo la línea de la uña rota y cúbrela con una curita hasta que la uña crezca para volver a proteger la punta del dedo.

39. Uña desprendida. La uña se caerá por sí sola y no hace falta quitarla. No se recomienda remojar el dedo debido a que la humedad constante de la matriz de la uña sin la protección de la uña aumenta el riesgo de infecciones por hongos. Sin embargo, mantén limpia el área lastimada. Pueden aplicarse ungüentos antibióticos, pero no son siempre necesarios (consulta al pediatra). Cubre a menudo la matriz de la uña con una curita limpia, pero una vez que empiece a crecer la uña, no hará falta. Por lo general, una uña tarda en crecer completamente entre cuatro y seis meses. Si en cualquier momento notas enrojecimiento, calor e hinchazón por infección, llama al médico.

CÓMO TRATAR A UN PACIENTE PEQUEÑO

Los bebés no suelen ser pacientes fáciles. Sin importar cuán molestos sean los síntomas de su enfermedad o cuán dolorosas sean sus lesiones, probablemente considerarán que el tratamiento es peor. A causa de su limitada comprensión, no te servirá de nada decirles que aplicar presión a un corte que sangra lo hará cicatrizar con mayor rapidez, o que la bolsa de hielo impedirá que un magullón en un dedo se inflame. Tu mejor arma para tratar a un bebé lastimado es intentar distraerlo.

El entretenimiento (comenzado antes del tratamiento y, ojalá, antes de que empiecen a caer las lágrimas) en forma de una caja de música o grabación favoritas; un perrito de juguete que ladra y mueve la cola; un trencito que se desplaza por la mesa de centro; o uno de los padres o hermanitos que baile, salte o cante canciones infantiles, puede ayudar a marcar la diferencia entre una sesión de tratamiento exitosa y una desastrosa. También puedes tratar de simular la navegación de barquitos por el agua, tomarle la temperatura a un osito de peluche, darle una dosis de remedio a una muñeca, o aplicar la bolsa de hielo a una herida imaginaria en el perrito de juguete.

Qué tan convincente tendrás que ser respecto al tratamiento dependerá de la gravedad de la lesión. Un magullón ligero no justifica que te preocupes ni que molestes al bebé que está rechazando la bolsa de hielo. Sin embargo, una quemadura intensa requiere las compresas frías, aunque el bebé grite y patalee durante toda su aplicación. En la mayoría de los casos, intenta el tratamiento aunque sea brevemente. Aun unos pocos minutos de remojo reducirán la inflamación de una quemadura; incluso unos pocos minutos de hielo sobre un magullón reducirán la inflamación. Debes saber cuándo parar. Cuando el disgusto del bebé sea superior a los beneficios del tratamiento, detente.

Lesiones en los Ojos

Importante: no apliques presión a un ojo lesionado, ni lo toques con tus dedos ni le des ninguna medicación sin recomendación de un médico. Impide que el bebé se frote el ojo, sosteniendo sobre el ojito una pequeña taza o vaso o, si es necesario, sosteniendo las manos del bebé.

40. Un objeto extraño en el ojo. Si puedes ver el objeto (por ejemplo, una pestaña o un grano de arena), lávate las manos y usa un copo de algodón húmedo para intentar removerlo suavemente del ojito, mientras otra persona sostiene al bebé (intenta esto sólo en la esquina del ojo, debajo del párpado inferior o en la parte blanca del ojo; no toques la pupila, para evitar rasguñar la córnea). O intenta tirar suavemente el párpado superior por sobre el inferior durante unos segundos. Si estas técnicas no dan resultado, y si el bebé está muy incómodo, también puedes tratar de arrastrar el objeto vertiendo un poquito de agua (a temperatura corporal) en el ojo, utilizando una jarra, una taza o una botella mientras alguien mantiene inmóvil al pequeño (pero evita que le entre agua en la nariz).

Si todavía puedes ver el objeto en el ojo o si el bebé parece seguir estando incómodo, llévalo al consultorio médico o a la sala de emergencias, ya que el objeto puede haber quedado incrustado o haber rayado el ojo. No trates de remover por tu cuenta un objeto incrustado. Cubre el ojo con una gasa esterilizada no muy ajustada, o con algunos

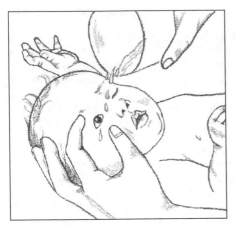

El bebé no disfrutará de un baño ocular, pero es decisivo para limpiarle una sustancia corrosiva.

pañuelos de papel o un pañuelo limpio, para aliviar parte de la molestia durante el viaje. No apliques presión.

41. Una sustancia corrosiva en el ojo. Enjuaga el ojo inmediata y cuidadosamente con agua tibia (utilizando una jarra, taza o botella) durante quince minutos, manteniendo el ojo abierto con tus dedos. Si sólo es un ojo el afectado, mantén la cabeza del bebé hacia un lado para que el ojo sano esté más alto que el lesionado y la sustancia no gotee en él. No uses gotas ni ungüentos ni tampoco permitas que el bebé se frote los ojos. Llama al médico o al Centro de Control de Envenenamiento (**800-222-1222**) para recibir más instrucciones.

42. Lesión en el ojo con un objeto puntiagudo o afilado. Mantén al bebé en una posición semiacostada mientras buscas ayuda. Si el objeto está todavía en el ojo, no trates de retirarlo. Si no lo está, cubre ligeramente el ojo con una gasa acolchada, un paño limpio o una toallita facial; no le apliques presión. De todos modos, busca asistencia médica de inmediato. Aunque esas lesiones suelen lucir peor de lo que son, es aconsejable

consultar a un oftalmólogo cada vez que el ojo sufre un rasguño o lesión, incluso leve.

43. Lesión en el ojo con un objeto romo. Acuesta al bebé boca arriba. Cubre el ojo lastimado con una bolsa de hielo o una compresa fría (consulta la página 841). Si el ojo se ennegrece, si te parece que el bebé tiene dificultad para ver o si se frota mucho el ojo, o si un objeto le ha golpeado el ojo a gran velocidad, consulta al médico.

LESIONES POR EL CALOR

44. Golpe de calor. Por lo general, se presenta repentinamente. Los síntomas pueden incluir piel caliente y seca (o de vez en cuando, húmeda), fiebre muy alta, diarrea, agitación o somnolencia, confusión, convulsiones y pérdida del conocimiento. Si sospechas que tu bebé sufre de un golpe de calor, envuélvelo en una toalla grande remojada en agua helada (vierte cubitos de hielo en el fregadero de la cocina mientras se llena de agua fría del grifo y luego pon la toalla) y busca inmediatamente asistencia médica de urgencia, o llévalo enseguida a la sala de emergencias más cercana. Si la toalla se calienta, repite la operación con otra toalla remojada en agua fría.

MAGULLONES, PIEL
Consulta #10

MIEMBROS O DEDOS CERCENADOS

45. Dichas lesiones graves son inusuales, pero saber qué hacer cuando ocurren puede marcar la diferencia entre salvar o perder un brazo, una pierna o un dedo. Toma inmediatamente las siguientes medidas:

◆ Trata de controlar la hemorragia. Aplica fuerte presión a la herida con gasas esterilizadas, un pañal, una toallita sanitaria, o una toallita para asearse. Si sigue sangrando, aumenta la presión. No te preocupes de presionar demasiado. No apliques un torniquete. Mantén la extremidad elevada por sobre la altura del corazón, si es posible.

◆ Trata el estado de shock si se presenta. Si la piel del bebé parece pálida, fría y húmeda, si el pulso es débil y rápido, y la respiración poco profunda, trata la conmoción aflojándole la ropa, cubriéndolo ligeramente para impedir la pérdida de calor corporal y elevándole las piernas sobre una almohada (o una prenda de vestir doblada) para forzar el flujo de sangre al cerebro. Si la respiración parece fatigosa, eleva ligeramente la cabeza y hombros del bebé.

◆ Restablece la respiración, si es necesario. Inicia inmediatamente CPR si no está respirando (consulta la página 661).

◆ Conserva la extremidad o dedo cercenados. En cuanto sea posible, envuélvelo en un trapo limpio o esponja y colócalo en una bolsa de plástico. Llena la bolsa con hielo y ciérrala firmemente. No pongas la parte lesionada directamente sobre el hielo, no uses hielo seco ni la sumerjas en agua o antisépticos.

◆ Pide ayuda. Llama o haz que alguien pida asistencia médica de urgencia o ve inmediatamente a una sala de emergencias, llamando de antemano a fin de que estén preparados para tu llegada. Debes llevar la parte cercenada en la bolsa con hielo; los cirujanos podrían volver a colocarla. Durante el viaje a la sala de emergencias, mantén presión sobre la herida y sigue con otros procedimientos de salvamento si es necesario.

MORDEDURAS

46. Mordeduras de animales. Trata de evitar mover la parte afectada. Llama al médico de inmediato. Lava suave y cuidadosamente la herida con agua y jabón. No le apliques antisépticos ni ninguna otra cosa. Controla el sangrado con presión y aplica una venda esterilizada (#12, #13, #14). Trata de dominar al animal para examinarlo, pero evita ser mordida. Los perros, gatos, murciélagos, zorrillos y mapaches que muerden pueden tener rabia, especialmente si atacan sin provocación. En los casos de mordeduras de gatos, es común que se produzca una infección (coloración rojiza, sensibilidad, inflamación), y podrían requerir antibióticos.

Las mordeduras de un perro de bajo riesgo (de un perro que se sabe no tiene rabia) normalmente no requieren antibióticos, pero es importante consultar al pediatra en el caso de cualquier mordedura de animal, tanto para decidir sobre la necesidad de antibióticos como para la protección contra la rabia después de la exposición. *Llama inmediatamente al médico* si adviertes enrojecimiento, sensibilidad o hinchazón en el lugar de la mordedura.

47. Mordeduras humanas. Si tu bebé es mordido por un hermanito u otro niño, no te preocupes a menos que se corte la piel. Si es así, lava cuidadosamente el área lastimada con jabón suave y vertiendo agua fresca del grifo sobre la lesión, si puedes, o utilizando una jarra o una taza. No frotes la herida ni le apliques ningún atomizador ni ungüento (sea o no antibiótico). Simplemente cubre la herida con una venda esterilizada y llama al pediatra. Usa presión para contener la sangre (#13), si es necesario. Es posible que el doctor recete antibióticos para impedir una infección.

48. Picaduras o mordeduras de insectos. Trata las picaduras o mordeduras de insectos de la siguiente manera:

◆ Extrae *rápidamente* el aguijón de la abeja, quitándolo de manera horizontal con el borde de un cuchillo de mantequilla sin filo, o de una tarjeta de crédito, o con tu uña, o extráelo suavemente con pinzas o tus dedos (no trates de pellizcar el aguijón, porque de ese modo podrías inyectar más veneno). Después, haz el tratamiento que se indica más abajo.

◆ Extrae *rápidamente* las garrapatas, utilizando pinzas sin filo o las puntas de tus dedos protegidos por un pañuelo de papel, papel higiénico o guantes de goma. Apresa el insecto a la altura de la cabeza tan cerca de la piel del bebé como sea posible y tíralo hacia arriba, lentamente. *No* retuerzas, tironees, aprietes, aplastes ni pinches la garrapata. *No* uses remedios caseros como Vaselina, gasolina ni un fósforo caliente, ya que pueden empeorar las cosas. Si sospechas de la presencia de la enfermedad de Lyme (consulta la página 850), llama al médico.

◆ Lava la zona afectada tras una picadura menor de abeja o avispa, o una mordedura de hormiga, araña o garrapata con agua y jabón. Luego, aplica hielo o compresas frías (consulta la página 841) si parece haber hinchazón o dolor.

◆ Aplica loción de calamina a las picaduras con comezón, como las causadas por los mosquitos.

◆ Si el bebé parece experimentar mucho dolor después de una picadura de araña, aplícale hielo o compresas frías y *llama al 911 para asistencia médica de urgencia*. Trata de encontrar la araña y llévala contigo al hospital (evita que te pique a ti también), o por lo menos trata de describirla, porque podría ser venenosa. Si sabes que se trata de una araña venenosa –viuda negra, araña reclusa parda, tarántula o escorpión, por ejemplo– *busca inmediatamente tratamiento médico de urgencia*, aun antes de que aparezcan los síntomas.

◆ Vigila las señales de hipersensibilidad, como hinchazón del rostro, labios o lengua, voz ronca o aliento entrecortado, después de una picadura de abeja, avispa o avispón. Si tu bebé presenta este tipo de síntomas después de una primera picadura, podría desarrollar alergias al veneno, en cuyo caso una nueva picadura podría ser fatal si no se le administra un tratamiento de urgencia. Si la reacción de tu bebé a una picadura es algo más que dolor o hinchazón en la zona afectada, llama al médico, que probablemente te recomendará exámenes para detectar alergias. Si le diagnostican una alergia, probablemente será necesario que lleves contigo un botiquín de emergencia para las picaduras de abejas durante la temporada de abejas.

◆ Es posible, por supuesto, que se produzca una sensibilidad al veneno de las abejas sin una reacción anterior visible, especialmente en un bebé. Por eso, si después de una picadura tu bebé desarrolla urticaria en todo el cuerpo, o si experimenta dificultades para respirar, ronquera, tos, resuello, dolor de cabeza, náusea, vómitos, hinchazón de la lengua o la cara, debilidad, vértigo o desvanecimiento, *busca inmediatamente atención médica de urgencia.*

49. Mordeduras de serpientes. Es inusual que un bebé sufra una mordedura de una serpiente venenosa, pero puede ser muy peligrosa (las cuatro principales en los Estados Unidos son las serpientes de cascabel, cabeza de cobre, de coral y boca de algodón o mocasín de agua, y todas tienen colmillos que por lo general dejan marcas características al morder). Si sospechas que tu bebé ha sido mordido por una serpiente, busca tratamiento médico inmediato y llama al Centro de Control de Envenenamiento (**800-222-1222**) para recomendaciones de tratamiento. Debido al tamaño pequeño de un bebé, incluso una escasa cantidad de veneno puede ser fatal. Después de una mordedura, es importante mantener al bebé y la zona afectada tan inmóvil como sea posible. Si la picadura es en una extremidad, inmovilízala entablillándola, si es necesario, y mantenla por debajo del nivel del corazón. Usa una compresa fría, si tienes a mano, para aliviar el dolor, pero *no apliques* hielo ni le des ningún medicamento sin recomendación del doctor. *Busca rápidamente asistencia médica* y prepárate para identificar el tipo de serpiente, si es posible. Si no logras conseguir asistencia médica dentro de una hora, aplica una banda ligeramente apretada (un cinturón, una corbata o un lazo para el pelo lo suficientemente sueltos como para que puedas introducir un dedo por debajo), a dos pulgadas por encima de la picadura para hacer más lenta la circulación (no ates ese tipo de bandas alrededor de un dedo de las manos o de los pies, ni alrededor del cuello, la cabeza o el tronco). Controla el pulso con frecuencia (consulta la página 664) por debajo de la banda, para estar segura de que no se corte la circulación y aflójala si la extremidad empieza a hincharse. Anota la hora en que le ataste la banda. *No chupes* el veneno con la boca *ni tampoco hagas* ninguna incisión. Si el bebé no respira, inicia CPR (consulta la página 661). Aplica el tratamiento para el estado de shock (#4) si es necesario.

Incluso si sospechas que no se trata de una serpiente venenosa, llama al Centro de Control de Envenenamiento y al pediatra para estar segura.

50. Picaduras de animales marinos. Estas picaduras no suelen ser graves, pero a veces un bebé o niño puede tener una reacción grave. Como precaución, es necesario buscar inmediatamente tratamiento médico. Los primeros auxilios varían según el tipo de animal marino en cuestión, pero en general, cualquier fragmento del aguijón debe ser removido cuidadosamente con un pañal o trozo de tela (para proteger tus dedos). El tratamiento para hemorragia intensa (#14), shock (#4) o respiración interrumpida (consulta la página 664), si es necesario, debe comenzar inmediatamente (no te preocupes en caso de un sangrado ligero; podría ayudar a eliminar las toxinas). La picadura de una raya venenosa, pez león, bagre o pez gato, pez piedra y erizo de mar debe ser sumergida en agua muy tibia, si tienes a mano, durante treinta minutos, o hasta que llegue asistencia médica. Las toxinas por la picadura de una medusa o de una carabela portuguesa o falsa medusa pueden ser contrarrestadas aplicando alcohol, amoníaco diluido o ablandador de carne (lleva un par de toallitas refrescantes en tu bolso de playa, por si acaso).

MORDEDURAS DE PERRO

Consulta #46

Quemaduras de Sol
Consulta #55

Quemaduras Químicas
Consulta #53

Quemaduras y Escaldaduras

Importante: si la ropa del bebé está en llamas, usa una chaqueta, una manta, una alfombra, una colcha o tu propio cuerpo para apagar las llamas.

51. Quemaduras limitadas a causa del calor. Si la quemadura se presenta en una extremidad (brazo, pierna, pie, mano, dedo), sumerge la parte afectada en agua fría (si es posible, y si el bebé coopera, mantenla bajo el grifo mientras cae el agua). Si el bebé se quema la cara o el tronco, aplica compresas frías (de 50°F a 60°F). Continúa hasta que el bebé parezca no sufrir más dolor, por lo general, durante una media hora. No apliques hielo, mantequilla ni ungüentos a la quemadura, que pueden empeorar el daño a la piel, ni tampoco revientes ninguna ampolla de esa manera. Después de enjuagarla, seca la zona afectada con palmadas suaves y cúbrela con un material no adhesivo (como una venda no adhesiva o, en una emergencia, papel de aluminio). Las quemaduras en la cara, manos, pies o genitales deben ser revisadas inmediatamente por un médico. Cualquier quemadura (incluso leve) en un niño menor de un año, merece un llamado al pediatra.

52. Quemaduras extensas a causa del calor. Mantén al bebé acostado. Quítale la ropa del área quemada que no esté adherida a la herida. Aplícale compresas húmedas frías (puedes usar una toallita para asearse) al área afectada (pero no más del 25% del cuerpo por vez). Mantenlo cómodamente templado, con las extremidades por encima del nivel del corazón, si en ellas están las quemaduras. No apliques presión, ungüentos, mantequilla u otras grasas, talco ni compresas con ácido bórico a la quemadura. Si el bebé está consciente y no tiene quemaduras graves en la boca, dale el pecho o agua u otro líquido. Llévalo a la sala de emergencias enseguida o llama pidiendo asistencia médica de urgencia.

53. Quemaduras químicas. Las sustancias cáusticas (como la lejía y los ácidos) pueden causar quemaduras graves. Con un paño limpio, remueve suavemente la materia química seca de la piel y sácale la ropa contaminada. Lava inmediatamente la piel con mucha agua. Llama a un médico, al Centro de Control de Envenenamiento (**800-222-1222**) o a la sala de emergencias para más consejos. Busca atención médica inmediata si el bebé tiene dificultades o siente dolor al respirar, lo que podría indicar lesión pulmonar por la inhalación de emanaciones cáusticas (si ha tragado alguna sustancia química, consulta #8).

54. Quemaduras por electricidad. Desconecta inmediatamente la fuente de electricidad, si es posible. O retira a la víctima de la fuente eléctrica utilizando un objeto seco no metálico como una escoba de madera, una escalera de mano de madera, una soga, un almohadón, una silla o incluso un libro grande, pero no lo hagas utilizando sólo tus manos. Si el bebé no respira, inicia CPR (página 661). Cualquier quemadura por electricidad debe ser evaluada por un médico, por lo tanto, debes llamar al pediatra de tu bebé o ir inmediatamente a la sala de emergencias.

55. Quemaduras de sol. Si tu bebé (o cualquier otro miembro de la familia) sufre quemaduras de sol, trátalas aplicándoles compresas de agua fría del grifo (consulta la página 841) durante diez a quince minutos, tres o cuatro veces al día, hasta que baje el enrojecimiento; el agua que se va evaporando ayuda a mantener la piel fresca. Además, aplica gel de aloe vera puro (disponible en las farmacias o directamente de las hojas de una planta de aloe vera, si tienes una), Nutraderm, Lubriderm o una crema humectante suave similar. No uses vaselina en una quemadura, porque no deja entrar el aire, el cual es necesario para la cicatrización. No le des antihistamínicos, a menos que los recete el médico. Para quemaduras graves, podrían recetar ungüentos o cremas esteroides, y las ampollas grandes podrían ser drenadas y cubiertas. Un analgésico para bebé, como acetaminofeno, podría reducir el malestar. Si hay hinchazón, ibuprofeno sería una mejor alternativa. Al igual que en cualquier quemadura en un bebé, las de sol merecen por lo menos un llamado al médico. Las quemaduras de sol de consideración pueden causar síntomas más serios, como dolor de cabeza y vómitos, y necesitan una evaluación médica urgente.

RASGUÑOS
Consulta #11

SANGRADO
Consulta #12, #13, #14

SANGRADO INTERNO
Consulta #23

Técnicas de reanimación para bebés y niños

Las siguientes instrucciones deberían usarse sólo como refuerzo. Para seguridad de tu hijo, debes tomar un curso de CPR en bebés y asegurarte de que puedes practicar este procedimiento correctamente. Consulta al pediatra, un hospital local, o la Cruz Roja para encontrar una clase en tu comunidad. De vez en cuando, vuelve a leer estas instrucciones o las que recibas en el curso y repásalas paso a paso con una muñeca (nunca con tu bebé ni con otra persona, ni tampoco con una mascota), para que seas capaz de aplicarlas automáticamente en el caso de una emergencia. Toma un curso de repaso de tanto en tanto, para refrescar tus habilidades y para aprender las técnicas más recientes.

CUANDO EL BEBÉ SE ASFIXIA O ATRAGANTA

Toser es la reacción natural que tiene el cuerpo para tratar de remover una obstrucción en la vía aérea. No se debe interferir con un bebé (o cualquier persona) que se atraganta con alimentos o con un objeto extraño y que puede respirar, llorar y toser con fuerza. Cuando la víctima lucha por respirar, no puede toser con eficacia, emite sonidos agudos y/o se vuelve azulado (por lo general, alrededor de los labios), inicia el procedimiento de reanimación. Comienza *inmediatamente* si el bebé está inconsciente y no respira, *y* si los intentos por despejar la vía aérea y llevar aire a los pulmones son infructuosos (consulta las páginas 662-663, pasos A y B).

Importante. La vía aérea también se puede obstruir debido a infecciones como crup o epiglotitis. Un bebé que se atraganta y que parece enfermo necesita atención inmediata en una sala de emergencias. *No* pierdas tiempo en intentos arriesgados e inútiles por tratar de aliviar el problema.

PARA BEBÉS MENORES DE UN AÑO

1. Pide ayuda. Si hay alguien más presente, pídele que llame al 911 o al número local de emergencia. Si estás sola y no estás familiarizada con los procedimientos de reanimación, o si entras en pánico y te olvidas, lleva al bebé hasta un teléfono, o lleva un teléfono inalámbrico o celular hasta donde está el pequeño, y pide *inmediatamente* asistencia médica de urgencia. También se recomienda que aunque estés familiarizada con el proceso de reanimación, llames en busca de asistencia médica de urgencia antes de que la situación empeore (si estás sola, es mejor iniciar el proceso de reanimación y practicarlo durante dos minutos y después llamar al 911).

2. Coloca al bebé en posición. Colócalo boca arriba sobre tu antebrazo. Pon tu otra mano encima del bebé, usando el pulgar y los dedos para sujetar la mandíbula del bebé mientras lo tienes firmemente entre tus brazos. Dalo vuelta para que quede boca abajo sobre tu antebrazo. Baja el brazo hasta tu muslo para que la cabeza del bebé quede más abajo que su pecho (mira la ilustración). Si el bebé es muy grande para sostenerlo cómodamente sobre el antebrazo, siéntate en una silla o arrodíllate en el piso y colócalo boca abajo sobre la falda también en esa posición, con la cabeza más abajo que el tronco. Puedes darle golpe-

citos en la espalda, ya sea de pie o sentada, mientras el bebé esté apoyado en tu muslo.

3. Dale golpecitos en la espalda. Dale cinco golpes enérgicos consecutivos entre los omóplatos con la base de la palma de tu mano, mientras mantienes el brazo que sostiene al bebé apoyado sobre tu muslo.

4. Aplícale compresiones en el pecho. Si no hay señales de que la obstrucción ha sido desalojada o aflojada (tos enérgica, respiración normal, el objeto sale expulsado), coloca al bebé boca arriba. Pon tu mano y antebrazo a lo largo de la cabeza y espalda del bebé para apresarlo entre tus dos manos y antebrazos. Sigue sosteniendo la cabeza del bebé entre tu pulgar y dedos, mientras sostienes la nuca con la otra mano. Da vuelta al bebé de espaldas. Baja el brazo que apoya la nuca del bebé hasta tu muslo opuesto. La cabeza del bebé debería estar a un nivel más bajo que su pecho, lo que ayudará a desalojar el objeto. Un bebé demasiado grande como para mantener en esta posición puede ser colocado boca arriba sobre tu falda o una superficie firme.

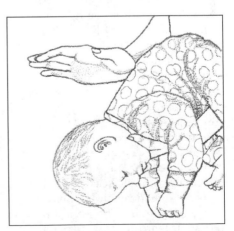

Los golpecitos en la espalda a menudo pueden expulsar un objeto tragado.

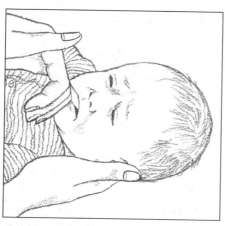

Cómo despejar material extraño de la boca del bebé.

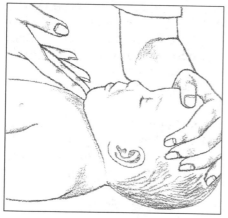

Maniobra frente-mentón.

Localiza el lugar correcto para darle las compresiones en el pecho, imaginando una línea en medio del pecho del bebé entre los pezones o tetillas. Coloca dos o tres dedos en el centro del pecho del bebé. Presiona el esternón hasta una profundidad de ½ a 1 pulgada y después deja que vuelva a su posición normal. Mantén tus dedos en contacto con el esternón del bebé. Usando este método, dale un total de cinco compresiones.

Si el bebé está consciente, repite los golpecitos en la espalda y las compresiones en el pecho hasta que le despejes la vía aérea o hasta que el bebé pierda el conocimiento. Si pierde el conocimiento, continúa con lo descrito a continuación.

5. Revisa la vía aérea. Si un bebé inconsciente no respira, inclínale la cabeza con la maniobra "frente/mentón" (descrita en la página 662) y dale dos respiraciones boca a boca de manera que tu boca cubra la boca y nariz del bebé, como se muestra en la página 663. Si su pecho no se eleva y desciende con cada insuflación, vuelve a colocar en posición la vía respiratoria del bebé inclinándole la cabeza, y dale otra vez respiración boca a boca. Si tampoco logras que el pecho del bebé se eleve, localiza la posición correcta de las manos para la compresión en el pecho. Dale 30 compresiones pectorales en unos dieciocho segundos. Cada compresión debe alcanzar entre ½ y 1 pulgada de profundidad.

6. Revisa si hay un cuerpo extraño. Revisa la boca del bebé para comprobar la presencia de un objeto extraño. Si lo ves, remuévelo con la punta del meñique. Dale dos insuflaciones de aire.

7. Repite la secuencia. Si no le entra aire, repite el ciclo de compresiones en el pecho, respiración boca a boca y revisión del objeto extraño hasta que la escena se vuelva peligrosa, el objeto sea removido y el pecho del bebé se eleve claramente con la respiración boca a boca, o cuando el bebé empiece a respirar por su cuenta, llegue asistencia médica de urgencia u otras personas entrenadas, o cuando estés demasiado exhausta para continuar. Si el aire entra (el pecho del bebé se eleva claramente), busca señales de vida por no más de diez segundos. Continúa el ciclo según sea necesario.

PARA NIÑOS MAYORES DE UN AÑO (INCONSCIENTES)

1. Coloca al bebé en posición. Coloca al bebé boca arriba sobre una superficie firme y plana (lo mejor es el piso). Párate o arrodíllate a sus pies (no te sientes a horcajadas sobre un niño pequeño) y colócale la palma de una mano sobre el abdomen, entre el ombligo y la caja torácica, con los dedos hacia la cara del niño. Coloca la segunda mano encima de la primera.

2. Aplica compresiones en el pecho. Con la mano superior presionando sobre la otra mano, haz compresiones en el pecho del niño a una profundidad de 1 ½ pulgada, 30 veces, en unos dieciocho segundos, para desalojar el cuerpo extraño. Estas compresiones deberían ser más suaves de lo que serían para un adulto o un niño mayor. Ten cuidado de no aplicar presión en el extremo del esternón o en las costillas.

3. Revisa en busca de un cuerpo extraño. Si no hay señales de que la obstrucción ha sido desalojada o aflojada (tos enérgica, respiración normal, el objeto sale expulsado), comprueba si existe una obstrucción visible. Ábrele la boca colocando tu pulgar en la boca del bebé y sostiene su lengua y mandíbula inferior entre tu pulgar e índice. Mientras le elevas el mentón, presiónale la lengua con el pulgar y aléjala de la parte trasera de la garganta. Si ves un objeto extraño, intenta eliminarlo con un barrido del dedo. No lo hagas si no ves un cuerpo obstruido, ni tampoco trates de remover una obstrucción visible con un agarre de pinza, ya que podrías empujarlo aún más adentro.

4. Dale dos insuflaciones. Si el niño todavía no respira espontáneamente, inclínale la cabeza un poco hacia atrás y dale dos insuflaciones lentas de boca a boca, mientras le cierras la nariz con los dedos. Si con cada insuflación le sube y baja el pecho, significa que la vía aérea está despejada. Comprueba si respira espontáneamente, sigue el Paso B (página 662) y continúa con el procedimiento según sea necesario.

5. Repite la secuencia. Si la vía aérea sigue bloqueada, continúa repitiendo el proceso hasta que se despeje y el niño esté consciente y respire normalmente, o hasta que llegue asistencia médica. No te rindas.

PARA NIÑOS DE MÁS DE UN AÑO (CONSCIENTES)

1. Colócate en posición. Ayudar a un bebé asfixiado y consciente de más de un año requiere un ciclo alternativo de compresiones abdominales y golpecitos en la espalda. Para darle los golpecitos, colócate detrás del pequeño y sostenlo colocando un brazo en diagonal sobre su pecho e inclínalo hacia adelante. Para las compresiones abdominales, párate o arrodíllate detrás del niño y rodéalo con tus brazos sobre la cintura. Para llegar hasta un niño pequeño, tendrás que inclinarte o elevarlo, subiéndolo a una silla o una mesa.

TRAGAR UN OBJETO INSOSPECHADO

Si tu bebé parece atragantarse con algo y después, con o sin tratamiento de emergencia, parece mejor, vigílalo cuidadosamente por si presenta señales de problemas persistentes como un tono inusual cuando llora o habla, sonidos de una respiración debilitada, resuello, tos inexplicada, o una coloración azulada alrededor de los labios o de las uñas, o en la piel en general. Si notas algunos de esos signos, lleva inmediatamente a tu bebé a la sala de emergencias, porque es posible que tenga un objeto alojado en el tracto respiratorio inferior.

2. Dale golpecitos en la espalda. Dale cinco golpecitos firmes entre los omóplatos con la palma de tu otra mano.

3. Aplícale compresiones abdominales. Cierra el puño de una mano y coloca el costado del pulgar contra el abdomen del niño, justo sobre el ombligo y bien por debajo del extremo inferior del esternón. Aferra tu propio puño con tu otra mano y dale cinco compresiones rápidas en el abdomen.

4. Repite si es necesario. Cada golpecito en la espalda y cada compresión abdominal deben ser intentos separados y decididos por desalojar la obstrucción. Continúa con los golpecitos en la espalda y las compresiones hasta que el objeto de obstrucción sea expulsado y el niño pueda respirar o toser con energía, o pierda el conocimiento, en cuyo caso debes leer lo que sigue.

Importante: incluso si tu pequeño se recupera rápidamente de un episodio de asfixia, requerirá atención médica. Llama al médico o a la sala de emergencias.

REANIMACIÓN CARDIOPULMONAR (CPR): RESPIRACIÓN BOCA A BOCA Y COMPRESIÓN EN EL PECHO

Comienza el procedimiento sólo si el bebé ha dejado de respirar, o si está luchando por respirar y poniéndose azul (revisa alrededor de los labios y en la punta de los dedos).

Si un bebé se esfuerza por respirar, pero no se ha vuelto azul, pide inmediatamente asistencia médica de urgencia. Mientras tanto, mantenlo templado y lo más quieto posible, y en la posición que parezca estar más cómodo.

Para determinar si necesita reanimación, comprueba la condición de tu bebé a través de los tres pasos: "Revisa, Llama, Atiende".

PASO 1. REVISA LA SITUACIÓN Y DESPUÉS AL BEBÉ

Trata de reanimar a un bebé que parezca inconsciente llamándolo fuertemente por su nombre, como "¿Juan, Juan, estás bien?", varias veces. Si no da resultado, dale golpecitos en las plantas de los pies. Como último recurso, dale golpecitos suaves en el hombro, sin sacudirlo.

PASO 2. LLAMA

Si no obtienes respuesta, haz que otra persona presente pida asistencia médica de urgencia mientras continúas con el Paso 3 sin perder tiempo. Si estás sola, atiéndelo durante unos dos minutos y después llama al 911. Si puedes, cada tanto trata de llamar la atención de vecinos o peatones. Pero si no estás familiarizada con la CPR o entras en pánico, dirígete inmediatamente al teléfono más cercano con tu bebé, siempre que no haya señales de lesiones en la cabeza, el cuello o la espalda. Es mejor si puedes llevar un teléfono inalámbrico o celular a su lado y llamar al 911. El operador telefónico te dará instrucciones.

Importante: la persona que llama en busca de asistencia médica de urgencia debe permanecer al teléfono todo el tiempo necesario como para dar una información completa al operador. Esto incluye: nombre, edad y peso aproximado del bebé; cualquier alergia, enfermedades crónicas o medicinas que esté tomando; lugar donde se encuentra (dirección, intersección, número de departamento, la mejor ruta si hay más de una). También es necesario informar sobre el estado del bebé (¿está consciente?, ¿respira?, ¿sangra?, ¿está en shock?, ¿tiene pulso?); causa de su condición, si se conoce (caída, intoxicación, ahogo, etc.); número de teléfono, si hay alguno en el lugar. Dile a la persona que llama que no cuelgue hasta que el operador del servicio médico de urgencia haya terminado de preguntar y hasta que te haya informado después de completar la llamada.

Paso 3. Atiende

Si es necesario, traslada al bebé a una superficie firme y plana, sosteniéndole cuidadosamente la cabeza, el cuello y la espalda. Colócalo rápidamente boca arriba, con la cabeza al nivel del corazón, y practica las tácticas A-B-C que aparecen a continuación. Si existe la posibilidad de una lesión en la cabeza, cuello o espalda –como podría ser después de una caída o un accidente automovilístico– sigue el Paso B de observar, escuchar y sentir la respiración antes de mover al niño. Si respira, déjalo donde está a menos que haya un peligro inmediato en el lugar (de tránsito, un incendio, una explosión inminente). Si no respira y no puedes realizar la reanimación en la posición en que se encuentra, gíralo boca arriba como una unidad, de modo que tanto cabeza, cuello y cuerpo se muevan a la vez, sin girarle ni inclinarle la cabeza.

A. Despeja la Vía Aérea

Usa la maniobra frente-mentón descrita a continuación para tratar de despejar la vía aérea, a menos que haya la posibilidad de una lesión de cabeza, cuello o espalda (en ese caso trata de reducir al mínimo el movimiento de la cabeza y cuello cuando despejes la vía aérea). Inclínale la cabeza y álzale el mentón para despejarlas.

> *Importante:* la vía aérea de un bebé inconsciente podría estar bloqueada por la lengua o por un cuerpo extraño. Debe ser despejada para que el bebé pueda volver a respirar.

Maniobra frente-mentón: coloca la mano más cercana a la cabeza del bebé sobre su frente y uno o dos dedos (no el pulgar) de la otra mano debajo de la parte ósea de la mandíbula inferior en el mentón. Inclina suavemente hacia atrás la cabeza del bebé, aplicando presión sobre la frente y levantándole el mentón. No presiones sobre los tejidos blandos debajo del mentón ni dejes que cierre la boca completamente (mantén tu pulgar en ella si es necesario para mantener los labios separados). La cabeza del bebé debe estar boca arriba en lo que se denomina posición neutral, con el mentón ni pegado al pecho ni apuntando hacia arriba.

> *Importante:* incluso si el bebé vuelve inmediatamente a respirar, busca asistencia médica. Cualquier bebé que haya dejado de respirar (incluso brevemente), que haya estado inconsciente o a punto de ahogarse, requiere una evaluación médica inmediata.

B. Vigila la Respiración

1. Después de aplicar la maniobra frente-mentón, observa, escucha y siente durante no más de diez segundos para comprobar si el bebé está respirando. ¿Puedes ver que su pecho sube y baja?

¿Puedes oír o sentir el paso del aire cuando colocas el oído junto a su nariz y boca?

Si ha reanudado la respiración normalmente, mantén abierta la vía aérea con la maniobra frente-mentón mientras sigues atenta a la presencia de otras condiciones que puedan poner en riesgo su vida. Si nadie ha pedido ayuda todavía, ahora puedes pedir asistencia médica de urgencia llamando al 911.

Si el bebé recupera el conocimiento (y no tiene lesiones que hagan riesgoso moverlo), hazlo girar de costado. Un amago de tos cuando el bebé empieza a respirar por sí mismo podría ser un intento por expulsar una obstrucción. No interfieras con su tos. Si no ha vuelto a respirar o si está luchando por respirar y tiene los labios azulados y/o un llanto apagado y débil, debes tratar de que le entre aire a los pulmones inmediatamente. Sigue con el Paso 2.

Importante: si todavía no se ha llamado a la asistencia médica de urgencia y estás sola, sigue intentando atraer la atención de vecinos o peatones mientras sigues tratando al bebé.

2. Mantén abierta la vía aérea con la maniobra frente-mentón con tu mano sobre la frente del bebé.

Importante: si vomita en cualquier momento, pon al bebé de costado y límpiale el vómito de la boca deslizando tu dedo. Vuelve a colocar al bebé en posición y prosigue el procedimiento de reanimación. Si existe alguna posibilidad de lesión en el cuello o la espalda, ten mucho cuidado de girar al bebé como un todo, sosteniendo cuidadosamente la cabeza, el cuello y la espalda a la vez; no permitas que la cabeza gire o se incline.

3. Respira hondo y coloca tu boca sobre la boca y nariz del bebé sellándola bien (mira la ilustración arriba). Si el

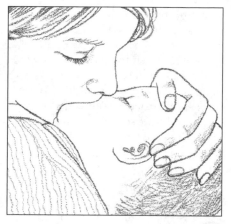

En la respiración boca a boca para los bebés, debes cubrir tanto la boca como la nariz.

bebé tiene más de un año, ciérrale la nariz con el pulgar y el índice de la mano con la que mantienes su cabeza inclinada y, después de aspirar hondo, sella completamente la boca del bebé con la tuya.

4. Haz dos insuflaciones lentas (de un segundo cada una) en la boca del bebé. Haz una pausa entre ellas para dejar salir el aire. Tras cada insuflación, observa si el pecho del bebé se eleva. Si lo hace, deja que vuelva a bajar antes de iniciar otra insuflación. Después de dos insuflaciones exitosas, continúa con el Paso C.

Importante: recuerda que un bebé pequeño sólo necesita una pequeña cantidad de aire para llenar los pulmones. Aunque soplarle levemente podría no expandir sus pulmones por completo, soplar demasiado fuerte o rápido podría forzar el aire en el estómago, causándole una distensión.

5. Si el pecho no sube y baja con cada insuflación, éstas podrían haber sido demasiado débiles o la vía aérea del bebé podría estar bloqueada. Reacomoda la cabecita del bebé para tratar de abrir la vía aérea, inclinando el mentón hacia arriba un poquito más, y dale otras dos insuflaciones. Si todavía su pecho no se eleva con cada insuflación, es posible que la vía aérea esté obstruida por alimentos o por un cuerpo extraño, en cuyo caso actúa rápidamente para desalojarlos, usando el procedimiento descrito en Cuando el bebé se asfixia o atraganta, en las páginas 657-661. Si ves que el pecho se eleva, indicando que la vía aérea está despejada, avanza al Paso C.

C. CONTROLA LA CIRCULACIÓN

1. En cuanto hayas determinado que la vía aérea está despejada, luego de dos insuflaciones exitosas, toma el pulso braquial del bebé en su brazo más cercano a ti durante no más de diez segundos: colocando una mano sobre la cabeza del bebé para mantener abierta la vía aérea, usa la otra para mover suavemente el brazo del bebé, separándolo del tronco y con la palma hacia arriba. Usa tus dedos índice y medio para tratar de localizar el pulso entre los dos músculos en la parte interior del brazo, a mitad de camino entre el hombro y el codo; mira la ilus-

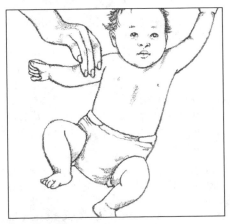

Cómo controlar el pulso braquial en los niños pequeños.

tración más abajo. Para un niño mayor de un año, controla la arteria carótida (usando tus dedos índice y medio), situada en el costado del cuello del bebé entre la tráquea y los músculos del cuello.

2. Si no puedes localizar el pulso, sigue inmediatamente adelante con la CPR (consulta la página 665). Si encuentras el pulso, el corazón del niño está latiendo y no es necesario aplicar CPR. Dale respiración boca a boca si no se ha restablecido la respiración (lee la siguiente sección).

RESPIRACIÓN ARTIFICIAL (REANIMACIÓN BOCA A BOCA)

Si después de seguir los Pasos 1-2-3 (A-B-C) en la página 661 encuentras el pulso, pero el bebé no ha vuelto a respirar espontáneamente, empieza el siguiente procedimiento:

1. Aplica dos insuflaciones de reanimación en la boca del bebé o en su boca y nariz, dependiendo de su edad, según se describe en B-4 (página 663). Comprueba que el pecho del bebé sube y baja con cada insuflación.

2. Después de unos dos minutos, vuelve a controlar si hay signos de vida (respiración o movimiento) y pulso, durante no más de diez segundos, para asegurarte de que el corazón sigue latiendo. Si no hay pulso, inicia CPR. Si el bebé ha empezado a respirar por sí mismo, sigue manteniendo la vía aérea abierta y controla con frecuencia la respiración y el pulso mientras esperas que llegue asistencia médica; mantén al bebé templado y lo más quieto posible. Si hay signos de vida pero no respira, continúa con la respiración boca a boca.

3. Si estás sola, atiéndelo durante unos dos minutos antes de llamar al 911. Si tienes a mano un teléfono inalámbrico o celular, llévalo junto al bebé. Si no tienes teléfono portátil y no hay señales de lesiones en la cabeza o el cuello, lleva el bebé junto al teléfono, sosteniéndole la cabeza, cuello y torso. Sigue con la respiración boca a boca mientras caminas. Lenta y claramente informa al operador del servicio médico de urgencia: "Mi bebé no está respirando", y dale toda la información pertinente que te pregunte. No cuelgues antes de que lo haga el operador. Después de colgar, continúa inmediatamente con la respiración boca a boca. Si no puedes mover al bebé, corre al teléfono y explica la situación, y después corre nuevamente donde el bebé para seguir con la respiración boca a boca.

Importante: continúa con la respiración boca a boca hasta que la escena se vuelva peligrosa, o el niño empiece a respirar por sí mismo, o estés demasiado exhausta como para continuar, o si otra persona entrenada te reemplaza.

COMPRESIONES EN EL PECHO (CPR): BEBÉS MENORES DE UN AÑO[1]

Si después de seguir los Pasos 1-2-3 (A-B-C) de la página 661, el bebé no respira y no da señales de vida (movimiento, receptividad), inicia el siguiente procedimiento de CPR:

---

1 Un año es la edad límite escogida por la Asociación Americana del Corazón, la Cruz Roja Americana y la Academia Americana de Pediatría para pasar de los procedimientos de reanimación de los bebés a los de los niños. El tamaño del menor podría ser un factor en algunos casos, pero los expertos dicen que un leve error de uno a otro no es crítico.

Importante: en la CPR, la respiración boca a boca, que impulsa oxígeno a los pulmones donde es recogido por el flujo sanguíneo, debe alternarse con compresiones en el pecho, que bombean artificialmente la sangre que contiene oxígeno a los órganos vitales y al resto del cuerpo.

1. Con el bebé todavía acostado sobre una superficie firme y plana, boca arriba, la cabeza al mismo nivel del corazón, sigue sosteniéndole la cabecita en una posición neutral con una mano sobre su frente (lee la descripción en la página 663). Ponte de pie o arrodíllate a un lado del bebé. Desnúdale el pecho.

2. Coloca los tres dedos medios de tu mano libre sobre el pecho del bebé. Imagina una línea horizontal de un pezón a otro. Coloca el dedo índice justo debajo de la intersección de esta línea con el esternón (el hueso plano que está en la mitad baja del pecho del bebé, entre las costillas). El área a comprimir es el ancho de un dedo por debajo de este punto de intersección (mira la ilustración más abajo).

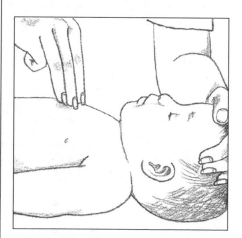

Las compresiones en los bebés pueden hacerse con dos o tres dedos.

3. Usando dos o tres dedos, comprime el esternón hacia abajo a una profundidad de ½ a 1 pulgada (tu codo debería estar doblado). Al final de cada compresión, libera la presión sin retirar tus dedos del esternón y deja que vuelva a su posición normal. Sigue un ritmo suave de compresión-relajación, asignando la misma cantidad de tiempo para cada fase y evita movimientos bruscos.

Comprime a un ritmo de cien compresiones por minuto.

4. Después de treinta compresiones, haz una pausa con tus dedos todavía colocados sobre el esternón y dale dos respiraciones boca a boca lentas de un segundo cada una. Vigila que el pecho se eleve (si no se eleva, retira tus dedos del esternón y vuelve a elevar el mentón y sopla nuevamente). Procura un ritmo

---

CPR: LA CLASE MÁS IMPORTANTE QUE OJALÁ NUNCA TENGAS QUE NECESITAR

Lo más probable es que nunca tengas que aplicar una sola lección aprendida en una clase de primeros auxilios, pero aquí nunca se justifica tanto la frase "por si acaso". Más que cualquier información sobre seguridad que puedas leer en un libro sobre el cuidado del bebé, o que puedas ver en Internet, o incluso oír del pediatra, un curso de primeros auxilios te dará las habilidades necesarias para salvar la vida de tu hijo si llega a ocurrir lo improbable e inconcebible.

¿No te parece el mejor motivo del mundo para volver a clases? Así es. Una clase de reanimación cardiopulmonar (CPR, por sus siglas en inglés) para menores, te entregará un conocimiento práctico y valioso a través de un instructor licenciado, que te enseñará exactamente qué pasos debes seguir en una emergencia. Y como la mejor manera de aprender algo es haciéndolo, podrás practicar las habilidades aprendidas con un maniquí del tamaño de un bebé: dónde colocar las manos para las compresiones, dónde golpear la espalda y con qué fuerza hacerlo para desalojar algo atascado en la tráquea, hasta dónde inclinar la cabeza del bebé, y mucho más.

Algunas clases se concentran únicamente en técnicas de CPR para bebés (desde el nacimiento hasta el primer año), otras clases en técnicas para niños (de uno a doce años) y hay muchas clases que enseñan ambas, algo que podrías considerar, especialmente porque tu pequeño habrá superado la fase de bebé cuando menos lo pienses (y los niños pequeños son todavía más vulnerables a lesiones mortales que los bebés). El costo de una clase de primeros auxilios suele ser mínimo, dependiendo de dónde vivas, dónde tomes el curso y qué organización la imparta (hay clases gratis en algunas áreas). Puedes consultar www.redcross.org para buscar clases en tu zona, o consultar al hospital o centro comunitario de tu vecindario para saber si ofrecen clases allí.

¿No puedes ir a una clase por estar lejos o por falta de tiempo? La Asociación Americana del Corazón (AHA, por sus siglas en inglés) y la AAP ofrecen un kit de aprendizaje de CPR llamado *CPR Anytime for Friends and Family* (CPR en todo momento para amigos y familiares). El kit (que cuesta unos $35), viene con un maniquí infantil inflable, un devedé instructivo con los pasos de la maniobra, y un folleto de instrucciones. Puedes conseguir más información y encargar el kit en línea por medio de la página electrónica www.americanheart.org (escribe las palabras "CPR kit" en el cuadro de búsqueda).

de cien compresiones por minuto, con dos insuflaciones cada treinta compresiones. Cuenta a un ritmo más rápido que si contaras segundos: uno, dos, tres, cuatro, cinco... exhala.

5. Repite ciclos de treinta compresiones y dos insuflaciones. Continúa con la CPR hasta que llegue el personal médico de urgencia y se haga cargo.

6. Después de un minuto de CPR, si estás sola y no has podido lograr que otra persona llame al número de asistencia médica de urgencia, dirígete rápidamente hasta un teléfono (llevando al bebé contigo, si es posible, o llevando el teléfono donde el bebé) y pide ayuda; después, prosigue inmediatamente el proceso de reanimación según sea necesario.

Importante: no detengas la CPR hasta que se restablezca la respiración o hasta que llegue asistencia médica.

COMPRESIONES EN EL PECHO (CPR): NIÑOS MAYORES DE UN AÑO

Si después de seguir los Pasos 1-2-3 (A-B-C) de la página 661, tu niño de más de un año no respira y no da señales de vida (movimiento, receptividad), inicia el siguiente procedimiento de CPR:

1. Coloca al niño en posición. Sigue con el niño recostado boca arriba sobre una superficie firme y plana.

2. Posiciona tus manos. Localiza la posición correcta de tus manos colocando la base de la palma de tu mano sobre el esternón (hueso del pecho) del niño en el centro de su pecho. Coloca la otra mano directamente sobre la primera mano y trata de mantener tus dedos

apartados del pecho entrelazándolos o levantándolos. Alternativamente, puedes usar una técnica de una sola mano, colocándola sobre el pecho del niño y la otra sobre la frente para mantener la vía aérea abierta. Arrodíllate junto al pequeño, colocando tus manos en la posición correcta, enderezando los brazos y bloqueando los codos para que tus hombros estén directamente por encima de tus manos.

Importante: no apliques presión sobre la punta del esternón. Si lo haces, podrías causar daños internos graves.

3. Empieza las compresiones. Comprime suavemente el pecho a una profundidad de 1 ½ pulgada, usando la base de la palma de la mano dominante. Deja que el pecho vuelva a su posición de descanso después de cada compresión, sin levantar tu mano del pecho. Repite las compresiones, a un ritmo de treinta compresiones cada dieciocho segundos.

4. Después de aplicar treinta compresiones, retira tu mano (o manos) con que comprimes, abre la vía aérea, y dale dos insuflaciones. Después de hacerlo, coloca tu mano (o manos) en la posición anterior y continúa con las compresiones. Repite en ciclos de treinta compresiones y dos insuflaciones.

5. Si estás sola, atiéndelo durante unos dos minutos antes de llamar al 911. Si tienes a mano un teléfono inalámbrico o celular, llévalo junto al niño. Si no lo tienes, y si el niño es suficientemente pequeño y no hay señales de lesiones en la cabeza o el cuello, llévalo hasta el teléfono, sosteniendo su cabeza, cuello y torso. Continúa con la respiración boca a boca mientras te diriges al teléfono. Reporta con claridad y rapidez al operador de asistencia médica de urgencia: "Mi hijo no está respirando ni tiene pulso" y dale toda la información pertinente que te pida. No cortes antes de que lo haga el operador. Si no puedes mover al niño, corre al teléfono y explica la situación, y después vuelve enseguida para reanudar el proceso de reanimación según sea necesario.

Importante: continúa aplicando CPR hasta que el niño reanude la respiración, o hasta que haya disponible un aparato que aplica descargas eléctricas para restablecer el ritmo cardíaco normal o hasta que llegue el personal médico de urgencia y se haga cargo.

◆ ◆ ◆

El bebé con bajo peso al nacer

Casi todos los padres y madres esperan que sus bebés nazcan en la fecha originalmente prevista, o por lo menos con alguna diferencia de días o semanas. Y casi todos los bebés nacen a término, lo que les da a ellos mucho tiempo para prepararse para la vida fuera del útero y a sus padres mucho tiempo para prepararse para la vida con un bebé.

Pero unas 500.000 veces al año en los Estados Unidos, ese tiempo vital de preparación se reduce de modo inesperado –y a veces peligrosamente– cuando el bebé nace prematuro y/o demasiado pequeño. Algunos de estos bebés pesan apenas unas pocas onzas por debajo del peso mínimo límite (5 libras y 8 onzas), y son capaces de ponerse al día rápida y fácilmente con sus pares nacidos a término. Pero otros, privados de muchas semanas de desarrollo uterino, nacen tan pequeños que se los puede tomar en la palma de la mano; y podrían necesitar meses de atención médica intensiva para ayudarles a desarrollarse tal como deberían haberlo hecho dentro del útero.

Por otra parte, muchos padres no están en absoluto preparados cuando el nacimiento se anticipa demasiado. En los primeros días de posparto –a veces semanas o meses– los padres no están precisamente aprendiendo a colocar pañales, ni adaptándose a la presencia del bebé en el hogar ni escribiendo notas de agradecimiento, sino leyendo informes del hospital, aprendiendo a alimentar a su recién nacido mediante un tubo, y adaptándose a no tener a su bebé en la casa.

Aunque el bebé de bajo peso al nacer (sea o no prematuro) corre mayor riesgo que los bebés más grandes, los rápidos adelantos en el cuidado médico de los recién nacidos pequeños han posibilitado que muchos de ellos crezcan y se conviertan en niños normales y saludables. Pero antes de que sean llevados orgullosamente a sus hogares, hay a menudo un largo camino por recorrer tanto para ellos como para sus padres.

Si tu bebé ha nacido demasiado pronto y demasiado pequeño, en las siguientes páginas encontrarás la información y apoyo que necesitarás para recorrer ese camino.

La alimentación de tu bebé: NUTRICIÓN PARA EL NIÑO PREMATURO O DE BAJO PESO AL NACER

Aprender a alimentarse fuera del útero no es fácil al principio, incluso para un bebé nacido a término, ya que requiere dominar la técnica del pecho o del biberón. Para los bebés prematuros los desafíos aumentan aún más, y mientras más joven y pequeño, más difícil. Los que nacen sólo tres o cuatro semanas antes, generalmente son capaces de amamantarse o de tomar el biberón justo después del nacimiento, otra vez, luego de dominar la técnica. Pero los bebés nacidos antes de las 36 semanas tienen necesidades nutricionales especiales que la alimentación tradicional no puede satisfacer, no sólo porque nacieron más pequeños, sino porque como crecen a un ritmo más veloz que los bebés nacidos a término, podrían no ser capaces de succionar eficientemente y/o podrían tener sistemas digestivos poco desarrollados.

Por un lado, los bebés más pequeñitos necesitan una dieta que refleje la nutrición que estarían recibiendo si todavía estuviesen dentro del útero, y que les ayuda a ganar peso rápidamente. Por otro lado, estos nutrientes deben servirse de la forma más concentrada posible, debido a que los bebés prematuros y de bajo peso al nacer sólo pueden ingerir cantidades pequeñas de alimentos a la vez, en parte debido a que tienen el estómago muy pequeño y también porque su sistema digestivo en desarrollo es lento, lo que hace que el paso de los alimentos sea también un proceso muy lento. Y como no siempre pueden succionar bien, si es que lo hacen, no pueden alimentarse por medio del biberón o del pecho, al menos por ahora. Afortu-

nadamente, la leche materna, la leche materna fortalecida o fórmulas especialmente diseñadas, entregan todos los nutrientes que los bebés prematuros necesitan para crecer y progresar.

Como madre de un recién nacido prematuro, descubrirás que su alimentación y el control de su aumento de peso serán algunos de los aspectos más demandantes del cuidado de tu bebé en el hospital, tanto por el tiempo que requieren como por su carga emocional. Los neonatólogos y las enfermeras harán todo lo posible para asegurar que tu prematuro reciba la nutrición adecuada para aumentar de peso. El modo en que reciba dicha nutrición dependerá de cuán pronto haya nacido:

Alimentación intravenosa (IV). Cuando un recién nacido muy pequeño es llevado a la unidad de cuidado intensivo neonatal, se le suele dar una solución intravenosa de agua, azúcar y determinados electrolitos para prevenir la deshidratación y la disminución de los electrolitos. Los bebés muy enfermos o pequeños (por lo general, los que nacen antes de las veintiocho semanas de gestación), continúan recibiendo alimentación intravenosa. Llamada alimentación parenteral total (TPN, por sus siglas en inglés) o hiperalimentación parenteral, esta mezcla equilibrada de proteína, grasa, azúcar, vitamina, minerales y fluidos IV es proporcionada hasta que el bebé puede tolerar la alimentación con leche. Una vez que tu bebé sea capaz de iniciar la alimentación con leche por sonda (lee la página siguiente), la TPN disminuirá.

Alimentación por sonda. Los bebés que nacen entre las veintiocho y las treinta y cuatro semanas de gestación y no necesitan nutrición intravenosa, son alimentados por sonda, un método que no requiere de la succión, ya que los bebés tan pequeños por lo general no han desarrollado este reflejo (este método también se usa para alimentar a los bebés que comenzaron con TPN, pero progresaron a la etapa en que pueden tolerar la alimentación con leche). Un pequeño tubo flexible (sonda nasogástrica) es colocado en la boca o la nariz del bebé para pasar hasta el estómago. Las cantidades prescritas de leche materna extraída, leche materna fortalecida, o fórmula se le dan al bebé por medio del tubo cada pocas horas (consulta la página siguiente para conocer las ventajas de usar leche materna). Las sondas se dejan entre alimentaciones o se retiran y reinsertan para cada alimentación (el tubo no incomodará a tu prematuro, debido a que el reflejo nauseoso no se desarrolla hasta más o menos las treinta y cinco semanas).

Podría pasar algún tiempo relativamente prolongado antes de que puedas alimentar a tu bebé como siempre imaginaste que lo harías, dándole el pecho o

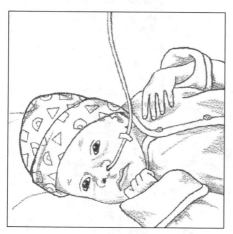

El bebé recibe alimentación por medio de una sonda.

LA PÉRDIDA DE PESO TEMPRANA

Como madre de un bebé prematuro, seguramente estarás ansiosa de ver que empiecen a subir las cifras en la balanza. Pero no te desalientes si notas que al principio tu bebé está perdiendo peso. Al igual que para un bebé nacido a término, es normal para uno prematuro perder unas cuantas onzas –típicamente entre el 5 y el 15% de su peso al nacer– antes de empezar a aumentar. Y al igual que en los casos de los bebés nacidos a término, gran parte de esa pérdida de peso será agua. Los bebés prematuros por lo general no recuperan su peso al nacer antes de tener dos o más semanas de vida, en cuyo momento pueden empezar a superarlo.

el biberón. Hasta entonces, puedes tomar parte en las alimentaciones sosteniendo el tubo y midiendo cuánto consume tu bebé; acunándolo durante las alimentaciones (si es que es posible tomarlo en brazos); o poniéndole tu dedo en la boca para que practique la succión mientras es alimentado (esto ayuda a fortalecer el reflejo de succión y también podría ayudarle a asociar la succión con tener la barriga llena).

Alimentación a través del pezón o tetina. Uno de los momentos más importantes de la estada de tu bebé prematuro en el hospital es cuando pasa de la alimentación por medio de una sonda a la alimentación por medio del pezón o tetina. La llegada de este momento puede variar entre los pequeños. Algunos están listos para succionar el pecho o el biberón ya a las treinta o treinta y dos semanas de edad gestacional. Otros estarán listos sólo a las treinta y cuatro semanas mientras que otros, a

CÓMO EXTRAERSE LECHE
PARA UN BEBÉ PREMATURO

Nunca es fácil la decisión de amamantar a un bebé prematuro, aun para las madres que planeaban hacerlo con un bebé nacido a término. Una de las mayores atracciones de la lactancia, el contacto estrecho entre madre e hijo, suele estar ausente, por lo menos al principio. En cambio, un sacaleches impersonal se interpone en lo que debería ser una experiencia íntima, convirtiendo el proceso en una relación madre-máquina-bebé. Aunque casi todas las mujeres consideran que el proceso de extraerse leche es agotador y que consume mucho tiempo, la mayoría persevera sabiendo que es el modo en que pueden contribuir al bienestar de su bebé y que de otra manera se verían marginadas de su alimentación.

Los siguientes consejos podrían hacer más eficientes y menos tediosos los esfuerzos para alimentar a un bebé prematuro de la mejor manera:

◆ Consulta la página 172 para consejos sobre cómo extraerte leche. Averigua dónde hay hospitales con instalaciones para extraerse la leche. La mayoría de los hospitales tiene una sala especial (con sillas cómodas y sacaleches eléctricos) para el uso de las madres.

◆ Empieza a extraerte leche lo antes posible después de dar a luz, incluso si tu bebé no está listo para tomarla. Extráete cada dos o tres horas (casi con la misma frecuencia con que se amamanta un recién nacido) si tu bebé va a beber la leche inmediatamente; cada cuatro horas más o menos si congelarás la leche para usar más adelante. Es posible que compruebes que extraerte una vez en medio de la noche te ayuda a aumentar tu suministro de leche; o quizás

valores más una noche completa de descanso.

◆ Es probable que finalmente puedas extraerte más leche de la que pueda consumir tu bebé. Sin embargo, no te extraigas menos suponiendo que es un desperdicio. El bombeo regular ahora te ayudará a producir un rico suministro para el momento en que tu bebé ya no necesite el intermediario. Mientras tanto, la leche sobrante puede ser fechada y congelada para uso posterior.

◆ No te desalientes por las variaciones en el suministro de un día a otro o de una hora a otra. Esas variaciones son normales, aunque no estarías al tanto de ellas si estuvieses amamantando directamente. Cuando la leche se extrae de manera mecánica, también es normal que parezca que el suministro es inadecuado o que baja tu producción después de varias semanas. Tu bebé estimulará tu suministro de leche con mayor eficacia que el sacaleches más eficiente. Cuando el bebé empiece a succionar tus pezones, es casi seguro que tu suministro aumentará rápidamente.

◆ Cuando el bebé esté listo para alimentarse por la boca, trata de amamantarlo primero antes de darle un biberón. Los estudios demuestran que los bebés de bajo peso al nacer aceptan el pecho más fácilmente que el biberón. Pero no te preocupes si el tuyo acepta más el biberón; úsalo mientras tu pequeño se acostumbra a la lactancia (empieza las sesiones de alimentación dándole el pecho y después pasa al biberón), o usa un sistema de nutrición suplementaria (consulta la página 185).

las treinta y seis semanas de edad gestacional.

El neonatólogo considerará varios factores antes de darte el visto bueno para empezar a alimentarlo a través del pecho o del biberón: ¿La condición de tu bebé es estable? ¿Puede ser alimentado en tus brazos? ¿Ha cumplido con todos los demás requisitos físicos? (El bebé ha demostrado estar listo para succionar rítmicamente en un chupete o una sonda de alimentación, puede coordinar la respiración con la succión, está despierto durante períodos más largos, su intestino produce sonidos activos, ha expulsado meconio –su primera caquita–, y no demuestra indicios de distensión o infección abdominal).

Como la alimentación a través del pezón o la tetina es cansadora para un bebé pequeñito, comenzará lentamente: una o dos al día, alternadas con alimentaciones a través del tubo. Los recién nacidos con problemas respiratorios podrían tener todavía más dificultades y necesitar oxígeno adicional mientras se alimentan, o experimentar períodos breves de apnea (interrupción de la respiración) mientras succionan (podrían concentrarse demasiado en succionar y olvidarse de respirar). Para los bebés que tienen problemas para succionar, podría utilizarse un chupete especialmente diseñado a fin de que practiquen y perfeccionen la técnica antes de pasar al pecho o al biberón.

Los prematuros que están listos para pasar a la alimentación a través del pezón o tetina podrían nutrirse con leche materna, leche materna fortalecida, o fórmula:

◆ Leche materna. El pecho es lo mejor y no sólo cuando se trata de bebés nacidos a término. La mayoría de los expertos considera que la leche materna es mejor que la fórmula también para los bebés prematuros, y por

una serie de motivos: primero, está especialmente diseñada para satisfacer las necesidades nutricionales de un prematuro. La leche de las madres que dan a luz prematuramente es diferente de la de las madres que dan luz a término. Contiene más proteína, sodio, calcio y otros nutrientes que la leche de las mamás que tienen a sus bebés en la fecha originalmente prevista, pero menos que los que se encuentran en la fórmula. Este equilibrio perfecto para los prematuros impide que los bebés diminutos pierdan demasiados líquidos, lo que les ayuda a mantener una temperatura corporal estable. También es más fácil de digerir y ayuda a los bebés a crecer más rápido. Segundo, la leche materna contiene sustancias importantes que no se encuentran en la fórmula. El calostro (la primera leche materna) es extremadamente rica en anticuerpos y células que ayudan a combatir infecciones. Esto es especialmente importante cuando los bebés están enfermos o son prematuros y posiblemente corren mayor riesgo de contraer una infección. Tercero, las investigaciones han demostrado que los prematuros amamantados corren menor riesgo de desarrollar enterocolitis necrosante, una infección intestinal exclusiva de los prematuros (consulta la página 695); tienen mejor tolerancia a las alimentaciones, menor riesgo de alergias, y un desarrollo más firme; y obtienen todos los beneficios que recibe el bebé nacido a término de la leche materna (consulta la página 3). Incluso si no planeas amamantar a largo plazo, alimentarlo con leche materna mientras tu bebé está en el hospital le permitirá empezar de la mejor manera posible en momentos en que ese comienzo ha llegado demasiado pronto.

Para asegurarte de que tu bebé está recibiendo la nutrición adecuada en las primeras etapas de la lactancia (cuando la succión de tu bebé todavía es débil o tus pechos no producen una cantidad suficiente de leche), consulta al médico sobre los siguientes métodos de alimentación complementaria que no interfieran con la lactancia:

◆ amamantar con la sonda todavía instalada

◆ usar un sistema de nutrición suplementaria (consulta la página 185)

◆ usar un sistema de alimentación adosado a tu dedo (alimentación a dedo)

◆ alimentación con tazas especiales

◆ alimentación a través de una jeringa

◆ alimentación con un biberón con tetina de flujo lento

Para leer más sobre la lactancia de tu bebé prematuro, consulta la página 685.

◆ Leche materna fortalecida. A veces, incluso la leche de la mamá de un prematuro no es adecuada para él. Ya que algunos bebés, particularmente los muy diminutos, necesitan una nutrición aún más concentrada –incluyendo más grasa, proteínas, azúcares, calcio y fósforo, y posiblemente más de otros nutrientes como zinc, magnesio, cobre y vitamina B_6– la leche materna suministrada a través de un tubo o un biberón podría ser fortalecida con un fortificador de leche humana (HMF, en inglés) según sea necesario. HMF viene en polvo, que puede ser mezclado con la leche materna, o en forma líquida para usar cuando no hay disponibles cantidades adecuadas de leche materna.

◆ Fórmula. Los bebés también pueden desarrollarse cuando son alimentados con fórmula diseñada especialmente para prematuros. Incluso si lo estás amamantando, tu bebé podría recibir alimentaciones adicionales con un biberón o un sistema de nutrición suplementaria. Los prematuros son alimentados a través de pequeños biberones de plástico con marcas de centímetros cúbicos (cc) o mililitros (ml). Las tetinas están diseñadas especialmente y requieren menor fuerza de succión de tu bebé. Pídele a una enfermera que te muestre la posición correcta para alimentar a un prematuro, ya que podría diferenciarse levemente de la de un bebé nacido a término.

LA ALIMENTACIÓN EN CASA

Una vez que llegues a casa con tu bebé prematuro, sus alimentaciones te exigirán tanto trabajo y tanto tiempo como en el hospital. Deberás experimentar con diferentes tetinas, biberones y posiciones para amamantar, entre otros. Como regla general, los bebés prematuros deben consumir cantidades más reducidas y con mayor frecuencia que los nacidos a término. Se alimentan lentamente y se cansan fácilmente. Dependiendo del progreso de tu bebé, es posible que tengas que seguir usando una fórmula diseñada especialmente para prematuros. A veces, los padres siguen usando los mismos biberones pequeños que utilizaban en el hospital. Sin embargo, ten en cuenta que lo que funcionó en el hospital podría no dar resultado cuando estés en tu casa y tu bebé siga creciendo en tamaño y en madurez.

Puedes esperar una o todas las siguientes situaciones al alimentar a tu bebé en tu hogar (aunque algunos padres afortunados no experimentan ninguna):

◆ El bebé se adormece. Muchos prematuros se cansan fácilmente y el deseo de dormir a veces supera el de alimentarse. Pero como todos los bebés, especialmente aquellos que nacieron muy pequeños, necesitan alimentaciones regulares, es de suma importancia que intentes que tu bebé no se duerma mientras se alimenta. Para consejos acerca de cómo despertar a un bebé somnoliento, consulta la página 134.

◆ El bebé interrumpe su respiración. Algunos prematuros, especialmente los nacidos sin buena coordinación para succionar y respirar a la vez, se olvidarán de respirar al alimentarse. Esto resulta cansador para tu bebé y preocupante para ti. Si notas que tu bebé no ha respirado después de varias succiones o si luce pálido mientras se alimenta, retírale la tetina de su boquita y deja que aspire. Si tu bebé parece contener la respiración mientras se está alimentando, retírale regularmente la tetina cada tres o cuatro succiones.

◆ Aversión oral. Los bebés que han pasado mucho tiempo en la unidad de cuidados intensivos podrían asociar la boca con experiencias desagradables (tubos de alimentación, tubos de ventilación, succiones, etcétera) y a menudo desarrollan un firme rechazo a tener cualquier cosa en o alrededor de la boca una vez que llegan a casa. Para combatir esto, trata de remplazar las asociaciones orales desagradables con otras más placenteras. Toca a tu bebé alrededor de su boquita con gestos tranquilizantes, dale un chupete o tu dedo para que chupe, o estimúlalo a que se toque su propia boca o que chupe sus propio puño o pulgar.

◆ Reflujo. Muchos bebés prematuros son propensos a devolver demasiado o al reflujo gastroesofágico (GER) debido a su sistema digestivo poco desarrollado. Para saber qué hacer cuando el bebé devuelve la leche o experimenta reflujo, consulta las páginas 193 y 619.

◆ El comienzo de los alimentos sólidos. Al igual que los bebés nacidos a término, los prematuros deben empezar a recibir alimentos sólidos en algún momento entre los cuatro y los seis meses. Pero para los prematuros, esa fecha se basa en su edad corregida en vez de la edad de nacimiento (lo que significa que un prematuro no estará en condiciones de consumir sólidos hasta los seis a ocho meses cronológicos). Como algunos bebés prematuros experimentan retrasos en su desarrollo, no hay que empezar a darles alimentos sólidos hasta que muestren indicios de que están preparados (consulta la página 325), aunque la edad corregida indique que "es hora" de empezar con los sólidos. Algunos bebés prematuros tienen mayores dificultades con los sólidos, especialmente después de que pasan a los alimentos picados.

Lo que podrías estar preguntándote

UNIDAD DE TERAPIA INTENSIVA NEONATAL (NICU)

"Mi bebé fue trasladado a la unidad de terapia intensiva inmediatamente después de nacer. ¿Qué puedo esperar cuando lo visite allí por primera vez?".

A primera vista, la Unidad de Terapia Intensiva neonatal (NICU, por sus siglas en inglés) podría asustar, especialmente si tu bebé es uno de los diminutos e indefensos pacientes en la sala. Pero saber qué esperar podría contribuir a no alarmarte demasiado. Esto es lo que puedes esperar en la mayoría de las NICU:

◆ Una sala en el ala de la maternidad que comprende una gran habitación, o una serie de habitaciones, con áreas destinadas a camas junto a las paredes. También podría haber un par de cuartos de aislamiento en un área separada. Es posible que también haya varias habitaciones familiares donde las madres pueden extraerse leche (por lo general, se les facilitan sacaleches), y donde las familias pueden pasar tiempo junto a sus bebés a medida que éstos se fortalecen.

◆ Un ambiente movido. Habrá muchas enfermeras y médicos moviéndose activamente, tratando y controlando a los bebés. También es posible que haya madres y padres cuidando o alimentando a sus recién nacidos.

◆ Relativamente silencioso. Aunque es uno de los sitios más activos en el hospital, es también uno de los más silenciosos. Eso se debe a que los ruidos fuertes pueden ser estresantes para los bebés diminutos, e incluso dañinos para sus oídos. Para contribuir a mantener el sonido a un nivel bajo debes hablar en voz baja, cerrar suavemente las puertas y las aberturas de las incubadoras, y tener cuidado de no dejar caer nada ni colocar ruidosamente objetos encima de las incubadoras (sin embargo, el sonido de tu voz es muy importante para tu recién nacido prematuro: consulta la página 682). Como los ojos todavía sensibles necesitan protección, el personal de la NICU por lo general intenta controlar la iluminación. Sin embargo, a veces las luces cobran intensidad para permitir a los médicos y enfermeras practicar distintos procedimientos.

◆ Normas estrictas de higiene. Una de las principales prioridades de la NICU es impedir que los gérmenes puedan propagar infecciones y agravar a los bebés enfermos. Cada vez que visites la sala deberás lavarte las manos con jabón antibacteriano o desinfectante (por lo general, hay lavamanos o dispositivos para este propósito junto a las puertas). También podrían pedirte que uses una bata de hospital. Si tu bebé está en aislamiento, también podrías necesitar guantes y mascarilla.

◆ Bebés diminutos por todas partes. Los verás en incubadoras regulares o en las llamadas *isolettes* (moisés totalmente cerrados excepto por cuatro orificios circulares que te permiten a ti y al personal cuidar de tu bebé) o en moisés abiertos. También verás a algunos bebés en mesas templadas debajo de lámparas de calor. Algunos bebés podrían estar envueltos en celofán para minimizar la pérdida de líquidos y calor corporal a través de la piel. Esto les ayuda a mantenerse templados (particularmente los que pesan menos de cuatro libras, que carecen de la grasa necesaria para regular la temperatura corporal aunque estén envueltos en mantas).

◆ Un sinfín de aparatos. Notarás una abundancia de tecnología cerca de cada cama. Los monitores que registran los signos vitales (y que advertirán, por medio de una alarma, cualquier cambio que requiera atención inmediata) están conectados a los bebés a través de conductos pegados a la piel con gel o insertados por medio de agujas debajo de la piel. Además del monitor, tu bebé podría estar conectado también a un tubo de alimentación, una IV (en el brazo, pierna, mano, pie o cabeza), un catéter en el cordón umbilical, termómetros con sonda (conectados a la piel con un parche) y un oxímetro de pulso que mide el nivel de oxígeno en la sangre con una pequeña luz conectada a la mano o al pie. Un respirador mecánico podría utilizarse para ayudar a tu bebé a respirar normalmente si no ha alcanzado las treinta o treinta y tres semanas de gestación. De no ser así, podría recibir oxígeno por medio de una mascarilla o por la nariz a través de puntas plásticas suaves adosadas a un tubo. También verás mecanismos de succión utilizados periódicamente para remover el exceso de secreciones respiratorias, como también luces para fototerapia empleadas para tratar a los niños con ictericia (los bebés sometidos a este tratamiento estarán desnudos, pero con vendas sobre los ojos para protegerlos de las luces).

◆ Un lugar para que los padres puedan sentarse y acunar a sus bebés. En medio de todos estos equipos de alta tecnología, probablemente habrá mecedoras en las que puedas alimentar o acunar a tu bebé.

◆ Un plantel numeroso de especialistas médicos. El personal que cuida de tu bebé en la NICU podría incluir a un neonatólogo (un pediatra especializado en el cuidado intensivo del recién nacido); pediatras residentes y asociados neonatales (médicos en entrenamiento); un médico asistente o enfermera profesional; una enfermera clínica especialista; una enfermera de atención primaria (quien con mayor frecuencia atenderá a tu bebé y te enseñará a cuidarlo); un nutricionista; un especialista en terapia respiratoria; otros especialistas, dependiendo de las necesidades particulares de tu bebé; trabajadores sociales; especialistas en terapia física y ocupacional; técnicos en radiografías y laboratorio, y especialistas en lactancia.

◆ Tú también serás parte del equipo. Recuerda que tú eres una de las socias más importantes en el cuidado de tu bebé. Estudia todo lo posible sobre el equipo y procedimientos de la NICU y familiarízate con el estado y progreso de tu bebé. Pide que te expliquen de qué manera los respiradores, máquinas y monitores están ayudando a tu bebé. Solicita información escrita que explique los términos médicos que escuchas. Aprende todo lo que puedas sobre la rutina: horas de visita y restricciones a los visitantes, cambios de turno de las enfermeras, cuándo son las visitas de los médicos. Entérate de quién te mantendrá al tanto sobre el progreso de tu bebé y cuándo lo harán. Dale al personal el número de tu teléfono celular para que te puedan contactar en cualquier momento si es necesario.

"Las enfermeras me advirtieron que tener a mi hijita en cuidados intensivos sería como una montaña rusa con todos sus altibajos. Pero de todos modos me sorprende la amplia gama de emociones que estoy experimentando".

No eres la única. La mayoría de los padres cuyos bebés están en la sala de cuidados intensivos experimenta una amplia gama de emociones cambiantes, incluyendo conmoción, ira, estrés, pánico, temor, insensibilidad, frustración, decepción, confusión, tristeza, dolor intenso y esperanzas igualmente intensas. Todo por una buena razón. Podrías sentirte abrumada por todo el equipo médico conectado a tu pequeña y la actividad constante de enfermeras y médicos. Es posible que te asusten los procedimientos a los que tu recién nacida está siendo sometida o que te sientas frustrada

RETRATO DEL BEBÉ PREMATURO

Los padres de los recién nacidos a término podrían sorprenderse al ver por primera vez a sus bebés. Pero los padres de los bebés prematuros a menudo se desconciertan. El bebé prematuro típico pesa entre 1.600 y 1.900 gramos (entre 3 ½ libras y 4 libras con 3 onzas) al nacer, y algunos considerablemente menos. Los más pequeños pueden caber en la palma de una mano adulta y tener muñecas y manos tan diminutas que un anillo de bodas puede ser deslizado sobre ellos. La piel del prematuro es traslúcida, lo que deja visibles las venas y las arterias. Parece fofo, porque carece de una capa de grasa debajo (lo que imposibilita la autorregulación de su temperatura), y a menudo está cubierto con una capa fina de vello corporal prenatal o lanugo, que ya se ha desprendido en los nacidos a término. Debido al sistema circulatorio aún en desarrollo, la coloración de la piel cambia cuando es movido o alimentado. Sus orejas podrían estar chatas, dobladas o colgantes debido a que el cartílago que les da forma todavía no se ha desarrollado. El prematuro suele yacer con brazos y piernas rectos en vez de doblados o encogidos, debido a la falta de fuerza muscular.

Las características sexuales por lo general no están totalmente desarrolladas: los testículos podrían no haber descendido, el prepucio en los varoncitos y los pliegues interiores de la vagina en las niñas podrían estar en desarrollo, y es posible que no haya areola alrededor de los pezones o tetillas. Como todavía no se ha completado el desarrollo muscular ni del sistema nervioso, podría carecer de muchos reflejos (como el de prensión, succión, sobresalto, búsqueda). A diferencia de los nacidos a término, el bebé prematuro podría llorar poco o nada. Es probable que experimente períodos de respiración interrumpida, conocidos como apnea o prematuridad.

Sin embargo, las características físicas de los prematuros que presenta este retrato son sólo temporales. Una vez que alcanzan las cuarenta semanas de gestación –el momento en el que, según el calendario, deberían haber nacido–, se parecen mucho al recién nacido típico en tamaño y desarrollo.

por sentimientos de impotencia. Quizás te sientas decepcionada de que tu hijita no sea el adorable bebé con hoyuelos nacido a término con que habías soñado e imaginado durante todo tu embarazo, frustrada de que no puedas llevarla a tu casa para empezar una vida juntas, y culpable por ambas emociones. Es posible que también te sientas culpable por no sentirte feliz por el nacimiento de tu hija o por no haber podido seguir el embarazo durante más tiempo (aunque no haya absolutamente nada que hubieras podido hacer para impedir su nacimiento prematuro). Quizás te sientas angustiada por la incertidumbre del futuro de tu recién nacida, especialmente si es demasiado pequeña o está muy enferma. También podrías distanciarte inconscientemente de ella por temor a sentir demasiado apego o porque te parece difícil crear lazos afectivos con ella a través de la incubadora. O puedes sentir inesperadamente fuertes y profundos sentimientos de afecto, en vez de distanciarte, por los desafíos que tu bebé y tú enfrentan. Podrías estar enojada contigo misma por tus reacciones, con tu esposo por no reaccionar de la misma manera que tú, con tu familia y amistades por no comprender por lo que estás pasando o por actuar como si nada hubiese ocurrido, con tu médico por no prevenir la situación. Estas emociones pueden confundirse por el hecho de que a menudo podrían entrar en conflicto o fluctuar completamente: por ejemplo, te dejan esperanzada un instante, desesperanzada al siguiente, profundamente enamorada de tu hijita un día, y temerosa de amarla al siguiente. Además, se complican por el agotamiento físico que representa mantener una vigilancia constante junto a la incubadora de tu recién nacida, que podría ser aún más debilitante si todavía no te has recuperado del parto.

Quizás te resulte extremadamente difícil lidiar con estas emociones, pero puede ser de ayuda tener en cuenta lo siguiente:

◆ Lo que estás sintiendo, diciendo y haciendo es perfectamente normal. Dichas emociones extremas y a veces contradictorias son experimentadas por casi cada madre y padre de un bebé prematuro en un momento u otro, aunque a menudo te parezca que nunca nadie se ha sentido como tú.

◆ No hay una forma "correcta" de sentir. Tus emociones pueden ser distintas a las de tu esposo, a las de los padres del bebé en la incubadora de al lado, o a las de tus amigos que también tuvieron bebés prematuros. Todos reaccionarán de una manera ligeramente distinta, y eso también es normal.

◆ Es importante que expreses tus emociones. Mantenerlas dentro de ti sólo te harán sentir más aislada e impotente. Deja que el personal de la sala de terapia intensiva neonatal sepa cuáles son tus sentimientos y tus temores. No sólo comprenderán lo que estás pasando (ya que ayudar a madres y padres es una parte casi tan importante de su trabajo como ayudar a los bebés), sino que podrían ofrecerte consejos que te ayuden a lidiar con la situación.

◆ No margines a tu pareja. Ambos podrían fortalecerse si se apoyan mutuamente. La comunicación abierta también puede ayudarte a impedir que el estrés que conlleva ser madre de un prematuro perjudique tu relación con tu compañero.

◆ Nadie te apoyará mejor que quienes hayan pasado por la misma experiencia. Trata de hablar con otras madres en la sala de cuidados intensivos. Descubrirás que también se sienten solas, inseguras y asustadas. Las amistades se forman fácilmente en la NICU debido a que otras madres te necesitan a ti tanto como tú a ellas. Muchos hospitales ofrecen apoyo mediante grupos orientados por el trabajador social de la NICU, o también te pueden contactar con familias de apoyo cuyos bebés ya han salido de la sala de cuidados intensivos. Nadie puede identificarse mejor con lo que estás pasando –y compartir más conocimientos y simpatía– que las madres y padres que lo han experimentado en carne propia. Encontrarás apoyo adicional si te incorporas a alguno de los muchos grupos de discusión de padres de bebés prematuros en Internet.

◆ Tomará tiempo. Es probable que no estés emocionalmente estable por lo menos hasta que tu bebé lo esté físicamente. Hasta entonces, tendrás días buenos y días malos (normalmente correspondientes a los altibajos de tu bebé). Tener en cuenta que tus sentimientos son normales –que todas las madres y padres de prematuros experimentan una montaña rusa emocional hasta que sus bebés están seguros en su hogar y completamente bien– no hará que tus sentimientos desaparezcan, pero te dará la perspectiva necesaria para enfrentarlos.

Si tienes otro hijo en el hogar, ayudarle a enfrentar su ansiedad será prioritario; consulta la página 684.

Cómo Obtener el Mejor Cuidado

"¿Cómo sabré si nuestra hija prematura –que sólo pesa un poquito más de 2 ½ libras– está recibiendo la mejor atención posible?".

El primer paso para que tu recién nacida reciba la mejor atención posible es asegurarte de que la atiendan en el hospital más adecuado a sus necesidades. En este país, el sistema de hospitales está organizado en tres niveles. Los pequeños hospitales comunitarios integran el primer nivel: suministran atención a todo tipo de casos sin complicaciones, incluyendo partos de bajo riesgo y recién nacidos normales, pero no tienen unidades de cuidados intensivos neonatales para bebés muy prematuros, de muy bajo peso o enfermos. Los hospitales del segundo nivel tienen instalaciones un poco más avanzadas, pueden atender casos más complicados, incluyendo muchos partos de alto riesgo, y cuentan con unidades de cuidados intensivos neonatales que pueden atender a la mayoría de los bebés en dificultades. El tercer nivel de hospitales, o terciario, lo integran los centros médicos especializados, que cuentan con los especialistas más calificados, las instalaciones más modernas y unidades de cuidados intensivos neonatales de vanguardia preparadas para atender a los recién nacidos más diminutos y enfermos.[1]

Aunque los bebés saludables, incluyendo los prematuros que pesan al nacer cerca de cinco libras o más, pueden ser bien atendidos tanto en hospitales de primer, segundo o tercer nivel, los bebés muy pequeños (los que se encuentran en mayor riesgo y pesan menos de 3 libras y 5 onzas o 1.500 gramos al nacer) estarán mejor atendidos en los centros médicos especializados. Tener a tu bebé en una de estas instalaciones es la mejor garantía de obtener una buena atención. Si tu pequeña no está en un hospital terciario, consulta la posibilidad de transferirla a uno con el pediatra, el personal del NICU y el personal del centro médico que estás considerando.

Más allá del tipo de hospital donde esté tu recién nacida, tu aporte será importante para asegurar un cuidado óptimo. Busca información acerca de los bebés de bajo peso al nacer en general y sobre los problemas específicos que tiene tu hija, leyendo libros y haciendo preguntas. Cuando te sientas incómoda o insatisfecha por el rumbo que está tomando el tratamiento de tu bebé, plantea tus preocupaciones al pediatra y/o las enfermeras o neonatólogos del hospital. Es posible que te satisfagan sus explicaciones o quizás las cosas se pueden hacer de una manera diferente. Si no estás satisfecha, pide una consulta con otro neonatólogo. Si te sientes incómoda de enfrentar a los médicos, pídele a una persona amiga o familiar que actúe en tu nombre.

Falta de Apego

"Esperábamos crear lazos con nuestra hija en cuanto naciera. Pero como nació con seis semanas de anticipación y pesó apenas 3 ½ libras, se la llevaron antes de que tuviésemos siquiera la oportunidad de tocarla. Nos preocupa el efecto que esto pueda tener en ella, y en nuestra propia relación con ella".

Durante este período estresante, lo último que necesitas es una preocupación adicional. Y lo último que necesi-

---

1. En algunos hospitales, esta unidad se llama guardería de cuidados intensivos (ICN, por sus siglas en inglés).

tas es preocuparte por crear lazos con tu recién nacida. El amor y el apego entre padres e hijos se desarrollan a lo largo de muchos meses, incluso años, floreciendo durante toda una vida en vez de rebosar repentinamente durante los primeros momentos de su vida. Por eso, en vez de lamentar los primeros instantes (o tal vez días) que has perdido, empieza a aprovechar al máximo los meses de maternidad que te esperan. Aunque no es necesario empezar esa vinculación emocional al nacer, podrías iniciar el proceso mientras tu bebé esté todavía en el hospital. Aquí encontrarás algunas pistas:

Pide una fotografía, junto con mil palabras. Si tu recién nacida ha sido trasladada del hospital donde diste a luz a otro hospital para una mejor atención intensiva (posiblemente esencial para su supervivencia), y todavía no te dan de alta, pide que te lleven fotografías de ella. Tu marido o el personal del hospital pueden tomarlas y tú puedes disfrutar de sus imágenes hasta que puedas verla personalmente. Aunque los tubos y maquinarias sean más visibles que tu pequeña, lo que verás tal vez será menos preocupante y más tranquilizante que lo que puedas haber imaginado. Claro que por más útil que sea una fotografía, tú querrás de todos modos esas mil palabras: de tu marido y luego del personal médico, describiendo cada detalle de tu recién nacida y sus progresos.

Disfruta de la vista. Sólo verla en su incubadora podría ayudarte a acercarte más a ella.

Siéntela al tacto. Aunque pueda parecer que es mejor no tocar a un bebé tan diminuto y vulnerable, los estudios han demostrado que los recién nacidos prematuros que son acariciados y masajeados suavemente mientras están en cuidados intensivos crecen mejor y están más alertas y activos, y muestran un comportamiento más maduro que los bebés que casi no son tocados. Empieza con sus brazos y piernas, ya que son al principio menos sensibles que el tronco. Trata de ir aumentando hasta por lo menos veinte minutos de caricias diarias. Ten en cuenta, eso sí, que para

¿MENOS LUZ?

Para un bebé diminuto que todavía debería estar en el acogedor y relativamente oscuro ambiente uterino, demasiada luz puede ser estresante –causando latidos irregulares y perturbando el sueño– e incluso dañar los ojitos sensibles. También podría impedir al pequeño abrir los ojos para observar alrededor e interactuar contigo. Por otra parte, hay algunas evidencias de que la luz atenuada constante también impone algunos problemas, perturbando los ritmos corporales y reduciendo el desarrollo de los ciclos normales de sueño y vigilia. Las investigaciones sugieren que los bebés prematuros expuestos a los ciclos naturales de luz y oscuridad que imitan los ritmos de día y de noche, ganan peso más rápido que quienes pasan todo el tiempo con luz brillante o con luz tenue. Pregúntale al neonatólogo si esto es adecuado para tu bebé.

La mayoría de las unidades de cuidados intensivos neonatales se esmeran en mantener las luces bajas para simular el ambiente uterino, aunque las luces brillantes podrían ser necesarias a veces para permitir que el personal médico realice ciertos procedimientos. Aunque probablemente no hay mucho que puedas hacer sobre el nivel de las luces en esa unidad, podría ser de ayuda colocar una manta sobre la incubadora cuando las luces estén brillantes.

algunos bebés demasiado prematuros, resulta muy estresante que los toquen. Si el neonatólogo te sugiere que reduzcas el contacto físico, sigue pasando la misma cantidad de tiempo con tu recién nacida, pero sin tocarla.

Método canguro. Los marsupiales han tenido una buena idea. El contacto de piel a piel no sólo te permitirá acercarte a tu recién nacida, sino también puede ayudarle a ella a crecer y mejorar más rápido. De hecho, los estudios han demostrado que los bebés que reciben el llamado método canguro tienen más probabilidades de salir antes de la NICU. Para acurrucar a tu hija al estilo marsupial, colócala en tu pecho debajo de la blusa para que descanse en contacto directo con tu piel (ella probablemente sólo usará un pañal y un gorro para impedir la pérdida del calor a través de la cabeza). Coloca tu blusa holgadamente sobre ella para mantenerla abrigada o cúbrela con una manta.

Mantén una conversación. Sin duda, al principio será una conversación unidireccional, ya que tu bebé no abrirá mucho la boca, ni siquiera para llorar, mientras esté en la unidad de terapia intensiva. Es posible que tampoco parezca estar escuchando. Pero reconocerá las voces de sus padres, que ya escuchó mientras estaba en el útero, y se tranquilizará con el sonido familiar. Si no puedes estar con ella tanto como quisieras, pregúntales a las enfermeras si puedes dejar una grabación con tu voz, hablando, cantando o leyendo suavemente para que tu recién nacida la pueda escuchar. Sin embargo, debes hablar con suavidad cada vez que estés cerca de tu hijita, ya que sus oídos son todavía muy sensibles al sonido. De hecho, para algunos prematuros muy diminutos, cualquier sonido adicional puede ser extremadamente perturbador, por eso consulta con el médico sobre lo que es bueno o perjudicial para ella.

Mírala a los ojos. Si los ojos de tu recién nacida están cubiertos debido a que está recibiendo fototerapia para el tratamiento de ictericia, pide que apaguen las luces y descubran sus ojitos al menos durante unos pocos minutos durante tu visita a fin de que puedas hacer contacto visual con ella, una parte importante del vínculo emocional entre madre e hija.

Reemplaza a las enfermeras. Tan pronto como tu recién nacida esté fuera de peligro inmediato, la enfermera de la unidad de terapia intensiva probablemente estará feliz de enseñarte cómo cambiarle los pañales, alimentarla y bañarla. Incluso podrías encargarte de algunos procedimientos médicos sencillos. Una de las primeras tareas con que se familiarizan los papás y mamás es la de tomar la temperatura de sus bebés. Cuidar de ella durante tus visitas te ayudará a sentirte más cómoda con el papel de madre, a la vez que te dará una experiencia valiosa para los meses que vienen por delante.

No te distancies. Muchos padres y madres permanecen distanciados de sus bebés prematuros por temor a amarlos y perderlos. Pero eso es un error. En primer lugar, porque las probabilidades están muy a favor de tu bebé prematuro; la gran mayoría sobrevive para desarrollarse saludable y normal. Y en segundo término, porque si te distancias y ocurre lo impensable, siempre te arrepentirás de los momentos que perdiste. La pérdida será más difícil de enfrentar, y no más fácil.

UNA HOSPITALIZACIÓN PROLONGADA

"La primera vez que vi a nuestro bebé en la guardería de cuidados intensivos me sentí devastada. Es horrible pensar que pasará las primeras semanas –o meses– de su vida en una sala esterilizada de hospital".

Los padres y madres de los prematuros normalmente deben esperar hasta que sus bebés alcancen una edad gestacional de treinta y siete a cuarenta semanas antes de llevarlos a sus hogares, casi lo mismo que hubiesen tenido que esperar si sus bebés hubiesen nacido a término. Pero cuando un prematuro enfrenta otros problemas médicos además de ser pequeño, la espera puede ser más prolongada. Más allá de lo larga que sea su hospitalización, probablemente te parecerá más larga todavía. Para enfrentarlo de la mejor manera posible e incluso, para acelerarla un poquito, intenta lo siguiente:

Colabora. Los padres y madres de un prematuro a menudo empiezan a sentir que su bebé les pertenece menos a ellos y más a los médicos y las enfermeras, que parecen tan competentes y hacen tanto por los pequeños. Pero en vez de intentar competir con el personal, trata de colaborar con ellos. Aprende a conocer a las enfermeras (resultará más fácil si tu bebé tiene una enfermera "primaria" a cargo de su salud en cada turno), al neonatólogo y a los residentes. Hazles saber que te haría feliz cooperar en el cuidado de tu bebé, lo que puede ahorrarles tiempo a ellos, ayudarte a que el tiempo pase más rápido y a que te sientas menos una espectadora y más una participante activa en su cuidado.

Recibe educación médica. Aprende la jerga y terminología empleada en la Unidad de Terapia Intensiva Neonatal. Pídele a alguien del personal (cuando tenga algún momento libre) que te muestre cómo leer la ficha médica de tu bebé; pídele al neonatólogo detalles sobre el estado de tu bebé y aclaraciones cuando no comprendas. Los padres de los prematuros a menudo se convierten rápidamente en expertos en medicina neonatal y empiezan a manejar términos como "RDS" e "intubación" con el aplomo de un neonatólogo.

Pasa todo el tiempo posible con tu bebé. Algunos hospitales podrían permitirte instalarte allí, pero aunque no puedas, deberías pasar todo el tiempo posible con tu recién nacido, alternando turnos con tu pareja. De este modo, no sólo conocerás bien el estado de tu bebé sino al bebé en sí. Sin embargo, si tienes otros hijos en casa, ellos también te necesitarán ahora. Asegúrate de que ellos igualmente tengan una cuota sustancial del tiempo de mamá y papá.

Haz que tu bebé se sienta como en casa. Aunque la incubadora es sólo una escala temporal para tu bebé, trata de hacer que luzca tan hogareña como sea posible. Pide permiso para colocar peluches alrededor de tu bebé y pegar imágenes (quizás estimulantes fotos ampliadas en blanco y negro de mamá y papá) a los costados de la incubadora para el placer de su vista. Pon cerca una caja musical infantil para un poquito de música nocturna y diaria o una grabación de tu voz (si los médicos te lo permiten). Sin embargo, recuerda que todo lo que coloques en la incubadora deberá ser esterilizado y no tiene que interferir con los equipos médicos. También recuerda mantener el sonido a un nivel bajo.

Prepara tu suministro de leche. Tu leche es el alimento perfecto para tu bebé prematuro (consulta la página 673). Hasta que sea capaz de amamantarse, extráete leche para su alimentación indirecta y para mantener tu suministro. Extraerte leche también te dará un reconfortante sentimiento de utilidad.

Ponte al día con las compras. Como el bebé llegó antes de tiempo, es posible que no hayas tenido tiempo de encargar sus muebles, su ajuar y otras necesidades. Si es así, este es el momento para ponerte al día con las compras. Si por superstición prefieres no llenar tu hogar de artículos infantiles antes de que tu bebé sea dado de alta del hospital, haz que los encargos sean enviados una vez que llegue a casa. No sólo te habrás encargado de cumplir algunas tareas, sino también habrás llenado algunas de las interminables horas de hospitalización del bebé, demostrándote a ti misma que estás segura de que te lo llevarás a casa.

RETRASO DEL CRECIMIENTO INTRAUTERINO

"Mi hija no fue prematura, pero pesó poco menos de 5 libras. El médico dijo que se debió a un retraso del crecimiento intrauterino. ¿Qué significa esto?".

La restricción o retraso del crecimiento intrauterino (a veces abreviado como IUGR, por sus siglas en inglés), parece ser la manera que tiene la naturaleza para asegurar la supervivencia de un feto dentro de un útero en el cual, por algún motivo, no está recibiendo el suministro adecuado de nutrientes a través de la placenta. La reducción en tamaño permite al bebé seguir adelante con el menor consumo de nutrientes. Los médicos sospechan que este mecanismo protector se activa cuando la placenta no funciona con máxima eficiencia, limitando el paso de nutrientes al feto, o cuando la nutrición de la madre es inadecuada, debido a una enfermedad, a una dieta insuficiente, al cigarrillo o, a veces, a otros factores desconocidos.

El cerebro del bebé también parece estar protegido por este mecanismo de supervivencia, porque suele seguir creciendo normalmente recibiendo más de su cuota de alimento de lo que está disponible. Es por eso que la mayoría de los recién nacidos con IUGR tienen cabezas aun más grandes en relación con sus cuerpos que los bebés nacidos con peso regular.

Aunque un bebé de bajo peso al nacer tiene un alto riesgo de complicaciones durante sus primeros días de vida, la mayoría se mantendrá bien con una atención adecuada. Con una buena nutrición, de preferencia iniciada con leche materna, puedes esperar que tu bebé comenzará a prosperar. Para fines de su primer año probablemente se habrá puesto al día en muchos o quizás todos los frentes con sus pares (como ocurre con el 90% de los bebés con IUGR). Pero si decides volver a quedar embarazada, trata de determinar primero, con la ayuda de tu médico, qué pudo haber causado ese ambiente particular en tu útero para que tu próximo bebé no tenga que lidiar con los mismos problemas prenatales.

HERMANOS

"Tenemos una hija de tres años y no sabemos qué decirle acerca de su nueva hermanita prematura".

Los niños, incluso tan pequeños como la tuya, son capaces de comprender y asimilar mucho más de lo que los adultos suponemos. Tratar de proteger a tu hija sin informarle del estado de su nueva hermanita, sólo la hará sentir más ansiosa e insegura, en especial cuando tú y tu pareja repentina y –para ella– inexplicablemente empiecen a pasar gran parte del tiempo fuera de casa. Por el contrario, explícale todo, pero a su nivel. Dile que su hermanita salió de la barriga de mamá demasiado pronto, antes de crecer lo suficiente, y que tiene que permanecer en una cuna especial en el hospital hasta que sea lo suficientemente grande como para venir a casa. Con la autorización del hospital, lleva a tu hija para una visita inicial y, si todo va bien y ella parece dispuesta, llévala regularmente. Es muy probable que los niños se sientan tan fascinados como asustados con los cables y tubos, particularmente si sus padres asumen el tono adecuado: confiado y alegre, en vez de nervioso y sombrío. Haz que tu hija le lleve un regalo para colocar en la incubadora, lo que le hará sentir que es parte del equipo que cuida de su hermanita. Si así lo quiere, y si el personal te lo permite, deja que acaricie y toque a su hermanita por los orificios circulares de la incubadora. Al igual que tú, se sentirá más cercana al ella cuando finalmente llegue el momento de ir a casa si tiene algún contacto ahora (más información sobre las relaciones entre hermanos en el capítulo 25).

LACTANCIA

"Siempre estuve dispuesta a amamantar a mi hija, y como ella nació prematuramente, me he estado extrayendo leche para alimentarla por medio de un tubo. ¿Tendrá dificultades para amamantarse más adelante?".

Hasta ahora, todo bien. Desde el nacimiento, tu pequeña ha recibido el mejor alimento posible para un recién nacido prematuro –la leche de su mamá– del único modo que puede nutrirse un bebé diminuto, por medio de un tubo. Naturalmente, te preocupa que sea capaz de seguir recibiendo el alimento perfecto una vez que aprenda a succionar.

Las investigaciones indican que tienes poco de qué preocuparte. Un estudio arrojó que los bebés prematuros con un peso de apenas 1.300 gramos, o casi 3 libras, no sólo eran capaces de succionar del pecho sino que tenían más éxito alimentándose del pecho que del biberón. A esos bebés les tomó entre una y cuatro semanas más dominar la técnica de succión del biberón que del pecho. Además, sus organismos respondieron mejor a la lactancia. Cuando se alimentaban a través del pecho, sus niveles de oxígeno fluctuaban poco, mientras que cuando tomaban el biberón registraban bajas significativas en los niveles de oxígeno, niveles que permanecían bajos durante períodos variables después de alimentarse. También se sentían cómodamente más cálidos cuando tomaban el pecho que el biberón, lo que es importante ya que los prematuros, cuyos termostatos no funcionan todavía, tienen dificultades para mantener el calor corporal. Este estudio y otros similares indican que algunos recién nacidos prematuros empiezan a mostrar el reflejo de succión a las treinta semanas de edad gestacional (aunque en otros bebés, ese reflejo podría no ser suficientemente firme hasta un tiempo más).

Una vez que empieces una sesión de lactancia, deberás preparar el ambiente para que sea lo más propicio posible:

◆ Antes de empezar, lee todo sobre la lactancia, a partir de la página 72.

◆ Sé paciente si el neonatólogo o la enfermera desean controlar la temperatura y/o cambios de oxígeno del bebé durante su alimentación. Esto no interferirá con la lactancia en sí, y protegerá a tu hijita activando una alarma si ella no responde bien a la alimentación.

◆ Procura estar tranquila y que tu pequeña esté despierta y alerta. Una enfermera probablemente comprobará si está vestida con el abrigo necesario para este evento trascendental.

◆ Pregunta al personal si hay un área especial de alimentación para las mamás de prematuros, un rincón privado con un sillón para ti y tu hija, o una pantalla que se pueda usar como separador para darte privacidad.

◆ Ponte cómoda, acomodando a tu pequeña con almohadas y sosteniéndole la cabeza. Muchas mujeres encuentran cómoda la posición de fútbol americano (consulta la página 78) como también más favorable para los pezones.

- Si tu recién nacida no ha desarrollado todavía el reflejo de búsqueda (probablemente no lo ha hecho), ayúdale a empezar colocándole tu pezón y areola en la boca. Aprieta ligeramente tu pecho con los dedos para facilitar que enganche la boquita (consulta la página 79) y sigue intentando hasta que ella lo logre.

- Asegúrate de que tu hija esté recibiendo leche. En los primeros minutos prendida al pecho, su succión podría ser muy rápida, un movimiento no nutritivo destinado a estimular el flujo. Tus pechos están acostumbrados al bombeo mecánico y tomará algún tiempo antes de que se ajusten a los movimientos diferentes generados por la boca de tu recién nacida, pero pronto notarás que el movimiento se hace más lento y que ella está tragando. Esto te confirmará que la leche ha bajado y que tu hija la está recibiendo.

- Si tu hijita no parece interesada en tus pechos, trata de extraerte unas pocas gotas en su boquita para darle una muestra de lo que le espera.

- Amamántala todo el tiempo en que ella esté dispuesta a estar prendida al pecho. Los expertos que han estudiado la lactancia de los prematuros recomiendan dejarlos prendidos al pecho hasta que hayan dejado de succionar activamente durante por lo menos dos minutos. Se ha comprobado que los prematuros pequeñitos se alimentan cerca de una hora antes de sentirse satisfechos.

- No te desanimes si la primera o primeras sesiones no parecen productivas. Muchos bebés nacidos a término

también se demoran en ponerse al día, y los prematuros merecen por lo menos la misma oportunidad.

- Pide que las alimentaciones en las que no puedas amamantar sean dadas por medio de una sonda (por la nariz) en vez del biberón. Si tu pequeña es alimentada con el biberón mientras tú tratas de que se acostumbre al pecho, la confusión del pezón podría interferir con tus esfuerzos. Y si le dan un fortificador de leche humana u otro fortificante para suplementar la leche materna, pide que también se administren mediante sonda o por el Sistema de Nutrición Suplementaria (consulta la página 185).

Podrás comprobar los progresos de tu recién nacida en la lactancia, controlando su peso a diario. Si sigue aumentando entre el 1 y el 2% de su peso corporal diariamente, o entre 3 ½ y 7 ½ onzas por semana, estará progresando bien. Cuando alcance la fecha prevista originalmente para que naciera, debería aproximarse al peso que le corresponde a un bebé nacido a término, entre las 6 y las 8 libras.

MANEJO DEL BEBÉ

"Hasta ahora, sólo he tratado a mi hijita a través de las ventanillas de su incubadora. Pero me preocupa qué tan bien podré hacerlo cuando finalmente llegue a casa. Es tan pequeña y frágil…".

Cuando tu recién nacida finalmente haga el anticipado viaje a casa, podría parecerte rellenita y robusta en vez de diminuta y frágil. Al igual que muchos prematuros, probablemente habrá duplicado su peso al nacer para el momento en que alcance el requisito de 4 a 5 libras para ser dada de alta. Y es probable que no enfrentes más dificultades para aten-

LLEVAR AL BEBÉ A CASA

¿Cuándo llegará ese momento? Es probable que ese acontecimiento tan esperado se produzca aproximadamente en el mismo momento en que deberías hacerlo si tu bebé hubiese nacido a término, es decir, a las cuarenta semanas, aunque de vez cuando un bebé podría ser dado de alta de dos a cuatro semanas antes. La mayoría de los hospitales no tiene un requisito específico de peso. En cambio, suelen enviar a los bebés a casa después de que estos cumplen con los siguientes criterios:

- ◆ son capaces de mantener la temperatura corporal normal en una cuna abierta

- ◆ han comenzado a alimentarse únicamente del pecho o del biberón

- ◆ están ganando peso con las alimentaciones a través del pecho o biberón

- ◆ respiran por sí solos

- ◆ no muestran signos de apnea (interrupciones en la respiración)

derla que la mayoría de las madres y padres de los bebés nacidos a término. De hecho, si tienes la oportunidad de ocuparte de parte de la atención de tu hija en el hospital (algo que deberías insistir en hacer) en las semanas previas a su llegada a casa, estarás en realidad en una posición de ventaja. Claro que esto no quiere decir que será fácil, ya que no lo suele ser para las nuevas mamás, ya sea de prematuros o de nacidos a término.

Si estás preguntándote cómo se las arreglarán tu recién nacida y tú sin la presencia de una enfermera o nenoatólogo mirando por sobre tu hombro y dispuestos a intervenir si algo sale mal, ten la seguridad de que los hospitales no dan de alta a los bebés que siguen necesitando una atención profesional a tiempo completo. La mayoría de las NICU ofrece a las madres y padres la oportunidad de pasar la noche con sus bebés en una habitación cercana a la guardería, pero sin ninguna supervisión del personal de enfermería. Aun así, algunos padres y madres, particularmente los que vuelven a sus casas con parafernalia adicional como monitores de respiración o máscaras de oxígeno, consideran reconfortante contratar a una enfermera especializada con experiencia en la atención de bebés

prematuros para ayudarles durante una o dos semanas. Considera esta opción si te inquieta volver a casa sola.

PROBLEMAS PERMANENTES

"Aunque el médico dice que nuestro bebé se está recuperando, todavía temo que pueda salir de todo esto con algún tipo de daño permanente".

Uno de los mayores milagros de la medicina moderna es la creciente tasa de supervivencia entre los bebés prematuros. En el pasado, un recién nacido que pesaba unos 1.000 gramos (unas 2 libras y 3 onzas) no tenía probabilidad de sobrevivir. Ahora, gracias a los avances en la neonatología, muchos bebés que nacen con un peso incluso menor sobreviven.

Por supuesto, con esta creciente tasa de supervivencia aumenta también el número de bebés con discapacidades de moderadas a severas. De todos modos, las probabilidades de que tu bebé salga de su estadía del hospital vivo y en buenas condiciones, están en gran medida en su favor. Sólo un estimado 10% de los prematuros y un 20% de quienes pesan entre 1 ½ y 3 ½ libras al nacer, quedan con defectos graves. Los riesgos de discapacidad permanente son mucho mayores para los que nacen entre las veintitrés y las veinticinco semanas y/o pesan menos de 25 onzas; aun así, del 40% de estos niños que sobreviven, más de la mitad se desarrolla bien.

En general, más de 2 de cada 3 bebés prematuros llegarán a ser perfectamente normales, y la mayoría de los demás tendrán defectos de leves a moderados. Con mayor frecuencia, el coeficiente intelectual (IQ) del bebé será normal, aunque los prematuros corren un mayor riesgo de presentar problemas de aprendizaje.

A medida que tu bebé crezca, será importante tener en cuenta que deberá ponerse al día antes de que su desarrollo alcance el rango normal para su edad de nacimiento. Es probable que su progreso se asemeje más al de los niños de su edad corregida; lee la siguiente pregunta. Si nació demasiado diminuto o si tuvo complicaciones serias durante el período neonatal, es probable que esté rezagado también en comparación con los de su edad corregida, particularmente en desarrollo motor.

También podría estar atrasado en el terreno neuromuscular. Es posible que algunos prematuros no pierdan los reflejos del recién nacido como los de Moro, tónico del cuello o los de agarre tan pronto como los bebés nacidos a término, incluso teniendo en cuenta la edad corregida. O quizás su tono muscular podría ser anormal, en algunos casos causando que la cabeza se incline demasiado, en otros haciendo que las piernas se pongan rígidas con los dedos en punta. Aunque esos signos pueden ser una señal de que algo anda mal en los bebés nacidos a término, por lo general no son un motivo de preocupación en el caso de los prematuros. De todos modos

deben ser evaluados por el médico y, si es necesario, comenzar una terapia física.

El lento desarrollo de un prematuro *no* es motivo de alarma, y más bien algo previsible. Sin embargo, si tu bebé no parece estar haciendo *ningún* tipo de progreso semana a semana, mes a mes, o si parece que no responde (cuando no está enfermo), consulta al pediatra. Si el médico no comparte tus preocupaciones, pero tampoco te tranquiliza, pide una segunda opinión. Suele ocurrir que una madre o un padre, que ven a su bebé todos los días, captan algo que a los médicos se les escapa. Si resulta que no hay ningún problema, como suele ocurrir, la segunda opinión te ayudará a calmar tus temores. Si se detecta un problema, el diagnóstico temprano permitirá el tratamiento y el entrenamiento y cuidado consiguientes, lo que podría marcar una enorme diferencia en la calidad de vida de tu bebé.

PONERSE AL DÍA

"Nuestro hijo, que nació casi dos meses antes de tiempo, parece muy rezagado en comparación con otros bebés de tres meses. ¿Podrá alcanzarlos alguna vez?".

Probablemente no está "rezagado" en absoluto. De hecho, probablemente está justo donde debería estar. Tradicionalmente, en nuestra cultura, la edad de un bebé se calcula desde el día en que nació. Pero este sistema es engañoso para evaluar el crecimiento y desarrollo de los niños prematuros, ya que no tiene en cuenta que al nacer todavía no habían llegado a término. Tu bebé, por ejemplo, tenía un poco más de *menos* de dos meses de edad al nacer. A los dos meses de edad era, en términos de su edad gestacional (según el cálculo de la fecha *original* de parto), lo que equivale a un recién nacido.

VACUNAS PARA BEBÉS PREMATUROS

Durante la mayoría de los dos primeros años de tu bebé prematuro, su edad corregida será la que más cuente, excepto en un área: las vacunas. Por lo general, el programa de vacunas de un bebé no se retrasa porque sea prematuro, y por eso, en vez de recibir vacunas según su edad gestacional, las recibirá de acuerdo con su edad de nacimiento. En otras palabras, si tu bebé nació dos meses antes de lo previsto, de todos modos recibirá sus primeras vacunas a los dos meses, y no a los cuatro. Hay, sin embargo, dos excepciones. En primer lugar, los médicos por lo general esperarán a que el bebé pese 3 libras y 5 onzas antes de vacunarlos (la mayoría pesará por lo menos 4 libras a la edad de dos meses). En segundo lugar, la vacuna de hepatitis B no se administra a un bebé prematuro al nacer (como se hace a veces para los nacidos a término). En cambio, los médicos esperarán hasta que el bebé pese un mínimo de 4 libras y 6 onzas.

No te preocupes si tu bebé diminuto no es capaz de producir anticuerpos a las vacunas. Los investigadores han descubierto que, a los siete años, aun los niños que nacieron extremadamente pequeños tienen niveles de anticuerpos similares a los de otros niños de la misma edad.

A los tres meses, es más parecido a un bebé de un mes. Ten esto en cuenta cuando lo compares con otros niños de su edad o con los promedios en las tablas de desarrollo. Por ejemplo, aunque el bebé promedio podría sentarse bien a los siete meses, tu bebé podría no hacerlo hasta los nueve meses, o sea, cuando alcanza los siete meses de su edad corregida. Si nació muy diminuto o estaba muy enfermo en el período neonatal, probablemente se sentará aun más tarde. Por lo general, puedes esperar que el desarrollo motor estará más retrasado que el desarrollo de los sentidos (vista y oído, por ejemplo).

Los expertos usan la edad gestacional, por lo general llamada "edad corregida", para evaluar el progreso en el desarrollo de un bebé prematuro hasta que cumple los dos o dos años y medio. Después de ese momento, los dos meses más o menos de diferencia tienden a perder su significado, porque después de todo no hay muchas diferencias de desarrollo entre un niño de cuatro años y uno al que le faltan dos meses para cumplir esa edad. A medida que tu bebé crezca, las diferencias de comportamiento entre su edad corregida y su edad de nacimiento disminuirán para desaparecer finalmente, como lo harán las diferencias de desarrollo entre él y sus pares (aunque de vez en cuando podría necesitar un cuidado adicional para llevar al prematuro a ese punto). Mientras tanto, si te sientes más cómoda usando su edad corregida con extraños, hazlo. Y ciertamente debes hacerlo al evaluar los progresos en el desarrollo de tu bebé.

En vez de buscar comportamientos específicos de tu bebé en momentos determinados, relájate y disfruta de sus progresos según se vayan produciendo, brindándole el apoyo necesario. Si sonríe y hace arrullos, sonríele y arrúllalo también. Si intenta alcanzar objetos, dale la oportunidad de practicar esa habilidad. Cuando se pueda sentar con apoyo, siéntalo en diferentes ambientes por un momento cada día. Pero ten siempre en cuenta su edad corregida y no lo precipites ni lo presiones.

Usa los consejos de este libro para estimular al bebé (páginas 268, 408, 561), adecuándolos al comportamiento de tu bebé en vez de a su edad, y detente cuando él te dé a entender que ya ha tenido suficiente. Además, puedes estimular su desarrollo motor colocándolo boca abajo, mirando hacia la sala en vez de la pared, tanto y cuanto lo tolere, pero sólo bajo cuidadosa supervisión. Como los prematuros y los bebés de bajo peso al nacer pasan la mayor parte de sus primeras semanas –a veces meses– acostados de espalda en incubadoras, a menudo se resisten a la posición "de barriga para jugar", pero es necesaria para fortalecer los brazos y el cuello.

Si, por supuesto, tu bebé está muy por detrás de su desarrollo aun después de tener en cuenta su condición prematura, y si parece permanecer de esa manera, lee la página 527 y consulta al médico.

ASIENTOS INFANTILES PARA EL AUTO

"Mi recién nacida parece demasiado pequeña para el asiento infantil en el auto. ¿No estaría más segura en mis brazos?".

No sólo es inseguro sino también ilegal que un bebé (ya sea prematuro o nacido a término) viaje en los brazos de alguien en vez de una silla infantil. Todos los bebés, no importa lo pequeños que sean, deben ser amarrados firmemente de manera eficiente y segura cada vez que estén en un vehículo en movimiento. Pero los padres de los bebés de bajo peso al nacer encuentran que sus hijos particularmente diminutos parecen perderse en un asiento infantil regular que se coloca mirando hacia atrás. La AAP recomienda lo siguiente cuando escojas y uses un asiento infantil para tu prematuro:

◆ Elige un asiento infantil que se adapte a tu hija. Busca los que tengan menos de 5 ½ pulgadas desde la correa de la entrepierna hasta el respaldo del asiento. Esto ayudará a mantener a tu hijita en posición. También busca uno que mida menos de 10 pulgadas desde la posición más baja de la correa del arnés hasta la parte inferior del asiento, para que el arnés no cruce por encima de las orejas de tu pequeña.

◆ Adáptalo todavía más. Enrolla una toalla o manta pequeña de modo que acolche el asiento y los costados de su cabecita, o compra un cabezal diseñado para asientos infantiles. Si queda una brecha grande entre el cuerpo de tu pequeña y el arnés, usa una toalla o manta enrollada como relleno. Pero no la coloques *debajo* de tu hijita.

Algunos bebés prematuros tienen dificultades para respirar en la posición que requiere el asiento infantil. Un estudio ha demostrado que estos bebés pueden experimentar un suministro menor de oxígeno mientras viajan en un asiento infantil, y que este déficit podría durar hasta treinta minutos o más después del viaje. Algunos también podrían experimentar períodos breves de apnea (cese de la respiración) en los asientos para automóvil. Pide que tu pequeña sea observada y vigilada en el asiento del auto por personal del hospital antes de llevarla a casa. En el pasado, se aconsejaba que los bebés que presentaban problemas en un asiento infantil para auto usaran camas o asientos planos para automóvil a prueba de choques. En estos días, sin embargo, los médicos ya no los recomiendan porque no parecen beneficiar mucho la respiración de los bebés. En cambio, si tu niña experimenta problemas de respiración en un asiento infantil, es mejor limitar la cantidad de viajes en auto con ella durante su primer o segundo mes en casa, especialmente si ha tenido episodios anteriores de apnea. O pídele al pediatra que controle su respiración cuando esté en un

CONSEJOS DE CUIDADOS EN EL HOGAR PARA LOS BEBÉS PREMATUROS

Incluso cuando alcanzan la edad de los bebés nacidos a término, los prematuros siguen necesitando alguna atención especial. Mientras te preparas para llevar a tu bebé a casa, ten en cuenta los siguientes consejos:

◆ Lee los capítulos mes a mes de este libro. Se aplican a tu bebé prematuro tanto como al nacido a término. Pero recuerda hacer los ajustes según la edad corregida de tu hijo.

◆ Mantén tu hogar más cálido que de costumbre, unos 72°F más o menos, durante las primeras semanas en que tu bebé esté en casa. El mecanismo de regulación de la temperatura normalmente funciona en los bebés prematuros para cuando los llevan a sus casas, pero debido a su pequeño tamaño y mayor superficie de piel en relación con la grasa, podrían tener dificultades para sentirse cómodos sin un poquito de ayuda. Además, tener que gastar muchas calorías para mantenerse templado podría interferir con el aumento de peso. Si tu bebé parece inusualmente quisquilloso, controla la temperatura de su habitación para comprobar si está suficientemente cálida. Siéntele los brazos, las piernas o la nuca para estar segura de que la habitación no está muy fría. Sin embargo, no sobrecalientes la habitación.

◆ Compra pañales para bebés prematuros, si es necesario. También puedes comprar ropa en tallas para prematuros, pero no demasiada porque antes de que te des cuenta le quedará chica.

◆ Esteriliza los biberones, si se los das, hirviéndolos antes del primer uso y lavándolos en un lavaplatos con agua caliente después de cada alimentación. Aunque podría ser una precaución innecesaria para un bebé nacido a término, es oportuna para los prematuros, que son más susceptibles a una infección. Sigue esterilizando los biberones durante algunos meses, o hasta que el pediatra te dé el visto bueno para dejar de hacerlo.

◆ Alimenta a tu bebé con frecuencia, aunque te parezca que pasas la mayor parte de tu tiempo amamantándolo o dándole el biberón. Los prematuros tienen estómagos muy pequeños, y podrían necesitar llenarlos tan seguido como cada dos horas. También podrían no ser capaces de succionar con la misma eficiencia que los bebés a término, y por eso podrían tardar más –a veces hasta una hora– para beber lo que necesitan. No apresures las alimentaciones.

◆ Pregúntale al pediatra si tu bebé necesita un suplemento multivitamínico. Los bebés prematuros pueden correr un mayor riesgo de déficit de vitamina que los nacidos a término y podrían necesitar esta cuota adicional.

◆ No empieces a darle sólidos hasta que el médico te autorice. Por lo general, a un bebé prematuro se le comienza a dar sólidos cuando alcanza un peso de 13 a 15 libras, cuando consume más de 32 onzas de fórmula diaria durante por lo menos una semana, y/o cuando su edad corregida es de seis meses. A veces, cuando un bebé no se satisface sólo con fórmula o leche materna, podría empezar a consumir alimentos sólidos a los cuatro meses (edad corregida).

◆ Relájate. Sin dudas, tu bebé ha pasado por mucho… al igual que tú. Pero una vez que está en casa, y que has tomado las precauciones antes mencionadas, trata de dejar la experiencia atrás. Aunque sientas el impulso incontenible de sobreprotegerlo, dedícate en cambio a tratar a tu bebé como el niño normal y saludable que es ahora.

asiento infantil regular, al menos por un momento, para comprobar si experimenta alguna dificultad.

Los mismos problemas de respiración podrían ocurrir en niños prematuros en sillas infantiles y en columpios para bebés, por lo tanto, no los uses sin la aprobación médica.

SENTIMIENTO DE CULPA

"Sé que no fui suficientemente cuidadosa durante mi embarazo como debí haber sido. Y a pesar de que el médico dijo que probablemente no fue mi culpa, no puedo dejar de culparme a mí misma de que mi bebé haya nacido tan pronto".

Probablemente no hay una sola madre de un bebé prematuro que no mire hacia atrás y lamente algo que hizo durante su embarazo, que podría haber hecho mejor... algo que teme puede haber contribuido a la pronta llegada de su bebé.

Esos sentimientos de remordimiento son normales, pero no productivos. Además, es casi imposible saber con certeza cuáles fueron los factores responsables por la pronta llegada de tu bebé. En muchos casos, lo que una madre hizo o dejó de hacer durante su embarazo no tiene ningún impacto (ninguna embarazada hace todo bien). Incluso si estás segura de que tu comportamiento o estilo de vida desempeñó un papel, la asignación de culpa no va a ayudar a tu bebé. Lo que tu bebé necesita ahora es una madre fuerte, amorosa y solidaria, y no una que está paralizada por los sentimientos de culpa.

Lee el capítulo 21, que trata sobre los recién nacidos con necesidades especiales, para sugerencias acerca de cómo lidiar con tus sentimientos de culpa, enojo y frustración. También podría ayudarte hablar con otras madres y padres de prematuros. Te darás cuenta de que ellos comparten muchos de tus sentimientos. Algunos hospitales tienen grupos de apoyo para padres y madres; otros consideran que es mejor que consulten al personal médico que a otros padres y madres. Haz lo que te parezca mejor para ti.

Todo acerca de: LOS PROBLEMAS DE SALUD COMUNES EN LOS BEBÉS CON BAJO PESO AL NACER

Ser prematuro representa un riesgo. Los diminutos organismos no están completamente maduros; muchos sistemas (respiratorio, digestivo, y el que regula el calor, por ejemplo), no están operando a pleno todavía, por lo tanto no es de sorprender que aumente el riesgo de enfermedades neonatales. A medida que mejora la tecnología para mantenerlos vivos, más atención se presta a esas condiciones comunes de los prematuros, y cada vez más el resultado es un tratamiento completamente exitoso (nuevos tratamientos se están desarrollando casi a diario y por eso podrían no estar detallados aquí, así que pregúntale al neonatólogo o pediatra sobre recientes avances). Los problemas médicos que frecuentemente complican la vida de los recién nacidos prematuros incluyen:

Síndrome de dificultad respiratoria (RDS, por sus siglas en inglés).

Debido a la falta de desarrollo, los pulmones del prematuro suelen carecer de surfactante pulmonar, una sustancia similar a un detergente que impide que los alvéolos colapsen. Sin surfactante, los diminutos alvéolos se desinflan como globos sin aire con cada espiración, obligando al bebé a esforzarse cada vez más para respirar. Los bebés que han experimentado un fuerte estrés en el útero, por lo general durante el trabajo de parto y el alumbramiento, tienen menor probabilidad de carecer del surfactante, ya que el estrés parece acelerar la maduración pulmonar.

RDS, la enfermedad pulmonar más común entre los recién nacidos prematuros, solía ser fatal, pero actualmente sobrevive más del 80% de los bebés que la padece, gracias a una mayor comprensión del síndrome y nuevas formas de tratamiento. Se suministra oxígeno adicional al bebé a través de una campana plástica de oxígeno, o a través de un tratamiento llamado presión positiva continua de las vías respiratorias (CPAP, por sus siglas en inglés), administrado por medio de tubos dentro de la nariz o la boca. La presión continua impide que los pulmones colapsen hasta que el organismo empieza a producir suficiente surfactante, normalmente, de tres a cinco días. Para un RDS serio, se usa un tubo respiratorio y se conecta al bebé a un respirador. Luego se administra surfactante directamente a los pulmones del bebé, por medio del tubo respiratorio. A veces, cuando el bajo desarrollo pulmonar es detectado en el útero, es posible prevenir totalmente el síndrome de dificultad respiratoria, administrando a la madre una hormona para acelerar la maduración pulmonar y la producción de surfactante antes del nacimiento.

Un caso leve de RDS suele durar la primera semana de vida, aunque si el bebé está conectado a un respirador, la recuperación puede ser mucho más lenta. Los bebés con casos graves de RDS podrían correr mayor riesgo de resfríos o enfermedades respiratorias durante sus dos primeros años de vida, una mayor probabilidad de resuello o dolencias asmáticas durante la infancia y de ser hospitalizados en sus dos primeros años.

Displasia broncopulmonar (BPD, por sus siglas en inglés).

En algunos bebés, especialmente los nacidos muy pequeños, la administración prolongada de oxígeno y la ventilación mecánica parecen combinarse con la falta de desarrollo pulmonar para causar displasia broncopulmonar o enfermedad pulmonar crónica. Esta condición, producida por una lesión pulmonar, suele diagnosticarse cuando un recién nacido todavía requiere un aumento de los niveles de oxígeno después de alcanzar las treinta y seis semanas de gestación. Los cambios pulmonares específicos se observan en las radiografías y estos bebés suelen aumentar de peso lentamente y ser susceptibles a episodios de apnea. El tratamiento de BPD incluye oxígeno adicional; una ventilación mecánica continua; medicamentos como broncodilatadores (para ayudar a abrir las vías respiratorias) o esteroides (para reducir la inflamación); limitación de líquidos o administración de diuréticos (para reducir el líquido); vacunas para el virus respiratorio sincitial y la gripe. Las investigaciones sugieren que el óxido nítrico también puede ser útil. Algunos bebés requerirán oxígeno en el hogar, y todos necesitan un consumo rico en calorías para promover el crecimiento. A menudo, esta condición es superada cuando los pulmones maduran, aunque los bebés con BPD podrían correr mayor riesgo de infecciones y enfermedades respiratorias.

Apnea del prematuro.

Aunque la apnea, períodos del cese de la respiración, puede ocurrir en cualquier recién nacido, este problema es mucho más común entre los bebés prematuros. La apnea del prematuro ocurre cuando los sistemas respiratorio y nervioso aún no desarrollados causan que la respiración se detenga por breves períodos. Se diagnostica cuando un bebé tiene períodos que duran más de veinte segundos o que son más breves, pero están asociados a bradicardia, la disminución del ritmo cardíaco. También se considera apnea si el cese de la respiración está asociado a un cambio de color del bebé a pálido, púrpura o azul. Casi todos los bebés nacidos a las treinta semanas o antes experimentan apnea.

La apnea se trata estimulando al bebé para que vuelva a respirar, frotándole o dándole palmadas en la piel, administrándole medicamentos (como cafeína o teofilina), o usando la presión positiva continua de las vías respiratorias (CPAP), en la cual el oxígeno es suministrado a presión a través de tubos pequeños dentro de la nariz del bebé. Muchos bebés superarán la apnea al cumplir las trenta y seis semanas de gestación. A veces, será necesario un seguimiento en el hogar, aunque la mayoría de los bebés deja de mostrar signos de apnea diez semanas después de la fecha original de parto. La apnea en los prematuros no está vinculada al síndrome de muerte súbita infantil. Si un bebé presenta pausas en su respiración después de que desaparece la apnea, no se le considera apnea del prematuro y lo más probable es que se deba a algún otro problema.

Conducto arterial persistente. Mientras el bebé todavía está en el útero, hay un conducto que conecta la aorta (la arteria por la cual la sangre del corazón es enviada al resto del cuerpo) con la arteria pulmonar izquierda (la que conduce a los pulmones) llamado conducto arterial. Este conducto desvía la sangre de los pulmones que no funcionan y se mantiene abierto durante la gestación debido a los altos niveles en la sangre de prostaglandina E (uno de un grupo de ácidos

grasos producidos por el organismo). Normalmente, los niveles de prostaglandina E caen al nacer, y el conducto comienza a cerrarse en unas pocas horas. Pero aproximadamente en la mitad de los bebés prematuros muy pequeños (los que pesan 3 libras y 5 onzas) y en algunos bebés más grandes, los niveles de prostaglandina E no bajan y el conducto permanece abierto o "persiste". En muchos casos no hay síntomas, excepto un soplo en el corazón y falta de aliento debido al esfuerzo y/o coloración azulada en los labios, y el conducto se cierra por sí solo poco después del nacimiento. Sin embargo, de vez en cuando ocurren complicaciones serias. El tratamiento con medicamentos anti prostaglandina (indometacina) suele tener éxito para cerrar el conducto; cuando no lo hace, por lo general se logra a través de cirugía.

Retinopatía del prematuro (ROP, por sus siglas en inglés). Esta condición, causada por un crecimiento anormal de los vasos sanguíneos en el ojo de un bebé, afecta al 85% de los nacidos antes de las veintiocho semanas. Aunque los bebés nacidos entre las veintiocho y treinta y cuatro semanas también están en riesgo (aunque en menor porcentaje), normalmente sólo los prematuros más pequeñitos, sin importar su edad gestacional, corren el riesgo más alto. Alguna vez se pensó que era causada por la administración excesiva de oxígeno, pero ahora se sabe que un alto nivel de oxígeno es sólo uno de los factores que intervienen, y los médicos todavía están tratando de determinar qué otros factores podrían contribuir a la ROP. Un seguimiento atento de los gases contenidos en la sangre arterial del bebé cuando recibe terapia de oxígeno es ahora un procedimiento de rutina y parece ayudar a disminuir el riesgo de ROP.

Debido a que la retinopatía puede conducir a cicatrices y distorsión de la retina, mayor riesgo de miopía, ambliopía, movimientos involuntarios del ojo (nistagmo) e incluso ceguera, un recién nacido con ROP tendrá que ser examinado por un oftalmólogo pediátrico. Los bebés con retinopatía grave podrían requerir tratamiento para detener la progresión de los vasos anormales. Con tratamiento, el revestimiento interior del ojo en los extremos de estos vasos se destruye para impedir que el crecimiento anormal de los vasos sanguíneos continúe.

Hemorragia intraventricular (IVH, por sus siglas en inglés). La IVH, o sangrado en el cerebro, es extremadamente común entre los bebés prematuros debido a que los vasos en sus cerebros en desarrollo son muy frágiles y pueden sangrar fácilmente. La hemorragia intraventricular afecta del 15% al 20% de los prematuros que pesan menos de 3 libras, 5 onzas, por lo general, dentro de las primeras setenta y dos horas de vida. Las hemorragias más graves (que se dan sólo en el 5% al 10% de los bebés extremadamente prematuros), requieren una estrecha vigilancia para corregir cualquier otro problema que se desarrolle, como por ejemplo, hidrocefalia (bloqueo del líquido cefalorraquídeo). Hasta que estas hemorragias llegan a su fin, generalmente se realizan ultrasonidos de seguimiento. Los bebés con grados de hemorragias más serios también corren mayor riesgo de sufrir convulsiones de inmediato, y discapacidades más adelante. No existe un tratamiento específico para IVH. La cirugía no previene ni cura la hemorragia. En los casos leves (como la mayoría de los casos), la sangre es absorbida por el organismo. Por lo general, el seguimiento posterior con ultrasonidos es normal y el desarrollo del bebé es normal para un prematuro.

Enterocolitis necrosante (NEC, por sus siglas en inglés). La NEC es una inflamación de los intestinos que no se produce hasta que ha comenzado la alimentación. Se desconoce la causa, pero como mientras más prematuro el bebé mayor es el riesgo de NEC, los médicos especulan que los intestinos de los muy prematuros no se desarrollan lo suficiente como para controlar completamente la digestión. Los bebés que se alimentan con leche materna desarrollan esta condición con menor frecuencia que los alimentados con fórmula. Los síntomas de esta enfermedad intestinal grave incluyen distensión abdominal, vómito bilioso, apnea y sangre en la caquita. Un bebé con enterocolitis necrosante suele recibir alimentación intravenosa y antibióticos. Si hay un deterioro grave del intestino, se suele practicar cirugía para remover la porción dañada.

Anemia. Muchos bebés prematuros desarrollan anemia (insuficiencia de glóbulos rojos) porque sus glóbulos rojos (al igual que los de todos los bebés) tienen una vida más corta que los glóbulos rojos de los adultos (esto podría intensificarse si el tipo de sangre del bebé es diferente del de la madre), producen pocas células nuevas de glóbulos rojos en las primeras semanas de vida (como todos los recién nacidos), y las muestras de sangre frecuentes que deben tomarse al bebé para las necesarias pruebas de laboratorio dificultan que dichos glóbulos rojos se repongan. Una anemia leve podría no necesitar tratamiento si el número de glóbulos rojos es suficiente para transportar oxígeno y satisfacer así las necesidades del bebé. La anemia grave suele ser tratada dando al bebé una transfusión de sangre. Como los prematuros, sean anémicos o no, nacen con bajos niveles de hierro, generalmente reciben suplementos de hierro para ayudarles a constituir las reservas necesarias para producir células de glóbulos rojos.

Infección. Los bebés prematuros son muy vulnerables a una serie de infecciones debido a que nacen antes que los anti-

DE VUELTA AL HOSPITAL

Felizmente, casi todos los bebés prematuros que salen del hospital a su casa se quedan en su hogar. Pero a veces, un prematuro debe volver al hospital durante el primer año, por lo general para el tratamiento de una enfermedad respiratoria o por deshidratación. Cuando esto ocurre, resulta particularmente duro para los padres, que se han estado esforzando por olvidar el período vivido en la unidad de cuidados intensivos neonatales para iniciar una vida normal con sus bebés. Cuando el bebé debe regresar al hospital vuelven los recuerdos y las emociones, desde el sentimiento de culpa ("¿qué hice mal?") hasta el temor y el pánico ("¿qué pasa si mi bebé se agrava?"). Después de haber tenido a tu bebé en tu casa y bajo tu cuidado, podrías sentir como que has vuelto a perder el control.

Trata de recordar que la re-hospitalización normalmente no dura mucho y que, al igual que cuando tu bebé estaba en la NICU como recién nacido, la nueva estada en el hospital (esta vez probablemente en la unidad de cuidado pediátrico intensivo, o PICU, por sus siglas en inglés) también llegará a su fin, en cuyo caso podrás volver a llevarlo al hogar y, esta vez, ojalá, definitivamente.

---

cuerpos de la madre les sean traspasados, lo que normalmente se produce hacia el final del embarazo. Los prematuros tienen además un sistema inmunológico aún no desarrollado, lo que les dificulta combatir los gérmenes, incluyendo los que son introducidos por tubos de alimentación, IV y exámenes de sangre. Entre las infecciones más comunes se encuentran neumonía, infecciones urinarias, sepsis (infección del cuerpo o de la sangre) y meningitis. Los bebés cuyas muestras de sangre, orina o líquido cefalorraquídeo dan indicios de infección son tratados con antibióticos IV.

Ictericia. Los bebés prematuros son mucho más propensos a desarrollar ictericia que los nacidos a término. Además, sus niveles de bilirrubina (la medida de la ictericia) suelen ser mayores y la ictericia dura más. Consulta sobre esta condición en la página 142.

Hipoglucemia. El bajo nivel de azúcar en la sangre de un bebé a menudo no es reconocido ni tratado, porque podría no presentar síntomas o no ser claros. En consecuencia, puede conducir a complicaciones serias tales como daño cerebral. Es un problema que se da con mayor frecuencia entre múltiples, cuando el bebé más pequeño pesa menos de 4 ½ libras, y en los bebés de madres diabéticas (que por lo general tienen un alto peso al nacer en vez de bajo). La hipoglucemia se controla rutinariamente durante las primeras veinticuatro a cuarenta y ocho horas y, si se detecta, se inicia de inmediato un tratamiento para normalizar los niveles de azúcar.

Presión arterial baja. Esta condición es común en los prematuros después de nacer debido a la pérdida de sangre antes o durante el parto, la pérdida de líquidos después del parto, una infección o los medicamentos dados a la madre antes de dar a luz. La presión arterial baja también suele ser acompañada del síndrome de dificultad respiratoria. Se trata mediante el aumento de líquidos, dando medicamentos al bebé para aumentar la presión, o a través de una transfusión de sangre, si es necesario.

◆ ◆ ◆

El bebé con necesidades especiales

Después de nueve meses esperando tener un bebé perfectamente sano, puede ser devastador dar a luz a un niño con necesidades especiales. Y si la condición no fue detectada antes de nacer, el impacto puede agravar los sentimientos de dolor y decepción. Aunque te sientas desesperada e impotente al descubrir que tu bebé ha nacido con un defecto o una enfermedad crónica, podría ayudarte saber que, con el tiempo, dichos sentimientos irán desapareciendo. A medida que vas aprendiendo a lidiar con las complejidades de tener un hijo con necesidades especiales, lograrás ir más allá de los problemas que afectan al bebé... un bebé que necesita, sobre todo, lo que cada niño necesita: amor y cuidado.

Ten en cuenta, además, que la tecnología médica ha hecho enormes progresos para ayudar a mejorar el pronóstico de dichos bebés. En muchos casos, un trastorno de nacimiento –incluso uno que parece tan aterrador al principio– se corrige con relativa facilidad por medio de cirugía, medicamentos, terapia física u otro tratamiento. En otros casos, la condición y las perspectivas para el bebé pueden mejorar en gran medida. Y en algunos otros, aprender a vivir con la discapacidad del bebé –en vez de superarla– se convierte en el principal objetivo. Aun así, los padres suelen descubrir que criar a un niño con necesidades especiales añade una nueva dimensión a sus vidas: inicialmente un desafío, en última instancia una experiencia enriquecedora. Aunque cuidar de estos bebés puede requerir un doble esfuerzo, también puede traer el doble de recompensas. A medida que pasa el tiempo, los padres suelen descubrir que sus bebés, además de enseñarles sobre el dolor, también les enseñan mucho acerca del amor.

Mientras gran parte de la información general en este libro es útil para los padres de los niños con defectos de nacimiento, este capítulo aborda algunos de los ajustes y las decisiones que son exclusivos de su situación. Si tu bebé también fue prematuro, será útil leer el capítulo 20.

La alimentación de tu bebé:
¿UNA DIETA PUEDE MARCAR LA DIFERENCIA?

Todos los padres quieren que sus hijos, discapacitados o no, sean lo mejor que puedan llegar a ser. Garantizar la mejor nutrición, desde el nacimiento, es una forma de ayudar a los niños a desarrollar su mayor potencial, sea cual sea ese potencial. Aunque una buena dieta no puede cambiar el hecho de que un niño tenga un defecto de nacimiento, o incluso no pueda mejorar su condición, podría tener un impacto sobre la salud en general y afectar su comportamiento, capacidad de aprendizaje y desarrollo. Sin embargo, no hay evidencias de que una manipulación dietética (dando una dieta especial, por ejemplo, o fuertes dosis de vitaminas), pueda mejorar significativamente la condición médica de un niño con un defecto de nacimiento, excepto en los casos en que el defecto está relacionado con la dieta.

Para el niño sin necesidades dietéticas especiales, la mejor nutrición comienza con la leche materna, cuando sea posible, o con fórmula infantil comercial, y después la Dieta del primer año; consulta la página 352.

Lo que podrías estar preguntándote

SENTIRSE RESPONSABLE

"Nuestro médico nos acaba de decir que nuestro bebé tiene un defecto de nacimiento. No puedo dejar de sentir que de alguna manera soy responsable… que podría haber hecho algo para prevenir su problema".

A menudo, los padres se sienten responsables de las cosas malas que les ocurren a sus hijos; incluso una caída causada por la natural torpeza de un bebé puede hacer que sus padres se culpen a sí mismos ("¿por qué no lo vigilamos mejor?"). Cuando un niño nace con un defecto de nacimiento, la culpa puede ser abrumadora y debilitante. Pero dichos trastornos rara vez son causados por algo que haya hecho la madre o el padre, y el sentimiento de culpa persistente puede impedir que te conectes afectivamente con el bebé y que lo cuides. Aceptar que la causa estuvo fuera de tu control puede ayudarte a comenzar el proceso para llegar a aceptar la discapacidad de tu bebé, un proceso que debe comenzar antes de que puedas empezar a aprender a vivir con tu recién nacido y a amarlo.

Habla con los médicos de tu bebé para mayor tranquilidad. Si eso no resulta suficiente para superar tu sentimiento de culpa, trata de hablar con otras madres y padres que han pasado por la misma situación. Pregunta en el hospital si hay grupos de apoyo en tu área, o conversa en línea con otras madres y padres que tengan bebés con la misma discapacidad. Pronto te darás cuenta de que los sentimientos que estás experimentando los tienen prácticamente todas las madres y padres de los niños con necesidades especiales. Comprobar que no estás sola te puede ayudar enormemente.

CUANDO LA CULPA ES REAL

De vez en cuando, como en el caso del síndrome de alcoholismo fetal, el desarrollo de un defecto de nacimiento puede atribuirse a las acciones de la madre, haciendo que la culpa que cargan casi todos los padres de bebés con defectos de nacimiento sea aún más difícil de manejar. Sin embargo, es importante recordar que el alcoholismo es una enfermedad tal como puede ser la diabetes, y que las madres alcohólicas beben no porque quieren lastimar a sus bebés sino porque la enfermedad las controla. Si el defecto de tu recién nacido se puede atribuir a este problema, busca ayuda profesional ahora para hacerle frente y evitar cualquier impacto negativo en el bebé y en los que puedas tener en el futuro.

También es importante tener en cuenta que aun cuando la culpa tiene fundamento, no favorece a nadie y menos a tu bebé. En vez de gastar energía emocional culpándote a ti misma, concéntrate en los pasos positivos que puedes tomar para dar a tu bebé y a tu familia el mejor futuro posible.

SENTIR ENOJO CON TODOS

"Desde que di a luz a mi hija, que nació con Síndrome de Down, he estado enojada con todo el mundo: los doctores, mi marido, mis padres, otros padres con bebés normales e, incluso, con mi recién nacida".

¿Por qué no habrías de estar enojada? Tus sueños de nueve meses, o quizás más, se han visto destrozados. Miras alrededor a amigos, vecinos, parientes, desconocidos en el supermercado con sus bebés normales, y piensas con amargura "¿por qué yo no?". El hecho de que plantear esta pregunta no te da ninguna respuesta satisfactoria, sólo aumenta tu frustración. Es posible que estés enojada con el doctor que atendió el parto (aunque no haya tenido ninguna culpa), con tu marido (también sin motivo lógico) e incluso con tus otros hijos.

Acepta ese enojo como algo normal, pero también reconoce que, al igual que la culpa, no es una emoción especialmente productiva. Estar enojada resta mucha energía... energía que realmente deberías centrar en tu hijita y sus necesidades. No puedes cambiar el pasado, pero puedes marcar una enorme diferencia en el futuro de tu niña.

NO AMAS AL BEBÉ

"Ha pasado casi un mes desde que nuestra hija nació con un defecto de nacimiento, y todavía no siento apego a ella. Me pregunto si alguna vez lo sentiré".

Como crear lazos afectivos es un proceso gradual, incluso los padres de bebés sin problemas suelen demorar meses antes de sentirse realmente cercanos a sus recién nacidos. Para los padres de niños con discapacidades, que deben abandonar la idea del bebé idealizado que esperaban antes de poder abrir su corazón al que han tenido en realidad, comprensiblemente el proceso es aún más gradual. Y al igual que con los padres de los bebés sin complicaciones, aprender a conocer a tu recién nacida es el primer paso para aprender a amarla. Para lograrlo, actúa con ella como lo harías con cualquier recién nacido: cantándole canciones de cuna, acunándola, acariciándola y besándola. No sólo te ayudará a sentirte más cerca de ella, sino también te permitirá ver más allá de su defecto de nacimiento para descubrir sus cualidades entrañables (todos los bebés las tienen).

Hablar con otras madres y padres de bebés con un defecto semejante te ayudará a comprender que tus sentimientos son completamente normales y, sin duda, pasajeros. Si no te sientes más cercana a tu hija a medida que pasa el tiempo, busca asesoría de alguien experimentado en el trabajo con padres de niños con defectos de nacimiento o únete a un grupo de apoyo. Tu médico u hospital podrían indicarte dónde.

"Los médicos nos dicen que nuestro bebé tal vez no sobreviva, y por eso tenemos miedo de apegarnos demasiado a él".

Los padres de los bebés cuyas vidas están en peligro, ya sea porque son muy pequeños o están muy enfermos, suelen compartir este temor de amar y perder, y consciente o inconscientemente, evitan crear lazos con sus recién nacidos. En general, sin embargo, los padres que se deciden a conocer a sus bebés gravemente enfermos, aunque sea a través de las ventanillas de una incubadora, tienen menos dificultades para sobrellevar la situación si sus bebés no sobreviven que quienes mantienen una distancia física y emocional, quizás porque están mejor preparados para el duelo. Pero, sobre todo, el mejor motivo para inundar de amor a tu recién nacido gravemente enfermo es que le darás, en cierto sentido, una razón para vivir. El amor de sus padres puede tener un impacto significativo en la voluntad de un bebé para sobrevivir y podría llegar a ayudarlo a salir adelante.

QUÉ DECIR A LOS DEMÁS

"El defecto de nacimiento de nuestro bebé es muy evidente. La gente no sabe qué decirme cuando lo ve, y yo tampoco sé qué decirles a ellos".

Incluso las personas que nunca se quedan sin palabras, a menudo no saben qué decir cuando se enfrentan a un niño con un defecto de nacimiento. Quieren decir lo correcto, pero no saben qué es lo correcto en ese caso. Desean ser amables y dar su apoyo, pero tampoco saben cómo hacerlo. Quieren felicitarte por el nacimiento de tu bebé, pero sienten que darte las condolencias sería casi más adecuado. Tú puedes ayudarlos a ellos y a ti misma, reconociendo su incomodidad, abriendo el camino para que puedan expresar sus sentimientos. Si te sientes capaz, diles que comprendes que se sientan incómodos, que la mayoría se siente así al principio, y que eso es perfectamente natural. Más allá de eso, todo lo que un amigo casual necesita saber es que a pesar de que tu recién nacido tiene un defecto de nacimiento, es tu bebé, lo amas y vas a tratarlo con la mayor normalidad como sea posible, y que esperas que los demás hagan lo mismo.

Por supuesto, este es un enfoque racional de la situación y quizás no te sientas racional al principio. Es posible que desees evitar las miradas extrañas, y a veces incluso a familiares y amistades bien intencionados (o arremeter ante comentarios irreflexivos o indiscretos). No seas demasiado dura contigo misma si al principio te sientes muy molesta como para tranquilizar a los demás. Con tiempo y, si es necesario, una terapia individual o terapia de grupo o apoyo, estarás en mejores condiciones de lidiar con la situación.

Las amistades y familiares que estarán en un contacto más estrecho y frecuente con tu bebé, obviamente necesitarán saber más. Además de animarles a que sean abiertos acerca de sus sentimientos, deberán ser educados sobre los problemas y necesidades especiales de

CÓMO LIDIAR CON TUS SENTIMIENTOS

Quizás sientes culpa, rabia o frustración. Tal vez tienes dificultades para conectarte emocionalmente con tu bebé o con tu marido. Sea lo que sea, unirte a un grupo de apoyo con otras madres y padres que estén en tu misma situación te puede ayudar a ventilar tus sentimientos frente a otras personas que saben lo que estás sintiendo (consulta en Internet, averigua en el hospital, pregunta al pediatra). También puede ser de ayuda comunicarte con tu marido, que está pasando por lo mismo que tú, pero que podría enfrentarlo de manera diferente. Si esto no da resultado, busca ayuda profesional lo antes posible para impedir que tus sentimientos interfieran en tu relación con tu bebé, tu marido y tus otros hijos.

tu bebé. Dales material de lectura o sugiéreles páginas electrónicas que aborden los problemas médicos de tu recién nacido, pídele al médico del bebé que hable con ellos, estimúlalos a que hablen informalmente con otros familiares de niños con defectos de nacimiento, o remítelos a un grupo de apoyo. Inclúyelos en el cuidado de tu bebé: dales la oportunidad de tomarlo en brazos, cambiarle los pañales, bañarlo y jugar con él. Con el tiempo, ellos también llegarán a verlo como el adorable bebé que es.

A veces, los familiares cercanos, particularmente los abuelos, se sienten culpables ("¿acaso contribuí con algún gen defectuoso?") o enojados ("¿por qué no nos pudiste dar un nieto sano?"), o piensan que tienen todas las respuestas ("dale este alimento", "consulta a tal médico"). Si tus esfuerzos por incorporarlos a la vida de tu bebé y educarlos sobre su problema médico no les ayuda a superar esas actitudes, y si su actitud negativa sigue amenazando el delicado equilibrio de tu núcleo familiar, mantén abierta la comunicación, pero no permitas que sus problemas se conviertan en tu problema.

A pesar de tus mejores esfuerzos, siempre habrá gente que –simplemente porque no sabe cómo actuar–, hará comentarios crueles e insensibles, subestimará a tu bebé por ser diferente, y se sentirá incómoda a su alrededor. Habrá momentos en los que tanto tú como tu bebé se sentirán afectados por la intolerancia del resto. Aunque quieras educar a todo el mundo, no es posible. Deberás aprender a mantener la frente en alto y a ignorar a la gente de mente estrecha.

CÓMO MANEJAR LA SITUACIÓN

"Amamos a nuestra recién nacida, aun con todos sus problemas y la atención especial que requiere, pero con otro niño pequeño que cuidar en casa me siento totalmente abrumada e incapaz de lidiar con la situación".

Criar a un niño con un defecto de nacimiento puede ser agotador física y emocionalmente, aun para los padres que no tienen otros hijos en casa. Los consejos de los capítulos 23 y 24, que pueden ser de ayuda para cualquier padre y madre primerizos, también te pueden ayudar. Pero también necesitarás más:

Más pausas. Si eres madre de tiempo completo (como muchas madres de niños con discapacidades, que escogen posponer el regreso a su trabajo), tendrás que encontrar el modo de salir de la casa, apartándote del estrés de cuidar de tu bebé día y noche. Tómate por lo menos unas pocas horas a la semana (una o dos horas diarias sería mejor), dejando a tu hijita con un familiar, una amiga, una niñera de confianza o una enfermera pediátrica. O tómate tus descansos cuando tu marido llegue del trabajo cada día, y los fines de semana cuando él no esté trabajando (pero también traten de hacer una pausa juntos; una "cita nocturna" semanal es importante para todos los padres primerizos, pero esencial para los padres de un bebé con necesidades especiales). Almuerza con una amiga, acude al gimnasio, ve al cine, hazte el cabello o una limpieza facial, distráete en un centro comercial o haz lo que más te relaje y te dé un estímulo emocional. Si tienes otro hijo, intenta tomar algunas de tus pausas con él; ambos se beneficiarán con ese espacio de intimidad que se ha vuelto tan escaso.

Más descarga. No te guardes tus preocupaciones, temores, quejas. Ventílalos con tu marido, tus propios padres o hermanos, tu mejor amiga, tu médico, otros padres en tu misma situación, o un consejero profesional si es necesario. Es posible que al principio no te sientas preparada como para enfrentar un grupo de apoyo de padres de niños con problemas similares, pero podrías comprobar que resulta muy útil más adelante (no sólo en términos de apoyo emocional sino para consejos prácticos y logísticos). Los grupos de discusión en Internet, que te permiten buscar ese apoyo en cualquier momento del día o de la noche, podrían ser todavía más convenientes. Llevar un diario es otro modo de expresar tus sentimientos y enfrentar tus ansiedades. Anota los problemas y los progresos, lo que has hecho y lo que necesitas hacer. Ver tu vida reflejada en el papel puede ayudar a hacer que parezca más manejable.

Más ayuda. No puedes hacerlo sola. Si no puedes pagar ayuda para las tareas domésticas y el cuidado infantil, tendrás que depender de amigas y familiares mucho más que la mayoría. No necesitas sentirte culpable por ello, siempre y cuando no des por sentado su tiempo y energía entregados. Aunque podrías sentirte la única beneficiaria de su bondad, ellos también se benefician, tal vez aún más, ayudando.

OBTENER EL DIAGNÓSTICO CORRECTO

"Según el médico de la familia, nuestro bebé tiene un trastorno congénito muy grave. No puedo creerlo… todos en nuestra familia son muy saludables".

Las enfermedades graves, especialmente en nuestros hijos, son difíciles de aceptar. La primera reacción es casi siempre negarse a aceptar la realidad: te aferras a la esperanza de que alguien haya cometido una equivocación. El mejor modo de resolver tus dudas persistentes es verificar una vez más el diagnóstico. Después de todo, nadie es infalible. Por eso, si todavía no lo has hecho, haz que tu hijo sea examinado cuidadosamente por un neonatólogo experimentado (u otro sub-especialista pediátrico adecuado: genetista, neurólogo, cardiólogo, por ejemplo), familiarizado con la condición diagnosticada, y asegúrate de que le tomen todos los exámenes apropiados, tanto para verificar el diagnóstico como para descubrir cualquier otro problema que pueda existir. Puedes ayudar a garantizar un diagnóstico preciso, proporcionando toda la información posible sobre los antecedentes médicos de tu familia (incluyendo cualquier trastorno genético familiar), además de los ante-

APOYO INCONDICIONAL

Pocas personas saben qué hacer o decir cuando oyen que un familiar, una amiga, una vecina o una conocida han dado a luz a un bebé con un defecto de nacimiento, un niño gravemente enfermo o que muere al nacer o poco después. No existen respuestas estándar, ya que cada persona y situación es única. Pero en general, lo siguiente puede ser de ayuda:

Presta tu oído. No digas: "Sé cómo te sientes", a menos que tú hayas pasado por lo mismo. Tampoco digas: "Tienes que ser valiente" u otra frase hecha, por bien intencionada que sea. Los nuevos padres en crisis recibirán mucho asesoramiento de los profesionales. Lo que necesitan de ti es amor incondicional, apoyo inquebrantable y un oído dispuesto. Escucha lo que pasa por sus mentes y corazones, sin juzgarlos ni dar tu opinión. Deja que ventilen sus sentimientos, sean cuales sean (puedes esperar que estarán enojados en un momento, abatidos en otro) y solidariza con ellos. Ésta será la mejor terapia.

Infórmate. Si los padres parecen querer hablar sobre los problemas de su bebé, escúchalos. Pero si han contado la terrible historia demasiadas veces, infórmate de segunda o tercera mano a través de un familiar o amigo, para que no la tengan que volver a revivir. Para comprender mejor lo que están pasando, lee este capítulo (y, si es relevante, el anterior) y, si crees que la necesitas, obtén más información de *March of Dimes* u otra organización que lidie con la condición específica del bebé.

Usa el lenguaje corporal. A menudo, cuando faltan las palabras, un apretón de manos, un abrazo cariñoso, una mirada de solidaridad transmitirán el mensaje.

Mantén el contacto. Como no estás segura de qué hacer o decir, suele ser más fácil no hacer ni decir nada, evitando a la amiga que está atravesando una crisis. Quienes pasan por esas crisis casi siempre dicen: "Prefiero oír las palabras equivocadas que no oír ninguna". Por eso, mantén las llamadas telefónicas, las visitas y las invitaciones. Y aunque no deberías forzar tu compañía a alguien que prefiere sufrir en soledad, no abandones el contacto después de escuchar la frase "todavía no estamos listos". Vuelve a intentarlo.

Ayuda. Hay numerosas tareas de las que familiares y amigos pueden encargarse mientras los padres lamentan la pérdida de un bebé o lidian con un recién nacido hospitalizado o que necesita mucha atención. Cocínales, cuida a sus hijitos mayores, lávales la ropa, ofrécete a pasar la aspiradora, limpia o incluso quédate con el bebé una o dos horas si es posible. Sin duda, apreciarán cualquier cosa que hagas para aliviarles la carga.

---

cedentes de tu embarazo y comportamiento (incluyendo uso de tabaco, consumo de alcohol o drogas, medicinas tomadas, enfermedades, especialmente acompañadas de fiebre, etcétera). Tus respuestas sinceras, de hecho, podrían ayudar a un médico a determinar un diagnóstico esquivo.

Si el médico al que consultas coincide con el primero, puedes estar muy segura de que su diagnóstico es correcto,

y pasar de un médico a otro no cambiará los hechos. Aunque siempre existe una probabilidad en un millón de que aun varios médicos estén equivocados, es mucho más probable que en efecto exista un problema.

Ten la certeza de que comprendes claramente el diagnóstico. La primera vez que los médicos informan a los padres que su recién nacido tiene un defecto de nacimiento, es usual que la

LOS HECHOS DERECHOS

Internet se ha convertido en una fuente valiosa de información y apoyo para padres y madres, en especial de los niños con necesidades especiales. Sin tener que salir de sus hogares o incluso alejarse de sus bebés, los padres y madres que desean informarse sobre un defecto de nacimiento u otro problema de salud pueden acceder a cientos de fuentes de información. Los padres que anhelan la compañía de otras personas que los comprendan y solidaricen con ellos, pueden conectarse a chats, para compartir libremente experiencias y sentimientos. Por eso, no dudes en recurrir a Internet en busca de ayuda para enfrentar el problema de tu bebé. Pero ten en cuenta que hay mucha desinformación en la autopista de la información. Para comprobar que estás informándote bien, consulta siempre con un profesional médico antes de aceptar una información o considerar utilizarla en el cuidado de tu bebé.

mayoría de los detalles se evaporen de la mente en medio de una conmoción aplastante. Lo que oyen es "su hijo no es normal". Más allá de eso, todo se hace borroso. Por eso, solicita una segunda reunión con el médico cuando tengas la cabeza un poquito más despejada (no esperes que tus pensamientos estarán muy claros durante algún tiempo). Además de la información que recibes del médico y/o las enfermeras que cuidan de tu bebé, busca información en libros, de padres y madres en situaciones semejantes, y de organizaciones dedicadas a los niños con discapacidades y/o al problema particular de tu bebé (llama para pedir información o visita sus páginas electrónicas), en la sede local o nacional de *March of Dimes*, u otras fuentes enumeradas en la página 705. Sin embargo, no dependas de los consejos de familiares o amistades bien intencionados, pero poco informados, porque es probable que se basen más en la mitología que en la medicina.

Antes de llevar a tu bebé a casa, pregúntale al médico exactamente qué puedes esperar en términos de conducta, desarrollo, problemas médicos, y qué signos de advertencia necesitas tener en cuenta, como también qué pueden hacer tú y el resto de tu familia para ayudar a que tu bebé alcance su potencial. Toma notas para tenerlas a mano cuando lo lleves a casa.

ACEPTAR O NO EL TRATAMIENTO

"Nuestro bebé nació sin una parte de su cerebro. Los médicos dicen que no tiene probabilidad de sobrevivir, pero quieren operarlo para mantenerlo con vida un poquito más. No sabemos qué hacer".

Mientras la cuestión de si los bebés que no tienen ninguna esperanza de supervivencia a largo plazo deben o no ser tratados y mantenidos con soporte vital se ha convertido en un asunto ético para la sociedad, ahora es una cuestión dolorosamente personal para ti. Tu decisión es tan importante que, si es posible, no deberías tomarla sin conversar primero con tu familia, un consejero religioso, los médicos del bebé y el especialista en ética del hospital, si hay alguno. En muchos casos habrá tiempo para una decisión razonada. Incluso cuando no lo hay, y el tiempo es decisivo, normalmente existe la oportunidad de hablar con los médicos de tu bebé y, tal vez, con un capellán del hospital. Los médicos nor-

DÓNDE ACUDIR EN BUSCA DE AYUDA

¿Cómo encontrar las fuentes de información que te pueden ayudar a cuidar mejor de tu bebé? Las siguientes organizaciones son buenos lugares para comenzar:

◆ Instituto Nacional de Salud Infantil y Desarrollo Humano (*National Institute of Child Health and Human Development*)
31 Center Drive
Bethesda, MD 20892-2425
800-370-2943
www.nichd.nih.gov

◆ Centro Nacional de Información sobre la Salud (*National Health Information Center*, NHIC)
P.O. Box 1133
Washington, DC 20013-1133
800-336-4797
www.health.gov/nhic
(Puede suministrar los nombres de organizaciones dedicadas a trastornos específicos).

◆ Centro Nacional de Información para Niños con Discapacidades (*The National Dissemination Center for Children with Disabilities*)
1825 Connecticut Avenue NW, Suite 700
Washington, DC 20009
800-695-0285
www.nichcy.org/espanol/

◆ *March of Dimes*
914-997-4488
www.nacersano.org/

◆ *Clearinghouse on Disability Information*
550 12th Street SW, Room 5133
Washington, DC 20202-2550
202-245-7307

◆ *Birth Defect Research for Children, Inc.*
976 Lake Baldwin Lane, Suite 104
Orlando, FL 32814
407-895-0802
www.birthdefects.org

malmente podrán decirte qué calidad de vida puedes esperar para tu bebé si lo mantienen con vida, y si el tratamiento mejorará su calidad de vida o sólo prolongará el momento de su muerte. El capellán puede explicar el aspecto religioso y el experto en ética, tus derechos legales y responsabilidades, así como las cuestiones éticas. Para tomar una decisión, considera toda la información y los consejos que hayas recibido, pero haz lo que de corazón creas que es lo correcto, porque no importa cuál sea tu decisión, debe ser aquella con la que puedas vivir mejor.

En algunos casos, los padres de niños sin esperanza de sobrevivir han encontrado cierto consuelo donando algunos de los órganos de su bebé para salvar la vida de otro niño enfermo. Esto no siempre es factible –a veces por motivos médicos y otras por motivos legales–, pero pregúntales a las autoridades del hospital y al médico acerca de la posibilidad de donación de órganos si te interesa.

CÓMO BUSCAR EL MEJOR CUIDADO Y TRATAMIENTO

"Pese a sus discapacidades, estamos dispuestos a darle a nuestro bebé las mejores posibilidades que pueda tener en la vida. Pero no estamos seguros de cómo hacerlo".

Tu determinación para ayudar a tu hijo aumentará enormemente sus probabilidades de disfrutar de una vida productiva y satisfactoria. Pero hay mucho más que puedes hacer y mientras más pronto empieces, mejor. La mayoría de los bebés con defectos serios al nacer tiene su mejor comienzo en un centro médico especializado, pero a veces un hospital comunitario está equipado con una excelente Unidad de Terapia Intensiva Neonatal (NICU). Un hospital cerca de tu casa tiene la ventaja de permitirte visitas regulares, lo que a veces compensa la falta de sofisticación científica.

Independientemente de dónde traten a tu bebé, desearás que lo atienda un médico especializado en su defecto congénito en particular, aunque a menudo ese cuidado diario puede ser proporcionado por un pediatra local o el médico de familia bajo la supervisión del especialista. En el caso de defectos de nacimiento múltiples, lo mejor es un tratamiento en equipo. Este equipo podría incluir médicos de varias especialidades, sicólogos, fisioterapeutas, nutricionistas y trabajadores sociales como también un neonatólogo y, generalmente, el propio médico del bebé. Si no estás segura de cómo localizar a los especialistas adecuados, y el personal del hospital no te puede ayudar, ponte en contacto con March of Dimes o con las otras organizaciones de ayuda enumeradas en el recuadro en la página 705.

Aunque una excelente atención médica y, a menudo, una intervención educativa temprana será crucial para el desarrollo de tu bebé, en la mayoría de los casos el ambiente hogareño que establezcas será aún más importante para determinar qué tan bien estará preparado para la vida y si alcanzará o no su máximo potencial. La principal necesidad de muchos de los niños con defectos congénitos es ser tratados como otros niños: ser amados y alimentados, pero también ser disciplinados y que alcancen los estándares que se esperan de ellos (que, por supuesto, tengan en cuenta sus limitaciones individuales). Al igual que otros niños, necesitan sentirse bien consigo mismos; saber que cada progreso que logren, por pequeño que sea, será apreciado y aplaudido, y que no se espera que estén a la par del bebé del vecino, sino que estén a la altura de sus propias posibilidades.

Una amplia gama de terapias, así como ayuda de alta tecnología –desde juegos infantiles y juguetes adaptados hasta programas de computación de educación diferencial, implantes auditivos y dispositivos robóticos– están ahora disponibles para ayudar a tu bebé discapacitado a crecer, desarrollarse y disfrutar. Infórmate de estos avances con un miembro del equipo médico de tu hijo, o consulta a la organización adecuada.

EL EFECTO DEL BEBÉ EN LOS HERMANITOS

"Estamos preocupados por cómo nuestra hija de tres años enfrentará los cambios que un hermano con un defecto congénito traerá a su vida".

Compartir la casa con un hermano discapacitado sin duda traerá cambios en la vida de tu hija. Y debido a que la relación entre hermanos suele ser la más duradera en la familia, esos cambios seguirán afectándola no sólo mientras viva en tu hogar, sino mientras los dos estén vivos. La buena noticia es que los cambios pueden resultar ampliamente positivos –a la larga, incluso profundamente positivos– si tomas medidas ahora y durante la infancia de tu hija, no sólo para ayudarle a lidiar con el desafío de ser la hermana de un niño con necesidades especiales, sino para hacerle saber que ella también es especial. De hecho, tener un hermano discapacitado hace que los niños, en promedio, sean más pacientes y comprensivos, así como más propensos a llevarse bien con diferentes tipos de personas. Pero si no recibe ese apoyo necesario, el niño puede verse obligado a buscar la atención de sus padres de cualquier manera que pueda, poniéndolo en riesgo de una variedad de problemas emocionales y de conducta, desde sentirse desplazado y devaluado hasta convertirse en una persona huraña y agresiva, desarrollar síntomas sicosomáticos, o portarse mal o tener un pobre desempeño en la escuela.

Para asegurarte de que los cambios en la vida de tu hijita resulten mayormente positivos, ella necesitará:

◆ Mucho, mucho apoyo. La mayoría de los niños que tienen hermanos con necesidades especiales no necesitan terapia, sólo comprensión adicional. Gran parte del apoyo que necesitará tu hija puede y debe provenir de ti, en forma de amor incondicional en cuotas generosas. Pero también puede venir de otros niños que comprendan cómo se siente. Muchos hospitales y organizaciones patrocinan programas para hermanitos; consulta esta posibilidad en tu área. Este tipo de programas da a los pequeños una oportunidad de hablar sobre sus preocupaciones –e intercambiar historias y estrategias– en un ambiente seguro y solidario, además de darse cuenta de que no están solos.

◆ Los hechos, a su nivel de comprensión. A veces, los padres tratan de proteger a un hijo mayor, ocultándole los detalles sobre la condición médica del bebé o incluso evitando totalmente el tema. Como el imaginario siempre es peor que la realidad, al menos en las mentes de los niños pequeños, esto inevitablemente causa más daño emocional que otra cosa. Siéntate junto a tu hija y comparte con ella, a un nivel muy básico, los hechos acerca de la condición del nuevo bebé. Invítala a que haga pre-guntas y contéstalas honestamente, dándole tanta información como pida, pero no más de lo que ella pueda manejar. Busca libros orientados a niños que tienen hermanos con necesidades especiales para ayudar a reforzar los hechos, así como para hacerle saber que no está sola. Pero mientras le explicas lo que es diferente acerca de su nuevo hermano, no te olvides de señalar en lo que se parecen: que tiene los mismos ojos azules que ella, que le gusta ser acunado y mimado al igual que todos los bebés. También señálale las diferencias que nada tienen que ver con su defecto de nacimiento (por ejemplo, que tienen distinto color de pelo), para que aprenda que ser diferente no tiene nada de malo.

◆ Entender que no es culpa suya. Los niños pequeños, como son naturalmente egocéntricos, tienden a culparse a sí mismos por cualquier cosa que anda mal en su casa. Es importante comunicarle a tu hija, con palabras y acciones reconfortantes (por ejemplo, muchos besos y abrazos) que nadie tiene la culpa del defecto de nacimiento de su hermanito, y mucho menos ella.

◆ Saber que no tiene que ser perfecta. Algunos hermanitos mayores, cuando se enfrentan a tanta tensión en la casa, sienten que tienen que comportarse maravillosamente, para ser el hijo "perfecto", en compensación por el bebé que no lo es. Dejar que tu hija sepa que la aman de manera incondicional, tal como es, le ayudará a sentirse lo suficientemente segura como para ser ella misma.

◆ La oportunidad de desahogarse. Cada hermanito mayor tiene su cuota de sentimientos ambivalentes, e incluso de rechazo, al nuevo bebé. Tu hijita podría tener una cuota mayor de tales sentimientos, simplemente porque la nueva llegada ha perturbado la vida cotidiana familiar aún más de lo que ocurre con la mayoría de los bebés. Estimúlala a que exprese sus sentimientos sin censurarla, comunicándole que tú también tienes algunos sentimientos encontrados. Algunos niños prefieren expresar sus emociones contradictorias por medio de juegos dramáticos, y otros por medio del arte. Cuando tu hija alcance la edad escolar, sus sentimientos podrían complicarse debido a las presiones sociales. Podría sentirse avergonzada de tener un hermano discapacitado o recibir burlas de sus amigos o compañeros de clase. Una vez más, dejar que manifieste libremente sus sentimientos (no sólo contigo sino también, si es posible, con otros niños que enfrentan los mismos desafíos) y armarla de estrategias de supervivencia, le ayudarán a superar estas dificultades.

- **Una vida lo más normal posible.** En vista de toda la agitación que un bebé con necesidades especiales ha traído inevitablemente a tu hogar, es esencial que la vida de tu hija siga siendo lo más normal posible, dadas las circunstancias. En lugar de intentar compensar la menor atención por medio de regalos costosos o excursiones especiales (que sólo podrían hacerla sentir menos asentada), trata de mantener las rutinas normales que los niños pequeños encuentran tan reconfortantes. Si antes de acostarla siempre la has bañado y leído tres cuentos, este no es el momento de eliminar el baño y reducir los cuentos a uno solo. Si regularmente participa en sesiones de juegos un par des veces a la semana o asiste a clases de danza los lunes, haz un esfuerzo para mantener su agenda. Y, en cuanto sea posible, planea salidas familiares que incluyan al nuevo hermanito.

- **Su propia vida.** Muchos nuevos hermanos de bebés normales comienzan a sentir que sus vidas –al igual que las de sus padres–, han pasado a segundo plano cuando un nuevo bebé aparece en escena. Cuando el nuevo bebé tiene necesidades especiales, esto es aún más probable. Para proteger el incipiente sentido de sí misma de tu hijita, asegúrate de que tenga su propio espacio, sus propios amigos, su propia identidad, su propia vida. Cuando sientas que puedes hacerlo, organiza sesiones de juego en tu propia casa para darle a entender que tener un hermanito discapacitado no es un motivo para avergonzarse. Pero cuando el bebé crezca, no esperes que tu hija lo incluya siempre en sus juegos o actividades.

- **Pasar tiempo sólo contigo.** No te olvides de que las necesidades de tu hija mayor –y su necesidad de atención–, son por lo menos tan grandes como las de tu bebé con necesidades especiales. Aunque tu pequeña rueda no rechine, no dejes de aceitarla; algunos hermanitos mayores valientemente postergan sus propias necesidades cuando notan el estrés por el que pasan sus padres. Aunque a veces te parezca imposible, intenta dedicarle algún tiempo ininterrumpido cada día sólo a ella; toma el té con sus ositos de peluche, léele cuentos o armen juntas un rompecabezas; colúmpiala en el patio de juegos. Turnarte con tu marido en el cuidado del bebé –y en la atención individual de tu hijita mayor– permitirá que ella reciba lo que necesita de ambos. Cuando no puedas pasar tiempo a solas con ella, trata de incluirla mientras estás cuidando al bebé (comprarle una muñeca para que ella la cuide podría ayudarla a sentirse más en control de una situación que en gran medida está fuera de su control, y a la vez le darás la oportunidad de expresar sus sentimientos por medio del juego).

Para recibir un boletín de noticias y más informaciones e ideas, como también las más recientes investigaciones sobre los desafíos que enfrentan los hermanos de los bebés con discapacidades, toma contacto con el *Sibling Support Project* (Proyecto de Apoyo a los Hermanos), 6512 23rd. Avenue NW #213, Seattle, WA 98117, 206-297-6368, www.siblingsupport.org; o *The National Dissemination Center for Children with Disabilities* (Centro Nacional de Información para Niños con Discapacidades), www.nichcy.org/FamiliesAndCommunity /Pages/SiblingIssues.aspx.

EL EFECTO EN TU RELACIÓN

"Mi marido y yo hemos llorado mucho juntos desde que nuestro bebé nació con un defecto de nacimiento, pero hasta ahí ha llegado nuestra relación. Me temo que nunca tendremos la energía emocional suficiente como para volver a compartir el uno con el otro".

Todos los nuevos padres descubren que tener un bebé en la casa dificulta las posibilidades de encontrar tiempo como pareja. Y para los nuevos padres de un bebé que nace con una discapacidad, las dificultades son todavía mayores. Después de todo, cuidar a tu bebé no sólo te agota física sino emocionalmente. No sólo están aprendiendo a ser madre y padre (tarea de por sí difícil para alguien que la desempeña sin experiencia), sino también a ser madre y padre de un niño con necesidades especiales. Tus días y

noches se consumen no sólo con la logística normal de la vida con un recién nacido, como alimentaciones y cambios de pañal, sino también con una logística médica interminable, a lo que se suman incontables preguntas, inquietudes y preocupaciones.

Pero sólo porque tu relación de pareja haya pasado a un segundo plano tras el nacimiento de tu hijo no significa que siempre será así. La mayoría de las parejas descubre que tener un niño con necesidades especiales no perjudica su relación; muchas, de hecho, descubren que la experiencia fortalece la pareja. Para ayudar a alimentar tu relación al igual que a tu recién nacido, asegúrate de lo siguiente:

Compartir el trabajo. Nadie puede atender por sí solo a un niño con discapacidades y tener a la vez las energías para ser una esposa amante. Si tu marido trabaja todo el día mientras tú te quedas en casa, haz que él se encargue por lo menos de algunas de las responsabilidades del cuidado del bebé por la tarde para darte un respiro. Si él está considerando tomar un segundo trabajo para aliviar la carga financiera que implica un solo ingreso, podría ser mejor que tú encontraras un empleo de tiempo parcial y le transfirieras a él más de la carga de la atención del pequeño. Si consigues ayuda paga o voluntaria, al menos unas pocas horas a la semana, y/o ayuda doméstica, podrías aliviar también la carga y tener algún tiempo y energía para dedicar a la pareja.

Apoyarse mutuamente. Ambos tienen una herida que necesita cicatrizar; los dos deben hacer ajustes en sus vidas (mucha gente no se da cuenta de que el padre de un niño con discapacidades podría tener tanta necesidad de ayuda emocional como la madre). Enfrentar el futuro en equipo será enormemente más productivo y satisfactorio que enfrentarlo como individuos. Compartan los problemas y preocupaciones, y protéjanse el uno al otro de ataques externos (como por ejemplo, de abuelos demasiado críticos).

Buscar momentos para compartir. Todos los padres primerizos deben hacer un esfuerzo concertado para pasar tiempo el uno con el otro –o simplemente no pueden hacerlo. Y aunque les parezca difícil a ti y a tu marido, necesitas hacer lo mismo. Para consejos, consulta la página 768.

Darse tiempo. El romance podría ser lo último en lo que estás pensando en estos momentos, y podrían pasar algunos meses antes de que vuelva el deseo. Esta es la regla para muchas de las parejas que acaban de tener un hijo, y es aún más probable en tu situación. Por eso, en vez de presionarse mutuamente para tener relaciones sexuales cuando no están emocionalmente preparados, espera hasta que llegue ese momento. Recuerda que no tienes que hacer el amor para demostrar amor. Abrazarse y tomarse de la mano –y a veces llorar juntos–, podría ser, más que cualquier otra cosa, lo que ambos necesitan ahora.

¿SE REPETIRÁ EN EL PRÓXIMO BEBÉ?

"Nos gustaría tener otro bebé dentro de un año más o menos, pero tenemos miedo de que el defecto de nacimiento de nuestra hija se repita en nuestro próximo hijo".

Aunque es un temor común entre los padres con hijos que nacen con defectos congénitos, en la mayoría de los casos es infundado. Las probabilidades de tener un bebé normal son por lo general tan buenas como las de los demás padres. Pero para predecir el riesgo en tu caso particular, es necesario determinar la causa del problema de tu bebé. Hay un amplio rango de posibilidades:

Genética. Si se determina que el defecto de tu bebé es genético (o sea transmitido por material genético tuyo y/o de tu marido), un asesor en genética o, a menudo, el pediatra del bebé, posiblemente será capaz de dar pronósticos precisos sobre la probabilidad de que se repita en otro bebé. En algunos casos, también podrás examinar los futuros fetos durante su gestación para determinar la presencia del defecto, dándote tiempo para prepararte, emocional y físicamente –o la opción de interrumpir el embarazo– si vuelve a presentarse.

Ambiental. Si el defecto de nacimiento fue resultado de un acontecimiento único, como la exposición durante el embarazo a una infección, productos químicos, rayos X, medicamentos u otros factores que interfirieron en el desarrollo fetal normal, no es probable que se repita a menos que vuelvan a producirse exactamente las mismas circunstancias en el mismo momento crítico del embarazo.

Estilo de vida. Si el defecto puede atribuirse a tu hábito de fumar, el consumo de alcohol, uso de drogas o a mala nutrición, por ejemplo, no es probable que se repita en embarazos posteriores, a menos que repitas esos errores en tu estilo de vida.

Factores maternales. Si los problemas del bebé parecen relacionados con la edad de la madre, la forma o tamaño de su útero, u otros factores no modificables, podrían repetirse, aunque a veces puede reducirse el riesgo. Por ejemplo, si tienes más de treinta y cinco años y has tenido un bebé con síndrome de Down, los exámenes prenatales pueden diagnosticar el trastorno en embarazos futuros. O si tienes una marcada deformación del útero, la cirugía podría corregirlo. Si un medicamento –recetado para un problema crónico de salud o una enfermedad aguda– pudo haber desencadenado el defecto, evitar esa medicación o cambiar a otra más segura puede prevenir un problema en el futuro.

Una combinación de factores. Cuando el defecto se debe a más de un factor, podría ser más complicado pronosticar los resultados futuros, pero el médico o un asesor en genética podrían ser de ayuda en esos casos.

Una incógnita. A veces no existe una causa aparente para el defecto de nacimiento de un bebé. Por lo general, esos casos no se repiten. Pero si nadie puede explicar por qué tu bebé no nació completamente normal, sería conveniente consultar el caso con un médico familiarizado con el asesoramiento genético antes de volver a embarazarte.

Si decides quedar embarazada de nuevo, tu obstetra debe estar completamente familiarizado con tus antecedentes para que pueda controlarte durante todo el embarazo y detectar así posibles problemas. Pero con buena atención médica y buen cuidado de ti misma, tus probabilidades de dar a luz a un bebé normal y saludable probablemente serán excelentes.

UN DEFECTO DIFERENTE LA PRÓXIMA VEZ

"No me preocupa tanto tener otro hijo con el mismo defecto de nacimiento, porque ya tengo experiencia. Lo que me preocupa es tener un bebé con un defecto diferente".

Incluso si las probabilidades de que el defecto de tu primer hijo se repita en el próximo pueden ser algo superiores al promedio (y no siempre es así), podría no ser el caso de otros defectos no relacionados. De hecho, tú y tu esposo tienen tantas probabilidades de gestar un niño libre de otros defectos de nacimiento como cualquier otra pareja.

Aunque las probabilidades sean prometedoras, es normal que tengas ciertos temores después de lo que has pasado. Para disminuir tus preocupaciones, habla con tu médico, consulta a un asesor en genética y sigue las precauciones enumeradas en la pregunta anterior.

Todo acerca de: LOS TRASTORNOS DE NACIMIENTO MÁS COMUNES

Si a tu bebé no se le ha diagnosticado un trastorno de nacimiento, pero tú has notado síntomas que te conducen a leer la información de este capítulo, recuerda: lo que tú observes podría indicar algo mucho menos grave de lo que te imaginas. Pero consulta con el médico de tu hijo. Podría ser necesaria más que una llamada telefónica para disipar tus temores; un examen o pruebas especiales pueden ser necesarios. Si se presenta un problema, su detección temprana y una atención médica y terapia inmediata pueden a menudo ser beneficiosas o incluso corregir el problema completamente.

Anemia de Células Falciformes

¿Qué es? Una anemia en la que los glóbulos rojos (por lo general redondeados) son anormales (en forma de hoz) y no cumplen bien la tarea de llevar oxígeno a las células del organismo, quedándose a veces atascados y bloqueando los vasos sanguíneos. Síntomas como fatiga, falta de aliento, inflamación de las articulaciones –en especial en los dedos de las manos y de los pies–, y dolor agudo en los huesos, no suelen aparecer hasta los seis meses de edad, pero los exámenes deberían diagnosticar esta condición inmediatamente después del nacimiento.

¿Qué tan común es? Afecta a 1 de cada 400 niños afroamericanos; baja incidencia en los demás.

¿Quién es susceptible? Principalmente personas de raza negra de ascendencia africana, pero también blancos de ascendencia mediterránea/Oriente Medio. El riesgo es de 1 cada 4 si ambos padres son portadores, y 4 de 4 si ambos tienen la enfermedad.

¿Cuál es su causa? La herencia autosómica recesiva: ambos padres deben transmitir genes recesivos para afectar al niño. Puede haber crisis periódicas desencadenadas por infección, estrés, deshidratación y oxígeno insuficiente.

Problemas relacionados. Escaso crecimiento, pubertad retrasada, cuerpo estrecho, espina dorsal curva y pecho saliente; infección, particularmente neumocócica. Puede ser fatal sin tratamiento.

Tratamiento. Penicilina a diario a partir de los dos meses, por lo menos hasta los cinco años. También alivio para los síntomas: analgésicos, transfusiones de sangre, oxígeno, líquidos. Una serie completa de inmunizaciones, incluyendo la vacuna neumocócica. También es importante la educación de los padres y un asesoramiento genético.

Pronóstico. Aceptable. De todos modos, la mayoría vive pasado el período de juventud adulta y algunos llegan hasta la mediana edad y más allá. El tratamiento mejora en gran medida el pronóstico. Se están realizando prometedoras investigaciones en busca de nuevos y mejores tratamientos.

Anencefalia

¿Qué es? Un defecto que se presenta cuando la porción superior del tubo neural no logra cerrarse y causa un déficit en el desarrollo cerebral. Se caracteriza por la ausencia de todo o gran parte del cerebro.

¿Qué tan común es? Muy raro en los bebés nacidos a término, ya que el 99% de los fetos con ese trastorno son abortados naturalmente.

¿Quién es susceptible? No se sabe.

¿Cuál es su causa? Probablemente su causa es hereditaria, además de un ambiente prenatal adverso. La deficiencia de ácido fólico en la madre también puede causar anencefalia, además de otros defectos del tubo neural. La incidencia del trastorno se ha reducido gracias al uso de suplementos vitamínicos con ácido fólico antes de la concepción y durante los primeros dos meses del embarazo, como también la fortificación de cereales y panes con ácido fólico.

Problemas relacionados. Todos los sistemas corporales se ven afectados negativamente.

Tratamiento. Ninguno, y la mayoría de los médicos coincide en que ninguna intervención médica es la mejor, aunque el bebé debe mantenerse lo más cómodo posible.

Pronóstico. La condición es incompatible con la vida.

AUTISMO

¿Qué es? La incapacidad de establecer relaciones humanas normales, incluso con los padres, que data del nacimiento o se desarrolla en los primeros dos años y medio de vida. Existen grandes diferencias entre los niños con autismo. Los levemente afectados podrían exhibir sólo ligeros retrasos en el lenguaje y mayores desafíos que lo normal en relación con la interacción social. Otros que padecen una forma más severa de autismo no sonríen ni responden a los padres ni a nadie y les disgusta que los tomen en brazos o los toquen. Suelen tener problemas extremos para hablar (incluyendo pautas extrañas de lenguaje, como por ejemplo repetir las palabras que oyen en vez de responder), adoptar posiciones extrañas y manías, conducta errática e inadecuada (como acciones compulsivas, rituales, ataques de alaridos, aleteo con los brazos) y, a veces, tendencia hacia la autodestrucción. El niño podría tener una inteligencia normal, pero da la impresión de ser retrasado mental o sordo debido a su falta de respuesta. El autismo puede confundirse a veces con esquizofrenia infantil y ocasionalmente podría precederla.

¿Qué tan común es? Se calcula 1 caso por cada 150 bebés.

¿Quién es susceptible? Los niños varones tienen cuatro veces más probabilidades que las niñas de ser autistas.

¿Cuál es su causa? El autismo no tiene una sola causa. Los investigadores han identificado varios genes que desempeñan un papel en este trastorno. En algunos niños, los factores ambientales (incluyendo una madre que fuma durante el embarazo) también podrían jugar un papel en su desarrollo. Varios estudios sugieren que el autismo podría deberse a una combinación de factores biológicos, incluyendo la exposición a un virus antes del nacimiento, un problema del sistema inmunológico, o genéticos. No tiene que ver con la crianza ni las vacunas.

Problemas relacionados. Problemas de conducta y desarrollo.

Tratamiento. Actualmente no tiene cura, pero es posible ayudar a algunos niños con terapia de modificación del comportamiento, estimulación, entrenamiento especial y, a veces, medicamentos. Una intervención temprana produce resultados notablemente positivos para los niños pequeños con autismo. Con servicios adecuados, entrenamiento e información, la mayoría de las familias son capaces de apoyar a sus hijos en el hogar. La asesoría de consejeros suele ayudar al resto de la familia. Algunos padres prueban con cambios en la dieta (como remover fuentes de gluten y caseína de la dieta de los niños autistas), pero consulta con tu médico antes de empezar un nuevo régimen alimenticio.

Pronóstico. Los síntomas en muchos niños mejoran con una intervención o con la edad. Algunas personas con autismo llegan a llevar vidas normales o casi normales. El panorama es mejor con una intervención y terapia tempranas.

DEFECTOS CARDÍACOS CONGÉNITOS

¿Qué es? Cualquier defecto del corazón, menor o mayor, que se presenta al nacer. Aunque los defectos suelen ser diagnosticados con un estetoscopio, para verificarlos podrían hacer falta otros exámenes como radiografías, ecografías y electrocardiogramas (ECG). Dependiendo del tipo de defecto, una o más funciones del corazón pueden verse afectadas negativamente. Los síntomas pueden aparecer al nacer, o no manifestarse hasta la edad adulta. El síntoma más común es la cianosis, o coloración azulada de la piel, particularmente alrededor de los dedos de las manos y de los pies, y los labios.

¿Qué tan común es? Aproximadamente 1 de cada 125 bebés en los Estados Unidos nace con un defecto cardíaco.

¿Quién es susceptible? Existe un riesgo mayor entre los niños de madres que tuvieron rubeola durante el embarazo, los niños con síndrome de Down y los que tienen hermanos afectados (aunque su mayor riesgo es leve).

¿Cuál es su causa? En la mayoría de los casos, los científicos no lo saben, aunque la genética parece desempeñar un papel importante. Ciertas infecciones, como la rubeola, y algunas sustancias químicas, como por ejemplo talidomida, anfetaminas o alcohol, son capaces de causar anomalidades cardíacas prenatales, pero estas anomalidades podrían ser a veces resultado de un error genético al azar.

Problemas relacionados. A veces poco aumento de peso y crecimiento, fatiga, debilidad, dificultad para respirar o para succionar (debido a la debilidad causada por la falla cardíaca).

Tratamiento. El defecto cardíaco más común (comunicación interventricular, VSC) por lo general no necesita tratamiento; si es pequeño, se suele cerrar solo. La cirugía (inmediatamente o más adelante en la infancia), que varía según el defecto, y a veces medicamentos o un trasplante de corazón, pueden remediar otros defectos cardíacos. En algunos casos, un defecto que no causa síntomas podría requerir tratamiento para prevenir problemas más adelante en la vida. A veces, un defecto cardíaco puede diagnosticarse antes del nacimiento y recibir medicación para corregirlo.

Pronóstico. La mayoría de los defectos cardíacos congénitos son tratables. Sólo algunos de los más graves (que son poco frecuentes) podrían causar cierta discapacidad o ser aun fatales. La mayoría de los niños con soplo cardíaco pueden llevar vidas normales sin restricción de sus actividades.

DEFORMACIÓN

¿Qué es? Una anormalidad en uno o más órganos o partes del cuerpo, causada por fuerzas externas sobre el feto, como hacinamiento en el útero.

¿Qué tan común es? Aproximadamente 2 de cada 100 bebés tienen alguna deformidad de este tipo.

¿Quién es susceptible? Un feto de gran tamaño en un útero con poco espacio, o cualquier feto en un útero malformado o pequeño, o en un útero con presencia de fibromas o con un suministro inadecuado de líquido amniótico, o en un sitio placentario inusual; un feto que comparte el útero con uno o más hermanos. Las deformaciones son más comunes en los bebés de madres pequeñas y primerizas, y cuando el bebé está en una presentación anormal dentro del útero, como la de nalgas.

¿Cuál es su causa? Las condiciones en el útero, como las recién mencionadas, que ejercen una presión indebida sobre una o más partes del feto en desarrollo. En algunos casos, una combinación de factores hereditarios y ambientales, tales como infecciones, drogas y enfermedades.

Problemas relacionados. Depende de la anormalidad.

Tratamiento. En la mayoría de los casos no hace falta ninguno, ya que la parte deformada gradualmente retomará su forma normal. Sin embargo, algunas condiciones como la escoliosis (una curvatura anormal de la espina dorsal), pie zambo y dislocación de cadera sí requieren tratamiento.

Pronóstico. Bueno, para la mayoría de las condiciones.

ENFERMEDAD CELÍACA

¿Qué es? Es una enfermedad digestiva que daña el intestino delgado e interfiere en la absorción de los nutrientes de los alimentos. Los niños que tienen esta enfermedad no pueden tolerar una proteína llamada gluten, que se encuentra en el trigo, centeno, cebada y, posiblemente, avena. Cuando los niños con enfermedad celíaca comen alimentos que contienen gluten, su sistema inmunológico responde dañando el intestino delgado. Los síntomas pueden incluir diarrea crónica, pérdida de peso, palidez, caquita maloliente, anemia inexplicada (bajo recuento de glóbulos rojos), gases, fatiga, retraso en el crecimiento, falta de progresos en los bebés.

¿Qué tan común es? Aunque antes se pensaba que la prevalencia de esta enfermedad era baja en los Estados Unidos en comparación con Europa, recientes investigaciones indican que las cifras son muy similares, con una prevalencia de 1 en 130. Las mujeres se ven afectadas el doble que los varones, y los blancos del noroeste de Europa la padecen con mayor frecuencia. Es rara en la población negra, asiática, judía y otras de ascendencia mediterránea.

¿Quién es susceptible? Los niños cuyo padre y madre son portadores del gen de esa condición.

¿Cuál es su causa? No está claro, pero lo más probable es que se trate de una combinación de factores ambientales y disposición genética.

Problemas relacionados. Síntomas de desnutrición como retraso en el desarrollo, retención de líquidos, dentición tardía y raquitismo.

Tratamiento. Una dieta libre de gluten, que suele empezar a dar resultado en tres a seis semanas y que debe mantenerse de por vida. También podrían recetarse suplementos nutricionales y, a veces, esteroides.

Pronóstico. Por lo general, una vida normal con una dieta libre de gluten.

ENFERMEDAD RH

¿Qué es? Una condición en la que el bebé hereda un tipo de sangre del padre que es incompatible con el de la madre. Si la madre tiene anticuerpos a la sangre del bebé (de un embarazo anterior, un aborto provocado, un aborto natural o una transfusión de sangre), estos anticuerpos pueden atacar los glóbulos rojos del bebé.

¿Qué tan común es? Mucho menos común desde el desarrollo de técnicas preventivas; de todos modos, alrededor de 4.000 bebés son afectados por año en los Estados Unidos.

¿Quién es susceptible? Un bebé que hereda sangre Rh positiva de su padre y tiene una madre con sangre Rh negativa.

¿Cuál es su causa? Los anticuerpos en la sangre de la madre atacan las células de la sangre del bebé porque las reconocen como extrañas.

Problemas relacionados. Anemia severa e ictericia, lo que conduce a un posible daño cerebral, o la muerte antes o poco después del nacimiento.

CUANDO EL DIAGNÓSTICO RESULTA DECISIVO

La disponibilidad de exámenes exploratorios para los recién nacidos ha posibilitado el diagnóstico temprano de muchos trastornos metabólicos. La buena noticia: con un diagnóstico temprano se pueden iniciar tratamientos a tiempo y, para muchos bebés que de otro modo habrían muerto a pocos meses de nacer, significa la oportunidad de vivir una vida completamente normal. Las condiciones que pueden ser diagnosticadas y tratadas incluyen:

◆ El hipotiroidismo congénito, que resulta de un suministro inadecuado de hormona tiroides y afecta a uno de cada 4.000 bebés. Las dosis orales de medicamento tiroideo previenen el retraso en el crecimiento y el retraso mental asociado al hipotiroidismo.

◆ La hiperplasia suprarrenal congénita, una afección en la cual la deficiencia hormonal compromete el desarrollo genital y la función renal, afecta a uno de cada 10.000 a 18.000 bebés, y puede tratarse con terapia de reemplazo hormonal.

◆ La deficiencia de la enzima Acil-CoA deshidrogenasa de cadena media (MCAD, por sus siglas en inglés) se produce cuando no existe la enzima necesaria para convertir la grasa de los alimentos en energía. Afecta a uno de cada 15.000 bebés y puede conducir a problemas metabólicos graves con enfermedades de otro modo simples. Como esta afección sólo se presenta durante un ayuno prolongado (porque puede ocurrir si el bebé pierde el apetito debido a un virus u otra enfermedad), el tratamiento requiere alimentaciones en horarios regulares.

◆ La galactosemia, en que uno de cada 60.000 bebés no puede convertir la galactosa, un azúcar de la leche, en glucosa (eventualmente causando retraso mental y enfermedad hepática), puede tratarse eliminando los productos lácteos.

◆ La deficiencia de biotinidasa, que ocurre en uno de cada 60.000 nacimientos, se debe a la deficiencia de biotinidasa, una enzima que recicla biotina (una de las vitaminas B). Sin tratamiento (suplemento de biotina), puede causar infecciones frecuentes, control muscular deficiente, convulsiones, pérdida de la audición y retraso mental.

◆ La enfermedad de la orina de jarabe de arce (MSUD, por sus siglas en inglés), que afecta a uno de cada 185.000 bebés, se produce cuando el organismo es incapaz de utilizar algunos componentes de la proteína alimenticia, y puede resultar en alimentación deficiente, letargo y, eventualmente, coma. Recibe su nombre debido a que la orina de un bebé afectado huele a jarabe de arce. Puede tratarse con una dieta especial.

◆ La homocistinuria afecta a aproximadamente uno de cada 250.000 bebés y se debe a la falta de enzimas en el hígado. Sin tratamiento, puede conducir a anomalías esqueléticas, coagulación anormal de la sangre, retraso mental y problemas oculares. Una dieta especial, combinada con suplementos dietéticos, puede prevenir estos síntomas.

◆ La fenilcetonuria (PKU), una afección en la que el individuo no es capaz de metabolizar un aminoácido (o "pilar fundamental de la proteína"), llamado fenilalanina, afecta a uno de cada 15.000 bebés. Sin tratamiento, la acumulación de fenilalanina en la sangre puede interferir en el desarrollo cerebral y causar un retraso serio. Una dieta baja en fenilalanina (escasa de alimentos de altas proteínas como carne, leche materna, leche de vaca o fórmula regular de leche de vaca), iniciada inmediatamente y continuada indefinidamente, permitirá a un niño con PKU llevar una vida normal.

Tratamiento. A menudo una transfusión de sangre completa del bebé (una "exanguinotransfusión"). Algunos bebés podrían no necesitar una transfusión inmediatamente, pero la necesitarán a las cuatro a seis semanas debido a una anemia severa. La inyección de una vacuna llamada inmunoglobulina Rh para madres Rh negativo dentro de las setenta y dos horas del nacimiento (o aborto espontáneo o provocado) de un bebé o un feto que es Rh positivo es la mejor manera de prevenir el problema en embarazos futuros. También puede aplicarse una dosis de la vacuna a mitad de camino durante el embarazo.

Pronóstico. Generalmente bueno, con tratamiento.

ENFERMEDAD DE TAY-SACHS

¿Qué es? Los niños con esta enfermedad de almacenamiento de lípidos, en la cual hay una deficiencia congénita de una enzima necesaria para descomponer los depósitos grasos en el cerebro y las células nerviosas, parecen normales al nacer. Pero unos seis meses después, cuando los depósitos grasos empiezan a obstruir las células, el sistema nervioso deja de funcionar y los niños empiezan a experimentar un retroceso: dejan de sonreír, de gatear y darse vuelta, pierden la habilidad de agarrar cosas con las manos, gradualmente van perdiendo la vista, se paralizan y pierden la noción de lo que los rodea. La mayoría muere a los tres o cuatro años.

¿Qué tan común es? Es poco común (menos de 100 casos por año en los Estados Unidos).

¿Quién es susceptible? En su mayoría, los descendientes de judíos de Europa central y oriental (ashkenazi). Casi 1 de cada 25 judíos estadounidenses es portador del gen Tay-Sachs y 1 de cada 3.600 bebés ashkenazis es afectado.

¿Cuál es su causa? La herencia autosómica recesiva: hace falta un gen de cada padre para que el niño se vea afectado.

Problemas relacionados. Preocupación por hijos futuros; la probabilidad es de 1 en 4 de un niño afectado con cada embarazo.

Tratamiento. Ninguno, aunque los investigadores están tratando de encontrar un modo de reemplazar la enzima ausente. Aquellos con antecedentes ashkenazi deberían ser examinados para comprobar si tienen el gen, antes de la concepción o durante el comienzo del embarazo. Si ambos padres tienen el gen, puede practicarse una amniocentesis para determinar si el feto ha heredado la enfermedad.

Pronóstico. La enfermedad es invariablemente fatal.

ESPINA BÍFIDA (ESPINA ABIERTA)

¿Qué es? La columna vertebral, que ayuda a proteger la médula espinal, está normalmente abierta en los primeros días del desarrollo prenatal, pero luego se cierra. En la espina bífida, no se cierra completamente. La abertura resultante puede ser tan leve que no causa problemas y no se nota excepto a través de rayos X tomados más adelante por otros motivos, aunque podrían ser visibles un pequeño hoyuelo o mechones de pelo en la piel que la recubre. O podría ser lo suficientemente grande como para que parte del revestimiento de la médula espinal sobresalga recubierta de un quiste de color rojo púrpura o un bulto llamado meningocele, que puede variar en tamaño desde una a dos pulgadas de diámetro hasta el tamaño de un pomelo (toronja). Si este meningocele se encuentra en la parte baja de la columna vertebral, puede causar debilidad de las piernas. En la forma más severa de espina bífida, la misma médula espinal sobresale a través de la abertura. A menudo tiene poca o ninguna piel que la proteja, lo que permite la salida del líquido cefalorraquídeo. El área suele estar cubierta de llagas, las piernas están paralizadas y el control de la vejiga y del intestino se convierte en un problema más adelante, aunque algunos niños lo logran controlar.

¿Qué tan común es? Afecta a 1 de cada 2.000 bebés nacidos en los Estados Unidos, aunque se ha calculado que 1 de cada 4 podrían tener una espina bífida oculta. Su forma más severa es afortunadamente la menos frecuente. Se ha reducido casi en un 20% el número de bebés nacidos con defectos en el tubo neural, como espina bífida, en los últimos años. Esto puede atribuirse al uso de suplementos de ácido fólico por parte de las madres antes de la concepción y en los primeros dos meses de embarazo, así como la fortificación de panes y cereales con ácido fólico.

¿Quién es susceptible? Los bebés de madres que ya tienen un niño con esta condición tienen un riesgo de 1 en 40; con dos niños afectados en la familia, el riesgo se eleva a 1 en 5. Los primos de los niños afectados tienen el doble de riesgo.

¿Cuál es su causa? No se conoce. Probablemente, los factores hereditarios juegan algún rol junto con un ambiente prenatal adverso. La nutrición también podría ser un factor, específicamente un bajo consumo de ácido fólico.

Problemas relacionados. Infección cuando la columna está visiblemente abierta. También hidrocefalia en un 70%

a 90% de los casos (consulta la página 720). Parálisis y entumecimiento de las extremidades inferiores, dificultades para el control de la vejiga y el intestino.

Tratamiento. No hace falta ninguno para un defecto leve. Los quistes pueden ser removidos quirúrgicamente y la hidrocefalia detenida. Aunque la cirugía puede remover los quistes más graves y reparar la abertura, cubriéndola con músculos y piel, la parálisis en las piernas no tiene cura. Probablemente se necesitará terapia física, y más adelante aparatos ortopédicos para las piernas y muletas o una silla de ruedas. Moldes de yeso pueden aplicarse para prevenir o minimizar la deformidad. Antes de la cirugía, es importante no ejercer presión sobre el quiste (incluso en la forma de vestir). Un tratamiento en equipo, con una serie de especialistas, suele ser lo mejor. La espina bífida puede detectarse a menudo mediante pruebas prenatales, como exámenes de sangre, ultrasonidos y amniocentesis. La cirugía prenatal para reparar los defectos de nacimiento de la espina bífida está en la fase experimental.

Pronóstico. Depende de la gravedad de la condición. La mayoría de los niños con condiciones menos severas pueden llevar vidas activas y productivas; la mayoría de las mujeres podrán tener hijos, pero sus embarazos entrarán en la categoría de alto riesgo.

ESTENOSIS PILÓRICA

¿Qué es? Una condición probablemente congénita en la cual el engrosamiento o crecimiento excesivo del músculo ubicado a la salida del estómago provoca un bloqueo, causando que el bebé experimente vómitos explosivos a gran distancia a partir de las dos a tres semanas de vida, acompañados de estreñimiento. Normalmente, el médico puede percibir el engrosamiento como un bulto; a menudo son visibles los espasmos del músculo.

¿Qué tan común es? Afecta a 1 varón por cada 200 y a 1 niña por cada 1.000.

¿Quién es susceptible? Los varones más frecuentemente que las mujeres; a veces tiende a darse en las familias.

¿Cuál es su causa? No se sabe lo que desencadena su desarrollo.

Problemas relacionados. Deshidratación.

Tratamiento. La cirugía, después de que se han normalizado los niveles de líquidos en el bebé, es segura y casi siempre completamente efectiva.

Pronóstico. Excelente.

FIBROSIS QUÍSTICA

¿Qué es? Una disfunción generalizada de las glándulas exocrinas, las glándulas que descargan sus secreciones a través de una superficie epitelial (como la piel, las membranas mucosas y el revestimiento de los órganos huecos). Cuando las glándulas sudoríparas se ven afectadas, la transpiración es salada y abundante, y la sudoración excesiva puede causar deshidratación y conmoción (shock). Cuando el aparato respiratorio se ve afectado, secreciones espesas podrían llenar los pulmones causando tos crónica y mayor riesgo de infección. Con participación del sistema digestivo, las secreciones mucosas podrían dificultar el paso de las primeras caquitas después del nacimiento, provocando obstrucción intestinal. También se pueden obstruir los conductos pancreáticos, produciendo deficiencia de las enzimas pancreáticas y la incapacidad para digerir proteínas y grasas. La caquita, que contiene el material no digerido, suele ser frecuente, voluminosa, maloliente, pálida y grasosa. El bebé aumenta poco de peso, su apetito podría ser voraz, y su abdomen podría dilatarse, con brazos y piernas delgados y la piel amarillenta. La transpiración es examinada para detectar posibles casos de fibrosis quística y la falta de expulsión del meconio después del nacimiento; la piel salada y un escaso aumento de peso, sumados a mucho apetito, podrían ser los primeros indicios de esta afección. En algunos estados, los exámenes obligatorios para los recién nacidos incluyen pruebas para detectar fibrosis quística.

¿Qué tan común es? Relativamente poco común.

¿Quién es susceptible? Más común en personas de ascendencia de Europa central y norte que en afroamericanos, estadounidenses nativos o la población de ascendencia asiática.

¿Cuál es su causa? La herencia autosómica recesiva: ambos padres deben transmitir sus genes al bebé para que se vea afectado.

Problemas relacionados. Es común la neumonía, debido a secreciones respiratorias. También la insuficiencia pancreática, producción insuficiente de insulina, tolerancia anormal a la glucosa, cirrosis hepática e hipertensión, entre otros.

Tratamiento. Cuanto antes, mejor, para evitar el desarrollo de los síntomas cuando sea posible. No existe cura, pero el tratamiento ayuda a un niño a llevar una vida más normal. Para el fallo de las glándulas de la transpiración, es necesaria una cuota generosa de sal en los alimentos y suplementos salinos durante el clima caluroso. Para los problemas digestivos, enzimas pancreáticas dadas por la boca con comidas y bocadillos, limitación de grasa, suplementos con vitaminas liposolubles (A, D, E y K). Para diversos tipos de bloqueos intestinales asociados a la fibrosis quística (como íleo meconial, prolapso rectal, etcétera), existen tratamientos quirúrgicos y no quirúrgicos y por lo general exitosos. Para problemas respiratorios, abundante ingesta de líquidos para reducir las secreciones, normalmente fisioterapia respiratoria diaria (incluyendo drenaje postural, para ayudar a aflojar y remover las secreciones), y oxigenoterapia según sea necesario. Es mejor mantener el aire del ambiente fresco y seco. Las infecciones son tratadas con grandes dosis de antibióticos. Los estudios iniciales indican que el tratamiento con agentes antiinflamatorios (como prednisona) puede ayudar a reducir los brotes de la enfermedad. Eventualmente podría encontrarse una cura.

Pronóstico. Hoy en día, con un diagnóstico temprano, un tratamiento agresivo (particularmente en uno de los principales centros de fibrosis quística) y un fuerte apoyo familiar, el pronóstico es muy bueno, en especial para los casos menos graves.

Fístula Traqueoesofágica

¿Qué es? Una condición congénita en la cual la parte superior del esófago (el tubo por el que los alimentos pasan de la garganta al estómago) termina en una bolsa y la parte inferior, en vez de conectarse con la superior, va desde la tráquea hasta el estómago. Esto hace imposible alimentarse por la boca, y las alimentaciones producen vómitos, asfixia y dificultad respiratoria. Se produce un babeo excesivo, porque no es posible tragar la saliva. El paso de los alimentos a los pulmones puede causar neumonía e incluso la muerte.[1]

---

1. Hay muchas otras deformidades de la tráquea y el esófago, mucho menos comunes.

¿Qué tan común es? Afecta a 1 de cada 4.000 nacimientos.

¿Quién es susceptible? Ser prematuro se ha asociado a esta condición. A menudo, la primera señal es un exceso de líquido amniótico durante el embarazo (debido a que el líquido no puede ser tragado por el bebé en el útero, como normalmente sucede).

¿Cuál es su causa? Un defecto en el desarrollo, posiblemente debido a causas hereditarias o ambientales.

Problemas relacionados. Un pequeño porcentaje de bebés tiene asociadas malformaciones, como anormalidades en el corazón, en la columna vertebral, en los riñones y en las extremidades.

Tratamiento. La cirugía inmediata puede corregir el problema.

Pronóstico. Si no existen otras anormalidades y la cirugía corrige el problema, el pronóstico es muy positivo, aunque a menudo se presentan problemas de reflujo a largo plazo.

Hidrocefalia

¿Qué es? La absorción del líquido que normalmente baña el cerebro se bloquea, y el líquido se acumula. La presión extiende las placas levemente conectadas del cráneo y alarga la cabeza. Este crecimiento anormal de la cabeza es a menudo la primera señal del problema. Suele ocurrir junto con espina bífida, o después de una cirugía para cerrar una espina dorsal abierta. La piel del cuero cabelludo podría verse brillante y delgada, los músculos del cuello podrían estar subdesarrollados, los ojos pueden parecer extraños, el llanto podría ser agudo y el bebé podría sufrir de irritabilidad, falta de apetito y vómitos.

¿Qué tan común es? Relativamente poco común.

¿Quién es susceptible? No está claro, aunque los recién nacidos con espina bífida corren mayor riesgo debido a la malformación del tronco encefálico.

¿Cuál es su causa? Al nacer, un defecto en la membrana que se supone debe absorber el líquido cefalorraquídeo; más adelante, una lesión o un tumor.

Problemas relacionados. Retraso mental, si no se drena el líquido regularmente; complicaciones con tubos o derivaciones, incluyendo infección y funcionamiento defectuoso de esos tubos.

Tratamiento. Con anestesia, se inserta un tubo especial a través de un orificio perforado en el cráneo hacia el cerebro para drenar el exceso de líquido, normalmente en la cavidad abdominal. La cabeza poco a poco vuelve a su tamaño normal, pero es necesario realizar frecuentes chequeos para garantizar que todo va bien y que el tubo no se ha bloqueado. Actualmente, los médicos están tratando de desarrollar un tratamiento que no requiere cirugía.

Pronóstico. Bueno, si el tratamiento se ha iniciado lo suficientemente temprano; esto suele prevenir el retraso mental y es probable que el niño pueda llevar una vida normal. Malo, si el problema está muy avanzado en el momento del nacimiento. En este caso, puede causar varias discapacidades que afectan, entre otras áreas, la inteligencia, las habilidades de lenguaje, el movimiento, la coordinación manos-ojos y la vista. También puede ser fatal en casos no tratados. Por lo general, no se aplican tratamientos antes del nacimiento, y sigue siendo incierto si existe algún beneficio al tratar esa condición en el útero.

Labio Leporino y/o Paladar Hendido

¿Qué es? Cuando partes del labio superior o el paladar no crecen juntas, se produce una división, a veces extensa y otras leve. Algunos bebés tienen sólo labio leporino y un mayor número sólo tiene paladar hendido. Alrededor del 40% de los bebés afectados tienen los dos.

¿Qué tan común es? Unos 5.000 niños por año, o aproximadamente 1 de cada 700 nacimientos.

¿Quién es susceptible? Más común entre asiáticos y nativos americanos, menos común entre los afroamericanos. También es más frecuente entre los bebés prematuros y los que presentan otros defectos.

¿Cuál es su causa? Los factores hereditarios juegan un papel en aproximadamente 1 de cada 4 casos; después de tener un bebé con una fisura, las probabilidades de tener otro aumentan ligeramente. Pero una enfermedad, ciertos medicamentos, la falta de nutrientes esenciales (en especial ácido fólico) y otros factores que afectan negativamente el ambiente prenatal también pueden interferir en el desarrollo normal del labio y el paladar, posiblemente en combinación entre sí y/o herencia.

Problemas relacionados. Como succionar resulta difícil, la alimentación puede ser un problema, por lo tanto se necesitan procedimientos especiales (por lo general, posición erguida, pequeñas cantidades, una tetina con orificios grandes o una jeringa especial). Es posible amamantar en algunos casos, especialmente cuando sólo se trata de labio leporino. El uso de un dispositivo oral puede permitir amamantar a un bebé con paladar hendido. Las infecciones de oído también son comunes y deben ser controladas.

Tratamiento. Normalmente, una combinación de cirugía (a veces en los primeros meses de vida), terapia del habla y del lenguaje, y ajustes dentales (a menudo, con el uso de aparatos de ortodoncia o frenillos más adelante).

Pronóstico. Por lo general, excelente con tratamiento.

Malformación

¿Qué es? Un órgano o una parte del cuerpo parece anormal. A veces, varios órganos o partes del cuerpo son afectados y, agrupados, forman un síndrome que indica una condición en particular (como el síndrome de Down). A veces, hay sólo una malformación aislada, como una extremidad atrofiada.

¿Qué tan común es? Probablemente menos de 1 de cada 100 recién nacidos nace con una malformación visible, por lo general leve.

¿Quién es susceptible? Aquellos con malformaciones similares en otros miembros de la familia; aquellos cuyos padres —con más frecuencia las madres— están expuestos a ciertos riesgos ambientales peligrosos antes o después de la concepción.

¿Cuál es su causa? Una diferenciación u organización anormal durante el desarrollo del embrión, ya sea por una anomalía genética o cromosómica o por un factor ambiental (como una dosis elevada de radiación o una infección).

Problemas relacionados. Depende de la malformación o malformaciones.

Tratamiento. Varía con el defecto.

Pronóstico. Depende de la malformación (consulta las condiciones individuales, como espina bífida, síndrome de Down y otras).

Parálisis Cerebral

¿Qué es? Un trastorno neuromuscular causado por daños en el cerebro. El deterioro motor puede ser leve o provocar varias discapacidades. El bebé podría tener dificultades para succionar o retener el pezón; babear constantemente; realizar muy pocos movimientos voluntarios; tener temblores de brazos o piernas con movimientos voluntarios; tener dificultad para separar las piernas; tener un retraso en el desarrollo motor; usar sólo una mano o, más adelante, usar las manos pero no los pies; gatear de una manera extraña, y caminar en puntas de pie. El tono muscular podría ser excesivamente rígido o flácido, pero esto podría no ser evidente hasta los tres meses más o menos. Los síntomas exactos difieren en los tres tipos de parálisis cerebral: espástica, atetoide y atáxica.

¿Qué tan común es? Está disminuyendo su frecuencia (excepto en los recién nacidos más pequeños), debido a partos más seguros. Unos 10.000 casos al año.

¿Quién es susceptible? Los bebés prematuros y de bajo peso al nacer, los varones ligeramente más que las niñas, los bebés de raza blanca más que los de raza negra.

¿Cuál es su causa? En la mayoría de los casos se desconoce la causa de la parálisis cerebral, aunque a veces está relacionada con la insuficiencia de oxígeno que recibe el cerebro fetal o del recién nacido. Un nacimiento prematuro, bajo peso al nacer, incompatibilidad de sangre tipo RH o A-B-O entre la madre y el feto, o rubeola al inicio del embarazo, son otros factores de riesgo. La parálisis cerebral también puede ser causada por una infección cerebral o del líquido cefalorraquídeo.

Problemas relacionados. A veces, convulsiones; trastornos de habla, visión y audición; defectos dentales; retraso mental.

Tratamiento. No tiene cura, pero un tratamiento temprano puede ayudar a un niño a vivir a la altura de su potencial. Puede incluir: terapia física, frenillos, férulas u otros aparatos ortopédicos; muebles y utensilios especiales; ejercicio; cirugía, cuando sea necesaria; medicamentos para las convulsiones o para relajar los músculos, si es necesario.

Pronóstico. Varía según el caso. Los niños con una forma leve, si reciben el tratamiento adecuado, pueden llevar una vida casi normal. Los niños con una forma severa podrían ser totalmente discapacitados. La condición no empeora progresivamente.

PIE ZAMBO Y OTRAS DEFORMIDADES DE PIE Y DE TOBILLO

¿Qué es? Una deformidad en un tobillo o pie que se produce en tres formas. En la variante más leve de deformidad, llamada metatarsus varus, la parte frontal del pie está desviada hacia adentro. Esta forma podría no ser diagnosticada hasta que el bebé tiene algunos meses, aunque esté presente al nacer. En el tipo más común de deformidad, calcaneal valgus, el pie apunta hacia arriba y hacia afuera. En el más severo y menos común, equinovarus, el pie se dobla hacia adentro y hacia abajo. Si ambos pies están torcidos, los dedos de un pie apuntan al otro. El pie zambo y otras deformidades del pie no son dolorosos ni molestan al bebé hasta el momento de ponerse de pie o caminar.

¿Qué tan común es? Afecta de 1 a 2 en 1.000 bebés.

¿Quién es susceptible? Los varones tienen el doble de probabilidad de tener una deformidad del pie o tobillo que las niñas.

¿Cuál es su causa? No es la posición en el útero, como se creía en el pasado (los casos por esta causa se corrigen por sí solos después del nacimiento). Probablemente, en la mayoría de los casos se debe a una combinación de factores genéticos y ambientales que producen anormalidades en los músculos o nervios del tobillo y el pie. Pero algunos casos están relacionados con espina bífida, y enfermedades nerviosas o musculares.

Problemas relacionados. Con la deformidad equinovirus, el pie no puede moverse hacia arriba y abajo como lo haría normalmente para caminar; el niño camina como si tuviera una pata de palo. Cuando ambos pies están afectados, el niño podría caminar de costado o en puntas de pie, produciendo daños en esos tejidos y un desarrollo anormal de las piernas. De vez en cuando, también podría tener otros defectos.

Tratamiento. Los casos leves de deformidad de pie y tobillo pueden tratarse sólo mediante ejercicios. En los casos más severos se recurre a yeso o cirugía, para forzar gradual y suavemente el pie torcido a su posición y pueda así moverse normalmente hacia arriba y abajo. Para el pie zambo, una evaluación y tratamiento tempranos por un especialista en ortopedia pediátrica es esencial para lograr el mejor resultado.

Pronóstico. Con un tratamiento especializado temprano, la mayoría llega a usar zapatos regulares, practicar deportes y llevar una vida activa.

SIDA/VIH-PERINATAL

¿Qué es? La infección por VIH generalmente no presenta síntomas, pero a menudo puede causar SIDA, un tras-torno inmunológico grave.

¿Qué tan común es? Es cada vez menos común en los recién nacidos, ya que el tratamiento a las mujeres infectadas durante su embarazo y a sus bebés des-pués del nacimiento ha disminuido mar-cadamente la tasa de transmisión de madres a hijos.

¿Cuál es su causa? El virus de inmuno-deficiencia humana, VIH (HIV en inglés), mayormente transmitido de la madre al hijo durante el embarazo, el parto o la lactancia.

Tratamiento. Los medicamentos antivi-rales para la madre con VIH durante el embarazo y para el bebé después de nacer.

Pronóstico. Muchos niños sobreviven durante varios años. Tanto la supervivencia como la calidad de vida mejoran con un tratamiento de medicinas antivirales.

SÍNDROME DE ALCOHOLISMO FETAL

¿Qué es? Un grupo de signos y síntomas que se desarrollan durante la gestación en un bebé cuya madre bebe en exceso durante el embarazo. Los más comunes son bajo peso al nacer, deficiencia men-tal, deformidades de la cabeza y el rostro, de las extremidades y del sistema ner-vioso central; la tasa de mortalidad neo-natal es elevada. Pueden presentarse efectos menos evidentes en los niños de madres que beben moderadamente.

¿Qué tan común es? Aproximadamente, 1 en cada 750 nacimientos.

¿Quién es susceptible? Los bebés de madres que beben en exceso. Se estima que del 30% al 40% de las mujeres que beben mucho durante su embarazo tie-

nen bebés con el síndrome de alcoho-lismo fetal (FAS, por sus siglas en inglés).

¿Cuál es su causa? El consumo de alco-hol *durante el embarazo*, usualmente de cinco o seis copas diarias de cerveza, vino o bebidas alcohólicas.

Problemas relacionados. Problemas en el desarrollo.

Tratamiento. Terapia para cada disca-pacidad.

Pronóstico. Depende de la gravedad del problema.

SÍNDROME DE DOWN

¿Qué es? Un conjunto de signos y sínto-mas que usualmente incluyen retraso mental de leve a severo, rasgos faciales específicos (más evidentes en unos casos que en otros), una lengua de gran tamaño y un cuello corto. También podrían incluir un aplanamiento detrás de la cabeza, orejas pequeñas (a veces dobladas en la parte superior) y una nariz chata y ancha. La vista y el oído podrían ser escasos y también pueden existir varios defectos internos (especialmente del corazón o del aparato digestivo). Los niños con síndrome de Down suelen ser bajos y tener un tono muscular flácido (responsable de parte del retraso en el desarrollo). Son generalmente muy dul-ces y adorables.

¿Qué tan común es? Afecta aproxima-damente a 1 de cada 733 bebés. En los Estados Unidos hay unas 400.000 per-sonas con síndrome de Down.

¿Quién es susceptible? Los bebés de padres que ya han tenido un bebé con el defecto de nacimiento, o de un padre o una madre con una reorganización cro-mosómica, o de una madre de más de treinta y cinco años o de un padre de más de cuarenta y cinco a cincuenta (el riesgo aumenta con la edad). Todos los grupos étnicos y niveles económicos se ven afectados.

¿Cuál es su causa? En el 95% de los casos se debe a un cromosoma extra aportado por la madre o el padre, por lo que el bebé tiene 47 cromosomas en vez de 46. Esta causa del síndrome de Down se llama trisomía 21, porque están presentes tres cromosomas número 21 (normalmente hay dos). Alrededor del 4% de las veces, algunos otros accidentes que afectan al cromosoma número 21 son responsables. Por ejemplo, a veces una parte de un cromosoma 21 normal se parte y se adhiere a otro cromosoma en el padre o la madre (llamado translocación). El padre o madre permanecen normales por tener la cantidad adecuada de material genético. Pero si este cromosoma aumentado es transmitido al niño, podría tener un exceso de material del cromosoma 21, padeciendo síndrome de Down. Muy rara vez, un accidente durante la división celular en el óvulo fecundado da como resultado un cromosoma extra en algunas células, pero no en todas. Esto se llama mosaicismo, y los niños afectados podrían tener sólo algunas de las características del síndrome de Down, porque sólo algunas de sus células se ven afectadas.

Problemas relacionados. Problemas dentales, escasa visión y audición, enfermedades cardíacas, defectos gastrointestinales, disfunción de la tiroides, envejecimiento prematuro (incluyendo enfermedad de Alzheimer), mayor riesgo de enfermedades respiratorias, como también leucemia y otras formas de cáncer.

Tratamiento. Los exámenes prenatales pueden diagnosticar el síndrome de Down en el feto. La cirugía, después del nacimiento, puede corregir anormalidades en el corazón y otras anormalidades médicas serias. Un programa temprano de educación especial mejora el coeficiente intelectual (IQ) de los niños con síndrome de Down que tienen retardo leve o moderado.

Pronóstico. La mayoría de los niños con síndrome de Down tienen mayores capacidades de lo que se suponía en el pasado, y una intervención temprana puede desarrollar dichas capacidades, dejando menos de un 10% severamente retrasados. Muchos pueden incorporarse a una cierta edad en una escuela y algunos incluso ir la universidad. Más adelante la mayoría encuentra lugares en viviendas protegidas y talleres protegidos; algunos viven y trabajan en forma independiente.

TALASEMIA

¿Qué es? Una forma heredada de anemia, en la cual hay un defecto en el proceso necesario para la producción de hemoglobina (los glóbulos rojos portadores de oxígeno). La variante más común, talasemia B, puede ir desde la forma más grave, llamada anemia de Cooley, hasta la talasemia mínima, que no produce efectos, pero que aparece en los exámenes de sangre o genéticos. Aun en los casos más graves, los bebés parecen normales al nacer, pero gradualmente se van volviendo apáticos, melindrosos y pálidos, pierden el apetito y se vuelven muy susceptibles a las infecciones. El crecimiento y desarrollo son lentos.

Qué tan común es? Es una de las enfermedades hereditarias más comunes en los Estados Unidos. Unas 2.500 personas son hospitalizadas anualmente para su tratamiento.

¿Quién es susceptible? Con mayor frecuencia, aquellos de ascendencia griega o

CÓMO SE HEREDAN LOS DEFECTOS

Todas las cosas buenas y hermosas de un bebé son resultado de los genes que heredó de ambos padres, así como del ambiente en el útero durante los nueve meses de gestación. Pero las cosas no tan buenas con las que nace un bebé, como por ejemplo un defecto de nacimiento, son también resultado de los genes y/o el ambiente. Normalmente, los genes que los padres o madres pasan a sus hijos son heredados de sus propios padres, pero ocasionalmente un gen cambia, ya sea debido a un agravio del ambiente u otro factor desconocido, y esta mutación se transmite.

Existen varios tipos de trastornos hereditarios:

◆ Los trastornos poligénicos, como pie zambo o labio leporino, se cree que se heredan a través de la interacción de varios genes diferentes de la misma manera que son determinados el color de ojos y la altura.

◆ Los trastornos multifactoriales, como algunas formas de diabetes, se deben a la interacción de genes diferentes y condiciones ambientales y pueden ocurrir antes o después del nacimiento.

◆ Los trastornos de un solo gen pueden ser transmitidos por medio de la herencia recesiva o dominante. En la herencia recesiva, dos genes (uno de cada padre) deben pasar al hijo para afectarlo. En la herencia dominante, sólo se necesita un gen y es transmitido por uno de los padres que también tiene el trastorno (por el hecho de tener ese gen). Los trastornos de un solo gen también pueden estar vinculados al sexo (hemofilia, por ejemplo). Estos trastornos, transmitidos en genes de los cromosomas determinantes del sexo (las mujeres tienen dos cromosomas X y los varones un X y un Y), más a menudo pasan de la madre portadora al hijo varón afectado. El hijo varón, como sólo tiene un cromosoma X, carece de un gen opuesto para contrarrestar al que porta el defecto y se ve afectado por la enfermedad. Una niña que recibe el gen en un cromosoma X de su madre también ha recibido un cromosoma X normal de su padre, lo que la convierte en portadora del trastorno, pero por lo general no le afecta.

italiana; también los de orígenes africano, sur asiático y del Oriente Medio.

¿Cuál es su causa? La herencia autosómica recesiva: un gen afectado debe ser heredado de cada padre para que el niño contraiga la forma más grave.

Problemas relacionados. Sin tratamiento, el corazón, el bazo y el hígado aumentan de tamaño y se multiplica el riesgo de muerte por insuficiencia cardíaca o infección. Con el tiempo, los huesos se vuelven frágiles y distorsionan la apariencia.

Tratamiento. Frecuentes transfusiones de sangre de células sanguíneas jóvenes, y a veces trasplante de médula ósea para los niños con la forma más grave de la enfermedad. La acumulación de hierro, que puede conducir a insuficiencia cardíaca, puede ser tratada con medicamentos. Existe un diagnóstico prenatal para determinar si un feto está afectado.

Pronóstico. Excelente para aquellos con formas leves de la enfermedad; los afectados con la forma moderada de la enfermedad también llegan a ser adultos normales, aunque puede retrasarse la pubertad. De los afectados con la versión grave, más niños viven ahora hasta la adolescencia y pasado los veinte años, aunque la amenaza de insuficiencia cardíaca e infección sigue siendo grande.

◆ ◆ ◆

El bebé adoptado

Ya sea que estés trayendo a casa a un recién nacido desde el hospital o a un bebé de nueve meses desde otro continente, convertirse en madre adoptiva es tan estimulante, crucial y angustioso como convertirse en madre biológica. Aunque es probable que hayas estado esperando este momento más de lo que suelen esperar los padres biológicos, podrías sentirte sorprendentemente poco preparada ahora que por fin lo tienes en tus brazos. Además de la emoción y la euforia que sentirás cuando lo acunes, es probable que sientas una dosis de inquietud e incertidumbre. Al igual que las madres y padres biológicos.

Si tú y tu pareja han adoptado, este capítulo es especial para ustedes. Pero también lo es casi todo el resto del libro. Tu bebé es como otros bebés, y tú y tu pareja son como otros papás y mamás.

Lo que podrías estar preguntándote

PREPARACIÓN

"Mis amigas embarazadas están embarcadas en mil y un preparativos: clases de parto, búsqueda de hospitales, elección del pediatra. Pero yo no sé por dónde empezar a prepararme para la llegada de nuestra hija".

En vez de sorprender a los padres (de todas las especies) con la llegada de sus bebés sin previo aviso, la madre naturaleza sabiamente dio lugar a la "gestación". Este período de espera antes del nacimiento (o incubación) tiene el propósito de dar a los padres la oportunidad de prepararse para la llegada de su descendencia. Una oportunidad para que el ave prepare el nido, la leona su guarida, y hoy en día para que las parejas humanas decoren el cuarto del bebé, asistan a clases, elijan nombres, tomen decisiones clave sobre la lactancia, el cuidado del bebé y la elección del pediatra, además de que puedan prepararse emocional, intelectual y físicamente para convertirse en una familia.

Para la pareja que está por adoptar un bebé, el período de espera no suele ser esa previsible y práctica etapa de nueve meses como lo es para los padres biológicos. Para algunos, por lo general quienes acuden a las agencias de adopción, todo el proceso podría demorar años, pero el gran día podría llegar inesperadamente, sin dejar tiempo suficiente para que te des cuenta de lo que ocurre y menos para hacer preparativos... casi como si te dijeran un día que estás embarazada y des a luz al día siguiente. Para otros, por lo general quienes adoptan privadamente, los arreglos definitivos para adoptar pueden hacerse mucho antes de la fecha prevista para el nacimiento del bebé, dando a los futuros padres adoptivos la oportunidad de ocuparse de los preparativos que no difieren en muchos sentidos de los preparativos de los padres biológicos. Pero más allá de si tienes mucho o poco tiempo desde el momento en que sabes que te convertirás en madre adoptiva hasta que el bebé llega a tus brazos, hay varios pasos que puedes seguir para facilitar la transición:

Compra por anticipado. Lee el capítulo 2 de este libro. La mayoría de los preparativos para la llegada de un bebé son los mismos sin importar si es adoptado o no. Si no estás segura de la fecha de nacimiento, empieza a cotizar por adelantado cunas, cochecitos y ajuar, entre otros. Selecciona todo (marcas, tamaños, estilo), y anótalo junto a los nombres y los números de teléfonos de las tiendas, para que puedas pedirles que te los envíen en el momento en que recibas la noticia de la agencia de adopción o del abogado (comprueba por adelantado con las tiendas que tendrán en inventario los productos que hayas elegido). Si sigues la adopción privada y conoces la fecha prevista para el parto, muchos comercios te permitirán hacer tu pedido y demorarán el envío hasta cuando les avises. Es mucho mejor hacer estas compras por anticipado que tratar de hacerlas después de la llegada del bebé, cuando estarás ocupada tratando de conocerlo y adaptarte.

Descubre cómo se sienten los padres adoptivos. Conversa con otras parejas conocidas que hayan adoptado sobre sus inquietudes, sus problemas y soluciones (o búscalas en Internet). Encuentra un grupo de apoyo para padres adoptivos y asiste a algunas sesiones: tu clérigo, pediatra, abogado o agencia de adopción podrían ayudarte a localizar personas o grupos. Una vez más, es posible que encuentres este apoyo –y muchos otros recursos– en línea. O busca libros para más información y estrategias.

Averigua cómo se sienten los recién nacidos. Lee sobre partos para tener una idea de lo que ha tenido que pasar tu bebé para llegar al mundo. Aprenderás que después de una larga y dura lucha por nacer, los bebés podrían estar cansados, algo que los padres biológicos comprenden porque ellos también lo están. Los padres adoptivos, por lo general emocionados y entusiasmados más que agotados por la llegada de su bebé, podrían verse tentados a sobreestimular al recién nacido en vez de permitirle su descanso necesario. Si estás adoptando a un bebé mayor, lee sobre los meses que ya dejó atrás y los que vienen por delante, teniendo en cuenta que podría tener que ponerse al día en cuanto a su desarrollo si es que ha pasado sus primeros meses en un orfanato o en un ambiente poco hogareño.

Aprende los trucos del oficio. Asiste a una clase de crianza que te enseñe las actividades básicas como bañar, cambiar pañales, alimentar y transportar al bebé. O planea contratar a una enfermera pediátrica o doula que sea tan eficiente como práctica para enseñarte, durante un día o dos, o más si prefieres, para ayudarte con las tareas esenciales (consulta la página 17). Recuerda que debe ayudarte y no intimidarte.

MEDICINA DE ADOPCIÓN

Cada vez más padres están eligiendo adoptar bebés nacidos en países extranjeros donde a menudo hay una falta de prácticas en el cuidado de la salud. Aunque la mayoría de los desafíos que enfrentan estos padres no difieren de los que encaran los padres que adoptan o dan a luz en este país (un bebé sigue siendo un bebé sin importar dónde haya nacido), podrían existir algunas preocupaciones o dudas exclusivas de la adopción en el exterior para las cuales un pediatra regular tal vez no tenga todas las respuestas. Algunos padres recurren a una de las docenas de pediatras que se especializan en la medicina de la adopción extranjera para responder estas inquietudes. Estos médicos tienen una amplia experiencia en las cuestiones médicas, emocionales, evolutivas y de conducta de los niños nacidos en el exterior (especialmente en países subdesarrollados) y adoptados por parejas en los Estados Unidos, y pueden ofrecer asesoramiento previo a la adopción (incluyendo una evaluación de riesgos potenciales para la salud) basados en los registros médicos existentes. Como esos registros suelen ser incompletos y a veces ni siquiera existen, los pediatras que se especializan en medicina de adopción también ofrecen atención posterior a la adopción, que rutinariamente explora problemas específicos en el país de origen del pequeño.

Aunque la mayoría de los padres adoptivos no necesita consultar a un especialista de medicina de adopción, algunos encontrarán útil el servicio (especialmente los que tienen motivos para estar preocupados por la salud de su nuevo bebé). Puedes encontrar un directorio de médicos de adopción en www.aap.org/sections/adoption. Si sientes que podrías beneficiarte de dicha consulta, pero no tienes un especialista de medicina de adopción en tu área, tu pediatra podría ser capaz de consultar con uno de ellos y obtener respuestas a tus preocupaciones específicas.

Observa cuidadosamente a los bebés. Visita a amigas o conocidas que tengan bebés, o detente en la guardería infantil de un hospital a la hora de las visitas para familiarizarte con ellos. Lee sobre las características de los recién nacidos en el capítulo 4. Si vas a adoptar a un bebé mayor, visita a aquellos que tengan más o menos la misma edad del tuyo.

Elige al pediatra. Elegir al pediatra por anticipado es tan importante para ti y tu pareja como para los padres que gestaron a su bebé (consulta la página 31). Y no esperes a tener a tu bebé en brazos para hacer una visita al médico. Una consulta previa te dará la oportunidad de hacer preguntas y manifestar cualquier preocupación que tengas acerca de adoptar o de ser madre. Necesitarás a alguien que pueda examinar a tu bebé el primer día que esté contigo. Como la salud del recién nacido constituye una preocupación especial, desearás que el pediatra esté disponible tan pronto cuando nazca el bebé y para aconsejarte sobre el pronóstico si hay algún problema. Si tu bebé viene de otro país, podrías tener que estar atenta a otras posibles cuestiones sobre su salud. Puede que quieras elegir o consultar a un pediatra con alguna experiencia en la atención de bebés adoptados en el exterior (consulta el recuadro más arriba para leer más sobre el tema).

Considera darle el pecho. Algunas madres adoptivas son capaces de amamantar a sus bebés, al menos parcialmente. Si estás interesada, averigua con tu ginecólogo sobre tal posibilidad y consulta la página 732.

No te Sientes como Una Madre

"Al no haber pasado por un embarazo, no me siento como una madre para mi bebé, aun cuando lo tengo en mis brazos".

No tienes que ser madre (o padre) adoptiva para tener dificultades en sentirte una madre (o padre) "real". La mayoría de los padres y madres biológicos experimentan las mismas dudas al acunar a sus recién nacidos, quienes a menudo les parecen extraños al principio. Después de todo, aunque el aspecto técnico de ser madre no requiere más que dar a luz o firmar los documentos definitivos de adopción, el aspecto emocional exige mucho más. Crear lazos con el bebé, sea propio o adoptado, es un proceso que no ocurre en un momento sino más bien, poco a poco a lo largo de días, semanas, incluso meses. Pocas madres y padres se "sienten" como madres y padres durante esos difíciles primeros días y noches; sin embargo, prácticamente todos lo harán a la larga… por lo general, una vez que has dominado algunas de las tareas básicas del cuidado infantil y logrado seguir el ritmo del nuevo bebé. ¡Tú también lo harás!

Ten en cuenta que aunque puedas tener dificultades para aceptarte como madre, tu bebé no tendrá ese problema. Tú, que lo amas, lo proteges y satisfaces todas sus necesidades, eres todo para él. Y lo sabrás mucho antes de que escuches su primer "mamá" o "papá".

Amar al Bebé

"He oído que los padres biológicos se enamoran de sus bebés en la sala de parto. Me temo que como yo no lo gesté ni di a luz nunca voy a ser capaz de amarlo de la misma manera".

La afirmación de que el amor de los padres a los hijos comienza en la sala de parto es otro de los mitos de la maternidad y paternidad. De hecho, tus mismos temores los comparten muchos padres y madres biológicos que se sorprenden y decepcionan al no sentirse inundados de amor cuando toman en brazos a sus bebés por primera vez. Y ni tú ni ellos tienen nada de qué preocuparse. El amor de la madre o el padre a su bebé no florece milagrosamente en el primer encuentro (o en los primeros encuentros), ya que requiere tiempo y cultivo para florecer.

Al parecer, este amor crece en los padres adoptivos al igual que en los biológicos. Los estudios demuestran que las familias adoptivas establecen fuertes lazos, especialmente cuando el niño es adoptado antes de cumplir los dos años. Los niños adoptados a menudo son más seguros, tienden a tener una visión más positiva del mundo, se sienten más en control de sus vidas y ven a sus padres más afectuosos que los no adoptados, quizás porque ser un padre adoptivo, en vez de uno biológico, siempre responde a una elección.

El Bebé Llora Mucho

"Nuestra hijita parece llorar demasiado. ¿Estamos haciendo algo mal?".

No hay ningún recién nacido saludable que no llore, y muchos de ellos lo hacen en abundancia; después de todo, es su única forma de comunicarse. Pero a veces, el llanto aumenta por una sobreestimulación o una estimulación equivocada. Muchos padres adoptivos están tan entusiasmados con la llegada de sus nuevos bebés y tan ansiosos por exhibirlos,

EL PERÍODO DE ESPERA

¿No tienes motivos suficientes para preocuparte ahora que eres una madre (o padre) flamante? Aquí encontrarás algo que muchos padres adoptivos tienen que tener en cuenta: en cuanto termina el período de espera (el plazo durante el cual la madre biológica puede cambiar de opinión acerca de dar a su hijo en adopción, que puede ser de treinta días o más en algunos estados), asegúrate de finalizar la adopción ante los tribunales. Algunos padres se olvidan de hacer esto con el entusiasmo y agotamiento del período de espera y, por lo tanto, terminan sin tener custodia legal de su hijo, algo que puede tener serias complicaciones más adelante.

que los exponen a un flujo constante de visitantes. Sólo porque no estés agotada por no haber dado a luz no significa que tu pequeña no lo esté. Dale una oportunidad de descansar. Baja el ritmo, trátala suavemente, háblale en voz baja. Después de un par de semanas en un ambiente tranquilo, tal vez comprobarás que está llorando menos. Si sigue llorando mucho, es posible que tenga cólicos, que no es producto del cuidado que les estás dando, sino sólo un patrón de comportamiento muy común en los tres primeros meses de vida (consulta la página 207 para leer más sobre los cólicos y la página 135 para tratar de descifrar el significado de su llanto).

TRISTEZA POSTADOPCIÓN

"Si se supone que la tristeza después del parto es hormonal, ¿por qué me he estado sintiendo deprimida desde que trajimos a casa a nuestro bebé?".

Si la tristeza posparto fuese desencadenada únicamente por las hormonas, los padres y madres adoptivos no la sufrirían. Sin embargo, muchos de ellos sí la padecen. Eso se debe a que una gama de factores juegan un papel en la tristeza después del parto (conocida en inglés como *baby blues*), muchos de los cuales no tienen absolutamente nada que ver con las hormonas.

Por ejemplo, ya sea adoptado o no, tu vida (desde el modo en que pasas tus días y tus noches, el dinero que gastas o el que tienes para gastar) nunca volverá a ser igual y tomará tiempo acostumbrarse. Hasta que ajustes tu vida con el bebé (es decir, una vida sin mucho sueño o romance, sin tiempo libre, y –si es que estás con licencia de maternidad– sin una carrera y posiblemente sin salario), tenderás a sentirte un poco inestable, abrumada y deprimida.

Así también, para muchos padres y madres (adoptivos y biológicos) esta tristeza está relacionada con una merma de confianza –ese sentimiento de torpeza y desconocimiento– que experimentan casi todos los padres y madres primerizos.

Como es probable que algunas de las causas de la baja en tu estado de ánimo sean las mismas que la tristeza posparto tradicional, muchas de las curas también te servirán. Los consejos a lo largo del capítulo 23 te pueden ayudar a despejar la tristeza y disfrutar más tu nuevo papel.

¿SE PUEDE AMAMANTAR A UN BEBÉ ADOPTADO?

"Después de años tratando de concebir, decidimos adoptar para formar nuestra familia. Estoy muy emocionada, pero me decepciona mucho la idea de que no podré amamantar cuando llegue nuestro bebé".

Una vez que nace un bebé, no hay casi nada que una madre biológica pueda hacer que una madre adoptiva no pueda hacer. En esta época de milagros médicos eso también se aplica, en cierta medida, a la lactancia. Aunque la mayoría de las madres de bebés adoptados nunca producirán suficiente leche como para alimentarlos exclusivamente del pecho, algunas logran amamantarlos al menos de manera parcial. Entre esas madres adoptivas que intentan inducir la lactancia, incluso las que no producen leche pueden cosechar los beneficios de la intimidad que se logra al amamantar.

La lactancia sólo será posible si el bebé que adoptes es un recién nacido, no acostumbrado todavía a succionar de un pezón artificial, y si tú no tienes una condición médica (por ejemplo, un historial de cirugía a los senos) que podría impedir la producción de leche.

Antes de decidir si amamantar a tu bebé adoptado es adecuado para ti, hazte estas preguntas:

¿Por qué estás tan ansiosa por amamantar? Si simplemente deseas dar a tu bebé el mejor comienzo nutricional posible y compartir con él los placeres emocionales de la lactancia, hazlo y dale todo lo que tengas. Por otra parte, si estás tratando de demostrar tu valor como madre o lo utilizas como un recurso de negación ante los demás o ante ti misma (consciente o inconscientemente) de que tu bebé fue adoptado, debes reconsiderarlo. Es importante que aceptes –y celebres– el hecho de que tu bebé es adoptado. Si no lo haces, tanto tú como tu bebé podrían enfrentar problemas más adelante.

¿Qué tan comprometida estás? ¿Estás dispuesta a dejar todo de lado en tu vida mientras tratas de amamantar? Puede que tengas que dar el pecho casi constantemente y enfrentar semanas de intensos esfuerzos y posible frustración, sin resultados. ¿Estás dispuesta a aceptar la idea de que podrías no lograrlo y que, si lo haces, puede que sólo seas capaz de proporcionar una parte de la nutrición de tu bebé?

¿Tendrás apoyo? Averigua si tu esposo y otros miembros de la familia te darán su respaldo total. Sin ese apoyo, es mucho menos probable que tengas éxito.

Si estás dispuesta a hacer lo que sea para dar el pecho a tu bebé, sigue estos pasos para aumentar las probabilidades de éxito:

- Visita al médico. Discute tu plan con el ginecólogo y comprueba que no existe ninguna condición que imposibilite o dificulte la lactancia en tu caso. Pide también consejos sobre la logística. Si el médico no está familiarizado con la inducción de la lactancia, pide que te derive a un médico que sí lo esté, posiblemente un pediatra.

- Lee. En el capítulo 3 encontrarás todo lo que necesitas saber sobre la lactancia.

- Consigue ayuda. Llama a La Leche League en tu comunidad y pídeles que te recomienden a una asesora en lactancia que pueda unirse a tu equipo de apoyo.

- Toma la iniciativa. Si sabes de antemano cuándo llegará tu bebé, empieza a preparar tus pechos para ese día trascendental. Alrededor de un mes antes, empieza a estimular la lactancia con un sacaleches, de preferencia uno eléctrico. Si logras producir leche antes de la llegada de tu bebé, envásala y congélala para su uso futuro. Consulta la página 172 para obtener información sobre cómo extraerte leche.

- Estimula la producción de leche mientras alimentas al bebé. Pide que te envíen un Sistema de Nutrición Suplementaria (SNS) cuando llegue tu bebé. Un SNS permitirá a tu bebé estimular tu producción de leche al succionar, mientras al mismo tiempo se alimenta con fórmula suplementaria. Incluso si no puedes producir leche por anticipado (porque el bebé llega inesperadamente), un SNS te ayudará a ponerte al día sin comprometer la nutrición del bebé. Y si no logras producir suficiente leche para satisfacer completamente al bebé, puedes seguir usando el SNS mientras amamantas. Consulta la página 185 para más información sobre SNS.

◆ Fomenta la salida de la leche. Si tienes problemas con la salida de la leche (es decir, si tienes leche en los pechos, pero necesitas una ayuda hormonal para permitir que baje), pregúntale al médico si te puede recetar oxitocina en aerosol nasal y/o un medicamento como la clorpromazina o la teofilina, aunque ten en cuenta que estos tratamientos son controvertidos. De hecho, los estudios demuestran que la oxitocina no siempre es eficaz y muchos expertos advierten que se necesitan más estudios antes de poder recomendar estos tratamientos con seguridad.

◆ Relájate. Descansa, relájate y duerme mucho. Incluso una mujer que acaba de dar a luz no puede producir suficiente leche si está tensa y agotada. El estrés también puede interferir en la salida de la leche, por lo tanto trata de relajarte bastante antes de cada sesión de lactancia o de estimulación de los pechos.

◆ Aliméntate bien. Sigue la Dieta posparto (consulta la página 741), tratando de consumir suficientes calorías y líquidos y de tomar un suplemento vitamínico-mineral.

◆ No te rindas antes de tiempo. El organismo de una mujer embarazada nor-malmente tiene nueve meses para prepararse para la lactancia. Date por lo menos dos o tres meses para intentarlo. Sé persistente.

Sabrás que tus esfuerzos están dando sus frutos si sientes la sensación de que la leche está bajando y tu bebé muestra signos de un consumo adecuado (como satisfacción después de alimentarse, pañales húmedos, caquita frecuente). Si no parece satisfecho, sigue usando el SNS. Consulta la página 182 para determinar si tu bebé está recibiendo suficiente leche materna y cómo aumentar tu suministro si no la está recibiendo.

Si pese a todos tus esfuerzos no logras producir leche, o no la suficiente como para ser la única fuente de alimentación de tu bebé (algunas madres biológicas tampoco lo logran), deberías sentirte tranquila al abandonar tus esfuerzos, sabiendo que tú y tu bebé ya han compartido algunos de los importantes beneficios de la lactancia. O puedes seguir amamantando por el placer que proporciona, complementando la alimentación de tu bebé con fórmula, ya sea a través del Sistema de Nutrición Suplementaria o con un biberón.

ACTITUD DE LOS ABUELOS

"Mis padres ya tienen tres nietos para consentir. Estoy muy disgustada, porque no parecen entusiasmados con el bebé que acabamos de adoptar".

Es fácil para tus padres encariñarse con sus nietos biológicos. Ellos han engendrado sus propios hijos y les resulta fácil amar a los hijos de sus hijos. Pero podrían sentirse un poco inseguros de si serán capaces de amar a un nieto adoptado tan bien o tan fácilmente –aun cuando muchos padres adoptivos tampoco están tan seguros– y entonces podrían permanecer al margen por temor a no poder hacerlo. Quizás ellos tampoco han resuelto algunos sentimientos de decepción (o de culpa) que puedan haber tenido sobre el hecho de que tú no seas capaz de concebir... o incluso podrían creer muy en el fondo de sus corazones que todavía puedes hacerlo. Podrían sentir algún disgusto si estás adoptando por elección.

Es comprensible que te sientas dolida por la aparente falta de interés de tus padres en tu bebé, pero no sientas la tentación de tomar represalias excluyéndolos de su vida. Mientras más los incluyas, más pronto empezarán a aceptarlo y amarlo.

Idealmente, lo mejor es involucrar a los abuelos en la preparación para la llegada de su nieto adoptivo, al igual que podrían estar –o han estado– involucrados preparándose para la llegada de sus nietos biológicos. Reclútalos para las compras de muebles y ajuar, la elección de ositos de peluche y móviles musicales. Consulta con ellos sobre los colores para la habitación del bebé, y también sobre posibles nombres. Escoger un nombre de familia para tu bebé podría hacerles sentir más como una familia "real".

Después de llevar al bebé a casa, pídeles consejos a tus padres sobre cómo alimentarlo, hacerlo eructar, bañarlo y cambiarle los pañales, incluso si realmente no lo necesitas. Si viven cerca, pídeles que lo cuiden cuando sea conveniente. Si estás planeando un bautismo o circuncisión ritual, invítalos a desempeñar un papel importante en la organización y celebración. Si no realizas una ceremonia religiosa, considera organizar una fiesta de "bienvenida al bebé" para familiares y amistades. Poder lucir al bebé les hará sentirse más como abuelos.

Si te sientes cómoda haciéndolo, conversa con ellos sobre tu percepción de sus sentimientos. Diles que con este tipo de experiencias nuevas, es natural tener incertidumbres, ya que tú también las has tenido. Si ellos tienen la oportunidad de ventilar sus sentimientos, podrían empezar a sentirse más cómodos con ellos, y de paso, contigo y con el bebé. Si no puedes plantear el tema, quizás algún familiar, amigo, clérigo o médico pueda hacerlo por ti.

Sobre todo, dales a tus padres muchas oportunidades de conocer a tu bebé; conocer a un bebé es amarlo. Asegúrate de que no estás siendo hipersensible o actuando a la defensiva y que sólo imaginas que tu bebé está siendo tratado de manera diferente. Si al final todavía no parecen aceptarlo plenamente, trata de ocultar tu dolor y mantén los lazos familiares con la esperanza de que la cercanía llegará gradualmente con los años.

PROBLEMAS DE SALUD DESCONOCIDOS

"Acabamos de adoptar a una hermosa niña. Parece perfecta, pero no dejo de pensar en que pueda padecer algún problema hereditario desconocido".

La composición genética de cada niño, adoptado o no, es incierta. Y todos los padres y madres se preocupan de vez en cuando sobre posibles defectos desconocidos. Por suerte, los defectos genéticos muy graves son poco comunes y la mayoría de las preocupaciones de los padres son innecesarias. Sin embargo, sería útil que consiguieras los antecedentes completos de salud de los padres biológicos de la niña, si es posible, para dárselos al pediatra y en el caso de una futura enfermedad. Además, cuando gestiones los documentos de adopción, trata de conseguir la manera de rastrear a la madre biológica (posiblemente a través de su número de seguridad social, si es

ANTICUERPOS ADOPTIVOS

Si has adoptado a un bebé mayor, deberás prestar atención adicional cuando se trata de la vacunas. Debido a que algunas agencias de adopción no tienen registros precisos, es difícil saber qué vacunas ha recibido tu niño (si es que las ha recibido). Si lo has adoptado desde el extranjero, puede que no haya recibido las vacunaciones de acuerdo con el calendario de los Estados Unidos. Y aunque haya un registro de vacunas para tu bebé extranjero, ese registro no es una garantía de que el niño esté protegido adecuadamente. Eso se debe a que las vacunas pueden no haber sido almacenadas o administradas de la manera correcta.

Para determinar el nivel de inmunidad de tu bebé, el pediatra puede tomarle un examen de sangre para detectar si tiene anticuerpos contra una enfermedad determinada. Si el examen revela una falta de anticuerpos, entonces debería dársele la vacuna correspondiente. No te preocupes de que tu bebé vuelva a ser vacunado para la misma enfermedad. Cualquier reacción adversa (por lo general menores y poco frecuentes), es más segura que contraer una enfermedad.

Los bebés mayores adoptados en el exterior también deberán ser examinados para una serie de enfermedades infecciosas como tuberculosis y hepatitis B, debido a que están en mayor riesgo de haber sido expuestos a dichas enfermedades.

---

una adopción nacional) para que en el caso de que ocurra una crisis improbable y tu bebé necesite ayuda de su madre natural (por ejemplo, un trasplante de médula espinal), seas capaz de encontrarla.

Pero mientras un bebé adoptado no tiene mayores probabilidades de presentar un trastorno hereditario que uno no adoptado, sí está más sujeto a infecciones. Como no llega equipado con los mismos gérmenes que sus padres adoptivos, tiene menos probabilidades que un bebé biológico de desarrollar anticuerpos contra los organismos infecciosos en su nuevo ambiente. Toma algunas precauciones adicionales durante las primeras semanas, como lavarte las manos antes de tocar a tu bebé, su biberón o cualquier otra cosa que pueda caer en su boca o entrar en contacto con sus manos, y limita el número de visitantes. Aunque la tentación de lucirla es grande, espera unas pocas semanas antes de exponerla a un número grande de personas (además, le sentará bien el descanso).

Si tu hija ha llegado desde el extranjero, también podría albergar una infección o parásitos poco comunes en su nuevo ambiente. El pediatra debería conocer su país de origen y examinarla a su llegada, para comprobar si tiene alguna enfermedad característica de esa región del mundo. El tratamiento inmediato de cualquier problema descubierto no sólo le asegurará a tu hija un buen comienzo en la vida, sino también protegerá al resto de tu familia.

Cómo Lidiar con Amistades y Familiares

"Unos pocos amigos íntimos sabían que íbamos a adoptar un bebé. Pero ahora que nuestra pequeña ya está con nosotros tenemos que avisar a todos los conocidos. No sé bien cómo hacerlo".

Si has adoptado o dado a luz, la forma tradicional de los nuevos padres para difundir la buena noticia es enviar anuncios a amistades y familiares y, a veces, a los periódicos locales. Exactamente cómo contarle al mundo, depende de ti. Aunque puedes especificar en el anuncio que el bebé fue adoptado, por cierto no tienes la obligación de hacerlo. En cambio, puedes presentar a tu pequeña como cualquier otra madre o padre lo haría. Si es recién nacida, puedes anunciar su nacimiento: "Estamos encantados de anunciar el nacimiento de…". Si es un bebé mayorcito, puedes anunciar su llegada: "Estamos encantados de anunciar la llegada de…" o "estamos orgullosos de anunciar que… se ha incorporado a nuestra familia". En uno u otro caso, una foto valdrá más que mil palabras.

Al hablar con alguien de tu bebé, di directamente "nuestro bebé" o "mi bebé". Al referirte a los padres que la concibieron, usa las palabras padres "de nacimiento" o "biológicos", en vez de "real" o "natural". Tú y tu pareja son los verdaderos padres del bebé, y mientras más te escuches a ti misma decirlo, más llegarás a aceptarlo (al igual que los demás). Si tienes otros hijos biológicos, no los llames "mis propios" hijos ni dejes tampoco que otra gente se refiera así a ellos.

CÓMO DECIRLE AL BEBÉ

"Aunque nuestro hijo todavía es un bebé, no puedo evitar preocuparme acerca de cómo y cuándo vamos a decirle que fue adoptado".

A diferencia de lo que ocurría en el pasado, ya no se discute si hay que decirle o no a un niño que es adoptado. Actualmente, los expertos coinciden en que los niños deben saberlo y tienen el derecho a saberlo, y que deben enterarse por sus padres y no por algún descuido involuntario de familiares o amistades. También hay acuerdo en que la mejor manera de decirlo es introduciendo al niño gradualmente, desde la infancia, al hecho de que fue adoptado, para que crezca sintiéndose cómodo con el concepto.

Puedes empezar ahora mismo, mientras tu bebé es pequeño y todavía no comprende lo que dices. Al igual que los padres o madres biológicos hablan sobre el día en que nació su bebé, tú puedes hablarle sobre el día en que lo trajiste a casa: "¡Ese fue el mejor día de nuestras vidas!". Cuando estés balbuceándole o arrullándolo, puedes decirle: "¡Formamos nuestra familia cuando te adoptamos!" o "¡estamos muy felices de haber podido adoptarte y formar nuestra familia!". A pesar de que tu bebé no será capaz de comprender hasta que tenga tres o cuatro años lo que significa la palabra "adopción", incluso en los términos más sencillos, la exposición temprana al concepto se lo hará parecer natural, y la eventual explicación más fácil de procesar.

Otra forma de ayudar a que tu bebé se entere de su adopción, es preparar un álbum de recortes que conmemore el

---

APOYO PARA LA FAMILIA ADOPTIVA

¿Viene un bebé en camino? ¿O ya llegó? A ningún padre o madre nuevos le viene mal un poco de apoyo (o mucho), y las familias adoptivas pueden encontrarlo por medio de las siguientes fuentes en Internet:

- www.adoption.org
- www.adopting.org
- www.resolve.org: Resolve, una asociación de infertilidad que proporciona información sobre adopciones.

LOS BENEFICIOS DE LA ADOPCIÓN

Es una tendencia creciente en el país, y muy positiva. Algunos empleadores progresistas están empezando a reconocer que los padres que han adoptado a un niño tienen derecho a los mismos beneficios que quienes han dado a luz. Mientras la ley *Family Medical Leave Act* (FMLA) ofrece a los padres y madres en grandes compañías hasta doce semanas de licencia no remunerada tras el nacimiento o adopción de un niño, estos empleadores progresistas dan por lo menos un paso más ofreciendo a los padres adoptivos beneficios adicionales de maternidad y paternidad similares a los que ofrecen voluntariamente a los padres de hijos biológicos, incluyendo licencia remunerada. Si tu compañía no ofrece estas ventajas para los padres adoptivos (consulta a recursos humanos para comprobar si lo hace), podrías considerar promoverlas junto con otros padres o madres adoptivos, u otros padres que solidaricen con la causa.

hecho. Puedes incluir fotografías y recuerdos de su primer día contigo y su bienvenida a casa, como también algunos comentarios con detalles del acontecimiento y las emociones que sentiste cuando lo tomaste en brazos o lo llevaste a casa por primera vez. Si viajaste a otro país para la adopción, el álbum es el lugar perfecto para documentar el viaje, y para dar a tu hijo un atisbo de su herencia. Si la adopción fue abierta, las fotos de la madre biológica (especialmente si fueron tomadas junto a ustedes, mientras esperaban la llegada del bebé), también ayudarán a que el concepto de adopción sea más tangible para él. Sin importar lo que incluyas, mirar juntos el álbum seguramente se convertirá en una de las actividades favoritas a medida que tu hijo va creciendo, como un recordatorio del día especial en que llegó a tu vida y "formó" la familia que hoy tienen.

◆ ◆ ◆

Parte 3

PARA LA FAMILIA

Para mamá: Cómo disfrutar el primer año

Tras nueve meses de embarazo y largas horas de parto, tu cuerpo ha enfrentado uno de los mayores desafíos conocidos por la humanidad. Ha agotado sus reservas nutritivas, ha perdido su fuerza, se ha privado de sueño, ha llegado a límites que ni siquiera tú sabías que existían. Y como si eso fuera poco, ahora que has terminado la ardua tarea de esperar al bebé, te espera el comienzo de una tarea todavía más dura: la maternidad.

Como el embarazo, el parto y el alumbramiento son físicamente muy agotadores, las primeras seis semanas después del nacimiento del bebé se consideran un "período de recuperación". Pero una vez que la niebla de las primeras seis semanas posparto se disipa y las molestias y los dolores del alumbramiento se desvanecen (en su mayor parte), es probable que empieces a sentirte ligeramente

humana otra vez. Incluso, puedes sentir que comienzas a entrar en ritmo con tu bebé (si bien un ritmo agotador) y que las rutinas con las que lidiaste antes, ahora les resultan un poco más fáciles a los dos. De todos modos, incluso después de que hayas empezado a familiarizarte con la rutina de la maternidad, te esperan muchos desafíos en el primer año de vida del bebé: desde encontrar tiempo para tu pareja hasta encontrar tiempo para ti misma; desde reintegrarte al trabajo hasta restablecer las amistades; desde desempeñar esa tarea de malabarista que llaman maternidad hasta reconocer que aun a los malabaristas profesionales se les caen unas cuantas pelotas de vez en cuando. Y justo cuando comienzas a preguntarte si tu vida volverá a ser igual que antes de la llegada del bebé, podrías sorprenderte al darte cuenta de que realmente estás contenta de que no sea así.

Lo que deberías comer:
LA DIETA POSPARTO

Si has trabajado duro para modificar tus hábitos alimenticios durante el embarazo, ahora no es el momento de abandonar tus nuevos hábitos más saludables, ni temporal ni permanentemente. Si no comiste tan saludablemente como hubieras querido durante el embarazo, este es el mejor momento para adquirir buenos hábitos. Aunque una dieta posparto incluye más beneficios y bastante más flexibilidad que la del embarazo, deberás elegir tus alimentos con mucho cuidado para mantener tu nivel de energía (a fin de que puedas mantener el ritmo de tu bebé), deshaciéndote poco a poco de esas libras de más que ganaste durante los meses de embarazo y, si estás amamantando, produciendo suficiente leche de calidad.

NUEVE PRINCIPIOS BÁSICOS DE DIETA PARA LAS NUEVAS MADRES

Una buena nutrición contribuye a una rápida recuperación del parto, a la vez que mantiene una excelente dosis de energía y una óptima salud, necesarias para una maternidad de primera. También es crucial para una lactancia exitosa. Si bien descuidar la nutrición durante la lactancia no necesariamente reducirá tu suministro de leche, por lo menos no durante un par de meses (incluso las mujeres desnutridas a menudo producen leche durante un tiempo), podría afectar el valor nutritivo de tu leche y dar menos nutrición de la debida a tu propio organismo. Más allá de que decidas amamantar o no, estos nueve principios básicos te pueden servir como una guía general para comer bien durante el período posparto:

Haz que cada bocado cuente. Aunque en el período posparto no compartirás con tu bebé cada bocado que comas tan directamente como durante el embarazo (y en realidad, no los compartes en absoluto si no estás amamantando), de todos modos es importante que cada uno de ellos contribuya a una buena nutrición. Una cuidadosa selección de alimentos te ayudará a garantizar un suministro abundante de leche materna de calidad, suficiente energía para sobrevivir noches sin dormir e interminables días, y la posibilidad de que recuperes más rápido tu figura previa al embarazo. Por supuesto, mientras estés consumiendo tu cuota de nutrientes —y no un exceso de calorías que dificulte la pérdida de peso—, puedes disfrutar de vez en cuando con algo que satisfaga tus antojos. Te has ganado un poquito de indulgencia.

No todas las calorías son iguales. No importa a quién de la familia estés alimentando, las 2.000 calorías en una comida rápida típica no son nutritivamente iguales a las 2.000 calorías en tres comidas bien equilibradas. Considera además que las 235 calorías en una porción de pastel glaseado de chocolate son indudablemente deliciosas, pero también lo son las 235 calorías en la mitad de un melón cantalupo relleno de yogur helado de chocolate, que ofrece una recompensa nutritiva mientras que el pastel no te llena más que de calorías. Lo mismo ocurre con las 160 calorías en diez papas fritas, de poco peso nutricional comparadas con las 160 calorías en una papa al horno con queso cheddar rallado y brócoli al vapor.

Si pasas hambre, perjudicas a tu bebé. Omitir ciertos horarios de comidas no es un peligro potencial como cuando estabas embarazada, pero un horario de comidas constantemente irregular puede reducir tus propias reservas y dejarte en déficit. Si estás dando el pecho y tu nutrición es muy inadecuada –como podría ocurrir con algunas dietas de moda (por ejemplo, ayuno de jugos)– con el tiempo podrías reducir seriamente tu suministro de leche.

Conviértete en una experta en eficiencia. Para mantener en baja tu peso posparto y en alza tu nutrición, sigue siendo importante que selecciones alimentos densos en nutrición en relación con su contenido calórico, como pavo con mortadela para el almuerzo, pasta con vegetales con salsa de crema para la cena. Si tu problema es que estás perdiendo demasiado peso, busca alimentos ricos en nutrición y calorías, pero escasos en volumen, como aguacate y nueces, y evita los alimentos como las palomitas de maíz, que te llenan sin satisfacerte a ti o a tus necesidades nutricionales.

Los carbohidratos son una cuestión compleja. Y los carbohidratos complejos, no refinados, son exactamente la variedad en la que necesitas centrarte durante el posparto (y más allá, en pos de una vida de buena nutrición para ti y tu familia). Los panes, cereales y pasteles integrales, el arroz integral, los frijoles secos, los guisantes y otras legumbres proporcionan fibra (tan importante ahora como durante el embarazo para garantizar regularidad) y gran cantidad de vitaminas y minerales. También te dan un impulso de energía más duradero que los carbohidratos refinados.

Cuidado con el azúcar. El estadounidense promedio consume la enorme cantidad de 150 libras de azúcar por año. Parte de esa cantidad proviene del azucarero, del azúcar rociado sobre cereales y fruta o revuelto en el café y el té. Y una cantidad no despreciable se debe previsiblemente a pasteles, galletas, golosinas, postres y tartas. Pero una sorprendente proporción proviene de fuentes menos obvias como sopas, aderezos de ensaladas, cereales para el desayuno, panes, perros calientes, embutidos y platos principales y acompañamientos procesados, enlatados o congelados.

Si tu consumo de azúcar está en el promedio, quiere decir que estás consumiendo más de 800 calorías no nutritivas o vacías al día. Para una nueva madre que desea consumir su Docena diaria sin aumentar una docena o más de libras en el proceso, darse algún gusto ocasional de delicias dulces no creará estragos nutricionales, pero sí puede hacerlo si consume demasiadas calorías vacías diarias.

Come alimentos que sepas de dónde provienen. Los alimentos sumamente procesados pierden gran parte de su valor nutritivo. También suelen contener un exceso de grasa saturada insalubre, sodio y azúcar, así como colorantes artificiales y otros aditivos químicos, ninguno de los cuales enriquece la dieta, y el último de los cuales puede contaminar a veces la leche materna (consulta la página 106). Mientras más cerca estén los alimentos de su estado natural, mejor será para tu bebé y para ti.

Estimula a que la familia coma bien. Extiende los buenos hábitos alimenticios a toda la familia y tu bebé se criará en un hogar donde la buena nutrición es natural. Esto podría traducirse en una mejor salud en el largo plazo (y una vida más larga) no sólo para ti, sino también para tu marido y tus niños.

No sabotees tu dieta. Aunque puedas disfrutar de una bebida alcohólica ocasional incluso si estás amamantando, demasiado alcohol puede definitivamente causar un efecto negativo en ti y en tu bebé, como también puede hacerlo el uso de tabaco o de drogas ilícitas (consulta la página 105).

La Docena Diaria para el Posparto y la Lactancia

Si estás familiarizada con la Dieta del embarazo, ya sabes que no tienes que sentarte con un libro de contabilidad, una calculadora y volúmenes de tablas sobre valores nutritivos antes de cada comida para asegurarte de que estás recibiendo los nutrientes que necesitas (para producir leche y mantenerte saludable si estás amamantando, o simplemente para mantenerte saludable si no estás dando el pecho). Todo lo que tienes que hacer es obtener tu Docena diaria.

Calorías. Necesitas consumir suficientes calorías para producir la energía que necesitas como nueva mamá, pero no tantas como para que no puedas deshacerte de esas libras del embarazo. Si estás amamantando, eso significa de 400 a 500 calorías adicionales por día por sobre lo que necesitarías para mantener tu peso previo al embarazo (doble si estás amamantando mellizos, y triple para trillizos). Puedes reducir un poco esa cifra después de las primeras seis semanas posparto si te parece que no estás perdiendo peso, pero no deberías cortar drásticamente las calorías, ya que podría reducir tu suministro de leche.

Incluso si no estás amamantando, deberías esperar hasta después de las primeras seis semanas para embarcarte en una dieta estricta. Durante ese período de recuperación, deberías ser capaz de empezar a perder esas libras no deseadas del embarazo mientras mantienes tus niveles de energía, consumiendo tantas calorías como necesitas para mantener tu peso previo al embarazo.[1] Cuando has completado el período de recuperación y hacer dieta resulta más seguro, puedes reducir esa cifra de 200 a 500 calorías diarias, pero no te embarques en una dieta demasiado estricta sin supervisión médica.

Ya sea que amamantes o no, pesarte con regularidad es el mejor modo de determinar si tu consumo de calorías es elevado, bajo o adecuado. Mientras estés perdiendo las libras del embarazo gradualmente y dejes de perderlas una vez que hayas alcanzado tu objetivo, estarás bien encaminada. Ajusta tus calorías en más o en menos, si no es así. También ten en cuenta que siempre es más prudente aumentar los ejercicios que disminuir drásticamente las calorías. Si no puedes frenar una pérdida de peso demasiado rápida, consulta a tu médico.

Proteína: tres porciones diarias si estás amamantando, y dos si no lo estás. Muchas de estas porciones también cumplen con un requisito de calcio. Una porción equivale a cualquiera de los siguientes alimentos: 2½ a 3 vasos de leche descremada o baja en grasa; 1¾ tazas de yogur bajo en grasa; ¾ taza de requesón bajo en grasa; 2 huevos grandes además de 2 claras; 5 claras de huevo; 3 a 3½ onzas de pescado, carne o aves; 5 a 6 onzas de tofu. Otros productos de soya (incluyendo muchas cenas vegetarianas congeladas) también pueden contener muchas proteínas; revisa

---

1. Para descubrir cuántas calorías necesitas para mantener tu peso previo al embarazo, multiplica el peso que tenías antes del embarazo por 12, si eres sedentaria; por 15, si eres moderadamente activa, y hasta 22, si eres muy activa.

SÚPER NUTRICIÓN

¿Buscas darle un mayor impacto a tu nutrición sin agregar libras de más? Entonces, elige alimentos que satisfagan más de un requisito en cada porción. Muchos productos lácteos suministran proteínas y calcio, y algunas súper frutas y vegetales ofrecen tanto hojas amarillas como verdes y vitamina C. ¿Quieres algo súper nutritivo? Entonces come brócoli, que contiene nada menos que tres propiedades en un solo producto: hojas verdes, vitamina C y, si se sirve en una mayor cantidad, una porción de calcio.

las etiquetas. Las madres de mellizos o trillizos que dan el pecho necesitan una porción adicional por cada bebé extra. Las seguidoras de una dieta vegetariana estricta (*vegan*), aquellas que no comen proteína animal, deben agregar una porción diaria de proteína, ya que la calidad de la proteína vegetal no es tan alta como la de la proteína animal.

Alimentos con vitamina C: dos porciones diarias si estás amamantando, y por lo menos una si no lo estás. Ten en cuenta que muchos alimentos con vitamina C también cumplen el requisito de vegetales de hojas verdes y amarillas y frutas amarillas. Una porción equivale a cualquiera de los siguientes alimentos: ½ taza de fresas; ¼ de melón cantalupo pequeño; ½ pomelo (toronja); 1 naranja pequeña; ⅓ a ½ taza de jugo de cítricos; ½ mango, papaya o guayaba grandes; ⅔ taza de brócoli cocido o ¾ taza de coliflor cocido, 1½ tazas de repollo crudo rallado; ¾ taza de col rizada, col silvestre o colinabos cocidos; 1 pimiento verde mediano o ½ pimiento rojo mediano; 2 tomates pequeños o 1 taza de jugo de tomate.

Vegetales de hojas verdes y amarillas y frutas amarillas: al menos tres porciones diarias si estás amamantando, dos o más si no lo estás. Ten en cuenta que muchas de estas porciones también cumplen los requisitos de la vitamina C. Una porción equivale a cualquiera de los siguientes alimentos: 2 damascos (chabacanos) frescos o secos; ⅛ de melón cantalupo; ½ mango; 1 durazno amarillo (no blanco) o nectarina; ¾ taza de brócoli cocido; ½ zanahoria mediana; 8 a 10 hojas grandes de lechuga romana; ¼ a ½ taza de verduras verdes cocidas; ¼ de taza de calabaza de invierno cocido; ¼ de batata (camote) dulce; 1 cucharada de calabaza no endulzada, en lata.

Calcio: cinco porciones diarias si estás amamantando, tres o más si no lo estás. Muchas de estas porciones también contienen una cantidad considerable de proteína. Una porción equivale a cualquiera de los siguientes alimentos: 1¼ onzas de queso suizo; 1½ onzas de queso cheddar; 1 taza de leche descremada o baja en grasa; 5 onzas de leche fortificada con calcio; ½ taza de leche descremada evaporada; ⅓ taza de leche descremada en polvo; 1½ tazas de requesón bajo en grasa; 6 a 8 onzas de yogur; helado de yogur (el contenido de calcio varía, por eso revisa la etiqueta o pregunta sobre su valor nutritivo); 6 onzas de jugo de naranja fortificado con calcio; 1¾ tazas de brócoli; 1 taza de col silvestre; 2½ cucharadas de melaza; 4 onzas de salmón en lata o 3 onzas de sardinas, con espinas; tofu (como el contenido de calcio varía, fíjate en la etiqueta; una porción debería contener un 30% del valor diario, DV en inglés); 2 tortillas de maíz (fíjate en la etiqueta). Las madres que amamantan mellizos, trillizos o más necesitarán una porción extra de calcio por cada bebé adicional, y pueden usar productos lácteos fortificados con calcio o suplementos de calcio para alcanzar su cuota. Las vegetarianas que no consumen productos lácteos podrían tener dificultades para cumplir con el requisito dependiendo sólo de fuentes vegetales a menos que estén fortificadas con calcio (jugo de naranja, por ejemplo) y podrían necesitar suplementos de calcio. Aunque la falta de calcio en la lactancia probablemente no afectará la composición de la leche materna, el calcio extraído de los huesos de la madre para producir leche puede hacerla más susceptible a la osteoporosis más adelante en la vida.

Otras frutas y vegetales: dos o más porciones diarias. Una porción equivale a cualquiera de los siguientes alimentos: 1 manzana, pera, banana o durazno blanco; ⅔ taza de cerezas o uvas frescas; ⅔ taza de *blueberries*; 1 rebanada de piña; 2 tazas de sandía; 5 dátiles; 3 higos; ¼ taza de pasas de uva; ¾ taza de frijoles verdes cocidos; 6 o 7 espárragos; ⅔ taza de coles de Bruselas, chirivías, chauchas o guisantes verdes cocidos; 1 papa mediana; 1 taza de hongos frescos.

Granos integrales y otros carbohidratos complejos concentrados: seis porciones diarias estés o no amamantando. Una porción equivale a cualquiera de los siguientes alimentos: ½ taza de arroz integral, arroz silvestre, mijo, kasha (trigo sarraceno), cebada no perlada, bulgur (elaborado a partir del trigo), quinua o triticale (cereal sintético); ½ taza de frijoles o arvejas cocidos; 1 porción (1 onza) de cereal de grano integral listo para servir; 2 cucharadas de germen de trigo; 1 rebanada de pan integral; ½ *bagel* integral o *muffin*; 1 pan pita pequeño o ½ pan pita integral grande; 1 maíz o tortilla integral; 1 porción de galletas saladas integrales o de soya; 2 galletas de arroz; 1 onza de pasta integral, de soya o de alta proteína; 2 tazas de palomitas de maíz.

Alimentos ricos en hierro: uno o más diariamente. El hierro se encuentra en

distintas cantidades en frutas secas, carne vacuna, garbanzos y otras legumbres secas, papas con piel, calabaza, verduras verdes cocidas, alcachofa de Jerusalén (tupinambo), ostras, sardinas, semillas de soya y productos de soya, espinaca, melaza, extracto de algarroba (sucedáneo del chocolate) e hígado.[2] También se encuentra en el germen de trigo, granos integrales y cereales fortificados con hierro.

Alimentos ricos en grasas: pequeñas cantidades diarias. Aunque un consumo adecuado de grasa era esencial durante el embarazo, y tu organismo era capaz de absorber aun esos alimentos ricos en colesterol sin consecuencias, ahora vuelve a ser necesario que consideres limitar la grasa en tu dieta y elegir cuidadosamente el tipo de grasas que consumes. En general, hay acuerdo en que el adulto promedio no debería consumir más del 30% de su total de calorías de grasa. Quienes están en alto riesgo de enfermedades cardíacas deberían limitar su consumo aun más estrictamente. Esto significa que si tu peso ideal es de 125 libras, necesitas 1.875 calorías diarias, y no más del 30% de ese total (62 gramos) de grasa. Eso equivale a 4½ porciones diarias de grasa (a 14 gramos cada una). Si tu peso es menor, necesitarás menos porciones; si tu peso es mayor, más. Puedes estar segura de que recibirás más o menos una porción en pequeñas cantidades de alimentos bajos en grasas; el resto puede provenir de alimentos grasos. Los alimentos ricos en grasas que te proporcionarán media porción de grasa incluyen: 1 onza de queso duro (suizo, cheddar, provolone); dos cucharadas de queso parmesano rallado; 1½ cucharadas de crema ligera, pacanas,

---

2. A pesar de su gran valor nutritivo, come hígado sólo en contadas ocasiones ya que tiende a almacenar sustancias químicas, incluyendo las de dudoso efecto, a las que se ve expuesto el animal.

cacahuetes (maní) o nueces; 2 cucharadas de crema batida; 1 cucharada de queso crema; 2 cucharadas llenas de crema agria; 1 taza de leche entera o yogur de leche entera; ½ taza de helado regular; 6 onzas de tofu; ¼ de aguacate pequeño; 1 cucharada de mantequilla de maní; 3½ onzas de carne roja o 7 onzas de carne blanca de pavo o de pollo (sin piel); 4 onzas de pescado graso (como salmón); 2 huevos grandes o 2 yemas de huevos grandes; 2 panecillos (bollos) pequeños o 1 *muffin* promedio; 1 tajada de pastel o 3 galletas (los tamaños varían con la receta). Las grasas puras que suministran una porción completa incluyen: 1 cucharada de aceite de oliva, de cártamo, de maíz, de canola u otros aceites vegetales; mantequilla, margarina o mayonesa regular; 2 cucharadas de margarina "ligera"; 2 cucharadas de aderezo regular de ensalada.

Ácidos grasos omega-3. Estas grasas fabulosas constituyen el elemento "esencial" en los ácidos grasos esenciales. Los omega-3, que incluyen la publicitada DHA, son vitales para el desarrollo del cerebro y visión de tu bebé (el contenido de DHA en el cerebro del bebé se triplica durante los primeros tres meses de vida). Se encuentran naturalmente en la leche materna, pero para garantizar que tu bebé está recibiendo lo suficiente, deberás asegurarte de que tú estás consumiendo lo suficiente. Y lo que es bueno para tu bebé también lo es para ti. Una dieta rica en omega-3 puede moderar los cambios de ánimo y disminuir el riesgo de depresión posparto, y además es saludable para el corazón (¿no te parece convincente?). Encontrarás omega-3 en el salmón y otros pescados grasos, huevos ricos en DHA, rúcula, tofu, cangrejo y camarones, semillas de lino, nueces y aceite de canola.

Líquidos: 8 tazas diarias, estés amamantando o no (es posible que necesites más si estás dando el pecho a mellizos). El agua, agua con gas, jugos de frutas y vegetales y sopas claras son buenas opciones de líquidos. También puedes contar la leche (que es ⅔ agua); las frutas y vegetales con alto contenido de agua agregarán más. Pero no exageres: el exceso de líquidos (más de 12 vasos por día si estás amamantando a un solo bebé), puede inhibir la producción de leche.

Suplementos vitamínicos. Toma una fórmula de embarazo/lactancia diaria si estás amamantando, no como sustituto de una buena dieta sino como un seguro nutricional. El suplemento debería contener zinc y vitamina K. Si no consumes productos animales (ni siquiera leche y huevos) tu suplemento debe contener por lo menos 4 microgramos de vitamina B_{12} (que se encuentra naturalmente sólo en alimentos animales), 0,5 miligramos de ácido fólico, y si no recibes al menos una dosis de media hora de sol diariamente, 400 miligramos de vitamina D (la cantidad que fortalece un cuarto de leche).

Incluso si no estás dando el pecho, deberías seguir tomando tus vitaminas del embarazo durante por lo menos las primeras seis semanas posparto. Después de eso, un suplemento estándar múltiple vitamínico/mineral cubrirá las brechas nutricionales si no siempre tienes el tiempo o la oportunidad de comer tan bien como quisieras. Un suplemento diseñado para las mujeres en edad fértil suministrará el hierro adicional necesario para remplazar el hierro que haya sido consumido con el sangrado del embarazo y/o posparto y volverá a perderse cuando se reanude la menstruación.

SI NO ESTÁS AMAMANTANDO

La buena nutrición es importante para todas las madres después del parto.

Comer bien no sólo ayudará a una rápida recuperación, sino también te dará las energías necesarias para mantener el ritmo de un bebé en crecimiento (y para seguir adelante en ese estado de privación del sueño que llaman nueva maternidad/paternidad). También te ayudará a mantener a raya varias enfermedades (desde determinadas variedades de cáncer y diabetes hasta la osteoporosis), que se sabe están relacionadas con la dieta. Por eso, aunque no estés dando el pecho, sigue comiendo saludablemente, utilizando los Nueve principios básicos y la Dieta de la docena como una guía general para una buena nutrición, por tu bien y por el de tu bebé.

Lo que podrías estar preguntándote

AGOTAMIENTO

"Me imaginaba que iba a estar cansada durante las primeras semanas después del nacimiento de mi bebé, pero han pasado algunos meses desde que lo tuve y sigo agotada".

Entre la recuperación del exigente biatlón físico del trabajo de parto y alumbramiento, el cuidado de un recién nacido que aún no distingue la diferencia entre el día y la noche, y la adaptación a las responsabilidades de la maternidad veinticuatro horas al día, prácticamente todas las nuevas madres se sienten al principio como si caminaran (y cambiaran los pañales y amamantaran) como zombis. A pesar de que la recuperación del período posparto termina oficialmente después de seis semanas, la sensación de agotamiento no suele terminar ahí. Es muy raro que la mujer (o el hombre, especialmente si es de los que se quedan en el hogar) escape al síndrome de fatiga continua durante el primer año. Y no es de sorprender. No hay otro trabajo tan exigente emocional y físicamente que la paternidad/maternidad en el primer año. La tensión y presiones no se limitan a ocho horas al día ni a cinco días a la semana, ni tampoco hay pausas para el almuerzo o el café para tomarse un descanso. Para las madres y padres primerizos también está la tensión inherente a cualquier trabajo nuevo: errores que cometer, problemas que solucionar, mucho que aprender. Y si todo esto no es suficiente para producir agotamiento, la nueva madre también podría ver su fuerza consumida por la lactancia, por cargar a un bebé de rápido crecimiento (con todo los implementos que necesita) y por el sueño incompleto de noche tras noche.

La nueva madre que vuelve a trabajar fuera de su hogar también podría padecer el tipo de agotamiento que provoca realizar bien dos trabajos. Se levanta temprano para atender varias tareas de la maternidad, a menudo incluyendo amamantar, antes de partir rumbo a su trabajo fuera de casa. Cuando regresa al hogar, todavía tiene que cuidar del bebé y, a menudo, cocinar, limpiar y lavar. Como si fuera poco, podría quedarse despierta junto al bebé la mitad de la noche, y aun así se espera que esté alerta, jovial y que actúe eficientemente por la mañana. Hasta Súper mamá estaría agotada.

Por supuesto, es buena idea visitar al doctor para comprobar que tu agotamiento no se debe a motivos médicos (por ejemplo, tiroiditis posparto). Si te confirman que estás bien de salud, ten la seguridad de que con el correr del tiempo, a medida que ganes experiencia al convertir las tareas en rutinas, y que tu bebé empiece a dormir toda la noche, la fatiga implacable empezará a disminuir (aunque quizás no te sientas totalmente recuperada en tu descanso hasta que todos tus niños estén en la escuela). Además, tu nivel de energía debería subir un poco después de que tu organismo se ajuste a las nuevas demandas. Mientras tanto, hay modos de disminuir esa sensación de zombi:

◆ Consigue toda la ayuda que puedas, y todavía más. Busca ayuda, paga o voluntaria, para completar las tareas, hacer las compras, arreglar la casa, a fin de que no lo tengas que hacer tú.

◆ Comparte todo lo posible. Haz una lista de todas las tareas para el cuidado del bebé y de la casa que hacen falta, y después divídelas equitativamente entre tú y tu marido. Asigna las tareas según el horario (si él trabaja durante el día, evidentemente deberá hacer su parte temprano por la mañana y por la noche), preferencias y habilidades (ten en cuenta que el único modo de dominar una tarea, ya sea cambiar pañales o bañar al bebé, es practicar, practicar y practicar). Si alimentas al bebé con fórmula, pueden turnarse en dársela (noche por medio cada uno) para poder dormir un poco. Pero incluso si estás amamantando, el papá podría estar a la altura de las circunstancias cambiando el pañal antes de que le des el pecho al bebé. O mantén al pequeño en un moisés junto a tu cama (o, si duermen con el bebé, junto a ti en la cama) para que simplemente te puedas dar vuelta y prenderlo al pecho. Una vez que la lactancia se establezca, podrías también extraerte leche y llenar un biberón cada día para que el papá se lo dé en la mitad de la noche mientras recuperas algo de sueño.

◆ Pon la paternidad y maternidad en pie de igualdad. No hay nada, excepto amamantar, que el padre no pueda hacer tan bien o mejor que la madre. Pero muchas madres primerizas no le dan la oportunidad a su compañero cuando se trata del cuidado del bebé. O se mantienen mirándolo por encima del hombro criticándolo tanto que éste termina tirando la toalla. Por lo tanto, si la mentalidad "prefiero hacerlo yo misma, porque yo lo hago mejor" es lo que se está interponiendo entre tú y el descanso, comienza a cambiar de actitud.

◆ Acuéstate más temprano. Aunque parezca obvio, si te acuestas más temprano será más fácil levantarte temprano. No te quedes despierta hasta tarde para ver las noticias o navegar en Internet. Acuéstate lo más temprano que puedas para dormir todo lo posible, aunque sea un sueño interrumpido.

¿TU BEBÉ ACABA DE NACER?

Entonces seguramente tendrás tantas preguntas acerca de cómo cuidar de tu recién nacido como de ti misma. Para encontrar respuestas a todas tus preguntas e inquietudes durante tu período de recuperación de seis semanas –desde loquios hasta hemorroides; pérdida de cabello o sudores nocturnos; desde la primera vez que fuiste al baño hasta el último examen posparto– lee los capítulos 15 y 16 de *Qué puedes esperar cuando estás esperando*. Luego, cuando pases esas seis semanas, regresa aquí para encontrar respuestas al resto de tus preguntas sobre el primer año posparto.

◆ Aprovecha la siesta del bebé para dormir tú también. Aunque parezca descabellado (después de todo tienes ropa que lavar, comidas que cocinar y otras mil tareas), y muy poco realista (especialmente si hay otro niño pequeño o si los niños mayores necesitan ayuda con las tareas escolares), trata de descansar cuando el bebé duerme por la tarde, aunque sea apenas por la mitad del tiempo de siesta del pequeño. Esas poderosas siestas, aunque sean de quince minutos, pueden ser sorprendentemente refrescantes.

◆ No te olvides de alimentarte. Claro, es comprensible, estás ocupada alimentando a tu bebé (y si estás dando el pecho, da la impresión de que lo estuvieras haciendo sin cesar). Pero no descuides tus propias necesidades nutricionales, que serán incluso mayores si estás amamantando. Picar algo aquí y allí está bien (¿qué nueva madre tiene tiempo para una comida completa durante el día?), siempre y cuando los *snakcs* sean saludables. Ten un suministro de bocadillos nutritivos: palitos de queso, huevos duros, porciones individuales de yogur y requesón, trocitos de fruta, vegetales crudos cortados con algo para untar, combinación de cereales (mezcla algunos de tus favoritos con nueces y pasas de uva en bolsas de plástico para porciones individuales), edamame listo para servir (semillas de soya), galletas saladas integrales y *pretzels*, paletas de helados de fruta, barras de helado de yogur.

◆ Mantente en movimiento. Aunque la fatiga posparto es causada por la falta de descanso, puede agudizarse por la falta de actividad, y de aire fresco. Por eso, trata de dar una caminata diaria con tu bebé, particularmente durante la pereza de la tarde. Si el clima no te acompaña, intenta caminar por un centro comercial o un museo. Unirte a una clase de ejercicios posparto o hacer algunos ejercicios posparto en tu casa (consulta la página 762), también te dará el impulso que estás buscando.

DEPRESIÓN POSPARTO

"Mi bebé tiene más de un mes y no he dejado de estar deprimida. ¿No debería estar sintiéndome mejor ahora?".

Si la tristeza posparto (que afecta del 60% al 80% de las mujeres, principalmente en la primera semana después del parto) no va desapareciendo para la tercera o cuarta semana, es probable que se deba a la depresión posparto. La verdadera depresión posparto (PPD, en inglés) es menos común (afecta del 10% al 20% de las mujeres), mucho más duradera (entre unas pocas semanas hasta un año o más) y mucho más seria que la tristeza posparto. La depresión podría comenzar durante el parto, pero con mayor frecuencia no se manifiesta hasta uno o dos meses después; en algunas mujeres no empieza hasta que se reanuda el primer período menstrual posparto o hasta el destete (debido en parte a la fluctuación hormonal). Las mujeres que han sufrido depresión posparto en el pasado, que tienen antecedentes personales o familiares de depresión o síndrome premenstrual severo, que se sienten deprimidas durante el embarazo y/o han tenido un embarazo y parto complicados, o que tienen un bebé enfermo o en dificultades, son más susceptibles. Las investigaciones sugieren que la diabetes durante y después del embarazo también podría ser un factor.

Los síntomas de la depresión posparto son similares a los de la tristeza posparto, aunque mucho más pronunciados (para leer más sobre esta última, consulta *Qué puedes esperar cuando estás*

CÓMO CONSEGUIR AYUDA PARA LA DEPRESIÓN POSPARTO

Hasta hace poco, la depresión posparto era una condición que mayormente se ocultaba bajo la alfombra de la práctica médica. Era ignorada por el público, mínimamente discutida por los médicos y sufrida con vergüenza y silencio innecesarios por las madres que la experimentaban. Esta actitud impedía que las mujeres aprendieran sobre la depresión posparto y sus tratamientos altamente efectivos, y lo peor de todo, que recibieran la ayuda que necesitaban.

Por fortuna, ha habido un cambio en el modo en que la comunidad médica aborda y trata la depresión posparto (PPD, por sus siglas en inglés). Hay campañas públicas de educación en curso o por empezar en algunos estados, que requieren que los hospitales envíen a las mujeres a casa con material educativo sobre la condición, de modo que los nuevos padres y madres puedan reconocer los síntomas tan pronto se presenten y buscar así tratamiento.

Los médicos también se están educando más sobre la depresión posparto, aprendiendo a detectar los factores de riesgo durante el embarazo, a comprobar rutinariamente su presencia durante las visitas posparto, y a tratarla de manera rápida, segura y exitosa. También hay varios exámenes estandarizados (Escala de depresión posparto de Edimburgo y Escala de la doctora Cheryl Beck) que han demostrado ser efectivos en la detección de este trastorno.

La depresión posparto es una de las formas más tratables de la depresión. Por eso, si la padeces, no sufras más de lo necesario. Habla y busca la ayuda que necesitas.

Para más ayuda, toma contacto con *Postpartum Support International* (Apoyo posparto internacional) en www.postpartum.net/En-Español.aspx o *Postpartum Education for Parents* (Educación posparto para padres): P.O. Box 261, Santa Barbara, CA 93116, www.sbpep.org, 805-564-3888.

---

esperando). Incluyen llanto e irritabilidad; problemas de sueño (no poder dormir o dormir durante todo el día); problemas alimenticios (no tener apetito o comer todo el día); sentimiento persistente de tristeza; incapacidad o falta de deseo de cuidar de sí o del recién nacido; preocupaciones exageradas sobre el bebé, y pérdida de memoria. Si los síntomas persisten durante más de dos a tres semanas, es probable que sufras de depresión posparto y que no la superes sin ayuda profesional. No esperes para comprobarlo.

Primero, llama a tu médico y pídele que te haga un examen de tiroides. Las irregularidades en los niveles hormonales de la tiroides, muy comunes en el período posparto, pueden conducir a una inestabilidad emocional. Si esos niveles resultan normales, pide que te derive a un terapeuta con experiencia en el tratamiento de depresión posparto y haz una cita *inmediatamente*. Los antidepresivos como Zoloft o Prozac (que parecen ser seguros durante la lactancia), combinados con terapia profesional, pueden ayudarte a que te sientas mejor más rápido. La fototerapia podría aliviar la depresión posparto y puede usarse en vez o además de medicación. Estudios recientes han demostrado que las mujeres en riesgo elevado pueden tomar antidepresivos como Zoloft o Prozac justo después de dar a luz para prevenir la depresión posparto. Algunos médicos incluso recetan dosis bajas de antidepresivos durante el tercer trimestre del embarazo a mujeres con antecedentes de depresión posparto.

Sea cual sea el tratamiento que tu terapeuta y tú decidan es el correcto para tu depresión posparto, ten en cuenta que es crucial una intervención rápida. Sin ella, la depresión puede impedirte crear lazos emocionales con el bebé, cuidar y disfrutar de él. También puede tener un efecto devastador en tu relación de pareja y con tus otros hijos, como también en tu propia salud y bienestar.

Algunas mujeres, en vez (o además) de sentirse deprimidas después del parto se sienten extremadamente ansiosas o temerosas, y a veces experimentan ataques de pánico, incluyendo aceleración del pulso cardíaco y de la respiración, escalofríos o acaloramiento repentino, dolor en el pecho, mareo y temblores. Estos síntomas también requieren un tratamiento inmediato de un terapeuta calificado.

Mucho menos frecuente, pero más grave que la depresión posparto, es la psicosis posparto. Sus síntomas incluyen pérdida de la noción de realidad, alucinaciones y/o delirio. Si experimentas sentimientos suicidas, violentos o agresivos, o si oyes voces o experimentas otros signos de psicosis, no esperes: llama a tu médico y ve a la sala de emergencia *inmediatamente*. No dejes que nadie te tranquilice diciéndote que estos sentimientos son normales durante el período posparto, porque no lo son. Para estar segura de que no llevarás a cabo ningún comportamiento peligroso, intenta que un vecino se quede contigo mientras tomas contacto con el médico.

CÓMO HACERLO TODO

"Ahora que tengo un bebé, me estoy quedando rezagada en todo: limpieza, lavandería, cocina, literalmente todo.

Lo que era antiguamente una casa inmaculada, es ahora un caos. Siempre me he considerado una persona capaz de todo… hasta ahora".

Has asumido la responsabilidad de cuidar de un recién nacido por primera vez. Días y noches que parecen fundirse en un solo período interminable. Agrega demasiadas visitas, una generosa dosis de agitación hormonal posparto y, posiblemente, una cantidad de tareas atrasadas acumuladas durante tu estada en el hospital o en los últimos días del embarazo, cuando apenas podías moverte y para qué hablar de limpiar. Súmale además la inevitable montaña de regalos, cajas, papel de envoltorio y tarjetas de felicitación que hay que contestar. Es natural que sientas que, a medida que comienza tu nueva vida con el bebé, tu vida anterior, con su orden y limpieza, parece desplomarse a tu alrededor.

Pero no desesperes. Tu dificultad para mantenerte al día con tu bebé y tu casa durante las primeras semanas, de ninguna manera predice tu futuro éxito en el acto de malabarismo que llaman maternidad. La situación mejorará a medida que recuperes tu fuerza, te familiarices con las tareas básicas del cuidado del bebé y aprendas a ser un poquito más flexible. También te ayudará lo siguiente:

Contrólate. Desesperarte por lo que tienes que hacer sólo lo hará doblemente difícil. Así que relájate. Respira hondo. Después, en vez de tratar de hacerlo todo a la vez (lo que es imposible), concéntrate en lo que es realmente importante: llegar a conocer y disfrutar de tu recién nacido. Cuando estés con él, olvídate de las tareas domésticas. Las técnicas de relajación que aprendiste en las clases de parto podrían ayudarte a lograrlo. Cuando mires a tu alrededor más tarde, el caos seguirá allí, pero te sentirás más capacitada para hacerle frente.

Descansa. Paradójicamente, el mejor modo de empezar a hacer las cosas es empezar a descansar más. Date la oportunidad de recuperarte completamente del parto y estarás en mejores condiciones de encarar tus nuevas responsabilidades.

Consigue ayuda. Si todavía no has hecho arreglos para obtener ayuda en la casa –paga o voluntaria– y no has tomado medidas para facilitar las tareas domésticas y la cocina, este es el momento de hacerlo. También asegúrate de que haya una división justa del trabajo (tanto con tu bebé como con la casa), entre tu pareja y tú.

Establece tus prioridades. ¿Es más importante pasar la aspiradora cuando tu bebé está durmiendo o descansar para estar más fresca cuando él se despierte? ¿Es realmente esencial quitar el polvo de las estanterías o sería mejor aprovechar el tiempo para salir a dar un paseo con tu bebé en el cochecito? Ten en cuenta que hacer muchas cosas muy pronto te puede restar energías para hacer las cosas bien, y que mientras tu casa volverá a estar ordenada algún día, tu bebé nunca volverá a tener nuevamente dos semanas o dos meses de vida.

Organízate. Las listas son la mejor amiga de la nueva mamá. Cada mañana, anota una lista de lo que necesitas hacer. Divide tus prioridades en tres categorías: las tareas que hay que realizar lo antes posible, las que pueden esperar hasta más tarde durante el día, y las que pueden quedar para el día siguiente, o la otra semana, o indefinidamente. Anota el tiempo aproximado que te demandará cada actividad, teniendo en cuenta tu reloj biológico personal (¿trabajas mejor en cuanto amanece o todo lo contrario?) como también el de tu bebé (en la medida en que lo puedas determinar a esta altura de su vida).

Aunque organizar tu vida en el papel no siempre significa que podrás hacer todo según el programa (de hecho, las nuevas madres rara vez lo hacen), te dará un sentido de control sobre lo que ahora podría parecer una situación completamente incontrolable. Los planes en el papel siempre son más manejables que los que vuelan frenéticamente por tu cabeza. Incluso podrías descubrir, una vez que hagas la lista, que tienes menos tareas por delante de las que pensabas. No te olvides de ir tachando las tareas realizadas para sentir la satisfacción del deber cumplido. Y no te preocupes por las que no tachaste: simplemente, traslada esas obligaciones a la lista del día siguiente.

Otro buen truco organizativo para la nueva mamá: mantén una lista actualizada de los regalos que recibió el bebé y los nombres de las personas que los enviaron a medida que los vayas recibiendo. Crees que recordarás que tu prima Jessica te envió ese encantador suéter azul y amarillo, pero después de recibir el decimoséptimo suéter, es posible que ya no lo recuerdes tan bien. Y tacha cada regalo de la lista después de enviar la tarjeta de agradecimiento, para no terminar enviando dos a la tía Teresa y al tío Jorge y ninguna a tu jefe.

Simplifica. Aprovecha cada atajo que puedas encontrar: hazte amiga de los vegetales congelados, del restaurante de ensaladas de tu barrio, de la pizza a domicilio.

Gana tiempo esta noche para mañana. Una vez que hayas acostado al bebé cada noche, y antes de desplomarte en el sofá para tu merecido descanso, reúne las fuerzas suficientes para realizar algunas pocas tareas y de esa manera tendrás una ventaja a la mañana siguiente. Reabastece la bolsa de pañales. Mide el café para la cafetera. Ordena la ropa lavada. Prepara la ropa para ti y para el bebé. En diez minutos, más o menos, podrás lograr lo que te llevaría tres veces más tiempo con el bebé despierto. Y podrás dormir mejor (siempre y cuando tu bebé te lo permita), sabiendo que tendrás menos que hacer a la mañana siguiente.

Acostúmbrate a hacer más de una tarea a la vez. Conviértete en una experta de las tareas múltiples. Aprende a realizar dos o más cosas a la vez. Lava los platos o corta vegetales para la ensalada mientras estás hablando por teléfono. Haz las cuentas de tu chequera o dobla la ropa lavada mientras escuchas las noticias por televisión. Revisa tu correo electrónico o ayuda a tu hijo más grande con su tarea escolar mientras amamantas al bebé. Aun así no habrá suficientes horas en el día, pero de esa manera tal vez sólo anheles que el día tenga treinta y seis horas en lugar de cuarenta y ocho.

Sal de la casa. Planifica una salida cada día, aunque sólo sea un paseo por el centro comercial. El cambio de ritmo y de ambiente te permitirá regresar más renovada.

Prepárate para lo inesperado. Los mejores planes cuidadosamente trazados de las madres a menudo (en realidad, muy a menudo) no salen según lo previsto. El bebé está arropado para salir, la bolsa de pañales está lista, tienes puesto el abrigo, y de pronto oyes los ruiditos reveladores de que tu bebé se ha hecho caquita. Y tienes que sacarte el abrigo, quitarle el enterito y el pañal al bebé, y así has perdido otros diez minutos en una agenda ya apretada. Para esperar lo inesperado, considera tiempo adicional para todo lo que hagas.

Es mejor reír que llorar. Si te puedes reír, es menos probable que termines llorando. Mantén tu sentido del humor, incluso ante un caos total. También te ayudará a mantener tu salud mental.

Acostúmbrate. Vivir con un bebé significa convivir con cierta cuota de caos la mayor parte del tiempo. Y a medida que vaya creciendo, también aumentará el desafío de mantener el caos bajo control. Apenas terminas de guardar los bloques para armar en la caja, él los vuelve a arrojar por el piso. En cuanto limpias el puré de guisantes en la pared detrás de su sillita alta, él la vuelve a "decorar" con puré de durazno. Colocas pestillos de seguridad en los armarios de la cocina y él se las ingenia para abrirlos, cubriendo el piso con ollas y cacerolas.

Pero recuerda que cuando finalmente hayas enviado a tu último hijo a la universidad, tu casa podrá volver a estar inmaculada… y tan vacía y silenciosa que posiblemente saludarás el caos (y la ropa sucia) que te traerán durante las vacaciones estudiantiles.

No te Sientes en Control

"Durante los diez últimos años he manejado mi negocio, mi hogar y todo aspecto de mi vida con mucha eficiencia. Pero desde que volví a casa con mi bebé, parece que no puedo controlar nada".

Ha habido un golpe de estado en tu casa, tal como sucede en los hogares de todos los padres y madres flamantes. Y el hombre que reina ahora en tu castillo no es ni siquiera un hombre todavía, sino un varoncito recién nacido. Tan indefenso como parece, es capaz de alterar tu vida y de usurpar el control que alguna vez tenías sobre la casa. No le importa si acostumbrabas a ducharte a las 7.15 a.m. y tomar tu café a las 8.05 a.m., si te apetece un cóctel a las 6.30 p.m. y la cena a las 7 p.m. en punto, si disfrutas de ir a bailar hasta altas horas de la noche los sábados y dormir hasta el mediodía al día siguiente. Él demandará comida y atención cuando quiera, sin consultar primero tu agenda para comprobar si es conveniente. Esto significa que tendrás que abandonar tu rutina y muchas de tus antiguas y cómodas costumbres, durante varios meses o incluso varios años. La única agenda que importará, particularmente en esas primeras semanas, es la del bebé. Y al principio, esa agenda no tendrá una rutina regular a la que te puedas aferrar. Los días, y especialmente las noches, tal vez transcurran como un sueño confuso. A menudo te sentirás más bien como una autómata que como una persona (y si estás dando el pecho, como una vaca lechera), más sirvienta que ama, sin ejercer siquiera una cuota de control sobre tu vida.

¿Qué hacer? Entrega el cetro amablemente, al menos por ahora. Con el paso del tiempo, a medida que te vuelvas más competente, segura y cómoda en tu nuevo papel, y a medida que tu bebé se vuelva más capaz y menos dependiente, recuperarás parte (aunque no todo) del control que has perdido.

En otras palabras, acepta el hecho de que tu vida nunca volverá a ser la misma. Pero, por otra parte, ¿realmente deseas que lo fuese?

No te Sientes Competente

"Realmente pensé que podría hacerme cargo de la situación. Pero en el momento en que me entregaron a mi recién nacida, toda mi confianza se vino abajo. Siento como si fuese un fracaso total como madre".

Aunque la recompensa final de la maternidad es mayor que la de cualquier otra ocupación, las tensiones y los desafíos también son mayores, sobre todo al principio. Después de todo, no hay ningún otro trabajo en el mundo que te sumerja en turnos de dieciocho a veinte horas de absoluta responsabilidad, sin experiencia o formación previa ni una supervisión que te oriente. Además, no hay ningún otro trabajo que te ofrezca menos información durante las primeras semanas para hacerte saber cómo lo estás haciendo. La única persona que podría hacer una evaluación de tu desempeño es una recién nacida indiferente, imprevisible, poco colaboradora, que no sonríe cuando está satisfecha, no te abraza cuando está agradecida, duerme cuando debería estar comiendo, llora cuando debería estar durmiendo, apenas te mira durante más de un par de minutos, y no parece distinguirte de la vecina. La sensación de satisfacción ante el trabajo bien hecho está totalmente ausente. Pareciera que todo lo que haces –cambiar pañales, preparar la fórmula, lavar baberos y enteritos, alimentar al bebé– se deshace rápidamente y tienes que volver a hacerlo casi de inmediato. No es de sorprender que te sientas incompetente en tu nueva profesión.

Aun para una profesional experimentada, el período posparto no es nada fácil. Para una novata puede parecer una serie interminable de equivocaciones, errores, contratiempos y desventuras. Pero se acercan mejores tiempos, aunque tengas dificultad para preverlos; te sentirás más competente antes de lo que imaginas. Mientras tanto, ten en cuenta lo siguiente:

Eres única. Y tu bebé también. Lo que funciona para otra madre o padre y para otro bebé podría no resultar para ti, y viceversa. Evita hacer comparaciones.

No eres la única. Cada vez son más las madres y los padres primerizos que no han tenido experiencia previa con recién nacidos. Aun entre aquellos que han tenido alguna, muy pocos logran sortear esas primeras semanas como si lo hubieran hecho toda su vida. Recuerda que las madres y los padres no nacen, sino que se hacen con la práctica. Las hormonas no transforman mágicamente a las mujeres que acaban de dar a luz en madres capaces; lo logran a través del tiempo, la experiencia y las pruebas y errores. Si tienes la oportunidad de compartir tus preocupaciones con otras madres y padres primerizos, comprobarás que aunque eres única, tus preocupaciones como madre novata no lo son.

Necesitas ser atendida. Para ser una madre eficiente, tú también tienes que prestarte atención. Intenta decirte a ti misma, como lo harían tus propios padres, que necesitas comer bien y descansar lo suficiente, en especial en el período posparto, y que el ejercicio moderado para mantener tu nivel de energía y un poquito de relajación de vez en cuando para elevar tu espíritu, también son importantes.

Ambos son sólo humanos, después de todo. No existe una madre o un padre perfectos ni tampoco un bebé perfecto. Por eso, mantén tus expectativas realistas teniendo en cuenta que, después de todo, son humanos.

Puedes confiar en tus instintos. En muchos casos, aun las madres y los padres primerizos a menudo saben más sobre lo que les conviene a sus recién nacidos que amistades, familiares o libros de bebés.

No tienes por qué avanzar sola. Debes asumir que no siempre sabrás qué hacer –a todos los padres y las madres les pasa– y que pedir orientación no significa que te fallen los instintos, sino que te falta experiencia. Hay muchos consejos con-

CUANDO ESTÁS SOLA

Si estás sola (o solo), ya sea por elección propia o por las circunstancias; si lo estás en el futuro inmediato o mientras esperas que tu compañero regrese de un largo viaje o asignación en el exterior, ser el único padre de tu bebé –y posiblemente único sostén– significa por lo menos el doble de trabajo, el doble de responsabilidad y el doble del reto de la crianza compartida. También puede aislarte, especialmente si ves a parejas cuidando de sus bebés (él pliega el cochecito mientras ella carga al bebé para subir al autobús), mientras tú cuidas del tuyo sin ayuda (luchas por plegar el cochecito mientras llevas en brazos a tu bebé para subir al bus). Podrías sentirte sola, particularmente cuando son las dos de la mañana y has estado caminando de un lado a otro con un bebé lloroso durante hora y media sin poder recurrir a otros brazos para calmarlo. Y también puede resultar frustrante cuando lees revistas y libros (incluyendo éste) que ofrecen un consejo tras otro para aliviar la carga de la nueva mamá "contando con el papá".

El hecho es que no hay consejos fáciles para aliviar la carga de una nueva madre cuando no tiene con quién compartir esa carga. Los consejos en este capítulo se aplican a ti por partida doble. También consulta los numerosos recursos existentes en Internet para madres o padres solos, incluyendo www.parentswithoutpartners.org; www.singlerose.com; www.singleparents.org; www.makinglemonade.com; www.singlemothersbychoice.com.

Recuerda, además, que aunque ser madre sin compañía es una carga doble, también puede ser una satisfacción doble, con un vínculo entre tú y tu bebé por lo menos el doble de sólido y especial. En otras palabras, bien vale la pena el esfuerzo adicional.

venientes y apoyo reconfortante de los que puedes beneficiarte. Indaga juiciosamente la información obtenida de otros, prueba lo que parece conveniente para ti y tu bebé, y olvídate de lo demás.

Tus errores pueden ayudarte a crecer, y no se volverán en tu contra. Nadie va a despedirte si cometes errores (aunque en un día particularmente malo tal vez desearías poder renunciar). Los errores son una parte importante del proceso de aprender a ser padres. Puedes esperar que seguirás cometiéndolos al menos hasta que tus hijos terminen la universidad. Y si al principio no tienes éxito, sigue intentando, prueba algo nuevo: por ejemplo, si tu recién nacida grita más fuerte cuando la meces en tus brazos de un lado a otro, intenta sostenerla sobre tu hombro y mécela hacia atrás y adelante.

Tu amor no siempre tendrá recompensa. A veces es difícil relacionarse cariñosamente con un recién nacido, una criatura más bien indiferente que recibe pero no ofrece casi nada a cambio (excepto un suministro interminable de baba y pañales sucios). Puede que pase algún tiempo para que dejes de sentirte como una tonta recurriendo al balbuceo infantil y entonando canciones de cuna para que abraces y beses a tu pequeña con naturalidad y sin sentirte cohibida. Pero ocurrirá.

Tu hijita es comprensiva. Te olvidaste de cambiarle el pañal antes de darle de comer. No pudiste evitar que le cayera champú en el ojito cuando le lavabas el pelo. Le dejaste atascada la camiseta a mitad de camino sobre su cabeza. Tu hijita te perdonará y olvidará estos y una multitud de contratiempos menores, siempre que reciba claramente el mensaje de que la amas.

La recompensa final es incomparable. Piensa en la maternidad como un pro-yecto a largo plazo, con resultados que irán llegando en los meses y años por delante. Cuando veas la primera sonrisa de tu hija, que estire la mano para alcanzar un juguete, se ría a carcajadas, o se ponga de pie y diga "mami, te quiero", sabrás que tus esfuerzos han rendido sus frutos, y que verdaderamente has logrado algo muy especial.

HACER LAS COSAS BIEN

"Me preocupa tanto la idea de cometer un error que paso horas pensando cada pequeña decisión que tomo sobre mi recién nacida. Quiero asegurarme de hacer todo bien por ella, pero me estoy volviendo loca y, de paso, también estoy volviendo loco a mi marido".

Ningún padre o madre puede hacerlo *todo* bien. De hecho, todos los padres y madres cometen su cuota de errores –en su mayoría menores, de vez en cuando más grandes– en la crianza de sus hijos. Y es precisamente cometiendo esos pocos errores y aprendiendo de ellos (al menos parte del tiempo) que tú y tu pareja se convierten en mejores padres. Ten en cuenta además que, como todos los padres y los bebés son diferentes, lo que está bien para una familia en algunos casos podría no estarlo para otra.

Incluso si lees todos los libros sobre crianza y consultas a todos los expertos, no siempre conseguirás todas las respuestas. Conocer a tu bebé y a ti misma y aprender a confiar en tus instintos y tu buen juicio, es a menudo el mejor camino para tomar decisiones satisfactorias para todas las partes. Es cierto, por ejemplo, que a algunos bebés les encanta estar cómodamente arropados, pero si tu hija llora cuando la envuelves en una manta, considera la posibilidad de que prefiere estar libre para mover sus pies. Los expertos podrían decirte que a los bebés pequeños les gusta escuchar arrullos en tono agudo, pero si tu pequeña responde mejor a una voz más profunda, baja el tono una octava. Confía en ti y en tu pequeña: es posible que no siempre aciertes, pero tampoco te equivocarás demasiado.

MOLESTIAS Y DOLORES

"He tenido molestias en la espalda y un dolor persistente en el cuello, brazos y hombros desde que nació nuestro bebé".

Los padres y las madres flamantes no tienen que frecuentar el gimnasio para cubrir su cuota de levantamiento de pesas: todo lo que tienen que hacer es llevar en brazos a un bebé en crecimiento y una bolsa llena de pañales durante todo el día. Pero además de fortalecer músculos, transportar esta carga pesada también puede desencadenar una serie de molestias y dolores en el cuello, los brazos, las muñecas, los dedos, los hombros y las espaldas de mamá y papá, especialmente si lo hacen de manera equivocada.

Mientras sigas siendo la principal fuente de transporte y comodidad de tu bebé, seguirás haciendo pesas. Para disminuir las molestias y dolores, puedes hacer lo siguiente:

♦ Pierde las libras de más. Si aún no has eliminado todo el peso del embarazo, intenta hacerlo ahora, poco a poco. El exceso de peso ejerce una presión innecesaria sobre tu espalda.

♦ Ejercítate. Haz ejercicio regularmente, concentrándote en los que fortalecen los músculos abdominales (que soportan la espalda) y los brazos.

♦ Adopta una posición cómoda para alimentar al bebé. No te sientes encorvada y asegúrate de tener un apoyo en la espalda (si no puedes llegar a apoyarte en el respaldo de la silla, coloca una almohada detrás de ti). Usa almohadas o apoyabrazos, según sea necesario, para apoyar los brazos mientras sostienes al bebé y le das el pecho o biberón. Y no cruces las piernas.

♦ Levántate y agáchate correctamente. Ahora tendrás que hacer más levantamientos (el bebé y sus cosas) y agacharte más que nunca (para recoger los juguetes esparcidos por el piso). Vale la pena hacerlo de la manera correcta. Cuando levantes al bebé, coloca el peso de la carga en los brazos y piernas en vez de la espalda. Agáchate doblando las rodillas, con la distancia de un pie a otro igual a tus hombros, y no inclinando la cintura. Y mantén las muñecas rectas cuando levantes al bebé.

♦ Duerme bien. Duerme sobre un colchón firme, o coloca una tabla debajo de un colchón blando. Si el colchón se hunde en el medio, tú también te hundirás. Acuéstate de espaldas o de lado con las rodillas dobladas.

♦ Gana altura. No te estires para alcanzar lugares altos: párate sobre una escalera o un taburete.

♦ Escucha a tu madre. Recuerda todas las veces que te decía: "¡No te encorves! ¡Párate derecha!". Es prudente que sigas ahora ese consejo y que seas consciente de tu postura. Camina, siéntate y acuéstate con las nalgas apretadas, el abdomen hacia adentro ("inclinación pélvica") y mantén los hombros hacia atrás en vez de encorvados.

♦ Haz ajustes. Si empujas un cochecito, los mangos deben estar a una altura cómoda para ti. Si no lo están, trata de ajustarlos, o si son demasiado cortos, compra extensiones.

◆ Cambia con frecuencia. Si un hombro te empieza a doler por el peso de la bolsa de pañales, cambia periódicamente de hombro, carga la bolsa desde la articulación del codo por un rato, u opta por una mochila. Cambia también al bebé de un brazo a otro, en vez de sostenerlo siempre con el mismo. En lugar de caminar por la sala durante toda la noche con tu bebé con cólicos, alterna el tiempo que lo meces en brazos y el tiempo que lo meces en un columpio infantil.

◆ Usa un portabebés o un canguro –lo que te parezca más suave para la espalda– para darles un descanso a tus brazos doloridos.

◆ Usa calor. Una almohadilla térmica o un baño tibio pueden aliviarte de la incomodidad y de los espasmos musculares.

◆ Siéntate. Trata de no permanecer de pie por largos períodos. Si debes estar de pie, reposa un pie sobre un taburete bajo con la rodilla doblada. Usa una pequeña alfombra como reposo para los pies si a menudo estás parada sobre un piso duro.

RETORNO DE LA MENSTRUACIÓN

"Desteté a mi hijita hace dos meses y todavía no he tenido el período. ¿No debería tenerlo ya?".

No hay fórmulas garantizadas para calcular cuándo una madre que amamanta reanudará sus períodos (y existe una amplia gama dentro de lo que se considera normal). Algunas mujeres producen suficiente estrógeno para empezar a menstruar de nuevo incluso antes de que han destetado a sus bebés, a veces tan pronto como seis semanas a tres meses después del parto. Pero otras, especialmente las que han dado el pecho durante un largo tiempo, han amamantado exclusivamente, o tenían períodos irregulares antes del embarazo, tendrán vacaciones de la menstruación hasta varios meses después de destetar. Es posible que seas una de las afortunadas de pertenecer a este grupo. Sin embargo, asegúrate de estar comiendo lo suficiente y de que no has bajado de peso demasiado rápido; una dieta estricta, en especial combinada con ejercicios agotadores, puede aplazar temporalmente el retorno del ciclo menstrual. Y coméntaselo a tu médico en la próxima visita, que probablemente estará prevista para algún momento después del sexto mes posparto. Consulta el recuadro en la página opuesta para obtener más información sobre los períodos posparto.

Ten en cuenta que sólo porque no estás teniendo el período no significa que no puedas quedar embarazada (es posible ovular antes de tu primer período posparto). Consulta la página 772 para obtener información sobre los medios anticonceptivos más confiables.

"Mi primer período después del embarazo fue realmente intenso y doloroso. ¿Puede que algo ande mal?".

Tu ciclo ha estado interrumpido probablemente por un año o más, por lo tanto no es de sorprender que éste tenga que resolver algunos problemas ante su regreso. De hecho, la mayoría de las mujeres encuentran que su primer período posparto es diferente de los períodos previos al embarazo. A menudo es más intenso, largo y doloroso, aunque en ocasiones es más ligero y más corto. Los ciclos también pueden ser irregulares, al menos por unos pocos meses. Una vez que tu organismo se acostumbre a

¿ES EL MOMENTO DE ABASTECERTE DE TAMPONES?

Aunque no hay ninguna seguridad de cuándo terminarán tus vacaciones de la menstruación, vale la pena tener en cuenta algunos promedios. Lo más pronto que una mamá que amamanta puede volver a tener su período es a las seis semanas del posparto, aunque es poco frecuente que ocurra tan rápido. Hasta un 30% tendrá su primer período dentro de los tres meses después de dar a luz, apenas un poquito más del 50% al cumplirse los seis meses. Pero otras no tendrán que volver a recurrir a los tampones hasta cerca del primer año posparto, y algunas pocas que sigan amamantando estarán libres del período hasta el segundo año. Aunque algunas mujeres tienen un primer ciclo estéril (sin liberar ningún óvulo), mientras más tarde se demore ese primer período posparto, más probable es que sea fértil.

En promedio, la mujer que no amamanta tendrá su período más pronto. El primer período podría presentarse tan pronto como las cuatro semanas después del parto (aunque, una vez más, esto es menos común); el 40% reanudará su ciclo a las seis semanas, el 65% a las doce semanas, y el 90% a las veinticuatro semanas.

---

ovular y menstruar nuevamente, y una vez que los niveles hormonales regresen a los niveles previos al embarazo, es muy probable que tus períodos vuelvan a ser como antes. Y hay una ventaja que posiblemente te interesará: muchas mujeres descubren que sus períodos se van volviendo menos dolorosos y menos intensos después de dar a luz.

INCONTINENCIA URINARIA

"Desde que nació mi segundo hijo, se me escapa un poquito de orina cuando toso, me río o me esfuerzo en levantar algo".

Parece ser incontinencia por estrés, un síntoma común en las mujeres después del parto, especialmente quienes han tenido más de un niño. Molesta, engorrosa y a menudo bochornosa, la incontinencia por estrés posparto es generalmente un resultado directo del trabajo de parto y alumbramiento, cuando los tejidos conectivos y músculos que soportan la vejiga y la uretra se esti-

ran y debilitan, permitiendo que la orina se filtre cada vez que la vejiga se esfuerza (como ocurre cuando toses o estornudas). Los nervios pélvicos también podrían haberse dañado con el parto y alumbramiento, agravando el problema.

La buena noticia es que la incontinencia urinaria es generalmente temporal (aunque podría durar algunos meses o aun más) y tratable (por lo tanto, no tendrás que comprar pañales adicionales para ti). Aquí encontrarás algunos consejos para recuperar el control de la vejiga:

◆ Haz los ejercicios de Kegel. Realizar los ejercicios de Kegel varias veces durante el transcurso de un día, todos los días por un par de meses (consulta el recuadro en la página 760) podría ayudarte a fortalecer los músculos de la pared vaginal y eliminar el problema. Empieza haciendo unos diez, tres a cuatro veces por día, y ve aumentando la cifra. La biorretroalimentación o la estimulación eléctrica podrían ayudar a hacer los ejercicios de Kegel más efectivos: consulta a tu médico.

VUELVE LA HORA DE KEGEL

Practicar los ejercicios de Kegel durante el embarazo fue una manera estupenda de preparar tus músculos pélvicos para el parto. Pero hay incluso más motivos para reanudar tu rutina Kegel ahora que has dado a luz. Estos ejercicios para fortalecer la zona pélvica afirman los músculos que se aflojaron durante el parto, aumentan la circulación al área (promoviendo la cicatrización), previenen y/o tratan la incontinencia urinaria y fecal, y alivian las hemorroides.

En caso de que nunca hayas practicado los ejercicios de Kegel o necesites un curso de repaso, verás que son muy simples:

Tensa firmemente los músculos que empleas para detener el flujo de la orina. Hazlo todo lo que puedas, hasta ocho a diez segundos, y después ve soltando lentamente los músculos y relájate durante varios segundos. Repite la operación. Haz por lo menos 25 repeticiones diarias en distintos momentos del día, mientras estás sentada, de pie, acostada de espaldas, haciendo el amor (una manera estupenda de mezclar negocios y placer), haciendo fila para pagar en el almacén, hablando por teléfono, revisando tu correo electrónico, cambiando el pañal del bebé, bañándote... en fin... ¡cualquier momento puede ser la hora de Kegel!

◆ **Come bien.** Evita los irritantes de la vejiga, como bebidas con cafeína, alcohol, bebidas carbonatadas, bebidas cítricas y alimentos picantes.

◆ **No fumes.** La nicotina actúa directamente sobre los músculos de la vejiga, provocando que se contraigan. Las fumadoras también tienden a toser más a menudo, lo que causa más fugas de orina.

◆ **Deshazte de las libras.** Demasiado peso sobre la vejiga puede estresar la base pélvica y causar incontinencia. Si estás excedida de peso, trata de perder algunas libras.

◆ **No te aguantes.** Orina con frecuencia para que tu vejiga no se llene demasiado.

Mientras esperas mejoría, usa toallitas femeninas o pantiprotectores para absorber el flujo de orina. Si la incontinencia continúa, consulta al médico. En los casos más serios, una cirugía podría remediar la situación.

RECUPERAR TU FIGURA

"Sabía que no estaría lista para usar un bikini justo después del parto, pero unas semanas más tarde todavía luzco como una embarazada de seis meses".

Cuando estabas esperando, lucir embarazada era parte de la diversión. ¿Recuerdas la emoción de comprar tu primer par de pantalones de maternidad? ¿El entusiasmo de observar cómo tu vientre iba aumentando de un bultito casi imperceptible al tamaño de una sandía? ¿Y el gran día en que finalmente saliste a la calle confiada en que todo el mundo podía notar claramente que estabas embarazada y no sólo rellenita?

Sin embargo, después del parto, lucir como si estuvieras embarazada ya no tiene gracia. Ninguna mujer quiere verse como si todavía alojara un bebé en el vientre una vez que lo tiene en sus brazos.

Aunque dar a luz produce una pérdida inicial de peso más rápida que cualquier dieta que encuentres en la lista de éxitos editoriales (un promedio de 12 libras en el parto), pocas mujeres quedan satisfechas con el resultado. Particularmente después de ver sus siluetas posparto en un espejo y notar que lamentablemente todavía parecen embarazadas. La buena noticia es que la mayoría es capaz de guardar sus pantalones de embarazada en uno o dos meses. La mala noticia es que los viejos pantalones no les quedan como antes, al menos por algún tiempo.

La rapidez con la que recuperes tu figura y peso previo al embarazo dependerá de cuántas libras y pulgadas hayas ganado durante los nueve meses (y de dónde se asentaron). Las mujeres que aumentaron el número recomendado de libras con una buena dieta y a un ritmo gradual y estable podrían ser capaces de perder todo lo que ganaron, sin dieta, para fines del segundo mes posparto más o menos. Por otra parte, aquellas que se pasaron por mucho de ese número mágico –particularmente si aumentaron de peso de manera irregular con una dieta de comida rápida– podrían tener más dificultades para recuperar la figura previa al embarazo.

No importa cuánto hayas aumentado ni cómo lo hayas hecho, si te atienes ahora a la Dieta posparto podrás ir bajando lenta y regularmente, sin pérdida de energía. Después del período de recuperación posparto de seis semanas, las mamás que no amamantan pueden pasar a una dieta de reducción sensible y bien equilibrada para perder las libras de más. Las madres que amamantan y que no están perdiendo peso pueden reducir el consumo de calorías en unas doscientas diarias y aumentar su actividad para estimular la pérdida de peso, sin disminuir la producción de leche. Aunque algunas no logran perder todo el peso durante la lactancia, la mayoría será capaz de eliminar el exceso de peso restante una vez que destetan a sus bebés.

Por supuesto, uno de los principales motivos por el que la mayoría de las mujeres sigue luciendo un poquito embarazada después del parto –y a veces también después de haber perdido todas las libras del embarazo– no tiene nada que ver con el aumento de peso. Se debe a que la piel y los músculos abdominales se han estirado (consulta la siguiente pregunta).

VOLVER A PONERTE EN FORMA

"Perdí todo el peso que había ganado durante el embarazo, pero todavía no luzco como antes de quedar embarazada. ¿Cómo puedo recuperar mi forma?".

Para muchas mujeres no son las libras del embarazo las que las hacen parecer embarazadas; la mayoría de esas libras se pierden sin mayor esfuerzo en las primeras seis semanas después del parto. En realidad, son los músculos abdominales que se han estirado los que se interponen entre la figura de antes y la actual.

Lamentablemente, limitarse a esperar no da resultado. Los músculos que se estiran durante el embarazo recuperan parte de su tono a medida que pasa el tiempo, pero nunca vuelven a su estado previo al embarazo sin ejercicios. Si dejas los músculos de la barriga librados a su suerte, descubrirás que la flacidez aumenta con el tiempo y con cada nuevo bebé.

Los ejercicios posparto hacen algo más que ayudarte a bajar la barriga. Las rutinas abdominales mejoran la circulación general y reducen el riesgo de problemas de espalda (a los que las nuevas madres son más propensas, sencillamente por la carga del bebé), venas varicosas, calambres en las piernas, hinchazón de tobillos y pies, y la formación de coágulos en los vasos sanguíneos. Los ejercicios de Kegel te ayudarán a evitar la incontinencia por estrés (filtración de orina), que a veces ocurre después de dar a luz, al igual que la caída, o prolapso, de los órganos pélvicos. Además te fortalecerán el perineo; por lo tanto, con el tiempo, hacer el amor será tan satisfactorio o mejor que antes. El ejercicio regular también facilitará la cicatrización de tus músculos uterinos, abdominales y pélvicos, acelerando su retorno a la normalidad e impidiendo un ulterior debilitamiento debido a la inactividad. Además, ayudará a que tus articulaciones, aflojadas por el embarazo y parto, se refuercen. Si las libras de más son un problema, el ejercicio te ayudará a perderlas (puedes quemar las 100 calorías de una papa cocida en sólo veinte minutos de caminata a paso enérgico, y aun con mayor rapidez si practicas marcha rápida). Por último, el ejercicio puede ofrecer beneficios sicológicos, mejorando tu habilidad para enfrentar el estrés y relajarte, disminuyendo la tristeza posparto.

Si tienes el tiempo, la oportunidad y las ganas, inscríbete en una clase de ejercicios posparto (normalmente puedes llevar al bebé), o compra un libro o video de ejercicios posparto y fija un horario en tu agenda para los ejercicios (a tu bebé probablemente le encantará verte saltar). Si estás demasiado agotada como para pensar en un programa de ejercicios intensivos, practicar regularmente algunos pocos ejercicios sencillos destinados a tus áreas problemáticas específicas (como barriga, muslos, nalgas) también te ayudará a volver a ponerte en forma. Agrega a tu rutina una caminata a paso enérgico u otra actividad aeróbica por día (o combina ambas, como el ejercicio con el cochecito), y tendrás un programa adecuado de ejercicios. Pero por supuesto, antes de empezar cualquier programa de ejercicios, consigue el visto bueno de tu médico.

Cuando practiques los ejercicios posparto, ten en cuenta lo siguiente:

- Sigue un plan. Los ejercicios practicados sólo esporádicamente son inútiles y, por lo tanto, una pérdida de tiempo, del que tienes tan poco para empezar. Es mejor hacer los ejercicios de tonificación muscular (levantamiento de piernas, abdominales, inclinación de la pelvis) diariamente en sesiones breves: dos o tres sesiones de cinco minutos al día te tonificarán mejor que una sesión de veinte minutos. Una vez que empieces con los ejercicios aeróbicos (caminata a paso enérgico, trote, bicicleta y natación, por ejemplo), trata de hacer al menos tres sesiones de veinte minutos de actividad sostenida a la semana, aunque cuatro o cinco sesiones de cuarenta minutos por semana es un mejor objetivo para fortalecer los huesos y prevenir la osteoporosis más adelante en tu vida.

- No te apresures. Los ejercicios para tonificar los músculos son más efectivos cuando los haces lenta y pausadamente, con un tiempo de recuperación adecuado entre repeticiones. Es en ese período de recuperación cuando se tonifican los músculos.

- Empieza lentamente si no te has ejercitado en el último tiempo o si estás haciendo ejercicios que no practicabas antes. Haz sólo unas pocas repeticiones el primer día, y ve aumentando poco a poco el número en una o dos semanas. No hagas más de la cantidad recomendada, incluso si te sientes fenomenal. Detén tu entrenamiento en cuanto empieces a cansarte.

- Evita los deportes competitivos hasta que tu médico te autorice.

- Como tus articulaciones todavía están inestables y los tejidos conjuntivos flojos, evita saltar, los cambios rápidos de dirección, los movimientos bruscos, de rebote o sacudidas, y la flexión o extensión profunda de las articulaciones. También evita los ejercicios de rodillas al pecho, los abdominales completos, y no levantes las dos piernas juntas durante las primeras seis semanas posparto.

◆ Practica ejercicios de tonificación muscular sobre un piso de madera o una superficie con alfombra bien firme para reducir el impacto.

◆ Antes de empezar los ejercicios, haz cinco minutos de calentamiento (ejercicios muy livianos de estiramiento, caminata lenta o bicicleta estacionaria con baja resistencia). Disminuye hacia el final de cada sesión con algunos ejercicios suaves de estiramiento, pero para evitar daños a las articulaciones todavía flojas no te estires al máximo durante las primeras seis semanas.

◆ Levántate lentamente para evitar un mareo por una súbita baja en la

EJERCICIO CON EL COCHECITO

¿Tienes un bebé, zapatillas y un cochecito de paseo? Si es así, tienes todo lo necesario para practicar los ejercicios del cochecito, un programa diseñado para las nuevas mamás. Practicar este ejercicio es lo más fácil del mundo: lo único que tienes que hacer es sacar a pasear a tu bebé en el cochecito, sin necesidad de ningún otro equipo. Comienza tu recorrido a ritmo lento por unos cinco minutos para ir calentando los músculos. Después, sigue con un paso enérgico. Como estás empujando, te ejercitarás más que si estuvieras caminando sin el bebé o con un portabebés (especialmente, a medida que tu bebé aumente de peso). También puedes usar el cochecito (con el bebé) como un aparato de resistencia, que te permitirá realizar muchos ejercicios de estiramiento y fortalecimiento muscular. Y otra ventaja: el movimiento calmará a un pequeño con cólicos. Para mayor información, consulta las siguientes páginas electrónicas: www.strollercize.com y www.strollerstrides.com.

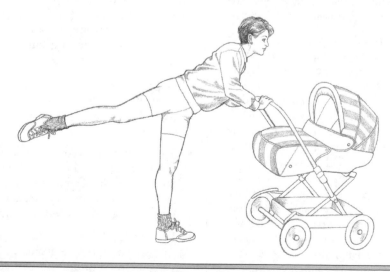

presión sanguínea, y para regularizar la circulación, mantén tus piernas en movimiento durante un rato (caminando, por ejemplo), en cuanto te pongas de pie.

◆ Una vez que empieces con los ejercicios aeróbicos ten cuidado de no sobrepasar tu frecuencia cardíaca ideal. Tu médico te dirá cuál es.

◆ Bebe mucho líquido antes y después de los ejercicios, y si hace mucho calor o si transpiras mucho, ten también algo a mano para beber mientras te ejercitas. El agua es la mejor bebida para el deporte; evita las bebidas azucaradas, incluyendo las que se comercializan especialmente para deportistas.

◆ No uses a tu bebé como pretexto para no hacer ejercicios. A muchos bebés les encanta estar sobre el pecho de la mamá durante una sesión de gimnasia: acurrucado en un portabebés mientras ella pedalea una bicicleta fija, se ejercita en una máquina de remo o de esquí, o camina sobre una banda sin fin; y ser empujados en el cochecito mientras la mamá camina o trota. Pero no hagas rebotar al niño en un portabebés mientras trotas.

Hay, por desgracia, algunos cambios corporales posparto que permanecerán contigo sin importar cuántos abdominales y ejercicios de piernas hagas, o qué tan cuidadosamente controles tu dieta. Estos cambios, que podrían ser imperceptibles o bastante significativos como para aumentar el número de zapato o la talla de vestido, se deben en gran parte a la distensión de las articulaciones durante el embarazo (para dar espacio al parto) y a su afianzamiento después del parto (aunque no necesariamente en la misma configuración de antes). Las mujeres que han tenido una cesárea también podrían notar una leve alteración

en la forma del abdomen que no cambiará con los ejercicios.

EL RETORNO DE LA VIDA SEXUAL

"Nos han dado el visto bueno para reanudar las relaciones sexuales, pero el sexo es lo que menos me interesa en este momento".

¿Se ha terminado la luna de miel? ¿Se ha desvanecido el romance ahora que hay una pequeña persona con la que compartir tu nido de amor? ¿Volverás a sentir esa sensación embriagadora de abandono en la cama otra vez? Es más, ¿dejarás alguna vez de sentirte tan cansada como para no poder sentir nada más?

Para la mayoría de las mujeres, aun aquellas que han tenido una vida sexual memorable antes de dar a luz, las dudas de que se reanude cualquier tipo de relación sexual con su pareja, al menos de manera regular, son numerosas y permanentes. El hecho es que muchas parejas encuentran el período posparto (y a veces un período de varios meses después) bastante infructuoso en el terreno sexual.

No faltan razones para que no te sientas motivada a hacer el amor ahora, entre ellas:

◆ El reajuste hormonal puede apagar el deseo y la respuesta sexual durante el período posparto, especialmente si estás amamantando.

◆ Tu libido y la de tu pareja, por lo general, se apaga cuando se ve enfrentada con noches sin dormir, días agotadores, pañales sucios y las necesidades interminables de un bebé exigente.

◆ El temor al dolor, al estiramiento de tu vagina o a quedar embarazada nuevamente muy pronto pueden cortar

CÓMO REANUDAR LA VIDA SEXUAL CON FACILIDAD

Con toda seguridad, todo lo que realmente necesitan es uno al otro –y cinco minutos ininterrumpidos– para volver a hacer el amor en el período posparto. Pero para reanudar el romance y disfrutarlo, los siguientes pasos podrían ayudarte:

Lubrícate. La alteración de los niveles hormonales durante el período posparto (que podrían no normalizarse en la madre que amamanta hasta que su bebé es destetado total o parcialmente), pueden hacer que la vagina se sienta incómodamente seca. Usa un producto lubricante (como gel K-Y) o supositorios vaginales lubricantes hasta que recuperes tus secreciones naturales.

Usa medicinas. Si es necesario, pide a tu médico que te recomiende una crema tópica de estrógeno para aliviar el dolor y la sensibilidad.

Entra en calor. Suponiendo que tengas el tiempo, prolonga los juegos preliminares. Considéralo un aperitivo que te abrirá el apetito para el plato principal.

Relájate. Prueba con un masaje, una ducha para dos o cualquier otra cosa que te ayude a relajarte. O prueba con una copa de vino (pero ten en cuenta que demasiado alcohol puede interferir en el deseo y el desempeño sexual).

Ejercítate. Los ejercicios de Kegel (consulta el recuadro en la página 760) te ayudarán a tonificar los músculos pélvicos, que están asociados con la sensación vaginal y la respuesta durante el acto sexual.

Cambia de posiciones. Las posiciones de costado o en las que la mujer está arriba permiten mayor control de la profundidad de penetración y ponen menos presión en un perineo inflamado. Experimenta hasta descubrir qué resulta mejor para ti.

cualquier brote de romance antes de florecer.

- Un doloroso primer coito posparto puede quitarte las ganas de repetir el intento. El dolor en intentos posteriores puede hacer que los encuentros amorosos resulten embarazosos e incómodos. Ese dolor podría continuar durante un tiempo, aun después de que el perineo cicatrice.

- La incomodidad producto de la menor lubricación vaginal, como resultado de los cambios hormonales durante el período posparto, también podría enfriar el deseo. El problema normalmente dura más en las madres que dan el pecho, pero puede continuar por unos seis meses, aun en quienes no amamanten.

- La inquietud a causa de la repentina falta de privacidad, especialmente si el bebé comparte el dormitorio contigo, puede contribuir a la pérdida del deseo sexual. Aunque tu cabeza crea en lo que oyes –que tu bebé no se enterará ni se verá afectado porque hagas el amor–, tu cuerpo podría resistirse a la idea.

- La maternidad podría acaparar por ahora todo el amor que tengas para dar, y a veces podrías no ser capaz de encontrar algo que dar a los demás, ni siquiera a tu pareja.

- La lactancia podría satisfacer tus necesidades de intimidad, sin que te des cuenta, disminuyendo tu interés por los encuentros de tipo sexual.

- La filtración de leche materna, estimulada por los juegos previos a las relaciones sexuales, podría resultar incómoda para ti o para tu pareja, tanto física como sicológicamente. O, ahora que tus pechos están cumpliendo repentinamente el propósito de alimentar al bebé, podrías tener problemas con la idea de usarlos para el placer.

♦ Hay tantas otras cosas que sientes que necesitas o deseas hacer, que el sexo podría parecer menos importante ahora. Si tienes media hora libre, es posible que hacer el amor no esté entre tus principales prioridades (o que ni siquiera sea una de ellas).

Pero de todos modos, el futuro es más prometedor. Seguramente volverás a disfrutar del amor, con el mismo placer y pasión de siempre. Y quizás aun más, ya que se han acercado más al compartir la parternidad/maternidad. Mientras tanto, hay muchos pasos que puedes tomar ahora mismo para mejorar tanto el interés como el desempeño:

No te apresures. Tu cuerpo necesita por lo menos seis semanas para recuperarse completamente, y a veces mucho más, en especial si has tenido un parto vaginal difícil o una cesárea. Tu equilibrio hormonal podría recién volver a la normalidad cuando reanudes tu ciclo menstrual

---

ALERTA DE SANGRADO VAGINAL LEVE

De vez en cuando, un par de meses después del parto, la nueva mamá nota un sangrado muy ligero después de tener relaciones sexuales. Esto podría deberse al crecimiento de capas de piel en el lugar de una incisión o un desgarro. Estas capas de piel se reparan fácilmente. Informa de esas manchas a tu médico.

---

que, en caso de estar dando el pecho, podría tardar varios meses o más. No te sientas obligada a lanzarte a la cama hasta que te sientas preparada mental, emocional y físicamente.

Expresa el amor de otras maneras. Las relaciones sexuales no son la única manera de manifestar el amor en pareja. Si no estás lista para hacer el amor, prueba las caricias y cariños frente al televisor, los masajes en la espalda en la cama, y pasear tomados de la mano por el parque mientras llevas al bebé en su cochecito. Al igual que toda pareja que se está conociendo (y ustedes dos, después de todo, se están volviendo a conocer físicamente), el romance antes de la cama es un primer paso importante. Si no estás demasiado desinteresada en el sexo, podrían intentar masturbarse mutuamente. Pero algunas noches puede que no haya nada más satisfactorio que la intimidad compartida en brazos de la pareja.

Anticipa cierta incomodidad. Muchas mujeres se sorprenden y desalientan al descubrir que las relaciones sexuales posparto pueden ser realmente dolorosas. Si te pusieron puntos, podrías sentir algún grado de dolor o incomodidad (que va de leve a severo) durante semanas, o aun meses, después de que los tejidos hayan cicatrizado. Incluso podrías sufrir dolor durante las relaciones sexuales, aunque probablemente menos, si has dado a luz vaginalmente con el perineo intacto, y aun si has tenido una cesárea. Para reducir el dolor, intenta seguir los consejos del recuadro Cómo reanudar la vida sexual con facilidad en la página 765.

No esperes perfección. No cuentes con orgasmos perfectamente orquestados en tu primer encuentro amoroso después del parto. Muchas mujeres que normalmente disfrutan de los orgasmos no los tienen durante varias semanas o más cuando comienzan a hacer el amor otra vez. Pero con tiempo, cuidado y paciencia, la chispa se enciende nuevamente y el sexo vuelve a ser tan satisfactorio como antes (¡o quizás más, si has sido fiel a los ejercicios de Kegel!).

Si no puedes modificar el horario de tu bebé, adáptate a él. Caer en los brazos del otro cuando y donde aflore la sensualidad quizás ya no es posible. En cambio, tendrás que ajustar tu reloj sexual al pequeño reloj de alarma que te reclama en la cuna. Si el bebé duerme la siesta a las 3 de la tarde del sábado, deja todo lo que estás haciendo y dirígete al dormitorio. O si el angelito duerme regularmente todas las noches de las 7 a las 10, aprovecha ese período para planificar un encuentro romántico. Si se despierta llorando justo cuando la tarde está alcanzando su clímax, no pierdas el sentido del humor (si realmente te concentras, podrías ser capaz de terminar mientras mantienes a tu pequeño aguafiestas esperando un par de minutos más). Y si los encuentros sexuales con tu pareja siguen siendo menos frecuentes durante un tiempo (quizás durante bastante tiempo), busca calidad en vez de cantidad.

Mantén el orden de tus prioridades. Una buena relación sexual se basa en la confianza, el entendimiento y la comunicación. Si, por ejemplo, estás demasiado agotada una noche después de un turno de veinticuatro horas de cuidado del bebé como para sentirte sexy, no pongas como excusa un dolor de cabeza. En cambio, di las cosas como son. Si tu pareja ha estado compartiendo las responsabilidades del cuidado del bebé desde el principio, es muy probable que te entienda (de hecho, él también podría estar demasiado cansado como para pensar en otra cosa). Y si no las ha estado compartiendo, éste podría ser el momento oportuno para explicarle las muchas razones, incluyendo ésta, por las que debería hacerlo.

Comunícale, además, los problemas que tengas como la sequedad de la vagina o el dolor durante las relaciones sexuales. Dile a tu compañero lo que te hace sentir dolor, lo que se siente bien o lo que preferirías evitar la próxima vez.

No te preocupes. Mientras más te preocupes por la falta de libido, menos libido tendrás. Por eso, enfrenta la realidad del posparto, relájate y toma tu relación sexual una noche a la vez, confiada en que el romance volverá a tu vida.

ESTIRAMIENTO DE LA VAGINA

"Parece que mi vagina es más grande que antes del parto, y hacer el amor resulta menos satisfactorio para los dos".

Después de un parto vaginal, muchas mujeres quedan "más espaciosas" que antes. A menudo, el cambio es tan insignificante que ninguno de los dos lo nota. A veces, cuando las condiciones eran antes muy estrechas para una mayor comodidad, el cambio es bienvenido. Sin embargo, en ocasiones, un parto vaginal puede dejar a una mujer, que antes tenía el "tamaño justo", lo suficientemente espaciosa como para disminuir notoriamente el placer que ambos experimentan durante las relaciones sexuales.

El paso del tiempo podría contribuir a ajustar las cosas un poco, como también si sigues practicando los ejercicios de Kegel. Repite estos ejercicios de tonificación muscular multiusos tantas veces al día como puedas; acostúmbrate a hacerlos mientras cocinas, ves televisión, amamantas o lees, e incluso durante las relaciones sexuales.

Muy rara vez, los músculos no se ajustan satisfactoriamente. Si han pasado seis meses desde que tuviste a tu bebé y todavía no notas un cambio, consulta a tu médico sobre la posibilidad de una reparación quirúrgica para hacer el ajuste conveniente. El procedimiento es menor, pero podría marcar una gran diferencia en tu vida sexual.

LA SITUACIÓN CON TU ROMANCE

"Mi marido y yo estamos tan ocupados –con nuestros trabajos, el bebé, la casa– que rara vez encontramos tiempo para estar juntos. Y cuando podemos, estamos demasiado cansados como para sacarle el máximo provecho".

El trío que conforman con tu bebé no es necesariamente una multitud, pero cuidar de ese bebé puede acaparar tanto tus días y tus noches que sentirás no tener tiempo para una compañía de sólo dos. Y aunque es cierto que tu relación con tu pareja es lo más importante en tu vida (los bebés crecen y se hacen niños, los niños crecen y algún día se van de la casa, pero si todo sale bien tu marido te acompañará hasta la vejez), también es cierto que es la que más fácilmente das por sentada. Si descuidas a tu bebé, tu trabajo o tu hogar, las consecuencias serán evidentes y rápidas. Pero los resultados de descuidar tu matrimonio a veces no son tan aparentes al principio. De todos modos, pueden desgastar una relación antes de que la pareja se dé cuenta siquiera.

Por eso, empieza a prestar su debida atención a la relación de pareja. Haz un esfuerzo consciente por mantener encendidas las luces del amor o, si se han apagado, por resucitarlas. Reconsidera tus prioridades y reorganiza tu tiempo del modo que debas hacerlo, pero reserva algún tiempo para que los dos puedan estar solos. Por ejemplo, considera la posibilidad de acostar al bebé en un horario razonablemente temprano para que puedan estar juntos algunos momentos.

Compartan una cena íntima tarde en la noche sin televisión ni llamados telefónicos ni lectura del periódico ni revisión del correo electrónico y, con un poco de suerte, sin llantos del bebé. Una copa de vino puede ayudar a relajarte (a menos que termines tomando tres o cuatro, lo que podría inhabilitarte completamente). Un encuentro a la luz de las velas y música de fondo suave ayudarán a crear una atmósfera romántica.

Pero no todas esas noches tienen que terminar en relaciones sexuales. De hecho, el sexo podría ser una moneda relativamente escasa en los agotadores primeros meses, e incluso podría ser un lujo en el que no estarás muy interesada durante un tiempo. Por ahora, el diálogo verbal podría resultarte más beneficioso que el diálogo sexual. Pero resiste la tentación de hablar exclusivamente del bebé, ya que eso frustraría el propósito de lograr cierta intimidad.

Organiza una salida romántica una vez por semana. Si es la misma noche cada semana, con una niñera regular, tendrás menos motivos para cancelarla. Salgan a cenar, vayan al cine, visiten amigos o lo que más les guste hacer juntos. Además, trata de conseguir una o dos horas libres del bebé los fines de semana para algún interés común. Contrata una niñera, túrnate con una vecina en el cuidado de los niños, o llama a la abuela.

Si te parece que no puedes arreglar un encuentro regular en tu agenda actual, es hora de que empieces a hacer de tu relación de pareja una prioridad.

"Desde que nació nuestro bebé, he sentido que mi marido sólo me ve como la madre de su hijo, y no como su amante esposa".

Los bebés pequeños pueden provocar grandes cambios cuando aparecen en la escena familiar. Desde qué tanto (o tan poco) duermes hasta cómo gastas tu dinero e inviertes tu tiempo libre, desde cuánto dinero y tiempo libre dispones, tener un bebé provoca un impacto en casi todos los aspectos de tu vida, incluyendo tu vida amorosa. Casi todas las parejas descubren que la dinámica de su relación experimenta cambios significativos a medida que se adaptan a ser tanto un dúo como un trío.

Justo cuando te estás adaptando a ser madre, tu pareja se está adaptando a ser padre. Con tanta energía centrada en esa exigente transición a la maternidad/paternidad, no es sorprendente que el aspecto romántico de tu relación haya quedado suspendido por el momento. Pero mientras muchos de los cambios que has notado alrededor de la casa son permanentes –al menos hasta que el bebé crezca y deje el nido–, los cambios en tu relación no lo son. Una vez que los dos estén cómodos en sus nuevas funciones como padre y madre, ambos podrán concentrar las energías en restablecer la antigua relación de amantes esposos. Los papeles no sólo no son excluyentes –pueden ser padres y amantes a la vez– sino que son mutuamente beneficiosos. No hay mejor forma de asegurar que un niño se críe en un hogar feliz e intacto que tomarse el tiempo para alimentar el romance que precisamente dio su fruto en el bebé.

Sin embargo, no es fácil cultivar el romance cuando están tan ocupados cuidando a un recién nacido, o verse como esposos amantes cuando están tan agobiados aprendiendo a ser madre y padre. Estos consejos, así como los mencionados anteriormente, pueden ayudar:

Siéntete como una mujer. Sí, es cierto, estás absorta en el cuidado del bebé, y eso te deja muy poco tiempo para cuidar de ti misma. Pero, siendo realistas, pasar tres días sin una gota de champú o dos días con la misma camisa manchada con la baba del bebé no va a ayudar a despertar el romance entre los dos. Pasar media hora perfeccionando el secado del cabello y otra en tu maquillaje no es un objetivo realista cuando eres madre de un recién nacido, pero encontrar el tiempo para una dosis de champú, un poquito de rímel y lápiz labial (y quizás bastante corrector), un toque de tu perfume favorito y un conjunto de ropa fresca es más factible. Esos esfuerzos no sólo te harán lucir más atractiva, sino que además te harán sentir más atractiva.

Haz que él se sienta como un hombre. La mayoría de las nuevas mamás transfiere su foco de atención desde su compañero a su bebé, al menos al principio. Eso es bueno para la perpetuación de la especie, pero no tan bueno para la perpetuación de la relación. Corteja a tu esposo como te gustaría que te cortejara a ti. Abrázalo inesperadamente por detrás mientras él está lavando los platos, apriétale cariñosamente la mano cuando te alcance el champú del bebé, date cuenta cuando él regrese a la casa con un nuevo corte de pelo, y bésalo en cualquier momento y lugar.

Date tiempo para el romance. Espera acostar el bebé antes de compartir en la cena, en lugar de comer a toda prisa mientras se turnan para hacerlo dormir. Ten a mano una botella de aceite para masajes y algunas velas junto a la cama, y dense un romántico masaje mutuamente después de que el bebé se duerma (y antes de que tú lo hagas). Establece una "noche de cita" a la semana y aprovéchala para que ambos se pongan al día. Sé impulsiva, también, disfrutando de un baño de espumas de jabón o de un "rapidito" mientras el bebé duerme la siesta.

PENSANDO EN EL PRÓXIMO BEBÉ

"Mi hija tiene casi un año. Decididamente estamos planeando te-

ner otro hijo, pero no estamos seguros cuánto tiempo deberíamos esperar".

Aparte de la madre naturaleza, la decisión de cuántos meses o años conviene esperar antes de volver a quedar embarazada es exclusiva de la pareja, y diferentes parejas tienen diferentes opiniones sobre el tema. Algunas sienten con decisión que deben tener un hijo detrás de otro. Otras consideran, con el mismo fervor, que es mejor dejar un espacio de años para descansar (y dormir) entre un bebé y otro. Y la opinión que las parejas tienen sobre cuánto deben esperar entre un bebé y otro antes de ser padres ("¿no sería fantástico tenerlos sólo con un año de diferencia?") no es necesariamente la que tienen una vez que se hace presente la realidad de los cambios interminables de pañales y las noches en vela ("quizás necesitamos un respiro antes de intentarlo nuevamente").

No hay muchos factores comprobados como para ayudar a los padres y madres a tomar su decisión. La mayoría de los expertos coincide en que postergar la concepción durante por lo menos un año después del primer bebé permite al organismo de la mujer recuperarse plenamente del embarazo y el parto antes de comenzar el ciclo reproductivo otra vez. Pero más allá de los motivos de salud, hay pocas evidencias que demuestren la existencia de un período ideal entre un bebé y otro. Los investigadores no han encontrado que espaciarlos afecte la inteligencia o desarrollo emocional del niño, la relación futura entre los niños (factor que depende más de sus personalidades que de la diferencia de edad) o la relación de los padres.

En conclusión, la decisión es tuya. El mejor momento para aumentar el número de integrantes del grupo familiar es cuando tu pareja y tú sientan que la familia está preparada.

¿Todavía estás indecisa? Hay muchas preguntas que debes hacerte para decidir cuánto esperar entre un hijo y otro:

¿Seré capaz de atender las demandas de dos bebés? Los niños menores de tres años requieren una atención y cuidado constantes. Si tu segundo bebé llega antes de que el mayor cumpla los dos años, estarás cambiando pañales por partida doble, soportando noches interminables sin dormir mucho y, si son realmente cercanos en edad, lidiando con los aspectos más difíciles del comportamiento de los niños pequeños (como rabietas y negatividad) con dos a la vez. En la otra cara de la moneda, aunque cuidar niños muy cercanos en edad te dejará agotada al principio, una vez que hayan pasado los primeros años habrás dejado atrás esos desafíos (a menos que decidas empezar todo de nuevo con el bebé número tres). Aunque tus hijos no necesariamente serán cercanos sólo por ser cercanos en edad, es más probable que sean compañeros naturales de juegos, debido a sus similitudes en el desarrollo. Otra conveniencia: probablemente encontrarán interesantes los mismos juguetes, películas, actividades y vacaciones.

¿Estoy dispuesta a empezar todo de nuevo? Una vez que tu mente se programa en "modo de bebé" suele ser más fácil permanecer en esa modalidad, consolidando los años que pasas en el cuidado infantil. La cuna está preparada, las toallitas de los pañales están en su sitio, el cochecito todavía no está acumulando polvo en el altillo y las puertas de seguridad siguen instaladas. Dejar pasar mucho tiempo entre un bebé y otro requiere que vuelvas a orientarte a las demandas de tener un nuevo bebé, justo cuando el mayorcito ya va a la escuela y estás volviendo a poner tu vida en orden. Por supuesto, tener un nuevo bebé unos pocos años después del primero te da mucho tiempo para disfrutar y dedicar tu atención a un solo pequeño antes de la llegada del siguiente. Y como el mayor probablemente no estará en la casa todo el tiempo, tendrás esa misma oportunidad para brindar atención individual a tu hijo menor.

¿Estoy físicamente lista para sobrellevar un nuevo embarazo? Algunas mujeres no se sienten listas como para enfrentar un nuevo embarazo tan pronto, especialmente si el primero fue difícil. Cargar a un niño pequeño mientras tienes una panza del tamaño de una sandía no es fácil; tampoco lo es correr detrás de un bebé de quince meses que comienza a movilizarse solo mientras estás inclinada sobre el retrete con náuseas matutinas. También toma en cuenta tus sentimientos acerca de pasar de un embarazo a la lactancia a otro embarazo y a la lactancia otra vez. Quizás decidas que es conveniente tomarte un descanso físico y experimentar un cuerpo completamente libre de bebés antes de reanudar la reproducción. Por otra parte, las mujeres que verdaderamente disfrutan tanto del embarazo como de la lactancia podrían no ver el motivo para postergar tanta alegría. Y los padres y madres que prefieren tener sus hijos a cierta edad, o las mujeres que sienten que su reloj biológico no les da tiempo para esperar, podrían optar por no dejar pasar mucho tiempo entre un bebé y otro, simplemente porque es su mejor opción.

¿Qué es lo mejor para mis hijos? No hay consenso sobre esta cuestión, y los resultados pueden variar mucho, dependiendo del temperamento de los niños, de la manera en que se resuelven los conflictos entre hermanos, del ambiente en el hogar, además de muchos otros factores. Por ejemplo, si hay una brecha muy grande de edad entre hermanos, podrían crecer sin sentirse hermanos, o podrían tenerse un cariño muy especial. Los her-

---

PLANEA CON TIEMPO

¿Estás pensando en ampliar la familia otra vez? Hay muchas medidas que tú y tu compañero pueden tomar antes de la concepción para mejorar las probabilidades de éxito de la fertilidad, así como las de tener un embarazo seguro y un bebé saludable. Para una lista completa de sugerencias, consulta el capítulo 21 de *Qué puedes esperar cuando estás esperando*.

---

manos con diferencia de edad podrían experimentar menor rivalidad que aquellos más cercanos en edad, ya que como el mayor ya tiene una vida fuera del hogar (escuela, deportes, amigos), podría apreciar más la nueva compañía e incluso disfrutar de ayudar en el cuidado del bebé. O podrían molestarle las responsabilidades que suele conllevar ser un hermano mucho mayor.

Si la diferencia es muy pequeña –menos de dos años– la cercanía en edad no garantiza necesariamente la cercanía entre ellos. Debido a sus similitudes en desarrollo, podrían convertirse en compañeros naturales de juegos, aunque por el mismo motivo, podrían tender a pelearse entre sí. El hecho de que probablemente disfruten de los mismos juguetes podría ser una conveniencia (menos juguetes que comprar) o una posible pesadilla (más peleas entre los dos). Tener niños cercanos en edad podría minimizar la adaptación del mayor a un nuevo hermanito: la sensación de sentirse desplazado es menos común y menos pronunciada, ya que el mayor no recuerda como era ser el "único" hijo en la casa. Por otro lado, un hermano mayor muy pequeño podría resentir la repentina escasez de tiempo en la falda de mamá (tiempo que todavía necesita).

¿Qué es lo mejor para mi personalidad? Si tienes un temperamento relajado, puede que no importe si esperas mucho o poco tiempo para tener otro hijo. Tener dos niños muy cercanos podría no molestarte en lo más mínimo ni tampoco tener que volver a atender a un bebé después de una pausa prolongada. Por otro lado, si te cuesta lidiar con el caos y el desorden, un largo intervalo entre uno y otro podría ser mejor.

¿Qué diferencia de edad tengo con mis hermanos? El modo en que creciste podría influir en la manera en que quieras construir tu familia. Si tuviste una gran experiencia criándote junto a un hermano dieciocho meses mayor, podrías desear lo mismo para tus hijos. Si te disgustaba ir a la universidad cuando tu hermana menor estaba todavía en la primaria, podrías preferir tener hijos con menos diferencia de edad. Si te peleabas constantemente con una hermana muy cercana en edad, podrías decidir dejar mayor distancia entre tus propios hijos.

CONTROL DE NATALIDAD

"Definitivamente no estoy lista para tener otro bebé todavía. ¿Cuáles son mis opciones de control de natalidad?".

Es posible que la posibilidad de tener relaciones sexuales no sea lo primero en tu mente ni en la de tu pareja en estos días, especialmente si has pasado otra noche jugando a "es tu turno de calmar al bebé" (meces y cantas canciones de cuna hasta que te duelen los brazos y tu voz se pone ronca, pasas a tu compañero la tarea de mecerlo y cantarle, descansas y vuelta otra vez). Quizás es lo último en lo que piensas durante la mayor parte del tiempo. Pero ya llegará una noche (o un domingo por la tarde cuando el bebé esté durmiendo la siesta) en la que sentirán la necesidad de quitar de la cama los chupetes y los baberos, y tenderse juntos, cuando el deseo vuelva a sus vidas y la pasión se reanude para recuperar el tiempo perdido.

Por lo tanto, es conveniente estar preparada. Para evitar otro embarazo muy seguido, deberás usar algún método de control de natalidad en cuanto vuelvas a tener relaciones sexuales. Y como no sabes cuándo te inundará el deseo, es conveniente que tengas ese método a mano (o cerca de tu cama) mucho antes de esos primeros avances amorosos.

A menos que seas aficionada a las apuestas y que no te preocupe quedar embarazada enseguida, contar con la lactancia como una forma de control de natalidad es riesgoso. Aunque algunas mujeres no empiezan a menstruar mientras están amamantando exclusivamente, muchas sí lo hacen. Y como es posible ovular y concebir antes de tener ese primer período posparto, algunas mujeres que dependen de ese método riesgoso pasan de un embarazo a otro sin siquiera menstruar una vez. En otras palabras, el hecho de que tus períodos hayan sido suprimidos por la lactancia no significa que no eres capaz de concebir, ni que puedas considerarte "segura" sin un método de control de natalidad.

Por eso necesitarás un sistema más confiable. Casi todos los métodos anticonceptivos están disponibles para las nuevas madres, pero antes de escoger el método más adecuado para ti debes considerar varios factores (si estás amamantando, en qué medida el parto ha cambiado el tamaño de tu cuello uterino). No asumas automáticamente que el tipo de control de natalidad que usabas antes de embarazarte es el mejor para el período posparto. Tus necesidades y preocupaciones anticonceptivas podrían ser diferentes ahora. Y con los rápidos avances actuales en anticonceptivos, podrías tener nuevas opciones que no estaban en el mercado antes de que te embarazaras. Lee sobre el tema y conversa con tu médico sobre los métodos disponibles antes de elegir el que te convenga en estos momentos.

Cada uno de los siguientes métodos de control de natalidad tiene sus beneficios y sus desventajas. Decidir cuál es mejor para ti dependerá de tus antecedentes ginecológicos, tu estilo de vida, la recomendación de tu médico, si quieres volver a quedar embarazada en el futuro (y cómo impedir embarazos mientras tanto), además de las circunstancias y tus propios sentimientos. Todos son efectivos si se usan correcta y consecuentemente, aunque algunos ofrecen mejores resultados que otros.

MÉTODOS HORMONALES

Anticonceptivo oral. Disponibles sólo con receta médica, los anticonceptivos orales (o "la píldora") están entre los métodos no permanentes más efectivos de control de la natalidad, con una tasa de éxito de un 99,5%. Casi todas las fallas ocurren cuando a una mujer se le olvida tomar la píldora un día o las toma en el orden equivocado. Otra ventaja: permiten la espontaneidad en las relaciones sexuales.

Hay dos tipos básicos de anticonceptivos orales: píldoras de combinación (que contienen estrógeno y progestina), y píldoras que sólo contienen progestina (conocidas como minipíldoras). Ambas funcionan impidiendo la ovulación y espesando la mucosa cervical para evitar que el espermatozoide llegue al óvulo. También impiden que un óvulo fertilizado se implante en el útero. Las píldoras de combinación son ligeramente más efectivas para enir el embarazo que las minipíldoras. Para mayor eficacia, las minipíldoras deben tomarse a la misma hora cada día (las de combinación tienen una franja ligeramente mayor).

Algunas mujeres experimentan efectos secundarios con los anticonceptivos orales (que varían, dependiendo de qué píldoras usen), más comúnmente retención de líquidos, cambios en el peso, náusea, sensibilidad en los pechos, aumento o disminución del impulso sexual, pérdida de cabello, irregularidades menstruales (sangrado ligero o intermenstrual, o rara vez, amenorrea, o ausencia total de la menstruación). Con menor frecuencia se reportan depresión, languidez o tensión. Después de los primeros ciclos del uso de la píldora, a menudo los efectos secundarios disminuyen o desaparecen completamente. En general, los anticonceptivos orales actuales provocan menos efectos secundarios que hace algunos años. Las nuevas versiones de la píldora (Yasmin, Cyclessa) liberan niveles constantes de estrógeno y un nuevo tipo de progestina, o usan tres niveles diferentes de estrógeno y progestina para reducir la hinchazón y el síndrome premenstrual (PMS, en inglés). Otra opción que podría ser atractiva para las mujeres que no aprecian precisamente ese flujo mensual es Seasonale. Viene en un paquete con 84 píldoras hormonales y 7 píldoras inactivas; las mujeres toman las hormonas durante doce semanas seguidas, antes de hacer una pausa para su período (que en consecuencia se presenta sólo cuatro veces al año). Sin embargo, algunas mujeres presentan más sangrado intermenstrual con Seasonale que con las píldoras mensuales. La mayoría de los médicos coincide en que es seguro tomar continuamente cualquier píldora monofásica –dejando de lado las píldoras inactivas– para evitar ese período mensual.

Las mujeres de más de treinta y cinco años que fuman mucho, podrían correr un mayor riesgo de presentar efectos secundarios adversos a causa de la píldora (como coágulos sanguíneos, ataque cardíaco o apoplejía). La píldora también podría no ser conveniente para las muje-

ANTICONCEPTIVOS HORMONALES: SEÑALES DE ADVERTENCIA

La gran mayoría de las mujeres que usan anticonceptivos hormonales experimentan muy pocos efectos secundarios, en su mayoría leves. Pero como de vez en cuando ocurre algún efecto secundario serio, deberías estar alerta ante las siguientes señales de advertencia, por si acaso.

Si estás tomando un anticonceptivo oral (o si usas cualquier otro anticonceptivo hormonal) y presentas cualquiera de los siguientes síntomas, llama a tu médico inmediatamente. Si no puedes contactarlo, ve a la sala de emergencia más cercana:

◆ dolores agudos en el pecho

◆ sangre en la tos
◆ repentina falta de aliento
◆ dolor o sensibilidad en la pantorrilla o el muslo
◆ fuerte dolor de cabeza
◆ mareos o desmayo
◆ debilidad muscular o entumecimiento
◆ dificultad para hablar
◆ repentina pérdida parcial o total de visión, visión borrosa, destellos luminosos
◆ depresión profunda
◆ coloración amarillenta de la piel
◆ fuerte dolor abdominal

---

res con determinadas condiciones médicas, incluyendo antecedentes de coágulos sanguíneos (trombosis), fibroides, diabetes, hipertensión, y determinados tipos de cáncer. Consulta a tu médico.

En cuanto a sus ventajas, la píldora parece proteger contra una serie de condiciones, incluyendo la enfermedad inflamatoria pélvica, enfermedad no maligna del seno, embarazo ectópico, cáncer ovárico y uterino, quistes ováricos y anemia por deficiencia de hierro (debido a que el flujo menstrual es más ligero). Tomarla también podría reducir el riesgo de artritis, posiblemente osteoporosis, y la incidencia de calambres menstruales. Entre otros beneficios que experimentan algunas mujeres que toman la píldora se cuentan disminución de la tensión premenstrual, períodos muy regulares y –en algunos casos– mejoras en el aspecto de la piel. Existe cierta controversia acerca de si la píldora incide sobre el riesgo de cáncer de mama, por lo tanto, habla con el médico sobre cualquier inquietud que tengas.

Si estás planeando tener otro bebé, la fertilidad podría tardar más en regresar si estás usando la píldora que si usas una barrera anticonceptiva. Lo ideal sería cambiar a un método de barrera (consulta la página 778) unos tres meses antes del momento en que tengas pensado tratar de concebir. Un 80% de las mujeres ovula dentro de los primeros tres meses después de dejar la píldora, y un 95% dentro del año.

Si decides probar la píldora, el médico te ayudará a determinar qué tipo y qué dosis son mejores para ti, teniendo en cuenta si estás amamantando (no se recomienda ningún anticonceptivo oral con estrógeno durante la lactancia, pero una píldora que contenga sólo progestina es segura), como también tu ciclo menstrual, peso, edad y antecedentes médicos. De ti depende asegurarte de que la píldora que te receten funcione del modo que se supone debe hacerlo. Tómala regularmente; si te olvidas de tomar incluso una sola píldora, o si tienes diarrea o vómitos (que pueden interferir en la absorción de la píldora en tu organismo), usa protección adicional (como un preservativo y espermicida) hasta tu período siguiente. Visita a tu médico entre seis meses y un año para un chequeo; reporta cualquier problema o signo de complicación que se presente entre visitas, y asegúrate de informar a todos los profesionales que te receten cualquier tipo de medicinas que estás tomando anticonceptivos orales (algunas hierbas y medicamentos, como antibióticos, interactúan de manera negativa con la píldora, haciéndola menos efectiva).

La píldora no protege de enfermedades de transmisión sexual, y por eso usa también un preservativo si existe alguna posibilidad de contraer una enfermedad de transmisión sexual de tu compañero. Como los anticonceptivos orales aumentan la necesidad de determinados nutrientes (aunque disminuyen la necesidad de otros), toma un suplemento vitamínico diario que contenga B_6, B_{12}, C, riboflavina, zinc y ácido fólico mientras los tomes.

Inyecciones. La inyección hormonal, como Depo-Provera, es un método altamente efectivo de control de natalidad (con una tasa de éxito del 99,7%), que detiene la ovulación y espesa la mucosa cervical para impedir que el espermatozoide llegue al óvulo. La inyección, que se aplica en el brazo o en la nalga, es efectiva durante tres meses. Depo-Provera es una inyección que sólo contiene progestina, por lo tanto, es segura para las madres que dan el pecho.

Al igual que con los anticonceptivos orales, los efectos secundarios de las inyecciones hormonales pueden incluir períodos irregulares, aumento de peso e hinchazón. Algunas mujeres tienen menos períodos y más ligeros, y muchas no tendrán períodos después de cinco años de usar Depo-Provera. Otras mujeres podrían experimentar períodos más largos e intensos. Y, al igual que la píldora, la inyección no es para todas las mujeres, dependiendo de su salud y condiciones médicas.

La mayor ventaja de la inyección es que impide el embarazo durante doce semanas, lo que puede resultar atractivo para quien no le agrade pensar en el control de la natalidad o que se olvide a menudo de tomar una píldora o insertarse el diafragma. También protege de las variantes de cáncer de endometrio y ovárico. Pero también tiene desventajas: tener que volver a inyectarse cada doce semanas, el hecho de que los efectos de la inyección no se pueden revertir de inmediato (si repentinamente deseas volver a embarazarte), y que podría demorar hasta un año para recuperar la fertilidad después de descontinuar el uso de Depo-Provera.

El parche. El parche Ortho Evra, un adhesivo del tamaño de una caja de fósforos, libera la misma cantidad de hormonas que la píldora de combinación, pero en forma de parche. Al contrario que los anticonceptivos orales, el parche mantiene niveles hormonales estables porque introduce constante y continuamente hormonas a través de la piel. El parche se usa durante una semana a la vez y es reemplazado el mismo día de la semana durante tres semanas consecutivas. La cuarta semana es "libre de parche", durante la cual se presenta el período. El parche puede cambiarse en cualquier momento del día. Si te olvidas de cambiar el parche y te lo dejas más allá de siete días, hay un período de gracia de dos días durante el cual las hormonas siguen siendo efectivas.

El parche puede usarse durante todo tipo de actividades: mientras te duchas, haces ejercicios, en el sauna o el jacuzzi, etcétera. La adhesión del parche no se ve afectada por la humedad o la temperatura. La mayoría de las mujeres escoge usar el parche en la nalga o el abdomen. También puede usarse en el torso superior (excepto los pechos) o la parte superior externa del brazo.

Al igual que otros anticonceptivos hormonales, el parche es altamente efectivo para prevenir embarazos (efectivo en un 99,5%). Sin embargo, puede ser menos efectivo en las mujeres que pesan más de 198 libras. Los efectos secundarios son similares a los de la píldora, pero con el parche podría haber un riesgo mayor de coágulos sanguíneos.

Anillos. NuvaRing es un anillo de plástico transparente y flexible (de alrededor de cinco centímetros de diámetro), que se puede aplanar como una banda elástica, insertar en la vagina y dejarla allí durante veintiún días. Una vez adentro, el anillo libera un flujo de bajas dosis de estrógeno y progestina. La posición exacta del anillo dentro de la vagina no es crítica para su funcionamiento debido a que no es un método anticonceptivo de barrera. Puedes insertar fácilmente el anillo una vez al mes sin tener que recordar tomar una píldora diariamente o ponerte un diafragma antes de tener relaciones sexuales. Una vez que lo retires, tendrás tu período. Deberás insertar un nuevo anillo una semana después de haber retirado el anterior (incluso si tu período no ha concluido). Los estudios indican que el nivel del control del ciclo con NuvaRing es mejor que con la píldora y que se presenta muy poco sangrado intermenstrual. Como las hormonas son las mismas que utilizan las píldoras de combinación, los efectos secundarios son generalmente los mismos, y a las mujeres a quienes aconsejan no usar anticonceptivos orales también les aconsejan no usar anillos anticonceptivos. El anillo tampoco es para las madres que están dando el pecho. Tiene una tasa de efectividad de un 99%.

Implantes. Los implantes de progestina debajo de la piel han resultado ser un método seguro y efectivo de control de natalidad (con una tasa de éxito del 99,9%), pero el fabricante de Norplant ha dejado de producirlos. La próxima generación de implantes incluye un sistema de una pequeña barra como Implanon, efectivo durante tres años. No está claro si estos implantes son efectivos en las mujeres excedidas de peso, porque hasta ahora las pruebas clínicas no han incluido en sus estudios a mujeres con sobrepeso u obesas.

DISPOSITIVOS INTRAUTERINOS

El dispositivo intrauterino (IUD, en inglés) es el método anticonceptivo reversible más común en el mundo para las mujeres, aunque sólo el 1% de las mujeres en los Estados Unidos lo usa. Actualmente, es considerado uno de los métodos más seguros de control de natalidad, con una tasa equivalente a la esterilización (más del 99% efectividad). También son los más convenientes y, para la mayoría de las mujeres, no presentan complicaciones. Decididamente, vale la pena tenerlos en cuenta.

Son pequeños dispositivos de plástico que un médico inserta en el útero de la mujer y que se dejan durante cierta cantidad de años, dependiendo del tipo. Hay dos tipos de dispositivos intrauterinos disponibles. El dispositivo ParaGard de cobre libera cobre en el útero para inmovilizar los espermatozoides. También impide su implantación en el útero. Se puede dejar durante diez años. El dispositivo Mirena libera progestina en las paredes del útero, espesando la mucosa cervical y bloqueando el paso de los espermatozoides, impidiendo también su implantación. Dura cinco años.

La mayor ventaja del dispositivo intrauterino es que ofrece la mayor conveniencia. Una vez insertado, puedes olvidarte de todo excepto de revisarlo regularmente (una vez al mes es buena idea) por un hilo en su extremo. Esto permite una vida sexual completamente espontánea, sin pausas para encontrar e insertar un diafragma o un preservativo, ni recordar tomar una píldora diaria. Además, el dispositivo intrauterino no interfiere con la lactancia ni afecta al bebé que toma el pecho.

Puedes aumentar la ya excelente protección que te ofrece el dispositivo intrauterino si revisas regularmente el hilo en su extremo y si usas un preservativo y/o espermicida durante los primeros dos o tres meses después de insertártelo (que es el período en el que ocurre la mayoría de las fallas).

El dispositivo intrauterino no debe ser utilizado por las mujeres que padecen de gonorrea o clamidia, o si ella o su compañero tienen más de una pareja. Tampoco deben usarlo las mujeres con antecedentes de enfermedad inflamatoria pélvica o embarazo ectópico; presencia o sospecha de tumor maligno o premaligno cervical (o incluso un Papanicolaou anormal inexplicado); anormalidades del útero o un útero inusualmente pequeño; irregularidades menstruales o de otras hemorragias (el dispositivo puede aumentar el flujo menstrual y los calambres, aunque no siempre); infección posparto o posaborto en los últimos tres meses; o quienes han dado a luz, han experimentado un aborto natural o han tenido un aborto provocado dentro de las últimas seis semanas. Una alergia o sospecha de alergia al cobre descarta el uso de un dispositivo de cobre.

Las posibles complicaciones incluyen calambres (que pueden ser intensos) durante la inserción y, rara vez, durante algunas horas o días posteriores; perforación uterina (extremadamente rara); expulsión accidental (podría salirse sin darte cuenta y dejarte desprotegida), e infecciones tubáricas o pélvicas (también poco comunes). Algu-

DISPOSITIVO INTRAUTERINO: SEÑALES DE ADVERTENCIA

Muchas de las mujeres que usan un dispositivo intrauterino (IUD, en inglés) comprueban que les proporciona un control de natalidad duradero y sin inconvenientes, con muy pocos efectos secundarios (si es que los tienen). Sin embargo, como existe la posibilidad de complicaciones, la mujer que usa un dispositivo intrauterino debe llamar al médico inmediatamente si presenta cualquiera de los siguientes síntomas:

◆ calambres, sensibilización, dolor agudo en la pelvis o en la parte inferior del abdomen (después de que ha pasado el dolor de la inserción inicial)

◆ ganas urgentes de ir al baño vincula-das con dolor de la pelvis inferior o calambre

◆ desvanecimiento

◆ relaciones sexuales dolorosas

◆ dolor que se irradia hacia abajo por las piernas, o dolor en el hombro

◆ ausencia o demora de un período, seguido de un sangrado en gotas, escaso o irregular

◆ un sangrado vaginal inusual o anormal, con o sin dolor (más allá del no poco común sangrado en gotas o manchas después de la inserción inicial)

◆ escalofríos y fiebre inexplicados

◆ llagas genitales o secreción vaginal

nas mujeres podrían presentar un sangrado ligero entre períodos durante los primeros meses después de la inserción. Los primeros períodos también podrían ser más largos y más intensos. No es inusual que una mujer siga teniendo períodos más intensos y más prolongados mientras usa un dispositivo intrauterino, aunque el que libera progestina podría reducir la cantidad de sangrado.

MÉTODOS DE BARRERA

Diafragma. El diafragma es un aro con una membrana de látex en forma de cúpula que se coloca sobre el cuello uterino para bloquear el paso de los espermatozoides. Es un método eficaz de control de natalidad cuando se usa adecuadamente con un gel espermicida para eliminar cualquier espermatozoide que haya superado la barrera (94% efectivo). Aparte de la posibilidad de que se desencadenen más infecciones urinarias y de que ocurra una reacción alérgica ocasional causada por el espermicida o el látex, el diafragma es seguro. De hecho, usado con un espermicida, parece reducir el riesgo de infecciones pélvicas que pueden conducir a la infertilidad. No interfiere para nada con la lactancia ni afecta al bebé que se amamanta.

El diafragma debe ser recetado por un médico quien, tras medir la vagina de la mujer, determinará el tamaño del diafragma adecuado. Después de que la mujer da a luz, el médico debe volver a medir la vagina, porque el tamaño y forma del cuello del útero pueden haber cambiado. La desventaja del diafragma es que tiene que introducirse antes de cada relación sexual (a menos que tengas una repetición en el curso de unas pocas horas, en cuyo caso sólo necesitas agregarle más espermicida), dejarlo en su lugar de seis a ocho horas y retirarlo dentro de veinticuatro horas. Algunos expertos sugieren que es prudente removerlo entre doce y dieciocho horas, y algunos recomiendan que las mujeres se lo pongan cada noche después de lavarse los dientes, para no olvidarse de usarlo en un momento de pasión. El hecho de que el diafragma deba ser insertado por la vagina hace que este método no sea muy atractivo para muchas mujeres. El diafragma debe ser revisado periódicamente para comprobar que no tenga orificios.

Capuchón cervical. El capuchón cervical es similar al diafragma de muchas maneras. Debe ser determinado por un médico según el tamaño de la vagina de cada mujer, debe usarse con un espermi-

---

MÉTODO DE BARRERA: SEÑALES DE ADVERTENCIA

Consulta a tu médico si se presentan cualquiera de los siguientes síntomas mientras usas un diafragma o capuchón cervical:

- incomodidad cuando el diafragma o capuchón cervical es insertado
- sensación de ardor al orinar
- irritación o picazón en el área genital
- secreción inusual de la vagina

- manchas o sangrado irregular
- enrojecimiento o inflamación de la vulva o vagina
- fiebre alta repentina
- diarrea y/o vómitos
- mareo, desmayos y debilidad
- sarpullido parecido al de las quemaduras de sol, pero no relacionado con el sol

cida y funciona impidiendo la entrada de espermatozoides en el útero. Su éxito para impedir el embarazo es menor que el del diafragma (aproximadamente de 60 a 75%). Sin embargo, el capuchón ofrece un par de ventajas sobre el diafragma. Con la forma de un dedal grande y la mitad del tamaño del diafragma, el capuchón flexible de hule tiene un borde firme que calza cómodamente en el cuello uterino. Y otra conveniencia: puede dejarse colocado durante cuarenta y ocho horas en vez del límite de veinticuatro horas recomendado para el diafragma. Algunas mujeres señalan que puede despedir un olor desagradable cuando se deja durante un par de días; para otras, el proceso de inserción presenta problemas.

FemCap, un nuevo tipo de barrera anticonceptiva (con una tasa de éxito del 85%), es un capuchón de silicona en forma de gorro de marinero. Se ajusta sobre el cuello uterino con un borde que se sella sobre las paredes vaginales y tiene una hendidura que almacena los espermicidas y atrapa el semen. También tiene una correa para poder retirarlo.

Esponja vaginal. La esponja Today, que actualmente está disponible de manera limitada, bloquea la entrada al útero; funciona impidiendo que los espermatozoides lleguen al óvulo y también absorbiendo el semen. La esponja no requiere una visita al médico ni una receta, es relativamente fácil de usar (la puedes insertar tú misma, como el diafragma), permite mayor espontaneidad que otros métodos de barrera (ofreciendo protección continua durante veinticuatro horas después de su inserción), y no tiene efecto sobre el bebé que se amamanta. El principal efecto anticonceptivo de la esponja es probablemente por medio del espermicida que libera. Es algo menos efectiva que el diafragma (un 80% de efectividad), pero como contiene

nonoxynol-9 (un espermicida que actúa como desinfectante), parece reducir el riesgo de contraer enfermedades de transmisión sexual como gonorrea y clamidia. Sin embargo, puede aumentar el riesgo de infecciones por cándida. Algunas personas son alérgicas al espermicida usado, y a algunas mujeres les molesta colocarse la esponja en la vagina. No hay que dejarla más del tiempo recomendado, y hay que asegurarse de remover la esponja completa (si queda algún trocito puede causar olor e infección). La esponja no se puede volver a usar.

Preservativos. Una funda para el pene confeccionada con látex o piel natural (de los intestinos de una oveja) y a menudo llamada condón, el preservativo es un método muy efectivo de control de natalidad si se usa correctamente, aunque es un poco menos efectivo que otros, con una tasa de efectividad del 86%. Su efectividad, como también su capacidad para combatir la infección pélvica, mejora si se usa con un agente o gelatina espermicida, y si se toma la precaución de comprobar que no está dañado antes de usarlo. El condón es totalmente inofensivo, aunque el látex o cualquier espermicida usado con él podrían provocar una reacción alérgica en algunas personas. Tiene la ventaja de no requerir una visita al médico o receta, de estar fácilmente disponible y ser fácil de portar, y de reducir el riesgo de transmisión de infecciones como gonorrea, clamidia y sida (los de látex son mejores para impedir el paso del virus del sida). Como no interfiere de ninguna manera con la lactancia ni afecta al lactante, y como tampoco requiere un reajuste después del parto como ocurre con el diafragma, es un método "de transición" ideal para muchas parejas. Sin embargo, hay quienes consideran que interfiere con la espontaneidad debido a que debe colocarse antes de las relaciones sexuales, y recién después de la erección. Para otros en cambio, colocarlo puede ser parte del placer de hacer el amor.

Para aumentar su efectividad y evitar una fuga, el pene debe ser retirado antes de perder la erección y mientras el condón sigue en su lugar. El uso de una crema lubricante, o un condón lubricado, contribuirá a hacer la inserción más cómoda cuando la vagina está seca después del embarazo y durante la lactancia. Pero no uses lubricantes en base a aceites, como aceites para bebés, para masajes o para baño, ni Vaselina, porque pueden dañar el preservativo.

El condón femenino es una bolsita delgada lubricada de poliuretano que recubre la vagina y es sostenida en su lugar por un anillo cerca del cuello del útero y un anillo exterior abierto en la abertura de la vagina. El condón femenino se inserta en la vagina hasta ocho horas antes de las relaciones sexuales y se remueve inmediatamente después. Su desventaja es que es más caro que el preservativo masculino, puede limitar una sensación más plena y una vez colocado es claramente visible. La buena noticia es que es más efectivo que el preservativo masculino con una tasa de éxito del 95% y, al igual que el condón masculino, también previene las enfermedades de transmisión sexual y el VIH.

Espumas, cremas, jaleas, supositorios espermicidas y láminas anticonceptivas. Usados solos, estos métodos son bastante efectivos para evitar embarazos (alrededor del 72 al 94%). Son fáciles de obtener sin una receta médica y no interfieren demasiado en el romance, aunque pueden ser engorrosos e inconvenientes. Pueden ser aplicados hasta una hora antes de las relaciones sexuales.

ANTICONCEPTIVO DE EMERGENCIA

La píldora anticonceptiva de emergencia

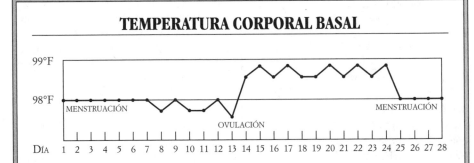

TEMPERATURA CORPORAL BASAL

La temperatura corporal basal (BBT, en inglés): la BBT puede ayudar a determinar con mayor precisión el período de ovulación durante el cual las relaciones sexuales sin protección resultan más riesgosas. Para obtener su BBT, la mujer se toma la temperatura con un termómetro especial de temperatura basal todas las mañanas inmediatamente al levantarse, antes siquiera de hablar o sentarse, *etc. (el termómetro debe ser agitado y dejado junto a la cama la noche anterior). En la mayoría de las mujeres la temperatura baja y después sube abruptamente en el momento de la ovulación como se ve en el gráfico. Tres días después de la ovulación, pueden volver a tener relaciones sexuales. Lee la página 782 para saber más sobre planificación familiar natural.*

(ECP, en inglés) es el único método de control de natalidad que puede usarse después de tener relaciones sexuales sin protección o como respaldo cuando ha fallado tu método anticonceptivo (por ejemplo, cuando se rompe un condón, se corre el diafragma o te olvidas de tomar una píldora anticonceptiva), pero antes de que se establezca el embarazo.[3] Tanto Next Choice como Plan B One-Step reducen el riesgo de embarazo en un 75%, cuando se toman dentro de setenta y dos horas de las relaciones sexuales sin protección. Mientras más pronto se tome la píldora anticonceptiva de emergencia después del sexo sin protección, más efectiva será. Tu médico podría recomendar el uso de píldoras anticonceptivas comunes como medida de emergencia, pero consulta con él para confirmar la dosis que deberías usar.

Las píldoras anticonceptivas de emergencia funcionan deteniendo temporalmente la ovulación, o impidiendo la fertilización. También pueden funcionar evitando que un óvulo fertilizado se adhiera al útero.

Las píldoras anticonceptivas de emergencia funcionan deteniendo temporalmente la ovulación, o impidiendo la fertilización. También pueden funcionar evitando que un óvulo fertilizado se adhiera al útero.

Plan B One-Step y Next Choice contienen únicamente progestina. Actualmente, los anticonceptivos de emergencia están disponibles con receta en algunos estados y en otros son de venta libre.

ESTERILIZACIÓN

La esterilización suele ser la elección de las parejas que sienten que ya han formado una familia, que no tienen problemas en cerrar las puertas de la concepción y que están ansiosas por terminar con los métodos anticonceptivos. Es cada vez más segura (sin que se conozcan efectos adversos sobre la salud a largo plazo) y prácticamente infalible. Algún fallo ocasional podría atribuirse a un error en la cirugía o, en el caso de la vasectomía, a no usar un control de natalidad alternativo hasta que todo el semen viable ha sido eyaculado. Aunque la esterilización es a veces reversible, debería considerarse permanente.

La ligadura de trompas es un procedimiento que se hace bajo anestesia general o epidural, en la que se practica una pequeña incisión en el abdomen y las trompas de Falopio son cortadas, atadas o bloqueadas. Requiere algún período de reposo, por lo general dos días (a veces más) limitado a una actividad liviana. La vasectomía, en la que se atan o cortan los conductos deferentes (los tubos que transportan el semen desde los testículos hasta el pene), es un procedimiento mucho más fácil que se realiza en el consultorio del médico con anestesia local y conlleva menores riesgos que la ligadura de trompas. Al contrario de lo que temen algunos hombres, no afecta la capacidad de tener erecciones ni de eyacular. Las investigaciones han demostrado además que no aumenta el riesgo de cáncer de próstata.

Una nueva opción de control de natalidad permanente para mujeres se llama Essure. Este tipo de esterilización es una alternativa a la ligadura de trompas, pero no requiere una incisión abdominal (como en la ligadura de trompas) ni tampoco anestesia general. Durante el procedimiento, se introduce un diminuto espiral suave y flexible en las trompas de Falopio a través de un catéter insertado en el cuello uterino. A lo largo de tres meses, el cuerpo forma una barrera natural alrededor de estos micro insertos, bloqueando completamente el paso de los esper-

---

3. Las píldoras anticonceptivas de emergencia no funcionan si ya estás embarazada. No es una píldora abortiva como RU486.

matozoides hacia el óvulo. Debe usarse otro método de control de natalidad hasta que el médico pueda confirmar por medio de pruebas que las trompas han quedado efectivamente bloqueadas, por lo general, después de tres meses.

MÉTODOS NATURALES DE FERTILIDAD

Las mujeres que prefieren no usar anticonceptivos hormonales o mecánicos pueden optar por una forma "natural", también llamada "planificación familiar natural". En este enfoque, la mujer debe reconocer una serie de signos o síntomas corporales para determinar el momento de la ovulación. Si se aplica con total corrección, las parejas que usan este método pueden tener tanto éxito para evitar el embarazo como las que usan los métodos para el control de la natalidad.

Mientras más factores tenga en cuenta la pareja, mejor será la tasa de éxito. Estos factores incluyen estar atentos a los cambios de la mucosa en la vagina (la mucosa puede ser clara, copiosa, delgada, tener la consistencia de la clara de huevo y puede estirarse como un hilo largo en la ovulación); los cambios en la temperatura basal (la línea base de temperatura, medida a primera hora de la mañana, baja ligeramente antes de la ovulación, alcanza su punto más bajo en la ovulación, y sube de inmediato a un punto alto antes de retornar a la línea de base durante el resto del ciclo; mira el diagrama en la página 780), y cambios cervicales (el cuello uterino normalmente firme se vuelve un poquito más suave; también está ligeramente más alto y más abierto que lo normal durante la ovulación). Los sistemas para predecir la ovulación también pueden ayudar a precisar el momento en que ocurrirá, aunque usarlos todos los meses para prevenir el embarazo puede resultar muy costoso. Los exámenes de saliva para la ovulación también pueden ayudar a algunas mujeres a predecir cuando ésta es inminente y son más rentables. Las relaciones sexuales deben ser evitadas desde que aparece el primer signo de que la ovulación está por ocurrir, hasta tres días después.

EL DIAGNÓSTICO DE UN NUEVO EMBARAZO

"Tuve un bebé hace alrededor de doce semanas, y ayer me empecé a sentir un poquito mareada. ¿Qué tan pronto es posible volver a quedar embarazada y cómo se puede saber si estás dando el pecho?".

Un nuevo embarazo a las doce semanas después del parto es muy inusual, particularmente en una madre que amamanta, aunque se sabe que ha ocurrido. El hecho es que, a menos que tú o tu pareja hayan sido esterilizados, corres el riesgo de concebir cada vez que tienes relaciones sexuales, incluso si usas métodos anticonceptivos y especialmente si no los usas. Sin embargo, un embarazo posparto puede ser difícil de reconocer. Y lo es especialmente si no has vuelto a menstruar, ya que el primer indicio de embarazo que recibe la mayoría de las mujeres es la ausencia de un período. Si estás dando el pecho, otra pista del embarazo de la que dependen muchas mujeres podría ser difícil de detectar (pechos más grandes y sensibles, con las venas más visibles). Sin embargo, podrías empezar a notar otras pistas de que puedas haber concebido una vez que se establece la gestación: una disminución en el suministro de leche, debido a que en el embarazo y la lactancia operan diferentes grupos de hormonas (aunque esa baja en la producción también podría deberse a agotamiento, a no amamantar lo suficiente u otros factores); el mareo o náuseas matutinas (que también podrían deberse a algo que comiste o a un virus gastrointestinal), u orina frecuente (que también podría deberse a una infección del aparato urinario).

Si tienes algún motivo para sospechar que estás embarazada, o incluso si estás excesivamente nerviosa por esa posibilidad, hazte una prueba casera de embarazo. En la remota probabilidad de que estés esperando, asegúrate de empezar el cuidado prenatal lo antes posible. Un nuevo embarazo tan cercano a un parto pone una tremenda presión al cuerpo, y necesitarás supervisión médica constante, descanso adicional, y una nutrición rica y abundante.

Mientras te sientas capaz, puedes seguir dando el pecho a tu bebé mientras esperas otro. Pero si te sientes muy agotada, podrías suplementar con fórmula o incluso destetar completamente. Consulta las opciones con tu médico. Si das el pecho mientras estás embarazada, será extremadamente importante que consumas suficientes calorías adicionales (unas 300 para el feto y otras 200 a 500 para la producción de leche), proteína (cuatro porciones diarias) y calcio (el equivalente a seis porciones diarias), y además deberás descansar mucho.

TRANSMISIÓN DE GÉRMENES AL BEBÉ

"Tengo un resfrío muy fuerte. ¿Puedo contagiar a mi bebé?".

Los gérmenes tienden a pasearse por toda la familia y más adelante, cuando tu hijo asista a la escuela, traerá muchos a casa. Por ahora, es mucho más probable que tú o que otros miembros de la familia le pasen los gérmenes a él.

Para disminuir la posibilidad de que le contagies tu resfrío, o cualquier otra infección que tú u otro familiar tengan, lávate bien las manos antes de tocarlo y lava también todo lo que vaya a su boca (incluyendo sus manos, biberón o chu-

pete, y tus pezones), y evita beber de la misma taza. Impide que tenga contacto con cualquier herpes labial o sarpullido contagioso, y no lo beses mientras tengas síntomas de infección. Además, tus vacunas deben estar al día: debes aplicarte la vacuna anual para la gripe, una Tdap (tétanos-difteria-tos ferina) y la vacuna triple MMR (sarampión-papera-rubeola) y varicela si es que no eres inmune. Todos los que compartan el techo con el bebé o cuiden de él deberían seguir las mismas reglas. Por otra parte, está bien que le sigas dando el pecho mientras estés enferma; de hecho, la lactancia fortalece el sistema inmunológico de tu bebé.

Asimismo, deberás resignarte al hecho de que pocos bebés escapan a su primer año sin resfriarse. Aun tomando todas las precauciones anteriores, es probable que sucumba en algún momento y, como pasas tanto tiempo junto a él y comparten la misma vulnerabilidad (él recibe de ti sólo las inmunidades que tú tienes), es más probable que se contagie un resfrío de ti que de algún otro contacto pasajero.

CÓMO ENCONTRAR TIEMPO PARA TI

"Estoy tan ocupada con las necesidades de mi hija que nunca tengo tiempo para mí. A veces, ni siquiera puedo ducharme".

Pequeños detalles pueden significar mucho para los padres y las madres de un recién nacido. Y a menudo esas pequeñeces que otros dan por sentado, como ir al baño cuando sientes la necesidad, tomar una taza de café cuando todavía está caliente, sentarse para almorzar, se convierten en lujos que ya no te puedes dar.

De todos modos, es importante hacerte el tiempo para ti. No sólo para que tú y tu compañero recuerden que sus necesidades personales cuentan, sino también para que tu hija, cuando se vuelva más consciente, también lo reconozca. "Madre" no tiene ni debe ser sinónimo de "mártir". No tienes por qué sufrir frecuentes infecciones urinarias o estreñimiento debido a tus escasas visitas al baño, ni indigestión por comer a toda prisa, ni lucir un cabello sucio y deprimente por postergar las duchas. Aunque hará falta un cuidadoso malabarismo para que atiendas tus propias necesidades sin descuidar las de tu bebé, bien valdrá la pena para ambas. Después de todo, una mamá más feliz es una mejor mamá.

Cómo hacerte un tiempo, dependerá de factores como tu agenda de actividades, tus prioridades, y de aquello para lo que necesitas encontrar tiempo. Los siguientes consejos te pueden ayudar a conseguir un poquito más de tiempo personal en tu vida de mamá:

Deja que el bebé llore. No durante media hora, pero claramente no le hará daño que la acomodes de forma segura en su cuna y la dejes llorar mientras te cepillas los dientes o vas al baño.

Incluye al bebé. Siéntate a almorzar junto a tu hija. Si aún no consume alimentos sólidos, ponla en una sillita para bebés sobre la mesa (sólo cuando estés sentada a su lado) y conversa con ella mientras comes. O lleva tu almuerzo al parque si ella está más contenta en su cochecito y el clima lo permite. Colócala en el asiento para bebé en el piso del baño mientras atiendes tus necesidades personales (así recibirá una instrucción adelantada de cómo usar el baño mientras tú obtienes alivio). O juega a las escondidas con ella detrás de la cortina mientras te duchas.

Apóyate en papá. Dúchate mientras él desayuna con la pequeña por la mañana, o hazte un facial mientras él la lleva a dar un paseo un sábado por la tarde. No te sientas culpable por entregársela a él en su tiempo libre; el trabajo de una madre (sea a tiempo completo o parcial) es más agotador y exigente que cualquier trabajo remunerado. La maternidad y paternidad es una tarea compartida, y cuando los dos están en la escena, las responsabilidades del cuidado del bebé deben ser compartidas por igual.

Intercambia favores. Intercambia servicios de cuidado de bebés con otras madres y padres que también necesiten algún tiempo libre. Cuida de tu hija y del bebé de una amiga una tarde o una mañana por semana mientras ella hace lo que deba hacer; que tu amiga haga lo mismo por ti otro día.

Contrata ayuda. Tal vez no puedas pagar una niñera aunque sea a tiempo parcial, pero probablemente sea más asequible pagarle a una adolescente responsable que entretenga a tu hija mientras estés en la casa y necesites un poquito de tiempo para ti.

BUSCA OTROS INTERESES

"Aunque estoy decidida a ser una madre a tiempo completo, estoy empezando a sentirme sofocada al quedarme en casa con mi hijita. Debe haber algo más en la vida que cambiar pañales".

En los primeros meses de la vida de un bebé, cuando las demandas de su alimentación y cuidado se presentan las veinticuatro horas del día y son aparentemente interminables, todo aquello para lo que una nueva madre tiene tiempo o ganas es de dormir. Pero una vez que el bebé se ha acostumbrado a una rutina y la mamá a un ritmo manejable, el frenesí de las primeras semanas podría volverse en monotonía. En vez de sentir que tienes mucho que hacer y poco tiempo en tus manos, podrías encontrarte con demasiado tiempo y no demasiadas cosas que hacer con él. Una vez que queda atrás el desafío de completar a tiempo todas las tareas que exige el cuidado de tu hijita, podrías empezar a sentirte como una mamá a la que le han dado cuerda para cumplir mecánicamente la rutina del cuidado del bebé y añorar la estimulación y satisfacciones de la vida más allá de las cuatro paredes de la casa. Si antes estabas involucrada en muchas actividades –una carrera, pasatiempos, estudios, deportes, trabajo comunitario– podrías empezar a sentir que las cuatro paredes te encierran y a dudar tanto de tu autoestima como de tu decisión de quedarte en casa con tu pequeña.

Pero un estilo de vida rico, pleno y satisfactorio y la vida con un bebé no son incompatibles, aunque lo pueda parecer ahora. El primer paso importante en busca de ese estilo de vida es reconocer que no sólo de bebé vive la mujer (o el hombre). Aunque adores cada momento con tu hijita, necesitarás un estímulo intelectual y la oportunidad de comunicarte con alguien que pueda decir algo más que "*agu, agu*" (por más encantador que sea). Hay muchas maneras de alcanzar esos objetivos y de recuperar ese sentido de vida propia que sientes haber perdido.

POR MEDIO DE TU BEBÉ

Puedes ver a tu bebé como un obstáculo para tu reingreso al mundo de los adultos... o como la vía de entrada. Los siguientes consejos te darán la oportunidad de interactuar con los adultos por medio de tu hijita:

Grupos de juegos. Localiza un grupo existente o busca a madres que estén interesadas en formar uno nuevo, colocando un aviso en el consultorio del pediatra, en tu iglesia, en tu edificio, supermercado o boletín comunitario. Busca un grupo de madres que compartan tus intereses. Consulta la página 494 para encontrar más consejos sobre la organización de un grupo de juegos.

Clases para bebés. Las clases diseñadas para bebés son a menudo más valiosas para los padres. Si te inscribes en dichas clases (asegúrate primero de que sea adecuada y segura para tu bebé; consulta la página 498), tendrás una oportunidad semanal de reunirte y conversar con otras mujeres, muchas de las cuales han escogido permanecer en sus hogares con sus bebés.

Grupos de discusión para padres. Únete a un grupo establecido o trata de crear uno nuevo. Invita a oradores (un pediatra local, una enfermera, un autor, y otros que puedan debatir sus necesidades como padres y/o como mujeres), contraten de manera colectiva una o más niñeras para los niños. Reúnanse en casas, la escuela, un centro comunitario –o donde haya espacio disponible– semanalmente, cada dos semanas o una vez al mes. También te puede ayudar incorporarte a salas de chat o de discusión en Internet para sentirte conectada, informarte sobre recursos valiosos, darte la posibilidad de desahogarte y, sobre todo, recordarte que no estás sola en tu situación.

El jardín de juegos local. Donde hay bebés jugando, madres y padres no pueden estar lejos. El jardín de juegos no sólo es excelente para los bebés (aunque son demasiado pequeños como para tener movilidad, encuentran fascinante observar a los otros niños y la actividad) y niños pequeños (cuando pueden sentarse bien, por lo general les encantan los columpios, y muchos pueden jugar en el tobogán y las superficies trepadoras antes del año de vida), y también es un sitio ideal para que las madres se encuentren con otras y fijen "fechas de juegos". Estos encuentros son a esta altura más beneficiosos para las madres que para sus bebés, que todavía no son capaces de "jugar juntos".

POR MEDIO DE ACTIVIDADES DE ENRIQUECIMIENTO PERSONAL

Ser una madre a tiempo completo no significa que no puedas tener ningún otro rol. Sigue desarrollando tus antiguos intereses, o busca otros nuevos, por los siguientes medios:

Un curso en una universidad local. Hazlo por los créditos o simplemente por diversión o enriquecimiento intelectual.

Una clase de educación para adultos. Están proliferando por toda la nación y ofrecen de todo, desde aerobic hasta zen.

Una clase de ejercicio. El ejercicio corporal activa la mente. Además, un programa de ejercicios, particularmente el que ofrece cuidado infantil o que combina ejercicios de adultos con ejercicios de bebés, es un lugar propicio para conocer a otras mujeres con intereses similares.

Deportes activos. Jugar regularmente tenis o golf u otro de tus deportes favoritos te ayudará a mantener cuerpo y mente tonificados, y además te proporcionará compañía.

Un museo o una galería de arte. Hazte socia de un museo local y visítalo regularmente, estudiando una exhibición a la vez. Será todavía más divertido si vas con alguna otra mamá. Y hay beneficios extra para tu hijita: exponerla desde temprano en su vida a obras de arte es estimulante desde el punto de vista visual e intelectual (los niños pequeños suelen fascinarse con pinturas y esculturas) y ayudará a que las mentes jóvenes estén abiertas a ellas más adelante en su vida.

DVDs, CDs o podcasts educativos. Mira un DVD mientras realizas algunas tareas o das el pecho; escucha CDs o podcasts mientras manejas; mantente al día con algún viejo interés o explora uno nuevo (por ejemplo, aprende un idioma usando programas de computadora). Las cintas educativas suelen conseguirse gratuitamente en la biblioteca pública.

Libros. Pueden llevarte a donde quieras, cuando quieras. Lee mientras das el pecho, en una bicicleta fija, mientras tu hijita duerme la siesta, antes de dormirte. No sólo te distraerás y te estimularás leyendo, sino que por medio de tu ejemplo despertarás el amor por la lectura en tu pequeña. Una manera excelente de combinar el amor por la literatura y la necesidad de compañía adulta es iniciar un club de lectura o incorporarte a uno. Si el club está integrado por otras madres y padres, puede equivaler también a un grupo de padres, en el que hablarán tanto de libros como de bebés. Los bebés pueden participar, o también pueden contratar a una o dos niñeras para que los atiendan mientras los grandes conversan.

POR MEDIO DE BUENAS OBRAS

Si no estás empleada, es posible que las organizaciones de caridad locales y los servicios comunitarios puedan aprovechar tu ayuda. Escoge una organización a la que ya pertenezcas o incorpórate a otra nueva y ofrécele tus servicios. Si no sabes dónde empezar, puedes contactar a alguna central para trabajos voluntarios si tu ciudad tiene una, o puedes preguntar en la escuela, el hospital, el templo o los centros comunitarios de tu área donde necesiten voluntarios. Las posibilidades son interminables: ayudar a un niño o un adulto con el idioma u otras

CUANDO EL BEBÉ TE ACOMPAÑA

Cada vez más universidades, centros comunitarios, lugares de trabajo y gimnasios ofrecen cuidado infantil, permitiendo a las madres dejar al bebé atendido mientras estudian, trabajan o se ejercitan. Otra opción si estás tomando una clase o un curso: fíjate si hay otras madres o padres de bebés o niños pequeños inscritos, y pregúntales si están interesados en contratar una niñera entre todos.

materias; visitar a personas mayores (que apreciarán tu visita por partida doble si llevas a tu hijita contigo) o enfermas; animar a los pacientes en hospitales; actuar como "hermana mayor" y fuente de apoyo para alguna adolescente que haya dado a luz o esté embarazada; servir comidas en un comedor comunitario, entre otras.

O quizás puedas realizar trabajo voluntario para mantener al día tus habilidades profesionales. Enseña un curso en tu especialidad en el centro local para enseñanza de adultos, escribe un boletín informativo, diseña una página electrónica o una campaña de publicidad directa, u ofrece asistencia médica o legal gratuita.

POR MEDIO DE TRABAJO PAGADO

Ser una madre a tiempo completo no significa que no puedas ser una trabajadora a tiempo parcial. Un trabajo de algunas pocas horas semanales relacionado con tu especialidad, u otra rama que quieras explorar, puede mantenerte al día, ofrecer contactos con adultos y permitirte un escape de tu rutina diaria. Consulta los recuadros en las páginas 794 y 795 para

sugerencias acerca de cómo encontrar o crear dichas oportunidades laborales, particularmente las que puedas realizar desde tu hogar.

AMISTADES

"Me siento incómoda con mis amigas que no tienen hijos, pero no conozco a ninguna mujer con bebés pequeños y me siento muy sola".

Los cambios importantes en la vida –una nueva escuela, un nuevo empleo, una nueva pareja, una mudanza, un divorcio, la independencia de los hijos, la jubilación, la viudez– casi siempre ejercen algún efecto sobre las relaciones. La llegada de un bebé no es diferente. Por eso, no es de sorprender que muchas mujeres no sepan muy bien cómo lidiar con el equilibrio cambiante de amistades cuando se convierten en madres.

Muchos factores pueden contribuir a los cambios en tu vida social con un bebé. Para empezar, sin duda tienes mucho menos tiempo y energías para socializar. Además, hasta que regreses a tu trabajo fuera del hogar –ya sea seis semanas o seis años después del nacimiento del bebé– te sentirás algo distante emocional y físicamente del círculo de amistades que giraba en torno de tu trabajo o tu carrera. Y por otra parte, tus intereses empezarán a cambiar, si no lo habían hecho todavía. Aunque te apasione una conversación sobre política exterior, cine, literatura o los chismes de farándula, probablemente has desarrollado interés por discutir los méritos de las clases de ejercicios para bebés o la eficacia de varios preparados para el sarpullido del pañal, intercambiar opiniones sobre los métodos para tranquilizar a un bebé que llora o cómo dormir más, y jactarte de los progresos de tu bebé por darse vuelta solo o por la aparición de su primer diente. Pero también hay otro factor en juego que altera tu vida social: algunas amistades solteras se sienten menos cómodas en tu compañía. Esto puede deberse en parte a que tú tienes menos en común con ellas o porque algunas de ellas, consciente o inconscientemente, envidian tu nueva situación familiar. Finalmente, las amistades con que sólo compartes tu tiempo en el trabajo o en las fiestas, a menudo carecen de la capacidad de sobrevivir al cambio.

Muchas mujeres buscan el modo de integrar la persona que solían ser con la madre en la que se han convertido, sin desmerecer a ninguna de las dos. Y no es nada fácil. Tratar de mantenerte completamente dentro del círculo anterior niega que eres una madre ahora. Y abandonar a las viejas amistades y pasar el tiempo únicamente con otras nuevas madres, niega la persona que eras antes. Hacer nuevas amistades mientras conservas todas las anteriores que puedas, probablemente será el mejor y más satisfactorio de los compromisos para satisfacer las facetas de tu personalidad.

Reúnete con tus viejas amistades en ocasiones, para almorzar, tomar un trago o ir al cine. Ellas querrán saber sobre tu bebé y tu nueva vida (pero no exclusivamente), y tú querrás saber qué hay de nuevo en sus trabajos y en sus vidas. Trata de atenerte a los temas que tengan en común, aquello que las acercó a una amistad. Podrías sentirte un poquito incómoda al principio, pero pronto sabrás cuáles son las amistades que continuarán y cuáles son las que te conviene suspender el contacto por el momento, excepto quizás para cumpleaños y fiestas. Podrías sorprenderte al darte cuenta de que una o más amistades se involucran íntimamente en tu nueva vida y te ofrecen un gran apoyo. Y esas viejas amistades con las que perdiste contacto podrían volver a acercarse más adelante cuando ellas también tengan sus propias familias.

Hacerte de nuevas amistades entre las nuevas madres de tu comunidad es relativamente fácil. Sólo es necesario que acudas a los sitios donde se congregan las madres de bebés (en jardines de juegos, clases de ejercicios, grupos de madres, grupos de juego, tu templo o iglesia). Busca aquellas que no sólo compartan tu interés en los bebés, sino también algunos de tus demás intereses, para que esas amistades sean multidimensionales y puedas hablar de algo más que de pañales y guarderías… aunque así y todo encontrarás que los bebés son el tema elegido.

ESTILOS DIFERENTES DE MATERNIDAD

"Mi mejor amiga es relajada y desorganizada, no se preocupa si su bebé de siete meses recibe su almuerzo hasta la hora de la cena, lo lleva a fiestas hasta cualquier hora de la noche y no tiene prisa por volver al trabajo. Yo soy obsesiva para todo –la hora de acostarse, las comidas, la limpieza de la ropa– y volví a trabajar a tiempo parcial cuando mi hijo tenía tres meses. ¿Alguna de las dos está haciendo algo mal?".

No. Cada una de ustedes está haciendo lo que siente correcto para ella, y no hay un modo de ser madre más "correcto" que eso. Seamos realistas: probablemente tú tendrías un colapso nervioso intentando imitar el estilo relajado de tu amiga, y a ella le pasaría lo mismo si siguiera el tuyo. El único momento en que debes preocuparte de estar haciendo algo mal es cuando tu bebé te dice que no está satisfecho con tu manera de criarlo –llorando mucho, mostrándose apático o no progresando físicamente–. Si eso te ocurre, debes hacer algunos ajustes porque los bebés, al igual que las madres, son personas con diferentes estilos.

Un bebé que está feliz y saludable le "dice" a su mamá, sea cual sea su estilo: "¡Estás haciendo un gran trabajo!".

CELOS DE LA HABILIDAD DE CRIANZA DE PAPÁ

"Pensé que las madres debían ser naturalmente mejores en la crianza de sus hijos que los padres. Pero mi marido tiene una rara habilidad con nuestro bebé –haciéndolo reír, tranquilizándolo, meciéndolo para adormecerlo– que yo no tengo. Y eso me hace sentir incompetente e insegura".

Todo padre y madre llega a esa etapa con algo que ofrecer a su bebé, y una contribución no es más valiosa o deseable que otra, al menos en lo que concierne al pequeño beneficiario. Algunos padres y madres son mejores en la manera de entretener a sus niños (provocando risas, jugando a las escondidas), otros con las tareas básicas (alimentación, baño, vestirlos sin complicaciones). Y otros, como tu marido, revelan condiciones para establecer una relación de comunicación con el bebé.

No es raro que uno de los padres esté un poquito envidioso de la capacidad del otro. Pero es posible superar ese sentimiento:

Considérate afortunada. Mientras muchas mujeres se siguen quejando de que sus maridos no hacen lo suficiente, tú tienes la suerte de tener un compañero que no sólo está feliz de hacer algo más que su cuota, sino que tiene habilidad para hacerlo. Un padre dedicado puede quitar mucha presión a una mamá, y tener un efecto significativamente positivo en el desarrollo de su hijo. Por eso, déjale practicar su magia con el bebé cada vez que sea posible.

No seas una machista femenina. Los estereotipos sexuales que representan a las mujeres como naturalmente más dotadas que los hombres para la crianza de los hijos, no sólo no son ciertos sino en definitiva destructivos. No hay ninguna responsabilidad en la atención del bebé –con excepción de la lactancia– para la que las madres estén naturalmente más capacitadas que los padres, y viceversa. Algunos padres (no importa cuál sea el género) tienen una capacidad natural para atender a sus bebés; algunos trabajan duro para dominar esa tarea. Dada la oportunidad y algo de tiempo, cualquiera de los dos puede superar la falta de aptitud natural o de experiencia.

No te subestimes. Quizás no te des cuenta de cuánto haces por tu bebé y qué bien lo haces, aunque tu bebé ciertamente lo aprecia y no podría estar sin ti.

Date una oportunidad. Sólo porque ciertas habilidades de crianza no se te dan con tanta facilidad como a tu marido, no quiere decir que siempre serán difíciles de alcanzar. Si estás amamantando, podrías descubrir que una vez que destetes y la distracción de la leche materna quede atrás, tal vez puedas tranquilizarlo en tu pecho al igual que el papá. Con práctica y menos timidez, también aprenderás a cantar las canciones de cuna y las tonadas tontas que le encantan a tu bebé, improvisar juegos con los dedos, hacer muecas graciosas, y mecerlo con un ritmo reconfortante. Pero para obtener mejores resultados, no imites lo que parezca que le da resultado a tu marido ni compares tu técnica con la suya. En cambio, trata de hacer lo que te salga más natural. Tu propio estilo de crianza irá surgiendo y desarrollándose a medida que lo permitas.

Y recuerda, más allá de que tu marido haya desarrollado una relación maravillosa con el bebé, siempre habrá momentos en que nadie más que tú podrá hacer algo por tu bebé, y oirás esas palabras cada vez más familiares: "Quiero a mi mami".

CELOS DE LA ATENCIÓN DEL PAPÁ AL BEBÉ

"Aunque parezca terrible, me doy cuenta de que estoy celosa del tiempo que mi marido dedica a nuestra hijita. A veces desearía que me prestara al menos la mitad de esa atención".

Aunque a cualquier otra persona le puede resultar encantador ese romance entre el papá y su hija pequeña, podría resultar verdaderamente amenazante para una mujer que no está acostumbrada a compartir los afectos de su marido, en especial si ha disfrutado de su atención solícita durante los nueve meses de embarazo.

Pese a que tus sentimientos de celos probablemente disminuirán una vez que la dinámica familiar se haya asentado, hay varios pasos que puedes dar para lidiar con ellos mientras tanto:

Ten seguridad en ti misma. Lo primero que debes hacer para superar los sentimientos que experimentas es reconocer que son normales y comunes, que no son mezquinos ni egoístas ni un motivo de vergüenza. Evita el sentimiento de culpa.

Sé agradecida. Considera lo afortunada que eres de tener como compañero a esa clase de hombre que anhela estar con su bebé. Aprovecha el tiempo que ellos pasan juntos para ponerte al día con tus tareas o tus necesidades personales. Observa con aprecio ese amor que está floreciendo entre padre e hija, y trata de estimularlo. Los lazos que están construyendo ahora durarán toda una vida, a través del terrible período de los dos años e incluso de la turbulenta época de la ado-

lescencia, y harán de tu hija una mejor mujer (o en el caso de un varón, un mejor hombre).

Participa. Sin duda, padre e hija deben compartir algún tiempo juntos sin compañía, pero a veces un tercer jugador será bienvenido. Súmate a ese encuentro cariñoso (él le toma la pancita y tú los deditos de los pies), recuéstate en la cama junto a ellos mientras leen un libro, siéntate y haz que el juego de a dos sobre la alfombra admita un tercer participante.

Sé franca y abierta. No te hagas a un lado cuando el papá y la pequeña te excluyan de sus juegos. En la emoción de descubrir un nuevo mejor amigo, tu marido podría no darse cuenta de que está descuidando su antigua relación (relativamente). Incluso podría pensar que te está ayudando. Sin ser ofensiva ni ponerlo a él a la defensiva, dile cómo te sientes y exactamente qué puede hacer él al respecto (por ejemplo, decirles a *ambas* qué lindas están, darles a *ambas* un beso y un abrazo cada vez que llega o que sale, y juguetear espontáneamente con *ambas*). El no puede satisfacer tus necesidades si no sabe cuáles son.

Apóyalo. Recuerda que una relación que funciona bien, funciona en ambas direcciones. No puedes pedirle a tu marido que te dedique más atención a ti si tú no haces lo mismo. Cuida también de no haber dedicado todo tu tiempo, energías y afectos al tu hijita, no dejando nada para él. Acércate a él y verás que él te corresponde de la misma manera.

MOMENTOS DE CALIDAD

"He oído mucho sobre la importancia de pasar tiempo de calidad con los hijos. A pesar de que dedico prácticamente todo mi tiempo a mi bebé, estoy tan ocupada que no estoy segura de que sea de mucha calidad".

Junto con la proliferación del término "madre trabajadora" (un nombre poco apropiado, porque todas las madres trabajan), se popularizó el concepto de "momentos de calidad": si una madre no podía pasar mucho tiempo con su bebé, lo menos que podía hacer era aprovechar lo mejor posible el tiempo que pasara con él. La teoría parecía implicar que la cantidad ya no importaba. Pero también hay calidad en la cantidad. No tienes que dejarlo todo, sentarte sobre el piso y jugar con tu bebé todo el día para darle un cuidado de calidad. Le das momentos de calidad cada vez que le cambias el pañal y le sonríes, cada vez que lo alimentas y le hablas, cada vez que lo bañas y lo rodeas de juguetes de baño. Lo haces incluso cuando hablas con él desde la cocina mientras él gatea, cuando le cantas mientras conduces el auto, cuando te inclinas sobre él para hacerle cosquillas en el corralito mientras pasas a su lado con la aspiradora, o cuando lo sientas frente a un juguete educativo mientras pagas las cuentas por Internet.

Los momentos de calidad son aquellos que los padres y las madres pasan en contacto activo o pasivo con sus hijos, y algo que un padre y una madre cariñosos y responsables que pasan mucho tiempo con sus hijos no pueden evitar. Sólo basta mirar a tu bebé para saber que lo estás haciendo. ¿Sonríe, se ríe, responde, parece satisfecho? Si las respuestas son afirmativas, entonces está recibiendo muchos momentos de calidad.

"Como madre que trabaja fuera de la casa a tiempo completo, estoy preocupada de no pasar suficientes momentos de calidad con mi hija".

Cuando tienes un tiempo limitado para pasar con tu hija el impulso de hacer valer cada minuto se hace más fuerte. Si aceptas que esto es imposible (habrá momentos en que necesitarás hacer otras cosas que no estén relacionadas con el cuidado infantil, momentos en que ella volcará sus intereses en otra dirección; días en que tú estarás en un pésimo estado de ánimo, y otros en los que tu pequeña lo estará) será, paradójicamente, el primer paso para asegurar que tu tiempo con ella resulte valioso. También puedes seguir estos pasos:

Actúa naturalmente. No hay necesidad de ponerte tu capa de Súper mujer antes de entrar por la puerta. Todo lo que tu hija desea eres *tú*. No tienes por qué llenar cada minuto que tengas disponible con ella con actividades estimulantes. En cambio, sé espontánea y mantente atenta a las pistas que te dé tu bebé (podría tener los pañales llenos de caquita al final del día como para jugar activamente). El tiempo de calidad es el tiempo que pasan juntas, ya sea comiendo, abrazándose o compartiendo el espacio de la misma habitación (aunque no estén haciendo lo mismo).

Haz participar a tu bebé. Llévala contigo al dormitorio mientras te cambias la ropa del trabajo y hazla participar en tu rutina cuando llegas del trabajo a casa. Ella puede jugar con los sobres vacíos mientras abres la correspondencia, vaciar las bolsas de las compras mientras guardas la mercadería, o golpear las ollas y cacerolas mientras preparas la cena.

Háblale de tu día. Esto cumplirá con dos propósitos. En primer lugar, permitirá que te comuniques con ella (le encanta oír tu voz, aunque no entienda lo que dices). Y segundo, descargar tus experiencias del día (con un tono de voz optimista, aunque haya sido un día complicado), te ayudará a desahogarte y acelerar la transición entre el trabajo y el hogar.

Réstale importancia a las tareas del hogar. Como no te sobra el tiempo, dedica menos a las cuestiones que interesan menos (limpieza, cocina y cuidado de la ropa, por ejemplo). Busca atajos cuando preparas la cena cada vez que sea posible (por ejemplo, cocina porciones dobles, congelando la mitad para recalentarla otra noche; usa vegetales congelados; compra las verduras que vienen listas para servir). Deja que el polvo se acumule durante la semana y espera hasta el fin de semana para limpiar con la ayuda de tu marido. O, si tienes los medios, contrata alguien para que haga la limpieza una vez por semana. Guarda la plancha y manda tus blusas a la tintorería si tienen que lucir perfectas.

Mantén tu cena en segundo plano. O no la sirvas hasta que tu hija se haya ido a la cama. Comer muy tarde puede que no sea lo mejor para la digestión, pero te permite pasar más tiempo con tu pequeña mientras está despierta (préstale toda tu atención mientras ella come) y más tiempo para pasar con tu marido cuando está dormida. Aunque las cenas familiares serán importantes más adelante, ahora no son realmente necesarias. De hecho, a esta edad, las comidas con el bebé pueden ser tan estresantes que, en vez de mejorar la unión familiar, podrían darles mala fama.

Evita las distracciones. No puedes ofrecer momentos de calidad a tu pequeña mientras ves el noticiero de la tarde. Deja la televisión, el teléfono e Internet para después de que tu hija se haya ido a la cama. Deja que la contestadora telefónica se ocupe de los llamados para responderlos más tarde.

No excluyas a tu marido. En la búsqueda de momentos de calidad con tu hija, no olvides pasar tiempo como familia. Incluye a tu marido en todo lo que estés haciendo con ella, desde bañarla hasta abrazarla. Además, ten en cuenta que el tiempo que cada padre pasa solo con su bebé es importante también. Eso le da al bebé el beneficio de la cercanía con dos individuos únicos, y duplica sus momentos de calidad.

DEJAR AL BEBÉ CON UNA NIÑERA

"No trabajo fuera de la casa, pero de vez en cuando dejo a mi bebé de nueve meses con una niñera, y siempre me siento culpable cuando lo hago".

Como bien sabe todo empleador, ningún trabajador puede permanecer en el trabajo todo el día y todo el año y aún ser eficiente. Como madre que no trabaja fuera de la casa, deberás reconocer también este hecho. Independientemente de cuánto disfrutes a tu bebé y él de ti, ambos se beneficiarán de pasar algunos momentos separados. Sigue haciéndolo y no te sientas culpable.

Todo acerca de: TRABAJAR O NO TRABAJAR

Para muchas mujeres, no hay duda posible. Debido a una serie de presiones –financieras, profesionales, sociales– regresar a trabajar después de que sus bebés nacen es la única alternativa. Sin embargo, para aquellas que tienen la opción, la decisión puede ser un dilema terrible. Como los expertos en desarrollo infantil no se ponen de acuerdo, es poco lo que pueden ayudar.

Algunos consideran que no hay ningún daño y posiblemente ciertos beneficios cuando la madre toma un empleo y deja a su bebé al cuidado de otros. Otros creen con la misma convicción que existe la posibilidad de que el bebé se vea perjudicado cuando los dos padres trabajan, y aconsejan que uno de los dos se quede en la casa, al menos parte del tiempo, hasta que el bebé cumpla los tres años.

Las investigaciones objetivas no son más útiles. Los resultados de los estudios son contradictorios, sobre todo debido a que son difíciles de hacer y difíciles de evaluar. ¿Cómo se juzgan los efectos sobre los hijos cuando la madre tiene un trabajo pagado? ¿O si no lo tiene? ¿Qué efectos resulta importante evaluar? ¿Cuáles son difíciles de cuantificar? ¿Hay algunos efectos que no se pueden predecir? ¿Los problemas se presentarán pronto o recién en la edad adulta? Además, la investigación no es tan objetiva como debería ser. A menudo está marcada por el sesgo del investigador. Y rara vez muestra todo el contexto.

Sin evidencias claras sobre los riesgos o beneficios a largo plazo que conlleva el que una madre trabaje fuera de la casa, el peso de esta decisión recae totalmente en ambos padres. Si te estás planteando la cuestión, hazte las siguientes preguntas para aclarar un poco el panorama.

¿Cuáles son tus prioridades? Considera cuidadosamente lo que es más importante en tu vida. Haz una lista de tus prioridades por escrito. Podrían incluir a tu bebé, tu familia, tu carrera, la seguridad financiera, los lujos de la vida, las vacaciones, el estudio. Y podrían ser muy distintas a las de tus vecinas o compañeras de trabajo. Después de ordenar tus prioridades, considera qué es más conveniente para alcanzar la mayoría de ellas: retornar al trabajo o quedarte en casa.

¿Qué actividad a tiempo completo va mejor con tu personalidad? ¿Te sientes mejor en casa con el bebé? ¿O quedarte en casa te pone impaciente y tensa? ¿Serás capaz de dejar de lado las preocupaciones sobre tu bebé cuando vas al trabajo, y las preocupaciones sobre tu trabajo en la oficina cuando estás en casa con el bebé? ¿O acaso la incapacidad de dar a cada cosa su lugar te impedirá hacer lo mejor en cualquiera de los dos trabajos?

¿Te sentirías cómoda si otra persona se encargara del cuidado de tu bebé? ¿Sientes que nadie más puede cumplir con esa tarea mejor que tú? ¿O te sientes segura de que puedas encontrar (o has encontrado) una persona que pueda sustituirte bien durante tus horas fuera del hogar?

¿Cómo te sientes con la posibilidad de perderte algunos de sus progresos importantes? La primera vez que tu bebé se ría, se siente solo, gatee, o dé sus primeros pasos, ¿crees que sería doloroso enterarte por otros en caso de que ocurran cuando estés en el trabajo? ¿Te sentirás menospreciada si el bebé desarrolla un apego especial con la niñera? ¿Crees que puedes aprender a sintonizar las necesidades y sentimientos de tu bebé solamente compartiendo con él las noches y los fines de semana? Recuerda que la mayoría de las madres que trabajan fuera de su casa logran establecer una relación tan firme con sus bebés como las que forman las mamás que se quedan en casa. Y no importa el apego que tu bebé tenga a la niñera, nadie podrá ocupar tu lugar en el corazón de tu hijo.

¿Cuánta energía tienes? Necesitarás una gran fuerza emocional y física para levantarte con un bebé, prepararte para salir a trabajar, pasar una jornada completa en el trabajo y después volver a las deman-

EMPRESAS ORIENTADAS A LAS NECESIDADES DE LAS FAMILIAS

Trabajar no significa necesariamente un horario de 9 a 5 (o de 8 a 4). Las innovaciones en el mundo laboral pueden a veces permitir mayor flexibilidad a los padres y madres, permitiendo un equilibrio más razonable entre el trabajo y la familia. Éstas son algunas de las opciones disponibles:

Tiempo parcial. Es una de las antiguas opciones favoritas de las mamás que trabajan, aunque cada vez más padres también están aprovechando este tipo de trabajo. En conclusión: si tus habilidades son valiosas para alguien a tiempo completo, entonces quizás puedas venderlas a tiempo parcial, ya sea a tu empleador actual, a uno anterior o a otro nuevo. Analiza qué opción es mejor para ti y para tu empleador: cinco mañanas o cinco tardes; dos días completos y otro medio día (consecutivos o alternados); algunas mañanas, algunas tardes.

Independiente. El trabajo independiente no es un modo fácil de ganarse la vida, ya que tendrás que pasar algún tiempo buscando trabajo antes de poder empezar, pero para algunas mamás es lo más conveniente. Te permite ser tu propia jefa y trabajar en tus horas disponibles.

Trabajo a distancia. Como gran parte de la actividad empresarial se efectúa por medios electrónicos, muchos trabajos pueden cumplirse prácticamente desde cualquier sitio, incluyendo la casa. Con el equipo adecuado, podrías ser capaz de conducir la mayor parte de tus tareas por correo electrónico, fax y teléfono, e incluso videoconferencias (pero en este caso, recuerda cambiarte la bata de baño y limpiar la baba del bebé de tu hombro).

Más horas, menos días. Para las personas con energías, trabajar diez horas diarias puede comprimir una semana de cuarenta horas en sólo cuatro días, agregando un día libre adicional, que podrías tomarlo a mitad de semana o incorporarlo a un fin de semana de tres días.

Horario flexible. Esto es todo sobre la flexibilidad, y si tu empleador está dispuesto, podrías diseñar un horario que les resulte

das de tu bebé, tu hogar y tu marido nuevamente (aunque también necesitarás muchas energías para quedarte en casa con el bebé). Por otra parte, muchas mujeres –particularmente quienes aman realmente su trabajo– encuentran que sus horas en la oficina son rejuvenecedoras, un respiro de la vida hogareña que les permite regresar cada noche frescas y dispuestas a enfrentar los diferentes desafíos del cuidado del bebé. Sin embargo, ten en cuenta que lo que más se resiente cuando ambos padres trabajan suele ser la relación de pareja. Si decides volver al trabajo, deberás esforzarte por nutrir también esa relación.

¿Qué tanto estrés te provoca tu trabajo y el cuidado del bebé? Si tu trabajo es de bajo nivel de estrés y tu bebé es fácil de cuidar, ambos podrían ser relativamente fáciles de manejar. Pero si tu trabajo es de alta presión y tu bebé también requiere mucho esfuerzo, ¿serás capaz de lidiar con ambos todos los días? Por supuesto, la facilidad que tengas para hacer frente al estrés también es un factor importante a considerar; algunas mujeres lo hacen estupendamente.

Si vuelves al trabajo, ¿tendrás el apoyo adecuado de tu marido o de alguna otra fuente? Ninguna madre puede

más conveniente a ti y a tu bebé que un horario típico de 9 a 5. Por ejemplo, podrías trabajar algunas horas por las tardes o los fines de semana (cuando tu marido pueda estar en casa), para poder pasar algunos días de semana en casa. O podrías trabajar en un turno más temprano, como de 6.30 a.m. a 2.30 p.m.

Trabajo compartido. Es probable que no seas la única madre que trabaja en tu compañía y que anhele tener más tiempo con su familia. Si tu empleador es flexible (y te puedes dar el lujo de compartir tu sueldo), considera repartir tu trabajo con algún otro empleado u empleada (por ejemplo, tú trabajas por la mañana y ella por la tarde, o alternar con él lunes-miércoles-viernes con martes-jueves). De este modo, dos empleados a tiempo parcial completan las tareas de uno a tiempo completo.

El bebé a bordo. Algunas madres y padres han conseguido combinar bebé y trabajo, literalmente, llevando a su pequeño a la oficina. Otra opción (si estás en el tipo de trabajo adecuado y tienes un bebé con el temperamento adecuado) es llevarlo contigo para ver clientes y en otras tareas. Los viajes de negocios son incluso posibles si llevas a tu bebé o contratas a niñeras a donde quiera que vayas.

Negocio en casa. Manejar un negocio en tu propia casa, a tiempo completo o parcial, te ofrece lo mejor de los dos mundos. Si eres contadora, redactora publicitaria o recaudadora de fondos, busca algunos pocos clientes cuyas cuentas puedas manejar desde tu casa. Si eres escritora, editora o diseñadora gráfica, busca trabajos como independiente. Si te da por tejer, diseña suéteres para vender en tiendas de bebés. Si preparas un pastel especial para chuparse los dedos, ofrece tu creación a alguna tienda gastronómica de tu área.

Ten en cuenta que si decides trabajar desde tu casa –ya sea como independiente o para otros– podrías necesitar una niñera durante por lo menos parte de tus horas de trabajo. Pero también puedes planear tu trabajo mientras el bebé duerme la siesta y después de acostarlo durante la noche y (aunque no será fácil) recoger encargos y hacer entregas con el bebé a cuestas. También será importante que consigas ayuda con las tareas de la casa y las compras para que puedas dedicar más tiempo a tu bebé.

hacerlo todo sola, ni tampoco se espera que lo haga, trabaje o no fuera de la casa. ¿Tu marido estará dispuesto a hacer su parte (léase: la mitad) del cuidado del bebé, además de su cuota de compras, cocina, limpieza y lavandería? ¿Eres capaz de contratar ayuda para que se encargue de las tareas o para que les reduzca la carga?

¿Cuál es tu situación financiera? Si no trabajas, ¿amenazarás la supervivencia económica de tu familia o sólo significará que deberás recortar algunos gastos adicionales? ¿Hay maneras de reducir los gastos para que la pérdida de tu ingreso no sea muy perjudicial? Si regresas al trabajo, ¿cómo incidirán en tus ingresos los costos relacionados con el empleo como ropa, desplazamientos, cuidado infantil? En algunos casos, una vez que añades esos costos, el trabajo no resulta conveniente.

¿Qué tan flexible es tu trabajo? ¿Podrás tomarte tiempo libre si tu bebé o la niñera se enferman? ¿O podrás entrar a trabajar más tarde o salir más temprano en caso de una emergencia en el hogar? ¿Tu trabajo requiere largas horas, fines de semana y/o viajes? ¿Estás dispuesta a pasar un período prolongado lejos del bebé?

¿De qué modo se verá afectada tu carrera si no regresas al trabajo?
Hacer una pausa en tu carrera a veces puede significar un retroceso cuando regresas al mundo laboral. Si sospechas que esto te sucederá (aunque muchas mujeres descubren, al regresar, que sus temores no se han materializado), ¿estás dispuesta a hacer este sacrificio? ¿Existen maneras para mantenerte profesionalmente en contacto durante tus años en el hogar sin comprometerte a tiempo completo?

¿Hay alguna posición intermedia?
Quizás no puedas tenerlo todo y mantener tu sanidad al mismo tiempo, pero podrías ser capaz de tener lo mejor de los dos mundos con algunas concesiones creativas. Las posibilidades son interminables y dependen de tus habilidades y tu experiencia laboral (consulta el recuadro de la página 794).

Más allá de lo que decidas, es probable que requiera cierto grado de sacrificio. Por más decidida que estés de quedarte en casa, quizás sientas una pizca de arrepentimiento cuando hables con amigas que aún llevan adelante sus carreras. O aunque estés más que decidida a regresar al trabajo, podrías sentirte un poquito arrepentida cuando pases junto a otras madres y sus bebés camino del parque mientras tú vas camino de la oficina.

Esas dudas son normales, y como hay pocas situaciones perfectas en nuestro mundo imperfecto, tendrás que aprender a vivir con ellas. Sin embargo, si empiezan a multiplicarse y llegas a sentir que la insatisfacción supera la satisfacción, es el momento de evaluar la opción que has elegido. Una decisión que al principio parecía correcta en teoría podría parecerte ahora equivocada en la prác-

tica, en cuyo caso no deberías dudar en revertirla o alterarla, si es posible. Ninguna decisión es definitiva.

Y cuando no todo te parezca tan idílico como soñabas, recuerda que los niños que reciben mucho amor y atención son muy resistentes, y es probable que crezcan felices y seguros, ya sea que sus mamás trabajen o no fuera del hogar.

CUÁNDO REGRESAR AL TRABAJO

No se puede anticipar un momento ideal en el que alguien pueda decir: "Bueno, ahora puedes regresar al trabajo. Tu bebé estará bien y tú también". Si decides regresar al trabajo durante el primer año, el momento de recoger tu maletín dependerá en parte de tu trabajo y del tiempo de licencia por maternidad que hayas conseguido, y en parte de que tanto tú como tu bebé estén listos. Todo esto es muy personal y depende de cada caso.

Si tienes la opción de elegir, los expertos sugieren que esperes por lo menos hasta sentirte "conectada" o "apegada" a tu bebé y que te sientas competente como madre. La conexión podría tardar tres meses (aunque si tu bebé ha tenido cólicos, probablemente ya habrán empezado a sentirse amigos a esa altura), o hasta cinco o seis. Algunas investigaciones sugieren que conviene esperar un año, si es posible, antes de regresar al trabajo a tiempo completo, aunque para muchos padres esto no es posible.

Pero como siempre, no hay investigaciones ni expertos que puedan decirte lo que está bien para ti y para tu bebé. En definitiva, es una decisión que sólo tú puedes y debes tomar.

◆ ◆ ◆

Convertirse en padre

Durante los nueve meses de embarazo, el cuidado directo de tu bebé estuvo en gran medida fuera de tus manos, no por decisión propia, sino debido a los caprichos de la biología reproductiva. Podías estar disponible, ofreciéndole a tu esposa embarazada amor y apoyo (y el ocasional helado ante un antojo), pero no podías asumir la responsabilidad de alimentar a tu bebé ni por un solo momento.

Ahora que se ha cortado el cordón umbilical, las reglas del juego han cambiado. Ya no necesitas un equipo bio-lógico especial para cuidar de tu bebé (aunque un par de senos podría resultar útil). Ni siquiera necesitas experiencia, ya que al igual que tu esposa aprenderás todo lo necesario en la práctica. Todo lo que necesitas para ser un socio en la crianza de tu hijo es entusiasmo, buen sentido del humor, una cierta cuota de energía (habrá muchas noches en las que la necesitarás) y una dedicación constante a la tarea maravillosa, imprevisible, agotadora, estimulante, educativa y siempre exigente de criar un bebé.

Lo que podrías estar preguntándote

LICENCIA POR PATERNIDAD

"Me gustaría tomar algún tiempo libre cuando nazca mi bebé, pero no estamos seguros de que deba usar todos mis días de vacaciones".

Afortunadamente, la mayoría de los padres hoy no necesita escoger entre disfrutar de las primeras semanas de vida de su bebé en el hogar o disfrutar más adelante de unas vacaciones. La ley de Licencia por Razones Médicas o Familiares (FMLA, por sus siglas en inglés) permite que tanto hombres como mujeres que trabajan en compañías de 50 o más trabajadores tomen hasta doce semanas de licencia antes o después del nacimiento de un bebé, sin gastar días de vacaciones. Lamentablemente, para la gran mayoría de los padres la experiencia invalorable de pasar tiempo junto a su recién nacido conlleva un precio: su sueldo. Aunque algunas compañías con mayor visión (pero todavía demasiado pocas) ofrecen por lo menos algo (aun-

LEE MÁS ALLÁ DE ESTE CAPÍTULO

Este capítulo está dedicado a atender las preocupaciones especiales de los nuevos padres, tal como el capítulo del posparto (consulta las páginas 739 a 796) está dedicado a las preocupaciones especiales de las nuevas madres. Sin embargo, eso no significa que tu lectura deba terminar aquí. A menos que hayas estado involucrado en el cuidado de un bebé una o dos veces antes, es probable que necesitarás aprender muchas cosas sobre el cuidado y la alimentación de un recién nacido (al igual que tu esposa). Encontrarás lo que necesitas saber en el resto de este libro, aunque otras tendrás que averiguarlas probando y aprendiendo de tus errores. Pero eso, no dejes de leer aquí; empieza desde el comienzo para saber qué puedes esperar en el primer año.

que demasiado poco) de licencia pagada por maternidad a las madres, el mundo empresarial ha sido todavía más lento en responder a las necesidades de los nuevos padres; muy pocas compañías conceden licencia paga a sus empleados varones.

Por este motivo –y como algunos varones temen que tomar la licencia de paternidad a la que tienen derecho por ley provocará hostilidad por parte de compañeros de trabajo y superiores– la mayoría de los padres no la aprovecha. Algunos no se toman más que uno o dos días y otros juntan algunos días de vacaciones y otros de enfermedad para estirar el tiempo en compañía de sus bebés en el hogar a una semana.

Pero la tendencia decididamente está avanzando en la dirección correcta. Un número creciente de padres está aprovechando la licencia de paternidad

para poder pasar más tiempo con su nueva familia. Y casi todos los que lo hacen coinciden en que es una oportunidad que no hay que perder, sin importar el costo.

Para aprovechar al máximo los derechos laborales que tienes y para aprovechar el tiempo que tienes con tu bebé:

◆ Conoce tus derechos. No todas las compañías están obligadas a ofrecer FMLA; unas pocas ofrecen más de lo que requiere la ley. Para enterarte, lee las disposiciones en el manual de tu compañía (si tiene uno) o pregunta en el departamento de recursos humanos de la empresa.

◆ Averigua. Si no estás seguro sobre la política de tu empresa –y cómo reaccionaría tu empleador si te tomas la licencia familiar– pregunta a otros compañeros de trabajo que te hayan precedido con o sin éxito en la búsqueda de ese recurso. Es posible que aproveches sus experiencias para mejorar la tuya.

◆ Acumula horas extras. Algunos padres acumulan horas extras en las semanas anteriores al parto y las cobran en tiempo cuando llega el bebé. Por supuesto, esto sólo funcionará si la política de tu empresa lo permite y si eres compensado normalmente por trabajar horas extras.

◆ Combina. Si no te puedes dar el lujo de tomar una licencia sin sueldo, considera la posibilidad de combinar parte de esa licencia con vacaciones o días por enfermedad.

◆ Espacia el tiempo. Si quisieras tomarte varias semanas, pero a tu empleador no le agrada que te las tomes en forma consecutiva, trata de espaciarlas a lo largo de un período más prolongado. Las opciones son numerosas. Podrías tomarte una semana cada mes, uno o dos días de cada semana (escoge los viernes para tener fines de semana largos) o un puñado de medios días. Esos arreglos no sólo interferirán menos en tu trabajo sino también te darán más oportunidades de pasar tiempo con tu bebé en diferentes etapas de su desarrollo.

◆ Trabaja por teléfono. La comunicación a distancia es una opción para muchos trabajadores, ya sea a tiempo parcial o a tiempo completo. También podrías ir personalmente a la oficina para las reuniones importantes, si es necesario.

Si resulta que debes –o quieres– usar tu tiempo de vacaciones para poder estar en casa esas primeras semanas, recuerda que los hoteles, cruceros y excursiones seguirán existiendo al año siguiente, pero que tu bebé será recién nacido una sola vez. La licencia por paternidad casi siempre vale la pena.

EL PAPÁ SE QUEDA EN CASA

"Mi esposa y yo hemos decidido que debo quedarme en casa con el bebé mientras ella trabaja. Me entusiasma la perspectiva de quedarme con él, pero también me pone un poquito nervioso".

La imagen originada en Hollywood sobre el papá que se queda en la casa todavía es persistente –el incompetente torpe que tiñe una camisa blanca de rojo por mezclar la ropa en la lavadora, que se le quema la cena y que le pone el pañal al revés al bebé–, pero es sólo cuestión de tiempo para que quede desactualizada por ser infundada. Cada vez más papás en los Estados Unidos se están rebelando contra los papeles asignados tradicionalmente por la sociedad al quedarse en casa con sus bebés. Lejos de ser torpes, estos papás a tiempo completo están demostrando de una vez por todas que, con excepción de la lactancia, no hay nada que no puedan hacer tan bien como las mamás.

Para algunos, es una elección basada en la necesidad económica: debido a que sus esposas ganan más dinero, tiene sentido que ellas sean el único sostén económico mientras los papás pasan a ser el sostén hogareño. Para otros, responde a motivos profesionales, como cuando resulta más fácil que el marido haga una pausa en su carrera en vez de la mujer, o cuando el trabajo de la mamá es más importante para ella que el del papá para él. Asimismo, hay otros padres que optan por quedarse en la casa porque desean hacerlo o porque su temperamento es más adecuado para el cuidado a tiempo completo del bebé que el de sus esposas.

Aunque muchos papás que se quedan en casa dejan completamente su trabajo para afrontar sus nuevas responsabilidades, otros se las ingenian para combinar el cuidado del bebé con el trabajo, ya sea como independientes o a la distancia. Otros eligen la alternativa más exigente: el papá trabaja en el turno nocturno después de pasar el día con los niños (aunque esta opción es físicamente agotadora y prácticamente no deja tiempo para la pareja).

Si bien el padre que se queda en casa disfruta de incontables alegrías y satisfacciones (suele ser él quien llega a ver esa primera sonrisa o a oír esa primera palabra), también enfrenta posibles dificultades, en su mayoría compartidas con las mamás que se quedan en casa interrumpiendo sus carreras, y otras exclusivas para ellos. Para empezar, a menos que conozcan a otros padres en su misma situación, podrían sentirse un poco aislados. Mientras las mamás que se quedan en casa por lo general pueden formar parte de una red de otras madres, los padres en esa situación pueden sentirse como pez fuera del agua en grupos de juegos, clases para bebés y otros lugares donde se reúnen las madres con sus pequeños. Por otra parte, algunos varones tienen dificultades para hacer frente a las preguntas y comentarios insensibles con que podrían toparse: "¿Entonces, cuándo volverás al trabajo?", "¿Te despidieron del trabajo?". También podrían sufrir en su autoestima si la falta de un sueldo o de una carrera los hace sentirse menos valorados. Carecer repentinamente del estímulo de una carrera (y de conversación adulta), puede resultar difícil para cualquier persona –padre o madre– que se quede en la casa con el bebé.

Sin embargo, la mayoría de los padres encuentra que los placeres de quedarse en la casa para cuidar del bebé hacen que los desafíos que enfrentan valgan la pena. Y a la larga, muchos de los desafíos llegan a ser más fáciles de manejar. Aprenden a hacer frente a las preguntas irónicas, se adaptan a los grupos de madres y de recreo, y encuentran los medios para ubicar a los pocos padres en su área que están en la misma situación. Lo más importante es que se dan cuenta de que aunque su trabajo no es retribuido con dinero, proporciona más beneficios y bonificaciones que cualquier otro.

Un papá que opta por quedarse en casa con su bebé a tiempo completo hoy en día, probablemente encuentra menos desafíos que los que enfrentaban los padres hace unos pocos años. Hay más baños familiares disponibles en los sitios públicos, más baños para hombres con cambiadores para bebés (aunque, como quizás comprobarás, todavía no son suficientes). Hay grupos de apoyo para los padres que cuidan de sus hijos y también salas de chat en línea. Incluso hay conferencias y encuentros donde los padres a tiempo completo pueden intercambiar ideas y recursos.

Para mayor información y apoyo, consulta www.athomedad.com.

LA TRISTEZA POSPARTO DE LA ESPOSA

"Tenemos una niña hermosa y saludable, justo lo que mi esposa siempre deseó. Sin embargo, ha estado llorosa y triste desde que volvió del hospital".

Varios factores –desde una sensación de decepción por dejar de estar embarazada, hasta frustración por seguir luciendo como si lo estuviera–, sumados a la agitación hormonal, desencadenan la tristeza posparto en más de la mitad de las madres primerizas o que han dado a luz recientemente. Por suerte, esa tristeza no dura mucho. De hecho, la mayoría de las mamás empieza a sentirse mejor dentro de un par de semanas.

Aunque los cambios hormonales pueden contribuir a la tristeza posparto, no tienes que ser un endocrinólogo para ayudarle a superar esos cambios del estado de ánimo. Sólo necesitas ser un compañero cariñoso, atento y solidario. Intenta lo siguiente:

Aligérale la carga. El cansancio, un factor importante que contribuye a la depresión, es inevitable en el período posparto. Asegúrate de que tu esposa tenga toda la ayuda que necesita (que será mucha en las primeras semanas, mientras se recupera del parto), tanto de tu parte cuando estás presente como de otros cuando no lo estás. Recuerda que aunque estés trabajando a tiempo completo (es de esperar que hayas conseguido alguna licencia de paternidad y no estés trabajando en este momento), ser socio en la crianza de los hijos significa compartir por igual todos los aspectos del cuidado del bebé. Y ser socio en la vida significa compartir por igual todos los aspectos del cuidado del hogar, desde lavar la ropa hasta pasar la aspiradora, incluyendo las compras del supermercado y la preparación de la comida.

Alégrale el día… y la noche. Cuando el recién nacido se convierte en el centro de atención, la nueva madre a menudo se siente abandonada. Incluso podría sentirse incompetente (demasiado que aprender sobre el cuidado y alimentación de un bebé) y también poco atractiva (muchas libras del embarazo que perder). En este caso, también puedes establecer una diferencia. Hazle cumplidos en momentos inesperados, diciéndole qué bien cuida del bebé, qué radiante se ve, qué delgada luce, qué bien le sienta la maternidad. Alégrala con algunos regalitos: un ramo de flores, un par de aros, un nuevo CD que pueda escuchar mientras amamanta, un bonito camisón con fácil acceso a los pechos.

Llévala lejos de todo. Pasar tiempo juntos a solas es decisivo, no sólo por su bien sino por el bien de la relación de pareja. Encuentra algún momento diario para los dos.

Aunque la tristeza posparto desaparecerá por sí sola (y con mayor rapidez con tu ayuda), la depresión posparto, que afecta del 10 al 20% de las nuevas madres, no lo hará. Es una condición seria que necesita atención profesional inmediata. Si la depresión de tu esposa dura más de dos semanas, si es acompañada por insomnio (o un deseo de dormir todo el día), falta de apetito, manifestaciones de desesperanza e impotencia, ira, extrema ansiedad o agitación, o tendencias suicidas o violentas, no esperes un minuto más. Insiste en que reciba atención de su médico y que la derive a un terapeuta experimentado en el tratamiento de depresión posparto.

No dejes que nadie te tranquilice diciéndote que la depresión posparto es normal, porque no lo es. Además de sicoterapia de apoyo y medicación con antidepresivos, el tratamiento también podría incluir fototerapia (consulta la página 749 para más información).

TU DEPRESIÓN

"¿Cómo es posible que mi esposa se sienta estupendamente desde que nació nuestro bebé y sea yo quien sufra depresión posparto?".

Aparte de alojar el feto y amamantar al bebé, prácticamente no hay ningún aspecto de la crianza en la que los padres no puedan participar, incluyendo los cambios de humor posparto. De hecho, más de la mitad de los nuevos papás padecen "tristeza posparto" y el 10% sufre depresión posparto. Y al igual que las mujeres, según se cree, las hormonas podrían ser por lo menos parcialmente culpables. Las investigaciones han demostrado que muchos varones experimentan un aumento de las hormonas femeninas durante el embarazo de su compañera y el período posparto, quizás como una manera que tiene la naturaleza de despertar el instinto paternal en el varón. Pero también es probable que algunos de los siguientes factores (todos los cuales también pueden afectar a las nuevas madres) se combinen para deprimirte en lo que esperabas sería uno de los grandes momentos de tu vida:

Estrés financiero. Es poco común que el padre no tenga preocupaciones financieras cuando hay otra boca que alimentar, otro cuerpo que vestir, otra mente que educar y un futuro que planear. El estrés puede agravarse cuando desaparece, incluso temporalmente, uno de los dos sueldos en las familias con dos ingresos.

Te sientes marginado. Un padre acostumbrado a ser el centro de la vida de su esposa podría sentirse algo descorazonado al descubrirse repentinamente al margen, viendo que ella concentra toda su atención en un pequeño desconocido ruidoso.

La merma del amor. Con interminables cambios de pañales, alimentaciones y noches de insomnio, el sexo es probablemente ahora la última cosa en la mente de tu esposa, y posiblemente en la tuya también. Eso puede ser bastante deprimente. Pero también lo es el temor de que el romance y la intimidad no puedan ser nunca revividos totalmente ahora que la compañía acogedora de tu pareja ha sido invadida por una tercera personita exigente.

Cambio en las relaciones. Un marido que ha dependido de su esposa para satisfacer una serie de necesidades podría desilusionarse al descubrir que ella de pronto ya no está disponible, porque se dedica a atender las necesidades de otro. A la inversa, un marido acostumbrado a que su esposa dependa de él podría disgustarse al descubrir que ella, al encontrarse de pronto con alguien que dependa de ella, deja de depender. Hasta que se adapte a la nueva dinámica familiar, el nuevo padre podría sentirse emocionalmente desplazado.

Cambio en el estilo de vida. Aunque no hayas tenido exactamente una vida social intensa antes de la llegada del bebé, podrías sentirte deprimido por el hecho de pasar tanto tiempo en casa ahora que el pequeño está aquí. Al menos por un tiempo, incluso una película o una cena con amigos podrían parecer un objetivo inalcanzable, y quedarse en casa noche tras noche podría provocar mal humor en cualquiera, excepto en el padre (o madre) más empedernidamente hogareño.

Falta de sueño. Aunque el padre que constantemente responde al llanto de su bebé es probable que sea el que esté más agotado al correr de la noche, incluso el que no lo hace sentirá los efectos del sueño alterado noche tras noche. El agotamiento físico pronto cobra un precio emocional, a menudo en forma de depresión.

Estar al tanto de las posibles causas de tu tristeza podría ayudarte a superarla, o al menos manejarla, en especial si tomas medidas para modificar sus efectos (encuentra consejos a lo largo de este capítulo). La adaptación a las demandas de la paternidad (a la larga le tomarás el ritmo) y a los cambios en tu estilo de vida y la dinámica familiar (también te irás acostumbrando a ellos) te ayudarán además a sentirte mejor. También es posible que tu depresión se prolongue unas cuantas semanas, sin importar lo que hagas, y que desaparezca tan repentinamente como apareció. Si no lo hace, y si empieza a interferir en tu funcionamiento y/o tu relación con tu esposa y/o tu hijo, consulta al médico familiar o a un terapeuta.

SENTIMIENTOS ENCONTRADOS

"Ahora que mi esposa está amamantando, no me siento cómodo tocándole los pechos mientras tenemos relaciones sexuales".

Los pechos fueron diseñados tanto para el placer como para alimentar. Aunque esos propósitos no son mutuamente excluyentes sino en realidad interdependientes en el gran plan de la naturaleza (si los pechos no proporcionaran tanto placer no habría tantos bebés para amamantar), pueden entrar temporalmente en conflicto durante la lactancia.

Muchas parejas, ya sea por motivos estéticos –por ejemplo, la filtración de leche– o por sentirse incómodas de usar la fuente de nutrición del bebé para su propio placer, sienten que la lactancia apaga el deseo sexual. Otras, sin embargo, se excitan más, tal vez debido a su naturaleza propiamente sensual. Ambas reacciones son perfectamente normales.

Si sientes que los pechos de tu esposa son demasiado funcionales como para que te resulten excitantes ahora, si filtran leche durante el estímulo sexual y eso te perturba, o si tu mujer se siente incómoda cuando tú se los tocas, sencillamente déjalos fuera del juego sensual hasta después del destete.

Sin embargo, sé abierto y franco con tu esposa. Si repentinamente y sin explicación dejas de tocarle los pechos, podrías hacerle sentir que ser madre de algún modo le resta atractivo como amante. Intenta también que ella disfrute de una buena cuota de juegos preliminares de otras maneras. Debido a la sequedad vaginal (que es más pronunciada en las mujeres que dan el pecho), el cansancio y muchos otros factores posparto, podría necesitar ahora mucha más estimulación que antes de tener al bebé.

"La primera vez que tuvimos relaciones sexuales después del nacimiento del bebé, mi esposa sintió mucho dolor. Ahora tengo tanto miedo de volver a lastimarla, que he estado evitando el sexo".

Podrías lastimarla más evitando el sexo que iniciándolo. Posiblemente, ahora tu esposa necesita sentirse más que nunca atractiva, deseable y deseada, aunque ella misma tenga sentimientos encontrados (ya sea por temor al dolor o por falta de deseo). Aunque tus intenciones son por cierto nobles, evitar las relaciones sexuales podría conducir a una irritación y resentimiento ocultos en uno de los dos o en ambos, lo que podría poner en riesgo la relación.

Pero antes de volver a acercarte a ella sexualmente, háblale. Cuéntale tus preocupaciones y descubre cuáles son las suyas. Decidan juntos si les gustaría volver a intentar pronto otro encuentro sexual o si preferirían esperar un poco más. Más allá de lo que decidan, los consejos descritos en la página 765 les ayudarán a reducir el dolor y aumentar el placer cuando reanuden las relaciones

NO HAY DOS SIN TRES

¿Pensabas que amamantar era un asunto exclusivo entre la mamá y su bebé? De hecho, los padres también tienen un papel importante en esta materia. Las investigaciones demuestran que cuando los padres las apoyan, es mucho más probable que las mujeres traten de dar el pecho y sigan haciéndolo. En otras palabras, aunque sólo se necesitan dos para amamantar, parece que hacen falta tres para asegurar una lactancia exitosa.

sexuales (el consejo número uno es: recurran a los juegos preliminares estimulantes, en dosis generosas). Recuerda, además, que postergar las relaciones sexuales no significa, ni debería significar, postergar la intimidad. En estos momentos, como dos padres agotados, podrían encontrar tanta satisfacción en una noche de caricias como en una noche de sexo.

CELOS DE LA ATENCIÓN DE LA MAMÁ AL BEBÉ

"Amo a mi hijita, pero también amo a mi esposa, y pese a que me cuesta admitirlo, estoy celoso de todo el tiempo que mi esposa pasa con ella. Y no parece tener ninguna energía para mí".

Puede que haya ahora una nueva pareja en la familia, pero eso no significa que tres sean una multitud. Para ayudarte a lidiar con esos sentimientos de celos –que, por cierto, son normales y comunes entre los nuevos papás, y a menudo también entre las nuevas mamás–, observa los siguientes pasos, que te ayudarán a cuidar y mejorar tu relación de pareja:

Comunica tus sentimientos. Quizás tu esposa no está consciente de que al esforzarse por conocer al bebé está perdiendo contacto contigo. Hazle saber que valoras la maravillosa tarea que está haciendo como madre, pero recuérdale que los hombres adultos también necesitan dosis regulares de atención amorosa, aunque no siempre sean tan explícitos como los bebés para demostrar esa necesidad.

Establece un triángulo amoroso. Súmate a ellas. Como el tiempo a solas entre ustedes dos se convierte en un lujo cada vez más escaso, concéntrate en pasar más tiempo juntos como familia –convirtiendo ese dúo de madre e hija en un trío–, lo que a su vez fortalecerá los lazos entre ustedes como pareja. Compartir plenamente las responsabilidades y alegrías del cuidado del bebé le dará a tu esposa más tiempo para dedicarte a ti, y tú te sentirás menos propenso (y con menos energía) a sentir celos.

Ayúdala. Incluso los padres que creen estar colaborando plenamente en la casa suelen no cumplir con una cuota equitativa, que es ocuparse de la mitad de las responsabilidades del hogar. Mientras más tareas cumplas, o compartas, más energías tendrá tu esposa para ti. Y también es probable que ella sienta menos resentimiento, un sentimiento que puede tener un impacto negativo en los momentos que pasan juntos.

Haz un trato. Negocia algún tiempo en privado con tu pareja. Trata de reservar una hora cada noche (después de que tu hijita esté durmiendo y antes de encender el televisor), para que ustedes dos cenen juntos (si no es demasiado tarde), se relajen, conversen (es de esperar que no exclusivamente de la niña), y lleguen a conocerse de nuevo. Trata de reservar al menos una noche al mes para una salida especial y romántica, aunque una cita semanal podría ser mejor y un buen objetivo para cuando tu hijita tenga un horario más regular.

Dale muestras de amor. El romance es una calle de dos vías. Es posible que tu esposa se sienta tan descuidada por ti como tú por ella desde que nació tu hijita. Por eso, haz todo lo posible para reavivar la llama del romance. Sé espontáneo (regálale flores sin motivo), muéstrate insinuante (abrázala por detrás cuando ella se incline para recoger el pañal), regálale piropos (especialmente cuando ella más los necesita).

A pesar de todos tus esfuerzos, y aun con las buenas intenciones de tu esposa, podrías sentir que todavía parece distante. Eso no es inusual en las mujeres entre las seis semanas y los seis meses después del nacimiento de un bebé. Esta actitud puede ser parte de un mecanismo de protección natural de la nueva madre para no tener relaciones sexuales (y para no concebir) demasiado pronto después del parto, y para asegurar que su atención y energías se concentrarán en el recién nacido. No es un reflejo o un barómetro de su amor por la pareja. Sé paciente y solidario, y pasará. Sin embargo, si todavía tienes dificultades para establecer una conexión amorosa bien entrada la segunda mitad del año, y si hablar de ello no ayuda, podrían necesitar asesoramiento profesional.

SENTIRSE INCOMPETENTE COMO PADRE

"Quiero participar en el cuidado del bebé, y también ayudar a mi esposa. Pero nunca he tenido experiencia con un niño y me siento completamente inútil".

La mayoría de los nuevos padres –como también las nuevas madres–

se sienten de la misma manera que tú en las primeras semanas de paternidad/maternidad. Eso se debe a que pocos padres llegan a este trabajo con experiencia y, como consecuencia, muy pocos llegan cargados de confianza. Mientras que la mayoría de las ocupaciones ofrecen capacitación, apoyo y orientación supervisada, la crianza no ofrece nada de eso y los nuevos padres y madres deben aprender sobre la marcha.

Y la mejor manera de aprender es… haciendo el trabajo. El hecho es que no necesitas experiencia previa para triunfar en la crianza. Todo lo que necesitas es la voluntad de intentarlo y mucho amor para ofrecer. Aunque quienes tengan alguna experiencia en el cuidado infantil pueden contar con un comienzo más promisorio, incluso un novato como tú estará a la par de los mejores en un par de meses, meciendo, bañando y cambiando al bebé. Mientras tanto, no tienes por qué preocuparte de que tu bebé sufrirá a causa de tu inexperiencia. En primer lugar, los bebés son resistentes y mucho más fuertes de lo que supones. Tu hijo no se "romperá" si lo tocas con vacilación o torpeza. En segundo lugar, él aceptará todo mientras vas aprendiendo. No tiene marco de referencia o un padre "perfecto" para comparar. Mientras sus necesidades inmediatas sean atendidas y perciba tus buenas intenciones, te valorará (a pesar de las imperfecciones y de la inexperiencia). Ten en cuenta además que no existe un padre (o madre) "perfecto" y hasta los más experimentados cometen muchos errores.

Tampoco menosprecies tu intuición a causa de tu género. Los estudios demuestran que los padres exhiben las mismas respuestas fisiológicas al llanto del bebé que las madres, y pueden ser tan sensibles como ellas a las señales del bebé (aunque debido a que lamentablemente tienen menos probabilidades de

EL TOQUE PATERNAL

¿Crees que únicamente la mamá tiene ese toque tan especial en lo que al bebé se refiere? Piénsalo dos veces. Las investigaciones demuestran que el toque del papá ejerce un efecto igualmente positivo sobre la salud del bebé, su bienestar y su desarrollo (los masajes se han asociado a menos problemas de sueño y a una mejor digestión en los bebés, entre muchas otras ventajas físicas y emocionales). Y el bebé no es el único que lleva las de ganar cuando le das un masaje adecuado. Los padres que aprenden a tranquilizar a sus bebés a través del masaje, ven bajar sus propios niveles de estrés, experimentan una mayor autoestima como padres, y establecen relaciones cálidas y positivas con sus recién nacidos que continúan durante la niñez. Para consejos sobre cómo dar un masaje a tu bebé, consulta la página 338.

pasar tanto tiempo con el bebé como la mamá, tienen menos posibilidades de agudizar esa sensibilidad y responder en consecuencia). De hecho, una vez que se han liberado del temor inicial, algunos padres demuestran una habilidad natural aún mayor para la crianza de sus hijos que sus compañeras. Los bebés no dejan de percibirlo; al cumplir el año de vida, los niños tienen la misma probabilidad de oponerse a ser separados del padre como de la madre, y un 25% tiene más probabilidades de inclinarse por el padre que por la madre cuando se les da la opción.

Si tu esposa ha tenido experiencia anterior en el cuidado de los bebés, o si se adapta a la tarea con mayor facilidad que tú, pídele que te enseñe. Pero si ella está tan "verde" como tú, aprendan juntos sobre la marcha (los consejos en el

LOS PAPÁS CUENTAN

Haz espacio para papá. Parece ser que en lo que respecta al desarrollo infantil, los padres cuentan tanto como las madres, y todavía más en algunos aspectos.

Los investigadores han descubierto que los bebés y niños pequeños que juegan con sus padres de una manera sensible, dándoles su apoyo y planteándoles desafíos (hablando al pequeño a su propio nivel, estimulándolo en vez de criticarlo, y sugiriéndole actividades adecuadas para la niñez) terminan formando relaciones más estrechas y de confianza con otros al llegar a la adolescencia y adultez. Es más, los expertos han concluido que la calidad del juego con el papá es por lo menos tan crucial como la interacción con la mamá para pronosticar el futuro bienestar emocional y social del niño, en especial cuando los años de la adolescencia se presentan.

Los niños se desarrollan mejor cuando sus mamás no acaparan la vinculación emocional con ellos. Según los expertos, los niños bien apegados a sus papás al cumplir los cinco años tienen más probabilidad de ser seguros de sí mismos y socialmente exitosos en la escuela.

Un par de buenas razones para que todos los días sea el Día del Padre.

Manual para el cuidado del bebé a partir de la página 146 pueden ayudar). Ambos serán un par de profesionales la próxima vez.

¿UNA CARGA INJUSTA?

"Trabajo todo el día en la oficina mientras mi esposa se queda en casa con nuestra hijita. No me importa ayudarla durante el fin de semana, pero me molesta que me presione para darle una mano durante la semana, particularmente en la mitad de la noche".

Cuidar de tu recién nacida cuando regresas del trabajo, un momento en el que solías relajarte de las presiones de la jornada, podría parecer una carga injusta; así lo consideran muchos maridos cuyas mujeres no trabajan fuera de la casa. Pero, en realidad, no es injusto y está muy lejos de ser una carga.

Considera los siguientes hechos. Mientras tu trabajo tiene un horario limitado —ocho horas diarias, quizás diez a lo sumo—, la tarea de cuidar al bebé requiere veinticuatro horas al día. Esto significa que tu esposa trabaja las mismas horas que tú, y si no la ayudas cuando vuelves a casa, le tocarán otras catorce a dieciséis horas en las que tú no trabajas. Su jornada laboral es por lo menos tan exigente física y emocionalmente como la tuya (y más todavía si da el pecho). Ambos necesitan levantarse temprano cada mañana para empezar un nuevo día de trabajo, pero a diferencia de ti, tu esposa no podrá tomarse la hora del almuerzo, pausas para el café y, a menudo, ni siquiera pausas para ir al baño. En otras palabras, ella necesita un alivio al anochecer más de lo que tú necesitas el descanso que sacrificarás al compartir plenamente la tarea de cuidar del bebé.

Atender a tu hija es también una oportunidad incomparable. En las generaciones anteriores, pocos padres pasaban un tiempo considerable con sus bebés. Como miembro de una generación más progresista, tienes la oportunidad de conocer a tu hijita como nunca antes. Tal vez te pierdas el noticiero nocturno o una sesión de ejercicios antes de la cena, pero encontrarás que una

UN REGALO PARA TODA LA VIDA

Los niños de padres que fuman sufren considerablemente más enfermedades, tienen mayor probabilidad de padecer el síndrome de muerte súbita infantil y de llegar a ser fumadores ellos mismos que los niños de no fumadores. También es más probable que padezcan más cólicos. Si eres fumador y has tenido dificultades para dejar el cigarrillo, consulta a tu médico o únete a algún programa o grupo para dejar de fumar. Un ambiente y un papá libre de humo es uno de los mejores regalos que le puedes dar a tu bebé.

manera aun mejor de relajarte es estar con tu pequeña. Nada puede hacerte olvidar más rápido un problema personal, un plan que salió mal o un contrato perdido que una "conversación" en idioma infantil con tu hijita mientras le cambias los pañales, la ves salpicar y reírse en la bañera, o la meces suavemente para dormirla. Y mientras te olvidas momentáneamente de tus obligaciones laborales, estarás cosechando una colección de recuerdos.

Esto no quiere decir que cada momento que pases con tu pequeña, especialmente en la mitad de la noche, serán momentos que desearás recordar (algunos de ellos ocurrirán en medio de una niebla espesa de sueño, así que no serás capaz de recordarlos aunque quieras). Al igual que cualquier trabajo, el cuidado del bebé tiene su cuota de trabajo duro.

Además, la próxima vez que te pasees por la sala con tu hijita con cólicos, ten en cuenta que si bien el cuidado del bebé puede parecer ahora una tarea rutinaria más que una satisfacción, muy

pronto las recompensas empezarán a compensar las tensiones. Al principio, serán las sonrisas y balbuceos que te dedique sólo a ti, después el adorable sonido de la palabra "pa-pá" cuando te vea aparecer por la puerta, luego un dedito levantado para que se lo beses producto de una herida. Más tarde, y en los años venideros, la compensación vendrá en forma de una relación más estrecha con tu hija que no sólo traerá alegría sino también hará un poco más fáciles los momentos más difíciles.

Por supuesto, a veces tanto tu esposa como tú necesitarán un descanso del cuidado infantil, y por eso no te olvides de dedicar una salida nocturna a solas como pareja.

NO HAY SUFICIENTE TIEMPO PARA PASAR CON EL BEBÉ

"Trabajo largas horas y a menudo me quedo hasta tarde en la oficina. Quiero pasar más tiempo con mi bebé, pero pareciera que no tuviera ningún momento para hacerlo".

Si hay algo en la vida que merece que le dediques tiempo, es precisamente tu bebé. Aunque un solo padre puede hacer un magnífico trabajo en la crianza de los hijos, dos pueden hacerlo doblemente bien. Los bebés varones que reciben mucha atención de sus dos padres son más brillantes y felices cuando alcanzan los seis meses que quienes no la reciben. Por eso, no eres sólo tú quien sale perdiendo si no pasas tiempo con tu hijo (las niñitas también se crían más seguras cuando están cerca de sus papás). Las investigaciones demuestran que los niños y niñas que tienen padres activos e involucrados aprenden mejor, tienen mayor autoestima y son menos propensos a la depresión que aquellos que no los tienen.

Busca más tiempo para dedicar a tu bebé, incluso si esto significa restar tiempo a otras tareas importantes de tu vida. Organizarte puede ser de ayuda. Trata de combinar tus horas de trabajo con las horas en las que tu bebé está despierto. Si no tienes que estar en la oficina hasta las diez, pasa las primeras horas de la mañana con él. Si no llegas a casa hasta las ocho, trata de que tu esposa acomode el horario del bebé para que duerma la siesta temprano por la tarde y así pueda jugar contigo antes de acostarse (por supuesto, esto reducirá tu tiempo a solas con tu pareja). O trae trabajo a casa para poder salir antes de la oficina. Si tienes muchas actividades adicionales que te restan tiempo con tu bebé (ya sean reuniones nocturnas o deportes de fin de semana), redúcelas.

Especialmente si no puedes dedicar una gran cantidad de tiempo a tu bebé, es importante aprovechar al máximo el que tengas. Sostén la cuchara del bebé en el desayuno, báñalo por la noche, llévalo al parque de juegos el sábado por la mañana.

También puedes dedicar tiempo a tu bebé incluyéndolo, mientras sea posible, en tus otras actividades. Si tienes algunos trámites que hacer, llévalo contigo en un portabebés. Si acostumbras a trotar, hazlo con él en su cochecito, aumentando tu esfuerzo aeróbico (pero no trotes con él en un portabebés). Y si tienes trabajo o tareas que hacer en la computadora, asegúralo bien en un asiento infantil o en un canguro para que te vea trabajar, mientras le vas dando una descripción paso a paso de lo que estás haciendo.

◆ ◆ ◆

De hijo único a hermano mayor

Cuando trajiste a casa a tu primer hijo del hospital, tu pareja y tú eran un par de novatos en la tarea de ser padres, con mucho que aprender sobre la convivencia y el cuidado del bebé. Ahora, que estás por llevar a casa a tu segundo hijo, tu pareja y tú son ya un par de experimentados profesionales que han visto y han vivido todo. Sabes de memoria cómo cambiar el pañal (incluso mientras duermes), no te pones nerviosa cuando el bebé empieza a llorar, no te inmutas ante la vista del muñón umbilical ni te asusta la posibilidad de bañarlo. Esta vez será tu primer hijo el que tenga mucho que aprender –y muchos ajustes que hacer– a medida que experimenta la difícil transición de pasar de hijo único a hijo mayor. Seguir las sugerencias y consejos de este capítulo no hará que esa transición conlleve menos esfuerzo para tu hijo mayor (o para ti), pero pueden ayudar a hacerla menos complicada.

¿El mejor consejo de todos? Relájate. Los niños siguen el ejemplo de los adultos que los rodean. Si estás ansiosa acerca de cómo reaccionará tu hijo ante un nuevo hermanito, él también lo estará.

Lo que podrías estar preguntándote

CÓMO PREPARAR AL HIJO MAYOR

"Tenemos una hija de dos años y medio y estamos esperando otro bebé. ¿Cómo podemos prepararla para que no se sienta amenazada?".

Ya ha pasado la época en que los niños debían escuchar misteriosas versiones sobre la cigüeña. Hoy en día, la preparación para convertirse en hermano mayor se considera casi tan importante como la preparación para el parto, por lo menos para los padres que esperan un bebé por segunda vez. En vez de ser excluido del entusiasmo que culminará con la llegada de un nuevo hermanito o hermanita, el primogénito suele participar en el embarazo de la mamá desde los primeros meses.

El primer paso para preparar a tu hija como futura hermanita mayor es darle la noticia del embarazo. Cuándo y cómo hacerlo dependerá en parte de su edad. Desde la perspectiva de una niña pequeña, nueve meses pueden ser casi una eternidad, y en el caso de tu hija, un período de tiempo muy próximo a la mitad de su propia vida. Por eso, a fin de que la espera de su hermanito o hermanita no sea interminable, y como la mayoría de los padres se sienten más cómodos de compartir la noticia del embarazo después del primer trimestre, podrías esperar hasta el final del tercer mes o el comienzo del cuarto para decirle que hay otro bebé en camino (si estás ansiosa sobre los resultados del examen amniótico u otros, podrías esperar hasta que te confirmen que todo está bien). Debes darle la noticia antes de que se entere por alguna otra persona, o de que empiece a sentir que algo anda mal o que le están ocultando algo (mami se siente enferma, cansada y tiene que ir al médico; de pronto tiene la pancita hinchada; hay cambios inexplicados en la casa). Como los niños pequeños tienen poca noción sobre el paso del tiempo, podrías darle un poquito más de realismo si asocias la fecha del parto con algo tangible ("el bebé llegará en el verano, cuando haga calor en el jardín").

¿Cómo darle la noticia? Hazlo con franqueza, pero a su nivel. Olvida las historias de aves, abejas y cigüeñas, y háblale en un lenguaje sencillo que ella pueda comprender. Para darte cuenta de cuánta información es suficiente y cuánta está de más, deja que tu misma hijita te oriente. Empieza siempre con los datos básicos, algo así como: "Vamos a tener un bebé. El bebé está creciendo dentro de mamá, y cuando esté lo suficientemente grande como para salir, tendrás un nuevo hermanito o hermanita". No le digas más por tu cuenta, pero prepárate para responder las preguntas que tenga. En tus respuestas, considera usar los nombres correctos para las partes del cuerpo, como "útero" o "vientre" para la ubicación del bebé, "vagina" para la ruta de salida. Para ayudarte a encontrar las palabras correctas, y para hacer un poco más realistas estos conceptos difíciles de absorber, léele libros con ilustraciones sobre el tema dirigidos a niños de la edad de tu hija.

Una vez que hayas develado el secreto, hay varios pasos que puedes adoptar para que la anticipada llegada resulte menos amenazante para la niña, y quizás hasta para que la espere con ilusión:

◆ Haz cualquier cambio importante que tengas planeado en la vida de tu hija temprano durante el embarazo, si es que no has tenido tiempo de hacerlo antes de la concepción. Por ejemplo, inscríbela y llévala a un programa preescolar o grupo de juegos (si es que está dentro de tus planes, de todos modos), para que tenga una experiencia fuera de la casa donde pueda escaparse una vez que llegue el bebé y no se sienta desplazada a causa de él. Empieza a entrenarla para que aprenda a ir al baño (si está lista para ello) o a destetarla del biberón (si es que no lo has hecho todavía), en vez de esperar hasta el nacimiento del nuevo bebé. Cualquier cambio significativo que no hayas hecho hasta uno o dos meses antes de la fecha prevista para el parto, probablemente debería ser postergado hasta un par de meses después del nacimiento, si es posible.

◆ Haz que tu hijita se acostumbre a pasar un poquito menos de tiempo sólo con mamá. Comienza (o continúa) algunas actividades divertidas entre papá e hija mayor (salir a desayunar el domingo, visitar el jardín de juegos un sábado por la tarde, ir a la pizzería el martes por la noche). Si mamá ha sido siempre la encargada de ponerla a dormir, ahora podría ser un buen momento para empezar a cambiar (puedes seguir cambiando una vez que nazca el bebé, para asegurarte de que los dos padres tengan mucho contacto a solas con ella y también con el recién nacido). Empieza a dejarla con una niñera por períodos breves durante el día, si es que no lo has hecho todavía y si necesitarás hacerlo después del nacimiento del bebé. Sin embargo, ten cuidado de no apartarte demasiado ni tan repentinamente de tu hijita mayor, porque necesita que le demuestren, por medio de acciones afectuosas, no sólo de palabras, que la llegada de un bebé no significa la pérdida de ninguno de sus dos padres.

◆ Sé franca y abierta sobre los cambios físicos que mamá está experimentando. Explícale que estás cansada, con náuseas o gruñona porque "hacer un bebé" es un trabajo duro, no porque estés enferma ni mucho menos cansada de ella. Pero no uses el embarazo como excusa para no tomarla en brazos tanto como solías. Tomar en brazos a un niño no es de ningún modo amenazante para tu embarazo a menos que tu médico te lo haya prohibido por algún motivo (como dilatación prematura del cuello uterino). Si no puedes alzarla porque la espalda te está matando, culpa a la espalda y no al bebé (que de otro modo podría empezar a sembrar la semilla de la rivalidad entre hermanos), y dale abrazos extra mientras estás sentada.

Si necesitas recostarte con más frecuencia, sugiérele que se recueste a tu lado para dormir una siesta, para leer un cuento o para ver televisión las dos juntas.

◆ Preséntale a tu hijita el futuro bebé mientras todavía está en el útero. Muéstrale las imágenes mes a mes de desarrollo fetal que te parezcan adecuadas para su edad (recuerda que un libro infantil con ilustraciones es ideal). Explícale que a medida que el bebé crezca, también lo hará la panza de mamá, y que cuando tenga el tamaño suficiente estará listo para salir. En cuanto se pueda ver y sentir el pataleo desde fuera, deja que ella experimente los movimientos del bebé. Estimúlala, sin presionarla si se resiste, a que bese, abrace, le cante y le hable al bebé. Cuando te refieras al bebé, llámalo "nuestro bebé" o "tu bebé" para hacerle sentir que le pertenece tanto a ella como a ti. Si no te has enterado del sexo del bebé por medio de la ecografía o amniocentesis, haz un juego de adivinanzas para determinar si será un hermanito o una hermanita.

◆ Lleva a tu hija por lo menos a una o dos visitas prenatales (y si parece interesada y no molesta, llévala a todas) para que se sienta más partícipe en el embarazo. Explícale que esas visitas son como chequeos médicos para el bebé, y que al igual que sus propios chequeos médicos, el médico o partera medirán al bebé para comprobar cuánto ha crecido y para escuchar el latido de su corazón. Escuchar el latido por sí misma ayudará a que el bebé sea aún más real para ella. Si hay una imagen de ecografía, muéstrasela. No te olvides de llevar un bocadillo y uno de sus libros o juguetes favoritos al consultorio en el caso de una larga espera o para que se distraiga. Y si decide que no le interesa hacer otra visita, no la fuerces.

♦ Hazla participar en los preparativos para el bebé en los que muestre interés. Deja que te ayude a elegir muebles, el ajuar y los juguetes. Revisa junto con ella sus propios juguetes y ropa antiguos (esto también le ayudará a comprender el concepto del crecimiento) para elegir artículos que se puedan volver a utilizar, pero no la presiones a que ceda algo hasta que ella misma lo quiera hacer. Si la proclamas como la presentadora oficial de los regalos para el bebé (ya que éste es demasiado pequeño para abrir sus propios regalos) le ayudará a sentirse menos celosa de los presentes que reciba el recién nacido. Por eso, explícale que todos los bebés reciben muchos regalos cuando nacen, porque es como si fuera un primer "cumple-día" y que ella también los recibió.

♦ Familiariza a tu hija con los bebés en general. Muéstrale fotos de cuando ella era más pequeña y dile cómo era (puedes incluir algunas referencias para demostrarle cuánto ha crecido desde entonces). Si es posible, llévala a la maternidad de un hospital para que vea a los recién nacidos, para que sepa que no son tan adorables como los bebés más mayorcitos. Si tienes amigas con bebés pequeños haz planes para que las dos puedan pasar algunos momentos con ellos. Muéstrale bebés a su alrededor: en supermercados, en el parque, en las ilustraciones de los libros. A fin de que esté preparada para la realidad, explícale que los bebés hacen muy pocas cosas más que comer, dormir y llorar (bastante), y que durante algún tiempo no son muy buenos compañeros de juegos. Si te propones dar el pecho, explícale que el bebé beberá leche de los pechos de mamá (al igual que ella, si fue así), y si tienes alguna amiga que está amamantando, fija una visita casual a la hora de la alimentación. Un libro ilustrado que explique todo sobre los recién nacidos también puede ser de ayuda.

♦ Insiste en las ventajas de ser la hermana mayor y de ser grande en general. Mientras más atractivo le presentes el papel de hermana grande, más interés tendrá en asumirlo. Explícale todas las cosas que el bebé no sabrá hacer para que ella se las enseñe llegado el momento. Hagan juntas la lista de todas las cosas que los bebés no pueden hacer y que sí pueden los niños más grandes, como columpiarse, jugar con amiguitos y tomar helados.

♦ Al tratar de preparar a tu hija, no le plantees cuestiones que quizás nunca se presenten, como: "No te preocupes, te querremos siempre tanto como al nuevo bebé", "Todavía tenemos mucho tiempo para ti". Este tipo de comentarios puede crear preocupaciones que quizás ni se le habían pasado por la cabeza acerca de cómo podrá competir con su nuevo hermanito por tu amor y atención.

♦ Si estás planeando que tu hija deje la cuna para su futuro hermanito, hazlo varios meses antes de la fecha prevista para el nacimiento. Si ella no está lista para la cama, cómprale otra cuna (de preferencia que se convierta en una cama juvenil). O déjala que siga durmiendo ahí y compra o toma prestada una cuna para el nuevo bebé. Si vas a mudarla a otra habitación, hazlo también mucho antes del nacimiento y pídele que te ayude con la decoración y mobiliario. Insístele en que cambia de cama o de habitación porque está creciendo, y no porque está siendo desplazada por el bebé que está por venir.

◆ Si tienes auto y tu hija mayor se ha estado sentando en el asiento del medio de atrás, mueve ahora su asiento hacia un costado; si es lo suficientemente grande (consulta la página 65) colócala en un asiento elevado para bebés. Coloca una muñeca en una silla de auto que mira hacia atrás en el asiento del medio durante unas pocas semanas antes del nacimiento, para que se acostumbre a viajar con un pequeño compañero.

◆ Haz participar a tu hijita en la elección de nombres que estés considerando para el hermanito en camino. Ayudar a elegir el nombre del bebé le permitirá sentirse más próxima a él. Por supuesto, probablemente no es buena idea dejarle tomar el completo control creativo del proceso. Tú deberás tomar la determinación, a menos que quieras que tu segundo hijo se llame "Elmo" o "Tinky-Winky".

◆ Si en tu barrio ofrecen una clase para hermanitos como lo hacen algunos hospitales, inscribe a tu hijita. Es importante que ella sepa que hay otros niños en la misma situación que ella, es decir, a punto de convertirse en el hermano mayor de un nuevo bebé.

◆ A medida que se acerca la fecha prevista para el parto, haz que tu hija se acostumbre a la idea de que pasarás algún tiempo en el hospital o el centro de natalidad cuando llegue el bebé. Pídele que te ayude a preparar tu maleta y aliéntala a que empaque algo suyo que le agradaría te llevaras al hospital para hacerte compañía (por ejemplo, un osito de peluche, una foto de ella, o un dibujo que haya hecho).

BUSCA AYUDA EN LOS LIBROS

Para un niño pequeño que está por convertirse en hermano mayor, un libro con ilustraciones puede ser tan valioso como mil explicaciones de los padres. Busca libros como *What to Expect When Mommy's Having a Baby* y *What to Expect When the New Baby Comes Home*, que están dirigidos al nivel de tu hijo mayor y que le pintarán un cuadro realista, pero adecuado para su edad, de lo que significa el embarazo, y de cómo será la vida con un recién nacido.

Asegúrate de que quien se quede cuidándola esté plenamente familiarizado con sus rutinas, para que no haya ningún cambio en ese período delicado. Dile por anticipado quién se quedará con ella (el papá, la abuela, el abuelo, otro familiar, la niñera de siempre o una persona amiga), y asegúrale que regresarás en unos pocos días. Si el hospital permite visitas de hermanitos (la mayoría lo hace), dile cuándo podrá visitarlos a ti y al bebé. Aunque te pueda visitar o no, si logras concertar una visita al hospital antes del parto ella se sentirá más cómoda cuando tú no estés.

◆ No la llenes de regalos ni hagas demasiadas excursiones especiales repentinamente en las semanas previas al parto. En vez de hacerla sentir más segura de tu amor, esa excesiva generosidad poco habitual le dará a tu hija la sensación de que algo terrible está por ocurrir, y que tú estás tratando de mitigar el impacto. También puede darle la idea de que la inminente llegada del bebé le está otorgando un poder valioso de intercambio y podría llevarla a intentar canjear buen comportamiento por regalos y favores en el futuro. Cómprale sólo un par de regalos pequeños, pero bien pensados después de que llegue el bebé, quizás uno para dárselo en el hospital y otro cuando regreses a casa, por haber sido de gran ayuda mientras mamá estaba afuera. Para una niña muy pequeña, una muñeca de plástico que luzca como recién nacida suele ser un buen regalo. Más adelante ella puede bañar, alimentar o cambiar el pañal de su bebé de plástico mientras tú atiendes al bebé de carne y hueso. Llévala de compras y déjala que envuelva un pequeño regalo "de ella" para el bebé, para que ella misma pueda llevar al hospital en su primer encuentro con su hermanito.

◆ No exageres en tus esfuerzos para preparar a tu primera hija para el nacimiento del segundo bebé. No dejes que tu embarazo y la anticipada llegada del nuevo miembro a la familia se conviertan en el centro exclusivo del hogar o el tema predominante de conversación. Recuerda que hay, y debería haber, otras preocupaciones e intereses en la vida de tu pequeña preescolar, que también merecen tu atención.

HERMANOS PRESENTES EN EL PARTO

"Vamos a tener a nuestro segundo bebé en un centro de natalidad, y tenemos la opción de que nuestro hijo de cuatro años esté presente durante el nacimiento. ¿Debería estar ahí durante el parto?".

Todo el mundo se mete en el asunto en estos días, o al menos en la sala de parto. A las mamás y a los papás se les suelen sumar otros familiares cercanos cuando traen al mundo un nuevo miembro de la familia, incluyendo sus propios padres, los futuros tíos, amistades íntimas y, a veces, sus hijos mayores. Estos partos centrados en la familia son siempre una opción en los nacimientos en casa y los centros de natalidad, y también son ofrecidos en ambientes más tradicionales de hospital.

Pero al igual que en la mayoría de las opciones de natalidad (por lo menos las que no son dictadas por la práctica médica), la decisión de incluir o no a tu hijo en la celebración del nacimiento de su hermanito depende totalmente de ti. Al tomar tal decisión, deberás considerar tus propios sentimientos (después de todo nadie conoce mejor que tú a tu hijo y las situaciones con las que puede lidiar), como también los pros y los contras planteados por expertos y por padres y madres en ambos bandos. Algunos expertos y padres que han optado por tener a los hermanitos presentes en el nacimiento citan numerosos beneficios, desde menor rivalidad y mayor apego entre hermanos (ya que el mayor está involucrado desde el momento en que nace su hermano o hermana) hasta menos posibilidad de trauma para el hermano mayor (ya que no es abandonado mientras mamá y papá van a buscar a su "reemplazante"). En cambio, otros expertos y padres y madres creen que invitar al hermano mayor a asistir al nacimiento tiene inconvenientes, algunos de ellos significativos, incluyendo el hecho de que la madre en parto podría sentirse incómoda, distraída o inhibida por la presencia de su hijo mayor (la madre podría querer gritar o quejarse y podría dudar hacerlo frente a él). Si la madre termina por hacer ruidos o poner caras que no le son familiares al hijo mayor, el niño podría contrariarse, o asustarse de que la madre esté en una suerte de peligro. También manifiestan preocupación de que si se necesita practicar una cesárea de emergencia o si ocurre algo malo con el recién nacido, la actividad frenética podría asustar al hijo mayor, particularmente si es muy pequeño. Otro factor a considerar son los sentimientos de tu hijo. Si manifiesta gran interés en tu embarazo y ha sido un participante entusiasta en las visitas prenatales, podría ser un buen candidato para estar presente en la sala de parto. Pero si se ha mostrado indiferente o ambivalente (o aun apático) sobre el proceso hasta ahora, probablemente es mejor que se quede esperando con la abuela o niñera favorita.

Si te interesa que tu hijo asista al nacimiento de su hermanito (por supuesto, puedes cambiar de idea hasta último momento), hay varias medidas que puedes tomar antes de tiempo para contribuir a que sea una experiencia positiva para todos:

◆ Prepáralo. Aunque marido y mujer podrían saber qué esperar del parto y el alumbramiento (por haberlo vivido antes), tu hijo tendrá mucho que aprender. Y lo que no sepa puede asustarlo innecesariamente. Explícale que dar a luz un bebé es un trabajo duro, y que mamá hará muchos ruidos extraños, como gruñidos, gemidos, incluso alaridos, cuando trate de ayudar a salir al bebé, y también pondrá algunas caras extrañas. Prepáralo mostrándole los ruidos y caras que podrías hacer (incluso podrías hacer de ese preparativo un juego haciendo que él te imite). Dile cómo se producirá el nacimiento (en el agua, en la cama, mientras estás en cuclillas), y explícale que saldrá algo de sangre (lo que ayuda al bebé a crecer, y que es normal y no un motivo de preocupación). También podrías considerar ver juntos DVDs de nacimientos e inscribirlo en una clase para herma-

nitos que discuta el parto y el alumbramiento. Esto no sólo lo preparará, sino también le dará la oportunidad de averiguar qué le espera y permitirle desistir si en definitiva se siente incómodo con la idea de asistir al nacimiento.

◆ Deja un margen de flexibilidad y elección. Aunque tu asistencia al parto es obligatoria, ten en cuenta que tu hijo sería un participante voluntario. Debe sentirse libre de ir y venir como le parezca (por eso deberías tener allí la opción de que alguien lo atienda; lee más abajo), como también la posibilidad de que él pueda cambiar de idea en el último minuto si prefiere quedarse en la sala de espera mirando los libros con ilustraciones. No lo presiones para que se quede ni lo hagas sentir culpable si decide perderse el acto principal. Recuerda además que el hermanito mayor no tiene la capacidad de concentración ni la resistencia física como para soportar un parto y alumbramiento maratónicos. Si el parto empieza en la mitad de la noche y el nacimiento no es inminente, deja que duerma un poco mientras tú te preparas, ya que un niño agotado no estará muy entusiasmado.

◆ Dale diversiones y alimentos. Tu marido y tú seguramente no tendrán nada más en la cabeza que dar a luz al bebé, pero no tu hijo mayor. Llévale una provisión de libros, juguetes y otras diversiones para mantenerlo ocupado. Y como un espectador hambriento es un espectador malhumorado, no te olvides de llevarle una reserva de bocadillos.

◆ Lleva a alguien que pueda cuidarlo. Haz que te acompañe alguien con quien tu hijo se sienta cómodo para cuidarlo mientras estás en el trabajo de parto: una abuela, tía o tío, amigo cercano de la familia o una niñera de confianza. Esta persona no debería ser tu acompañante durante el parto sino que debería ser únicamente responsable de tu hijito y estar preparada a perderse el parto si tu hijo desiste de asistir a último momento.

◆ Estimula el apego entre hermanos. Incluye a tu hijo mayor en esos primeros momentos de conexión con el recién nacido.

Si decides que tu hijo no esté presente en el nacimiento de su hermanito, o si él mismo lo decide, otra posibilidad es darle la bienvenida en la sala de parto, inmediatamente después del nacimiento. Si eso no es posible ni práctico, o si das a luz mientras él duerme, por ejemplo, recuerda que la conexión con su hermanito puede empezar más tarde cuando te visite en el hospital o cuando traigas al nuevo bebé al hogar.

Separación y Visitas en el Hospital

"Si mi hija mayor me visita en el hospital, ¿me extrañará más que si no me ve para nada?".

En realidad, es exactamente al revés. Que estés fuera de su vista no significa necesariamente que estés fuera de su mente. Verte en el hospital le asegurará que estás bien, que no la has abandonado por otro niño, y que ella sigue siendo importante en tu vida.

Ten en cuenta además que no es sólo a ti a quien verá cuando visite el hospital. También podrá ver, tocar y "sostener" al nuevo bebé, lo que le dará un sentido de realidad sobre su nuevo hermanito, ya que hasta entonces sólo había sido un concepto bastante abstracto. También le ayudará a sentirse incluida en el entusiasmo por la llegada del nuevo bebé.

Eso no quiere decir que no tendrá cierta vacilación al entrar y, posiblemente, alguna lagrimita al salir. Para facilitar las visitas al hospital y la separación:

◆ Asegúrate de que tu hija esté preparada por anticipado para la visita. Debe saber cuánto tiempo va a poder quedarse y que deberá regresar a casa sin ti y sin el bebé. Dile si las reglas la limitarán a ver al bebé sólo a través de un vidrio (en caso de que el bebé esté en la unidad de terapia intensiva neonatal).

◆ Prepárate para la visita de tu hija. Si crees que va a correr a tus brazos y enamorarse a primera vista de su nuevo hermanito, puede que te decepciones. Es muy posible que parezca indiferente a tu presencia y a la del bebé, que se muestre vacilante y que se enoje o llore a la salida. Esas reacciones neutrales o negativas son comunes y no son un motivo de preocupación. De hecho, aunque te parezca difícil creerlo, son mejores para ella que no visitarte en absoluto. Sé realista y recibirás una grata sorpresa si todo sale bien, pero por otra parte no te decepcionarás inútilmente si no es así.

◆ Si tienes que partir al hospital en la mitad de la noche, o cuando tu hija mayor esté en la escuela o fuera de la casa por algún otro motivo, déjale una nota que le puedan leer cuando se despierte o regrese. Dile que "nuestro" bebé está listo para salir de la barriga, que la amas y que pronto la verás o hablarás con ella. Si te resulta práctico (un familiar o una niñera pueden quedarse con ella) y posible (el hospital lo permite), haz que la lleven al hospital para esperar la llegada del bebé. Ten un bolso preparado para ella, al igual que lo tienes para ti. Debe incluir un cambio de ropa, pañales (si es que todavía los usa), juguetes y sus bocadillos favoritos. Si el trabajo de parto es prolongado (es menos probable que lo sea la segunda vez que das a luz) y estás recluida en la sala de parto, haz que el papá salga y le dé boletines informativos cada tanto, y posiblemente cene con tu hijita en la cafetería (si hay tiempo suficiente). Por supuesto, si llega la hora de acostarse antes de que nazca el bebé, probablemente querrás que la lleven a casa para que pueda dormir en su propia cama. Si en cambio está todavía en el hospital cuando llega el bebé, trata de arreglar una visita (por lo menos contigo y posiblemente con el nuevo hermanito).

◆ Lleva al hospital una foto de tu hija mayor y colócala en la cabecera de la cama, para que sepa que has estado pensando en ella cuando vaya a visitarte.

◆ Si es posible, haz que quien lleve a tu hija a visitarte haga una escala en alguna tienda camino del hospital para que ella pueda comprarles a ti y al nuevo hermanito pequeños presentes. El intercambio de regalos (este es el momento de darle ese regalito que tú elegiste para ella antes del parto) ayudará a romper el hielo y la hará sentirse importante. La práctica de darle un regalo "del bebé" es común, pero la mayoría de los niños se da cuenta enseguida de la treta y no es buena idea empezar esta relación con un engaño, por más inocente que sea.

◆ Organiza una pequeña fiesta del "día de nacimiento" para el nuevo miembro de la familia en la misma habitación del hospital. Ten un pastel (la hermanita mayor probablemente se complacerá de que ella pueda comer un trozo y el bebé no), velitas (ella las puede soplar) y unos pocos artículos decorativos (deja que ella los elija).

◆ Haz que la misma persona que lleva a tu hijita de visita la lleve de regreso a casa. Si papá la lleva al hospital y después él se queda allí mientras ella tiene que regresar a casa con un abuelo o una persona amiga, podría sentirse doblemente abandonada.

◆ Entre una visita y otra, o si ella no puede visitarte, comunícate con ella por teléfono (evita los momentos más delicados como justo antes de dormir, si crees que el sonido de tu voz puede alterarla) y escríbele notas que el papá pueda leerle. Ella también podría sentirse bien si te hace uno o dos dibujos para que los exhibas en la habitación del hospital. Haz que papá o algún familiar favorito la lleve a cenar o a alguna otra salida especial, para dejar en claro que el nuevo bebé no es la única persona en la que todos están interesados en estos días, y que la conversación durante esas salidas no se centre exclusivamente en el bebé, a menos que ella lo desee.

◆ Intenta regresar a casa pronto, si quieres y puedes, para que tu hija mayor pueda empezar a compartir las experiencias con el nuevo bebé lo antes posible, y también para reducir el período de separación.

PARA FACILITAR EL REGRESO A CASA

"¿Cómo puedo hacer que mi regreso a casa con el bebé sea menos traumático para mi hijito mayor?".

Un hermanito mayor por lo general tiene sentimientos encontrados cuando mamá regresa a casa con el bebé. Por una parte, sabe que quiere que su madre vuelva al hogar; por otro lado, no está tan seguro acerca del bebé que su mamá planea traer consigo. En cierto sentido, está interesado en tener un nuevo bebé en la casa, ya que es algo emocionante y diferente, y, si es suficientemente mayorcito, algo de qué jactarse ante sus amigos. Pero al mismo tiempo, probablemente estará un poco nervioso cuando piense en la gran incógnita: cómo va a cambiar su vida una vez que aparezca el nuevo bebé y lo depositen en la que solía ser su propia cuna.

El modo en que manejes tu regreso a casa determinará, al menos al principio, si se materializarán las mejores expectativas o los peores temores de tu hijo sobre el nuevo bebé. Los siguientes consejos te permitirán acentuar lo positivo y disminuir lo negativo:

◆ Considera permitir que tu hijo regrese a casa contigo. Ser parte del equipo de regreso, en vez de esperar en casa, le ayudará a sentirse menos amenazado por la llegada del bebé. También aumentará su sentido de entusiasmo, como su sentido de "propiedad". Por eso, si es posible, haz que vaya al hospital junto con el papá para acompañarlos a casa a ti y al bebé (esto sólo funcionará si algún familiar u otro adulto conocido los acompaña, para que papá pueda tener la libertad de hacerse cargo de los trámites y de llevar la maleta y bolsas de regalos).

◆ Si no puede ir a buscarte al hospital, deja que ayude con los preparativos para la llegada del bebé a la casa. Mientras el papá va a recogerte, algún familiar o amigo puede ayudar a tu hijo a organizar los pañales y bolitas de algodón, preparar carteles o decoraciones, hornear galletas u otras delicias, y preparar el ambiente para una recepción festiva. Trata de entrar primero a la casa sola (quizás el papá pueda esperar en el auto con el bebé) para poder saludar a tu hijo en privado durante algunos minutos.

◆ Desde el principio, usa el nombre del bebé en vez de referirte al nuevo hermanito como "el bebé". Esto permitirá que tu hijo sienta que se trata realmente de una persona y no de un objeto.

◆ Limita el número de visitantes durante los primeros días en casa, tanto por tu propia salud física y mental, como por la de tu hijo mayor. Incluso los visitantes mejor intencionados tienden a hablar sin parar sobre el bebé, prácticamente ignorando al niño mayor. A los visitantes a quienes no puedes negarles acceso inmediato, como abuelos, tíos y amistades íntimas, debes decirles por anticipado que no se muestren excesivamente efusivos con el bebé y que presten mucha atención al niño mayor. También puedes sugerir que te visiten cuando tu hijito está en la escuela o después de que se haya ido a la cama. Limitar el número de visitantes durante las primeras semanas tiene otros beneficios: más tiempo para que recuperes tus fuerzas y más oportunidades para la vinculación emocional de tu familia en crecimiento.

◆ Presta mucha atención a tu hijo mayor, en especial en los primeros días, cuando el bebé probablemente pasará gran parte de su tiempo durmiendo o alimentándose. Cuelga sus dibujos en el refrigerador, aplaude sus progresos para ir al baño solo si es que se está entrenando, dile lo orgullosa que estás de que sea tan buen hermano mayor, siéntate junto a él para leerle cuentos cada vez que puedas (las sesiones de alimentación del bebé son un momento ideal para esto), no le escatimes elogios y trata de controlar tus enojos. No exageres con las manifestaciones de adoración junto a la cuna del bebé ("¡oh, mira esos deditos!" o "¿no es hermosa?" o "¡mira, mira, está sonriendo!"), que podrían dejar a tu hijo sintiéndose como que ya ha quedado atrás. Pero tampoco vayas al otro extremo, evitando conscientemente muestras de afecto al bebé frente a tu hijo mayor. Esas tácticas pueden confundirlo o preocuparlo ("pensé que se suponía que debíamos querer a este bebé. ¿Es posible que mis padres dejen pronto de quererme a mí también?") o hacerle que se apresure a sacar conclusiones inquietantes ("ellos simulan que no les gusta el bebé, para que yo no sepa que realmente lo quieren más que a mí"). En cambio, relaciona las referencias al bebé a él: "Mira esos dedos tan chiquitos; ¿puedes creer que los tuyos también fueron tan pequeños?", "¿No es hermosa? Me parece que se parece a ti", "Mira, te está sonriendo; creo que ya te quiere".

◆ Algunos visitantes avispados recuerdan traer también un regalo para el hijo mayor; pero si pasan varios días y llega una carga de presentes para el bebé sin nada para el mayorcito, haz que la abuela o el papá traigan a casa algo especial para él. Si la llegada de regalos parece excesiva, guarda aquellos que él no haya visto. Con el tiempo, esas tarjetas y regalos dejarán de llegar.

◆ Si tu hijo mayor decide que desea quedarse en casa sin asistir a la escuela preescolar durante algunos días, déjalo. Esto le asegurará que no lo estás empujando fuera de casa para que puedas disfrutar del bebé sin él, y a la vez le dará una oportunidad de establecer un vínculo emocional con el bebé, y adaptarse a su presencia. Decide por anticipado cuánto durarán sus "vacaciones", para que no se haga a la idea de que puede quedarse en la casa permanentemente. Sin embargo, tampoco lo fuerces a quedarse en la casa si él

prefiere ir a la escuela. Podría sentir la necesidad de estar en un sitio donde no haya un nuevo bebé y donde haya otros centros de interés.

Por supuesto, si tu hijo mayor ya está en la escuela primaria, no conviene que pierda días de clases y seguramente su maestra tampoco lo apreciará. En este caso, encuentra maneras de recordarle que él también es especial. Coloca una nota con el mensaje "Te quiero" en su lonchera, o planea una actividad o un bocadillo para él después de la escuela que le haga sentirse especialmente bienvenido a casa.

RESENTIMIENTO

"Mi hija pequeña está abiertamente resentida con el nuevo bebé. Me dice que quiere que el bebé vuelva al hospital".

Evidentemente no puedes satisfacer los deseos de tu hija, pero puedes y debes dejar que los manifieste. Aunque sus sentimientos podrían parecer muy negativos, el hecho de que sea capaz de ventilarlos es realmente muy positivo. Todo hermano mayor siente cierto grado de resentimiento hacia el nuevo intruso (o hacia sus padres por traer al intruso). Algunos lo manifiestan más abiertamente que otros. En vez de darle a entender a tu hijita que es negativo sentirse así ("¡es terrible que digas eso del bebé!"), prueba un poquito de empatía. Dile que comprendes que no siempre es divertido tener un nuevo bebé en la casa, ni para ella ni para ti. Deja que manifieste su resentimiento si necesita hacerlo. Cuéntale algunas anécdotas de cuando ella era recién nacida, para que empiece a comprender que también hay esperanzas para el bebé (una vez que el bebé crezca no habrá necesidad de sostenerlo tanto; cuando aprenda a comunicarse de otras maneras, no llorará tanto; una vez que crezca, podrá hacer algunas cosas por sí mismo). Después, en vez de insistir sobre el tema, pasa rápidamente a alguna actividad que se centre en ella: "¿Qué te parece si abrigamos al bebé y vamos todos juntos al jardín de juegos?".

Algunos niños no se sienten en libertad de manifestar sentimientos negativos hacia el nuevo bebé, y es conveniente estimularlos a que digan cómo se sienten. Un modo de hacerlo es confiarle tus propios sentimientos encontrados: "Adoro al bebé, pero a veces odio tener que levantarme en la mitad de la noche para alimentarlo", "Madre mía, con nuestro nuevo bebé apenas tengo momentos libres para mí". Otra manera es contarle y/o leerle historias de otros hermanitos mayores con sentimientos encontrados sobre los nuevos recién llegados. Si tú misma eres hermana mayor, puedes contarle cómo te sentiste cuando el nuevo bebé llegó a tu casa.

"Mi hijo no muestra hostilidad hacia su nueva hermanita, pero se ha estado comportando muy caprichoso y desagradable conmigo".

Algunos hermanos mayores no encuentran el motivo de volcarse contra el recién nacido (ya que después de todo no se puede lograr una reacción de él, no importa lo que hagas). El segundo mejor blanco, el que ellos creen poder atormentar con menos culpa y con resultados más satisfactorios, es mamá y papá. Después de todo, es mamá la que se pasa horas alimentando y meciendo al bebé, y papá es quien está siempre ocupado cambiándole el pañal y haciéndole mimos a la pequeña, y son los dos los que pasan mucho menos tiempo con él. Un hijo mayor podría ventilar su frustración hacia sus padres con rabietas, comportamiento regresivo, negándose a comer, o rechazando totalmente a sus padres y mostrando apego hacia alguna

otra persona (una niñera, por ejemplo). Este tipo de comportamiento es un ingrediente común y normal del período de adaptación.

No te ofendas porque tu hijo se comporte de manera desagradable contigo y decididamente no lo retes ni lo castigues por ello. Para lograr mejores resultados, trata de responder con paciencia, comprensión, solidaridad y atención adicional. Estimula a tu hijo a expresar sus sentimientos: "Comprendo que debes estar muy disgustado por todo el tiempo que he estado pasando con tu nueva hermanita". Y recuerda que esto también pasará, por lo general, dentro de unos pocos meses.

"Estaba preparada para enfrentar la rivalidad entre hermanos cuando decidimos tener otro bebé. Pero durante todo el embarazo y en los cuatro meses desde la llegada de su hermano, mi hija no ha manifestado ninguna señal de celos ni resentimiento. ¿Es saludable?".

Los celos y resentimiento son reacciones comunes cuando llega un nuevo bebé a casa, pero por cierto no son inevitables, ni tampoco esenciales para el desarrollo de lazos firmes entre hermanos. Una niña que parece encantada con un nuevo hermano no necesariamente está ocultando hostilidad, sino que podría estar realmente entusiasmada por el recién llegado, o por su papel de hermana mayor. O también podría estar tan segura de tu amor, que no se ve amenazada por el cambio en la dinámica familiar.

Eso no quiere decir que nunca sentirá otra cosa que afecto por su hermanito. Es posible que el crecimiento del bebé despierte algunos resentimientos, como por ejemplo, cuando el pequeño empiece a gatear, a romper las páginas de sus libros, a desparramar sus bloques de juguete por el piso y a morder los dedos de su muñeca favorita (consulta la página 829).

Mientras tanto, deberías estar segura de que tu hija mayor reciba por lo menos tanto tiempo y atención como su hermanito menor, aunque no lo esté exigiendo. Si has empezado a dar por sentado que tu hija actuará siempre igual por haber recibido tan bien a su hermanito, ella podría empezar a sentirse descuidada y, a la larga, resentida. Incluso las ruedas que no chirrían, hay que aceitarlas de vez en cuando.

Y como casi todos los niños experimentan algún sentimiento negativo sobre un hermanito alguna vez a lo largo del camino, aclárale que está bien tener esos sentimientos y dale muchas oportunidades de manifestarlos.

CÓMO EXPLICAR LAS DIFERENCIAS GENITALES

"Mi hija de tres años está obsesionada con el pene de su nuevo hermanito. Quiere saber qué es y por qué ella no tiene uno. No sé qué decirle".

Prueba con la verdad. Tan pequeña como la ves, si tiene edad suficiente como para hacer preguntas sobre su propio cuerpo y el de su hermanito, también la tiene para recibir algunas respuestas honestas. Puede ser impactante para una niñita ver algo en su hermano pequeño que ella no tiene (o para un niñito notar la ausencia del pene en su hermanita). Date cuenta (y acláraselo a ella) de que su interés no es inadecuado; como pequeños científicos, los niños tienen curiosidad por todo lo que los rodea, incluyendo todo sobre sus cuerpos y sobre los cuerpos de los demás a su alrededor. La explicación sencilla de que los niños (y los hombres, como papá) tienen pene y las niñas (y las mujeres, como mamá) tienen vagina, es probablemente todo lo

que necesita y ayudará a que tu hija comprenda una diferencia fundamental entre hombres y mujeres. Intenta siempre usar los nombres adecuados para esas partes del cuerpo al igual que lo harías para referirte a los ojos, la nariz o la boca, y agrega más información sólo si te lo pide (por ejemplo, si pregunta por qué, puedes decirle que las niñas tienen vaginas para que cuando crezcan puedan tener bebés y que los niños tienen penes para que puedan ser padres). Si tu hija te hace más preguntas que te sientas cómoda de responder, consulta algún libro para padres que te pueda ayudar en esa tarea, y/o uno escrito e ilustrado para el nivel de tu hija que se lo puedas leer.

AMAMANTAR DELANTE DE UN HIJO MAYOR

"Tengo planeado amamantar a mi segundo bebé, pero me preocupa hacerlo delante de mi hijo de cuatro años".

No te preocupes. No hay ninguna razón para no que no puedas dar el pecho delante de tu hijo. En vez de ser perjudicial, es saludable que él comprenda que amamantar es un proceso normal y natural, y no algo que debas ocultar o que te avergüence. De hecho, es más probable que sea perjudicial si haces todo lo posible para mantener a tu hijo lejos cuando amamantas; teniendo en cuenta cuánto tiempo se tarda en amamantar a un recién nacido, verías muy poco a tu otro hijo. Además de las siestas del bebé, no hay otro momento en que puedas darle toda tu atención a tu hijo que cuando amamantas al recién nacido. Durante esas sesiones de alimentación puedes realizar casi cualquier actividad, desde leerle un cuento hasta armar un rompecabezas o entretenerse con un juego infantil de tablero.

Si te resulta incómodo que tu hijo

mayor te vea los pechos, amamanta discretamente, cubriéndote tanto como creas necesario. Pero no reacciones exageradamente si logra verlos o incluso si intenta exprimirlos con su mano curiosa. Es un signo de curiosidad normal, y no un interés sexual inadecuado. En vez de reaccionar con dureza –lo que le podría dar la idea de que hay algo "malo" acerca del cuerpo humano– reacciona con toda tranquilidad. Explícale que tus pechos son ahora la fuente de alimentación del bebé, al igual que lo fueron para él cuando era bebé, y después desvía rápidamente su atención a otro tema.

El Hijo Mayor También Quiere Amamantarse

"Mirándome amamantar al bebé, mi hijo de dos años y medio me ha estado diciendo que él también quiere leche. Pensé que se le pasaría el interés si no le hacía caso, pero no ha sido así".

De hecho, un modo de curar a un hijito mayor del deseo de amamantarse es hacerle saber que puede hacerlo (pero sólo si todavía es muy pequeño; un niño de cuatro años o más debe comprender que únicamente los bebés pueden tomar leche del pecho). A veces, basta con que le digas que puede para que deje de sentir la necesidad de ir más allá. Pero si lo hace, considera dejar que lo haga, siempre que te sientas cómoda. Él sentirá que se le está dando acceso a esa relación misteriosa y especial que el bebé tiene contigo. Es probable que un sorbo sea todo lo que necesita para darse cuenta de que los bebés no tienen tanta suerte después de todo. Es casi seguro que el líquido cálido, aguado, poco conocido y una mala excusa de leche que extraiga no le parecerá que vale la pena el esfuerzo (e incluso podría dejar de beber

antes de que la leche le llegue a la boca). Una vez que satisfaga su curiosidad, es probable que nunca vuelva a pedirte que lo amamantes, y en vez de celos, seguramente sentirá más simpatía por el bebé, que tiene que conformarse bebiendo "eso" cuando él puede disfrutar de jugo de manzana, leche "de verdad" y sándwiches de mantequilla de maní y mermelada. Por supuesto, no intentes este enfoque si te resulta incómodo; en cambio, dale otras formas de atención.

Si él sigue manifestando interés en amamantarse, o si se opone a que el bebé lo haga, probablemente lo que necesita no es un pecho que succionar, sino un pecho (y una mamá) contra el cual acurrucarse y algo de la atención que él cree que el bebé recibe mientras se alimenta. Incluir a tu hijo mayor en las sesiones de alimentación podría ser todo lo que necesita para acabar con su interés por tomar del pecho.

Hay varias maneras sencillas de hacerlo. Antes de que te sientes a amamantar, por ejemplo, dile "voy a darle un poco de leche al bebé ahora. ¿Quieres un poco de jugo?" o "¿quieres que te sirva el almuerzo ahora, mientras el bebé come?". O aprovecha la oportunidad que te ofrece amamantar para leerle un cuento, ayudarle con un rompecabezas o escuchar música juntos (una actividad que siempre es positiva, porque no tendrás que usar tus manos). Asegúrate además de que tu hijo mayor reciba su buena cuota de abrazos y mimos cuando no estés alimentando al bebé.

Cómo Ayudar al Hermanito Mayor a Soportar los Cólicos del Bebé

"El llanto constante de nuestro bebé parece realmente alterar a su hermanita de tres años. ¿Qué puedo hacer?".

Si hay un transeúnte inocente en un hogar con un recién nacido con cólicos, es un hermano mayor. Después de todo, tu hija no pidió este bebé (y si lo hizo, podría estar lamentando su petición). Con toda la atención que recibe el recién llegado, es probable que ella se sienta algo amenazada e incluso reemplazada. Y aquí está el bebé, haciendo un escándalo terrible durante lo que solía ser una de las partes favoritas del día: la cena (y probablemente la hora del baño y de los cuentos) con mamá y papá. No sólo el llanto es insoportable para ella, sino también toda la agitación que provoca. En vez de ser el momento de comer, compartir y jugar tranquila, el final de la tarde se convierte en un momento de comidas interrumpidas, ritmo frenético y padres distraídos y malhumorados. Y lo peor de todo, quizás, es probablemente la impotencia que siente. Mientras los adultos en la casa son capaces de tomar por lo menos algunas medidas contra el cólico (por más insuficientes que resulten) y compadecerse mutuamente, ella sólo puede limitarse a quedarse sentada, impotente y miserable.

No puedes aliviar los efectos del cólico sobre tu hija mayor más de lo que puedes aliviarlos sobre ti misma. Pero puedes ayudarla a soportarlo mejor, si sigues estos consejos:

Háblale. Explícale, a un nivel en el que pueda comprenderte, qué son los cólicos. Asegúrale que no durarán eternamente y que cuando el bebé se acostumbre a vivir en su nuevo y extraño mundo –y aprenda otros modos de comunicación–, la mayor parte de sus llantos se terminará. Recuérdale que cuando ella era recién nacida también lloraba mucho (incluso si en realidad no tuvo cólicos). Esto debería darle esperanzas de que las cosas cambiarán también para el bebé.

Hazle saber que no es culpa suya. Los niños pequeños tienden a culparse por todo lo que anda mal en la casa, desde las discusiones entre mamá y papá hasta la muerte de un bisabuelo, pasando por el llanto de un recién nacido. Tu hijita debe tener la seguridad de que nadie tiene la culpa, mucho menos ella.

Demuéstrale y dile que la quieres. Lidiar con un bebé que tiene cólicos puede ser tan molesto, especialmente en un día ya muy atareado, que podrías olvidarte de esos pequeños gestos con los que le demuestras a tu hijita mayor tu atención. Por eso, intenta hacer por lo menos uno de esos gestos cada día, antes de que empiece la sesión de cólicos (como jugar a "nadar" en la bañera, cocinar *muffins* con ella, ayudarle a pintar un mural en un trozo grande de papel). Incluso durante lo peor de la tormenta, interrumpe ocasionalmente tus paseos de un lado a otro con el bebé en brazos para dar a tu hijita un abrazo reconfortante.

Divide para reinar. Cuando los dos padres están en la casa, intenten turnarse entre los dos para llevar en brazos al bebé durante la maratón de cólicos, de modo que tu hijita reciba la atención de al menos uno de los padres. De vez en cuando, siempre que el clima lo permita, uno de los dos puede llevar al bebé de paseo en el cochecito o el auto (el movimiento suele ayudar a disminuir el cólico) mientras el otro puede pasar un tiempo tranquilo de calidad con la hijita mayor en casa. O uno de ustedes puede llevar a la niña a cenar afuera (pizza, paz y tranquilidad) o, si todavía hay luz, para una excursión al patio de juegos mientras el otro lidia en casa con "El gritón".

No sacrifiques los rituales. Las rutinas son reconfortantes para los niños pequeños, y el hecho de que se alteren puede resultar enormemente perturbador, en especial cuando la vida está más alterada que nunca, como con la presencia de un bebé lloroso en la casa. Haz todo lo posible para que los rituales atesorados por tu hija no sean víctimas de los cólicos del bebé; si la hora de acostarse siempre ha significado un baño apacible (con burbujas y chapoteos); abrazos a granel y cuatro cuentos cada noche, sigue esa misma rutina todas las noches, aunque arrecien los cólicos. Dividir la tarea para lidiar con los cólicos podría permitirte mantener esas rutinas la mayor parte del tiempo.

Reserva algún tiempo para ella sola. Aunque sólo sea media hora, trata de reservar algún momento cada día para que las dos pasen tiempo a solas sin el bebé a la carga. Aprovecha ese momento cuando el bebé duerme la siesta (esto es más importante que ponerte al día con las cuentas), cuando vienen a visitarte tu madre o una amiga o, si puedes permitírtelo, cuando tienes a una niñera para el bebé.

COMPORTAMIENTO REGRESIVO

"Desde que nació su hermanita, mi hija de tres años ha empezado a comportarse como un bebé. Habla como bebé, desea que la tomen en brazos todo el tiempo e incluso se ha hecho pipi en la cama algunas veces".

Incluso los adultos no pueden evitar envidiar a veces a un recién nacido por su existencia poco exigente. ("¡Oh, eso es vida!", exclamarán cuando transporten al bebé dormido en un cochecito mullido). Por eso, no es de sorprender que una niñita, que no hace mucho también andaba en cochecito y que apenas empieza a dominar algunas de las muchas responsabilidades que vienen con el crecimiento, anhele su retorno a la primera infancia cuando se enfrenta a

una hermanita recién nacida. Especialmente cuando se da cuenta de que actuar como bebé funciona muy bien para su nueva hermana, a la que se le permite el lujo de descansar donde quiera (incluso en el regazo de mamá); que la cargan a todas partes, la alimentan sin cesar, y que en cuanto abre la boca recibe exactamente lo que quiere y cuando quiere (en vez de recibir un fuerte "¡deja de lloriquear!").

En vez de presionar a tu hija mayor a que sea "una niña grande" en este momento delicado, trátala como bebé cuando lo desee, aunque esto signifique tener que atender a dos "bebés" a la vez. Dale la atención que ansía (mécela en tus brazos cuando esté cansada, tómala en brazos para subir las escaleras de vez en cuando, aliméntala cuando te lo pida) y no la regañes cuando vuelva a proferir oraciones de una sola palabra (aunque te crispe los nervios), cuando quiera tomar la leche de un biberón (aunque nunca lo haya tomado antes), o si de pronto se olvida de su entrenamiento para ir al baño. Al mismo tiempo, estimúlala a actuar según su edad elogiando sus dotes de niña grande, por ejemplo, cuando recoge lo que ha botado, te ayuda con el bebé o va solita al baño. Elogiarla delante de los demás reforzará los beneficios. Recuérdale que ella fue tu primer bebé y que ahora es tu primera niñita grande. Aprovecha toda oportunidad para destacar las cosas especiales que ella puede hacer y que su hermanita no puede, como disfrutar de un helado de crema en una fiesta de cumpleaños, deslizarse por el tobogán, o salir a comer pizza con mamá y papá. Cocina con ella mientras el bebé duerme la siesta, pídele que te ayude a comprar la comida, llévala al cine mientras el bebé se queda con la niñera. A la larga, ella se dará cuenta por sí misma de las ventajas de ser la hija mayor y decidirá dejar atrás su etapa de bebé.

EL HIJO MAYOR LASTIMA AL BEBÉ

"Salí del cuarto por un minuto y me horroricé cuando volví y vi que mi hijito mayor estaba golpeando a su hermanita con un juguete. No la lastimó esta vez, pero me parece que él estaba tratando de hacerla llorar a propósito".

A pesar de que dicha agresión podría parecer, a simple vista, nada más que un sádico intento por lastimar a una recién nacida no deseada, éste no es usualmente el caso. Si bien podría haber un elemento de hostilidad en juego (lo que es natural, considerando el trastorno que un recién nacido causa en la vida de un hermano mayor), estos ataques aparentemente malintencionados son a menudo inocentes investigaciones. Tu hijo puede haber tratado de hacer llorar a su hermanita no por maldad, sino por curiosidad para detectar cómo funciona esta extraña criatura que has traído a casa (al igual que está constantemente examinando y sondeando todo lo que está a su alrededor). El truco consiste en reaccionar ante tal situación sin exagerar. Enséñale la importancia de ser amable con ella, mediante el ejemplo y haciéndole participar en el cuidado de la recién nacida cuando tú estés alrededor. Cuando se ponga agresivo, reacciona con calma y racionalmente, sin recriminarlo y sin hacerlo sentir culpable (si le gusta atormentarte, disfrutará de haberte hecho enojar) y evita una protección exagerada de la recién nacida (que podría reforzar los sentimientos de celos). Evitar la respuesta explosiva es todavía más importante si la pequeña realmente ha sido lastimada; hacer que un niño mayor se sienta culpable de lo que ha hecho, haya sido intencional o no, puede dejar secuelas emocionales que no tienen ningún propósito positivo.

Aunque no es buena idea reaccionar exageradamente al comportamiento agresivo de tu hijo mayor hacia su hermanita, tampoco hay que ignorarlo. Haz saber a tu hijo, con calma y categóricamente, que golpear o lastimar a alguien (a su hermanita o a cualquier otra per-

¿VERDE DE ENVIDIA?

¿Algún pequeño ogro verde ha invadido la casa desde la llegada de tu nuevo bebé? ¿O estás esperanzada en evitar la envidia del hermanito mayor? Todos los consejos de este capítulo para hacer frente a la rivalidad entre hermanos deberían prevenir o suavizar esos sentimientos de celos perfectamente normales. También podría ser de ayuda que te refieras al bebé por su nombre o llamándolo "nuestro bebé" o "tu hermanito o hermanita", pero nunca "mi bebé".

Trata además de evitar las órdenes que hagan sentir al hermano mayor como si su vida girase en torno al más pequeño: "No hagas ruido, el bebé está dur-miendo", "No puedes sentarte en mi falda, estoy amamantando al bebé", "¡Deja de pinchar al bebé, lo vas a lasti-mar!". Vas a lograr mejor resultado limitando las prohibiciones y formulando los pedidos de manera más positiva: "El bebé está durmiendo. Veamos si podemos hablar despacito para no despertarlo", "¿Qué te parece si te sientas en esta silla mi lado, para que podamos estar juntos mientras le doy el pecho?", "A tu hermanito realmente le encanta cuando lo acaricias suavemente". Pero recuerda, además, que una cierta cuota de celos es inevitable y, si lo piensas bien, es totalmente comprensible.

sona) es inaceptable. Dale medios alternativos para expresar sus sentimientos encontrados u hostiles sin lastimar a la recién nacida, como hacerlo con palabras ("¡niña!, ¡me has hecho enojar mucho!"), golpear una almohada, aplastar plastilina, saltar de arriba abajo, o dibujar.

De todos modos, ten en cuenta que cuando se trata de un niño mayorcito (pero todavía muy pequeño) que lastima a un bebé, la prevención es mejor que el castigo. Aunque estés convencida de que el niño mayor ha recibido el mensaje, no los dejes a los dos en el mismo cuarto sin vigilancia hasta que el mayorcito ya haya alcanzado una edad –probablemente alrededor de los cinco años– en la que pueda comprender el daño que puede hacer. Los niños pequeños no tienen un sentido real de la magnitud de los daños que puedan causar con sus acciones, y pueden dañar gravemente sin quererlo.

LOS HERMANOS CON MUCHA DIFERENCIA DE EDAD

No todos los hermanos están separados por dos o tres años de diferencia. Gracias a las segundas nupcias, la infertilidad secundaria (dificultad de quedar embarazada por segunda vez), la necesidad renovada de llenar el nido casi vacío, y las "sorpresas" que suelen ocurrir, muchos hermanos y hermanas son mucho mayores: seis, ocho, diez o más años.

Esperar muchos años para repetir la alegría del bebé ofrece varias ventajas. Para empezar, los niños mayores suelen ser excelentes cuidadores de sus hermanitos. Mientras que un pequeño de tres años no puede cuidar de un recién nacido sin supervisión ni por un instante, uno de ocho o nueve años puede vigilar al bebé mientras mamá se ducha o papá termina de lavar los platos. Un hermano o hermana adolescente puede incluso ser un ocasional niñero o niñera, siempre y cuando se le pueda persuadir de renunciar a una tarde con sus amistades. Como los niños mayores ya tienen una vida propia más allá de su hogar y de sus padres, es menos probable que se sientan amenazados por la invasión del bebé que un niño pequeño o un preescolar (y menos probable que extrañen pasar tiempo en la falda de la mamá). Y como están buena parte del día en la escuela o en otras actividades, los padres tienen más oportunidades de dedicar tiempo ininterrumpido al recién nacido, y a la vez, experimentan menos sentimientos ambivalentes.

Por supuesto, los hermanos de cualquier diferencia de edad pueden experimentar rivalidades y una cuota de problemas de transición cuando llega un nuevo bebé. De hecho, para aquellos que han disfrutado de su condición de hijos únicos durante una década o más, la transición puede ser peor, aunque en definitiva, la revelación de que la vida familiar no gira en torno a él o a ella puede resultar positiva a la larga, si bien no necesariamente al principio. Y los desafíos que enfrentan estos hermanos con mucha diferencia de edad –y sus padres– son muy diferentes a los de los hermanos más cercanos en edad. Por ejemplo, los niños mayores podrían no molestarse por perder su cuota en la falda de mamá, pero podría sentarles mal que ella no siempre pueda asistir a los juegos deportivos o a las actividades después de clases porque el bebé tiene que dormir la siesta. Un preadolescente podría sentirse orgulloso de que la familia haya crecido, o decididamente avergonzado (¡es una prueba de que sus padres tuvieron… relaciones sexuales!). La logística de todo podría complicarse por la diferencia de edad, desde dónde comer (podrías tener que optar por los restaurantes "familiares"

CÓMO DIVIDIR EL TIEMPO Y LA ATENCIÓN

"Me pregunto cómo me puedo dividir equitativamente para que tanto mi hijo de cuatro años como su nuevo hermanito reciban la atención que necesitan y el mayor no esté celoso".

Aunque multiplicarte por dos –o por lo menos tener dos pares de brazos– te resultaría útil en este período, obvia-mente no es posible. Esto significa que serás tú sola la que debas dividirte en dos durante unos cuantos años. La cuestión es cómo hacer la división de modo que sea lo mejor posible tanto para el preescolar como para su nuevo hermanito.

Más adelante, la división deberá ser por partes iguales; la cantidad de tiempo que pases con uno de los niños debe ser igual a la que pases con el otro (del mismo modo que cada trozo de manzana o de pastel deberá ser dividido cuidadosa-mucho después de que tu hijo mayor se ha acostumbrado a los restaurantes más elegantes) y qué música escuchar en el auto (del más reciente sencillo "hip-hop" a un nuevo coro de Barney), pasando por la elección de películas (una cinta de acción o dibujos animados) y en qué tipo de lugar pasar las vacaciones (aventuras acuáticas o un crucero de Disney). Después, por supuesto, están las noches con dos frentes distintos: ¿cómo te quedas despierta esperando a oír que la llave de tu hijo adolescente abra la puerta a su regreso de una salida cuando sabes que tienes que volver a levantarte en una hora para alimentar de nuevo al bebé?

Para facilitar que tu hijo o hijos mayores se acostumbren a la vida con un bebé:

◆ No te olvides de los preparativos. El hecho de que tu primogénito es más grande y más sabio, no significa que sepa todo acerca de un recién nacido. Un poquito de instrucción básica, con la ayuda de libros dirigidos al nivel de tu hijo, visitas a los bebés de amigas, un paseo nostálgico por medio de su propio libro de cuando él mismo era bebé, le permitirá hacerse un cuadro realista de cómo son realmente los bebés.

◆ Presta atención. Las señales de que tu hijo mayor anhela un poquito de tiempo de mamá o papá podrían ser menos evidentes que las de un niño pequeño o preescolar. Pero el hecho de que el hijo mayor no lo reclame llorando, no significa que no lo necesite. De hecho, con las tensiones de la escuela, la presión de sus compañeritos y el proceso de crecimiento, tu hijo mayor podría necesitar tu atención más que nunca, aunque no lo admita abiertamente. Dedica tiempo a ustedes dos o tres, lejos del bebé. Contrata una niñera y lleva a tu hijo mayor a un restaurante o al cine, a un parque de diversiones o centro comercial, o a unas pocas rondas de golf en miniatura.

◆ Evita transformar a tu hijo mayor en un padre en miniatura. Está bien que le pidas a veces que cuide del bebé mientras vas de compras o al correo. Pero no está bien que le pidas que se pase todos los sábados por la noche en casa como si fuera una niñera. Cuidar del bebé no debería ser una obligación que viene incluida por el hecho de ser un hermano mayor. Si quieres que a menudo te preste sus servicios durante la tarde, deberías pedírselo (no obligarlo) y pagarle la tarifa correspondiente.

◆ Deja que tu hijo actúe según su edad. Incluso un adolescente es todavía un niño y tiene todo el derecho a actuar como tal. Por lo tanto, mantén tus expectativas realistas.

mente para dejar contentos a los dos). Ahora, sin embargo, un poquito de favoritismo para tu hijo mayor no sólo es aceptable, sino lo más conveniente. Considera, en primer lugar, que tu hijo mayor estaba acostumbrado a ser hijo único y nunca había tenido que compartir tu atención hasta ahora. Tu bebé, por otra parte, felizmente desconoce quién recibe más atención y básicamente estará contento siempre que satisfagan sus necesidades. Recuerda además que, a diferencia de tu hijo mayor, que llegó del hospital a un hogar relativamente tranquilo, tu nuevo bebé ha entrado a un hogar muy activo, con mucha interacción entre padres e hijos como para mantener sus sentidos ocupados y estimulados. Si lo sientas en la falda mientras tu hijo mayor y tú levantan una construcción de bloques o arman un rompecabezas, o si lo acomodas en el cochecito mientras empujas el columpio de tu hijo mayor, estará recibiendo tanta estimulación como si estuvieras jugando directamente con él. Finalmente, no olvides que ahora tienes en tu casa a otro cuidador, tu hijo mayor, que prestará atención al bebé.

Hay un par de formas para hacer la doble tarea factible, mientras evitas celos excesivos (probablemente no podrás evitarlos por completo). En primer lugar, puedes compartir la atención con tu hijo mayor sin reducir el tiempo que dedicas al más pequeño, satisfaciendo las necesidades de ambos a la vez (por ejemplo, leyendo un libro a tu hijo mientras amamantas o das el biberón al bebé). En segundo lugar, puedes designar a tu hijo mayor como tu principal asistente. Él puede ir a buscar los pañales para el bebé cuando se ha mojado, bailar y cantar para el recién nacido cuando está de mal humor, y ayudarte a doblar y guardar la ropa recién lavada del bebé; encontrar los pares iguales de pequeños calcetines es una tarea rutinaria para ti, pero un

desafío y una experiencia de aprendizaje para un niño. También puedes reclutar a tu hijito en tareas de "niño grande" como pasar el plumero, abrir los paquetes de verduras o poner la mesa. Incluso cuando su ayuda no resulte tan útil, reconocer sus esfuerzos ("¡qué buena ayuda eres!") le hará sentirse un miembro valioso de la familia y, especialmente parte del equipo de mamá y papá. Sentirse útil y parte de tu equipo, le ayudarán a no sentirse desatendido.

Pero el hijo mayor necesita algo más que tiempo compartido; también precisa un período de tiempo ininterrumpido sólo contigo cada día, más aún que tu recién nacido. La hora de la siesta del bebé es ideal. Al igual que cualquier momento en que ambos padres están en la casa y pueden compartir el cuidado del bebé. Ten en cuenta que tu hijo mayor apreciará pasar tiempo libre a solas con cada uno de ustedes, y por eso tiene sentido turnarse con el bebé.

Por supuesto, no siempre es posible anteponer las necesidades de tu hijo mayor, ni prestarle más atención que la que corresponde. Tampoco es buena idea, aunque el bebé sea demasiado pequeño como para advertirlo o importarle. Tu hijo mayor deberá aprender a aceptar que compartirte con el bebé es parte de la vida con un hermanito, y mientras más pronto aprenda a aceptarlo, menos serán las rivalidades con las que tendrás que lidiar. Habrá momentos –muchos– en los que él deberá esperar mientras tú terminas de amamantar o de cambiar pañales. Será fácil para él si sigues recordándole los beneficios de ser el hijo mayor, y si lo elogias por su independencia (cuando haga algo por él mismo o cuando juegue solo) y por su paciencia (cuando espere que lo atiendas sin rezongar). También será conveniente que de tanto en tanto des vuelta la situación. Por eso, de vez en cuando dile al bebé (incluso si tu hijo mayor duda de que el bebé lo entienda), "vas a tener que esperar un minuto para el cambio de pañal, porque le tengo que dar un bocadillo a tu hermano", o "no puedo tomarte en brazos ahora, porque tengo que arropar a tu hermano mayor en la cama".

APEGO ENTRE LOS HERMANOS

"Me pregunto cómo puedo ayudar a mi hijo mayor a sentirse más conectado a su nuevo hermanito".

Las madres y los padres, que pasan muchas horas diarias cuidando de sus recién nacidos, tienen bastantes oportunidades para establecer una conexión emocional con ellos. Y no hay ninguna buena razón para que los hermanos no puedan hacer lo mismo. Con estrecha supervisión de un adulto, incluso el más joven de los hermanos mayores puede compartir el cuidado del bebé y empezar a sentir un sentimiento de apego al bebé, y de paso aliviar los celos posparto. Dependiendo de la edad del hijo mayor, puede participar de varias maneras, incluyendo las siguientes:

Pañales. Un niño en edad escolar puede cambiar un pañal mojado ante la mirada atenta de mamá o papá. Un niño pequeño puede ayudar trayendo un pañal limpio, entregando una toallita húmeda, afirmando el velcro o entreteniendo al bebé durante el proceso.

Alimentación. Si tu bebé toma el biberón, o lo hace de vez en cuando, aun un niño muy pequeño puede sostenérselo. Si tu bebé toma el pecho exclusivamente, tu hijo mayor podría acomodarse junto a ti con un libro mientras amamantas al bebé, o puede cantarle al hermanito menor mientras lo alimentas.

Eructos. Aun un niño pequeño puede palmear suavemente la espalda del bebé para que eructe después de las comidas, y seguramente se divertirá con el resultado.

Baño. La hora del baño puede ser divertida para toda la familia. El hermanito mayor puede pasarte el jabón, la toallita húmeda, la toalla, verter agua (después de que un adulto haya controlado la temperatura) sobre el cuerpo del bebé (pero no la cabeza), y entretener al bebé con sus propios juguetes de baño o cantándole. Pero no dejes que un hermanito menor de doce años sea el único cuidador del bebé en la bañera, ni siquiera por un segundo.

Cuidador. Aunque un niño no puede asumir la responsabilidad total por un hermanito menor hasta llegar a la adolescencia (nunca dejes que un preescolar cuide solo de un bebé, ni por un minuto), puede actuar como niñera cuando tú estás cerca. Para los bebés no hay nada más divertido que sus hermanitos mayores, y para éstos, descubrir que tienen la habilidad para entretener al bebé, es un estímulo para su ego.

HOSTILIDAD CRECIENTE

"Mi hija era muy cariñosa con su hermanito desde el momento que nació. Pero ahora que él está gateando y es capaz de llegar hasta sus juguetes, ella se ha vuelto repentinamente contra él".

Para muchos hermanos mayores, un recién nacido no representa mayor amenaza. Es indefenso, básicamente inmóvil, incapaz de sostener un libro o derribar un juego de té para muñecas. Pero dale algunos meses hasta que sea capaz de atrapar, gatear, desplazarse y desarrollar otras actividades motoras y el ambiente idílico tomará un giro. Aun los niños que han manifestado amor (por lo menos la mayor parte del tiempo) por los hermanitos menores, a esta altura pueden comenzar repentinamente a mostrar hostilidad. Y no puedes culparlos: un bárbaro en miniatura ha invadido su territorio. Sus lápices de colores y muñecas han sido saqueados y sus libros destruidos.

Para defender su territorio, los hijos mayores a menudo empiezan a gritarle al bebé, a golpearlo, empujarlo o derribarlo (la tensión suele ser mayor si la diferencia entre los dos hermanos es de tres años o menos). A veces hay una mezcla de afecto y de agresión en sus acciones: lo que empieza con un abrazo termina con el bebé en el piso llorando. La acción a menudo refleja los sentimientos encontrados del niño. Como madre, debes caminar cuidadosamente por la cuerda floja en esa situación, protegiendo al bebé sin castigar al hijo mayor. Aunque debes dejar en claro a tu niña que no es aceptable lastimar intencionalmente al hermanito menor, también debes manifestarle que la comprendes y que solidarizas con su situación y sus frustraciones. Trata de darle la oportunidad de jugar sin que esté presente el hermanito menor durante parte del tiempo (cuando él duerme la siesta, está en el corralito o el ExerSaucer, o en otra ocupación). Particularmente cuando ella tiene visitas, respeta su privacidad y propiedad y cuida que tu hijito menor también lo haga, retirándolo cada vez que sea necesario. Pasa algún tiempo extra con ella, e interviene en su favor cada vez que el bebé tome o trate de destruir alguna de las posesiones de tu hijita, en vez de decirle "déjalo, es sólo un bebé". Pero elógiala cuando ella llegue a esta conclusión por sí sola.

Muy pronto, la situación cambiará. El hermanito menor, cansado de ser empujado y lo suficientemente fuerte como para empujar él mismo (o tirar del cabello o morder), empezará a defenderse. Esto normalmente ocurre al final del primer año, y es seguido por un par de años o más de sentimientos encontrados entre hermanos (una confusa combinación de amor y odio). Puedes esperar que estos años, cuando a menudo te sentirás más un árbitro que una madre, serán un desafío constante para tu paciencia e ingenio… así como también una alegría.

◆ ◆ ◆

Parte 4

REFERENCIAS ÚTILES

Las primeras recetas para el bebé

De cuatro a ocho meses

CUALQUIER TIPO DE VEGETAL COCINADO AL VAPOR

RINDE DE 1 A 2 TAZAS, DEPENDIENDO DEL VEGETAL

1 papa blanca, batata o calabacín; 3 a 5 zanahorias; 1 taza de frijoles verdes o 1 taza de arvejas, bien lavadas
Agua, leche materna o fórmula (opcional)

1. Pela la papa, el calabacín o las zanahorias y córtalos en trocitos o rebanadas. Pela los frijoles verdes y córtalos por la mitad. Vierte una pulgada de agua en una olla de tamaño mediano y hierve a fuego alto.

2. Coloca el vegetal a elección en una vaporera y luego pon la vaporera en la cacerola. El nivel del agua debe estar por debajo del nivel de la vaporera. Tapa la olla.

3. Reduce el calor a fuego lento y cocina el vegetal al vapor hasta que esté tierno, de 7 a 10 minutos para zanahorias, frijoles verdes y arvejas; de 15 a 20 minutos para papas y calabacín.

4. Para los bebés más pequeños, muele el vegetal en una licuadora o procesador de alimentos, añadiendo unas pocas cucharaditas de agua, leche materna o fórmula, para diluirlo si lo deseas.

CONSEJO PRÁCTICO

Una vez que le hayas comenzado a dar a tu bebé todo tipo de vegetales o frutas por separado, empieza a combinar dos o más en una mezcla de vegetales o frutas.

Para los bebés más grandes, muele con un tenedor, dejando trocitos suaves y pequeños para que el bebé mastique.

5. Guarda en el refrigerador lo que sobre, cubierto, durante 2 días o en el congelador hasta 2 meses.

COMPOTA DE CUALQUIER TIPO DE FRUTA

RINDE DE 1 A 2 TAZAS, DEPENDIENDO DE LA FRUTA USADA

2 manzanas, peras, duraznos o ciruelas frescas, o 3 a 5 albaricoques, bien lavados, pelados, con o sin carozo, y cortados en trocitos medianos
Agua, jugo de manzana o de uva blanca, leche materna o fórmula (opcional)

1. Vierte hasta una pulgada de agua en una cacerola mediana y hierve a fuego alto.

2. Coloca la fruta escogida en la olla, tápala, baja la llama y cocina la fruta a fuego lento hasta que esté tierna, de 7 a 10 minutos.

CONSEJO PRÁCTICO

La mayoría de las frutas, en especial cuando están bien maduras, son naturalmente dulces. Si le sirves un puré de frutas con un gusto un poco ácido, agrega un poquito de jugo de manzana o uva, o incluso jugo concentrado. Pero recuerda que los bebés todavía no han adquirido el gusto por el dulce y es mejor mantenerlos así por el mayor tiempo posible con frutas no demasiado dulces.

3. Para los bebés más pequeños, muele la fruta en una licuadora o procesador de alimentos, agregando algunas cucharaditas de agua, jugo, leche materna o fórmula para diluirla, si lo deseas.

Para bebés más grandes, muele con un tenedor, dejando trocitos suaves y pequeños.

4. Guarda lo que sobre en el refrigerador, cubierto, durante 2 días o en el congelador hasta 2 meses.

De seis a doce meses

LENTEJAS

RINDE APROXIMADAMENTE ½ TAZA

1 onza (más o menos 1/8 de taza) de lentejas secas
1 papa pequeña, bien lavada, pelada y cortada en cubitos
½ cucharadita de jugo de tomate (si es que le has comenzado a dar tomates) o vegetal bajo en sodio o caldo de pollo

1 zanahoria pequeña, bien lavada, pelada y cortada en rebanadas

1. Coloca todos los ingredientes en una cacerola y añade suficiente agua para cubrir todo.

2. Hierve a fuego alto y después bájalo para cocinar el guiso a fuego lento hasta que se absorba el agua y se cocinen los vegetales, unos 30 minutos.

3. Muele el guiso y las zanahorias en una

licuadora o procesadora de alimentos, o con un tenedor.

4. Guarda lo que sobre en el refrigerador, cubierto, durante 2 días o en el congelador hasta 2 meses.

EL PRIMER GUISO DEL BEBÉ

RINDE DE 4 A 6 PORCIONES

> 1 cucharadita de aceite de oliva
> ½ cebolla pequeña, pelada y picada
> 1 papa pequeña, bien lavada, pelada y cortada en trocitos pequeños
> 1 zanahoria, bien lavada, pelada y cortada en rebanadas
> ¼ taza de lentejas secas
> ¼ taza de frijoles secos blancos, judías blancas o frijoles, en remojo rápido (ver Nota)
> 1½ tazas de vegetales bajos en sodio

1. Precalienta el horno a 350°F.

2. Calienta el aceite de oliva en una cacerola pequeña a fuego medio-lento. Agrega las cebollas y cocina hasta que estén suaves, de 3 a 5 minutos.

3. Coloca las cebollas en una olla a prueba de horno. Agrega los ingredientes restantes, cubre con agua, tapa la olla y cocina hasta que las lentejas y los frijoles estén muy tiernos, 1 hora. Para bebés

CONSEJO PRÁCTICO

¿No tienes tiempo de preparar una tanda fresca de vegetales al vapor o un guiso de frutas todos los días? No hay problema. Puedes congelar purés de vegetales o frutas o un guiso en una cubitera de hielo. Una vez que están sólidas, coloca las porciones congeladas individuales en bolsas para congelador y guárdalas hasta dos meses. Descongela de un cubito a la vez (déjalo en el refrigerador por la noche) para no desperdiciar la comida. Cada porción de un cubito equivale aproximadamente a una cucharada; dependiendo de la edad y el apetito de tu bebé, una porción puede variar entre un cubo y cuatro o más. No hay necesidad de recalentar antes de servir (después de descongelar) a menos que tu bebé lo prefiera tibio.

más pequeños, muele o haz puré los frijoles y vegetales.

4. Guarda lo que sobre en el refrigerador, cubierto, hasta por 3 días.

Nota: para remojar rápidamente los frijoles, colócalos en una cacerola con 2 tazas de agua y hierve. Retira la cacerola del fuego, tápala y déjala a un lado por 1 hora. Después, cuela los frijoles y sigue con la receta.

De ocho a doce meses

PASTA CON TOMATE Y QUESO

El pediatra debe haber dado su aprobación para darle tomates y trigo al bebé antes de servirle este plato.

RINDE APPROXIMADAMENTE 2 PORCIONES

> 2 onzas de pasta de letras (u otra pequeña)
> ½ cucharadita de aceite de oliva
> 1 tomate maduro grande, bien lavado, pelado, sin semillas y picado fino

¼ taza de queso rallado cheddar bajo
   en grasa
1 cucharada de requesón

1. Hierve agua en una olla a fuego alto. Añade la pasta, baja la llama y cocina a fuego medio hasta que esté muy tierna (no al dente). Cuela y deja a un lado.

2. Calienta el aceite en una cacerola a fuego lento. Agrega los tomates y cocínalos hasta que estén muy suaves, 2 minutos. Retira la cacerola del fuego y agrega los quesos, revolviendo hasta que el queso se derrita.

3. Vierte la salsa sobre la pasta y enfría ligeramente antes de servir.

4. Guarda lo que sobre en el refrigerador, cubierto, hasta por 2 días.

EL PRIMER PAVO DE ACCIÓN DE GRACIAS DEL BEBÉ

RINDE DE 1 A 2 PORCIONES

1 rebanada mediana de pavo cocido, cortado
1 cucharadita de agua
⅛ taza de salsa de cranberry

1. Coloca el pavo y el agua en una licuadora o procesador de alimentos y procesa hasta la consistencia deseada (puré para el bebé más pequeño y pequeños trocitos para el bebé un poco mayor).

2. Vierte y mezcla la salsa de cranberry y sirve.

PAN DE HUEVO

El pediatra debe haber dado su aprobación para darle trigo y yemas de huevo al bebé antes de servirle este plato.

RINDE DE 1 A 2 PORCIONES

1 huevo, batido (usa 2 yemas si todavía
   no le has comenzado a dar claras)

1 rebanada de pan integral
½ cucharadita de aceite de canola

1. Bate el huevo en un tazón grande. Sumerge el pan en la mezcla de huevo, girándolo para que ambas partes queden cubiertas y absorban el huevo.

2. Calienta el aceite en una sartén antiadherente a fuego medio.

3. Coloca el pan en la sartén y fríe hasta que ambas caras se doren, unos 5 minutos.

4. Corta el pan en trozos pequeños, removiendo la corteza, si es necesario, y sirve tibio.

CROQUE BEBÉ

El pediatra debe haber dado su aprobación para darle trigo y yemas de huevo al bebé antes de servirle este plato.

RINDE DE 1 A 2 PORCIONES

1 huevo (usa 2 yemas si todavía no le has
   comenzado a dar claras)
¼ taza de leche materna o fórmula
1 rebanada (aproximadamente 1 onza)
   de queso suizo o cheddar
1 rebanada de pan integral, cortada por
   la mitad
Aceite vegetal en aerosol

1. Bate el huevo y la leche materna o fórmula en un tazón grande.

2. Coloca el queso entre las porciones de pan. Utilizando pinzas para mantener juntas las dos piezas, remoja el sándwich en la mezcla de huevo, girándolo hasta absorber el líquido.

3. Rocía una sartén antiadherente con el aceite vegetal en aerosol. Calienta a fuego medio-alto y después reduce a medio, agrega el sándwich y cocina hasta que se dore por ambos lados, unos 5 minutos. Corta el sándwich en trozos pequeños, removiendo la corteza, si es necesario, y sirve tibio.

4. Esto debería servirse el mismo día en que es preparado. Guarda lo que sobre envuelto en papel de aluminio, para servir más tarde el mismo día como bocadillo u otra comida. Recalienta, si es necesario, en un horno tostador precalentado a 325°F.

PAN FRANCÉS DE BANANA

El pediatra debe haber dado su aprobación para darle trigo, yemas de huevo y cítricos al bebé antes de servirle este plato.

RINDE DE 2 A 4 PORCIONES

1 huevo (usa 2 yemas si todavía no le has comenzado a dar claras)
2 cucharadas de jugo de naranja concentrado (o usa jugo de manzana extra si todavía no le has comenzado a dar cítricos)
2 cucharadas de jugo de manzana concentrado
½ banana madura pequeña, molida
¼ taza de leche materna o fórmula
2 rebanadas de pan integral
Aceite vegetal en aerosol

1. Combina el huevo, los jugos concentrados, la banana y la leche materna o fórmula en un tazón grande y mezcla bien.

2. Coloca el pan en la mezcla concentrada y remójalo, haciendo girar las rebanadas con un tenedor o pinzas hasta que absorban el líquido.

3. Rocía el aceite vegetal en una sartén antiadherente. Calienta a fuego medio-alto y después reduce el fuego a medio-bajo. Agrega el pan y cocina hasta que se dore por ambos lados, unos 5 minutos. Corta el pan en trozos pequeños, removiendo la corteza, si es necesario, y sirve tibio.

4. Refrigera el sobrante y envuélvelo en papel de aluminio hasta 2 días, o congé-

lalo hasta 1 mes. Una vez descongelado, recalienta en un horno tostador precalentado a 325°F.

FUNNY FINGERS

El pediatra debe haber dado su aprobación para darle trigo al bebé ántes de servirle este plato.

RINDE DE 1 A 2 PORCIONES

Aceite vegetal en aerosol
1 trozo pequeño (4 pulgadas de largo por 2 de ancho) de filete de pescado fresco, como lenguado, platija o abadejo; pechuga de pollo deshuesado; o tofu
¼ taza de pan rallado integral (ver Nota)
1 cucharada de queso parmesano, rallado (opcional)
½ cucharadita de mayonesa

1. Precalienta el horno a 350°F. Rocía una fuente para horno con el aceite vegetal en aerosol. Deja a un lado.

2. Corta el pescado (quítale cuidadosamente las espinas), el pollo o el tofu en trozos de 2 por ½ pulgadas.

3. Combina el pan rallado y el queso en un pequeño tazón y revuelve hasta que quede bien mezclado.

4. Esparce la mayonesa sobre los trozos de pescado, pollo o tofu y después pásalos por la mezcla de pan rallado.

5. Coloca los trozos en la fuente para horno preparada y cocina por 5 minutos. Da vuelta los trozos y sigue cocinando hasta que estén bien dorados y cocidos, unos 5 minutos más. Sirve tibio.

6. Guarda el sobrante en el refrigerador, envuelto en papel de aluminio, hasta 2 días.

Nota: para hacer tu propio pan rallado, tuesta un trozo de pan integral, muélelo en trocitos y desmigájalo en la licuadora o procesadora de alimentos. Guárdalo en un recipiente hermético por hasta 3 días.

SUNDAE DE FRUTAS

Sólo prepara fruta que el pediatra te haya autorizado a darle al bebé.

RINDE DE 1 A 2 PORCIONES

¼ taza de fruta fresca, como bananas maduras, melón cantalupo, duraznos y/o fresas
¼ taza de yogur de leche entera
1 cucharadita de mermelada
Aros de avena (como Cheerios)

1. Dependiendo de la fruta, refriega o enjuaga bien antes de pelar o sacar la cáscara. Quítale el cabito a las fresas.

2. Muele la fruta o córtala en trocitos, dependiendo de la edad de tu bebé. Coloca los trozos en un plato pequeño y viérteles encima el yogur, después la mermelada y finalmente los aros de avena.

3. Es mejor servirlo el mismo día en que lo preparas. Guarda el sobrante en el refrigerador, cubierto, para servir más adelante durante el día como bocadillo o comida.

CUBOS DE MANZANA-CRANBERRY

RINDE 4 PORCIONES

1 cucharada de gelatina sin sabor
¼ taza de agua
1½ tazas de jugo de manzana-cranberry no endulzado o jugo de otro sabor
¼ taza de jugo de manzana concentrado

1. Mezcla la gelatina y el agua en un tazón de tamaño mediano; deja que se ablande, 1 minuto.

2. Mientras tanto, haz hervir el jugo de manzana-cranberry en una pequeña olla a fuego medio. Retira la olla del fuego y agrega el jugo no endulzado en la mezcla de gelatina. Revuelve hasta que la gelatina se disuelva completamente. Vierte revolviendo el jugo concentrado en un molde cuadrado para hornear de 8 pulgadas. Refrigera hasta que quede firme, y después córtala en cubitos y colócala en un plato de postre.

3. Guarda el sobrante en el refrigerador, cubierto, hasta 4 días.

GELATINA DE BANANA-NARANJA

Le debes haber comenzado a dar cítricos a tu bebé antes de servirle este plato.

RINDE 4 PORCIONES

1 cucharada de gelatina sin sabor
¼ taza de agua
1 taza de jugo de naranja fresco
½ taza de jugo concentrado de banana-naranja
1 banana madura pequeña, en rebanadas

1. Mezcla la gelatina y el agua en un tazón de tamaño mediano y deja que se ablande, 1 minuto.

2. Mientras tanto, haz hervir el jugo concentrado de naranja en una sartén pequeña a fuego medio. Retira la sartén del fuego y agrega la mezcla de jugo a la mezcla de gelatina. Revuelve hasta que la gelatina se disuelva completamente.

3. Vierte la mitad de la mezcla en un molde cuadrado para hornear de 8 pulgadas y colócala en el congelador hasta que espese, unos 10 minutos. Agrega una capa de banana en rebanadas y cúbrela con la mezcla de gelatina restante. Refrigera, cubierto, hasta que quede firme, después corta en cuadrados y sírvelo.

4. Guarda el sobrante en el refrigerador, cubierto, hasta 4 días.

HELADO DE YOGUR DE DURAZNO

RINDE 4 PORCIONES

2 tazas de yogur natural de leche entera

1 taza de duraznos bien pelados y rebanados
¼ taza de jugo de manzana concentrado

1. Combina todos los ingredientes en una licuadora o procesador de alimentos y procesa hasta que quede sin grumos.

2. Vierte en un molde cuadrado para hornear de 8 pulgadas y congélalo hasta que quede blando. Vierte la mezcla en un tazón grande y bátela hasta que quede esponjosa. Repite el proceso de congelado-batido una o dos veces más. Después, congela hasta que alcance la textura deseada. Si queda demasiado duro, descongélalo hasta que lo puedas manejar con una cuchara.

PRIMER PASTEL DE CUMPLEAÑOS

Por lo general hacia el primer año, ya le has comenzado a dar al bebé claras de huevo y trigo. Si el pediatra no te ha dado luz verde todavía, guarda esta receta para su segundo cumpleaños, o para alguna otra ocasión.

RINDE UN PASTEL CUADRADO DE 9 PULGADAS EN CAPAS

Aceite vegetal en aerosol

2½ tazas de zanahorias rebanadas finitas y peladas
Unas 2 ½ tazas de jugo de manzana concentrado
1 ½ tazas de pasas de uva
2 tazas de harina de trigo integral
½ taza de germen de trigo
2 cucharadas de polvo de hornear bajo en sodio
1 cucharada de canela molida
¼ taza de aceite de canola
2 huevos enteros
4 claras de huevo
1 cucharada de extracto de vainilla
¾ taza de puré de manzana no endulzado
Glaseado de queso crema (receta más abajo)

1. Precalienta el horno a 350°F. Cubre con papel de cera dos moldes cuadrados para hornear de 9 pulgadas y rocía el papel con el aceite vegetal en aerosol. Deja a un lado.

2. Combina las zanahorias con 1 taza y 2 cucharadas del jugo concentrado en una olla mediana. Hierve a fuego alto y después cocina a fuego lento, con la olla tapada, hasta que las zanahorias estén tiernas, de 15 a 20 minutos. Coloca la mezcla de zanahorias en una licuadora o procesador de alimentos hasta que quede

ALIMENTOS FABULOSOS PARA COMER CON LA MANO

Deja que tu bebé se alimente por sí mismo con cualquiera de los siguientes alimentos:

- Cheerios o algún otro cereal de grano integral y bajo en azúcar
- Rebanadas de tostadas integrales
- Galletas de arroz
- Galletas Graham (busca las endulzadas con frutas)
- Pretzels sin sal
- Bagels (de unos pocos días, preferiblemente integrales)

- Palitos de queso
- Queso cheddar rallado
- Trozos maduros y pelados de pera, ciruela, aguacate, o mango
- Rebanadas de banana
- Arvejas molidas con el tenedor
- Frijoles cocinados molidos con el tenedor (judías blancas, frijoles, pintos)
- Albóndigas pequeñas de carne (o pollo picado) (cocidos en caldo o salsa para que no queden crujientes)
- Tiritas de pescado en escamas

suave. Agrega las pasas y procesa hasta que queden cortadas finas. Deja que la mezcla se enfríe.

3. Mezcla la harina, el germen de trigo, el polvo para hornear y la canela en un recipiente grande para mezclar. Agrega 1 ¼ tazas del jugo concentrado restante (y cualquier resto del concentrado del glaseado de queso crema, consulta más abajo), aceite, huevos enteros, claras de huevo y vainilla y bate hasta que quede bien mezclado. Agrega el puré de zanahoria y el puré de manzana. Divide la masa entre los moldes preparados, aplanando la parte superior con una espátula de goma.

4. Cocina hasta que un cuchillo insertado en el centro del pastel salga limpio, de 35 a 40 minutos. Coloca el pastel sobre una rejilla y deja enfriar brevemente dentro de los moldes, y después gíralo en la rejilla para enfriar completamente.

5. Cuando esté frío, vierte el glaseado de queso crema (consulta la receta más abajo). Coloca una capa, mirando hacia arriba, en un plato. Vierte parte del glaseado sobre la parte superior de la capa. Coloca la segunda capa sobre la primera, cara arriba, y usa el resto del glaseado para cubrir la parte superior y los costados del pastel.

6. Guarda el sobrante en el refrigerador, cubierto, hasta 2 días.

GLASEADO DE QUESO CREMA

RINDE LO SUFICIENTE COMO PARA GLASEAR UN MOLDE DE PASTEL CUADRADO DE 9 PULGADAS

½ taza de jugo de manzana concentrado
1 libra de queso crema, a temperatura ambiente
2 cucharaditas de extracto de vainilla

SUGERENCIAS PARA UNA COMIDA RÁPIDA

- Omelette de queso (usa sólo yemas hasta que comiences a darle claras)
- Yogur natural de leche entera mezclado con puré de frutas o de fruta fresca picada fina
- Queso derretido sobre pan integral
- Requesón y trozos de melón
- Hamburguesa vegetariana (evita los ingredientes que todavía no le has comenzado a dar)
- Atún finamente molido sobre pan pita integral
- Vegetales congelados al vapor cubiertos de queso derretido

½ taza de pasas picadas finas
1½ cucharaditas de gelatina sin sabor

1. Deja a un lado 2 cucharadas del jugo concentrado. Procesa el resto del jugo concentrado, el queso crema, la vainilla y las pasas en una licuadora o procesador de alimentos, hasta que la mezcla quede sin grumos. Pásalo a un recipiente para mezclar. Deja a un lado.

2. Revuelve la gelatina junto a las 2 cucharadas de jugo concentrado en una olla pequeña; deja que se ablande, 1 minuto. Después, calienta hasta hervir a fuego medio, revolviendo hasta que la gelatina se disuelva.

3. Bate la mezcla de gelatina en la de queso crema hasta que quede bien mezclado. Cubre y refrigera justo hasta que empiece a congelarse, de 30 a 60 minutos. Después, glasea el pastel.

◆◆◆

Remedios caseros comunes

Los médicos recomiendan succionar la mucosidad de la nariz del bebé para aliviar la congestión de un resfrío. Has oído decir que las compresas frías son la mejor manera de tratar una quemadura y que el vapor es ideal para tratar a un bebé con crup. Pero ¿cómo succionas la nariz de un bebé? ¿Qué es una compresa fría? ¿Y cómo produces suficiente vapor para aliviar la tos? Esta guía de remedios caseros te dará las respuestas.

ALIVIO PARA LOS OJOS

Para los ojos, sumerge un paño limpio en agua tibia, no caliente (pruébala con la parte interior de la muñeca o el antebrazo) y aplícalo sobre el ojo del bebé durante 5 a 10 minutos cada 3 horas.

ALMOHADILLA TÉRMICA

En el caso de un niño pequeño, es más seguro usar una botella de agua caliente. Si usas una almohadilla térmica, lee las instrucciones antes de cada uso, asegú-rate de que la almohadilla y el cordón estén en buenas condiciones, y cubre completamente con un pañal de tela si la almohadilla no tiene una cubierta de paño. Mantenla a baja temperatura, no dejes solo al bebé durante el tratamiento, y no la uses más de 15 minutos a la vez.

ASPIRACIÓN DE SECRECIÓN NASAL

Mantén al bebé en posición vertical y la cabeza en alto, aprieta la pera de goma del aspirador nasal (mira la ilustración en la página 610) y colócala cuidadosamente en uno de los orificios de la nariz. Lentamente, ve soltando la presión sobre la pera de goma para que extraiga la mucosa. Repite con el otro orificio. Si la mucosa es seca y dura, irriga con solución salina (consulta la página siguiente) y vuelve a aspirar.

AUMENTO DE LÍQUIDOS

Si te recomiendan aumentar los líquidos, dale el pecho con frecuencia a un bebé que sólo se alimenta de leche materna y fórmula a un bebé que sólo se alimenta con el biberón (a menos que el pediatra te indique otra cosa). A un bebé mayor de seis meses dale agua entre alimentaciones, si te lo recomienda el médico. Cuando un bebé está bebiendo jugo, dilúyelo mitad jugo y mitad agua. Para un bebé mayor, consulta al pediatra sobre los líquidos de rehidratación. No lo fuerces a tomar líquidos a menos que el médico lo recomiende. Cuando el bebé vomita, es mejor que le des pequeños sorbos espaciados en vez de cantidades mayores. (Consulta las enfermedades específicas para los líquidos recomendados).

Bolsa de Agua Caliente

Llena la bolsa con agua tibia al tacto. Envuelve la bolsa en una toalla o en un pañal de tela antes de aplicarla sobre la piel del bebé.

Bolsa de Hielo

Usa una de esas bolsas de hielo comerciales que guardas en el congelador o una bolsa de plástico llena de cubitos de hielo (y un par de toallas de papel para absorber el hielo derretido), cerrada con una atadura de alambre o una banda elástica. También puedes usar una lata cerrada de jugo congelado concentrado o un paquete cerrado de alimentos congelados. No apliques la bolsa de hielo directamente sobre la piel del bebé.

Compresas Calientes

Consulta "Compresas tibias". Nunca uses compresas calientes en un bebé.

Compresas Frescas

Llena un recipiente con agua fría. Sumerge un paño o una toalla en el agua, escúrrelo y colócalo sobre el área afectada. Repite el proceso cuando el paño ya no esté húmedo y fresco.

Compresas Frías

Llena un recipiente (una cubeta o una nevera portátil de poliestireno es lo mejor) con agua fría y una o dos bandejas de cubitos de hielo. Sumerge un paño limpio en el agua, escúrrelo y colócalo sobre el área afectada. Repite el proceso cuando el paño ya no esté frío.

Compresas Tibias

Llena un recipiente (una cubeta o una nevera portátil de poliestireno es lo mejor) con agua tibia, no caliente (no la deberías sentir incómoda en el antebrazo). Sumerge una toalla pequeña en el agua, escúrrela y colócala sobre el área afectada.

Humidificador

Consulta "Vapor".

Irrigación con Solución Salina

Aunque es posible usar una solución salina casera (añade ⅛ cucharadita de sal a ½ taza de agua hervida y enfriada), las soluciones salinas comerciales son más seguras y vale la pena tenerlas en la casa. Utilizando un gotero pequeño, echa dos gotas en cada orificio nasal para aflojar las durezas y despejar la congestión. Espera de 3 a 5 minutos y succiona con un aspirador nasal.

Remojos Calientes

Llena un recipiente con agua que sientas tolerablemente caliente en la parte interior de la muñeca o el brazo (no en los dedos). Nunca uses agua cuya temperatura no hayas probado primero. Sumerge la parte lesionada en el recipiente.

REMOJOS FRÍOS

Llena un recipiente (una cubeta o una nevera portátil de poliestireno es lo mejor) con agua fría y unos cubitos de hielo. Sumerge la parte lesionada durante 15 a 30 minutos, si es posible. Repite 30 minutos después del primer remojo, si es necesario. No apliques el hielo directamente sobre la piel del bebé.

VAPOR

Usa un humidificador de aire frío o un vaporizador fuera del alcance del bebé para humedecer el ambiente. Para lograr un vapor abundante y rápido en el caso de un bebé con crup (consulta la página 846), cierra la puerta del baño, abre al máximo el grifo de agua caliente de la ducha y llena el cuarto de vapor. Quédate con el bebé en el baño hasta que cese la tos. Si la tos no mejora en unos 10 minutos, consulta al pediatra.

TABLA DE DOSIS DE MEDICAMENTOS PARA LA FIEBRE COMÚN EN NIÑOS PEQUEÑOS*

TYLENOL (ACETAMINOFENO)**	GOTAS	LÍQUIDO EN SUSPENSIÓN
Menos de 3 meses** 7 a 13 libras	½ gotero (40 mg)	
4 a 11 meses** 14 a 20 libras	1 gotero (80 mg)	½ cucharadita
12 a 23 meses 21 a 27 libras	1½ goteros (120 mg)	¾ cucharadita
2 a 3 años 28 a 42 libras	2 goteros (160 mg)	1 cucharadita
MOTRIN O ADVIL (IBUPROFENO)**	GOTAS	LÍQUIDO EN SUSPENSIÓN
4 a 11 meses** 12 a 17 libras	1 gotero (50 mg)	½ cucharadita
12 a 23 meses 18 a 23 libras	1½ goteros (75 mg)	¾ cucharadita
2 a 3 años 24 a 35 libras	2 goteros (100 mg)	1 cucharadita

*No le debes dar aspirina al bebé sin recomendación de un médico.
**Dale la medicación cada 4 a 6 horas según sea necesario, pero no más de 5 dosis en 24 horas.
***Dale la medicación cada 6 a 8 horas según sea necesario, pero no más de 4 dosis en 24 horas.
****No les des medicación a los bebés menores de 12 semanas sin recomendación de un médico.

Infecciones comunes en la infancia

Aunque el médico será quien normalmente diagnosticará las enfermedades de tu bebé, podrías encontrar información básica en estas tablas útiles mientras tratas de determinar la situación y te preparas para recibir el consejo del pediatra. Los síntomas están enumerados en el orden en que es posible que aparezcan en el curso de cada enfermedad, y los sarpullidos se presentan por separado para una rápida y fácil comparación. Pero ten en cuenta que no todos los niños presentarán el mismo caso en cada infección, ya que pueden variar los síntomas y la duración.

Los detalles de cómo tratar síntomas específicos (como tos, diarrea o comezón, por ejemplo) o cómo manejar la fiebre, no aparecen en las tablas para evitar repetición. Para información acerca de cómo tratar síntomas, consulta la página 608, y para tratar la fiebre, la página 634.

Algo más para recordar: aunque estas tablas te digan todo lo que deseas saber sobre una infección particular de la infancia, recuerda que no son un sustituto del consejo médico. Consulta al pediatra según se recomienda.

| ENFERMEDAD/ TEMPORADA/ SUSCEPTIBILIDAD | SÍNTOMAS | |
	SIN SARPULLIDO (los números indican el orden de aparición)	SARPULLIDO
AMIGDALITIS Consulta **Dolor de garganta.**		
AMIGDALITIS ESTREPTOCÓCICA **Temporada:** entre octubre y abril. **Susceptibilidad:** más común entre los niños de edad escolar.	*Amigdalitis crónica en niños pequeños:* moqueo; temperatura fluctuante; irritación; pérdida de apetito; apariencia pálida. *Amigdalitis estreptocócica en niños más grandes:* fiebre alta; garganta rojiza con pus; dificultad para tragar; amígdalas y glándulas inflamadas; dolor abdominal.	Por lo general, ninguno. Un sarpullido de escarlatina es posible en los niños mayores (consulta **Escarlatina**.)
BRONQUIOLITIS (inflamación de las ramas pequeñas del árbol bronquial) **Temporada:** virus respiratorios sincitiales (RSV), invierno y primavera; virus de la parainfluenza (PIV), otoño. **Susceptibilidad:** mayor en los niños menores de 2 años, especialmente los menores de 6 meses, o con antecedentes familiares de alergia.	1. Síntomas de frío. 2. *Unos pocos días después:* respiración agitada y poco profunda; tos más pronunciada; silbido al espirar; fiebre no muy alta durante unos 3 días. *A veces:* el pecho parece no expandirse al aspirar; color pálido o azulado.	Ninguno.

CAUSA/ TRANSMISIÓN/ INCUBACIÓN/ DURACIÓN	LLAMADA AL MÉDICO/ TRATAMIENTO/DIETA	PREVENCIÓN/ REPETICIÓN/ COMPLICACIONES
Causa: bacterias estreptocócicas del Grupo A. **Transmisión:** por contacto directo con una persona infectada desde 1 día antes del comienzo de la enfermedad hasta 6 días después, pero los antibióticos reducen el contagio a 24 horas. Altamente contagiosa. **Incubación:** de 2 a 5 días. **Duración:** por lo general alrededor de 1 semana, pero la variante crónica en niños pequeños con moqueo e irritación general puede durar 6 semanas. De 1 a 2 semanas en bebés más grandes.	**Llama al médico** inicialmente para diagnóstico (un cultivo de la nariz o la garganta lo confirmarán); llama nuevamente si la fiebre no baja en 2 días, o si aparecen nuevos síntomas. **Tratamiento:** sintomático. Antibióticos para matar las bacterias y prevenir complicaciones. **Dieta:** los alimentos blandos y fríos podrían ser más fáciles de tolerar en un bebé al que ya se le han comenzado a dar sólidos. Líquidos.	**Prevención:** aislamiento de las personas infectadas, y una buena higiene. **Repetición:** posible. **Complicaciones:** una infección no tratada puede propagarse a las orejas, mastoides, senos nasales, piel (impétigo), pulmones, cerebro, riñones. La fiebre reumática es menos común, pero ocurre en niños pequeños; también dolor en las articulaciones y sarpullidos.
Causa: varios virus, por lo general RSV. **Transmisión:** generalmente a través de secreciones respiratorias por contacto directo o en objetos de la casa. **Incubación:** varía con el organismo causante; por lo general 2 a 8 días. **Duración:** a fase aguda podría durar sólo 3 días; la tos, de 1 a 3 semanas o más.	**Llama al médico inmediatamente** si el niño tiene dificultades para respirar **o ve a la sala de emergencia** si no puedes contactar al pediatra. **Tratamiento:** un broncodilatador (para abrir las vías respiratorias). De no dar resultado, hospitalización. **Dieta:** si puede alimentarse por la boca, alimentaciones frecuentes en porciones pequeñas.	**Prevención:** lavarse muy bien las manos, limitar la exposición de los niños en alto riesgo. Las inyecciones mensuales para los niños de alto riesgo pueden reducir la seriedad de la infección y las tasas de hospitalización (consulta la página 625). **Repetición:** puede repetirse, pero los síntomas podrían ser más leves. **Complicaciones:** falla cardíaca; asma bronquial.

ENFERMEDAD/ TEMPORADA/ SUSCEPTIBILIDAD	SÍNTOMAS	
	SIN SARPULLIDO	**SARPULLIDO**
	(los números indican el orden de aparición)	
CONJUNTIVITIS (inflamación de la conjuntiva, o membrana que recubre la parte blanca del ojo)	*Dependiendo de la causa, podría incluir:* ojos sanguinolentos; ojos llorosos; secreción; ardor; picazón; sensibilidad a la luz. Por lo general comienza en un ojo, pero puede pasar al otro.	Ninguno.
CRUP (laringotraqueítis aguda) **Temporada:** varía; por lo general, empeora por la noche. **Susceptibilidad:** niños pequeños.	Ronquera; tos aguda de perro; cacareo o resoplido al respirar (sonido estridente). *A veces:* dificultad para respirar.	Ninguno.

CAUSA/ TRANSMISIÓN/ INCUBACIÓN/ DURACIÓN	LLAMADA AL MÉDICO/ TRATAMIENTO/DIETA	PREVENCIÓN/ REPETICIÓN/ COMPLICACIONES
Causa: muchas, incluyendo virus, bacterias, alérgenos, irritantes ambientales, conducto lagrimal obstruido (consulta la página 230), clamidia. **Transmisión:** para organismos infecciosos, ojo-mano-ojo. **Incubación:** generalmente breve. **Duración:** varía: virus, de 2 días a 3 semanas (puede hacerse crónico); bacterias, unas 2 semanas; otros, hasta que se remueva el alérgeno o el irritante, o se destape la obstrucción del conducto lagrimal.	**Llama al médico** para confirmar el diagnóstico; **llama nuevamente** si la condición empeora o si no empieza a mejorar. **Tratamiento:** remojo (consulta "Alivio para los ojos" en la página 840); sábanas y toallas separadas para impedir la propagación; eliminación de irritantes, como el humo del tabaco; gotas o ungüento recetados para infecciones bacterianas y herpes, posiblemente por conjuntivitis viral (para prevenir la infección secundaria) y para aliviar la incomodidad de la reacción alérgica.	**Prevención:** buena higiene (toallas separadas cuando un miembro de la familia está infectado); evitar alérgenos y otros irritantes. **Repetición:** algunas personas son más propensas y tienen mayor probabilidad de repetir la condición. **Complicaciones:** inflamación ocular crónica; daño a los ojos por las numerosas repeticiones de la condición.
Causa: virus; ataques repentinos por la noche conocidos como "crup espasmódico". **Transmisión:** probablemente de persona a persona; objetos contaminados. **Incubación:** 2 días (por lo general, le sigue a un resfrío o gripe). **Duración:** puede volver a presentarse después de varios días.	**Llama al médico inmediatamente** si el vapor no produce alivio; si tiene un tono azulado, los labios azulados, si babea en exceso, si emite un sonido estridente al respirar o tiene dificultad para respirar; o si crees que ha inhalado un objeto. **Tratamiento inicial:** vapor (consulta la página 842). El crup espasmódico generalmente se alivia luego de un baño de vapor o de respirar el aire frío de la noche. **Seguimiento:** humidificador. Duerme en la misma habitación del bebé para calmarlo y para estar preparada en caso de que tenga otro ataque, o usa un monitor para que lo puedas oír y responder inmediatamente.	**Prevención:** humidifica el aire que respira el bebé resfriado o con gripe. **Repetición:** tiende a repetirse en algunos niños. **Complicaciones:** problemas para respirar; neumonía; infección de oído unos 5 días después de recuperarse.

ENFERMEDAD/ TEMPORADA/ SUSCEPTIBILIDAD	SÍNTOMAS	
	SIN SARPULLIDO (los números indican el orden de aparición)	SARPULLIDO
DOLOR DE GARGANTA, VIRAL (amigdalitis: faringitis) **Temporada:** otoño, invierno y primavera. **Susceptibilidad:** más frecuente en los niños mayores.	Fiebre moderada (101°F a 103°F); cansancio; dolor o malestar en la garganta; dificultad para tragar; irritabilidad y fastidio. La garganta luce roja y las amígdalas podrían estar inflamadas. *A veces:* ronquera, tos y conjuntivitis, particular- mente si es causado por adenovirus.	Ninguno.
ENCEFALITIS (inflamación del cerebro) **Temporada:** depende de la causa. **Susceptibilidad:** varía según la causa.	Fiebre; somnolencia; dolor de cabeza, vómitos. *A veces:* discapacidad neurológica.	Ninguno.

CAUSA/ TRANSMISIÓN/ INCUBACIÓN/ DURACIÓN	LLAMADA AL MÉDICO/ TRATAMIENTO/DIETA	PREVENCIÓN/ REPETICIÓN/ COMPLICACIONES
Causa: varios virus, más frecuentemente adenovirus; también enterovirus. (El dolor crónico de garganta podría deberse a alergia; humo del tabaco, aire caluroso y seco, u otros factores). **Transmisión:** depende del virus causante; probable-mente vía respiratoria con adenovirus. **Incubación:** depende del virus causante: 2 a 14 días con adenovirus. **Duración:** 1 a 10 días.	**Llama al médico** si sospe-chas que el bebé tiene dolor de garganta para que el médico pueda determinar la causa. **Tratamiento:** sintomático. Acetaminofeno para el dolor. (Los bebés son demasiado pequeños para hacer gárgaras o para chupar pastillas para la garganta). NO LE DES ASPIRINA debido al riesgo del síndrome de Reye. **Dieta:** los alimentos blan-dos y fríos pueden ser más fáciles de tolerar en el caso del bebé que ya come sóli-dos. Líquidos.	**Prevención:** aislamiento de la persona infectada y una buena higiene. En el caso del dolor de garganta crónico, eliminar la causa (eliminación del humo en el ambiente, por ejemplo). **Repetición:** posible. **Complicaciones:** impro-bables, excepto en niños con inmunosupresión.
Causa: a menudo una complicación de otra enfer-medad viral. **Transmisión:** depende de la causa; algunos virus son transmitidos vía insectos. **Incubación:** depende de la causa. **Duración:** varía.	**Llama al médico inme-diatamente o ve a la sala de emergencia** si sospe-chas de encefalitis. **Tratamiento:** hospitaliza-ción. **Dieta:** si puede alimentarse por la boca, alimentaciones frecuentes en porciones pequeñas.	**Prevención:** vacunación contra las enfermedades para las cuales esto es una complicación (por ejemplo, sarampión). **Repetición:** poco proba-ble. **Complicaciones:** daño neurológico; puede ser fatal.

ENFERMEDAD/ TEMPORADA/ SUSCEPTIBILIDAD	SÍNTOMAS	
	SIN SARPULLIDO	**SARPULLIDO**
	(los números indican el orden de aparición)	
ENFERMEDAD DE LYME **Temporada:** del 1 de mayo al 30 de noviembre, con la mayoría de los casos en junio y julio. **Susceptibilidad:** todos; mayor concentración de casos en el nordeste de los Estados Unidos, pero la enfermedad se está propagando.	1. o 2. *A menudo:* cansancio; dolor de cabeza; fiebre y escalofríos; dolor muscular generalizado; glándulas inflamadas cerca del lugar de la picadura. *A veces:* inflamación alrededor de los ojos; cambios de comportamiento esporádicos debido a que afecta el sistema nervioso; dolor de garganta; tos seca; rara vez, conjuntivitis. 3. *De semanas a años después:* dolor en las articulaciones (artritis); anomalías cardíacas.	1. *Normalmente (aunque no siempre):* un sarpullido rojo con un puntito en el lugar de la picadura, que suele expandirse de días a semanas para formar un sarpullido rojo mayor. 2. *A veces:* si la enfermedad se propaga, se desarrollan múltiples sarpullidos similares, pero a menudo más pequeños que la lesión inicial.
ENFERMEDAD MANO-PIE-BOCA **Temporada:** verano y otoño en climas templados. **Susceptibilidad:** mayor en los bebés y en los niños pequeños.	1. Fiebre; pérdida de apetito. *A menudo:* dolor de garganta y de boca (incomodidad para tomar el pecho); dificultad para tragar.	2. *En 2 o 3 días:* lesiones en la boca; después en los dedos, quizás los pies, las nalgas, a veces los brazos, las piernas y menos a menudo la cara. Las lesiones en la boca generalmente se ampollan.
EPIGLOTITIS (inflamación de la epiglotis) **Temporada:** los meses de invierno en climas templados. **Susceptibilidad:** no es común en los niños menores de 2 años.	Voz apagada; dificultad para respirar y tragar; babeo. Una fiebre alta repentina es típica. El niño parece enfermo. *A veces:* tos de tono grave; lengua que sobresale; fiebre.	Ninguno.

CAUSA/ TRANSMISIÓN/ INCUBACIÓN/ DURACIÓN	LLAMADA AL MÉDICO/ TRATAMIENTO/DIETA	PREVENCIÓN/ REPETICIÓN/ COMPLICACIONES
Causa: una espiroqueta. **Transmisión:** se propaga por la picadura de la garrapata del venado, del tamaño de la cabeza de un alfiler (que portan ciervos, ratones y otros animales, y pueden saltar de ellos a los seres humanos), y posiblemente por otras garrapatas. Como estos insectos tardan mucho tiempo en inyectar la bacteria, sacarla rápidamente podría prevenir la infección. **Incubación:** de 3 a 32 días. **Duración:** sin tratamiento, posiblemente años.	**Llama al médico** si aparece sarpullido u otros síntomas. **Tratamiento:** los antibióticos son efectivos, incluso en etapas tardías. **Dieta:** ningún cambio.	**Prevención:** ropa protectora en zonas infestadas; estar alerta a posibles picaduras de garrapatas; remoción *rápida* de las garrapatas. **Repetición:** posible; no hay una inmunidad duradera. **Complicaciones:** anomalías neurológicas, cardíacas, motrices. *Para información más actualizada, llama a la línea telefónica de la Enfermedad de Lyme: 800-886-LYME.*
Causa: virus de Coxsackie. **Transmisión:** de boca a boca; de la caquita a la mano y a la boca. **Incubación:** de 3 a 6 días. **Duración:** aproximadamente una semana.	**Llama al médico** para confirmar el diagnóstico. **Tratamiento:** sintomático (consulta la página 608). **Dieta:** los alimentos blandos serán más cómodos.	**Prevención:** ninguna. **Repetición:** posible. **Complicaciones:** ninguna.
Causa: bacterias, a menudo hemophilus influenzae (Hib). **Transmisión:** probablemente de persona a persona, o inhalación de gotitas. **Incubación:** menos de 10 días. **Duración:** 4 a 7 días o más.	**Llama al 911 inmediatamente o ve a la sala de emergencia.** Mientras esperas ayuda, mantén al bebé erguido, inclinado hacia adelante, con la boca abierta y la lengua afuera. **Tratamiento:** hospitalización; abrir las vías respiratorias; antibióticos.	**Prevención:** vacuna para la Hib. **Repetición:** ligera posibilidad. **Complicaciones:** puede ser fatal sin una rápida atención médica.

ENFERMEDAD/ TEMPORADA/ SUSCEPTIBILIDAD	SÍNTOMAS	
	SIN SARPULLIDO (los números indican el orden de aparición)	**SARPULLIDO**
ESCARLATINA **Temporada:** todo el año, pero es más común en los meses fríos. **Susceptibilidad:** mayor entre los niños en edad escolar; menos frecuente en los menores de 3 años y en los adultos.	Similar a la amigdalitis estreptocócica, pero a menudo anunciada por vómitos y caracterizada por un sarpullido. Los niños pequeños normalmente no presentan dolor o irritación de garganta; en cambio, es probable que se vean páli-dos (y, por lo general, con aspecto de enfermitos).	Sarpullido rojo brillante en el rostro, la ingle y las axilas; se propaga al resto del cuerpo y los miembros; deja la piel áspera, que se va pelando.
GRIPE (influenza) **Temporada:** con más fre-cuencia en los meses fríos; a menudo en epidemias. **Susceptibilidad:** cualquier persona, pero los más ancia-nos y los más pequeños pueden enfermarse más.	*A veces:* no se manifiestan. 1. *Por lo general, manifesta-ción repentina de:* fiebre (100ºF a 104ºF); escalofríos, malestar; tos seca e impro-ductiva; diarrea/vómitos. 2. *A menudo, 3 o 4 días después del comienzo de la enfermedad:* síntomas de resfrío. *Pueden incluir:* fiebre inter-mitente o variable, malestar, dolor de cabeza, leve rigidez del cuello; y dolores muscula-res. 3. *A veces, durante las siguientes 1 a 2 semanas:* tos productiva; cansancio. *En algunos casos:* a medida que la enfermedad avanza: dolor de cabeza, cansancio, malestar y dolores, además de afectar el sistema nervioso. 4. *Enfermedad tardía, si no se trata:* artritis crónica, especialmente en las rodillas; afecta más al sistema nervio-so; rara vez, daño cardíaco.	Ninguno.

CAUSA/ TRANSMISIÓN/ INCUBACIÓN/ DURACIÓN	LLAMADA AL MÉDICO/ TRATAMIENTO/DIETA	PREVENCIÓN/ REPETICIÓN/ COMPLICACIONES
Causa: bacteria estreptocócica. **Transmisión:** contacto directo con una persona infectada. **Incubación:** de 2 a 5 días. **Duración:** aproximadamente 1 semana en los bebés menores de 6 meses, aunque el moqueo y la irritabilidad general pueden durar 6 semanas; aproximadamente 1 a 2 semanas en los bebés mayorcitos.	Consulta **Amigdalitis estreptocócica.**	**Prevención:** aislamiento de las personas infectadas por lo menos hasta que hayan tenido un día o dos de antibióticos, y una buena higiene preventiva. **Repetición:** puede ocurrir. **Complicaciones:** Consulta **Amigdalitis estreptocócica.**
Causa: influenza A, influenza B. **Transmisión:** inhalación de gotitas respiratorias; uso de artículos contaminados. Contagiosa desde 5 días antes de la aparición de los síntomas. **Incubación:** 1 a 2 días. **Duración:** fase aguda, unos pocos días; fase convaleciente, 1 a 2 semanas.	**Llama al médico** si el bebé tiene menos de 6 meses, si los síntomas son severos o continúan durante 3 días, o si la fiebre es superior a los 102°F. **Tratamiento:** sintomático; en los casos más serios podrían recetarse fármacos antivirales. NO LE DES ASPIRINA debido al riesgo del síndrome de Reye. **Dieta:** líquidos adicionales.	**Prevención:** vacunación anual para todos los bebés de más de 6 meses; evitar las multitudes en la temporada de gripe; lavarse bien las manos. **Repetición:** común. **Complicaciones:** infecciones bacterianas secundarias; otitis media, crup, neumonía.

ENFERMEDAD/ TEMPORADA/ SUSCEPTIBILIDAD	SÍNTOMAS	
	SIN SARPULLIDO (los números indican el orden de aparición)	**SARPULLIDO**
HERPANGINA **Temporada:** principalmente, verano y otoño en climas templados. **Susceptibilidad:** mayor en los bebés y niños pequeños. Se presenta sola o con otras enfermedades.	1. Fiebre (100°F a 104°F, incluso hasta 106°F); dolor de garganta. 1 o 3. Dolor al tragar. *A veces:* vómitos; pérdida del apetito; diarrea; dolor abdominal; somnolencia.	2. Úlceras y ampollas de un blanco grisáceo en la parte posterior de la boca o la garganta (entre 5 a 20).
HERPES SIMPLE (herpes labial, herpes bucal) **Temporada:** cualquiera, pero el sol puede precipitar el brote del virus. **Susceptibilidad:** la mayoría de las infecciones primarias ocurre en la infancia.	*Infección primaria:* fiebre (puede llegar a 106°F); dolor de garganta; glándulas inflamadas; babeo; mal aliento; pérdida de apetito. *A menudo:* ningún síntoma. *Brotes posteriores:* *Posiblemente:* dolor de cabeza. También puede producirse una infección en el ojo.	*Infección primaria:* llagas en las membranas mucosas de la boca. *Brotes posteriores:* se forma una pápula en el labio o cerca del labio, cosquilleo y picazón, después se ampolla y supura (etapa dolorosa), finalmente cortezas y costras (puede picar).
HIDROFOBIA Consulta **Rabia.**		
INFECCIONES DE LAS VÍAS RESPIRATORIAS SUPERIORES (URI) Consulta **Resfrío común** (página 606) y **Gripe.**		
INFECCIONES DE OÍDO (Otitis media) Consulta la página 616.		

CAUSA/ TRANSMISIÓN/ INCUBACIÓN/ DURACIÓN	LLAMADA AL MÉDICO/ TRATAMIENTO/DIETA	PREVENCIÓN/ REPETICIÓN/ COMPLICACIONES
Causa: virus de Coxsackie. **Transmisión:** de boca a boca; de caquita a mano a boca. **Incubación:** de 3 a 6 días. **Duración:** de 4 a 7, pero la cicatrización puede tardar de 2 a 3 semanas.	**Llama al médico** para confirmar el diagnóstico. **Llámalo inmediatamente** si el bebé tiene convulsiones u otros síntomas. **Tratamiento:** sintomático (consulta la página 608). **Dieta:** los alimentos blandos serán más convenientes.	**Prevención:** ninguna. **Repetición:** posible. **Complicaciones:** ninguna.
Causa: el virus del herpes simple (HSV) permanece en el cuerpo y puede ser reactivado por el sol, el estrés, la dentición, un resfrío, la fiebre. **Transmisión:** contacto directo con la lesión, saliva, caquita, orina o secreción ocular; o con artículos caseros dentro de pocas horas de la contaminación. **Incubación:** posiblemente, de 2 a 12 días. **Duración:** las costras se caen al término de 3 semanas.	**Llama al médico** si el bebé parece enfermo (a menos que tenga menos de tres meses, en cuyo caso llámalo inmediatamente). **Tratamiento:** un ungüento de venta libre (NO cortisona) puede ser de ayuda; remedios antivirales en los niños de alto riesgo. **Dieta:** para la infección primaria, alimentos suaves, no ácidos; durante brotes posteriores, el yogur natural con cultivos vivos puede ser de ayuda.	**Prevención:** evitar los factores desencadenantes en la medida de lo posible. **Repetición:** la infección latente puede manifestarse en cualquier momento. **Complicaciones:** si afecta al ojo.

ENFERMEDAD/ TEMPORADA/ SUSCEPTIBILIDAD	SÍNTOMAS	
	SIN SARPULLIDO	**SARPULLIDO**
	(los números indican el orden de aparición)	
INFECCIONES VIRALES NO ESPECÍFICAS **Temporada:** principalmente en verano. **Susceptibilidad:** principalmente, niños pequeños.	*Varía, pero podrían incluir:* fiebre; pérdida del apetito; diarrea.	Se presentan varios tipos de sarpullidos con estas infecciones.
MENINGITIS (inflamación de las membranas alrededor del cerebro y/o la médula espinal). **Temporada:** varía según el organismo causante; para Hib, invierno. **Susceptibilidad:** depende del organismo causante; para Hib, mayor en los bebés y los niños pequeños.	Fiebre; llanto agudo; mareo; irritabilidad; pérdida del apetito; vómitos; fontanela saliente. *En los niños mayorcitos, también:* rigidez en el cuello; sensibilidad a la luz; visión borrosa y otros signos de enfermedades neurológicas.	Ninguno.
MENINGOENCEFALITIS (una combinación de meningitis y encefalitis) Consulta **Meningitis** y **Encefalitis.**		
NEUMONÍA (inflamación de los pulmones) **Temporada:** varía según el factor causante. **Susceptibilidad:** cualquier persona, pero en especial los muy jóvenes, los muy ancianos y los que padecen de enfermedades crónicas.	*Comúnmente, después de un resfrío u otras enfermedades, el bebé parece empeorar repentinamente, con:* aumento de fiebre; tos productiva; respiración rápida; coloración azulada; respiración silbante, áspera y/o dificultad para respirar; hinchazón y dolor abdominal.	Ninguno.

CAUSA/ TRANSMISIÓN/ INCUBACIÓN/ DURACIÓN	LLAMADA AL MÉDICO/ TRATAMIENTO/DIETA	PREVENCIÓN/ REPETICIÓN/ COMPLICACIONES
Causa: varios enterovirus. **Transmisión:** de caquita a mano y boca; posiblemente, boca a boca. **Incubación:** de 3 a 6 días. **Duración:** por lo general, unos pocos días.	**Llama al médico** para confirmar el diagnóstico; **llámalo nuevamente** si el bebé parece empeorar o si aparecen nuevos síntomas. **Tratamiento:** sintomático. **Dieta:** líquidos adicionales para la diarrea y fiebre (consulta las páginas 615, 634).	**Prevención:** ninguna. **Repetición:** común. **Complicaciones:** muy raras.
Causa: muy a menudo, bacterias, como Hib, neumococo o meningococo; también virus, que causan una enfermedad menos grave. **Transmisión:** depende del organismo. **Incubación:** varía según el organismo; para Hib, probablemente menos de 10 días. **Duración:** varía.	**Llama al médico inmediatamente** si sospechas de meningitis, **o ve a la sala de emergencia** si no puedes localizar al médico. **Tratamiento:** para la meningitis viral, sintomático; para la bacteriana, se requiere hospitalización; antibióticos. **Dieta:** líquidos adicionales para la fiebre.	**Prevención:** vacunación PCV; vacuna Hib para infecciones causadas por Hib. **Repetición:** posible. **Complicaciones:** las variantes virales por lo general no producen daño a largo plazo; Hib y otras formas bacterianas pueden dejar daños neurológicos duraderos.
Causa: varios organismos, incluyendo bacterias; hongos, virus y protozoos, como también irritación por una sustancia química u otra sustancia u objeto inhalados. **Transmisión:** varía según la causa. **Incubación:** varía según la causa. **Duración:** varía según la causa.	**Llama al médico** en caso de tos persistente, o si el bebé ligeramente enfermo parece empeorar o le aumentan la fiebre o la tos; **llama inmediatamente o ve a la sala de emergencia** si el bebé tiene dificultad para respirar, si se pone de un color azulado o se ve muy enfermo. **Tratamiento:** sintomático. La mayoría de los casos pueden ser tratados en la casa. Antibióticos, si es necesario. **Dieta:** líquidos; nutrición adecuada.	**Prevención:** vacuna Hib para infecciones causadas por Hib; protección de los bebés susceptibles contra la enfermedad. **Repetición:** muchas variantes pueden repetirse. **Complicaciones:** más riesgosas para los bebés debilitados por otras enfermedades, con bajo peso al nacer o por ser prematuros.

ENFERMEDAD/ TEMPORADA/ SUSCEPTIBILIDAD	SÍNTOMAS	
	SIN SARPULLIDO	**SARPULLIDO**
	(los números indican el orden de aparición)	
OTITIS MEDIA Consulta la página 616.		
PAPERAS **Temporada:** fines de invierno y primavera. **Susceptibilidad:** cualquier persona que no sea inmune.	1. *A veces:* dolor impreciso; fiebre; pérdida del apetito. 2. *Generalmente:* inflamación de las glándulas salivares en uno o en ambos lados de la mandíbula, y por debajo de la oreja; dolor de oído, dolor al masticar, o al consumir alimentos o bebidas ácidos o agrios; inflamación de otras glándulas salivares. No se presenta ningún tipo de síntoma en un 30% de los casos.	Ninguno.
QUINTA ENFERMEDAD (eritema infeccioso) **Temporada:** comienzo de primavera. **Susceptibilidad:** mayor en los niños de 2 a 12 años.	*A veces:* dolor de garganta, dolor de cabeza, ojos rojos, cansancio, fiebre ligera o picazón. *Rara vez:* dolor en las articulaciones.	1. Enrojecimiento intenso del rostro (como si le hubieran dado una bofetada). 2. *Al día siguiente:* la erupción se extiende a brazos y piernas. 3. *Tres días después:* sarpullido en las superficies interiores, dedos de las manos y los pies, tronco y/o nalgas. 4. El sarpullido puede reaparecer cada tanto ante la exposición al calor (baño, sol) durante 2 a 3 semanas.

CAUSA/ TRANSMISIÓN/ INCUBACIÓN/ DURACIÓN	LLAMADA AL MÉDICO/ TRATAMIENTO/DIETA	PREVENCIÓN/ REPETICIÓN/ COMPLICACIONES
Causa: virus de las paperas. **Transmisión:** por lo general, 1 o 2 días (pero podría tardar hasta 7 días) antes de que se manifieste hasta 9 días después, vía contacto directo con secreciones respiratorias. **Incubación:** generalmente 16 a 18 días, pero puede ser de 12 a 25. **Duración:** 5 a 7 días.	**Llama al médico** para el diagnóstico; **llámalo de nuevo inmediatamente** si hay vómitos, mareo; posible dolor de cabeza, rigidez en la espalda o el cuello, u otros signos de meningoencefalitis, ya sea junto o después de las paperas. **Tratamiento:** sintomático para la fiebre y el dolor; aplicación de compresas frescas en las mejillas. **Dieta:** dieta suave sin alimentos ácidos ni agrios.	**Prevención:** vacuna MMR. **Repetición:** poco común. **Complicaciones:** meningoencefalitis; otras complicaciones son poco comunes en los bebés, pero pueden ser graves en los varones después de la pubertad debido a la inflamación de los testículos.
Causa: parvovirus humano. **Transmisión:** probablemente persona a persona. **Incubación:** de 4 a 14 días; por lo general, de 12 a 14. **Duración:** de 3 a 10 días, pero el sarpullido puede reaparecer cada tanto por unas 3 semanas.	**Llama al médico** sólo si necesitas que te confirme el diagnóstico o si aparecen otros síntomas. **Tratamiento:** ninguno. **Dieta:** ningún cambio.	**Prevención:** ninguna. **Repetición:** posible. **Complicaciones:** sólo en quienes tienen deficiencias inmunológicas. Las embarazadas deben informar a sus médicos si se exponen a la enfermedad debido a un ligero riesgo al feto.

ENFERMEDAD/ TEMPORADA/ SUSCEPTIBILIDAD	SÍNTOMAS	
	SIN SARPULLIDO (los números indican el orden de aparición)	SARPULLIDO
RABIA **Temporada:** cualquier momento, pero hay más animales rabiosos en el verano. **Susceptibilidad:** cualquier persona.	1. Dolor localizado o irradiado, ardor, sensación de frío, picazón, hormigueo en el lugar de la mordedura. 2. Fiebre ligera (101ºF a 102ºF); somnolencia: dolor de cabeza; pérdida del apetito; náusea; dolor de garganta; tos; irritabilidad; sensibilidad a la luz y el ruido; dilatación de las pupilas; frecuencia cardíaca acelerada: respiración poco profunda; babeo excesivo, ojos llorosos, sudor. 3. *De 2 a 10 días después:* ansiedad e inquietud crecientes; problemas de visión; parálisis facial; fiebre de hasta 103ºF. *A menudo:* miedo al agua; babeo espumoso. 4. *Unos tres días después:* parálisis.	Ninguno.
ROSÉOLA **Temporada:** todo el año, pero más frecuente en primavera y otoño. **Susceptibilidad:** mayor en los bebés y los niños pequeños.	1. Irritabilidad; pérdida del apetito; fiebre (102ºF a 105ºF). *A veces:* moqueo; glándulas inflamadas; convulsiones. 2. *En el tercer o cuarto día:* la fiebre baja y el bebé parece mejor.	3. Puntos tenues de color rosa que se vuelven blancos cuando se aplica presión, en el cuerpo, el cuello, los antebrazos y a veces la cara y las piernas. El sarpullido aparece después de que baja la fiebre. En algunos casos, es posible que no se presente sarpullido.

CAUSA/ TRANSMISIÓN/ INCUBACIÓN/ DURACIÓN	LLAMADA AL MÉDICO/ TRATAMIENTO/DIETA	PREVENCIÓN/ REPETICIÓN/ COMPLICACIONES
Causa: virus de la rabia. **Transmisión:** por la mordedura de un animal infectado; rara vez, por lamer una herida abierta; raspaduras o escoriaciones; posiblemente exposición cercana a un murciélago o algún otro animal con rabia (como zorro, zorrillo o mapache). **Incubación:** de 5 días a un año o más; el promedio es de dos meses. **Duración:** unas 2 semanas desde el comienzo de los síntomas hasta el punto de la parálisis.	**Llama al médico** después de la mordedura de un animal o si encuentras un murciélago en la habitación del niño. **Tratamiento:** controla el animal; consulta las instrucciones de primeros auxilios para mordeduras (página 653). Profilaxis posterior a la exposición (PEP, por sus siglas en inglés) con inmunoglobulina para la rabia en humanos (HRIG) y vacuna de células diploides humanas (HDCV) se administran si no es posible encontrar al animal o si resulta estar infectado; se aplica un refuerzo de tétanos si es necesario. Hospitalización si la enfermedad persiste. **Dieta:** no hay cambios.	**Prevención:** vacunación de mascotas y personas de alto riesgo; enseñarles a los niños pequeños a ser cautelosos con los animales desconocidos o salvajes (y mantener a los bebés lejos de ellos); esfuerzos de la comunidad para mantener a los perros callejeros fuera de las calles y a la población de animales salvajes libres de rabia. **Repetición:** ninguna. **Complicaciones:** la enfermedad es fatal si se deja que siga su curso natural sin ser tratada. Una vez que aparecen los síntomas, la tasa de mortalidad es elevada, aun con tratamiento.
Causa: virus del herpes humano, tipos 6 y 7 (HHV-6, HHV-7). **Transmisión:** de las secreciones respiratorias de los miembros de la familia y contactos cercanos, que podrían estar sanos. **Incubación:** de 9 a 19 días. **Duración:** de 3 a 6 días.	**Llama al médico** para confirmar el diagnóstico; llámalo de nuevo si la fiebre persiste por 4 o 5 días, si el bebé sufre convulsiones o si parece enfermo. **Tratamiento:** sintomático. **Dieta:** más líquidos por la fiebre.	**Prevención:** ninguna conocida. **Repetición:** inusual en personas sanas. **Complicaciones:** muy poco común. Pueden ocurrir breves convulsiones febriles en el 10 por ciento de los casos a causa de la fiebre elevada.

ENFERMEDAD/ TEMPORADA/ SUSCEPTIBILIDAD	SÍNTOMAS	
	SIN SARPULLIDO	**SARPULLIDO**
	(los números indican el orden de aparición)	
RUBEOLA **Temporada:** fines de invierno y comienzos de primavera. **Susceptibilidad:** cualquier persona que no sea inmune.	Ninguno en el 25% al 50% de los casos. 1. *A veces:* fiebre ligera; glándulas del cuello inflamadas.	2. Puntitos pequeños (1/10 pulgada), planos y rojizos en la cara. 3. El sarpullido se propaga al cuerpo y, a veces, al paladar.
SARAMPIÓN **Temporada:** invierno y primavera. **Susceptibilidad:** cualquier persona que no sea inmune.	1. *Durante 1 o 2 días:* fiebre; moqueo; ojos rojos y llorosos; tos seca. *A veces:* diarrea; inflamación de las glándulas.	2. Pequeños puntitos como granos de arena aparecen dentro de las mejillas; podrían sangrar. 3. Un sarpullido apagado, rojizo, ligeramente elevado comienza en la frente, detrás de las orejas, y luego se extiende hacia abajo dando una coloración rojiza.

CAUSA/ TRANSMISIÓN/ INCUBACIÓN/ DURACIÓN	LLAMADA AL MÉDICO/ TRATAMIENTO/DIETA	PREVENCIÓN/ REPETICIÓN/ COMPLICACIONES
Causa: virus de la rubeola. **Transmisión:** de 7 a 10 días antes de que aparezca el sarpullido hasta posiblemente 7 días después de su aparición, ya sea por contacto de una persona a otra por el aire o por el contacto cercano con una persona enferma. **Incubación:** de 14 a 21 días; por lo general de 16 a 18. **Duración:** de unas pocas horas a 4 a 5 días.	**Llama al médico** si una embarazada no inmune se expone a la enfermedad. **Tratamiento:** sintomático. **Dieta:** líquidos adicionales.	**Prevención:** vacuna (MMR). **Repetición:** ninguna; un caso confiere inmunidad. **Complicaciones:** muy rara vez, trombocitopenia o encefalitis. El riesgo es principalmente al feto si una embarazada no inmune queda expuesta.
Causa: virus del sarampión. **Transmisión:** contacto directo con gotitas desde 2 días antes hasta 4 días después que aparece el sarpullido. **Incubación:** de 8 a 12 días. **Duración:** aproximadamente una semana.	**Llama al médico** para el diagnóstico; **vuelve a llamarlo inmediatamente** si la tos se vuelve más seria, si se presentan convulsiones o síntomas de neumonía, encefalitis u otitis media, o si la fiebre sube después de haber bajado. **Tratamiento:** sintomático; compresas tibias, luces bajas si los ojos son sensibles (aunque las luces brillantes no son dañinas). **Dieta:** líquidos adicionales para la fiebre.	**Prevención:** vacuna (MMR); estricto aislamiento de las personas infectadas. **Repetición:** ninguna. **Complicaciones:** otitis media, neumonía, encefalitis; puede ser fatal.

ENFERMEDAD/ TEMPORADA/ SUSCEPTIBILIDAD	SÍNTOMAS	
	SIN SARPULLIDO	**SARPULLIDO**
	(los números indican el orden de aparición)	
SÍNDROME DE REYE **Temporada:** principalmente invierno y primavera. **Susceptibilidad:** principalmente los niños a quienes se les dan aspirinas durante una enfermedad viral como varicela o gripe. Es una enfermedad poco común.	*1 a 7 días después de una infección viral:* vómitos; pérdida del apetito; diarrea; dolor abdominal; somnolencia. *Puede progresar hacia:* estado de coma.	Ninguno.
TÉTANOS **Temporada:** cuando se pasa más tiempo al aire libre. **Susceptibilidad:** cualquier persona que no sea inmune.	*Localizado:* espasmos y aumento del tono muscular cerca de la herida. *Generalizado:* contracciones musculares involuntarias que pueden arquear la espalda, mantener la mandíbula rígida, torcer el cuello; convulsiones; frecuencia cardíaca acelerada; sudor excesivo; fiebre baja: dificultad para succionar, en los bebés.	Ninguno.
TONSILITIS Consulta **Dolor de garganta.**		
TOS CONVULSIVA Consulta **Tos Ferina.**		

CAUSA/ TRANSMISIÓN/ INCUBACIÓN/ DURACIÓN	LLAMADA AL MÉDICO/ TRATAMIENTO/DIETA	PREVENCIÓN/ REPETICIÓN/ COMPLICACIONES
Causa: desconocida, aunque parece estar relacionada con el uso de la aspirina durante enfermedades virales como varicela y gripe, y por eso es muy importante nunca darle aspirina a un niño. **Transmisión:** desconocida. **Incubación:** desconocida, pero parece ocurrir días después del comienzo de la infección viral. **Duración:** varía.	**Llama al médico inmediatamente** si sospechas del síndrome de Reye; **o ve a la sala de emergencia.** **Tratamiento:** el tratamiento en el hospital es vital.	**Prevención:** evita dar aspirina a un niño para enfermedades virales como varicela o gripe. **Repetición:** ninguna. **Complicaciones:** puede ser fatal, pero las personas que superan la enfermedad por lo general no tienen problemas duraderos.
Causa: la toxina que produce la bacteria se propaga por el cuerpo. **Transmisión:** a través de la contaminación por la bacteria de una herida cortante, una quemadura, un rasguño profundo, o un cordón umbilical no cicatrizado. **Incubación:** de 3 días a 3 semanas, pero un promedio de 8 días. **Duración:** varias semanas.	**Llama al médico inmediatamente o ve a la sala de emergencia** si un bebé no vacunado se hace una herida que pueda estar expuesta a la infección. **Tratamiento:** tratamiento médico esencial. Toxoide del tétanos para prevenir el desarrollo de la enfermedad; antitoxinas del tétanos; relajantes musculares; antibióticos; respirador.	**Prevención:** vacuna (DTaP); cuidado sanitario del cordón umbilical, evitar las heridas al aire libre en la medida de lo posible. **Repetición:** ninguna. **Complicaciones:** muchas, incluyendo: úlceras, neumonía, latido cardíaco anormal, coágulo sanguíneo en el pulmón. Puede ser fatal.

ENFERMEDAD/ TEMPORADA/ SUSCEPTIBILIDAD	SÍNTOMAS	
	SIN SARPULLIDO	**SARPULLIDO**
	(los números indican el orden de aparición)	
TOS FERINA **(tos convulsiva-pertussis)** **Temporada:** fines de invierno/comienzos de primavera. **Susceptibilidad:** la mitad de los casos ocurren en bebés menores de 1 año.	1. Síntomas de resfrío con tos seca; fiebre leve; irritabilidad. 2. *1 o 2 semanas después:* arranques explosivos de tos que dificultan la respiración; expulsión de mucosa espesa. *A menudo:* ojos saltones y lengua hinchada; piel pálida o roja; vómitos; sudor excesivo; agotamiento. *A veces:* apnea; hernia a causa de la tos. 3. Cesan la tos y los vómitos; se reduce la tos; mejoran el apetito y el ánimo. Leve en niños inmunizados.	Ninguno.
TRASTORNOS GASTROINTESTINALES Consulta **Diarrea** en la página 614.		
VARICELA **Temporada:** más comúnmente, a fines de invierno y en primavera en zonas templadas. **Susceptibilidad:** cualquier persona no inmune.	Fiebre ligera; malestar; pérdida del apetito.	Los puntitos rojos planos se convierten en granos y después se ampollan, y se recubren de una costra; picazón intensa; aparecen nuevos brotes durante 3 a 4 días, principalmente en el cuerpo.
VIRUS RESPIRATORIO SINCITIAL (RSV) Consulta la página 624.		

CAUSA/ TRANSMISIÓN/ INCUBACIÓN/ DURACIÓN	LLAMADA AL MÉDICO/ TRATAMIENTO/DIETA	PREVENCIÓN/ REPETICIÓN/ COMPLICACIONES
Causa: bacteria de la tos ferina. **Transmisión:** contacto directo vía gotitas que contienen la bacteria; mayormente contagiosa durante la etapa inicial, menos más adelante; los antibióticos reducen el período de contagio. **Incubación:** de 7 a 10 días; rara vez más de 2 semanas. **Duración:** normalmente 6 semanas, pero puede durar mucho más.	**Llama al médico rápidamente** en el caso de tos persistente. **Tratamiento:** hospitalización para bebés; antibióticos (podrían ayudar a reducir los síntomas en la primera etapa y el contagio más adelante); oxígeno; succión de la mucosa; humidificación. **Dieta:** alimentaciones frecuentes en porciones pequeñas; reemplazo de líquidos; alimentación intravenosa si es necesaria.	**Prevención:** vacuna (DTaP). **Repetición:** ninguna; un caso produce inmunidad. **Complicaciones:** muchas, incluyendo: otitis media; neumonía; convulsiones. Puede ser fatal, especialmente en los bebés.
Causa: virus de varicela-zoster. **Transmisión:** de persona a persona a través de gotitas en el aire; es muy contagiosa desde 1 a 2 días antes de manifestarse hasta que todas las lesiones se vuelven costras. **Incubación:** por lo general de 14 a 16 días, pero puede ser tan corta como 11 días o tan larga como 20 días. **Duración:** las primeras ampollas se secan en 6 a 8 horas, forman costra en 24 a 48; las costras duran de 5 a 20 días.	**Llama al médico** para confirmar el diagnóstico; **llámalo** si la picazón se transforma en dolor; **llámalo** si la fiebre persiste durante más de 3 días. **Llama inmediatamente** en el caso de niños del alto riesgo; llama nuevamente si aparecen síntomas de encefalitis. **Tratamiento:** para la picazón (página 608) y la fiebre (página 634). NO LE DES ASPIRINA al niño debido al riesgo del síndrome de Reye.	**Prevención:** evita la exposición en el bebé; vacuna para varicela en mayores de 12 meses. **Repetición:** muy rara, pero podría haber un rebrote del virus, como herpes zoster más adelante. **Complicaciones:** rara vez, encefalitis; cualquier persona a la que se le esté administrando esteroides o con sistema inmunológico debilitado puede enfermarse gravemente. En las embarazadas, posible riesgo al feto; consulta al médico si estando embarazada te expones a la enfermedad.

Tablas de peso y altura

Registra el peso y altura de tu bebé al nacer en un registro permanente de salud y ve actualizando su progreso en cada visita al pediatra.

Para registrar las medidas en estos gráficos, busca la edad del bebé en la parte inferior del gráfico y el peso (en kilogramos y libras) y altura (en centímetros y

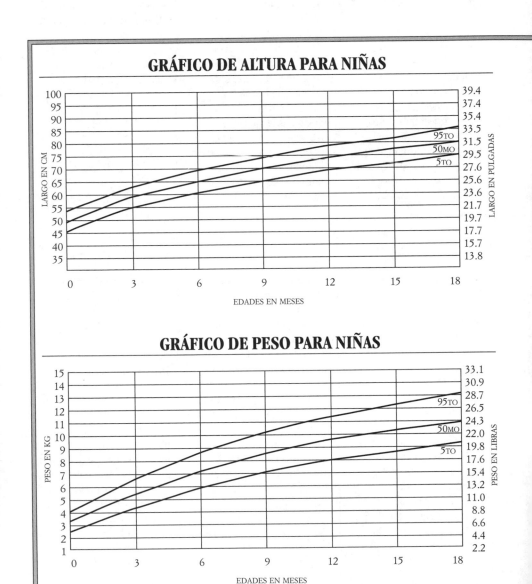

GRÁFICO DE ALTURA PARA NIÑAS

LARGO EN CM / LARGO EN PULGADAS

95TO
50MO
5TO

EDADES EN MESES

GRÁFICO DE PESO PARA NIÑAS

PESO EN KG / PESO EN LIBRAS

95TO
50MO
5TO

EDADES EN MESES

pulgadas) a los costados. Marca un punto con color en el lugar en que los dos datos se encuentran. Para ver el progreso de tu bebé, ve conectando los puntos a medida que los agregas. Noventa de cada cien niños caen dentro de los percentiles 5 y 95. Aunque los que están en el 5 por ciento superior e inferior podrían responder a su composición genética y progresar bien, algunos podrían estar creciendo demasiado lento o demasiado rápido. Si tu bebé está en alguno de estos dos grupos, consulta al médico. También comunícale cualquier variación brusca de la pauta típica (en altura o peso o ambos), aunque tal variación podría ser perfectamente normal para tu bebé.

GRÁFICO DE ALTURA PARA NIÑOS

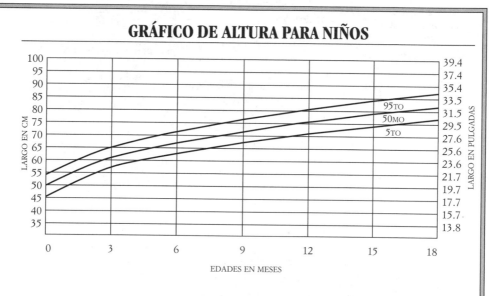

EDADES EN MESES

GRÁFICO DE PESO PARA NIÑOS

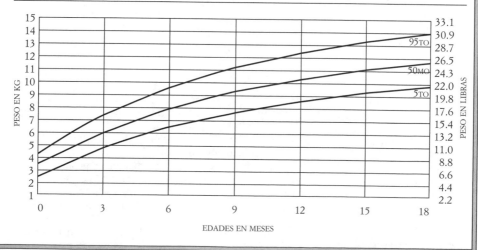

EDADES EN MESES

ÍNDICE

E

F